REGINE WITKOWSKI/OTTO PROKOP

Genetik erblicher Syndrome und Mißbildungen

— Wörterbuch für die Familienberatung —

Teil II

GENETIK ERBLICHER SYNDROME UND MISSBILDUNGEN

Wörterbuch für die Familienberatung

Teil II

REGINE WITKOWSKI
OTTO PROKOP

3., bearbeitete und erweiterte Auflage

AKADEMIE-VERLAG · BERLIN

1983

Doz. Dr. rer. nat. habil. Regine Witkowski
Nervenklinik, Abteilung für medizinische Genetik,
Bereich Medizin der Humboldt-Universität zu Berlin
DDR - 1040 Berlin, Schumannstraße 20—21

Prof. Dr. med. habil. Otto Prokop
Institut für gerichtliche Medizin
der Humboldt-Universität zu Berlin
DDR - 1040 Berlin, Hannoversche Straße 6

Erschienen im Akademie-Verlag, DDR - 1086 Berlin,
Leipziger Straße 3—4
Lektor: Christiane Grunow

Lizenznummer: 202 · 100/494/82
Gesamtherstellung: VEB Druckhaus „Maxim Gorki“,
7400 Altenburg
Bestellnummer: 762 971 1 (5967) · LSV 2057
Printed in GDR
DDR 95,— M (für Teil I und Teil II)

LITERATUR ZUM LEXIKALISCHEN TEIL

AARSKOG-Syndrom, Fazial-Digital-Genital-Syndrom

BERMAN, P., C. DESJAVDINS and F. C. FRASER, The inheritance of the AARSKOG Facial-digital-genital-syndrome. J. Pediat **86** (1975) 885—891.
DEBRAND, J., P. THIERRY, A. NOIR et A. RAFFI, Syndrome facio-digito-génital ou syndrome d'AARSKOG. Pédiatrie **32** (1977) 65—72.
FRYNS, J. P., J. MACKEN, L. VINKEN, L. IGODT-AMEYE and H. VAN DEN BERGHE, The AARSKOG syndrome, Hum. Genet. **42** (1978) 129—135.
FURUKAWA, C. T., B. D. HALL and D. W. SMITH, The AARSKOG syndrome. J. Pediat. **81** (1972) 1117—1122.
KIRKHAM, T. H., J. MILOT and P. BERMAN, Ophthalmologic manifestations of AARSKOG (facial-digital-genital) syndrome. Amer. J. Ophthalmol. **79** (1975) 441—5.
KUNZE, J. und J. SPRANGER, AARSKOG-Syndrom. Klin. Pädiat **185** (1973) 490—494.
MARCEL, B., C. MAXIMILLIAN and S. M. MILEU, AARSKOG's syndrome. Four new case reports. Acta Med. Auxol. **9** (1977) 217 to 226.
MELNICK, M. and E. D. SHIELDS, AARSKOG syndrome: new oral-facial findings. Clin. Genet. **9** (1976) 20—24.
SUGARMAN, G. I., D. L. RIMOIN and S. R. LACHMAN, The facial-digital-genital (AARSKOG) syndrome. Am. J. Dis. Child. **126** (1973) 248—252.

ABDERHALDEN-FANCONI-Syndrom, Zystinose, Aminosäurediabetes

BAUER, B. und I. ANTENER, Eine wirksame diätetische und medikamentöse Cystinosebehandlung. Helv. Paediat. Acta **21** (1966) 19—27.
KNAPP, A., Genetische Stoffwechselstörungen. 1970.
KROLL, W. and K.-H. LICHTE, Cystinosis: a review of the different forms and of recent advances. Humangenetik **20** (1973) 75—87.
KROLL, W. and J. A. SCHNEIDER, Recent progress in our knowledge of cystinosis. Clin. Endocrinol. Metab. **3** (1974) 57—69.
MAHONEY, C. P., G. E. STRIKER, R. O. HICKMAN, G. B. MANNING

and T. L. MARCHIORO, Renal transplantation for childhood cystinosis. New Engl. J. Med. 283 (1970) 397–402.
POTTER, J. L., A. NICETY and R. A. BURNSTINE, Rapid simplified diagnosis of cystinosis in conjunctival biopsies. Clin. Chem. 21 (1975) 1996–1997.
SCHULMANN, J. D., W. Y. FUJIMOTO and J. E. SEEGMILLER, Identification of heterozygous genotype for cystinosis in utero by a new pulse labeling technique. J. Pediat 77 (1970) 468–470.
SCHULMANN, J. D., Cystinosis, Birth Def., Orig. Art Ser. 10 (1974) 114–117.
WEST, J. C., S. I. GOODMAN, G. P. SCHROTER et al., Pediatric kidney transplantation for cystinosis. J. Pediatr. Surg. 12 (1977) 651 to 655.
WOLTER, J., G. WEGNER und B. BAUER, Zystinose. Med. Welt 21 (1970) 541.
ZIMMERMANN, T.-J., C. I. HOOD and A. R. GASSET, "Adolescent" cystinosis. A case presentation and review of the recent literature. Arch. Ophthal. 92 (1974) 265–268.

Abetalipoproteinämie, Akanthozytose, BASSEN-KORNZWEIG-Syndrom; Hypobetalipoproteinämie

BIEMER, J. J. and R. E. CAMMON, The genetic relationship of abetalipoproteinemia and hypobetalipoproteinemia: a report of the occurrence of both diseases within the same family. J. Lab. Clin. Med. 85 (1975) 556–565.
BOHLMANN, H.G., H. TIEDE, K. ROSENSTIEL, S. HERDEMERTEN, D. PANITZ und W. TACKMANN, A-β-lipoproteinämie bei drei Geschwistern. Dtsch. Med. Wschr. 97 (1972) 892–896.
COOPER, R. A. and C. I. GULBRANDSEN, The relationship between serum lipoproteins and red cell membranes in abetalipoproteinemia. J. Lab. Clin. Med. 78 (1971) 323–326.
COTTVILL, C., C. J. GLUECK, V. LENBA et al., Familial homozygous hypobetalipoproteinemia. Metabolism. 23 (1974) 779–791.
FEIT, J. P., M. DAVID, V. MACABEO et al., L'abetalipoproteinémie. Etude clinique, génétique, endocrinienne et metabolique d'une nouvelle observation familiale. Pédiatrie 31 (1977) 753–780.
KNAPP, A., Genetische Stoffwechselstörungen. 1970.
LLOYD, J. K., Lipoprotein deficiency disorders. Bristol. Med. Child J. 84 (1969) 159–165.
GLUECK, C. J., P. GARTSIDE, R. W. FALLAT et al., Longevity syndromes: familial hypobeta- and familial hyperalpha-lipoproteinemia. J. Lab. Clin. Med. 88 (1976) 941–957.
KORNZWEIG, A. L., BASSEN-KORNZWEIG-Syndrome: present status. Metabol. Ophthalmol. 1 (1976) 51–53.
MAWATARI, S., H. IWASHITA and Y. KUROIWA, Familial hypo-β-lipoproteinaemia. J. Neurol. Sci. 16 (1972) 93–101.
MCBRIDE, J. A., Abnormal kinetics of red cell membrane cholesterol in acanthocytes: Studies in genetic and experimental abetalipoproteinaemia and spur cell anaemia. J. Haemat 18 (1970) 383.

MEHNERT, H. und H. FÖRSTER, Stoffwechselkrankheiten. 1970.
MÜLLER, D. P. R., J. K. LLOYD and A. C. BIRD, Long term management of abetalipoproteinaemia. Possible role for vitamin E. Arch. Dis. Child **52** (1977) 209–214.
SIGARDSSON, G., A. NICOLL and B. LEWIS, Turnover of apolipoprotein-B in two subjects with familial hypobetalipoproteinaemia. Metabolism **26** (1977) 25–31.
YUILL, G. M., C. SCHOLZ and R. G. LASCELLES, Abetalipoproteinaemia. A case report with pathologic studies. Postgrad. Med. J. **52** (1976) 713–720.

Aborte, Infertilität

BATTIN, J., Les avortements génétiques. Bord. Méd. **10** (1977) 595–606.
BRENKER, H.-K., I. WINKHAUS-SCHINDL und P. CITOLER, Chromosomenanomalien bei Ehepaaren mit wiederholten Aborten. Geburtsh. u. Frauenheilk. **38** (1978) 11–17.
BOUÉ, A. and J. BOUÉ, Reproductive failure secondary to chromosome abnormalities. Acta. Eur. Fertil **6** (1975) 39–55.
BOUÉ, J., A. BOUÉ and P. LAZAR. Retrospective and prospective epidemiological studies of 1500 karyotyped spontaneous human abortions. Teratology **12** (1975) 11–26.
DUTRILLAUX, B., Les troubles de la reproduction d'origine génétique. J. Gyn. Obst. Bio. Repr. **4** (1975) 785–801.
KAJII, T., N. NIIKAWA and E. MOROTTO, Origin of trisomies in human spontaneous abortions. Clin. Genet. **10** (1976) 360–361.
KLINE, J., An epidemiological review of the role of gravidity in spontaneous abortions. Early Hum. Dev. **1** (1978) 337–344.
KULASCHENKO, V. P., N. N. LEWTSCHENKO, S. S. USOEW und T. W. SUKOWA, Genetisch bedingte Pathologie der Fertilität in einer Gruppe von Ehepaaren mit Spontan- (habituellen) Aborten (russisch). Genetika. **13** (1977) 138–145.
LAURITSEN, J. G., N. GRUNNEL and O. M. JENSEN, Materno-fetal ABO incompatibility as a cause of spontaneous abortion. Clin. Genet. **7** (1975) 308–316.
MAEDA, T., M. OHNO and N. SHIMADA, A 22/22 translocation carrier with recurrent abortions demonstrated by a Giemsa banding technique. Humangenetik **31** (1976) 243–245.
POLAND, B. J. and B. HO YUEN, Embryonic development in consecutive specimens from recurrent spontaneous abortions. Am. J. Obstet. Gynecol. **130** (1978) 512–515.
YAMAMOTO, M., T. ITO und G. WATANABE, Eine weitere Chromosomenanalyse bei künstlichen Aborten. Hum. Genet. **34** (1976) 69–71.

ABT-LETTERER-SIWE-Syndrom, Retikuloendotheliose, hämophagozytäre, maligne, infektiöse; Histiozytose-X-Syndrom; HAND-SCHÜLLER-CHRISTIAN-Syndrom; eosinophiles Granulom, Lipoidgranulomatose, Lipogranulomatose, disseminierte

BAYER, P. M., M. M. MÜLLER und E. MACHACEK, Zur Biochemie der HAND-SCHÜLLER-CHRISTIANschen Erkrankung. Z. Klin. Chem. Biochem. **10** (1972) 127–131.

DONOHUE, W. L. and M. W. THOMPSON, Familial lymphohistiocytosis. Birth. Def., Orig. Art. Ser. **6** (1972) 105–111.

FREUNDLICH, E., S. AMIT, Y. MONTAG, H. SUPRUN and S. NEVO, Familial occurrence of LETTERER-SIWE disease. Arch. Dis. Childh. **47** (1972) 122–125.

FRISELL, E., B. BJORKSTÉN, G. HOLMGREN and T. AGSTRÖM, Familial occurrence of histiocytosis. Clin. Genet. **11** (1977) 163–170.

GOODALL, H. B., W. GUTHRIE and N. R. M. BUIST, Familial haemophagocytic reticulosis. Scot. Med. J. **10** (1965) 425–438.

JUBERG, R. C., H. W. KLOEPFER and H. A. OBERMAN, Genetic determination of acute disseminated histiocytosis X (LETTERER-SIWE syndrome). Pediatrics **45** (1970) 753–765.

LEIKEN, S., The histiocytosis. Pediat. Ann. **4** (1975) 85–88.

MAAS, B., L. GOEDEKE, D. ROLOFF und N. DREES, Familiäre hömophagocytierende Reticulose. Vorstellung eines Krankheitsfalles. Mschr. Kinderhk. **122** (1974) 164–168.

MILLER, D. R., Familial reticuloendotheliosis. Occurrence of disease in five siblings. Pediatrics **38** (1966) 986–995.

MOZZICONACCI, P., C. NECELOF, C. ATTAL, F. GIRARD, H. T. PHAM, J. WEIL, B. DESBUQUOIS et M. GADOT, La lympho-histiocytose familiale. Arch. Franç. Pédiat. **12** (1965) 385–408.

NESBIT, M. E. and W. KRIVAT, Histiocytosis. In: BLOOM, H. J. G., J. LEMERLE, M. K. NEIDHARDT and P. A. VONTE, Cancer in Children, Clinical Management. Springer-Verl. Berlin 1975.

OMENN, G. S., Familial reticuloendotheliosis with eosinophilia. New Engl. J. Med. **273** (1965) 427–432.

SCHOECK, V. W., R. D. A. PETERSON and R. A. GOOD, Familial occurrence of LETTERER-SIWE disease. Pediatrics **32** (1963) 1055 bis 1063.

VOGEL, J. M. and P. VOGEL, Idiopathic histiocytosis: a discussion of eosinophilic granuloma, the HAND-SCHÜLLLER-CHRISTIAN syndrome and the LETTERER-SIWE syndrome. Semin. Hematol. **9** (1972) 349–369.

WEISS, C. Z. and D. G. NORNS, Familial erythrophagocytic lymphohistiocytosis. J. Med. Ass. New Jersey **74** (1977) 539–541.

Acanthosis nigricans, benigne

CURTH-OLLENDORFF, H., Mit Pigmentstörungen einhergehende Dermatosen. In: JADASSOHN, J., Handbuch 1966.

Dies., Acanthosis nigricans. Birth Def., Orig. Art. Ser. 7/8 (1971) 31–39.
JUNG, H. D., W. BRUNS, P. WULFERT und W. MIELER, Ein Beitrag zum Krankheitsbild der Acanthosis nigricans benigna familiaris. Dtsch. Med. Wschr. **90** (1965) 1669–1673.

Achalasie

KÖTELES, Gy., P. KEMÉNY und K. REICH, Familiäre infantile Achalasie. 3 Fälle bei Geschwistern einer Familie. Mschr. Kinderheilk. **123** (1975) 9–14.
LONDON, F. A., D. E. RAAB, J. FULLER and A. M. OLSEN, Achalasia in three siblings. A rare occurrence. Mayo Clin. Proc. **52** (1977) 97–100.
WESTLY, C. R., J. J. HERBST, S. GOLDMAN and W. C. WISER, Infantile achalasia: inherited as an autosomal recessive disorder. J. Pediatr. **87** (1975) 243–246.

ACHARD-Syndrom, Arachnodaktylie

BJERKREIM, I., L. B. SKOGLAND and O. TRYGSTAD, Congenital contractural arachnodactyly. Acta Orthop. Scand. **47** (1976) 250–253.
DUNCAN, P. A., The ACHARD syndrome. Birth Def., Orig. Art. Ser. **11** (1975) 69–73.
PARISH, J. G., Skeletal hand charts in inherited connective tissue disease. J. Med. Genet. **4** (1967) 227–238.

Acheiropodie

FONSECA, L. G. DA and N. FREIRE-MAIA, Congenital malformations of the limbs. Lancet 1970/I 90–91.
FRASER, G. R., The handless and footless families of Brazil. Lancet 1970/I 1171.
FREIRE-MAIA, A., The handless and footless families of Brazil. Lancet 1970/I 519–520.
FREIRE-MAIA, A., Genetica da aquiropodia. Rev. Bras. Med. **31** (1974) 600–606.
FREIRE-MAIA, A., N. FREIRE-MAIA, N. E. MORTON, E. S. AZEVÊDO and A. QUELCE-SALGADO, Genetics of acheiropodia (the handless and footless families of Brazil. VI.) Formal genetic analysis. Am. J. Hum. Genet. **27** (1975) 521–527.
TOLEDO, S. P. A. and P. H. SALDANHA, A radiological and genetic investigation of acheiropody in a kindered including six cases. J. Genet. Hum. **17** (1969) 81–94.
TOLEDO, S. P. A., P. H. SALDANHA, A. BORELLI and A. B. U. CINTRA, Further data on acheiropody. J. Génét. Hum. **20** (1972) 253–258.

Achondrogenesis, Anosteogenesis

A.

GARCIA CASTRO, J. M. and A. PEREZ COMAS, Nonlethal achondrogenesis (GREBE-QUELCE SALGADO type) in two Puerto Rican sibships. J. Pediat. **87** (1975) 948–952.

GREBE, H., Mißbildungen der Gliedmaßen. In: BECKER, P. E., Humangenetik. Bd. II, 1964.

LACRETA, O., M. MARETTI, N. VITIELLO et al., Ein Fall von vollkommener Amelie beim Neugeborenen. Zbl. Gynäk. **48** (1976) 45–51.

ROMEO, G., J. ZONANA, R. S. LACHMANN, J. M. OPITZ, C. I. SCOTT jr., W. J. SPRANGER and D. L. RIMOIN, GREBE chondrodysplasia and similar forms of severe short-limbed dwarfism. Birth Def., Orig. Art. Ser. **13** (1977) 109–115.

QUELCE-SALGADO, A., A new type of dwarfism with various bone aplasias and hypoplasias of the extremities. Acta Genet. Statist. Med. **14** (1964) 63–66.

B.

ANTEBY, S. O., I. AVIAD and D. WEINSTEIN, Prenatal diagnosis of achondrogenesis. Radiol. Clin. **46** (1977) 109–114.

CHEN, H., C. T. LIU and S. S. YANG, Achondrogenesis: A review with special consideration of achondrogenesis type II (LANGER-SALDINO). Am. J. Med. Genet. **10** (1981) 379–394.

GOLBUS, M. S., B. D. HALL, R. A. FILLY and L. B. POSKANZER, Prenatal diagnosis of achondrogenesis. J. Pediat. **91** (1977) 464 to 466.

LAXOVA, R., P. T. OHARA, M. A. C. RIDLER and J. A. D. TIMOTHY, Family with probable achondrogenesis and lipoid inclusions in fibroblasts. Arch. Dis. Childh. **48** (1973) 212–216.

REMAGEN, W., H. A. HIENZ und H.-R. WIEDEMANN, Zur Achondrogenesis, Verh. Dtsch. Ges. Path. **55** (1971) 510–513.

SCHULTE, M. J., W. LENZ und M. VOGEL, Anchondrogenesis: Eine Übersicht über 56 Fälle. Klin. Pädiat. **191** (1978) 327–340.

SPRANGER, J. W., L. O. LANGER, jr. and H.-R. WIEDEMANN, Bone dysplasias. Fischer-Verl. Jena 1974.

WIEDEMANN, H. R., W. REMAGEN, H. A. HIENZ, R. J. GORLIN and P. MAROTEAUX, Achondrogenesis within the scope of connataly manifested generalized skeletal dysplasias. Z. Kinderheilk. **116** (1975) 223–251.

YUNG, S.-S., A. J. BROUGH, G. S. GAREWAL and J. BERNSTEIN, Two types of heritable lethal achondrogenesis. J. Pediat. **85** (1974) 796–801.

XANTHAKOS, U. F. and M. M. REJENT, Achondrogenesis: Case report and review of the literatur. J. Pediat. **82** (1973) 658–663.

Adenin-Phosphoribosyltransferase-Mangel

DEBRAY, H., P. CARTIER, A. TEMSTET and J. CENDRON, Child's

urinary lithiasis revealing a complete deficit in adenine phosphoribosyl transferase. Pediat. Res. **10** (1976) 762–766.
VAN ACKER, K. J., H. A. SIMMONDS, C. POTTER and J. S. CAMERSON, Complete deficiency of adenine phosphoribosyltransferase: report of a family. New Engl. J. Med. **297** (1977) 127–132.

Adenoma sebaceum

TSCHANG, T. P., E. POULOS, C. K. HO and T. T. KUO, Multiple sebaceous adenomas and intestinal malignant disease: A case report with chromosomal analysis. Hum. Path. **7** (1976) 589–594.

Adenomatose, endokrine, hereditäre, Typ I, WERMER-Syndrom, Polyadenomatose Typ I

DRY, J., J. ROLAND, J. BOURDARIAS, A. HOLLER et A. HARLAY, La polyadénomatose endocriniene. A propos d'un observation avec tumeur pancréatique à stroma amyloide. Nouv. Presse Méd. 1972/I 1341 bis 1345.
JUNG, R. T., A. M. GRANT, M. DAVIE, D. JENKINS, T. M. CHALMERS et al., Multiple endocrine adenomatosis (typ I) and familial hyperparathyroidism. Postgrad. Med. J. **54** (1978) 92–94.
LAMERS, C. B., J. T. BUIS and J. VAN TONGEREN, Secretion stimulated serum gastrin levels in hyperparathyroid patients from families with multiple endocrine adenomatosis typ I. Ann. Intern. Med. **86** (1977) 719–724.
STRUNNEL, W., Die multiple endokrine Neoplasie. Münch. Med. Wschr. **118** (1976) 1359–1360.
TRAGL, K. H. and W. R. MAYR, Familial isle-cell adenomatosis. Lancet 1977/II 426–428.
VENTZ, M., W. MENG und G. SCHLESINGER, Endokrine Polyadenomatose mit akutem Hyperparathyreoidismus. Zschr. Ärztl. Fortbild. **67** (1973) 1238–1242.
WEICHERT, R. F., The neural ectodermic origin of the peptide secreting endocrine glands. A unifying concept for the aetiology of multiple endocrine adenomatosis and the inappropriate secretion of peptide hormone by non endocrine tumors. Amer. J. Med. **49** (1970) 232–241.
WERMER, P., Multiple endocrine adenomatosis: multiple hormone-producing tumours, a familial syndrome. Clin. Gastroenterol. **3** (1974) 671–684.

Adenomatose, endokrine, hereditäre, Typ II, SIPPLE-Syndrom, Polyadenomatose Typ II

BASEX, A., C. BOULARD, G. DELSOL, J. BASEX et J.-L. LOUVET, Syndrome de SIPPLE héréditaire. Ann. Dermatol. Vénéréol. **104** (1977) 103–114.
DEMBROW, V. D., Multiple endocrine adenomatosis type IIb: report of two cases and review of the literature. Amer. J. Surg. **134** (1977) 498–501.

DESBOIS, J. C., J. BIENAYME, J. P. BOUVERET et al., Les neoplasies endocrininiennes multiples de type II b (Syndrome „aspect MARFANoid, neuromatose muqueuse multiple, cancer medullaire de la thyroide, pheochromocytome"). Etude d'une famille et revue de la litterature. Sem. Hôp. Paris **53** (1977) 587–597.
GAGEL, R. F., K. E. W. MELVIN, A. H. TASHJIAN et al., Natural history of the familial medullary thyroid carcinoma-phaeochromocytoma syndrome and the identification of preneoplastic stages by screening studies: a five year report. Trans. Ass. Amer. Phys. **88** (1975) 177–191.
JACKSON, C. E., A. H. TASHJIAN and M. A. BLOCK, Detection of medullary thyroid cancer by calcitonin assay in families. Ann. Intern. Med. **78** (1973) 845–852.
LEUPE, L. L., H. H. MILLER, K. GRAZE et al., Total thyroidectomy for occult familial medullary carcinoma of the thyroid in children. J. Pediat. Surg. **11** (1976) 831–837.
LIPS, C. J. M., W. H. MINDER, J. R. LEO, A. ALLEMAN and W. H. L. HACKENG, Evidence of multicentric origin of the multiple endocrine neoplasia syndrome Type 2a (SIPPLE's syndrome) in a large family in the Netherlands: diagnostic and therapeutic implications. Amer. J. Med. **64** (1978) 569–578.
MOORJANI, R. and G. SHAE, FEUERSTEIN and MIMS syndrome either resistant rickets. Pediat. Res. **5** (1976) 129–132.
POHL, G., O. BOECKL, G. GALVAN et al., Konkordantes medulläres Schilddrüsenkarzinom bei eineiigen Zwillingen mit diskordantem Phäochromozytom (SIPPLE-Syndrom). Wien. Klin. Wschr. **89** (1977) 481–484.
SCHMIDT, M., SIPPLE-Syndrom. Röfo **121** (1974) 311–315.
TAYLOR, S., Thyroid medullary carcinoma. Ann. Roy. Coll. Surg. Engl. **59** (1977) 374–381.
TELENIUS BERG, M., Diagnostic studies in medullary carcinoma of the thyroid. New methods for early diagnosis in families with SIPPLE's syndrome. Acta Med. Scand. **200** Suppl. (1976) 597–600.

Adenosin-Desaminase-Mangel

AIKERET, C., H. J. PLUESS and W. H. HITZIG, Hereditary severe combined immundeficiency and adenosine deficiency. New. Engl. J. Med. **292** (1975) 714–719.
BELOHRADSKY, B. H., N. HENNIG, W. MARGET und H. H. FUDENBERG, Adenosindesaminase-Mangel bei primären Immundefizienzen. Klin. Wschr. **54** (1976) 1109–1115.
BERLIN, M. M. and A. A. RIMM, Severe combined immunodeficiency disease. Characterization of the disease and results of transplantation. J. Amer. Med. Ass. **238** (1977) 591–600.
CEDERBAUM, S. D., I. KAITITA, D. L. RIMOIN and E. R. STICHEN, The chondroosseous dysplasia of adenosine-deaminase deficiency with severe combined immunodeficiency. J. Pediat. **89** (1976) 737–742.
CHEN, S.-H., C. R. SCOTT and K. R. SWEDBERG, Heterogeneity for adenosine deaminase deficiency: expression of the enzyme in

cultured skin fibroblasts and amniotic fluid cells. Am. J. Hum. Genet. **27** (1975) 46–52.
CHEN, S.-H., C. R. SCOTT and E. R. GIBLETT, Adenosine deaminase: demonstration of a ‚silent' gene associated with combined immunodeficiency disease. Amer. J. Hum. Genet. **26** (1974) 103–107.
HIRSCHHORN, R., N. BERATIS, F. S. ROSEN, R. PARKMAN, R. STERN and S. POLMAR, Adenosindeaminase deficiency in a child diagnosed prenatally. Lancet 1975/I 73–75.
HIRSCHHORN, R., Adenosine deaminase deficiency and immunodeficiencies. Fed. Proc. **36** (1977) 2166–2170.
KNUDSEN, B. B. and J. DISSING, Adenosine deaminase deficiency in a child with severe combined immunodeficiency. Clin. Genet. **4** (1973) 344–345.
MOORE, E. C. and H. J. MEUWISSEN, Screening for ADA deficiency. J. Pediat. **85** (1974) 802–804.
OCHS, H. D., J. E. YOUNT, E. R. GIBLETT, S. H. CHEN, C. R. SCOTT and R. J. WEDGWOOD, Adenosine-deaminase deficiency and severe combined immunodeficiency syndrome. Lancet 1973/I 1393–1394.
ZIEGLER, J. B., M. B. VAN DER WEYDEN, C. H. LEE and A. DANIEL, Prenatal diagnosis for adenosine deaminase deficiency. J. Med. Genet. **18** (1981) 154–156.

Adenosin-Triphosphatase-Mangel

HANEL, H. K. and J. COHN, Adenosin-triphosphatase deficiency in a family with non-spherocytic haemolytic anaemia. Scand. J. Haemat. **9** (1972) 28–35.
HARVALD, B., K. H. HANEL, R. SQUIRES and J. TRAP-JENSEN, Adenosine-triphosphatase deficiency in patients with non-spherocytic hemolytic anemia. Lancet 1964/2 18–19.

ADIE-Syndrom

HARRIMAN, D. G. F. and H. GARLAND, The pathology of ADIES-Syndrome. Brain. **91** (1968) 401–418.
LATIES, A. M. and H. G. SCHEIBE, ADIES syndrome. Duration of metacholine sensitivity. Arch. Ophthal. **74** (1965) 458–459.
VOGIR, R., A propos de syndrome d'ADIE. Rev. Neurol. **132** (1976) 869–872.

Adrenogenitale Syndrome, Nebennierenhyperplasie, angeborene

BIERICH, J. R. und D. GUPTA, Zur pränatalen Diagnose des kongenitalen adrenogenitalen Syndroms. Mschr. Kinderhk. **123** (1975) 213–215.
BLODGETT, F. M., R. H. BERKI and W. L. HERRMANN, Hypospadias in a male infant with the adreno-genital syndrome. J. Cli. Endocr. **21** (1961) 1087–1091.

BONGIOVANNI, A. M. and A. W. ROOT, The adrenogenital syndrome. New Engl. J. Med. 268 (1963) 1283–1289, 1342–1351, 1391–1399.
BROOK, C. G. D., M. ZACHMANN, A. PRADER, G. MUERSET et al., Experience with longterm therapy in congenital adrenal hyperplasias. J. Pediat 85 (1974) 12–19.
CHILDS, B., M. M. GRUMBACH and J. J. VAN WYK, Virilizing adrenal hyperplasia. Genetic and hormonal studies. J. Clin. Invest. 35 (1956) 213–22.
FRANK, R. C., Screening test for congenital hyperplasia. J. Clin. Endocrin. 35 (1972) 831–835.
GLEISBACHER, H., H. BERGER, J. GLATZEL und H. RÖSSLER, Pregnantriolonausscheidung nach ACTH-Stimulierung als Test auf vermutliche heterozygote Merkmalsträger eines 21-Hydroxylasemangels. Pädiat. Pädol. 9 (1974) 204–208.
HOMOKI, J., W. M. TELLER and A. T. A. FAZEKAS, A test for heterozygosity of 21-hydroxylase deficiency. Hum. Genet. 32 (1976) 35–41.
IJAIYA, K., A. TACKE, G. GUDOWSKI und H. GRYCHTOLIK, Diagnostische und klinische Probleme beim kongenitalen adrenogenitalen Syndrom (AGS). Zschr. Ärztl. Fortb. 66 (1972) 199–204.
KIRKLAND, R. T., J. L. KIRKLAND, C. M. JOHNSON, M. G. HORNING, L. LIBRITZ and G. W. CLAYTON, Congenital lipoid adrenal hyperplasia in an eight-year-old phenotypic female. J. Clin. Endocrin. Metabolism. 36 (1973) 488–496.
KNÖRR, G., Zur Häufigkeit des kongenitalen adrenogenitalen Syndroms (AGS). Klin. Pediatr. 189 (1977) 172–176.
LENZ, W., Medizinische Genetik. Stuttgart 1970.
HIRSCHFELD, A. J. and J. K. FLESHMAN, An unusually high incidence of salt losing congenital adrenal hyperplasia in an Alaskan-Eskimo. J. Pediat 75 (1969) 492–494.
MERKATZ, I. R., M. I. NEW, R. E. PETERSON and M. P. SOAMAN, Prenatal diagnosis of adrenogenital syndrome by amniocentesis. J. Pediat. 75 (1969) 977–982.
NAGAMANI, A., P. G. MCDONOUGH, J. O. ELLGOOD and V. B. MAHSEH, Maternal and amniotic fluid 17-hydroxy progesteron level during pregnancy: Diagnosis of congenital adrenal hyperplasia in utero. Am. J. Obstet. Gynecol. 130 (1978) 791–794.
POLLACK, M. S., D. MAURER, L. S. LEVINE, M. I. NEW, S. PANG, M. DUCHON, R. P. OWENS, I. R. MERKATZ, H. M. NITOWSKY, G. SACHS and B. DUPONT, Prenatal diagnosis of congenital adrenal hyperplasia (21-hydroxylase deficiency) by HLA typing. Lancet 1979/I 1107–1108.
PRADER, A., Die Häufigkeit des kongenitalen adrenogenitalen Syndroms. Helv. Pädiat. Acta 13 (1958) 426–431.
PRADER, A. und G. J. P. A. ANDERS, Zur Genetik der kongenitalen Lipoidhyperplasie der Nebennieren. Ibid. 17 (1962) 285–89.
SCHNAKENBURG, K. v., F. BIDLINGMAIER und D. KNÖRR, Diagnostik und Verlaufskontrolle des Adrenogenitalen Syndroms vom Typ des 21-Hydroxylasedefekts durch radioimmunologischen

Nachweis von 17-α-Progesteron. Mschr. Kinderhk. **122** (1974) 622–3.
STEMPFEL, R. S. jr. and G. M. TOMKINS, Congenital virilizing adrenocortical hyperplasia (the adrenogenital syndrome). In: STANBURY, J. B., J. B. WYNGAARDEN and D. S. FREDRICKSON, The metabolic basis of inherited disease. New York 1966, 2. Aufl.
TELLER, W. M., Die pränatale Diagnose des adrenogenitalen Syndroms. Dtsch. Med. Wschr. **97** (1972) 89–90.
WURSTER, K. G., G. E. CLEMENS, F. SCHUNTER and H. HEILBRONNER, Möglichkeit der pränatalen Diagnostik eines adrenogenitalen Syndroms durch HLA-Typisierung kultivierter Amnionzellen. Dtsch. Med. Wschr. **104** (1979) 526–528.

Adreno-Leukodystrophie, SIEMERLING-CREUTZFELDT-Syndrom, SCHILDER-ADDISON-Syndrom

BUDKA, H., E. SLUGA and W. D. HEISS, Spastic paraplegia associated with Addison's disease: adult variant of adreno-leukodystrophy. J. Neurol. **2/3** (1976) 237–250.
CHATTERTON, B. E., Progressive abnormalities in the brain scan in adrenal leukodystrophy. Amer. J. Roentgenol. **129** (1977) 939 to 940.
FURUSE, M., T. OBAYASHI, S. TSUJI and T. MIYATAKE, Adrenoleukodystrophy: A correlative analysis of computed tomography and radionuclide studies. Radiology **126** (1978) 707–710.
IGARASHI, M., D. BELCHIS and K. SUZUKI, Brain gangliosidosis in adrenoleukodystrophy. J. Neurochem. **27** (1976) 327–328.
IORIO, G., C. PAOLOZZI et G. C. GAAZZI, Studio elettroencefaliografico seriato nella malattia di SCHILDER-X-legata. Acta Neurol. **32** (1977) 432–446.
LIVET, M. O., J. L. CHAUSSAIN et G. LYON, La maladie de SCHILDER avec insuffisance surrénale (adrénoleucodystrophie) A propos de cinq observations. Arch. Pédiat. **34** (1977) 232–247.
O'BRIEN, J. S., Adrenoleukodystrophy: deficiency of a specific acid esterase isoenzyme. V. Intern. Congr. Hum. Genet. Mexico, Exc. Med., Intern. Congr. Ser. 1976, 397.
ROPERS, H.-H., J. ZIMMERMANN and T. WIENKER, Adrenoleukodystrophy (SIEMERLING-CREUTZFELDT-disease): Heterozygote with two clonal fibroblast populations. Clin. Genet. **11** (1977) 114–118.
ROPERS, H.-H., P. BURMEISTER, W. VON PETRYKOWSKI and F. SCHINDERA, Leukodystrophy, skin hyperpigmentation, and adrenal atrophy: SIEMERLING-CREUTZFELDT disease. Transmission through several generations in two families. Amer. J. Hum. Genet. **27** (1975) 547–553.
SANCHEZ, L. E. and V. E. LOPEZ, Sex-linked sudanophilic leukodystrophy with adrenocortical atrophy (so-called SCHILDER's disease). Report of a case and review of the literature. Neurology **26** (1976) 261–269.
SLUGA, E. und K. TOIFL, Adrenoleukodystrophie. X-chromosomale Form der SCHILDERschen Krankheit. Z. Kinder- und Jugend-Psychiat. **5** (1977) 72–80.

Afibrinogenämie, Faktor-I-Mangel

GIROLAMI, A., G. ZACCHELLO and R. D'ELIAS, Congenital afibrinogenemia. A case report with some considerations on the hereditary transmission of this disorder. Thromb. Diathes. Haemorrh. 25 (1971) 466–468.
HADNAGY, Cs. und A. JAKLOVSZKY, Vier Fälle von kongenitaler Afibrinogenämie. Klin. Pädiat. 187 (1975) 471–476.
KOWARZYK, H., Genetische Störungen der Blutgerinnung. In: EFROIMSON, W. P., Probleme der medizinischen Genetik (russisch). Moskau 1970.
FIEDLER, H., Störungen der Blutgerinnung durch genetische Varianten des Fibrinogens. Zschr. Ärztl. Fortb. 64 (1970) 913–18.
MARDER, V. J., The functional defects of hereditary dysfibrinogens. Thromb. Haemostasis 36 (1976) 1–8.

Agammaglobulinämie, Antikörpermangel-Syndrom Typ BRUTON

DOUGLAS, S. D., L. S. GOLDBERG and H. H. FUDENBERG, Clinical, serologic and leukocyte function studies on patients with idiopathic „acquired" agammaglobulinemia. Amer. J. Med. 48 (1970) 48–53.
DREYER, W. J., W. R. GRAY and L. HOOD, The genetic, molecular and cellular basis of antibody formation: Some facts and a unifying hypothesis. Cold Springs Harbor Symp. Quant. Biol. 32 (1967) 353–367.
EIBL, M., Untersuchungen und Diagnose immunologischer Mangelerkrankungen. Wien. Klin. Wschr. 84 (1972) 650–657.
KUPETZ, G.-W. und W. AUERSWALD, Beiträge zur Klinik und Therapie des Antikörpermangelsyndroms bei Erwachsenen. Dtsch. Ges.-Wes. 25 (1970) 1389–93.
PETERSON, R. A. D., M. D. COOPER and R. A. GOOD, Disorder of the thymus and other lymphoid tissues. In: STEINBERG, A. G. and A. G. BEARN, Process in Medical Genetics. London 1965.

Agammaglobulinämie, Typ Schweiz

COLE, R. B., A. D'SOUSA, R. A. GATTI and J. R. HOYER, Lymphopenic agammaglobulinemia (Swiss type) in Chicago: autosomal recessive form. Amer. J. Dis. Child. 118 (1969) 748–758.
FRICK, R., K. P. GROSSE und R. SCHALKHAENSER, Kongenitaler kombinierter Immundefekt (Schweizer Agammaglobulinämie). Therapiewoche 25 (1975) 3188–394.
JACOBS, J. C., W. A. BLANC, A. DE CAPOA, W. C. HEIRD, E. MCGILVRAY, O. J. MILLER, J. H. MORSE, J. N. SCHULLINGER and R. A. WALZER, Complement deficiency and chromosomal breaks in a case of swiss-type agammaglobulinaemia. Lancet 1968/I 499–503.
KAY, H. E. M., Genetics of immunity deficiency syndromes. J. Med. Genet. 7 (1970) 310–14.

LIPSEY, A. I., M. J. KAHN and R. P. BOLANDE, Pathologic variants of congenital hypogammaglobulinemia. An analysis of 3 patients dying of measles. Pediatrics **39** (1967) 659–674.
MCGUIRE, T. C., K. L. BANKS and M. J. POPPIE, Combined immunodeficiency (severe) Swiss type agammaglobulinemia. Amer. J. Path. **80** (1975) 551–554.
ROSEN, F. S. and C. A. JANEWAY, The gammaglobulins. III. New Engl. J. Med. **275** (1966) 709–715.
SCHWARTZ, R. H., E. A. SCHENK, J. BERMAN and B. A. ELLIS, Hereditary nonlymphopenic agammaglobulinemia with splenomegaly: a family study. J. Lab. Clin. Med. **74** (1969) 203–211.

Aglossie-Adaktylie-Syndrom

BANQUER, E. y J. J. GALVIN, Aglosia y peromelia. Presentación de un caso esta rarisima anomalia. Revista Odont. Argent. **61** (1973) 219–221.
GORLIN, J. R., Aglossodactyly. In: BERGSMA, D., Birth Defects. Nat. Found. March of Dimes 1974, S. 150.
GROSSE, F. R. and H. WIEDEMANN, Syndromes with reduction and surplus anomalies of the hand. Birth Def., Orig. Art. Ser. **13** (1977) 301–318.
HOWARD, R. G. and O. J. HURT, Aglossia adactylia. Clin. Inform. Bull. **15** (1976) 17–20.
LECANNELLIER, J. und D. VISCHER, Das Aglossie-Adaktylie-Syndrom. Helv. Paediat. Acta **31** (1976) 77–84.
SCHMITT, K., R. FRIES, L. HOHENAUER, Z. ROSIC und R. STALDER, Das Oro-Akrale Syndrom. Monatsschr. Kinderheilk. **129** (1981) 245–247.
TUNCBILEK, E., C. YALCIN and M. ATASUN, Aglossia-adactylia syndrome (special emphasm on the inheritance pattern). Clin. Genet. **11** (1977) 421–423.

Agranulozytose, infantile, erbliche; KOSTMANN-Syndrom, Infantile erbliche Neutrophenie

BADALJAN, L. O., Wörterbuch der klinischen Genetik (russisch) Moskau 1971.
HAAS, R. J., D. NIETHAMMER and S. F. GOLDMANN, Congenital immunodeficiency and agranulocytosis (reticular dysgenesis). Acta Pediat. Scand. **66** (1977) 279–283.
JOYCE, R. A., D. R. BOGGS and P. A. CHERVENICK, Neutrophil kinetics in hereditary and congenital neutropenias. New Engl. J. Med. **295** (1976) 1385–1390.
KOSTMANN, R., Infantile genetic agranulocytosis: a review with presentation of ten new cases. Acta Paediat. Scand. **64** (1975) 362–368.
L'ESPERANCE, P., R. BRUNNING, A. S. DEINARD, B. H. PARK, W. D. BIGGAR and R. A. GOOD, Congenital neutropenia: impaired maturation with diminished stem cell input. Birth Def., Orig. Art. Ser. **11** (1975) 59–65.

NINOMIYA, T., T. YUKITY, M. MIYAO, et al., A family of infantile agranulocytosis. Jap. J. Med. **16** (1977) 243–250.
RICH, K., P. M. FALK, E. R. STIEHM et al., Abnormal in vitro granulopoiesis in phenotypically normal parents of some children with congenital neutropenia. Pediatrics **59** (1977) 396–400.
ZUCKER-FRANKLIN, D., P. L'ESPERANCE and R. A. GOOD, Congenital neutropenia: an intrinsic cell defect demonstrated by electron microscopy of soft agar colonies. Blood **49** (1977) 425–436.

Ahornsirup-Syndrom, Leuzinose

DANCIS, J., J. HUTZLER and R. P. COX, Enzyme defect in skin fibroblasts in intermittend branched-chain ketonuria and in maple syrup urine disease. Biochem. Med. **2** (1969) 407–411.
EMERY, A. E. H., D. BURT, M. M. NELSON and J. B. SCHINGEOR, Antenatal diagnosis and aminoacid composition of amniotic fluid. Lancet 1970/I 1307–8.
FUHRMANN, W., Taschenbuch 1965.
GOEDDE, H. W., W. KELLER, K.-G. BLUME, W. HENSE und D. BRACKERTZ, Zur Genetik und Biochemie der Ahornsirupkrankheit. Dtsch. Med. Wschr. **93** (1968) 903–908.
GOEDDE, H. W., E. RICHTER, M. HÜFNER und B. SIXEL, Arbeitsvorschrift eines vereinfachten Heterozygotentests für die Ahornsirupkrankheit. Klin. Wschr. **42** (1964) 818–819.
GOODMAN, S. I., S. POLLAK, B. MILES and D. O'BRIEN, The treatment of maple syrup disease. J. Pediat. **75** (1969) 484–488.
KNAPP, A., Genetische Stoffwechselstörungen. 1970.
LANGENBECK, U., H. W. RÜDIGER, M. SCHULZE-SCHENKING, W. KELLER, D. BRACKERTZ and H. W. GOEDDE, Evaluation of a heterozygote test for maple syrup urine disease in leucocytes and cultured fibroblasts. Humangenetik **11** (1971) 304–315.
LANGENBECK, U., T. GRIMM, H. W. RÜDIGER and E. PASSARGE, Heterozygote tests and genetic counseling in maple syrup urine disease. Humangenetik **27** (1975) 315–322.
MÜLLER, H., H. BICKEL, D. FEIST und P. LUTZ, Ahornsirupkrankheit mit intermittierendem relativ gutartigem Verlauf. Dtsch. Med. Wschr. **96** (1971) 1552–1557.
SCHEIBENREITER, S. und O. THALHAMMER, Ahornsirupkrankheit (MSUD). Zwei Jahre erfolgreiche Behandlung eines früherkrankten Falles. Mschr. Kinderheilk. **12** (1973) 163–167.
SINGH, S., I. WILLERS and H. W. GOEDDE, Heterogeneity in maple syrup urine disease. Aspects of cofactor requirment and complementation in cultured fibroblasts. Clin. Genet. **11** (1977) 277–284.
SKABER, S. D., D. P. MOLDEN and J. E. SEEGMILLER, Maple syrup urine disease: branched chain amino acid concentrations and metabolism in cultured human lymphocytes. Biochem. Genet. **14** (1976) 527–539.
WOOLF, L. I., Maple sugar urine disease. In: LINNEWEH, Erbliche Stoffwechselkrankheiten. München–Berlin 1962.

AICARDI-Syndrom

AICARDI, J., J. J. CHEBRIE et F. ROUSSELIE, Le syndrome spasmes en flecion, agénésie calleuse, anomalies chorio-rétiniennes. Arch. Franç. Pédiat. **26** (1969) 1103–1120.
BENASYAG, L., A. THOMSON, E. MANZITTI y A. ARRARAS, A proposito de tres casos de sindrome AICARDI (hypsarritma con alteraciones oculares). Rev. Neurol. Argent. **1** (1974) 27–34.
DEODATI, F., P. BEC, J.-P. CARRIERE et J.-B. LABRO, Le syndrome d' AICARDI. Arch. Opht. **34** (1974) 85–98.
Dies., Manifestations ophthalmologiques du syndrome d' AICARDI. B. S. O. F. **1/73** (1973) 161–164.
FARICELLO, R. G., R. W. M. CHUN, J. M. DORO, J. M. BUNCIC and J. S. PRICHARD, EEG recognition of AICARDI's syndrome. Arch. Neurol. **34** (1977) 563–566.
HOYT, C. S., F. BILLSON, R. OUVRIER and G. WIESE, Ocular features of AICARDI's syndrome. Arch. Ophthalmol. **96** (1978) 291–295.
PHILIPS, H. E., A. P. CARTER, J. L. KENNEDY, jr. et al., AICARDY's syndrome, radiological manifestations. Radiology **127** (1978) 453–455.
WELEBER, R. G., E. W. LOVRIEN and J. B. ISON, AICARDI's syndrome. Case report, clinical features, and electrophysiologic studies. Arch. Ophthalmol. **96** (1978) 285–290.

Ainhum-Syndrom, Dactylolysis spontanea

HORWITH, M. T. and I. TUNICK, Ainhum, report of six cases in New York. Arch. Derm. Syph. **36** (1937) 1058–63.
SPINZIG, E. W., Ainhum. Its occurrence in the United States. Amer. J. Roentgenol. **42** (1939) 246.

Akanthozytose, adulte

CRITCHLEY, E. M. R., J. J. BETTS, J. T. NICHOLSON and D. J. WEATHERALL, Acanthocytosis, normolipoproteinaemia and multiple tics. Postgrad. Med. J. **46** (1970) 698–701.
ESTES, J. W., T. J. MORIEY, I. M. LEVINE and C. P. EMERSON, A new hereditary acanthocytosis syndrome. Am. J. Med. **42** (1967) 686–881.

Akatalasie, Akatalasämie, TAKAHARA-Krankheit

AEBI, H., E. BOSSI, M. CANTZ, S. MATSUBARA and H. SUTER, Acatalas(em)ia in Switzerland. In: E. BEUTLER, Hereditary disorders of erythrocyte metabolism. New York 1968.
AEBI, H. and H. SUTER, Acatalasemia. In: HARRIS, H. and K. HIRSCHHORN, Advances in human genetics. **2** (1971) 143–199.
AEBI, H., S. R. WYSS, B. SCHERZ and J. GROSS, Properties of erythrocyte catalase from homozygotes and heterozygotes. Biochem. Genet. **14** (1976) 791–807.

LENZ, W., Medizinische Genetik. 1970.
OHKARA, K., N. NUMATA and K. ANAN, A simple screening test for the blood catalase activity. Jap J. Hum. Genet. 13 (1968) 215.
POLSTER, H., K. BEYREISS und H.-J. NOSTITZ, Akatalasie bei einem vierjährigem Jungen. Kipra 8 (1968) 367–370.
SCHERZ, B., E. J. KUCHINSKAS, S. R. WYSS and H. AEBI, Heterogeneity of erythrocyte catalase. Eur. J. Biochem. 69 (1976) 603 to 613.
TAKAHARA, S., Acatalasemia in Japan. In: E. BEUTLER, Hereditary disorders of erythrocyte metabolism. New York 1968.

Akrodermatitis enteropathica, BRANDT-Syndrom

BOHANE, T. D., E. CUTZ, J. R. HAMILTON and D. G. GALL, Acrodermatidis enteropathica, zinc, and the Paneth cell. A case report with family studies. Gastroenterology 73 (1977) 587–592.
CASH, R. and C. K. BERGER, Acrodermatitis enteropathica: Defective metabolism of unsaturated fatty acids. J. Pediat 74 (1969) 717–729.
EVANS, G. W. and P. E. JOHNSON, Zinc-binding factor in acrodermatitis enteropathica. Lancet 1976/II 1310.
FEUERSTEIN, M. und N. SÖNNICHSEN, Tryptophan- und Tyrosin-Belastungen bei Acrodermatitis enteropathica. Klin. Wschr. 45 (1967) 1055–1058.
LEUPOLD, D., J. R. POLEY and W. N. MEIGEL, Zinc therapy in acrodermatitis enteropathica. Helv. Paediat. Acta 31 (1976) 109 to 115.
LUNGAROTTI, M. S., S. RUFINI, A. CALABRO, G. MARIOTTI, M. GHEBREGZABHER and B. MONALDI, Treatment of acrodermatitis enteropathica with zinc sulphate. Helv. Paediat. Acta 31 (1976) 117 to 120.
MOYNAHAN, E. J., Acrodermatitis enteropathica: a lethal inherited human zinc deficiency disorder. Lancet 1974/II 3pp–400.
MÜCKE, D., A. DITTMER, D. GMYREK, E. HILGENFELD und I. SYLLM-RAPOPORT, Acrodermatitis enteropathica — eine angeborene Störung des Tryptophanstoffwechsels? Pädiat. Grenzgeb. 8 (1969) 183–205.
NIEMANN, H., Erbliche Dispositionskrankheiten. In: JADASSOHN, J., Handbuch 1966.

Akrodysostose

FAERBER, D. und S. STUENKEL, Acrodysostosis. Pädiat. Prax. 18 (1977) 665–668.
HIGASHI, K., K. NAGABAR, S. FUJIMOTO and T. SATO, Acrodysostosis: A case report. Kumamoto Med. J. 30 (1977) 111–118.
LOPEZ TERRADAS, J. M., Y I. PASCUAL Castroviego, Acrodisostosis. Presentaction de tres nuevos casos y revision de la literatura. Arch. Neurobiol. 38 (1975) 53–68.

REITER, S., Acrodysostosis. A case of peripheral dysostosis, nasal hypoplasia, mental retardation and impaired hearing. Pediat. Pädol. 7 (1978) 53–55.
ROBINOW, M., R. A. PFEIFFER, R. J. GORLIN, V. A. McKUSICK, A. W. RENUART, G. F. JOHNSON and R. L. SUMMITT, Acrodysostosis: a syndrome of peripheral dysostosis, nasal hypoplasia and mental retardation. Amer. J. Dis. Child. **121** (1971) 195–203.
SHAPIRO, L. R., Acrodysostosis without mental retardation. Birth Def., Orig. Art. Ser. **13** (1977) 249.

Akrogerie, GOTTRON-Syndrom

BATSCHVAROV, B., D. STANISCHEFF und M. PRIKOLOTINA, Ein neuer Fall von Akrogerie Gottron. Derm. Wschr. **143** (1961) 59–68.
BOREUX, G., La gérodermie ostéodysplasique á hérédité liée au sexe, nouvelle entité clinique et génétique. J. Génét Hum. **17** (1969) 137–178.
BUTENAND, O. und E. CHRISTOPHERIS, Die Akrogerie (Gottron). Dtsch. Med. Wschr. **95** (1970) 175–178.
HUTTOVÁ M., M. RUSNAK and G. LYSA, Akrogeria. Česk. Pediat **22** (1967) 233–237.
LAURENT, R., A. OPPERMANN et P. AGACHE, L'acrogeria. Etude clinique histopathologique et ultrastructurale. Ann. Anat. Path. **20** (1975) 43–55.
WISE, D., Hereditary disorders of connective tissue. In: JADASSOHN, J., Handbuch 1966.

Akrokeratoelastoidosis

COSTA, O. G., Akrokerato-elastoidosis; a hitherto undescribed skin disease. Dermatologica **107** (1953) 164–168.
HANEKE, E., I. SCHWARZENBACH und O. P. HORNSTEIN, Spätmanifeste Acrokeratoelastoidosis COSTA. Z. Hautkr. **52** (1977) 170 bis 172.

Akrokeratosis verruciformis (HOPF)

HERNDON, J. H. jr. and J. D. WILSON, Acrokeratosis verruciformis (HOPF) and DARIER's disease. Genetic evidence for a unitary origin. Arch. Derm. **93** (1966) 305–310.
SCHNYDER, U. W. und W. KLUNKER, Erbliche Verhornungsstörungen. In JADASSOHN, J., Handbuch 1966.
VAN DEN BOSCH, J., A new syndrome in three generations of a dutch family. Ophthalmologica **137** (1959) 422–423.

Akromelalgie, erbliche, Restless-legs-Syndrom, WITTMAACK-EKBOM-Syndrom

CHEAH, J. S. and G. A. RAMSONE, Restless legs (Ekbom) syndrome. Singapore Med. J. **10** (1969) 131–132.

Huizinga, J., Hereditary acromelalgia (or „restless legs"). Acta Genet. Statist. Med 7 (1957) 121–123.
Stella, L., A. Gentile e G. Scoteri, Contributo alla conoscenza della sindrome delle gambe senza riposo (restless legs). Acta Neurol. 24 (1969) 746–755.

Akroosteolyse, neurogene

Brown, D. M., D. S. Bradford, R. J. Gorlin, R. J. Desnick, L. O. Langer jr., J. Jowsey and J. J. Sank jr., The acro-osteolysis syndrome: morphologic and biochemical studies. J. Pediat 88 (1976) 573–580.
Cheney, W. D., Acro-osteolysis. Am. J. Roentgen. 94 (1965) 595 bis 607.
Dorst, J. P. and V. A. McKusick, Acro-osteolysis (Cheney's syndrome). Clin. Delineation Birth Def. III Limb malformations. New York 1969.
Giaccai, L., Familial and sporadic neurogenic acroosteolysis. Acta Radiol. 38 (1952) 17–29.
Gluck, J. and J. J. Miller III, Familial osteolysis of the carpal and tarsal bones. J. Pediat. 81 (1972) 506–510.
Klaus, E., Die familiäre Form der basiliaren Impression. Schweiz. Arch. Neurol. Neurochir. Psychiat. 104 (1969) 31–42.
Koch, G., Syringomyelie. In: Becker, P. E., Humangenetik Bd. V/1.
Lamy, M. et P. Maroteaux, Acroosteolyse dominante. Arch. Franç. Pédiat 18 (1961) 693–702.
Kozlowski, K., A. Barylak, F. Eftekhari, K. Pasyk and E. Wislocka, Acroosteolysis. Problems of diagnosis – Report of four cases. Pediatr. Radiol. 8 (1979) 79–86.
Lichtenschtein, V. A., T. M. Mugutdinov und A. E. Solomanski, Klinische und genetische Aspekte der erblichen Akroosteolyse (russisch). Nefropatol. Psichiatri 77 (1977) 1452–1458.
Menanteau, B., J. C. Etienne, P. Defaut et M. Segal, Acropathies ulcéro mutilantes intérêt de l'étude angiographique. Ann. Radiol. 16 (1973) 649–653.
Morariu, M. et A. Taranu, Impression basiliare primaire dans deux families. Acta Neurol. Belg. 68 (1968) 814–27.
Shaw, D. G., Acroosteolysis and bone fragility. Brit. J. Radiol. 42 (1969) 934–36.
Silverman, F. N., J. P. Dorst and N. Hajdn, Acroosteolysis (Hajdu-Cheney syndrome). Skeletal dysplasias, ICS No 335 Birth Def., Orig. Art. Sev. 10 (1974) 106–123.
Weleber, R. G. and R. K. Beats, The Hajdu-Cheney syndrome. Report of two cases and review of the literature. J. Pediat. 88 (1976) 243–249.

Akrozephalosyndaktylie, Akrozephalopolysyndaktylie, APERT-Syndrom

Bartsocas, C. S., A. L. Weber and J. D. Crawford, Acrocephalosyndactyly types. Chotzen's syndrome. J. Pediat. **77** (1970) 267–272.

Cohen, M. M. jr., Genetic perspectives on craniosynostosis and syndromes with craniosynostosis. J. Neurosurg. **47** (1977) 886–898.

Dodson, W. E., M. Museles, J. L. Kennedy jr. and M. Alaish, Acrocephalosyndactylia associated with a chromosomal translocation. Amer. J. Dis. Child. **120** (1970) 360–362.

Escobar, V. and D. Bixler, On the classification ot the acrocephalosyndactyly syndromes. Clin. Genet. **12** (1977) 169–178.

Evans, C. A. and R. L. Christiansen, Cephalic malformations in Saethre-Chotzen-syndrome: Acrocephalosyndactyly type III. Radiology **121** (1976) 399–403.

Francke, U., E. L. Gonzalez y Rivera, C. G. Delgado and M. G. Ramos, Saethre-Chotzen syndrome (SCS) with additional abnormalities in a Mexican family. Birth Def., Orig. Art. Ser. **13**/3B (1977) 241

Lenz, W., Medizinische Genetik. 1970.

Martsolf, J. T., J. B. Cracco, G. G. Carpenter and A. E. O'Hara, Pfeiffer syndrome. An unusual type of acrocephalosyndactyly with broad thumbs and great toes. Amer. J. Dis. Child. **121** (1971) 257–262.

McKusick, V. A., Mendelian inheritance in man. 2. Aufl. Baltimore 1968.

Pfeiffer, R. A., Dominant erbliche Akrocephalosyndaktylie. Z. Kinderheilk. **90** (1964) 301–320.

Naveh, Y. and A. Friedman, Pfeiffer syndrome: report of a family and review of the literature. J. Med. Genet. **13** (1976) 277–280.

Pfeiffer, R. A., Associated deformities of the head and hands. Birth Defects **5** (1969) 18–34.

Robinow, M. and T. J. Sorauf, Acrocephalopolysyndactyly, typ Noack in a large kindred. Birth Def., Orig. Art. Ser. **11** (1975) 99–106.

Saldino, R. M., H. L. Steinbach and C. J. Epstein, Familial acrocephalosyndactyly (Pfeiffer syndrome). Amer. J. Roentgenol. **116** (1972) 609–622.

Temtamy, S. A., Carpenter's syndrome. Acrocephalopolysyndactyly. An autosomal recessive syndrome. J. Pediat **69** (1966) 111–120.

Tünte, W. und W. Lenz, Zur Häufigkeit des Apert-Syndroms. Humangenetik **4** (1967) 104–111.

Alacrimia congenita, angeborene Tränenlosigkeit

Caccamise, W. C. and P. L. Townes, Congenital absence of the lacrimal puncta associated with alacrimia and aptyalism. Amer. J. Ophthalmol. **89** (1980) 62–65.

Krüger, K. E., Angeborenes Fehlen der Tränensekretion in einer Familie. Klin. Mbl. Augenheilk. **124** (1954) 711–713.
Mondino, B. J. and S. J. Brown, Hereditary congenital alacrimia. Arch. Ophthalmol. **94** (1976) 1478–1480.
Sjögren, H., Angeborenes Fehlen der Tränensekretion und Keratoconjunctivitis sicca bei Kindern. Klin. Mbl. Augenheilk. **122** (1953) 554–559.

ALBERS-SCHÖNBERG-Syndrom, Osteopetrosis, Osteosclerosis fragilis generalisata, Marmorknochenkrankheit

Badaljan, V. A., Wörterbuch der klinischen Genetik (russisch). Moskau 1971.
Cochi, U., Krankheiten des Skelettsystems. In: Becker, P. E., Humangenetik. Bd. II, 1964.
Horan, F. T. and P. H. Beighton, „Osteopetrosis" in the Fairbank collection. J. Bone Joint Surg. **60** (1978) 53–55.
Lehman, R. A. W., J. C. Stears, R. L. Wesenberg and E. D. Nusbaum, Familial osteosclerosis with abnormalities of the nervous system and meninges. J. Pediat. **90** (1977) 49–54.
Loria-Cortes, R., E. Quesada-Calvo and E. Cordero-Chaverri, Osteopetrosis in children: a report of 26 cases. J. Pediat. **91** (1977) 43–47.
McKusick, V. A., Mendelian inheritance in man. 5. Aufl., Baltimore 1978.
Seelinger, J. E., Röntgenological diagnosis. Osteopetrosis. J. D. A. S. A. (1977) 475–476.
Weicker, H., Zum Erbgang der Marmorknochenkrankheit. Schweiz. Med. Wschr. **88** (1958) 1019–1021.
Yu, J. S., R. K. Oates, K. H. Walsh and S. J. Stuckey, Osteopetrosis. Arch. Dis. Childh. **46** (1971) 257–263.

Albinismus oculi

Blach, R. K. and B. Jay, Intermediate sex-linked inheritance. Brit. J. Ophthal. **53** (1969) 284–85.
Franceschetti, A., C. Fiore, S. Karol et D. Klein, Albinisme oculaire et dégénérescence tapetorétinienne chez une fille de 10 ans, Klin. Mbl. Augenheilk. **172** (1978) 484–487.
Hoefnagel, D., F. H. Allen, jr. and M. Walker, Ocular albinism and Xg. Lancet **1969/1** 1314.
Lenz, W., Medizinische Genetik. 1970.
McKusick, V. A., Mendelian inheritance in man. Baltimore 1978, 5. Aufl.
O'Donnell, F. E. jr., G. W. Hambrick jr. and W. R. Green, X-linked ocular albinism. An oculocutaneous macromelanosomal disorder. Arch. Ophthalmol. **94** (1976) 1883–1892.
Pearce, W. G., G. J. Johnson and J. G. Gillan, Nystagm in a female carrier of ocular albinism. J. Med. Genet. **9** (1972) 126–129.
Scialfa, A. C., Ocular albinism in a female. Amer. J. Ophthal. **73** (1972) 943–948.

WAARDENBURG, P. J., A. W. ERIKSSON and H. FORSIUS, Aland eye disease (syndrome FORSIUS-ERIKSSON). Prog. Neuro-Ophthal. 3 (1969) 336–339.
WITKOP, C. J. jr., Albinism. In: HARRIS, H. and K. HIRSCHHORN, Advances in human genetics 2 (1972) 61–142.

Albinismus, partieller; Piebald-Albinismus

BONEVANDI, J. J., R. BARAN, A. BRETON and D. BOURDET, Piebaldism. Clinical, pathological and ultrastructural study of three cases. Amer. J. Dermatol. Venereol. **105** (1978) 67–72.
COMINGS, D. E. and G. F. ODLAND, Partial albinism. J. Amer. Med. Ass. **195** (1966) 510–23.
KNAPP, A., Genetische Stoffwechselstörungen. 1970.
MCKUSICK, V. A., Piebald trait. In: Mendelian inheritance in man. 5. Aufl., Baltimore 1978.
TAYLOR, D. R., Piebaldism. Brit. J. Dermatol. **95** (1976) 43–44.
TELFER, M. A., M. SUGAR, E. A. JAEGER and J. MUCAHY, Dominant piebald trait (white forelock and leukoderma) with neurological impairment. Amer. J. Hum. Genet. **23** (1971) 383–389.
VELDE, J. L. VAN, Poikilochromia alba (albinismus circumscriptus). Dermatologica **145** (1972) 9–15.

Albinismus-totalis I

GERRITSEN, S. H., J. W. W. AKKERMAN, B. NIJMEIJER, J. J. SIXMA, C. J. WITKOP and J. WHITE, The HERMANSKY-PUDLAK syndrome. Evidence for a lowered 5-hydroxytryptamine contrast in platelets of heterozygotes. Scand. J. Haemat. **18** (1977) 249 to 256.
HERMANSKY, F. et P. CIESLAR, Thrombopathies héréditaires par trouble de libération. Nouv. Rev. Franç. Hemat. **16** (1976) 413 to 420.
KNAPP, A., Genetische Stoffwechselstörungen. 1970.
MCKUSICK, V. A. Mendelian inheritance in man. 5. Aufl. Baltimore 1978.
WHITE, J. G., C. J. WITKOP jr. and S. M. GERRITSEN, The HERMANSKY-PUDLAK syndrome: inclusions in circulating leucocytes. Brit. J. Haemat. **24** (1973) 761–765.
WITKOP, C. J. jr., W. E. NANCE, R. F. RAWLS and J. G. WHITE, Autosomal recessive oculocutaneous albinism in man. Evidence for genetic heterogeneity. Amer. J. Hum. Genet. **22** (1970) 55–74.
WITKOP, L. J. jr., J. G. WHITE, S. M. GERRITSEN, D. W. TOWNSEND and R. A. KING, HERMANSKY-PUDLAK syndrome (HPS): A proposed block in glutathione peroxidase. Oral. Surg. Oral Med. Oral Pathol. **35** (1973) 790–806.

Albinismus totalis II, Albinoidismus

KEELER, C., Cuna Moon-Child albinism 1950–70. J. Hered. **61** (1970) 273–278.

ROGAWSKI, M. A., S. J. FUNDERBURK and S. D. CEDERBAUM, Oculocutaneous albinism and mental disorder. A report of two autistic boys. Hum. Hered. **28** (1978) 81–85.
WITKOP, C. J. jr., W. E. NANCE, R. F. RAWLS and J. G. WHITE, Autosomal recessive oculocutaneous albinism in man: evidence for genetic heterogeneity. Amer. J. Hum. Genet. **22** (1970) 55–74.
SORSBY, A., Ophthalmic genetics. Butterworth, London (1970).

ALBRIGHT-Syndrom, Polyostotische fibröse Dysplasie, McCUNE-ALBRIGHT-Syndrom

HALL, R. and C. WARRICK, Hypersekretion of hypothalamic releasing hormones. A possible explanation of the endocrine manifestations of polyostotic fibrous dysplasia (ALBRIGHT's syndrome). Lancet 1972/I 1313–1316.
LECOINTRE, C., J. L. CHANSSAIN, J. WASSAL et J. C. JOB, La sécretion gonadotrope hypophysaire dans la precocité sexuelle du syndrome de McCUNE ALBRIGHT. Arch. Franç. Pédiat. **32** (1975) 533–539.
LEMLI, L., Fibrous dysplasia of bone. Report of female monozygotic twins with and without the McCUNE-ALBRIGHT syndrome. J. Pediat **91** (1977) 947–949.
NITZAN, M., Z. LARON and A. SCHARF, McCUNE-ALBRIGHT syndrome with sexual precocity in a boy. Helv. Paediat. Acta **28** (1973) 61–65.
PROBST, F. P., ALBRIGHT-McCUNE syndrome. Radiologe **21** (1981) 186–189.
STEVENSON, A. C. and B. C. C. DAVISON, Genetic counselling. London 1970.

ALDERsche Granulozytenanomalie

BADALJAN, L. O., Wörterbuch der klinischen Genetik (russisch). Moskau 1971.
DAVIDSON, W. M., Inherited variations in leucocytes. Brit. Med. Bull. **17** (1961) 190–195.

Alkalose, angeborene, mit Diarrhoe; Chloriddiarrhoe

HOLMBERG, C., J. PERHEENTUPA, K. LAUNIALA and N. HALLEMAN, Congenital chloride diarrhea. Clinical analysis of 21 Finnish patiens. Arch. Dis. Childh. **52** (1977) 255–267.
NORIO, R., Congenital chloride diarrhea, an autosomal recessive disease. Genetic study of 14 finnish and 12 other families. Clin. Genet. **2** (1971) 182–192.
PASTERNACK, A. and J. PERHEENTUPA, Hypertensive angiopathy in familial chloride diarrhoea. Lancet. 1966/II 1047–49.
YSSING, M. and B. FRIIS-HANSEN, Congenital alkalosis with diarrhea. Acta Paediat. Scand. **55** (1966) 341–344.

Alkaptonurie

FISCHER, W., Zum Problem des Enzymdefektes bei der Alkaptonurie. Zbl. Allg. Path. **114** (1971) 292–294.
FUHRMANN, W., Taschenbuch. 1965.
HERBORN, U., H. SELMAIR und U. v. PAWEL, Die Alkaptonurie. Zschr. Allg. Med. (1971) 987–991.
KNAPP, A., Genetische Stoffwechselstörungen. 1970.
SORSBY, A., Ophthalmic genetics. Butterworth, London (1970).
ZIMMERMANN, K. G., P. ADOLPHSEN, H. LENZ und W. WIEGENTHALER, Alkaptonurie und Ochronose. Dtsch. Med. Wschr. **97** (1972) 242–244.

Alkoholismus

BOHMAN, M., Some genetic aspects of alcoholism and criminality. A population of adoptees. Arch. Gen. Psychiatry **35** (1978) 269 to 276.
CADORET, R. J. and A. GATH, Inheritance of alcoholism in adoptees. Br. J. Psychiatry **132** (1978) 252–258.
CLONINGER, C. R., M. BOHMAN and S. SIGVARDSSON, Inheritance of alcohol abuse. Cross-forstering analysis of adopted men. Arch. Gen. Psychiatry **38** (1981) 861–868.
ERIKSSON, K., Genetic aspects of alcohol drinking behaviour. Int. J. Neurol. **9** (1974) 125–133.
LENZ, W., Medizinische Genetik. 1970.
PARTANEN, J., K. BRUUN and T. MARKKANEN, Inheritance of drinking behavior. The finnish foundation for alcohol studies **14** (1966).
PROKOP, O., J. KRÜGER and N. MARK, Genetic disposition to alcoholism: An EEG study in alcoholics and their relatives. Hum. Genet. **59** (1981) 51–59.
PROPPING, P., Alcohol and alcoholism. Human Genetics, Supp. **1** (1978) 91–99.
PROPPING, P., Genetische Determiniertheit der Alkoholwirkung auf das menschliche Gehirn. Fostschr. Med. **95** (1977) 591–591.
SMITH, M., D. A. HOPKINSON and H. HARRIS, Studies on the properties of the human alcohol dehydrogenase isoenzymes determined by different loci ADH_1, ADH_2, ADH_3. Ann. Hum. Genet. **37** (1973) 49.
STAMATOYANNOPOULOS, G., S. H. CHEN and M. FUKUI, Liver alcohol dehydrogenase in Japanese: High population frequency of atypical form and its possible role in alcohol sensitivity. Amer. J. Hum. Genet. **27** (1975) 789–796.
WINDOKUR, G., X-borne recessive genes in alcoholism. Lancet 1967/II **466**.
ZERBIN-RÜDIN, E., Genetische Aspekte des Suchtproblems. Suchtgefahren **23** (1977) 1–9.

Alkohol-Syndrom, embryo-fetales, Alkohol-Embryopathie

CHRISTOFFEL, K. K. and I. SALAFSKY, Fetal alcohol syndrome in dizygotic twins. J. Pediat. **17** (1975) 963–967.

Clarren, S. K., E. C. Alvord jr., S. M. Sumi et al., Brain malformations related to prenatal exposure to ethanol. J. Pediatr. **92** (1978) 64—67.
Ijaiya, K., A. Schwenk und E. Gladtke, Fetales Alkoholsyndrom. Dtsch. Med. Wschr. **101** (1976) 1563—1568.
Majewski, F., J. R. Bierich und R. Michaelis, Diagnose: Alkoholembryopathie. Dtsch. Ärzteblatt **74** (1977) 1133—1136.
Mulvihill, J. J. and A. M. Yeager, Fetal alkohol syndrome. Teratology. **13** (1976) 345—348.
Pierog, S., O. Chandavasu and I. Wexler, Withdrawal symptoms in infants with the fetal alcohol syndrome. J. Pediat. **90** (1977) 630—633.
Saule, H., Fetales Alkohol-Syndrom. Klin. Pädiat **186** (1974) 452—455.
Scheppe, K. J., Alkohol-Embryopathie. Zur Differentialdiagnose prä- und postnatal retardierter Kinder. Pädiat. Prax. **18** (1977) 207—218.

Alopecia areata

Klostermann, G. F. und G. Jörgensen, Recessiv vererbte Alopecie und Nageldystrophie mit Heterozygoten-Manifestation. Arch. Klin. Exp. Derm. **227** (1966) 505—508.
Lubowe, I. I., The clinical aspects of alopecia areata, totalis, and universalis. Ann. N.Y. Acad. Sci **83** (1959) 458—462.
McKusick, V. A., Mendelian inheritance in man. 5. Aufl. Baltimore 1978.
Muller, S. A., Alopecia: syndromes of genetic significance. J. Invest. Derm. **60** (1973) 121—125.
Porter, P. S., Genetic disorders of hair growth. Ibid. **60** (1973) 493—502.

Alopecia congenita unversalis

Dimitrienko, L. P. und I. E. Schachnes, Familiäre Alopecie bei Zwillingen (russisch). Vestn. Dermatol. Venerol. (1977) 59—61.
Goldsmhith, L. A. and H. P. Baden, The analysis of genetically determined hair defects. Birth Def., Orig. Art. Ser. **7** (1971) 86 to 90.
Moynahan, E. J., Famillial congenital alopecia, mental retardation with unusual electroencephalograms. Proc. Roy. Soc. Med. **55** (1962) 411—412.
Muller, S. D., Alopecia: Syndromes of genetic significance. J. Invest. Derm. **60** (1973) 475—478.
Shokeir, M. H. K., Universal permanent alopecia, psychomotor epilepsy, pyorrhea and mental subnormality. Clin. Genet. **11** (1977) 13—17.
Stepanovic, D. B., Alopecia congenita. The incomplete dominant form of inheritance with varying expressivity. Acta Genet. Statist. Med. **9** (1976) 127—132.

Alopecia praematura, androgenetische Alopecie, Glatze

LUDWIG, K., Der heutige Stand unseres Wissens über die Glatze. Hautarzt **13** (1962) 337.
LUDWIG, E., Die weibliche Glatze. Parfümerie und Kosmetik **43** (1962) 373—78.
Ders., Die androgenetische Alopecie bei der Frau. Arch. Klin. Exp. Derm. **219** (1964) 558—564.
LUDWIG, E., Classification of the types of androgenetic alopecia (common baldness) occurring in the female sex. Brit. J. Dermatol. **97** (1977) 247—254.
MULLER, S. A., Common baldness. Minn. Med. **57** (1974) 809—812.
RASSNER, B., H. ZAUN und O. BRAUN-FALCO, Zum Pathomechanismus der männlichen Glatzenbildung. Arch. Klin. Exp. Derm. **216** (1963) 307—18.
ŠALAMON, T., Vererbung von Haar- und Nagelkrankheiten. In: JADASSOHN, Handbuch **1966**.
ŠALAMON, T., Genetic factors in male pattern alopecia. In: BACCAREDDA-BEY, A., G. MORETTI and J. FREY, Biopathology of Pattern Alopecia. S. Karger AG, Basel (1975) 39—49.

ALPERS-Syndrom, Poliodystrophia cerebri progressiva

HART, Z. H., C.-H. CHANG, E. V. D. PERRIN, J. S. NEERUNJUN and R. AYYAR, Familial poliodystrophy, mitochondrial myopathy, and lactate acidemia. Arch. Neurol. **34** (1977) 180—185.
KOCH, G., Degenerative Entmarkungskrankheiten (Diffuse Sklerose). In: BECKER, P. E., Humangenetik, Bd. V/1 (1966).
MCKUSICK, V. A., Mendelian inheritance in man 5. Aufl. Baltimore 1978.
STEVENSON, A. C. and B. C. C. DAVISON, Genetic counselling. London 1970.
WERFING, K. W. and J. O. LAMVIK, Familial progressive poliodystrophy with cirrhosis of the liver. Acta Paediat. Scand. **56** (1967) 295—300.

α_1**-Antitrypsin-Mangel,** Lungenemphysem, familiäres

BRUN, J., J. KOFMAN et N. BIOT, Emphyséme familial avec diminuition du pouvoir antitrypsique de serum. Lyon Méd. **227** (1972) 911—920.
BURKE, J. A., J. L. KIESEL and J. D. BLAIR, α-antitrypsin deficiency and liver in children. Amer. J. Dis. Child. **130** (1976) 621 to 629.
FAGERHOL, M. K., The genetics of alpha-1-antitrypsin and its implications. Postgrad. Med. J. **52**/Supp. 2 (1976) 73—83.
GANS, H., H. L. SHARP and B. H. TAN, Antiprotease deficiency and familial liver cirrhosis. Surg. Gynec. Obstet. **129** (1969) 289 to 198.
GERBLICH, A. A., J. KLIENERMAN, D. J. RYNBRANDT et al., Pi-Z

phenotypes in a pulmonary clinic. Their prevalence and physiologic data. Am. J. Clin. Path. **69** (1978) 509—515.
HENNEMANN, H. H und W. G. STOCKER, α_1-Antitrypsin-Mangel mit juvenilem Lungenemphysem. Defektproteinämie bei zwei Brüdern. Dtsch. Med. Wschr. **98** (1973) 255—258.
HOOD, J. M., L. J. KOEP, R. L. PETERS et al., Liver transplantation for advanced liver disease with alpha-1-antitrypsin deficiency. New Engl. J. Med. **302** (1980) 272—275.
KUEPPERS, F., Identification of the heterozygous state for the α_1-antitrypsin deficiency gene in man. Biochem. Genetics **3** (1969) 283—288.
KUEPPERS, F., R. FALLAT and R. K. LARSON, Obstructive lung disease and α_1-antitrypsin deficiency gene heterozygosity. Science **165** (1969) 899—901.
LIEBERMANN, J., C. MITTMAN and A. S. SCHNEIDER, Screening for homozygous and heterozygous α_1-antitrypsin deficiency. J. Amer. Med. Ass. **210** (1969) 2055—2060.
MAKINO, S., Emphysema with hereditary alpha-1-antitrypsin deficiency masquerating as asthma. J. Allerg. **46** (1970) 39—47.
RICHARDSON, R. H., C. A. GUENTER, M. H. WELCH,, R. M. HYDE and J. F. HAMMARSTEN, The pattern of inheritance of alpha$_1$-antitrypsin deficiency and associated pulmonary disease. Amer. Rev. Resp. Dis. **100** (1969) 319—325.
SCHLEUSENER, A., R. C. TALAMO, J. A. P. PARÉ and W. M. TURLBECK, Familial emphysema. Amer. Rev. Resp. Dis. **98** (1968) 692 to 697.
WEHRINGER, H., D. KARITZKY und I. WITT, Familiärer Mangel an α_1-Antitrypsin. Z. Kinderheilk. **110** (1971) 115—127.

ALPORT-Syndrom, Nephropathie mit Taubheit

BADALJAN, L. O., Wörterbuch der klinischen Genetik (russisch). Moskau 1971.
FEINGOLD, J. et E. BOIS, Génétique du syndrome d'ALPORT. Nephropathie familiale avec surdité. Humangenetik **12** (1971) 29—34.
FUHRMANN, F., Taschenbuch. 1965.
HOGEWIND, B. L., J. J. VELTKAMP and J. DE GRAEFF, Genetic counselling for hereditary chronic nephritis (ALPORT's syndrome). Neth. J. Med. **20** (1977) 11—16.
McNEILL, E. and R. I. SHAW, Segregation rations in ALPORT's syndroms. J. Med. Genet. **10** (1973) 23—26.
ODKRIST, L. M., P. KYLAN and M. LUNDBERG, Two families with ALPORT's syndrome. Acta Otolaryng. **82** (1976) 234—237.
O'NEILL, W. M., jr., C. L. ATKIN and H. A. BLOOMER, Hereditary nephritis: a re-examination of its clinical genetic features. Am. Intern. Med. **88** (1978) 176—182.
PASHAYAN, H., F. C. FRASER and R. B. GOLDBLOOM, A family showing hereditary nephropathy. Amer. J. Hum. Genet. **23** (1971) 555—567.

PREUSS, M. and F. C. FRASER, Genetics of hereditary nephropathy with deafness (ALPORT's disease). Clin. Genet. 2 (1971) 331–337.
STEVENSON, A. C. and B. C. C. DAVISON, Genetic counselling. London 1970.

ALSTRÖM-Syndrom

EDWARDS, J. A., P. K. SETHI, A. J. SCOMA, R. M. BANNERMANN and L. A. FROHMAN, A new familial syndrome characterized by pigmentary retinopathy, hypogonadism, mental retardation, nerve deafness and glucose intolerance. Am. J. Med. **50** (1976) 23–32.
GOLDSTEIN, J. L. and P. J. FIALKOW, The ALSTRÖM syndrome. Report of three cases with further delineation of the clinical, pathophysiological, and genetic aspects of the disorder. Medicine **52** (1973) 53–71.
HANSEN, E., I. F. LARSEN and K. BERG, A familial syndrome of progressive cone dystrophy, degenerative liver disease, endocrine dysfunction and hearing defect. I. Ophthalmological findings. Acta Ophthalmol. **54** (1976) 129–144.
WEINSTEIN, R. L., B. KLIMAN and R. E. SCULLY, Familial syndrome of primary testicular insufficiency with normal virilization, blindness, deafness and metabolic abnormalities. New Engl. J. Med. **281** (1969) 969–977.

ALZHEIMER-Syndrom, präsenile Demenz

BENHAM, P. O. and R. G. FELDMAN, Serum proteins, amyloid and ALZHEIMER's disease. J. Amer. Geriat. **18** (1970) 792–797.
GOUDSMIT, J., B. J. WHITE, L. R. WEITKAMP et al., Familial ALZHEIMER's disease in two kindreds of the same geographic and ethnic origin. A clinical and genetic study. J. Neurol. Sci. **49** (1981) 79 to 89.
GUARD, O., Conceptions actuelles sur la maladie d'ALZHEIMER. Lyon Med. **234** (1975) 331–338.
HUNTER, R., A. D. DAYAN and J. WILSON, ALZHEIMER's disease in one monozygotic twin. J. Neurol. Neurosurg. Psychiat. **35** (1972) 707–710.
KRANKENHAGEN, B. und G. K. KÖHLER, Die ALZHEIMERsche Erkrankung. Fortschr. Neurol. Psychiat. **41** (1973) 141–165.
WOLSTENHOLME, G. E. W. and M. O'CONNOR. ALZHEIMER's disease and related conditions. Ciba Found. Symp. 1970.
ZERBIN-RÜDIN, E., Hirnatrophische Prozesse. In: BECKER, P. E., Humangenetik Bd. V/2 1967.

Amastie, Fehlen der Brustwarzen und -drüsen

BECKER, P. E., Myopathien. In: BECKER, P. E., Humangenetik. Bd. III, 1964.
LENZ, W., Krankheiten des Urogenitalsystems. In: BECKER, P. E., Humangenetik. Bd. III 1964.

MATHEWS, J., Bilateral absence of breasts. N.Y. St. J. Med. **74** (1974) 87–89.
WILSON, M. G., E. B. HALL and A. J. EBBIN, Dominant inheritance of the breast. Humangenetik **15** (1972) 268–270.
ZUCCATI CLAUSER, G., F. TORRICELLI MENCCI e M. L. GIOVANNUSCI UZIELL, Atelia e dismorfismi multipli associati, in bambina gemella dizigote. Osp. Ital. Chir. **29** (1976) 243–238.

Amaurosis congenita, Typ Leber I und II

McKUSICK, V. A., Mendelian inheritance in man. 5. Aufl. Baltimore 1978.
NOBLE, K. G. and R. E. CARR, LEBER's congenital amaurosis. A retrospective study of 33 cases and a histopathological study of one case. Arch. Ophthalmol. **96** (1978) 818–821.
RAHN, E. K., H. F. FALLS, J. C. KNAGGS and D. J. PROUX, LEBER's congenital amaurosis with EHLERS-DANLOS-like syndrome. Study of an American familiy. Arch. Ophthal. **79** (1968) 135–141.
SORSBY, A., Ophthalmic genetics. Butterworth London (1970).
VAIZEY, M. J., M. D. SANDERS, K. C. WYBAR and J. WILSON, Neurological abnormalities in congenital amaurosis of LEBER, Review of 30 years. Arch. Dis. Childh. **52** (1977) 399–402.
WAARDENBURG, P. J. and J. SCHAPPERT-KIMMIJSER, On various recessive biotypes of LEBER's congenital amaurosis. Acta Ophthal. **41** (1963) 317–320.

Amyloidosen, ABERCROMBIE-Syndrom

ALEXANDER, F. and E. L. ATKINS, Familial renal amyloidosis: case reports, literature review and classification. Amer. J. Med. **59** (1975) 121–128.
ANDERSSON, R., Familial amyloidosis with polyneuropathy. A clinical study based on patients living in Northern Sweden. Acta Med. Scand **199** (1976) Suppl. 590.
ARAKARI, S., S. MAWATARI and T. INOKUCHI, Amino acids of serum and urine in familial amyloidotic polyneuropathy. Arch. Neurol. **23** (1970) 9–13.
BENSON, M. D. and A. S. COHEN, Generalized amyloid in a family of Swedish origin. A study of 426 family members in seven generations of a new kinship with neuropathy, nephropathy and cerebral nervous system involvement. Ann. Intern. Med. **86** (1977) 419–424.
BERGMAN, F. and S. WARMENIUS, Familial perireticular amyloidosis in a Swedish family. Amer. J. Med. **45** (1968) 601–606.
CARVALHO, J., A. COIMBRA and C. ANDRADE, Peripheral nerve fiber changes in asymptomatic children of patients with familial amyloid polyneuropathy. Brain **99** (1976) 1–10.
DE LUCCA, O., A. F. N. DE MAGALHAES and W. A. HADLER, Histochemistry of the amyloid substance from familial amyloidotic polyneuropathy. Rev. Bras. Pesq. Med. Biol. **10** (1977) 89–95.

FALCO DE FREITAS, A. and A. BARBEDO, Conduction disturbances in 190 patients with familial amyloidotic polyneuropathy (ANDRADE's type). Adv. Cardiol. **21** (1977) 206–209.
HAEBNER, G., R. LAUTENSCHLÄGER, B. NEUENDORFER und H. KUHN, Hereditäre neuropathologische Amyloidose vom portugiesischen Typ. Acta Neuropath. **34** (1976) 359–363.
LARGUE, G. et J. P. VERNANT, Les maladies amyloides héréditaires. Nouv. Presse Méd. 1972/I 2525–2528.
LENZ, W., Medizinische Genetik. 1970.
MCKUSICK, V. A., Mendelian inheritance in man. 5. Aufl. Baltimore 1978.
ÖHM, O, J., Primary general amyloidosis. Nordisk Med. **84** (1970) 1178.
PIAMPHONGSANT, T. and P. KULLAVANIGAYA, Diffuse biphasic amyloidosis. Dermatologica **153** (1976) 243–248.
QUATTROCOLO, G., R. FARIELLO e P. M. FURLAN, Considerazioni genetiche su di una casistica di neuropatia periferica di tipo paramilo dosico ereditario. Arch. Sci. Med. **128** (1971) 181–185.
SORSBY, A., Ophthalamic genetics. Butterworth, London 1970.
STOCK, E. L. and R. A. KIELAR, Primary familial amyloidosis of the cornea. Amer. J. Ophthal. **82** (1976) 266–271.
STRAUSS, R. G., W. K. SCHUBERT and A. J. MCADAMS, Amyloidosis in childhood, J. Pediat. **74** (1969) 272–282.
THIEL, J. H. und H. EHMSEN, Dominant erbliche Amyloidose des Glaskörpers. Ber. Dtsch. Ophthalm. Ges. **73** (1975) 281–284.
THOMAS, P. K., Review article: Genetic factors in amyloidosis. J. Med. Genet. **12** (1975) 317–326.

Analbuminämie

CORMODE, E. J., D. M. LYSTER, and S. ISRAELS, Analbuminemia in a neonate. J. Pediat. **86** (1975) 862–867.
GAILLE, J. P., G. LAINE, F. SANGER, B. MAITROT, A. BOUILLEROT, H. GRAY, P. BLONDET et B. DIERYCK, Modifications biochemiques dans un cas d'analbuminémie. Clin. Chin. Acta **71** (1976) 143–147.
KELLER, H., A. MORELL, G. NOSEDA und G. RIVA, Analbuminämie. Pathophysiologische Untersuchungen an einem Fall. Schweiz. Med. Wschr. **102** (1972) 33–41.
KLUBER, M. and H. BAKER, Analbuminaemia with cutaneous angiomata. J. Roy. Soc. Med. **7** (1978) 67–69.
LENZ, W., Medizinische Genetik. 1970.
MEHNERT, H. und H. FÖRSTER, Stoffwechselkrankheiten. 1970.
OTT, H., Analbuminemia. In: LINNEWEH, F., Erbliche Stoffwechselkrankheiten. München 1962.

Analgie, angeborene, Insensitivity to pain, Analgesie

BECAK, A., M. L. BECAK and D. O. ANDRADE, A genetical investigation of congenital analgesia. I. Cytogenetic studies. Acta Genet. Statist. Med. **14** (1964) 133–42.

BECKER, P. E., Krankheiten der peripheren Nerven und spinalen Wurzeln. In: BECKER, P. E., Humangenetik, Bd. V/1 1966.
BLAU, J. N. and D. E. MUTTON, Chromosome studies in the „sensory syndrome". Acta Genet. **17** (1967) 226—233.
BOURLAND, A. and R. K. WINKELMANN, Study of cutaneous innervation in congenital anesthesia. Arch. Neurol. **14** (1966) 223 to 227.
COMINGS, D. E. and G. D. AMROMIN, Autosomal dominant insensitivity to pain with hyperplastic myelinopathy and autosomal dominant indifference to pain. Neurology **24** (1974) 838—848.
LAN, T., I. RAW, B. J. SCHMIDT and S. PIVA, Pain insensitivity: a metabolic disease. Lancet 1977/II 598.
MACEWEN, G. D. and G. C. FLOYD, Congenital insensibility to pain and its orthopedic implications. Clin. Orthop. Rehab. Res. **68** (1970) 100—107.
TRUSH, D. C., Congenital insensitivity to pain. A clinical, genetic and neurophysiological study of four children from the same family. Brain **96** (1973) 369—386.
VADÁSZ, G. und I. DÉNES, Analgesia congenita. 2. Mitteilung. Münch. Med. Wschr. **114** (1972) 437—440.

Anämie, hämolytische, autoimmunologische

DOBBS, C. E., Familial auto-immune hemolytic anemia. Arch. Intern. Med. **116** (1965) 273—276.
STEVENSON, A. C. and B. C. C. DAVISON, Genetic counselling. London 1970.

Anämie, hämolytische, mit mehrkernigen Erythroblasten; primäre, kongenitale dyserythropoietische Anämie

CROOKSTON, J. H. and M. C. CROOKSTON, Hereditary anemia with multinuclear erythroblasts (HEMPAS). Birth Def., Orig. Art. Ser. **8** (1972) 15—19.
HEIMPEL, H., Kongenitale dyserythropoietische Anämien. In: HEILMEYER, L., Handbuch der inneren Medizin. Springer-Verl. Berlin—Heidelberg—New York 1970.
HEIMPEL, H., Dyserythropoiese und dyserythropoietische Anämien. Schweiz. Med. Wschr. **105** (1975) 1562—1568.
JOSEPH, K. C., J. P. GOCKERMAN and C. R. ALVING, Abnormal lipid composition of the red cell membrane in congenital dyserythropoietic anemia type II (HEMPAS). J. Lab. Clin. Med. **85** (1975) 34—40.
DE LOZZIO, C. B., J. I. VALENCIA and E. ACAME, Chromosomal study in erythroblastic endopolyploidy. Lancet 1962/I 1004 to 1005.
MURPHY, S. and F. OSKI, Congenital dyserythropoietic anemia, type II: Report of two cases and a review of the literature. Pediatrics **50** (1972) 858—866.

QUATTRIN, N., Dyserythropoietische Anämien. Schweiz. Med. Wschr. **105** (1975) 65–69.
WEISSBACH, G. und H. BREIDENBACH, Kongenitale dyserythropoietische Anämie Typ I. Dtsch. Ges.wesen **27** (1972) 1633–1638.

Anämien, hämolytische (Übersicht)

GILMAN, P. A., Hemolysis in the newborn infant resulting from deficiency of red blood cell enzymes. Diagnosis and manegement. J. Pediat. **84** (1974) 625–634.
JACOBASCH, G., Enzymopenisch bedingte nichtsphärozytäre hämolytische Anämien. Z. Ges. Inn. Med. **33** (1978) 276–282.
MINCHITON, R. M., The classification and etiology of the hereditary haemolytic anemias; a review. Aust. J. Med. Technol. **7** (1976) 99–110.
PIONELLI, S. and L. CORASTI, Hereditary hemolytic anemia due to enzyme defects of glycolysis. Adv. Hum. Genet. **6** (1976) 165 to 240.

Anämie, hypochrome, sideroblastische, erbliche

DOR, J. F., J. F. MATTEI et al., Anemie sideroblastique idiopathique acquise. 3 cas avec le même chromosome marqueur supplementaire (47, mar +). Path. Biol. **25** (1977) 89–93.
KNAPP, A., Genetische Stoffwechselstörungen. 1970.
KUSHER, J. P., G. R. LEE, M. M. WINTROBE and G. E. CARTWRIGHT, Idiopathic refractory sideroblastic anemia. Clinical and laboratory investigation of 17 patients and review of the literature. Medicine **50** (1971) 139–159.
LENZ, A., Medizinische Genetik. 1970.
MCDIARMID, D., G. R. LEE, G. E. CARTWRIGHT and M. M. WINTROBE, X-inactivation in an usual X-linked anemia and the Xg(a) blood group. Clin. Res. 15 (1967) 132.
MCKUSICK, V. A., Mendelian inheritance in man. 2. Aufl. Baltimore 1968.
PENCHAS, S., A. ZLOTNICK, R. COHEN and M. M. COHEN, Pyridoxal-5-phosphate resistent sideroblastic anaemia with trisomy 8 mosaicism in the bone marrow. Acta Haematol. **57** (1977) 354–358.
PINKERTON, P. H., X-linked hypochromic anaemia. Lancet 1967/I 1106–1107.

ANDERSEN-Syndrom, Mukoviszidose, zystische Pankreasfibrose

ANDERSON, V. E., Genetic counselling for parents. Children with cystic fibrosis, agammaglobulinemia, or fatal granulomatous disease of childhood. **52** (1969) 1570–1572.
DANES, B. S., K. M. FOLEY, S. D. DILLON and A. G. BEARN, Genetic study of cystic fibrosis of the pancreas using white blood cell cultures. Nature **222** (1969) 685–687.

DANES, B. S., M. E. HODSON and J. BATTEN, Cystic fibrosis: Evidence for a genetic component from a family study in cell culture. Clin. Genet. **11** (1977) 83–90.
FUHRMANN, W., Taschenbuch 1965.
GEDSCHOLD, J., V. STEINBICKER und R. SZIBOR, Praktische und theoretische Aspekte der genetischen Familienberatung bei Mukoviszidose. Z. Erkrank. Atm.-Org. **148** (1977) 301–306.
HÖSLI, P., R. P. ERICKSON and E. VOGT, Prospects for prenatal diagnosis of cystic fibrosis: induction of biochemical abnormalities in fibroblasts from patients with cystic fibrosis by a urinary glycoprotein. Biochem. Biophys. Res. Comm. **73** (1976) 209–216.
JÄKEL, H.-P., I. FLEISCHER und J. GEDSCHOLD, Zellbiologie, Biochemie und Genetik der Mukoviszidose (Zystische Fibrose) – eine Übersicht. Biol. Zbl. **98** (1979) 55–83.
MAYO, O., On the maintenance of polymorphism having an inviable homozygote. Ann. Hum. Gen. **33** (1970) 307–317.
NADLER, H. L., M. A. SWAE, J. M. WODNICKE and M. E. O'FLYNN, Cultivated amniotic cells and fibroblasts derived from families with cystic fibrosis. Lancet 1969/II 84–85.
RENNERT, O. M., J. L. FRIAS, R. L. JULIUS and D. LAPOINTE, The detection of the heterozygote and homozygote in cystic fibrosis by short term lymphocyte culture studies: a defect in RNA methylation. Clin. Pediat. **11** (1972) 351–352.
SHWACHMAN, H., A. REDMOND and KON TAIK KHAW, Studies in cystic fibrosis. Report of 130 patients diagnosed under 3 month of age over 20 years period. Pediatrics **46** (1970) 335–343.
SHWACHMAN, H., M. KOWALSKI and K. T. KHAW, Cystic fibrosis: a new outlook 70 patients above 25 years of age. Medicine **56** (1977) 129–149.
SORSBY, A., Ophthalmic genetics. 1970.
STERN, R. C., T. F. BOAT, C. F. DOERSCHUTZ et al., Cystic fibrosis diagnosed after age 13. Twenty-five teenage and adult patients including three asymptomatic men. Ann. Intern. Med. **87** (1977) 188–181.
SZIBOR, R. und G. KOCH, Zystische Fibrose-Screening durch Untersuchung an Mekonien im zentralen Laboratorium – positive Erfahrungen einer Pilotstudie. Kipra **45** (1977) 193–198.
VISSER, G. H. A., H. J. HUISJES, L. P. TEN KATE et al., Pregnancy in cystic fibrosis: Report of a case, complicated by acquired hemophilic A, and review of the literature. Eur. J. Obstet. Gynaecol. **7** (1977) 109–115.

Anenzephalie

CHRISTAKOS, A. C. and J. L. SIMPSON, Anencephaly in three siblings. Obstet. Gyn. **33** (1969) 267–270.
FIELDS, B., Neural tube defects in New south Wales. J. Med. Genet. **15** (1978) 329–339.
HEMKE, G., L. ABET und E. CANLER, Genetische Aspekte beim Anenzephalus. Zbl. Gynäk. **97** (1975) 143–146.
HOROWITZ, I. and A. D. MCDONALD, Anencephaly and spina bifida

in the province of Quebec. Canad. Med. Ass. J. **100** (1969) 748 to 755.
JAMES, W. H., Recurrence rates in sibships and concordance rates in twins for anencephaly. Ann. Hem. Biol. **5** (1978) 79–81.
KLEIJER, W. J., H. W. A. DE BRUIG and N. J. LESCHOT, Amniotic fluid alpha-fetoprotein levels and the prenatal diagnosis of neural tube defect: A collaborative study of 2180 pregnancies in the Netherlands. Bv. J. Obstet. Gynaecol. **85** (1978) 512–517.
KÖHLER, H. G. and H. N. MACDONALD, Discordant anencephaly in a set of triplets. Obstet. Gynecol. **40** (1972) 607–611.
Leading article. Congenital malformations. Lancet 1970/II 194–195.
MILLIC, A. M. B., Racial factors in anencephaly. Am. J. Obst. Gynec. **104** (1969) 134–39.
MILUNSKY, A. and E. ALPERT, Prenatal diagnosis of neural tube defects. I. Problems and pitfalls: analysis of 2495 cases using the alpha-fetoprotein assay. II. Analysis of false positive and false negative α-fetoprotein results. Obstet. Gynec. **48** (1976) 6–12.
NANCE, W. E., Anencephaly and spina bifida: A possible example of cytoplasmic inheritance in man. Nature **224** (1969) 373–375.
PAP, Z., F. BARTA and A. ARVAY, Early diagnosis of anenecephaly. Lancet 1973/I 729.
RICHARDS, I. D. G., H. T. MCINTOSH and S. SWEENIC, A genetic study of anencephaly and spina bifida. Dev. Med. Child Neurol. **14** (1972) 626–639.
SELLER, M. J., J. D. SINGER, T. M. COTTART and S. CAMPBELL, Maternal serum-fetoprotein levels and prenatal diagnosis of neural-tube defects. Lancet 1974/I 428–429.
STEVENSON, A. C. and B. C. C. DAVISON, Genetic counselling. London 1970.
TÜNTE, W., Zur Frage der jahreszeitlichen Häufigkeit der Anencephalie. Humangenetik **6** (1968) 225–236.
WALD, N. and H. CUCKLE, Amniotic fluid acetylcholinesterase electrophoresis as a secondary test in diagnosis of anencephaly and open spina bifida in early pregnancy. Report of a collaborative acetylcholinesterase study. Lancet 1981/II 321–324.
ZEVIN, R. A., Anencephalus. Report of two cases. J. Newark Beth. Israel Med. Centr. **20** (1969) 32–36.

Aneurysma, intrakranielles, BERRY-Aneurysma

AMBROSETTO, P. and E. GALASSI, Familial occurence of multiple intracranial aneurysms. Case reports and review of the literature. Acta Neurochir. **56** (1981) 233–238.
COPPOLA, A. R., Familial intracranial aneurysm. Int. Surg. **58** (1973) 508.
EDELSOHN, L., L. CAPLAN and A. E. ROSENBAUM, Familial aneurysms and infundibulum widening. Neurology **22** (1972) 1056 to 1060.
FAIRBRUN, B., Twin intracranial aneurysms causing subarachnoid hemorrhage in identical twins. Brit. Med. J. 1973/I 210–211.

HASHIMOTO, I., Familial intracranial aneurysms and cerebral vascular anomalies. J. Neurol. 46 (1977) 419–427.
KOCH, G., Genetic aspects of the phakomatoses. In: VINKEN, P. J. and G. W. BRUYN, Handbook of clinical neurology. Bd. 14, Amsterdam 1972.
NAGAE, K., I. GOTO, K. UEDA and Y. MOROTONI, Familial occurrence of multiple intracranial aneurysms. Case report. J. Neurosurg. 37 (1972) 364–367.

Aniridie, Irisaplasie

BADTKE, G., Die Mißbildungen des menschlichen Auges. In: VELHAGEN, K., Der Augenarzt, Bd. IV. Leipzig 1961.
ANDERSEN, S. R., P. GEERTINGER, H.-W. LARSEN, M. MIKKELSEN, A. PARVING and M. WARBURG, Aniridia, cataract and Gonadoblastoma in a mentally retarded girl with deletion of chromosome 11. Ophthalmologica 176 (1978) 171–177.
DELLEMAN, J. W. und J. E. WINKELMAN, Die Bedeutung der atypischen Kolobome und Defekte dei Iris für die Erkennung des hereditären Aniridie-Syndroms. Klin. Mbl. Augenheilk. 163 (1973) 528 bis 542.
ELSAS, F. J., J. H. MAUMENEE, K. R. KENYON and F. YODER, Familial aniridia with preserved ocular function. Amer. J. Ophthalm. 83 (1977) 718–724.
FRANÇOIS, J., D. COUCKE and R. COPPIETERS, Aniridia-WILMS' tumour syndrome. Ophthalmologica 174 (1977) 35–39.
MACINTOSH, T. F., T. G. GIRDWOOD, D. J. PARKER and I. M. STRACHAN, Aniridia and WILMS' tumour (nephroblastoma). Brit. J. Ophthalm. 52 (1968) 846–848.
MADROSZKIEWICZ, M., B. KORASZEWSKA-MATUSZEWSKA i D. DZIEKANOWSKA, Aniridia congenita. Klin. Oczna 43 (1973) 427–430.
MIRKINSON, A. E. and N. K. MIRKINSON, A familial syndrome of aniridia and absence of the patella. Birth Def., Orig. Art. Ser. 11 (1975) 129–131.
NEIDHARDT, M., WILMS' Tumor und Aniridie – ein genetisch fixiertes Syndrom? Klin. Pädiatr. 184 (1972) 312–317.
SORSBY, A., Ophthalmic genetics. London 1970, 2. Aufl.
STANESCU, B. et E. CLIMESCU, Anomalies irido – cristaliniennes familiales. Ann. d'Ocul. 205 (1972) 291–294.

Anonychie, angeborene

GEBHARDT, C., J. DREWES, K. H. BUYSCH und R. SAILER, Anonychia totalis congenita. Radiologe 12 (1972) 106–111.
KURGAN, A., M. HIRSCH and J. WILLIAMS, Aplasia of toe phalanges and nails. Israel J. Med. Sci. 12 (1976) 570–572.
LEES, D. H., S. D. LAWLER, J. H. RENWICK and J. M. THODAY, Anonychia with ectrodactylia. Clinical and linkage data. Ann. Hum. Genet. 22 (1957) 69–79.
MAGHADAM, H. and P. STATTEN, Hereditary sensoneurinal hearing

loss associated with onychodystrophy and digital malformations. J. Canad. Med. Ass. **107** (1972) 310–312.
MALHOUDJI, M. and M. AMIDI, Simple anonychia. Further evidence for autosomal recessive inheritance. J. Med. Genet. **8** (1971) 478 to 480.
ŠALAMON, T., Vererbung von Haar- und Nagelkrankheiten. In: JADASSOHN, J., Handbuch 1966.
TIMMERMANN, I., C. MUSETANU and N. N. SIMIONESCU, Dominant anonychia and onychodystrophy. J. Med. Genet. **6** (1969) 105 to 106.

Anophthalmie

BADALJAN, L. O., Wörterbuch der klinischen Genetik (russisch). Moskau 1971.
BROWNSTEIN, S., M. BRIGHT, T. H. KIRKHAM and S. CARPENTER, Anophthalmos. Report of two cases. Canad. J. Ophthal. **12** (1977) 143–146.
DONOHUE, W. M. and J. HARVEY, A case of clinical anophthalmia with an abnormal karyotype. J. Ment. Defic. Res. **20** (1976) 89 to 93.
GASTEIGER, H., Augenheilkunde. 2. Aufl. Berlin 1963.
MAJEKODUNMI, A. A., Bilateral congenital anophthalmos. Report of two cases. J. Pediat. Ophthalmol. **14** (1977) 42–43.
MCKUSICK, V. A., Mendelian inheritance in man. 2. Aufl. Baltimore 1968.
PEARCE, W. G., S. NIGAM and J. ROOTMAN, Primary anophthalmos. Histological and genetic features. Canad. J. Ophthal. **9** (1974) 141–145.
PENNER, H. und H. G. SCHLACK, Anophthalmie und begleitende Fehlbildungen. Klin. Pädiat. **188** (1976) 320–327.
SASSANI, J. W. and M. YANOFF, Anophthalmos in an infant with multiple congenital anomalies. Amer. J. Ophthal. **83** (1977) 43 to 48.
SCOURAS, J., A. CATTI et J.-F. CUENDET, Le microphthalmies congénitales. Ann. Oculist. **203** (1970) 953–970.
SORSBY, A., Ophthalmic genetics. 2. Aufl. London 1970.
STEAHLY, L. P., Unilateral anophthalmos and absence of right cerebral hemispere. J. Pediatr. Ophthalmol. **14** (1977) 151–153.
STEVENSON, A. C. and B. C. C. DAVISON, Genetic counselling. London 1970.

Anorchie, angeborene

ANSLEY GREEN, A., M. ZACHMANN, R. ILLIG et al., Congenital bilateral anorchia in childhood: a clinical, endocrine and therapeutic evaluation of twenty one cases. Clin. Endocrinol. **5** (1976) 381–391.
HALL, J. G., A. MORGAN and R. M. BLIZZARD, Familial congenital anorchia. Birth Def., Orig. Art. Ser. **11** (1975) 115–119.

VERBOV, J., Anorchia with bizzare flexual pigmentation, an autosomal dominant dermatosis. Brit. J. Derm. **92** (1975) 469–474.

Anorexia nervosa

HALMI, K. and G. BRODLAND, Monozygotic twins concordant for anorexia nervosa. Psychol. Med. **3** (1973) 521–524.
KRON, L., J. L. KATZ, G. GORZYNKI and H. WERNER, Anorexia nervosa and gonadal dysgenesis; further evidence of a relationship. Arch. Gen. Psychiat. **34** (1977) 332–335.
STEINHAUSEN, H.-Chr., Anorexia nervosa — eine aktuelle Literaturübersicht. I: Diagnostische Aspekte. Z. Kinder-Jugendpsychiat. **7** (1979) 149–160.
VANDEREYCKEN, W. and R. PIERLOOT, Anorexia nervosa in twins. Psychother. Psychosom. **35** (1981) 55–63.

Anosmie

LYGONIS, C. S., Familiar absence of olfaction. Hereditas **61** (1969) 413–416.
McKUSICK, V. A., Mendelian inheritance in man. 2. Aufl. Baltimore 1968.
SINGH, N., M. S. GREWAL and J. H. AUSTIN, Familial anosmia. Arch. Neurol. **22** (1970) 40–44.
WHISSELL BNECHY, D. and E. J. AMOORE, Odour blindness to musk: Simple recessive inheritance. Nature **242** (1973) 271–273.

Antisyndrome

REISMAN, L. E., Anti-mongolism. Studies in an infant with a partial monosomy of the 21 chromosome. Lancet 1966/I 394–397.
RICHMOND, H. G., P. CACARTHUR and D. HUNTER, A „G" deletion syndrome. Anti-mongolism. Acta Pädiat. Scand. **62** (1973) 216 to 220.

Antithrombin-Defekte

AOKI, N., M. MOROI, Y. SAKATA and N. YOSHIDA, Abnormal plasminogen: a hereditary molecular abnormality found in a patient with recurrent thrombosis. J. Clin. Invest. **61** (1978) 1186–1195.
BROWN, G. M., N. E. DIAMANT, P. R. GALBRAITH and W. C. E.
FILIP, D. J., J. D. ECKSTEIN, and J. J. VELTKAMP, Hereditary antithrombin III deficiency and thromboembolic disease. Am. J. Hematol. **1** (1976) 343–349.
GYDE, O. H. B., W. A. LITTLER and D. E. STAPLEFORTH, Familial antithrombin III deficiency. Brit. Med. J. 1978/I 508.
KAULLA, E. VON and K. N. VON KAULLA, Deficiency of antithrombin III activity associated with hereditary thrombosis tendency. J. Med. **3** (1972) 349–358.
MACKIE, M., B. BENNELT, D. OGSTON and A. S. DOUGLAS, Familial thrombosis. Inherited deficiency of antithrombin III. Brit. Med. J. 1978/I 136–138.

Nagy, I., H. Losonczy und C. Szilagyi, Durch hereditäre Antithrombin-III-Verminderung verursachte rezidivierende Thromboembolien bei Jugendlichen. Folia Haemat. **102** (1975) 233—237.
Nesje, O. A. and K. F. Korot, Hypoantithrombinemi som arsak til mesenterial venotrombose. Nord. Med. **83** (1970) 367—368.
Rubinowitz, M. J. and C. Ford, Familial antithrombin III deficiency. Rocky Mt. Med. J. **74** (1977) 246—249.
Stathakis, N. E., A. G. Papayannis, M. Antonopoulos and C. Garditias, Familial thrombosis due to antithrombine III deficiency in a Greek family. Acta Haematol. **57** (1977) 47—54.
Thuot, C., D. Marion et H. Boucher, Déficit congénital en antithrombine III: l'etude d'une famille Quebécoise. Union Med. Can. **106** (1977) 673—676.
Van der Meer, J., E. A. Stoepman and J. M. S. Jansen, Antithrombin III deficiency in a Dutch family. J. Clin. Path. **26** (1973) 532—538.

Anus imperforatus, Analatresie

Bolkenus, M. und R. Daum, Kasuistischer Beitrag zur Hereditat der Atresia ani. Z. Kinder-Chir. Grenzgeb. **20** (1977) 369—374.
Naveh, Y. and A. Friedmann, Familial imperforate anus. Amer. J. Dis. Child **130** (1976) 441—442.
Okonkwo, J. E. N. and K. M. Crocker, Cloacal dysgenesia. Obstet. Gynecol. **50** (1977) 97—101.
Pinsky, L., The syndromology of anorectal malformation (atresia, stenosis, ectopia). Amer. J. Genet. **1** (1978) 461—464.
Reid, I. S. and G. Turner, Familial anal abnormality. J. Pediat. **88** (1976) 992—924.
Sousson, I., V. der Kaloustian and M. Slim, Familial imperforate anus. Report of a family. Dis. Colon Rectum **17** (1964) 562—564.
Townes, P. L., More on anal deformities. J. Pediat. **90** (1977) 329—330.
Townes, P. L. and E. R. Brooks, Hereditary syndrome of imperforate anus with hand, foot and ear anomalies. J. Pediat. **81** (1972) 321—326.

Aortenbogen-Syndrom, TAKAYASU-Syndrom

Ikeda, M., Immunologic studies on Takayasu's arteriitis. Jap. Circ. J. **30** (1966) 87—89.
Ito, I., Aortitis syndrome with reference to detection of antiaorta antibody from patients' sera. Jap. Circ. J. **30** (1966) 75—78.
Lovisette, P., Syndrome de la crosse de l'aorte maladie de Takayasu-Quisti, Syndrome aortique. Nouv. Presse Méd. **2** (1973) 33—35.
McKusick, V. A., Mendelian inheritance in man. 2. Aufl. Baltimore 1968.
Numano, F., I. Isohisa, U. Kishi, M. Arita and Maezawa, Takayasu's disease in twin sisters. Possible genetic factors. Circulation **58** (1978) 173—177.

Aortenisthmusstenose

BOON, A. R. and D. F. ROBERTS, A family study of coarctation of the aorta. J. Med. Genet. **13** (1976) 420–433.

KACHANER, J., G. HUAULT, J.-B. JOLY et J. SAINT-MARTIN, Le syndrome de coarctation de l'aorte chez le nouveau-ne. Arch. Franç. Péd. **29** (1972) 31–48.

KIENAST, W., G. WAGNER, A. KLAUBE, J. SYSKA und H. WESSEL, Familiäre präduktale Aortenisthmusstenose. Bericht über eine Geschwisterbeobachtung. Z. Kardiol. **65** (1976) 195–199.

SOMAN, A. B., A. E. ZLOTO, B. L. PERRY and J. M. SIGMANN, Familial aspects of coarctation of the aorta. Chest **66** (1974) 687 to 689.

Aortenstenose, supravalvuläre, isolierte; WILLIAMS-BEUREN-Syndrom, FANCONI-SCHLESINGER-Syndrom, Hyperkalzämie, idiopathische, Elfin face-Syndrom

BECROFT, D. M. O and D. CHAMBERS, Supravalvular aortic stenosis — infantile hypercalcaemia syndrome: in vitro hypersensitivity to vitamin D_2 and calcium. J. Med. Genet. **13** (1976) 223–228.

BOCK, K., H. RICHTER, M. ZERRES, E.-M. MEISTER und P. SCHNEIDER, Supravalvuläre Aortenstenosen und Pulmonalarterienstenosen. Kipra **38** (1971) 437–443.

DUPONT, B., A. DUPONT, J. BLIDDAL, E. HOLST, J. C. MELCHIOR and O. E. OTTESEN, Idiopathic hypercalcaemia of infancy. The elfin face syndrome. Dan. Med. Bull. **17** (1970) 35–46.

GANDREAULT, M., J. D. JEAN, Y. SAVARD, V. LAPOINTE et M. BÉLANGER, A propos de six cas de sténose aortique supravalvulaire familiale. Union Méd. Can. **103** (1974) 1582–1589.

GARCIA, R. E., W. F. FRIEDMAN, M. M. KABACK and R. D. ROWE, Idiopathic hypercalcaemia and supravalvular aortic stenosis. Documentation of a new syndrome. New. Engl. J. Med. **271** (1964) 117–120.

JENSEN, O. A., M. WARBURG, A. DUPONT et al., Ocular pathology in the elfin face syndrome (the FANCONI-SCHLESINGER type of idiopathic hypercalcaemia in infancy): Histochemical and ultrastructural study of a case. Ophthalmologica **172** (1976) 434–444.

JOHNSON, L. W., R. A. FISHMAN, B. SCHNEIDER, F. B. PARKER jr., G. HUSSON and W. R. WEBB, Familial supravalvular aortic stenosis: report of a large family and review of the literature. Chest. **70** (1976) 494–500.

JÖRGENSEN, G. und A. J. BEUREN, Genetische Untersuchungen bei supravalvulärer Aortenstenose. Humangenetik **1** (1965) 497–515.

LJUBKINA, G. Z., G. S. MARINCHEVA und E. K. USTINOVA, Klinische Symptome beim sogenannten Elfin-face-Syndrom (russisch). Ch. Nevropat. Psichiat. Korsakov **76** (1976) 1564–1569.

MÉHES, K., Z. SZELID and P. TÓTH, Possible dominant inheritance of the idiopathic hypercalcemic syndrome. Hum. Hered. **25** (1975) 30–34.

WHITE, R. A., M. PREUS, G. V. WATTERS and F. C. FRASER, Familial occurrence of the WILLIAMS-syndrome. J. Pediat **91** (1977) 614–616.

Aplasia cutis congenita

BART, B. J., Congenital localized absence of skin, blistering and nail abnormalities, a new syndrome. Birth Def., Orig. Art. Ser. **7** (1971) 118–120.
FRYNS, J. P., C. CORBEEL and H. VAN DEN BERGHE, Congenital scalp defect with distal limb reduction anomalies. Eur. J. Pediat **126** (1977) 289–295.
GOEBEL, U. und G. GOERZ, Aplasia cutis, infantile spastische Zerebralparese und geistige Retardierung. Päd. Prax. **18** (1977) 649–654.
HIDGMAN, J. E., A. W. MATHIES jr. and N. E. LEVAN, Congenital scalp defects in twin sisters. Amer. J. Dis. Child. **110** (1965) 293 to 295.
HUNN, J. McL., H. J. HUYGENS and N. M. NEWMAN, Hereditary scalp and cranial defects. Med. J. Austr. 1969/1 219–223.
JOHNSONBAUGH, R. E., I. J. LIGHT and J. M. SUTHERLAND, Congenital scalp defects in father and son. Amer. J. Dis. Child. **110** (1965) 297–298.
KEIPERT, J. A., Congenital scalp defect in brother and sister. Med. J. Aust. 1972/I, 866–868.
KORNHEYDT, G. E., Erbliche Aplasien, Hyperplasien und Tumoren. In: JADASSOHN, J., Handbuch 1966.
MANNINO, F. L., K. L. JONES and K. BENIRSCHKE, Congenital skin defects and fetus papyraceus. J. Pediat. **91** (1977) 559–564.
MARDINI, M. K., M. GHANDOUR, N. A. SAKATI and W. L. NYHAN, JOHANSON-BLIZZARD syndrome in a large inbred kindred with three involved members. Clin. Genet. **14** (1978) 247–250.
McMURRAY, B. R., L. W. MARTIN and P. St. J. DIGNAN, Hereditary aplasia cutis congenita and associated defects. Three instances in one family and a survey of reported cases. Clin. Pediat. **16** (1977) 610–614.
PAP, G. S., Congenital defect of scalp and skull in three generations of one family. Case report. Plast. Reconstr. Surg. **46** (1970) 194 to 196.
SCRIBANN, N. and S. A. TEMTAMY, The syndrome of aplasia cutis congenita with terminal transverse defects of limbs. J. Pediat **87** (1975) 79–82.
SHARMA, L. K., Congenital skin aplasia affecting trunk. Arch. Dis. Childh. 48 (1973) 813–814.

Apraxie, okulomotorische, COGAN-Syndrom II

ARAIE, M., T. OZAWA and Y. AWAYA, A case of congenital ocular apraxia with cerebrospinal degeneration. Jap. J. Ophthalmol. **21** (1977) 355–363.

COGAN, D. G., Heredity of congenital ocular motor apraxia. Trans. Amer. Acad. Ofth. Otol. **76** (1972) 60—63.
FOIS, A., A. M. BARDELLI i R. GUERRA, Aprassia oculomotrice congenita o „sindrome di Cogan". Minerva Oftalm. **17** (1975) 147—151.
HAIDVOGT, M. und M. BORKEN, Kongenitale okulomotorische Apraxie COGAN. Pädiat. Prax. **20** (1978) 557—564.
VASSELIA, F., LUTSCHIG, J. and M. MUMENTHALER, COGAN's congenital motor apraxia in two successive generations. Develop. Med. Child Neurol. **14** (1972) 788—796.
ZEE, D. S., R. D. YEE and H. S. SINGER, Congenital ocular motor apraxia. Brain **100** (1977) 581—599.

Argininbernsteinsäure-Syndrom

FARRELL, G., E. W. RAUSCHKOLB, J. MOURE, R. E. HEADLEE and H. MOSER, Argininosuccinic aciduria. Tex. Med. **65** (1969) 90—92.
HARTLAGE, P. L., M. E. CORYELL, W. K. HALL and D. A. HAHN, Argininosuccinic aciduria and early dietary management. J. Pediat. **85** (1974) 86—88.
JACOBY, L. B., J. W. LITTLEFIELD, A. MILUNSKY, V. E. SHIH and R. S. WILROY jr., A microassay for argininosuccinase in cultured cells. Amer. J. Hum. Genet. **24** (1972) 321—324.
KNAPP, A., Genetische Stoffwechselstörungen. 1970.
LEWIS, P. D. and A. L. MILLER, Argininsuccinic aciduria. Case report with neuropathologic findings. Brain **93** (1970) 413—422.
SCHOEN, R. und O. THALHAMMER, Erste Erfahrungen mit einem Neugeborenen-Blutscreening auf Argininosuccinasemangel in Österreich. Mschr. Kinderhk. **125** (1977) 774—776.
SCHREIER, K., Angeborene Störungen des Harnstoffzyklus. Dtsch. Med. Wschr. **90** (1965) 888—890.
SHIH, V. E., J. W. LITTLEFIELD, Argininosuccinase activity in amniotic fluid cells. Lancet 1970/II 45.
VAN DER HEIDEN, C., L. J. GERADS, J. P. G. M. VAN BIERVLIET, J. P. G. M. DESPLANQUE, P. K. DE BRET ,F. J. SPRANG and S. K. WEDMAN, Lethal neonatal argininosuccinate-lyase deficiency in four children from one sibship. Helv. Paediat. Acta **31** (1976) 407—417.

Arthrogryposis multiplex congenita, GUÉRIN-STERN-Syndrom

Anon., Arthrogryposis multiplex congenita. Brit. Med. J. **283** (1981) 2—3.
BECKER, P. E., Myopathien. In: Humangenetik, Bd. III/1 1964.
BECKERMAN, R. C. and J. J. BUCHINO, Arthrogryposis multiplex congenita as part of an inherited symptom complex: two case reports and a review of the literature. Pediatrics **61** (1978) 417—422.
BREHME, H. und R. BAITSCH, Hautleistenbefunde bei 15 Patienten mit Arthrogryposis multiplex congenita. Humangenetik **2** (1966) 344—347.

COTTON, J. B. et J. M. ROBERT, Etiopathogénie de l'arthrogrypose multiple congénitale. Conseil génétique. Ann. Med. Phys. **19** (1976) 17–23.
GUHA RAY, D. K. and M. H. HAMBLIN, Arthrogryposis multiplex congenita in an abdominal pregnancy. J. Reprod. Med. **18** (1977) 109–112.
HALL, J. G., Arthrogryposis — clinical and genetic heterogeneity. Vortr. Mainz 1979.
HERTEL, E., S. STOTZ, H. M. JACOBI und J. D. MURKEN, Zur Diagnose der Arthrogryposis multiplex congenita. Arch. Orthop. Unfall-Chir. **67** (1969) 114–134.
LACASSIE, Y., G. H. SACK jr. and V. A. MCKUSICK, An autosomal dominant form of arthrogryposis multiplex congenita (AMC) with unusual dermatoglyphics. Birth Def., Orig. Art. Ser. **131** (1977) 246–247.
LEBENTHAL, E., S. B. SHOCKET, A. ADAM, M. SEELENFREUND, A. FRIED, T. NAJENSON, V. SANDBANK and Y. MATOTH, Arthrogryposis multiplex congenita — 23 cases in an Arab kindred. Pediatrics **46** (1970) 891–899.
MEASE, A. D., G. W. YEATMAN, G. PELTETT and G. B. MERENSTEIN, A syndrome of ankylosis, facial anomalies and pulmonary hypoplasia secundary to fetal neuromuscular dysfunction. Birth Def., Orig. Art. Ser. **12** (1976) 193–200.
MEYN, M. and L. RUBY, Arthrogryposis of the upper extremity. Orthop. Clin. N. Amer. **7** (1976) 501–509.
OH, W. H., Arthrogryposis multiplex congenita of the lower extremity: report of two siblings. Orthop. Clin. N. Amer. **7** (1976) 511–515.
PETAJAN, J. H., G. L. MOMBERGER, J. AASE and D. G. WRIGHT, Arthrogryposis syndrome (Kuskokwim-disease) in the Eskimo. J. Amer. Med. Ass. **209** (1969) 1481–1486.
ROMPE, G., Die Arthrogryposis multiplex congenita und ihre Differentialdiagnose. Stuttgart 1968.
SHEPARD, M. K., Arthrogryposis multiplex congenita in sibs. Birth Def., Orig. Art. Ser. **7** (1971) 127.
VAN BIERLIET, J. P., G. HENDRICKS and I. VAN ERTBRUGGEN, Intrauterine growth retardation with craniofacial and brain anomalies and arthrogryposis. Acta Pediat. Belg. **30** (1977) 97–103.

ASCHER-Syndrom, Blepharochalasis und Doppellippe

BARNETT, M. L., L. L. BOSSHARDT and A. F. MORGAN, Double lip and double lip with blepharochalasis (ASCHER's syndrome). Oral. Surg. **34** (1972) 727–733.
PANNETON, P., La blepharochalasis. A propos de 51 cas dans une même famille. Arch. Ophthal. **53** (1936) 729–755.
SORSBY, A., Ophthalmic genetics. Butterworth London 1970.
RINTALA, A. E., Congenital double lip and ASCHER syndrome: II. Relationship to the lover lip sinus syndrome. Brit. J. Plast. Surg. **34** (1981) 31–34.

Aspartylglukosaminurie

AULA, P., K. RAIVIO and S. AUTIO, Enzymatic diagnosis and carrier detection of aspartylglucosaminuria using blood samples. Pediat. Res. **10** (1976) 625—629.
AUTIO, S., Aspartylglycosaminuria. Analysis of thirty-four patients. J. Ment. Defic. Res., Monograph Ser. I. 1972.
AUTIO, S., J. K. VISAKORPI and H. JÄRVINEN, Aspartylglycosaminuria. Further aspects on its clinical picture, mode of inheritance and epidemiology on a series of 57 patients. Ann. Clin. Res. **5** (1973) 149—155.
ISENBERG, J. N. and H. L. SHARP, Aspartylglucosaminuria: Psychomotor retardation masquerading as a mucopolysaccharidosis. J. Pediat. **86** (1975) 713—717.
PALO, J. and H. SAVOLAINEN, Biochemical diagnosis of aspartylglycosaminuria. Ann. Clin. Res. **5** (1973) 156—162.

Aspirin-Überempfindlichkeit

MENGUY, R., L. DESBAILLETS, Y. F. MASTERS and S. OKABE, Evidence for a sexlinked difference in aspirin metabolism. Nature **239** (1972) 102—103.
SELTIPANE, G. A. and R. K. PUDDUPAKKAM, Aspirin intolerance. III. Subtypes, familial occurrence, and cross reactivity with tartrazine. J. Allergy Clin. Immunol. **56** (1975) 215—221.
WHITE, J. G., C. J. WITKOP jr. and S. M. GERRITSEN, The HERMANSKY-PUDLAK-syndrome: inclusions in circulating leucocytes. Brit. J. Haemat. **24** (1973) 761—765.

Ataxie; Heredo-Ataxie, PIERRE-MARIE-Syndrom

AITA, J. F., Cranial computerized tomography and MARIE's ataxia. A case report. Arch. Neurol. **35** (1978) 55—56.
BOUCHARD, J. P., A. BARBEAU, R. BOUCHARD and R. W. BOUCHARD, Autosomal recessive spastic ataxia of Charlevoix-Sagnenay. Canad. J. Neurol. Sci. **5** (1978) 61—69.
EKBEM, K., Hereditary ataxia, photomyoclonus, sceletal deformities and lipoma. Acta Neurol. Scand. **51** (1975) 393—404.
KOEPPEN, A. H. and M. B. HANS, Supranuclear ophthalmoplegia in olivopontocerebellar degeneration. Neurology **26** (1976) 764 to 768.
KOEPPEN, A. H., M. B. HANS, D. I. SHEPHERD and P. V. BEST, Adult-onset hereditary ataxia in Scotland. Arch. Neurol. **34** (1977) 611—618.
LENZ, W. and P. PÜRGYI, Zerebellare Ataxie in 3 Generationen mit anscheinend dominantem Erbgang. Wien. Klin. Wschr. **88** (1976) 762—764.
MCKUSICK, V. A., Mendelian inheritance in man. 5. Aufl. Baltimore 1978.
NEUHAUSER, G. and J. M. OPITZ, Autosomal recessive syndrome

of cerebellar ataxia and hypogonadotropic hypogonadism. Clin. Genet. 7 (1975) 426–434.
POGACAR, S., M. AMBLER, W. J. CONKLIN, W. A. O'NEIL and H. Y. LEE, Dominant spinopontine atrophy: report of two additional members of a family. W. Arch. Neurol. 35 (1978) 156–162.
SCHIMKE, R. N., Adult-onset hereditary cerebellar ataxia and neurosensory deafness. Clin. Genet. 6 (1974) 416–421.
SKRE, H., Spino-cerebellar ataxia in Western Norway. Clin. Genet. 6 (1974) 265–288.
SKRE, H. and K. BERG, Cerebellar ataxia and total albinism: a kindred suggesting pleiotropism or linkage. Clin. Genet. 5 (1974) 196–204.
VALLES CALANA, L., R. ESTRADA GONZALEZ y L. LORETA BASTERRECHEA SAINZ, Estudios genealógicos de 72 familias con ataxias hereditarias. Rev. Neurol. 26 (1978) 101–110.

Ataxie, spastische

HOGAN, G. R. and M. L. BANMAN, Familial spastic ataxia: occurrence in childhood. Neurology 27 (1977) 520–526.

Athyreose, Schilddrüsenagenesie

GREIG, W. R., A. S. HENDERSON, J. A. BOYLE, E. M. MCGIRR and J. H. HUTCHINSON, Thyroid dysgenesis in two pairs of monozygotic twins and in a mother and a child. J. Clin. Endocrin. 26 (1966) 1309–1311.
MAENPAA, J., Congenital hypothyroidism. Aetiological and clinical aspects. Arch. Dis. Child. 46 (1972) 914–917.

Atopien; Neurodermitis; Ekzem endogenes; Asthma; Rhinitis pollinosa

BRASHER, G. W., Etiologic factors in infantile asthma. Am. Allergy 37 (1976) 246–249.
BROSTOFF, J., J. F. MOWBRAY, A. KAPOOR et al., 80% of patients with intrinsic asthma are homozygous for HLA W6. Is intrinsic asthma a recessive disease? Lancet 1976/II 872–873.
BROWN, E. B., O. CLAVERY and B. CAROL, Allergy and heredity. Prospective study. N.Y. St. J. Med. 73 (1972) 426–429.
EDFORD-LUBS, M.-J., Allergy in 7000 twin pairs. Acta Allergologica 26 (1971) 249–285.
FOURRIER, E. et A. SABBEH, Etude de l'heredité chec 30 enfants allergiques. Ouest Méd. 30 (1977) 1401–1403.
FUHRMANN, W., Taschenbuch 1965.
GOERTTLER, E. und U. W. SCHNYDER, Zur Erbprognose der Neurodermitis atopica. Hautarzt 26 (1975) 18–20.
HAPPLE, R., Atopie-Syndrom im Kindesalter. Klinik und Genetik des Atopie-Syndroms. Mschr. Kinderheilk. 124 (1976) 699–701.
KAUFMAN, H. S., Diet and heredity in infantile atopic dermatitis. Arch. Dermatol. 105 (1972) 400–402.

KAUFMAN, H. S. and O. L. FRICK, The development of allergy in infants of allergic parents: a prospective study concerning the role of heredity. Ann. Allergy **37** (1976) 410–415.
KSENOFONTOW, Ju. P., Genetische Untersuchungen bei Patienten mit Bronchialasthma und Diabetes (russisch). Genetica **8** (1972) 119–123.
NIERMANN, H., Erbliche Dispositionskrankheiten. In: JADASSOHN, J., Handbuch 1966.
OPREE, W., H. KRAUSE and H. STOCKBERG, Genetic aspects of serum IgE levels in atopic families. Acta. Allerg. **27** (1972) 247 to 256.
RICNY, D. and Z. BRUNECKY, Hereditary disposition for atopic diseases. Rev. Czech. Med. **22** (1976) 145–151.
SCHNYDER, U. W., Zur Humangenetik der Neurodermitis atopica. Arch. Forsch. **244** (1972) 347–350.
STEVENSON, A. C. and B. C. C. DAVISON, Genetic counselling. London 1970.
VOGEL, F., Die genetische Grundlage der atopischen Erkrankungen. In: Kongreßber. 5. Europ. Allergie-Kongr. Basel 1963.

Atransferrinämie

CÁP, J., V. LEHOTSKÁ and A. MAYEROVÁ, Congenital atransferrinemia in an eleven-month-old baby. Cesk. Pediat **23** (1968) 1020–1022.
EMMRICH, R., Angeborene und erworbene Bluteiweißstörungen. Wien. Med. Wschr. **121** (1971) 761.
GOYA, N., S. MIYAZAKI, S. KODATE and B. USHIO, A family of congenital atransferrinemia. Blood **40** (1972) 239–245.
HEILMEYER, L., W. KELLER, O. VIRELL, W. KEIDERLING, K. BETKE, F. WÖHLER und H. E. SCHULTZE, Kongenitale Atransferrinämie bei einem sieben Jahre alten Kind. Dtsch. Med. Wschr. **86** (1961) 1745.

Atrophia gyrata chorioideae et retinae FUCHS

BADALJAN, L. O., Wörterbuch der klinischen Genetik (russisch). Moskau 1971.
COLLIER, M., Note complementaire sur un cas familial d'atrophie gyrée de la chorie rétine. Bull. Soc. Ophthal. Franç. **68** (1968) 353–355.
FRANÇOIS, J., F. BARBIER et A. DE RUOCK, A propos des conducteurs du géne de l'atrophia gyrata chorioideae et retinae de FUCHS. Acta Genet. Med. Gemell. **15** (1966) 34–35.
MCKUSICK, V. A., Mendelian inheritance in man. 5. Aufl., Baltimore 1978.

Atrophodermia vermiculata

KORN-HEYDT, G. E., Erbliche Apasien, Hyperplasien und Tumoren. In: JADASSOHN, J., Handbuch Bd. VII, 1966.

Australia-Antigen, Australia-Serum-Hepatitis (Au, SH, HBs)

BARUCH, S. and S. BLUMBERG, Australia antigen. Genetic and family studies, Papua N. Guin. Med. J. **15** (1972) 68–83.
BLUMBERG, B. S., L. MELARTIN, R. A. GUINTO and B. WERNER, Family studies of a human serum isoantigen system (Australia antigen). Amer. J. Hum. Genet. **18** (1966) 594.
BLUMBERG, B. S., A. I. SUTNICK, W. T. LONDON and I. MILLMAN, Australia antigen and hepatitis. New Engl. J. Med. **283** (1970) 349.
BLUMBERG, B. S., A. I. SUTNICK and W. T. LONDON, Australia antigen as a hepatitis virus. Variation in host response. Amer. J. Med. **48** (1970).
GESERICK, G. und G. MÜLLER, Das Australia (SH)-Antigen, ein menschliches Serumantigen mit Beziehungen zur Virushepatitis. Zbl. Pharm. **110** (1971) 337.
HUG, G., Genetic factors and autoimmunity in viral hepatitis. Am. J. Clin. Pathol. **65/5** Suppl. (1976) 870–875.
PROKOP, O., W. REIMANN, G. GESERICK, St. SCHNITZLER und K.-H. FRANK, Erklärung zur Australia/Serumhepatits-Antigen-Kontrolle bei Blutspendern. Dtsch. Ges. Wes. **26** (1971) 890.
VYAS, G. N., Evidence against recessive inheritance of susceptibility to the chronic carrier state for hepatitis B antigen. Nature **248** (1974) 159–160.

Autismus (unter Mitarbeit von ERNST, Berlin)

CAMPBELL, M., D. DOMINIJANNI and B. SCHNEIDER, Monozygotic twins concordant for infantile autism: follow up. Brit. J. Psychiatry **131** (1977) 616–622.
FOLSTEIN, S. and M. RUTTER, Genetic influences and infantile autism. Nature **265** (1977) 726–728.
FOLSTEIN, S. and M. RUTTER, Infantile autism: a genetic study of 21 twin pairs. J. Child. Psychol. Psychiat. **18** (1977) 297–321.
HANSEN, A., B. H. BRASK, J. NIELSEN et al., A case report of an autistic girl with an extra bisatellited marker chromosome. J. Autism Childh. Schizophrenia **7** (1977) 263–267.
MCQUAID, P. E., Infantile autism in twins. Brit. J. Psychiatr. **127** (1977) 263–267.

Autoimmunkrankheiten, autoallergische Krankheiten

HALL, R., S. G. OWEN and G. A. SMART, Paternal transmission of thyroid autoimmunity. Lancet 1964/II **115**.
HUMPHREY, J. H. and R. G. WHITE, Kurzes Lehrbuch der Immunologie. G. Thieme-Verl. Stuttgart 1971.

Azidose, renale, tubuläre I

BADALIAN, L. O., Wörterbuch der klinischen Genetik (russisch). Moskau 1971.

Brenes, L. G., J. N. Brenes and M. M. Hernandez, Familial proximal renal tubular acidosis. A distinct entity. Am. J. Med. **63** (1977) 244–252.
Buckalew, V. M., M. L. Parvis, M. G. Shulman, C. N. Herndon and D. Rudman, Hereditary renal tubular acidosis. Report of a 64 member kindred with variable clinical expression including idiopathic hypercalciuria. Medicine **53** (1974) 229–254.
Fuhrmann, W., Taschenbuch 1965.
Morris, R. C., Renal tubular acidosis. Mechanisms, classification and implication. New Engl. J. Med. **281** (1970) 1403–1413.

Azidose, renale, tubuläre II (LIGHTWOOD-ALBRIGHT-Syndrom)

Douckerwolcke, R. A., J. P. G. M. van Biervliet, G. Koorevaar, R. H. Kuitjen and G. J. Van Stekelenburg, The syndrome of renal tubular acidosis with nerve deafness. Acta Paediat. Scand. **65** (1976) 100–104.
Wilson, I. D., R. C. Willams, jr. and J. R. Elkinton, The renal excretion of hydrogen ion in renal tubular acidosis. III. An attempt to detect latent cases in a family. Comments on nosology, genetics and etiology of the primary disease. Amer. J. Med. **29** (1967) 356–370.

Balkan-Nephropathie

Craciun, E. C. and I. Roscuöescu, On Danubian endemic familial nephropathy (Balkan nephropathy). Amer. J. Med. **49** (1970) 774–779.
Dotchev, D., H. Hungerland, N. Liappis und K. Oyanagi, Hyperiminoazidurie und Dysaminoazidurie bei der Endemischen (Balkan-) Nephropathie. Münch. Med. Wschr. **116** (1974) 363–368.

BARJON-LESTRADET-LABANGE-Syndrom, Optiko-oto-diabetisches Syndrom

Bolthauser, E., U. Zellweger und M. Zachmann, Diabetes insipidus, diabetes mellitus, Optikusatrophie und Schwerhörigkeit — ein autosomal-rezessiv vererbtes Syndrom (Didmoad-Syndrom). Mschr. Kinderheilk. **126** (1978) 205–208.
François, J., Syndrome optico-oto-diabetique. Ann. Ocul. **209** (1976) 477–481.
Fraser, F. C. and T. Gunn, Diabetes mellitus, diabetes insipidus, and optic atrophy. An autosomal recessive syndrome? J. Med. Genet. **14** (1977) 90–93.
Gordon, R., B. Longin, J.-C. Mamelle, R. Gilly et R. François, Association de diabète sucré, polyurodipsie et troubles sensoriels. A propos de deux observation, dont l'une à caractère familial. Pédiatrie **28** (1973) 429–445.

HYAMS, S. W., H. ADAR and E. FRIEDMAN, Optic atrophy, diabetes mellitus, hypothalamic dysfunction and a small sella turcica. J. Pediat. Ophthal. **14** (1977) 106–108.
PILLEY, S. F. J. and H. S. THOMPSON, Familial syndrome of diabetes insipidus, diabetes mellitus, optic atrophy, and deafness (DIDMOAD) in childhood. Brit. J. Ophthalmol. **60** (1976) 294–298.
RICHARDSON, J. E. and W. HAMILTON, Diabetes insipidus, diabetes mellitus, optic atrophy, and daefness. 3 cases of „DIDMOAD" syndrome. Arch. Dis. Child. **52** (1977) 796–798.
SAUER, H., H. CHUDEN und H. GOTTESBUREN, Familiäres Vorkommen von Diabetes mellitus, primärer Opticusatrophie und Innenohrschwerhörigkeit. Dtsch. Med. Wschr. **98** (1973) 243–255.
SCHMITZ-VALCKENBERG, P. und H. DÜDEN, Opticusatrophie, Innenohrschwerhörigkeit und juveniler Diabetes mellitus – eine erbliche Symptomentrias. Arch. Klin. Exp. Ophthalmol. **186** (1973) 339 bis 348.
STEVENSEN, P. R. and W. A. L. MACFADYEN, Familian incidence of juvenile diabetes mellitus, progressive optic atrophy and neurogenic deafness. Brit. J. Ophthalmol. **56** (1972) 496–500.

DE BARSY-Syndrom, DE BARSY-MOENS-DIERCKX-Syndrom

BURCK, U., DE BARSY-Syndrom – eine weitere Beobachtung. Klin. Pädiat. **186** (1974) 441–444.
HOEFNAGEL, D., J. POMEROY, D. WURSTER and A. SAXON, Congenital athetosis, mental deficiency, dwarfism and laxity of skin and ligaments. Helv. Paediat. Acta **26** (1971) 397–402.
RIEBEL, Th., DE BARSY-MOENS-DIERCKX-Syndrom. Beobachtungen bei Geschwistern. Mschr. Kinderheilk. **124** (1976) 96–98.

BARTTER-Syndrom

ARANT, B. S., N. C. BRACKETT, jr., R. B. YOUNG and W. J. S. STILL, Case studies of siblings with juxta-glomerular hyperplasia and secundary aldosteronism associated with severe azotemia and renal rickets – BARTTER's syndrome or disease Q. Pediatrics **45** (1970) 344–361.
BARTTER, F. C., The syndrome of juxtaglomerular hyperplasia with aldosteronism, hypokalemic alkalosis and normal blood pressure. Birth Def., Orig. Art. Ser. **10** (1974) 104–108.
HOGEWIND, B. L., P. VAN BRUMMELEN and J. J. VELTENKAMP, BARTTER's syndrome: An antosomal recessive disorder? Study of four patients in one generation of the same pedigree and their relatives. Acta Med. Scand **209** (1981) 463–467.
LITTLEWOOD, J. M., M. R. LEE and S. R. MEADOW, Treatment of childhood BARTTER's syndrome with indomethacin. Lancet 1976/II 795.
LITTLEWOOD, J. M., M. R. LEE and S. R. MEADOW, Treatment of BARTTER's syndrome in early childhood with prostaglandin synthetase inhibitors. Arch. Dis. Childh. **53** (1978) 43–48.
TRYSTAD, S. W., J. A. MANGOS, J. M. B. BLOODWORTH and C. C.

LOBECK, A sibship with BARTTER's syndrome: Failure of total adrenalectomy to correct the potassium wasting. Pediatrics **44** (1969) 581–583.

Basalzellnaevus-Syndrom, GORLIN-GOLTZ-Syndrom

ANDERSON, T. E., W. B. TAYLOR, H. F. FALLS and R. T. DAVIDSON, The nevoid basal cell carcinoma syndrome. Amer. J. Hum. Genet. **19** (1967) 12–22.
CERNEA, P., R. KUFFER, M. BAUMONT, C. BROCHERION et F. GUILBERT, Naevomatose baso-cellulaire. Association de naevi baso-cellulaires de la peau, de kystes épidermoides des maxillaires, de malformations osseuses et d'autres anomalies: 7 observations. Rev. Stomatol. **70** (1967) 181–226.
DUNNICK, N. R., G. L. HEAD, G. L. PECK and F. W. YODER, Nevoid basal cell carcinoma syndrome: radiological manifestations including cystlike lesions of the phalanges. Radiology **127** (1978) 331–334.
GORLIN, R. J. and H. O. SEDANO, The multiple nevoid basal cell carcinoma syndrome revisted. Birth Def., Orig. Art. Ser. **7** (1971) 140–148.
HAPPLE, R. and A. KUPFERSCHMID, A further case of basal cell nevus syndrome and structural chromosomal abnormalities. Humangenetik **15** (1972) 287–288.
LENZ, W., Medizinische Genetik. 1970.
LIDDELL, K., Histological proved basal cell carcinoma in identical twins. Brit. Med. J. 1978/II 97.
LORENZ, R. and W. FUHRMANN, Familial basal cell nevus syndrome. Hum. Genet. **44** (1978) 153–163.
MCKUSICK, V. A., Mendelian inheritance in man 5. Aufl., Baltimore 1978.
MOYNAHAN, E. J., Multiple basal cell naevus syndrome — successful treatment of basal cell tumours with 5-fluorouracil. Proc. Roy. Soc. Med. **66** (1973) 627–628.
POISSONNET, H., G. RENARD, J. L. DUFIER et L. POLLIOT, Phakomatose de Gorlin-Goltz. Arch. Ophthalmol. **37** (1977) 221–236.

v. BASEDOW-Syndrom, GRAVES-Syndrom, Thyreotoxikosis, Hyperthyreoidismus

BLAND, W. and M. T. HAYS, GRAVE's disease in the male. Arch. Inter. Med. **129** (1972) 33–35.
DREYFUS, G., F. PEILLON et D. DOUCET, Maladie de BASEDOW familiale portant sur trois générations. Ann. Méd. Interne **123** (1972) 937–940.
HOLLINGSWORTH, D. R. and C. C. MABRY, Congenital Graves disease. Four familial cases with long-term follow-up and perspective. Amer. J. Dis. Child. **130** (1976) 148–155.
HOLLINGWORTH, D. R., C. C. MABRY and J. M. ECKERD, Hereditary aspects of GRAVE's disease in infancy and childhood. J. Pediat. **81** (1972) 446–459.

MASON, A. M. S., C. G. RAPER and R. LLOYD, Thyrotoxicosis in a father and two sons. Lancet 1970/I 81.
MCKUSICK, V. A., Mendelian inheritance in man. 5. Aufl. Baltimore 1978.
MEYER, J., Congenital thyrotoxicosis with metabolic rate studies. Proc. Roy. Soc. Med. **64** (1971) 1220–1221.
SKILLERN, P. G., Genetics of GRAVE's disease. Mayo Clin. Proc. **47** (1972) 848–849.
STEVENSON, A. C. and B. C. C. DAVISON, Genetic counselling. London 1970.

Bauchdeckenaplasie-Syndrom, Prune-belly-Syndrom

ACKERMANN, H. J., Ein Beitrag zum kongenitalen Bauchmuskeldefektsyndrom. Beitr. Orthop. Traum. **23** (1976) 552–556.
BARNHOUSE, D. H., Prune belly syndrome. Brit. J. Urol. **44** (1972) 356–360.
BRIZIO-MOLTENI, L., J. M. HODSON, P. C. REYNHOUT, T. F. KAISER and D. R. BECKER, Management of a case of triad syndrome. J. Amer. Med. Ass. **213** (1970) 458–459.
GARTLINGER, P. and J. OH, Prune belly syndrome. Possible genetic implication. Birth Def., Orig. Art. Ser. **10** (1974) 173–180.
GRENET, P., G. LECALVE et al., Aplasie congénital de la paroi abdominale, a propos d'un cas familial. Sem. Hop. Paris **48** (1972) 1909–1914.
LEE, S. M., Prune-belly syndrome in a 54-years old man. J. Amer. Med. Ass. **237** (1977) 2216–2217.
PRAMANIK, A. K., G. ALTSHULER, I. J. LIGHT and J. M. SUTHERLAND, Prune belly syndrome associated with POTTER (renal nonfunction) syndrome. Amer. J. Dis. Child. **131** (1977) 672–674.
QAZI, Q. H., S. KAUFFMAN, J. SHER and H. C. MAPA, Chromosomal abnormality in Prune belly syndrome. Humangenetik **20** (1973) 265–267.
RICCARDI, V. M. and C. M. GUM, The prune belly anomaly. Heterogeneity and superficial X-linkage mimikry. J. Med. Genet. **14** (1977) 266–270.
STEVENSON, A. C., H. A. JOHNSTON, M. I. P. STEWART and D. R. GOLDING, Congenital malformations. A report of a study of series of consecutive birth in 24 centres. Bull. W. H. O. Suppl. Vol. **34** (1966) 127.
WILLIAMS, D. I. and G. V. BURKHOLDER, Prune-belly syndrome. J. Urol. **98** (1967) 244–251.

BBB-Syndrom, Hypertelorismus-Hypospadie-Syndrom

CORDERO, J. F. and L. B. HOLMES, Phenotypic overlap of the BBB and G syndromes. Amer. J. Med. Genet. **2** (1978) 145–152.
FUNDERBURK, S. J. and R. STEWART, The G and BBB syndromes: Case presentations, genetics and nosology. Amer. J. Med. Genet. **2** (1978) 144.

Gonzales, C. H., J. Herrmann and J. M. Opitz, Studies of malformation syndromes of man: The hypertelorism-hypospadias (BBB) syndrome. Case report and review. Eur. J. Pediat. **125** (1977) 1–13.
Lowry, R. B. and M. R. Kliman, Hypospadias in successive generations: possible dominant gene inheritance. Clin. Genet. **9** (1976) 285–288.
Reed, M. H., M. H. K. Shokeir and R. I. Macpherson, The hypertelorism hypospadias syndrome. J. Canad. Ass. Radiol. **26** (1975) 240–248.

BEALS-HECHT-Syndrom, Arachnodaktylie mit Kontrakturen, CCA-Syndrom

Bjierlreim, I., L. B. Skogland and O. Trygstad, Congenital contractural arachnodactyly. Acta Orthop. Scand. **47** (1976) 250–253.
Kontras, S. B., Congenital contractural arachnodactyly. Birth. Def., Orig. Art. Ser. **11** (1975) 63–67.
Passarge, E., A syndrome resembling congenital contractural arachnodactyly. Birth. Def., Orig. Art. Ser. **11** (1975) 53–56.
Sanger, R. G. and W. B. Wieman, The C. C. A. syndrome (congenital contractural arachnodactyly): a new differential syndrome for Marfan's syndrome and homocystinuria. Oral. Surg. **40** (1975) 354–361.

BEHÇET-Syndrom

Alema, G., G. Santucci, G. Piazza e G. Perciaccante, Malattia di Behçet familiare. (A proposito di un caso clinico di „neuro-Behçet") Neurol. **31** (1976) 291–295.
Aoko, K., S. Ohno, M. Ohguchi and S. Suigiura, Familial Behçet's disease. Jpn. J. Ophthalmol. **22** (1978) 72–75.
Goolamali, S. K., S. J. Comaish, F. Hassanyeh and A. Stephens, Familial Behçet's syndrome. Brit. J. Dermatol. **95** (1976) 673 to 642.
Nahir, M., Y. Scharf, O. Gidoni, A. Barzilai, R. Friedman-Birnbaum and S. Hain, HL-A antigens in Behçet's disease. A family study. Dermatologica **156** (1978) 205–208.
Ohno, S., D. H. Char, S. J. Kimura and G. R. O'Connor, Studies on HLA antigens in American patients with Behçet disease. Jap. J. Ophthalmol. **22** (1978) 58–61.

BEHR-Syndrom; Optikusatrophie, komplizierte, hereditär-familiäre

Becker, P. E., Krankheiten mit hauptsächlicher Beteiligung des spinozerebellaren Systems. In: Humangenetik Bd. V/1, 1966.
Laudrigan, P. J., W. Berenberg and M. Bresnan, Behr's syndrome: familial optic atrophy, spastic and ataxia. Develop. Med. Child. Neurol. **15** (1973) 41–47.

McKusick, V. A., Mendelian inheritance in man. 5. Aufl., Baltimore 1978.
Nyberg-Hansen, R. and S. Refsum, Spastic paraparesis with optic atrophy in monozygotic twins. Acta Neurol. Scand. **48**, Suppl. 51 (1973) 41–47.

BERNARD-SOULIER-Syndrom, Thrombozytendystrophie, kongenitale

Caen, J. P., G. Tobelem, S. Levy-Toledano et A. Nurden, La dystrophie thrombocytaire hémorragique congenitale – Syndrome de Bernard-Soulier. Nouv. Rev. Fr. Hemat. **18** (1977) 365–370.
Howard, M. A., R. A. Hutton and R. M. Hardisty, Hereditary giant platelet syndrome: a disorder of a new aspect of platelet function. Brit. Med. J. 1973/III 583–588.

BIDS-Syndrom

Baden, H. P., C. E. Jackson, L. Weiss, K. Jimbow, L. Lee, J. Kubilus and R. J. M. Gold, The physicochemical properties of hair in the Bids syndrome. Am. J. Hum. Genet. **28** (1976) 514–521.

Bisalbuminämie

Donhoffer, H., A. Ludány, M. Kellermayer and K. Jobst, Bisalbuminaemia in a Central European family. Ann. Clin. Biochem. **13** (1976) 369.
Le Trent, A., M. Cathehme et L. Cloarec, Bisalbuminémie héréditaire et familiale. Pathol. Biol. **25** (1977) 47–55.
Schuller, A., A. Del Palacio, A. Pozuelo, L. Valdivieso, S. Larumbe, M. T. Gomez Izquierdo y E. Davila, Estudio de 2 familias con bisalbuminemia. Rev. Clin. Espan. **141** (1976) 45–49.
Tuset, Ruiz, C., L. M. Tuset Quiz, A. Agollo Paya y F. Collado Villaneuva, Presentacion de siete nuevos casos de bisalbuminemia familiar. Estudios immunoquimicos y geneticos. Sangre **22** (1977) 197–209.

BLOCH-SULZBERGER-Syndrom, Incontinentia pigmenti

Benedikt, O. und H. Ehalt, Familiär auftretendes Bloch-Sulzberger-Syndrom (Incontinentia pigmenti) mit Augenbeteiligung. Klin. Mbl. Augenheilk. **157** (1970) 652–663.
Fellner, M. J. and L. H. Weinstein, Incontinentia pigmenti in a boy. Int. J. Dermatol. **17** (1978) 67–68.
Gordon, H. and W. Gordon, Incontinentia pigmenti: Clinical and genetical studies of two familial cases. Dermatologica **140** (1970) 150–168.
Hauw, J. J., G. Perie, J. Bonnette et R. Esconrolle, Les lesions

cérébrales de l'incontinentia pigmenti. A propos d'un cas anatomique. Acta Neuropath. **38** (1977) 159–162.
KELLY, T. E., J. M. RARY and L. YOUNG, Incontinentia pigmenti: a chromosomal breakage syndrome. J. Hered. **67** (1976) 171–172.
LENZ, W., Half chromatid mutations may explain incontinentia pigmenti in males. Amer. J. Hum. Genet. **27** (1975) 690–691.
LENZ, W., E. ULLRICH, R. WITKOWSKI und CH. OPITZ, Halbseitige Incontinentia pigmenti bei einem Mann. Zur Promlematik des BLOCH-SULZBERGER-Syndroms im männlichen Geschlecht. Pädiatr. Pädol. **17** (1982) 187–199.
PFEIFFER, R. A., Zur Frage der Vererbung der Incontinentia pigmenti BLOCH-SIEMENS, Z. Menschl. Vererb. Konstit.-Lehre **35** (1960) 469–493.
ULLRICH, E., R. SCHMUTZLER und B. HAGER, Das BLOCH-SULZBERGER-Syndrom. Eine seltene hereditäre Fehlbildung des Ektoderms. Pädiat. Prax. **20** (1978) 423–428.

BLOOM-Syndrom

DICKEN, C. H., G. DEWALD and H. GORDON, Sister chromatid exchanges in BLOOM's syndrome. Arch. Dermatol. **114** (1978) 755–760.
GERMAN, J., BLOOM's syndrome. I. Genetical and clinical observations in the first twenty-seven patients. Amer. J. Hum. Genet. **21** (1969) 196–227.
GERMAN, J., R. ARCHIBALD and D. BLOOM, Chromosomal breakage in a rare and probably genetically determined syndrome of man. Science **148** (1965) 506.
GERMAN, J., D. BLOOM and E. PASSARGE, BLOOM's syndrome. V. Surveillance for cancer in affected families. Clin. Genet. **12** (1977) 162–168.
KEUTEL, J., Cytogenetische, immunologische und cytologische Familienuntersuchungen beim BLOOM-Syndrom. Hum. Gen. **8** (1969) 142–157.
KIRCHNER, M. und V. HESSE, Beitrag zum BLOOM-Syndrom. Humangenetik **15** (1972) 25–32.
RAUH, J. L. and S. W. SOUKUP, BLOOM's syndrome. Amer. J. Dis. Child. **116** (1968) 409–413.
WISE, D., Hereditary disorders of connective tissue. In: JADASSOHN, J., Handbuch, 1966.

Blue-diaper-Syndrom, Indikanurie

DRUMMOND, K. N., A. F. MICHAEL, R. A. ULSTROM and R. A. GOOD, The blue diaper syndrome. Familial hypercalcemia with nephrocalcinosis and indicanuria. A new familial disease, with definition of the metabolic abnormality. Am. J. Med. **37** (1964), 928–48.
MEHNERT, H. und H. FÖRSTER, Stoffwechselkrankheiten. 1970.

Blue-Rubber-Bleb-Nävus-Syndrom

BERENDES, U., Zur Genetik multipler Hauttumoren. II. Multiple Leiomyome, multiple Glomustumoren und „Blue-Rubber-Bleb"-Naevus-Syndrom. Arch. Derm. Forsch. **242** (1972) 372–381.
BERLYNE, G. M. and M. BERLYNE, Anaemia due to „blue-rubber-bleb" naevus disease. Lancet 1960/II 1275–1277.
LICHTIG, C., G. ALROY, B. GELLEI and A. VALERO, Multiple skin and gastro-intestinal haemangioma (blue rubber-bleb nevus). Report of a case with thrombocytopenia, hypercalcemia and coinciding cystic cell carcinoma. Dermatologica **142** (1971) 356–362.
MAIER, C. und F. VON SCHULTHESS, Blue-Rubber-Bleb-Naevus-Syndrom. Schweiz. Med. Wschr. **100** (1970) 828–829.
MORRIS, J. S., S. R. KAPLAN, K. BALLAN and F. J. TEDESCO, Blue rubber-bleb nevus syndrome. J. Amer. Med. Ass. **239** (1978) 1887.
SCHNYDER, U. W., Erbliche Gefäßmäler, Teleangiektasien und Lymphödeme. In: JADASSOHN, J., Handbuch 1966.
WALSHE, M. M., C. D. EVANS and R. P. WARIN, Blue rubber bleb naevus. Brit. Med. J. 1966/II 931–932.

Blutgruppenunverträglichkeit, Icterus gravis neonatorum, Morbus haemolyticus neonatorum

DEGENHARDT, K.-H., Verhütung genetisch bedingter Fehlbildungen des Kindes. Präventive Medizin **4/5** (1970) 14–19.
FISCHER, K., Morbus haemolyticus neonatorum im ABO-System. Stuttgart 1961.
FREDA, V. J., J. G. GORMAN and W. POLLACK, Successful prevention of experimental Rh sensitization in man with an Anti-Rh Gamma$_2$-globulin antibody preparation. Transfusion **4** (1964) 26.
KUBLI, F. und W. SPIELMANN, Neuere Gesichtspunkte zur Prophylaxe, Diagnose und Therapie des Morbus haemolyticus neonatorum. Biblioth. Gynaecol. Fasc. **38**, Karger, Basel 1966.
LEVINE, Ph., Die Serologie der Austauschtransfusion. Bibl. Haemat. **20** (1965) 234.
PROKOP, O. und G. UHLENBRUCK, Lehrbuch der menschlichen Blut- und Serumgruppen. II. Aufl., Leipzig 1966.
RACE, R. R. and R. SANGER, Blood groups in man. V. Aufl. Blackwell, Oxford 1968.
SCHNEEWEISS, B., P. G. KLEMM, J. MATZ, K. MÜLLER, G. OLBRICH, F. M. G. OTTO und P. SOLYGA, Klinische Nachuntersuchungen zur Frage der Spätprognose des Rh-bedingten Morbus haemolyticus neonatorum (Mhn). Pädiatrie u. Grenzgeb. **9** (1970) 149.

Bluthochdruck, Hypertension, Hypertonie, arterielle, essentielle

AULLEN, J.-P., L'hypertension artérielle essentielle de l'enfant et de l'adolescent. Étude épidémiologique en milieu scolaire. Nouv. Presse Med. **7** (1978) 1171–1173.

Barcal, R., J. Šimon and J. Sova, Blood pressure in twins. Lancet 1969/I 1321.
Biron, P. and J.-G. Mongeau, Familial aggregation of blood pressure and its components. Pediat Clin. North Amer. **25** (1978) 29–34.
Biron, P., J.-G. Mongeau and D. Bertrand, Familial aggregation of blood pressure in 558 adopted children. Canad. Med. Ass. J. **115** (1976) 773–774.
DeFaire, U., Heritability of blood pressure. Brit. Med. J. **16** (1978) 575–576.
Fuhrmann, W., Taschenbuch. 1965.
Girand, F., Les facteurs génétiques dans l'hypertension artérielle. Méditerr. Méd. **4** (1976) 11–15.
Hennekens, C. H., M. J. Jesse, B. E. Klein, J. E. Gourly and S. Blumenthal, Aggregation of blood pressure in infants and their siblings. Am. J. Epidemiol. **103** (1976) 457–463.
Lee, Y.-H., B. Rosner, J. B. Gould, E. W. Lowe und E. H. Kass, Familial aggregation of blood pressures of newborn infants and their mothers. Pediatrics **58** (1976) 722–729.
Lenz, W., Medizinische Genetik. 1970.
Lewis, P. J., D. F. J. Archer and A. Breckenbridge, Simultaneous onset of malignant hypertension in identical twins. Brit. Heart. J. **35** (1973) 347–348.
Miyao, S., G. Mimura and N. Terai, The heredity of essential hypertension. Bull. Inst. Constitut. Med. Kumamoto Univ. **19** (1968) 179–199.
Perera, G. A., F. R. Gearnig and M. D. Schweitzer, A family study of primary hypertension – final report. J. Chron. Dis. **25** (1972) 127–132.
Šimon, J., R. Barcal, J. Sova and V. Kulich, Heredity of hypertensive disease from the view of the prevalence in sibs and parents and association with same blood and serum groups. Acta Univ. Carol. Med. **17** (1971) 227–274.
Wolkow, V. S. und A. V. Dragoschkanskaja, Die Bedeutung der genetischen Disposition zur Entwicklung eines prähypertensiven Zustandes und zur progredienten Entwicklung eines Hypertonus (russisch) Sov. Med. 1977/II 83–85.

Bluthochdruck, pulmonaler primärer; primäre pulmonale Hypertonie

Kingdon, H. S., L. S. Cohen, W. C. Roberts and E. Braunwald, Familial occurrence of primary pulmonary hypertension. Arch. Intern. Med. **118** (1966) 422–426.
Massond, H., W. Puckett and S. H. Auerbach, Primary pulmonary hypertension. A study of the disease in four young siblings. J. Tenn. Med. Ass. **63** (1970) 299–305.
Mimura, G. and M. Kodera, Genetic study on essential hypertension. Jap. Circ. J. **37** (1973) 61–67.

PARRY, W. R. and D. VEREL, Familial primary hypertension. Brit. Heart. J. 28 (1966) 193–198.
ROOGE, J. D., M. E. MISHKIN and P. D. GENOVESE, The familial occurrence of primary pulmonary hypertension. Ann. Intern. Med. 65 (1966) 672–684.
TSAGARIS, T. J. and G. TIKOFF, Familial primary pulmonary hypertension. Amer. Rev. Resp. Dis. 97 (1968) 127–130.

Brachydaktylie

BATTLE, H. I., N. F. WALKER and M. W. THOMPSON, MACKINDER's hereditary brachydactyly: phenotypic, radiological, dermatoglyphic and genetic observations in an Ontario family. Ann. Hum. Genet. 36 (1973) 415–424.
BEIGHTON, P., Syndactyly, brachydactyly, aplasia cutis, autosomal dominant. Syndrome Identification 4 (1976) 9–10.
BELL, J., On brachydactyly and symphalangism. In: Treasury of human inheritance. London 1951.
BILGINTURAN, N., S. ZILELI, S. KARACADAG and T. PIRNAR, Hereditary brachydactyly associated with hypertension. J. Med. Genet 10 (1973) 253–259.
CHRISTIAN, J. C., K. S. CHU, E. A. FRANKEN and B. H. THOMPSON, Dominant preaxial brachydactyly with halux varus and thumb abduction. Amer. J. Hum. Genet. 24 (1972) 690–701.
DAVIES, A. B., Stub thumbs. J. Med. Genet. 12 (1976) 414–416.
EDELSON, J. P., Brachydactyly type A_2 in an American negro family. Clin. Genet. 3 (1972) 59–61.
FRISCH, H., H. HAYEK, S. SCHEIBENREITER und W. VORMITTAG, Familiäre Kurzfingrigkeit (DRINKWATER-Typ). Arch. Genet. 48 (1975) 94–106.
GORLIN, R. J., Some disorders exhibiting brachytelephalangy. Birth. Def., Orig. Art. Ser. 13 (1977) 243–257.
MCKUSICK, V. A., Mendelian inheritance in man. 5. Aufl. Baltimore 1978.
MCKUSICK, V. A. and R. A. MILCH, The clinical behaviour of genetic disease. Selected aspects. Clin. Orthop. 33 (1964) 22–39.
RASORE-QUARTINO, A. and G. CAMERON, Type A_2 brachydactyly. Report of a new family. Acta Genet. Med. Gemellol. 26 (1977) 141–150.
SCHOTT, G. D., Hereditary brachydactyly with nail dysplasia. J. Med. Genet. 15 (1971) 119–122.
SILLENCE, D. O., Brachydactyly, distal symphalangism, scoliosis, tall stature, and club feet: a new syndrome. J. Med. Genet. 15 (1978) 208–211.
STEVENSON, A. C. and B. C. C. DAVISON, Genetic counselling. London 1970.
WALBAUM, R., C. HAZARD and R. CORDIER, Brachydactylia with symphalangism, probably autosomal recessive. Hum. Genet. 33 (1976) 189–192.

Branchio-oto-renale Dysplasie

MELNICK, M., M. E. HODES, W. E. NANCE, H. YUNE, A. SWEENEY et al., Branchio-otorenal dysplasia and branchio-oto dysplasia: two distinct autosomal dominant disorders. Clin. Genet. **13** (1978) 425–442.

MELNICK, M., D. BIXLER, W. E. NANCE, K. SILK and H. YUNE, Familial branchio-oto-renal dysplasia: a new addition to the branchial arch syndromes. Clin. Genet. **9** (1976) 121–128.

Bronchiektasien, angeborene, WILLIAMS-CAMPBELL-Syndrom, Bronchomalazie

AGOSTI, E., G. DE FILIPPI, R. FIOR and F. CHIUSSI, Generalized familial bronchomalacia. Acta Paediat. Scand. **63** (1974) 616–618.

KARTAGENER, M. und K. MÜLLER, Familiäres Vorkommen von Bronchiectasien. Schweiz. Z. Tuberk. **13** (1956) 221–223.

WAYNE, K. S. and L. M. TAUSSIG, Probable familial congenital bronchiectasis due to cartilage deficiency (WILLIAMS-CAMPBELL syndrome). Am. Rev. Resp. Dis. **114** (1976) 15–22.

WILLIAMS, H. E., L. I. LANDAU and P. D. PHELAU, Generalized bronchiectasis due to extensive deficiency of bronchial cartilage. Arch. Dis. Child. **47** (1972) 423–428.

Brustkrebs, Mammakarzinom

ANDERSON, D. E., Genetic study of breast cancer: identification of a high risk group. Cancer **34** (1974) 1090–1097.

ANDERSON, D. E., Breast cancer in families. Cancer **40** (1977, 4, Suppl.) 1855–1860.

HARRIS, R. E., H. T. LYNCH and H. A. GUIRGIS, Familial breast cancer: risk to the contralateral breast. J. Nat. Cancer Inst. **60** (1978) 955–960.

LANGLANDS, A. O., G. R. KERR and S. M. BLOOMER, Familial breast cancer. Clin. Oncol. 1976/II 41–45.

LECLERQ, G., A. VERHEST, M. C. DEBOET, F. VAN SCHONBROECK, W. H. MATTHEIM and J. C. HENSON, Oestrogen receptors in male breast cancer. Biomed. Express **25** (1976) 327–330.

LYNCH, H. T., R. E. HARRIS, H. A. GUIRGIS, Familial association of breast/ovarian carcinoma: Cancer **44** (1978) 1543–1549.

LYNCH, H. T., J. LYNCH and P. LYNCH, Breast cancer genetics and cancer control: tumor association. Arch. Surg. **110** (1975) 1227–1229.

PETRAKIS, N. L., Genetic factors in the etiology of breast cancer. Cancer **39** (6 Suppl.) (1977) 2709–2715.

SANCHO-GARNIER, H., M. HENRY-AAR et M. LE, Role des facteurs génétiques dans l'étiologie du cancer du sein. Bull. Cancer **65** (1978) 127–129.

SCHOTTENFELD, D., Epidemiology of breast cancer. Clin. Bull. **5** (1975) 135–143.

Teasdale, C., J. F. Forbes and M. Baum, Familial male breast cancer. Lancet 1976/I 360–361.

Bulbärparalyse, progressive, infantile; FAZIO-LONDE-Syndrom

Becker, P. E., Krankheiten von Pyramidenbahn, Vorderhirn und bulbären motorischen Kernen. In: Humangenetik, Bd. V/1, 1966.
Lombaert, A., R. Dom, H. Carton and J. M. Brucher, Progressive ponto-bulbar palsy with deafness. A clinico-pathological study. Acta Neurol. Belg. **76** (1976) 309–314.
Trillet, M., P.-F. Girard, B. Schott, R. Ramel et R. Woehrle, La paralysie bulbo-pontine chronique progressive avec surdité. Lyon Méd. **3** (1970) 145–153.
Vernant, J. C., G. Bouden, B. Pepin et al., Paralysie bulbo-pontine familiale progressive avec surdité. A propos d' un nouveau cas observé en Martinique. Bordeaux Med. **10** (1977) 683–685.

BURKITT-Lymphom

Hartmann, D., W. Wegmann und J. P. Obrecht, Das sogenannte weiße Burkitt-Lymphom. Schweiz. Med. Wschr. **106** (1976) 746 bis 748.
Kaiser-McCaw, B., A. L. Epstein, H. S. Kaplan and F. Flecht, Chromosome 14 translocation in African and North American Burkitt's lymphoma. Int. J. Cancer **19** (1977) 482–486.
Mark, J., C. Ekedahl and A. Hageman, Origin of the translocated segment of the 14q+ marker in non-Burkitt lymphomas. Hum. Genet. **36** (1977) 277–282.
Zech, L., U. Hagelund, K. Nilsson and G. Klein, Characteristic chromosomal abnormalities in biopsies and lymphoid cell lines from patients with Burkitt- and non Burkitt lymphomas. Int. J. Cancer **17** (1976) 47–56.

BUSCHKE-OLLENDORFF-Syndrom, Dermatofibrosis lenticularis disseminata mit Osteopoikilie

Ajacques, J. C., Une observation familiale de dysplasie craniometaphysaire. Rev. Stomat. Chir. Maxillo-Fac. **77** (1976) 377–378.
Martin, F. W., Craniometaphyseal dysplasia. J. Laryng. **91** (1977) 159–169.
Morrison, J. G. L., W. Wilson Jones and D. M. Mac Donald, Juvenile elastoma and osteopoikilosis (the Buschke-Ollendorff syndrome). Brit. J. Dermatol. **97** (1977) 417–422.
Scholz, E., Die craniometaphysäre Dysplasie (Pyle-Syndrom). Bericht über 4 Fälle aus einer Familie. Ärztl. Jugendkunde **63** (1972) 10–20.
Schönenberg, H., Osteopoikilie mit Dermatofibrosis lenticularis

disseminata (BUSCHKE-OLLENDORFF-Syndrom). Klin. Pädiatr. **187** (1975) 123–133.
SPRANGER, J., K. PAULSEN und W. LEHMANN, Die kraniometaphysäre Dysplasie (PYLE). Z. Kinderhk. **93** (1965) 64–79.
STEIGLEDER, G. K. und K. JUNG, Dermatofibrosis lenticularis disseminata mit Osteopoikilie. BUSCHKE-OLLENDORFF-Syndrom. Z. Hautkr. **49** (1974) 697–702.
VAANDRAGER, J. M., Cranio-tubular dysplasia. Brit. J. Plast. Surg. **30** (1977) 127–133.
VERBOV, J., BUSCHKE-OLLENDORFF syndrome (disseminated dermatofibrosis with osteopoikilosis. Brit. J. Dermatol. **96** (1977) 87 to 90.
WEMMER, U. und E. BÖTTGER, Die kraniometaphysäre Dysplasie (JACKSON). Fortschr. Röntgenstr. **128** (1978) 66–69.

C-Syndrom

ANTEY, R. M., D. S. HWANG, W. THEOPOLD, R. J. GORLIN, T. STEEPER, D. PIT, D. M. DANKS, E. MCPHERSON, H. BARTELS, H.-R. WIEDEMANN and J. M. OPITZ, Further delineation of the C (trigonocephaly) syndrome. Am. J. Med. Genet. **9** (1981) 147–163.
PREUS, M., W. J. ALEXANDER and F. C. FRASER, The C syndrome. Malformation syndromes. Birth Def., Orig. Art. Ser. **11** (1975) 58–62.

CALVÉ-LEGG-PERTHES-Syndrom, Osteochondrosis deformans coxae juvenilis, Coxa plana

GRAY, I. M., R. B. LOWRY and D. G. H. RENWICK, Incidence and genetics of LEGG-PERTHES disease (Osteochondritis deformans) in British Columbia: evidence of polygenic determination. J. Med. Genet. **9** (1972) 197–202.
GRIFFITHS, H. E. D. and P. J. WITHEROW, PERTHES' disease and multiple epiphyseal dysplasia. Postgrad. Med. J. **53** (1977) 464 to 472.
HARPER, P. S., B. J. BROTHERTON and D. COCHLIN, Genetic risks in PERTHES' disease. Clin. Genet. **10** (1976) 178–182.
PASHAYAN, H. M., Basic genetic concepts for the orthopedic surgeon. Orthop. Clin. N. Amer. **7** (1976) 265–280.
STEVENSON, A. C. and B. C. C. DAVISON, Genetic counselling. London 1970.
WAMOSCHER, Z. and A. FARHI, Hereditary LEGG-CALVE-PERTHES disease. J. Dis. Child. **106** (1963) 97–100.
WYNNE-DAVIES, R. and J. GORMLEY, The aetiology of PERTHES' disease. Genetic, epidemiological and growth factors in 310 Edinburgh and Glasgow patients. J. Bone Jt. Surg. **60** (1978) 6–14.

Candidiasis, chronische, mucocutane, Moniliasis

HIGGS, J. M., Chronic mucocutaneous candidiasis: Iron deficiency and the effect of therapy. Proc. Roy. Soc. Med. **66** (1973) 802–804.

Higgs, J. M. and R. S. Wells, Chronic muco-cutaneous candidiasis: associated abnormalities of iron metabolism. Brit. J. Derm. **86** (1972) Suppl. 8, 88–102.
Rothschild, H., M. Wilson, M. Lopez et al., An immunolocical investigation of a family with chronic mucocutaneous candidiasis. Int. Arch. Allergy. **53** (1976) 291–296.
Salmon, S. E., M. J. Cline, J. Schultz and R. I. Lehrer, Myeloperoxidase deficiency. Immunologic study of a genetic leukocyte defect. New Engl. J. Med. **282** (1970) 250–253.
Wells, R. S., J. M. Higgs, A. MacDonald, H. Valdimarsson and P. J. L. Holt, Familial chronic muco-cutaneous candidiasis. J. Med. Genet. **9** (1972) 302–310.

CAPDEPONT-Syndrom, Dentinogenesis imperfecta

Giansanti, J. S. and S. D. Budnick, Six generations of hereditary opalescent dentin: Report of case. Amer. Dent. Ass. **90** (1975) 439–442.
Miller, W. A., S. Winkler, J. J. Rosenberg, R. Mastracola, S. L. Fischman and R. J. Wolfe, Dentinogenesis imperfecta traceable trough five generations of a part American-Indian family. Oral Surg., Oral Med., Oral Path. **35** (1973) 180–186.
Shields, E. D., D. Bixler and A. M. El-Kafrawy, A proposed classification for heritable human dentine defects with a description of a new entity. Arch. Oral. Biol. **18** (1973) 543–553.
Skokeir, M. H. K., Dentinogenesis imperfecta: severe expression in a probable homozygote. Clin. Genet. **3** (1972) 442–447.
Velley, J., Etude clinique et génétique de la dentinogenese imparfaite héréditaire. Actualites Odonto-Stomat. **28** (1974) 519 à 532.
Wallace, J. R., Hereditary dentinogenesis imperfecta. J. Pediat. **65** (1964) 128–130.
Witkop, C. J., Hereditary defects in enamel and dentin. Acta Genet. Statist. Med. **7** (1957) 236–239.

Carnitin-Mangel-Myopathie, Lipidspeicher-Myopathie

Angelini, C., Lipid storage myopathies: a review of metabolic defect and of treatment. J. Neurol. **214** (1976) 1–11.
Angelini, C., F. Schucke and F. Cantarutti, Carnitine deficiency of skeletal muscle: report of a treated case. Neurology **26** (1976) 633–637.
Boudin, G., J. Mikol, A. Guillard and A. G. Engel, Fatal systemic carnitine deficiency with lipid storage in skeletal muscle, heart, liver and kidney. J. Neurol. Sci. **32** (1976) 313–325.
Hart, Z. H., S. H. Chang, S. Di Mauro et al., Muscle carnitine deficiency and fatal cardiomyopathy. Neurology **28** (1978) 147–151.
Vandyke, D. H., R. C. Griggs, W. Markesbery and S. DiMauro, Hereditary carnitine deficiency of muscle. Neurology **25** (1975) 154–159.

Carnitin-Palmityltransferase-Mangel, Lipidspeicher-Myopathie

CUMMINGS, W. J. K., M. HARDY, P. HUDGSEN and J. WALLS, Carnitin palmityl transferase deficiency. J. Neurol. Sci. **30** (1976) 247–258.
ENGEL, W. K., N. A. VICK, C. J. GLUECK and R. I. LEVY, A skeletal-muscle disorder associated with intermittent symptoms and a possible defect of lipid metabolism. New Engl. J. Med. **282** (1970) 697–704.
HERMAN, J. and H. L. NADLER, Recurrent myoglobinuria and muscle carnitine palmityltransferase deficiency. J. Pediat. **91** (1977) 247–250.
HOSTETLER, K. Y., C. L. HOPPEL, J. S. ROMINE, J. C. SIPE, S. R. GROSS and P. A. HIGGINBOTTEN, Partial deficiency of muscle carnitine palmityl-transferase with normal ketone production. New Engl. J. Med. **298** (1978) 553–557.
PELUCHETTI, D., F. CORNELIO, M. MORA and S. DANIEL, The lipid storage myopathies: morphological and clinical aspects. Biochem. Exp. Biol. **13** (1977) 93–99.
REZA, M. J., N. C. KAR, C. M. PEARSON and R. A. KARK, Recurrent myoglobinuria due to muscle carnitine palmityl transferase deficiency. Ann. Intern. Med. **88** (1978) 610–615.

Carnosinurie, Carnosinämie, Aminoazolaminoazidurie

MEHNERT, H. und H. FÖRSTER, Stoffwechselkrankheiten. 1970.
SCRIVER, C. R., R. J. ALLEN, W. W. TOUTZELOTTE, K. ANDRIAENSSENS, A. LOWENTHAL and Y. MARDENS, Carnosinaemia. Lancet 1968/I 1249.
TERPLAU, K. L. and H. L. CARE, Histopathology of the nervous system in carnosinase enzyme deficiency with mental retardation. Neurology **22** (1972) 644–655.
WISNIEWSKI, K., L. FLEISCHER, D. RASSIN and H. LASSMANN, Neurological disease in a child with carnosinase deficiency. Neuropedriatrics **12** (1981) 143–151.

CENANI-Syndrom, CENANI-Syndaktylie

CENANI, A. und W. LENZ, Totale Syndaktylie und totale radioulnare Synostose bei zwei Brüdern. Ein Beitrag zur Genetik der Syndaktylien. Zschr. Kinderheilk. **101** (1967) 181–190.
DROHM, D., W. LENZ und T. S. YANG, Totale Syndaktylie mit mesomeler Armverkürzung, radioulnären und metacarpalen Synostosen und Disorganisation der Phalangen („CENANI-Syndaktylien"). Klin. Pädiat. **188** (1976) 356–365.

Central core disease, Zentralfibrillen-Myopathie

ARNÉ, L., C. VITAL, J.-M. VALLAT et M. LEBLANC, Etude clinique et ultrastructurale d'un cas de myopathie à axe central (‚central core disease'). Bord. Héréd. **6** (1973) 2571–2580.

BECKER, P. E., Myopathien. In: Humangenetik. Bd. III, 1964.
COHEN, M. E., P. K. DUFFNER and R. HEFFNER, Central core disease in one of identical twins. Neurosurg. Psychiatry **41** (1978) 659–663.
DUBOWITZ, V. and S. ROY, Central core disease of muscle. Clinical, histological, histochemical and electron microscopic studies of an affected mother and child. Brain **93** (1970) 133–146.
ENG, G. D., B. S. EPSTEIN, W. K. ENGEL et al., Malignant hyperthermia and central core disease in a child with congenital dislocating hips: Case presentation and review. Arch. Neurol. **35** (1978) 189–197.
McKUSICK, V. A., Mendelian inheritance in man. 5. Aufl. Baltimore 1978.
McLEOD, J. G., W. DE C. BAKER, A. K. LETHLEAN and C. D. SHOROY, Centronuclear myopathy with autosomal dominant inheritance. J. Neurol. Sci **15** (1972) 375–387.
PALMUCCI, L., D. SCHIFFER, G. MONGA et al., Central core disease: histochemical and ultrastructural study of muscle biopsies of father and daughter. J. Neurol. **218** (1978) 55–62.

Cerebellare Ataxie Typ DÉJÉRINE-THOMAS, DÉJÉRINE-THOMAS-Syndrom

BECKER, P. E., Krankheiten mit hauptsächlicher Beteiligung des spinozerebellaren Systems. In: Humangenetik. Bd. VI/1, 1966.
HOFFMAN, P. M., W. H. STUART, K. M. EAGLE and J. A. BRODY, Hereditary late onset cerebellar degeneration. Neurology **21** (1971) 771–777.

Cerebellare Ataxie, Typ HOLMES

BECKER, P. E., Krankheiten mit hauptsächlicher Beteiligung des spinozerebellaren Systems. In: Humangenetik, Bd. V/1 (1966).
FREY, H. J., M. L. FREY, P. J. RIEKKINEN and H. TUOMOLA, Observations on a family with dominant type of cerebellar ataxia. Acta Neurol. Scand. **48**/Suppl. 51 (1972) 247–248.
GREENFIELD, J. G., The spino-cerebellar degenerations. Oxford 1954.
HARIGA, J. and J. MOUTSCHEN, On the inheritance of heredoataxias. Hum. Hered. **19** (1969) 457–472.
KONIGSMARK, B. W. and H. L. LIPTON, Dominant olivopontocerebellar atrophy with dementia and extrapyramidal signs. Report of a family through three generations. Birth Def., Orig. Art. Ser. **7** (1971) 178–191.

Cerebellare Ataxie, Typ MENZEL

BECKER, P. E., Krankheiten mit hauptsächlicher Beteiligung des spino-zerebellaren Systems. In: Humangenetik, Bd. V/1, 1966. Oxford 1954.

CARPENTER, S. and G. A. SCHUMACHER, Familial infantile cerebellar atrophy associated with retinal degeneration. Arch. Neurol. **14** (1966) 82–94.
CURRIER, R. D., G. GLOVER, J. F. JACKSON and A. C. TIPTON, Spinocerebellar ataxia: Study of a large kindred. I. General information and genetics. Neurology **22** (1972) 1040–1045.
GREENFIELD, J. G., The spino-cerebellar degenerations. Oxford 1954.
KONIGSMARK, B. W. and L. P. WEINER, The olivoponto-cerebellar atrophies. A review. Medicine **49** (1970) 227–242.

Cerebraler Gigantismus, SOTOS-Syndrom

ABRAHAM, J. M. and G. J. A. I. SNODGERAS, SOTOS's syndrome of cerebral gigantism. Arch. Dis. Childh. **44** (1969) 203–210.
BOSCHERINI, B., G. DI PIERO, G. NATOLI, A. PRESTI, C. RATILONI and M. ZAPPELLA, Cerebral gigantism in childhood. Report of two cases. Helv. Paediat. Acta **23** (1968) 384–394.
HANSEN, F. J. and B. FRIIS, Familial occurrence of cerebral gigantism, SOTOS' syndrome. Acta Paediatr. Scand. **65** (1976) 387–389.
JAEKEN, J., M. VAN DER SCHUEREN-LODEWEYCK and R. EECKELS, Cerebral gigantism syndrome. A report of 4 cases and review of the literature. Z. Kinderheilk. **112** (1972) 332–346.
KRANEL, X., R. BERGER et C. AMIEL TISON, Gigantisme cérebral: Deux cas familiaux. J. Génét. Hum. **25** (1977) 205–214.
LACHMANN, D., H. FRISCH und E. POLZ, Zerebraler Gigantismus (SOTOS-Syndrom). Pädiatr. Pädol. **12** (1977) 404–409.
LECORNU, M., J. FONLUPT, C. JEZEQUEL et Y. COUTEL, Gigantisme cerebral chez du jumeaux. Arch. Franç. Pédiat. **33** (1976) 277–286.
NEVO, S., M. ZELTZER, A. BENDERLY and J. LEVY, Evidence for autosomal recessive inheritance of cerebral gigantism. 4. Intern. Congr. Humangenetik. Paris 1971.
SCHLACK, H. G. und R. A. PFEIFFER, Zerebraler Gigantismus im Kindesalter. Münch. Med. Wschr. **112** (1970) 26–31.
SOTOS, J. F., E. A. CUTLER and P. DODGE, Cerebral gigantism. Amer. J. Dis. Child. **131** (1977) 625–627.
SUGERMAN, G. I., E. T. HEUSER and W. B. REED, A case of cerebral gigantism and hepatocarcinoma. Amer. J. Dis. Child. **131** (1977) 631–633.
VILLAVEROE, M. M. and J. A. DASILVA, SOTOS' syndrome: Hypertelorism, antimongoloid slant of eye, and high arched palate complex. J. Med. Soc. N.J. **68** (1971) 805–808.
ZONANA, J., D. L. RIMOIN and D. A. FISHER, Cerebral gigantism: Apparent dominant inheritance. Birth Def., Orig. Art. Ser. **12** (1976) 63–69.

Cerebro-costo-mandibuläres Syndrom, Rippen-Lücken-Syndrom

FAURE, C., D. VALLEUR et J.-L. VITAL, Le syndrome cerebro-costomandibulaire: trois nouvelles observations. Nouv. Presse Méd. **7** (1978) 445–448.
HARRIS, D. J. and R. FELLOWS, The course of the cerebrocosto-mandibular syndrome. Birth Def., Orig. Art. Ser. **13** (1977) 117 to 130.
SILVERMAN, F. N., A. M. STEFLING and D. K. STEVENSON, Cerebro-costo-mandibular syndrome J. Pediat. **97** (1980) 406–416.
WILLIAMS, H. J. and S. M. SANE, Cerebrocostomandibular syndrome: Long-term follow up of a patient and review of the literature. Am. J. Roentgenol. Radium Ther. Nucl. Med. **126** (1976) 1223–1228.

Cerebro-hepato-renales Syndrom (ZELLWEGER), ZELLWEGER-Syndrom

DANKS, D. M., P. TIPPETT, C. ADAMS, P. CAMPBELL et al., Cerebro-hepato-renal syndrome of ZELLWEGER. A report of eight cases with comments upon the incidence, the liver lesions, and a fault in pipecolic acid metabolism. J. Pediat. **86** (1975) 382–387.
GILCHRIST, K. W., E. F. GILBERT, N. T. SHAHIDI and J. M. OPITZ, The evaluation of infants with the ZELLWEGER (cerebro-hepato-renal) syndrome. Clin. Genet. **7** (1975) 413–416.
JAN, J. E., R. B. LOWRY and A. Q. MCCORMICK, Cerebro-hepato-renal syndrome of ZELLWEGER. Am. J. Dis. Child **119** (1970) 274–277.
OPITZ, J. M., G. M. ZU RHEIN and L. VITALE, Cerebro-hepato-renal syndrome. Birth Def., Orig. Art. Ser. **5** (1969) 144–158.
PASSARGE, E. and A. J. MCADAMS, Cerebro-hepato-renal syndrome. J. Pediat. **71** (1967) 691–702.
POZNANSKI, A. K., J. S. NOSANCHUK, J. BAUBLIS and J. F. HOLT, The cerebro-hepato-renal syndrome (CHRS). (ZELLWEGER's syndrome). Am. J. Roentgen. **109** (1970 313–322.
ROBINOW, M., R. BOBO, W. SCHUBERT and A. KLEIN, A new phenotype of the cerebrohepatorenal syndrome of ZELLWEGER in sibs. Birth Def., Orig. Art. Ser. **11** (1975) 338.
VERSMOLD, H. T., H. J. BREMER, V. HERZOG, G. SIEGEL, D. B. BASSEWITZ, U. IRLE, H. VOSS, I. LOMBECK and B. A. BRAUSER, A metabolic disorder similar to ZELLWEGER syndrome with hepatic acatalasia and absence of peroxisomes, altered content and redox state of cytochromes, and infantile cirrhosis with hemosiderosis. Europ. J. Pediat. **124** (1977) 261–275.

Cerebro-okulo-faziales Syndrom, COFS-Syndrom

LURIE, I. W., E. D. CHERSTOVY, G. I. LAZJUK, M. K. NEDZVED and S. S. USOEV, Further evidence for the autosomal-recessive inheritance of the COFS-syndrome. Clin. Genet. **10** (1976) 343–346.

PENA, S. D. and M. H. K. SHOKEIR, Autosomal recessive Cerebro-Oculo-Facio-Skeletal (COFS) syndrome. Clin. Genet. **15** (1974) 285–293.
PREUS, M., P. KAPLAN and T. H. KIRKHAM, Renal anomalies and oligohydramnion in the cerebro-oculo-facio-skeletal syndrome. Amer. J. Dis. Child. **131** (1977) 62–64.
SURANA, R. G., J. R. FRAGA and S. M. SINKFORD, The cerebro-oculo-facio-skeletal syndrome. Clin. Genet. **13** (1978) 486–488.

Ceroid-Lipofuszinosen, neuronale, Amaurotische Idiotien

AICARDI, J., P. PLOUIN et F. GOUTIERES, Les ceroid-lipofuscinoses. Rev. EEG. Neurophysiol. Clin. **8** (1978) 149–159.
BRODNER, R. A. and J. M. NOH, Early diagnosis of KUF's disease. Lancet 1976/I 1024.
BRODNER, R. A., J. M. NOH and E. J. FINE, A dominant form of adult neuronal ceroid lipofuscinosis (KUF's disease) with an associated occipital astrocytoma: early diagnosis by cortical biopsy. J. Neurol. N. **39** (1976) 231–238.
GOEBEL, H. H., H. PITZ and F. GULLOTTA, The protracted form of juvenile neuronal ceroid lipofuscinosis. Acta Neuropath. **36** (1976) 393–396.
GOEBEL, H. H., W. ZEMAN and H. PITZ, Significance of muscle biopsies in neuronal ceroid lipofuscinoses. J. Neurol. Neurosurg. Psychiat. **38** (1975) 985–993.
GREENWOOD, R. S. and J. S. NELSON, Atypical neuronal ceriod lipofuscinosis. Neurology **28** (1978) 710–717.
MARKESBERY, W. R., L. K. SHIELD, R. T. EGEL and H. D. JANESCU, Late infantile neuronal ceroid lipofuscinosis an ultrastructural study of lymphocyte inclusions. Arch. Neurol. **33** (1976) 630–635.
PELLISSIER, J. F., M. BEŘARD-BADIER, D. GAMBARELLI, J. HASSOUN, M. F. TRIPIER et M. TOGA, Neuropathologie des encéphalopathies par erreurs innées du métabolisme des lipides, des glucides et des acides aminés. Rev. E. E. G. Neurophysiol. **8** (1978) 19–44.
PRONK, J. C. and J. F. KOSLER, Leukocyte peroxidase in SPIELMEYER-VOGT's disease. Hum. Genet. **34** (1976) 73–76.
REY-PIAS, J. M., C. MORALES and A. SERRATE, The clinical classification of Ceroid-Lipofuscinosis. A statistical approach. Arch. Neurol. Neurochiv. Psych. **119** (1976) 19–29.
SCHWENDEMANN, G., Lymphocyte inclusions in the juvenile type of generalized ceroid lipofuscinosis. An electron microscopic study. Acta Neuropath. **36** (1976) 327–338.
TSAN, M. F., A. N. GALE, E. A. MURPHY and P. A. MCINTYRE, Neuronal ceroid lipofuscinosis. Studies of granulocyte enzyme activities. J. Neurol. Sci. **36** (1978) 13–24.

CHEDIAK-HIGASHI-Syndrom

BLUME, B. S., P. R. GLADE, H. R. GRALNICK, L. N. CHESSIN, A. T. HASSE and S. M. WOLFF, The CHEDIAK-HIGASHI syndrome:

continuous suspension cultures derived from peripheral blood. Blood **33** (1969) 821–832.
BLUME, R. S. and S. M. WOLFF, The CHEDIAK-HIGASHI syndrome. Studies in four patients and a review of the literature. Medicine **51** (1972) 247–280.
COSTA, J. L., A. S. FANCI and S. M. WOLFF, A platelet abnormality in the CHEDIAK-HIGASHI syndrome of man. Blood **48** (1976) 517 to 520.
LENZ, W., Medizinische Genetik. 1970.
MORAN, T. J., and J. M. ESTEREZ, CHEDIAK-HIGASHI disease. Morphologic studies of a patient and her family. Arch. Path. **88** (1969) 329–339.
OLIVER, J. M., Impaired microtubule function correctable by cyclic GMP and cholinergic agonists in the CHEDIAK-HIGASHI syndrome. Amer. J. Path. **85** (1976) 395–412.
RAUSCH, P. G., K. B. PRYGWANSKY and J. K. SPITZNAGEL, Immunocytochemical identification of azurophilic and specific granule markers in giant granules of CHEDIAK-HIGASHI neutrophiles. New Engl. J. Med. **298** (1978) 693–698.
HALIOTIS, T., J. RODER, M. KLEIN et al., CHEDIAK-HIGASHI gene in humans. I. Impairment of natural killer function. J. Exp. Med. **151** (1980) 1039–1048.
WINDHORST, D. B., A. S. ZELLICKSON and R. A. GOOD, CHEDIAK-HIGASHI syndrome. Hereditary gigantism of cytoplasmic organelles. Science **151** (1966) 81–83.

Cherubismus

KHOSTA, M. and M. KOROBKIN, Cherubism. Amer. J. Dis. Child. **120** (1970) 458–461.
PETERS, W. J. W., Cherubism: a study of twenty cases from one family. Oral Sarg. **47** (1979) 307–311.

Choanalatresie

DION, M. A. et C. R. TACHE, Atresie congénitale des choanes. Clin. Med. Canada **100** (1971) 1328–1330.
DIRLEWANGER, A., Hereditäres Vorkommen von Choanalatresien. Pract. Otolaryng. **28** (1966) 211–218.
FENDEL, K., Zur familiären Häufung der angeborenen Choanalatresie. Z. Laryng. Rhinol. Otol. **45** (1966) 67–73.
GILBERT, E. F. and J. M. OPITZ, The pathology of some malformation and hereditary disease of the respiratory tract. Birth Def., Orig. Art. Ser. **12** (1976) 239–270.
GRAHNE, B. and K. KALTIOKALLID, Congenital choanal atresia and its heredity. Acta Otolaryng. **62** (1966) 193–200.
SKOLNI, E. M., R. KOTLER and W. A. HANNA, Choanal atresia. Otolaryngol. Clin. North. Am. **6** (1973) 783–789.
WINTHER, L. K., Congenital choanal atresia. Arch. Dis. Child. **53** (1978) 338–346.

Chondrocalcinosis, Kalzium-Gicht

ASSHOFF, H., P. BOHM, E. SCHOEN und K. SCHURHOLZ, Hereditäre Chondrocalcinosis articularis. Untersuchung einer Familie. Humangenetik **3** (1966) 98–103.

DIHLMANN, Generalisierte Gelenkknorpelverkalkung. Röfo. **102** (1965) 471.

GAUCHER, A., G. FAURE, P. NETTER, J. POUREL, C. RAFFOUX, F. STREIFF, M.-M. TONGIO and S. MAYER, Hereditary diffuse articular chondrocalcinosis. Dominant manifestation without close linkage with the HLA system in a large pedigree. Scand. J. Rheumatol. **6** (1977) 217–221.

SCHILLING, T. und M. SCHACHERL sowie ZITNAN, D., Verkalkung der Knorpel. Ibid., 592–593.

VAN DER KORST, J. K., J. GEERARDS and F. C. M. DRIESSONS, A hereditary type of idiopathic articular chondrocalcinosis. Survey of a pedigree. Am. J. Med. **56** (1974) 307–314.

Chondrodysplasia punctata, CONRADI-HÜNERMANN-Syndrom, Chondrodystrophia calcificans congenita

BECKER, M. H., N. B. GENIESER, M. FINEGOLD et al., Chondrodysplasia punctata. Is maternal warfarin therapy a factor? Amer. J. Dis. Child. **129** (1975) 356–359.

BERGSTRÖM, K., K. H. GUSTAVSON and H. JORULF, Chondrodystrophia calcificans (CONRADI's disease) in a mother and her child. Clin. Genet. **3** (1972) 158–161.

COLLINS, P., R. OLUFS, H. KRAVITZ and M. BABAKITIS, Relationship of maternal warfarin therapy in pregnancy to chondrodysplasia punctata: report of a case. Amer. J. Obstet. Gynec. **127** (1977) 444–446.

HAPPLE, R., H. KOCH and W. LENZ, The CHILD syndrome. Eur. J. Pediatr. **134** (1980) 27–33.

DITTMER, J. M., Kurzer Beitrag zur Chondrodystrophia calcificans connata. Kipra **40** (1972) 497–305.

EDIDIN, D. V., N. B. ESTERLY, A. K. BAMZAI and D. F. FRETZIN, Chondrodystrophia punctata. Arch. Dermatol. **113** (1977) 1431 to 1434.

FRITZSCH, A. und H. MANZKE, Beitrag zur Chondrodystrophia calcificans connata. Arch. Kinderhk. **169** (1965) 235–254.

GALLUZI, F., E. PAVARI, R. SATTI e C. LA CANZA, Varianti clinico-radiologiche della sindrome di CONRADI-HÜNERMANN, Presentazione di tre casi clinici. Acta. Med. Auxol. **9** (1977) 239–248.

GILBERT, E. F., J. M. OPITZ, J. W. SPRANGER, L. O. LANGER jr., J. J. WOLFSON and Ch. VISESKUL, Chondrodysplasia punctata rhizomelic form. Pathologic and radiologic studies of three infants. Eur. J. Pediat. **123** (1976) 89–109.

HAPPLE, R., H. H. MALTHIASS and E. MACHER, Sex-linked chondrodysplasia punctata? Clin. Genet. **11** (1977) 73–76.

Joosten, R. and M. Habedank, Sex linked chondrodysplasia punctata due to a new mutation. Acta Paediatr. Belg. **32** (1979) 275 to 278.
Sheffield, L. J., D. M. Danks, V. Mayne and L. A. Hutchinson, Chondrodysplasia punctata, 23 cases of a mild and relative common variety. J. Pediat. **89** (1976) 916–923.
Spranger, J. W., U. Bidder und C. Voelz, Chondrodysplasia punctata (Chondrodystrophia calcificans). I. Typ Conradi-Hünermann. Fortschr. Röntgenstr. **113** (1970) 717. II. Der rhizomele Typ. Ibid. **114** (1971).
Spranger, J. W., I. M. Opitz und U. Bidder, Heterogeneity of Chondrodystrophia punctata. Humangenetik **11** (1971) 190.
Tasker, W. G., A. R. Mastri and A. P. Gold, Chondrodystrophia calcificans congenita (dysplasia epiphysealis punctata). Recognition of the clinical picture. Am. J. Dis. Child. **119** (1970) 122–127.

Chorioidea-Dystrophie, gyrierte, Hyperornithinämie

François, J., Classification of the diffuse chorioretinal heredodystrophies or peripheral tapetoretinal dystrophies. Ophthalmologica **176** (1978) 1–5.
Kaiser-Kupfer, M. I., D. Valle and L. A. del Valle, A specific enzyme defect in gyrate atrophy. Amer. J. Ophthalm. **85** (1978) 200–204.
Noble, K. G., R. E. Carr and I. M. Siegel, Fluorescein angiography of the hereditary choroidal dystrophies. Brit. J. Ophthalm. **61** (1977) 43–53.
O'Donnell, J. J., I. Sipilä, A. Vannas, R. Sandman and K. Vannas-Sulonen, Gyrate atrophy of the retina and choroid. Two methods for prenatal diagnosis. Int. Ophthal. **4** (1981) 33–36.
Shih, V. E., E. L. Berson, R. Mandell and S. Y. Schmidt, Ornithine ketoacid transaminase deficiency in gyrate atrophy of the choroid and retina. Amer. J. Hum. Genet. **30** (1978) 174–181.

Chorioidea-Sklerose

Badaljan, L. O., Wörterbuch der klinischen Genetik (russisch) Moskau 1971.
McKusick, V. A., Mendelian inheritance in man. 5. Aufl., Baltimore 1978.
Noble, K. G., Central areolar choroidal dystrophy. Amer. J. Ophthalm. **84** (1977) 310–318.
Noble, K. G., R. E. Carr and I. M. Siegel, Fluorescein angiography of the hereditary choroidal dystrophies. Brit. J. Ophthalm. **61** (1977) 43–53.
Stevenson, A. C. and B. C. C. Davison, Genetic counselling. London 1970.
Verraz, R., Heredofamiliar central choroidal sclerosis. Arch. Sci. Med. **126** (1969) 875–880.

Chorioideremie, Tapeto-chorioidale Degeneration, progressive

BLACH, R. K. and B. JAY, Intermediate sex linked inheritance. Brit. J. Ophthal. **53** (1969) 284–285.
FRANÇOIS, J., Heredity of the choroidal dystrophies. Adv. Ophthalmol. **35** (1978) 1–25.
KRÜGER, K. E., W. MOELLER and K. ZERNAHLE, Choreoideremia and family counselling. Acta Ophthal. **50** (1972) 782–792.

Chromosomopathien, chromosomal bedingte Syndrome

BORGAONKAR, D. S., Chromosomal variation in man. A catalog of chromosomal variants and anomalies. 3nd Edit., Alan R. Liss, Inc., New York, 1979.
WITKOWSKI, R. und H. ANGER, Wichtige genetische Untersuchungsmethoden. 5. Mitteilung: Mit Hilfe neuer zytogenetischer Techniken feststellbare autosomale Chromosomenaberrationen und durch sie bedingte Symptomenkomplexe. Dt. Gesundh.-Wesen **32** (1977) 1777–1785.

Citrullinurie-Syndrom, Citrullinämie

BURGESS, E. A., V. G. OBERHOLZER, J. M. SEMMENS and J. STAN, Acute neonatal and benign citrullinaemia in one sibship. Arch. Dis. Child. **53** (1978) 179–182.
CATHELINEAU, L., D. PHAM DINH, J. BOUÉ et al., Improved method for the antenatal diagnosis of citrullinemia. Clin. Chim Acta **116** (1981) 111–115.
KENNAWAY, N. G., P. J. HARWOOD, D. A. RAMBERG, R. D. KOLER and N. R. M. BUIST, Citrullinemia: enzymatic evidence for genetic heterogeneity. Pediat. Res. **9** (1975) 554–558.
KNAPP, A., Genetische Stoffwechselstörungen. 1970.
PASSARGE, E., Genetic disorders in gypsies. Lancet 1975/I 1243.
SCOTT-EMNAKPOR, A., J. V. HIGGINS and A. F. KOHRMAN, Citrullinemia: a new case, with implications concerning adaptation to ammonia intoxication. Pediat. Res. **6** (1972) 626–633.
TEDESCO, T. A. and W. J. MELLMAN, Argininosuccinate synthetase activity and citrulline metabolism in cells cultured from a citrullinemic subject. Proc. Nat. Acad. Sci. **57** (1967) 829.
WHELEN, D. T., T. BRUSSO and M. SPATE, Citrullinemia: phenotype variations. Pediatrics **57** (1976) 935–941.

COCKAYNE-Syndrom

ALTON, D., COCKAYNE's syndrome. Radiology **102** (1972) 403 to 407.
GORLIN, R. J. and H. SEDANO, COCKAYNE's syndrome. Mod. Med. **39** (1971) 168–169.
KOSENOW, W., Praktisch wichtige Dysplasie-Syndrome. 6. COCKAYNE-Syndrom. Pädiat. Prax. **14** (1974) 337–340.

LANNING, M. and S. SIMILÄ, COCKAYNE's syndrome: report of a case with normal intelligence. Z. Kinderheilk. **109** (1970) 70–75.
PADDISON, R. M., J. MOOSY, V. J. DERBES and W. KLOEPFER, COCKAYNE's syndrome. Derm. Trop. **2** (1963) 195–203.
PFEIFFER, R. A. and K. D. BACHMANN, An atypical case of COCKAYNE's syndrome. Clin. Genet. **4** (1973) 28–32.
PROOPS, R., A. M. R. TAYLOR and J. INSLEY, A clinical study of a family with COCKAYNE's syndrome. J. Med. Genet. **18** (1981) 288 to 293.
PREDESCU, V., D. CHRISTODORESCU, A. COLTOIU, E. COSTINER, V. HAGIOPOL and M. ALEXIANU, Syndrome de COCKAYNE. Arch. Franç. Péd. **30** (1973) 527–532.
SCHMICKEL, R. D., E. H. Y. CHU, J. E. TROSKO and C. C. CHANG, COCKAYNE syndrome: a cellular sensitivity to ultraviolet light. Pediatrics **60** (1977) 135–139.
SCHÖNBERG, H. und K. FROHN, COCKAYNE-Syndrom. Mschr. Kinderhk. **117** (1969) 102–108.
SUGARMAN, G. I., B. H. LANDING and W. B. REED, COCKAYNE syndrome: Clinical study of two patients and neuropathologic findings in one. Clin. Pediatr. **16** (1977) 225–232.
WISE, D., Hereditary disorders of connective tissue. In: JADASSOHN, J., Handbuch, 1966.

COFFIN-Syndrom, COFFIN-LOWRY-Syndrom

COFFIN, G. S., A syndrome of retardet development with characteristic appearence. Amer. J. Dis. Child. **115** (1968) 698–702.
FRYNS, J. P., L. VINKEN and H. VAN DEN BERGHE, The COFFIN syndrome. Hum. Genet. **36** (1977) 271–276.
MATTEI, J. F., R. LAFRAMBOISE, F. ROUAULT et F. GIRAUD, COFFIN-LOWRY syndrome in sibs. Amer. J. Med. Genet. **8** (1981) 315–319.
TEMTAMY, S. A., J. D. MILLER and I. HUSSELS-MAUMENEE, The COFFIN-LOWRY-syndrome: An inherited faciodigital mental retardation syndrome. J. Pediat. **86** (1975) 724–731.
WEISWASSER, W. H., B. D. HALL, G. W. DELAVAN and D. W. SMITH, COFFIN-SIRIS syndrome: Two new cases. Amer. J. Dis. Child. **125** (1973) 838–840.

Colitis ulcerosa

DASSEL, P. M., A familial pattern in inflammatory disease of the bowel (CROHN's disease) and ulcerative colitis. Dis. Colon Rectum **20** (1977) 669–671.
KETTNER, W., Die Behandlung chronischer Enteropathien mit Zytostatika. Zschr. Inn. Med. **27** (1972) 470–473.
KIRSNER, J. B., Genetic aspects of inflammatory bowel disease. Clin. Gastroenterol. **2** (1973) 557–575.
MENDELOFF, A. I., Familial aggregation of inflammatory bowel disease. Birth Def., Orig. Art. Ser. **8** (1972) 46–47.
QAZI, Q. H., E. PIKEN and S. FIRST, Discordant occurrence of ulcerative colitis in identical twins. Gastroenterology **65** (1973) 134–136.

Complement-System, Defekte

BOYER, J. T., E. P. GALL, M. E. NORMAN, U. R. NILSSON and T. S. ZIMMERMAN, Hereditary deficiency of the seventh component of complement. J. Clin. Invest. **56** (1975) 905.

BRACKERTZ, D., Genetisch bedingte Störungen des menschlichen Komplementsystems. Schweiz. Med. Wschr. **104** (1974) 777 bis 784.

DANBANT, M., B. CAVELIER, C. RIVAT et J.-P. FILLASTRE, Un nouveau cas de deficienca héréditaire en composant C_2 du complement. Nouv. Presse Med. **6** (1977) 2779.

DOUGLASS, M. C., S. I. LAMBERG, A. L. LORINCZ, R. A. GOOD and N. K. DAY, Lupus erythematous like syndrome with a familial deficiency of C_2. Arch. Derm. **112** (1976) 671–674.

GEWURZ, A., T. F. LINT, J. L. ROBERTS, H. ZEITZ and H. GEWURZ, Homozygous C_2 deficiency with fulminant lupus erythematosis: severe nephritis via the alternative complement pathway. Arthritis Rheum. **21** (1978) 28–36.

HAUPTMANN, G., E. GROSSHANS, M. M. TONGIO et al., Etude génétique en C_4. Liaison avec le complex majeur d'histocompatibilité. Ann. Derm. Syph. **103** (1976) 304–306.

JACOBS, J. C. and M. E. MILLER, Fatal familial LEINER's disease: a deficiency of the opsonic activity of serum complement. Pediatrics **49** (1972) 225–232.

LACHMANN, P., Genetics of the complement system. J. Med. Genet. **12** (1975) 372–377.

LEDDY, J. P., M. M. FRANK, T. GAITHER, J. BAUM and M. R. KLEMPERER, Hereditary deficiency of the sixth component of complement in man. J. Clin. Invest. **53** (1974) 544.

LEDDY, J. P., R. C. GRIGGS, M. R. KLEMPERER and M. M. FRANK, Hereditary complement (C_2) deficiency with dermatomyositis. Amer. J. Med. **58** (1975) 83–91.

NEMEROW, G. R., H. GEWURZ, S. G. OSOFSKY and T. E. LINT, Inherited deficiency of the seventh component of complement associated with nephritis. Propensity to formation of C_5b and related C_7-consuming activity. J. Clin. Invest. **61** (1978) 1602 to 1610.

POLLEY, M. J. and A. G. BEARN, Genetic aspects of diseases of complement. Amer. J. Med. **58** (1975) 105–111.

RITTNER, Ch., W. OPFERKUCH, B. WELLEK, H. GROSSE-WILDE und P. WERNET, Lack of linkage between gene(s) controlling the synthesis of the seventh component of complement and the HLA region on chromosome No. 6 in man. Hum. Genet. **34** (1976) 137.

SCHALLER, J. G., B. G. GILLILAND, H. D. OCHS, J. P. LEDDY, L. C. Y. AGODA and S. I. ROSENFELD, Severe systemic lupus erythematosus with nephritis in a boy with deficiency of fourth component of complement. Arthritis Rheum. **20** (1977) 1519–1525.

STROUD, R. M., Genetic abnormalities of the complement system of man associated with disease. Transpl. Proc. **6** (1974) 59–65.

Cornea plana

GOLDSTEIN, J. E. and D. G. COGAN, Sclerocornea and associated congenital anomalies. Arch. Ophthal. **67** (1962) 761–771.
POULIQUEN, Y., P. DHERMY, J. COTINAT, J. P. GIRAUD et M. SAVOLDELLI, Dermoide cornéen bilatéral héréditaire (étude clinique histologique et ultrastructurale. J. Franç. Ophthalmol. **1** (1978) 443–450.

CORNELIA-DE LANGE-Syndrom, BRACHMANN-DE LANGE-Syndrom, Status degenerativus Amstelodamensis

BECK, B., Epidemiology of CORNELIA-DE LANGE's syndrome. Acta Paediat. Scand. **65** (1976) 631–638.
BERATIS, N. G., L. Y. F. HSU and K. HIRSCHHORN, Familial DE LANGE syndrome. Report of three cases in a sibship. Clin. Genet. **2** (1971) 170–176.
CARAKUSHANSKY, G. and C. BERTHIER, The DE LANGE syndrome in one of twins. J. Med. Genet. **13** (1976) 404–406.
MARIKANGAS, J. R., K. MARIKANGAS, L. KATZ and S. PAN, Chromosome banding study of the CORNELIA-DE LANGE syndrome. Hum. Genet. **39** (1977) 217–219.
McARTHUR, R. G. and J. EDWARDS, DE LANGE syndrome. Report of 20 cases. Canad. Med. Ass. J. **96** (1967) 1185 bis 1198.
MOTL, M. L. and J. M. OPITZ, Studies of malformation syndromes. XXVA. Phenotypic and genetic studies of the BRACHMANN-DE LANGE syndrome. Hum. Hered. **21** (1971) 1–16.
PARISI, P., Q. DEL PORTO and M. CASTELLO, BRACHMANN-DE LANGE syndrome. Clinico-genetic considerations. Acta Med. Auxol. **2** (1970) 33–44.
PASHAYAN, H., D. WHELAN, S. GUTTMAN and F. C. FRASER, Variability of the DE LANGE syndrome: Report of 3 cases and genetic analysis of 54 families. J. Pediat. **75** (1969) 853–858.
SMITH, G. F., J. M. BERG and B. D. McCREARY, DE LANGE syndrome. Birth Def., Orig. Art. Ser. **5**/2 (II) 1969.

Coronar-Insuffizienz; Herzinfarkt

EPSTEIN, F. H., Genetics of ischaemic heart disease. Postgrad. Med. J. **52** (1976) 477–480.
FORDE, O. H. and D. S. THELLE, The Tromso heart study: risk factors for coronary heart disease related to the occurrence of myocardial infarction in first degree relatives. Amer. J. Epidemiol. **105** (1977) 192–199.
FUHRMANN, W., Erbgrundlagen von Atherosklerose und Myokardinfarkt. Med. Klin. **66** (1971) 730–40.
GOLDSTEIN, J. L., W. R. HAZZARD, H. G. SCHROTT, E. L. BIERMAN and A. G. MOTULSKY, Hyperlipidemia in coronary heart disease. I. Lipid levels in 500 survivors of myocardial infarction. II. Genetic analysis of lipid levels in 176 families and delineation of a new inherited disorder, combined hyperlipidemia. III. Evaluation of

lipoprotein phenotypes of 156 genetically defined survivors of myocardial infarction. J. Clin. Invest. **52** (1973) 1533–1577.
KANNEL, W. B. and T. R. DAWBER, Atherosclerosis as a pediatric problem. J. Pediat. **80** (1972) 544–554.
KLYNEVA, S. K., Genetic heterogeneity of ischemic (coronary) heart disease (russisch). Kardiologica **17** (1977) 96–102.
KRENTON, T. H., P. F. COHN and R. GORLIN, Premature coronary artery disease in identical male twins studied by selective coronary arteriography. Catheter Cardiovasc. Diagn. **1** (1975) 91–96.
LINZBACH, A. J. und E. AKUAMOA-BOATENG, Die Altersveränderungen des menschlichen Herzens. II. Die Polypathie im Alter. Klin. Wschr. **51** (1973) 164–175.
MATHEWS, J. D., Ischaemic heart-disease: possible genetic markers. Lancet. 1975/II. 681–682.
MORTON, N. E., Genetic markers in artherosclerosis. A review. J. Med. Genet. **13** (1976) 81–96.
PHILLIPS, R. L., A. M. LILIENFELD, E. L. DIAMOND and A. KAGAN, Frequency of coronary heart disease and cerebrovascular accidents in parents and sons of coronary heart disease index cases and controls. Amer. J. Epidemiol. **100** (1974) 87–100.
SLACK, J., Risk factors in coronary heart disease. Lancet 1977/I 366–367.
STAMLER, J., Epidemiology of coronary heart disease. Med. Clin. N. Amer. **57** (1973) 5–46.
YAMAZAKI, N., Effect of hereditary and environmental factors on development of myocardial infarction. Jap. Circ. J. **37** (1973) 69–76.

Corpus-callosum-Agenesie, Balkan-Agenesie

ANDERMANN, E., F. ANDERMANN, S. CARPENTER, G. KARPATI, A. EISEN, D. MELANCON and J. BERGERON, Agenesis of the corpus callosum with sensorimotor neuropathy: a new autosomal recessive malformation syndrome with high frequency in Charlevoix County. Birth Def., Orig. Art. Ser. **13**/3 B (1977) 232–233.
CAO, A., C. CIANCHETTI, E. SIGNORINI, M. LOI, G. SANNA and S. DE VIRGILIIS, Agenesis of the corpus callosum, infantile spasms, spastic quadriplegia, microcephaly and severe mental retardation in three siblings. Clin. Genet. **12** (1977) 209–296.
KOCH, G., Sondertypen des Schwachsinns. In: BECKER, P. E., Humangenetik, Bd. V/2 1967.
MENKES, J. H., M. PHILIPPART and D. B. CLARK, Hereditary partial agenesis of corpus callosum. Arch. Neurol. **11** (1964) 198–208.
SCHINZEL, A. and W. SCHMID, Hallux duplication, postaxial polydactyly, absence of the corpus callosum, severe mental retardation, and additional anomalies in two unrelated patients. A new syndrome. Amer. J. Genet. **6** (1980) 241–249.
SHAPIRA, Y. and T. COHEN, Agenesis of the corpus callosum in two sisters. J. Med. Genet. **10** (1973) 266 bis 269.
STEVENSON, A. C. and B. C. C. DAVISON, Genetic counselling. London 1970.

WOLF, B. S. and H. NAKAGAWA, Agenesis of the corpus callosum in a 68 year old man. Mt. Sinai J. Med. **43** (1976) 583.

COWDEN-Syndrom, Hamartome, multiple

FRITSCH, P., R. PECHLAUER, N. GARNECKI und H. HINTNER, Das multiple Hamartome-Syndrom (COWDEN-Syndrom). Hautarzt **32** (1982) 285–291.
GENTRY, W. C., N. R. ESKRITT and R. J. GORLIN, Multiple hamartoma syndrome (COWDEN disease). Arch. Dermatol. **109** (1974) 521–526.
GENTRY, W. C. jr., W. B. REED and J. M. REED, Cowden disease. Birth Def., Orig. Art. Ser. **11** (1975) 137–141.
WADE, T. R. and A. W. KOPF, COWDEN's disease. A case report and review of the literature. Dermatol. Surg. Oncol. **4** (1978) 459–464.
WEINSTOCK, J. V. and H. KAWANISKI, Gastrointestinal polyposis with orocutaneous hamartomas (COWDEN's disease). Gastroenterology **74** (1978) 890–895.

CREUTZFELDT-JAKOB-Syndrom; Pseudosklerose, spastische; disseminierte Enzephalopathie; kortikostriatospinale Degeneration

BRAHAM, J., Jakob-Creutzfeldt disease: Treatment by amantidin. Brit. Med. J. 1971/IV, 212–213.
FARMER, P. M., W. C. KANE and J. HOLLENBERG-SHER, Incidence of CREUTZFELDT-JACOB disease in Brooklyn and Staten Island. New Engl. J. Med. **298** (1978) 283–284.
GIBBS, C. J. jr. and D. C. GAJDUSEK, Infection as the etiology of spongiforme encephalopathy. Science **165** (1969) 1023–1025.
GIBBS, C. J. jr., D. C. GAJDUSEK, D. M. ASHER, M. P. ALPERS, E. BECK, P. M. DANIEL and W. B. MATTHEWS, CREUTZFELDT-JAKOB disease (spongiforme encephalopathy): Transmission to the chimpanzee. Science **161** (1968) 388–389.
GOLDHAMMER, Y., J. J. BUBIS, I. SARAVAPINHAS and J. BRAHAM, Subacute spongiforme encephalopathy and its relation to JAKOB-CREUTZFELDT disease: report on six cases. J. Neurol. Neuro-Surg. Psychiat. **35** (1972) 1–20.
KOCH, G., Krankheiten mit vorwiegender Beteiligung des extrapyramidalen Systems. In: BECKER, P. E., Humangenetik Bd. V/I (1966).
TAMA, Y., H. KOJIMA, F. IKULA and T. KUMAMISHI, Alterations in the composition of brain lipids in patients with CREUTZFELDT-JACOB disease. J. Neurol. **35** (1978) 59–76.

Cri-du-chat-Syndrom, Katzenschrei-Syndrom, LEJEUNE-Syndrom

BARJAKTAROVOC, N., B. PENDIC, B. GARZICIC et al., Découverte prenatale d'un syndrome du „cri-du-chat“ consequence d'une

translocation balancée chez un des parents. Nouv. Presse Méd. 6 (1977) 180—182.
LENZ, W., Medizinische Genetik. 1970.
PFEIFFER, R. A., Karyotyp und Phänotyp der autosomalen Chromosomenaberrationen beim Menschen. Jena 1968.
POLANI, P. E., The incidence of chromosomal malformations. Proc. Roy. Soc. Med. **63** (1970) 50—52.
PROKOFJEWA-BELGOWSKAJA, A. A., Grundlagen der Zytogenetik des Menschen. Akademie-Verl. Berlin 1973.

CRIGLER-NAJJAR-Syndrom, congenitaler, nichthämolytischer Ikterus Typ I und II

BADALJAN, L. O., Wörterbuch der klinischen Genetik (russisch). Moskau 1971.
BICKEL, H. und H. CLEVE, Metabolische Schwachsinnsformen. In: BECKER, P. E., Humangenetik. Bd. V/II (1967) 284 bis 288.
GARTNER, I. M., Genetically determined unconjugated hyperbilirubinaemia. Birth Def., Orig. Art. Ser. **8** (1972) 122—125.
GÖTZE, H., D. SIDIROPOULOS, F. A. HESS und P. BERTHELOT, Das CRIGLER-NAJJAR-Syndrom, klinische, biochemische, morphologische und therapeutische Aspekte. Helv. Paediat. Acta **27** (1972) 335—351.
HUNTER, J. O., R. P. H. THOMPSON, P. M. DUNN and R. WILLIAMS, Inheritance of type 2 CRIGLER-NAJJAR-hyperbilirubinaemia. Gut **14** (1973) 46—49.
KARON, M., D. IMACH and A. SCHWARTZ, Effect of phototherapy in congenital nonobstructive, nonhemolytic jaudice. New Engl. J. Med. **282** (1970) 377—380.
KLINE, W. und A. ROSENKRANZ, Klinische und biochemische Studien zum CRIGLER-NAJJAR-Syndrom. Mschr. Kinderheilk. **119** (1971) 555—558.
KNAPP, A., Genetische Stoffwechselstörungen. 1970.

CROHN-Syndrom, Iliitis ulcerosa

BERG, N. O. and H. DENCKER, CROHN's disease in monozygotic twins. Acta. Chir. Scand. **138** (1972) 633—635.
BUERGER, L., Chr. KAROFF und H. WAGNER, Zur familiären Häufung bei M. CROHN. Fortschr. Med. **99** (1981) 340—341.
DASSEL, P. M., A familial pattern in inflammatory disease of the bowel (CROHN's disease and ulcerative colitis). Dis. Colon Rectum **20** (1977) 669—671.
KETTNER, W., Die Behandlung chronischer Enteropathien mit Zytostatika. Z. Inn. Med. **27** (1972) 470—473.
KIRSNER, J. B., Genetic aspects of inflammatory bowel disease. Clin. Gastroenterol. **2** (1973) 557—575.
KOCH, H., W. RÖSCH, P. FRÜHMORGEN und J. ZEUS, Familiäre Enterocolitis regionalis CROHN. Dtsch. Med. Wschr. **101** (1976) 493—496.

Kuspina, J., R. Bhambhani, S. M. Singh and H. Links, Familial occurrence of Crohn's disease. Hum. Hered. **22** (1972) 239–242.
Preel, J. L., J. P. Hardouin et C. Debray, Les formes familiales de la maladie de Crohn. Presentation de 5 nouvelles familles. Arch. Franç. Mal. Appar. Dig. **63** (1974) 485–493.
Stevenson, A. C. and B. C. C. Davison, Genetic counselling. London 1970.

CRONKITE-CANADA-Syndrom, Polyposis gastrointestinalis

Classen, M. and W. Rosch, Endoscopic aspects of Cronkite-Canada syndrome. Endoscopy **3** (1971) 162–165.
Dacruz, G. M. G., Generalized gastrointestinal polyposis. An unusual syndrome of adenomatous polyposis, alopecia, onychoatrophia. Am. J. Gastroent. **47** (1967) 504–10.
Köhler, P. R., M. M. Kyan and J. W. Feulon, Diffuse gastrointestinal polyposis with ectodermal changes. Cronkite-Canada syndrome. Radiology **103** (1972) 589–594.
Rosch, W. und M. Classen, Cronkite-Canada-Syndrom. Fortschr. Med. **89** (1971) 1168–1170.
Yonemoto, R. H., J. B. Stayback, R. L. Byron jr. and R. B. Rosen, Familial polyposis of the entire gastrointestinal tract. Arch. Surg. **99** (1969) 427–434.

CROUZON-Syndrom, Dysostosis craniofacialis

Alfieri, A., C. Alu and M. Ceccarini, Hereditary cranio-facial dysostosis and syndactylia. J. Genet. Hun. **16** (1968) 1–14.
Baldwin, J. L., Dysostosis craniofacialis of Crouzon. A summary of recent literature and case reports with emphasis on involvement of the ear. Laryngoscope **78** (1968) 1660–1679.
Bovard, A., D. Klein, J. Berney et al., Aspects neuro-ophthalmologiques et génétiques de la maladie de Crouzon. A propos d'une observation familiale. Rév. Oto-Neuro-Ophthalmol. **49** (1977) 373–378.
Juberg, R. C. and S. R. Chambers, An autosomal recessive form of craniofacial dysostosis (the Crouzon syndrom). J. Med. Genet. **10** (1973) 89–93.
Kreiborg, S. and B. L. Jensen, Variable expressivity of Crouzon's syndrome within a family. Scand. J. Dent. Res. **85** (1977) 175–184.
Spada, A. and S. Ambrosani, Crouzon's craniofacial dysostosis. Arch. Sci. Med. **126** (1969) 189–194.
Stevenson, A. C. and B. C. C. Davison, Genetic counselling. London 1970.
Vulliamy, D. G. and P. A. Normandale, Craniofacial dysostosis in a Dorset family. Arch. Dis. Childh. **41** (1966) 375–382.

Cryoglobulinämie, essentielle; MELTZER-Syndrom

DAMMACCO, F., L. SCARPIONI, S. ANTONACI and L. BONOMO, Cryoimmunoglobulinemia in four sisters. Acta Haematol. **59** (1978) 215–222.
DERBES, V. J. and W. P. COLEMAN, Familial cold urticaria. Ann. Allergy **30** (1972) 335–341.
GUIBAUD, P., L. HUOLLEMARE, R. LATER, H. PERROT et F. LARBRE, Intolérance héréditaire au froid avec cryoglobulinémie. Pédiatrie **27** (1972) 777–781.
NIGHTINGALE, S. D., K. SOLEZ and R. L. HUMPHREY, Familial cryoglobulinemia. J. Hopkins Med. J. **140** (1977) 267–274.
NIGHTINGALE, S. D , R. P. PELLEY, N. L. DELANEY, Inheritance of mixed cryoglobulinemia. Am. J. Hum. Benet. **33** (1981) 735–744.

Cutis laxa; Elastolyse, generalisierte, Dermatochalasis

BEIGHTON, P., The dominant and recessive forms of cutis laxa. J. Med. Genet. **9** (1972) 216–221.
BEIGHTON, P., Cutis laxa. A heterogeneous disorder. Medical genetics today. Birth Def., Orig. Art. Ser. **10** (1974) 126–131.
DALLAIRE, L., M. CANTIN, S. B. MELANCON, G. PERREAULT and M. PORTIER, A syndrome of generalized elastic fiber deficiency with leprechaunoid features: a distinct genetic disease with an autosomal recessive mode of inheritance. Clin. Genet. **10** (1976) 1–11.
GOLTZ, R. W., A. M. HULT, M. GOLDFARB and R. GORLIN, Cutis laxa, a manifestation of generalised elastolysis. Arch. Derm. **93** (1965) 373–387.
KAYE, C. I. and D. E. FISHER, Cutis laxa and associated syndromes. Malformation syndrome. Birth Def., Orig. Art. Ser. **11** (1975) 130–131.
MAXWELL, E. and N. B. ESTERLY, Cutis laxa. Amer. J. Dis. Child. **117** (1969) 479–482.
McKUSICK, V. A., Mendelian inheritance in man. 5. Aufl. Baltimore 1978.
MEHREGAN, A. H., S. C. LEC and H. NABAI, Cutis laxa (generalized elastolysis). A report of four cases with autopsy findings. J. Cutaneous Path. **5** (1978) 116–126.
MORTON, D. F. and R. ROONEY, Progressive pulmonary emphysema associated with congenital generalized elastosis (cutis laxa). Radiology **113** (1974) 691–692.
PHILIP, A. G. S., Cutis laxa with intrauterine growth retardation and hip dislocation in a male. J. Pediat. **93** (1978) 150–151.
STEVENSON, A. C. and B. C. C. DAVISON, Genetic counselling. London 1970.
TERREIRA, M. C. and V. SPINA, A case of cutis laxa with abnormal copper metabolism. Brit. J. Plast. Surg. **26** (1973) 283–286.
WILSCH, L., G. SCHMID und E. HANEKE, Spätmanifeste Dermatochalasis. Dtsch. Med. Wschr. **102** (1977) 1451–1454.

Cutis verticis gyrata, AUDRY-Syndrom

ÅKESSON, H. O., Cutis verticis gyrata and mental deficiency in Sweden. I. Epidemiologic and clinical aspects. Acta Med. Scand. **175** (1964) 115–127.
Ders., Cutis verticis gyrata, thyroaplasia and mental deficiency. Acta Genet. Med. Gemell. **14** (1965) 200–204.
BEARE, J. M., J. A. DODGE and N. C. NEVIN, Cutis gyratum, acanthosis nigricans and other congenital anomalies. A new syndrome. Brit. J. Derm. **81** (1969) 241–247.
IIVANAINEN, M. and P. ARHO, Skin thickness in cutis verticis gyrata and mental retardation syndrome. J. Ment. Defic. Res. **20** (1976) 285–288.
MCKUSICK, V. A., Mendelian inheritance in man. 5. Aufl., Baltimore 1978.
ROSENTHAL, J. W. and H. W. KLOEPFER, An acromegaloid, cutis verticis gyrata, corneal leukoma syndrome. Arch. Ophthal. **60** (1962) 722–726.
SEPPALAINEN, A. M. and M. IIVANAINEN, The cutis verticis gyrata and mental retardation syndrome: Electroencephalographic analyses of nineteen cases. J. Ment. Def. Res. **18** (1974) 277–283.
WISE, D., Hereditary disorders of connective tissue. In: JADASSOHN, J., Handbuch. 1966.

Cyklopie

GOLOB, E., A. SCHALLER und E. KUNZE-MÜHL, Zyklopie mit D-Trisomie. Wien. Klin. Wschr. **84** (1972) 272–275.
KHUDR, G. and L. OLDING, Cyclopia. Amer. J. Dis. Child. **125** (1973) 120–122
NEU, R. L., J. F. GRANT and L. I. GARDNER, A case of cyclopia with D trisomy. Amer. J. Obstet. Gynec. **127** (1977) 212–213.
TASUTINE, L. and T. A. MAKLEY jr., Cyclopian monster with anophthalmos. Pediatr. Ophthalmol. **14** (1977) 290–295.
TAYASI, K. and K. TINAZTEP, Trisomy D and the cyclops malformation. Amer. J. Dis. Child. **124** (1972) 710–713.

Cystathioninurie

BENSON, P. F., Antenatal detection of genetic enzyme defects. Proc. Roy. Soc. Med. **64** (1971) 1137–1139.
KNAPP, A., Genetische Stoffwechselstörungen. 1970.
PASCAL, T. A., G. E. GAULL, N. G. BERATIS, B. M. GILLAM and H. H. TALLAN, Cystathionase deficiency: evidence for genetic heterogeneity in primary cystathioninuria. Pediatr. Res. **12** (1978) 125–133.
SCOTT, C. R., S. W. DASSEL, S. H. CLARK, C. CHIANGTENG and K. SWEDBERG, Cystathioninuria: A benign genetic condition. J. Pediat. **76** (1970) 571–577.
TADA, K., T. YOSHIDA, Y. YOKOYAMA, T. SATO, H. NAKAGAWA and

T. ARAKAWA, Cystathioninuria not associated with vitamin B_6 dependency: a probably new type of cystathioninuria. Tohoku. J. Exp. Med. **95** (1968) 235–242.

Cystinurie

BADALJAN, L. O., Wörterbuch der klinischen Genetik (russisch). Moskau 1971.
DAHLBERG, P. J., C. J. VAN DEN BERG and S. B. KURTZ, Clinical features and management of cystinuria. Mayo Clin. Proc. **52** (1977) 533–542.
HARRIS, H., The principles of human biochemical genetics. London 1971.
KELLY, S., Cystinuria genotypes predicted from excretion pattern. Amer. J. Med. Genet. **3** (1978) 175–190.
KNAPP, A., Genetische Stoffwechselstörungen. 1970.
MEHNERT, H. und H. FÖRSTER, Stoffwechselkrankheiten. 1970.
MINANNI, R., K. OLEK and P. WARDENBACH, Cystinuric heterozygotes and cystine loading. Humangenetik **29** (1975) 145–149.
MÖNCH, E. und H. SIEMENS, Screening auf Cystinurie und Homocystinurie. Z. Klin. Chem. Biochem. **8** (1970) 516–519.
MORIN, C. L., M. W. THOMPSON, S. H. JACKSON and A. SASS-KORTSAK, Biochemical and genetic studies in cystinuria. Observations on double heterozygotes of genotype I/II. J. Clin. Invest. **50** (1971) 1961–1976.
SCRIVER, C. R., D. T. WHELAN, C. L. CLOW and L. DALLAIRE, Cystinuria: Increased prevalence in patients with mental disease. New Engl. J. Med. **283** (1970) 783–786.
STEPHENS, A. D. and D. PERRETT, Cystinuria: a new genetic variant. Clin. Sci. Mol. Med. **51** (1976) 27–32.

Darmatresien

BENAWRA, R., B. L. PUPPALA, H. H. MANGURTEN et al., Familial occurrence of longenital colonic atresia. J. Pediat. **99** (1981) 435 to 436.
FONKALSUND, E. W., Duodenal atresia or stenosis. In: BERGSMA, D., Birth defects. Nat. Found., March of Dimes, New York 1974.
MELHEM, R. E., G. SALEM, H. MISHALANY et al., Pyloro-duodenal atresia. A report of three families with several similarly affected children. Pediat. Radiol. **3** (1975) 1–5.
MISHALANY, H. G., V. M. DER KALOUSTIAN and M. GHANDOUR, Familial congenital duodenal atresia. Pediatrics **46** (1970) 629 to 632.
MOGGIAN, G., P. L. PINI, U. TUMEDEI et al., Diagnostic echographique prenatal d'atrésie congenitala du duodenum. J. Gynecol. Obstet. Biol. Reprod. **10** (1981) 587–589.
NEZELOF, C., F. JAUBERT et G. LYON, Syndrome familial associant greêle court, malrotation intestinale, hypertrophie du pylore et malformation cérébrale. Etude anatomico-clinique de trois observations. Ann. Anat. Pathol. **21** (1976) 401–412.

RICKHAM, P. P. and M. KARPLUS, Familial and hereditary intestinal atresia. Helv. Paediat. Acta **26** (1971) 561–564.
WIESNER, E. und S. WILLER, Defekte und Krankheitsdispositionen des Magen-Darm-Kanals mit genetischer Komponente. Monatsheft Veterinärmed. **33** (1978) 98–105.

Daumen, Syndrom der adduzierten

CHRISTIAN, J. C., P. A. ANDREWS, P. M. CONNEALLY and J. MULLER, The adducted thumbs syndrome. An autosomal recessive disease with arthrogryposis, dysmyelination, craniostenosis and cleft palate. Clin. Genet. **2** (1971) 95–103.
DODINVAL, P., La consultation génétique en neurologie. Acta Genet. Med. Gemellol. **23** (1974) 59–81.
FITCH, N. and E. P. LEVY, Adducted thumb syndromes. Clin. Genet. 8 (1975) 714–719.

Daumen, triphalangealer

AASE, J. and D. M. SMITH, Congenital anemia and triphalangeal thumbs: a new syndrome. J. Pediat. **74** (1969) 471–474.
ECKE, H., Beitrag zu den Doppelmißbildungen im Bereich der Finger. Beitr. Klin. Chir. **205** (1962) 463–468.
MAELK, R. et P. OGER, Les ponces a trois phalanges. Ann. Chir. **30** (1976) 849–854.
MIURA, T., Triphalangeal thumb. Plast. Reconstr. Surg. **58** (1976) 587–594.
QUAZI, Q. H. and E. M. SMITHWICK, Triphalangy of thumbs and great toes. Amer. J. Dis. Child. **120** (1970) 255–257.
REID, I. S. and G. TURNER, Familial anal abnormality. J. Pediat. 88 (1976) 992–994.
SWANSSON, A. B. and K. S. BROWN, Hereditary triphalangeal thumb. J. Hered. **53** (1962) 259–265.
TEMTAMY, S. A., Polydactyly. In: BERGSMA, D., Birth defects. Atlas and Compendium. Williams and Wilkins Comp., Baltimore 1974, S. 736–737.
TEMTAMY, S. A. and J. P. DORST, Polydactyly of triphalangeal thumbs with upper limb and pectoralis dysplasia. Birth Def., Orig. Art. Ser. **11** (1975) 340.
TOWNES, P. L. and E. R. BROCKS, Hereditary syndrome of imperforate anus with hand, foot and ear anomalies. J. Pediat. **81** (1972) 321–326.
TOWNES, P., L. PINSKY, I. S. REID and G. TURNER, More on anal deformities. J. Pediat. **90** (1977) 329–331.
VAN WEEL SIPMAN, M., J. J. P. VAN DE KAMP and J. DE KONIG, A female patient with „AASE“ syndrome. J. Pediatr. **91** (1977) 753–755.

Deletions-Syndrom des kurzen Armes eines Chromosoms Nr. 4, WOLF-Syndrom, WOLF-HIRSCHHORN-Syndrom

BERGER, R., Délétion du bras court du chromosome 4. Presse Méd. 1972/I 809–811.
BLUNT, S., A. C. BERRY, M. SELLER and C. A. VAUGHAN WILLIAMS, Prenatal recognition of 4p- syndrome. J. Med. Genet. **14** (1977) 232–233.
CHARIN COLIN, F., C. TURLEAN, J. M. LIMAT et J. DE GROUCHY, Anneau du chromosome 4. II. Sans dysmorphie faciale. Ann. Génét. **20** (1977) 105–109.
HEDRER, K., E. CARLSSON and F. MILDMAN, WOLF-HIRSCHHORN, Syndrome and balanced (4; 10) translocation in the father. Clin. Genet. **12** (1977) 101–103.
MIKRINSON, A. E. and F. NATARO, A familial case of WOLF syndrome. Birth Def., Orig. Art. Ser. **11** (1975) 335.
PASSARGE, E., H. C. ALTROGGE and R. A. RÜDIGER, Human chromosomal deficiency: The 4p- syndrome. Humangenetik **10** (1970) 51–57.
PFEIFFER, R. A., Neue Dokumentation zur Abgrenzung eines Syndroms der Deletion des kurzen Armes eines Chromosoms Nr. 4. Zschr. Kinderheilk. **102** (1968) 49–61.
PFEIFFER, R. A., Karyotyp und Phänotyp der autosomalen Chromosomenaberrationen beim Menschen. Jena 1968.
SCHOENEMAN, M. and H. M. NITOWSKY, Renal function studies in an infant with (4p-) syndrome. J. Med. Genet. **13** (1976) 522–524.
WILSON, M. G., G. S. COFFIN, J. W. TOWNER, I. FORSMAN and P. BRAGER, Cytogenetic studies in seven children with the WOLF deletion syndrome (4p-). 4. Intern. Congr. Humangenetik. Paris 1971.

Deletions-Syndrome des Chromosoms Nr. 18, DE GROUCHY-Syndrom

AKSU, F., C. MIETENS und W. SCHOLZ, Numerische und strukturelle Aberrationen des Chromosoms Nr. 18. Klin. Pädiatr. **188** (1976) 220–232.
CENANI, A. und R. A. PFEIFFER, Erscheinungsbild autosomaler Chromosomenaberrationen. Pädiat. Prax. **9** (1970) 199–205.
LEVENSON, J. E., B. F. CRANDALL and R. S. SPARKES, Partial deletion syndromes of chromosome 18. Ann. Ophthal. **3** (1971) 756–760.
SCHINZEL, A., W. SCHMID, U. LUESCHNER, M. NATER, C. BROOK and B. STEINMANN, Structural aberrations of chromosomes 18. I. The 18p- syndrome. Arch. Genet. **47** (1974).
SULZER, M. und H. ZIERLER, 18q-Deletion bei Mutter und Tochter. Wien. klin. Wschr. **88** (1976) 571–573.

Dentinhypoplasie, Dentindysplasie

CIOLA, B., S. L. BAHN and G. L. GOVIEA, Radiographic manifestation of an unusual combination type I and type II dentin dysplasia. Oral Surg. Oral Med. Oral Pathol. **45** (1978) 317–322.
EASTMAN, J. R., M. MELNICK and L. I. GOLDBLATT, Focal odontoblastic dysplasia: Dentin dysplasia type III? Oral Surg. Oral Med. Oral Pathol. **44** (1977) 909–914.
MELNICK, M., J. R. EASTMAN, L. I. GOLDBLATT, M. MICHAND and D. BIXLER, Dentin dysplasia, type II: a rare autosomal dominant disorder. Oral Surg. Oral Med. Oral Pathol. **44** (1977) 592–599.
MORRIS, M. E. and R. H. AUGSBURGER, Dentin dysplasia with sclerotic bow and skeletal anomalies inherited as an autosomal dominant trait. A new syndrome. Oral Surg. **43** (1977) 267–283.
SHIELDS, E. D., D. BIXLER and A. M. EL-KAFRAWY, A proposed classification for heritable human dentine defects with a description of a new entity. Arch. Oral Biol. **18** (1973) 543–553.
WESLEY, R. K., G. P. WYSOCKI, S. M. MINTZ and J. JACKSON, Dentin dysplasia type I. Clinical, morphological and genetic studies of a case. Oral Surg. **41** (1976) 516–524.
WITKOP, C. J., Genetic disease of the oral cavity. In: TIECKE, R. W., Oral pathology. New York 1965.

DERCUM-Syndrom, Adipositas dolorosa

CANTU, J. M., E. RUIZ, M. JIMENEZ et al., Autosomal dominant inheritance in adipositas dolorosa (DERCUM's disease). Humangenetik **18** (1973) 89–91.
KORN-HEYDT, G. E., Erbliche Aplasien, Hyperplasien und Tumoren. In: JADASSOHN, J., Handbuch 1966.
LYNCH, H. T. and W. L. HARLAN, Hereditary factors in adiposis dolorosa (DERCUM's disease). Am. Hum. Genet. **15** (1963) 184 to 190.

Dermatosis papulosa nigra

BUTTERWORTH, T. and L. P. STERN, Clinical genodermatology, Baltimore 1962.
HARTER, P. et J. M. MASCARO, La dermatosis papulosa nigra de CASTELLANI. Derm. Trop. **3** (1964) 55–57.
KORN-HEYDT, G. E., Erbliche Aplasien, Hyperplasien und Tumoren. In: JADASSOHN, J., Handbuch 1966.

DE TONI-DEBRÉ-FANCONI-Syndrom, Gluco-Amino-Phosphat-Diabetes

FUHRMANN, W., Taschenbuch. 1965.
HUNT, D. D., G. STEARNS, J. B. MCKINLEY, E. FRONING, P. HICKS and M. BONFIGLIO, Longterm study of a family with FANCONI syndrome without cystinosis (DE TONI-DEBRÉ-FANCONI syndrome). Am. J. Med. **40** (1966) 492–510.

MEHNERT, H. und H. FÖRSTER, Stoffwechselkrankheiten. 1970.
ROYER, P. et J. FRÉZAL, Les néphropathies héréditaires. J. Urol. Néphr. 71 (1965) 693–713.

Diabetes insipidus, hypophysärer

FUHRMANN, W., Taschenbuch. 1965.
MEHNERT, H. und H. FÖRSTER, Stoffwechselkrankheiten. 1970.
MILCU, St. M., C. MAXIMILIAN si B. IONESCU, Endocrinopatiile Genetice. Bukarest 1968.
RIMOIN, D. L. and N. SCHIMKE, Genetic disorders of the endocrine glands. F. Enke-Verl. Stuttgart 1972.
ROBINSON, A. G., DDAV in the treatment of central diabetes insipidus. New Engl. J. Med. **294** (1976) 507–511.

Diabetes insipidus renalis

BEUSEL, R. W. and E. R. PETERS, Progressive hydronephrosis, hydroureter and dilatation of the bladder in siblings with congenital nephrogenic diabetes insipidus. J. Pediat. **77** (1970) 439–443.
BICKEL, H. und H. CLEVE, Metabolische Schwachsinnsformen. In: BECKER, P. E., Humangenetik. Bd. V/II. 1967.
FUHRMANN, W., Taschenbuch. 1965.

Diabetes mellitus, Zuckerkrankheit

BOTTAZZO, G. F., J. L. MANN, M. THOROGOOD, J. D. BAUEN and D. DONIACH, Autoimmunity in juvenile diabetes and their families. Brit. Med. J. 1978/II 165–168.
CARTER, C. O., Genetics of common disorders. Brit. Med. Bull. **24** (1969) 52–56.
DARLOW, J. M., C. SMITH and L. J. P. DUNCAN, A statistical and genetical study of diabetes. III. Empiric risk to relatives. Ann. Hum. Genet. **37** (1973) 157–174.
DAWEKE, H., W. GROTE, F. A. GRIES und H. LIEBERMEISTER, Zur Genetik des Diabetes mellitus: Glucosetoleranz, Seruminsulin und freie Fettsäuren bei einiigen Zwillingen. Dtsch. Med. Wschr. **95** (1970) 983–988.
DAWIDENKOWA, E. F. und I. S. LIBERMAN, Die Genetik des Diabetes mellitus (russisch). Westn. Akad. N. SSSR 1970/1 78–88.
DOOLGE, J. A. and K. M. LAURENCE, Congenital absence of islets of LANGERHANS. Arch. Dis. Childh. **52** (1977) 411–413.
DÖRNER, G. A., A. MOHNIKE and E. STEINDEL, On possible genetic and epigenetic modes of diabetes transmission. Endokrinologie **66** (1975) 227–237.
FARQUHER, J. W., The infant of the diabetic mother. Clin. Endocrinol. Metab. **5** (1976) 237–264.
FLORET, D., B. LONGIN, H. PLANCHU et al., Diabeté lipoatrophique. Pédiatrie **30** (1975) 837–849.

GAUDA, O. P. and S. S. SOELDNER, Genetic, acquired and related factors in the etiology of diabetes mellitus. Arch. Intern. Med. **137** (1977) 461–469.
GITSCH, E., Zur Problematik und Prophylaxe der diabetogenen Fetalkrankheit. Wien. Med. Wschr. **120** (1970) 611–615.
JACKSON, W. P. U., Diabetes mellitus in different countries and different races. Prevalence and major features. Acta Diab. Lat. **7** (1970), 361–401.
JOHANSEN, K. and G. GREGERSEN, A family with dominantly inherited mild juvenile diabetes. Acta Med. Skand. **201** (1977) 567–570.
KAEDING, A., H. BELLIN, H. O. EWALD, A. FRIEDE, L. HENNING, N. HASSE, G. NAUMANN, P. WERNER, H. WILMBUSSE und P.-W. WÜSTENBERG, Zur Bedeutung heredofamiliärer Faktoren für die Angiopathie des Diabetikers im mikro- und makrozirkulatorischen Bereich. Z. Inn. Med. **27** (1972) 826–829.
KÖBBERLING, J., Genetik des Diabetes mellitus. Z. Ges. Inn. Med. **36** (1981) 360–362.
MEHNERT, H. und H. FÖRSTER, Stoffwechselkrankheiten. 1970.
NEEL, J. V., The genetics of juvenile-onset type diabetes mellitus. New Engl. J. Med. **297** (1977) 1062–1063.
O'BRIEN, D. and B. F. STOLISKY, Evidence for an abnormal insulin in diabetes mellitus. Acta Diabet. Lat. **7** (1970) 211–219.
PARDON, A., J. DODION and H. LOEB, Mortality and morbidity in newborns of insulin dependent diabetic mothers. Acta Pediat. Belg. **30** (1977) 165–176.
PYKE, D. A., The genetics of diabetes. Postgrad. Med. J. **46** (1970) 604–606.
PYKE, D. A., J. CASSER, J. TODD and K. W. TAYLOR, Glucose tolerance and serum insulin in identical twins of diabetics. Brit. Med. J. **4** (1970) 649–651.
RIMOIN, D. L., Inheritance in diabetes mellitus. Med. Clin. N. Amer. **55** (1971) 807–819.
RONANA, J. and D. L. RIMOIN, Inheritance of diabetes mellitus. New Engl. J. Med. **295** (1976) 603–605.
ROSENTHAL, M. B., I. D. GOLDFINE and M. D. SIPERSTEIN, Genetic origin of diabetes: re-evaluation of twin data. Lancet 1976/II 250–251.
SEGELMANN, M. M., Diabetische Fetopathie (russisch). Arch. Pat. **38** (1976) 22–27.
SERRANO-RIOS, M., F. RAMOS, J. L. RODRIGUEZ MINÓN and F. VIVANCO, Studies in prediabetes. Insulin response to oral glucose, intravenous Tolbutamide and rapid intravenous glucose infusion in genetic prediabetics. Diabetologia **6** (1970) 392–398.
SMITH, Ch., D. S. FALCONER and L. J. P. DUNCAN, A statistical and genetical study of diabetes. II. Heritability of liability. Amer. Hum. Genet. **35** (1972) 281–299.
SOLER, N. G., C. H. WALSH and J. M. MALINS, Congenital malformations in infants of diabetic mothers. Quart. J. Med. **45** (1976) 303–313.
STEVENSON, A. C. and B. C. C. DAVISON, Genetic counselling. London 1970.

THEILE, U., Genetische Aspekte des Diabetes mellitus. Verh. Dtsch. Ges. Inn. Med. **80** (1974) 989–996.
ZINECKER, S. und H.-D. ROTT, Der autosomal dominante, leichte Diabetes des Jugendalters (MODY). Klin. Pädiat. **192** (1980) 229–234.

DIAMOND-BLACKFAN-Syndrom, kongenitale hypoplastische Anämie

FALTER, M. L. and M. G. ROBINSON, Autosomal dominant inheritance and aminoaciduria in BLACKFAN-DIAMOND anaemia. J. Med. Genet. **9** (1972) 64–66.
LAWTON, J. W. M., J. E. ALDRICH and T. L. TURNER, Congenital erythroid hypoplastic anaemia: autosomal dominant transmission. Scand. J. Haematol. **13** (1974) 276–280.
MOTT, M. G., J. APLEY and A. B. RAPER, Congenital (erythroid) hypoplastic anaemia: modified expression in males. Arch. Dis. Childh. **44** (1969) 757–760.
ULLRICH, E., R. SCHMUTZER and L. HEMPELMANN, Zur Anapolonbehandlung aplastischer Anämien im Kindesalter. Pädiatrie und Grenzgeb. **15** (1976) 303–312.
WASSER, J. S., R. YOLKEN, D. R. MILLER and L. DIAMOND, Congenital hypoplastic anaemia (DIAMOND-BLACKFAN syndrome) terminating in acute myelogenous leukemia. Blood **51** (1978) 991–995.

DI-GEORGE-Syndrom, Thymusaplasie

CLEVELAND, W. W., Immunological reconstitution in the DI-GEORGE syndrome by fetal thymic transplant. Birth Def., Orig. Art. Ser. **11** (1975) 352–356.
DODSON, W. E., D. ALEXANDER, M. ALAMISH and F. DE LA CRUZ, The DI GEORGE syndrome. Lancet **1969/1**, 574–575.
HART, M. N. and D. C. SCHWARTZ, Thymic agenesis. Report of a case. Arch. Path. **88** (1969) 477–480.
KRETSCHMER, R., B. SAY, D. BROWN and F. S. ROSEN, Congenital aplasia of the thymus gland (DI GEORGES syndrome). New Engl. J. Med. **279** (1968) 1295–1301.
MILLER, M. E. and R. M. SCHIEKEN, Thymic dysplasia. A separate entity from „Swiss agammaglobulinemia“. Am. Med. Sci. **253** (1967) 741–750.
SHEPART, M. K., S. K. LINMAN and A. CAVAZOS, Familial thymic aplasia with intrauterine growth retardation and fetal death: a new syndrome of a variant of DI GEORGE syndrome. Birth Def., Orig. Art. Ser. **12** (1976) 123–125.

Distichiasis, Tristichiasis

JESTER, H. G., Lymphedema – distichiasis. A rare hereditary syndrome. Hum. Genet. **39** (1977) 113–116.

MUSTONEN, E., Congenital distichiasis. A report of eleven cases and an investigation of the mode of inheritance. Acta Ophthalm. **50** (1972) 598–607.
ROBINOW, M., G. F. JOHNSON and A. D. VERHAGEN, Distichiasis-lymphedema. A hereditary syndrome of multiple congenital defects. Am. J. Dis. Child. **119** (1970) 343–347.
ŠALAMON, T., Vererbung von Haut- und Nagelkrankheiten. In: JADASSOHN, J., Handbuch. 1966.
TOST, M., Beitrag zur hereditären Mikroblepharie. Wiss. Zeitschr. Univ. Rostock **18** (1969) Mat-.Nat. Reihe 1107–1108.

DOWN-Syndrom, Morbus LANGDON-DOWN, Mongoloidismus

ENGEL, W., H. REINWEIN, I. MÜLLER und G. KUNZE, Chromosomenbefunde bei 365 Patienten mit DOWN-Syndrom oder Verdacht auf DOWN-Syndrom. Humangenetik **8** (1970) 307–311.
FUCHS-MECKE, S. und F. PASSARGE, Kinder von Müttern mit DOWN-Syndrom (Mongolismus). Dtsch. Med. Wschr. **97** (1972) 338–341.
FUHRMANN, W. und F. VOGEL, Genetische Familienberatung. Berlin, Heidelberg, New York 1982. **3. Aufl.**
GOH, K., H. LEE and G. MILLER, DOWN's syndrome and leukemia: mechanism of additional chromosomal abnormalities. Am. J. Ment. Defic. **82** (1978) 542–548.
HANSSON, A. and M. MIKKELSEN, The origin of the extra chromosome 21 in DOWN's syndrome studies of fluorescent variants and satellite association in 26 informative families. Cytogenet. Cell Genet. **20** (1978) 194–205.
LENZ, W., Medizinische Genetik. 1970.
MATSUNAGA, E., A. TONOMARA, H. OISHI and Y. KIKUDU, Reexamination of paternal age effect in DOWNs syndrome. Hum. Genet. **40** (1978) 259–268.
MIKKELSEN, M. and E. PETERSEN, Paternal age effect in DOWN's syndrome. Ann. Hum. Genet. **40** (1977) 299–306.
OSUNA, A. and A. MORENO, Regular G 21-trisomy in 3 sibs from mother with trisomy 21 mosaicism. J. Med. Genet. **14** (1977) 286–287.
OSTER, J. and A. VAN DEN TEMPEL, A 21-year social follow up of 524 unselected cases of DOWN's syndrome and their families. Acta Paediat. Scand. **64** (1975) 505–513.
PFEIFFER, R. A., Karyotyp und Phänotyp der autosomalen Chromosomenaberrationen beim Menschen. Jena 1968.
PFEIFFER, R. A., Stellungnahme zur Frage der Behandlung des DOWN-Syndroms aus klinischer und zytogenetischer Sicht. Mschr. Kinderheilk. **123** (1975) 678–683.
PUESCHEL, S. M. and A. MURPHY, Assessment of counselling practices at the birth of a child with DOWN's syndrome. Amer. J. Ment. Defic. **81** (1977) 325–330.
REDDING, A. B. A. and K. HIRSCHHORN, Guide to human defects. Birth Defects IV (1968).

Richards, B. W., The recurrence of mongolism in sibships. J. Ment. Defic. Res. **21** (1977) 5–23.
Schmidt, R. and H. M. Nitowsky, Recurrence of apparent de novo 21/21 translocation trisomy in a sibship. J. Pediat. **90** (1977) 841–842.
Simonssen, H., Behandlung med 5-hydroxitryptofan vid morbus Down. Nordisk Med. **31** (1969) 952–955.
Vogel, F., Wie stark ist die theoretische Häufigkeit von Trisomie-Syndromen durch Verschiebung im Altersaufbau der Mütter zurückgegangen? Zool. Beitr. **13** (1967) 451–462.
Werner, W., F. H. Herrmann and B. John, Cytogenetic studies of a family with trisomy 21 mosaicism in two successive generations as the cause of Down's syndrome. Hum. Genet. **60** (1982) 202 to 204.
Williams, J. D., R. L. Summit, P. R. Martens and R. A. Kimbrell, Familial Down syndrome due to + (10; 21) translocation: evidence that the Down phenotype is related to trisomy of a specific segment of chromosomes 21. Amer. J. Hum. Genet. **27** (1975) 478–485.
Wunderllich, Chr., Das mongoloide Kind. F. Enke-Verl. Stuttgart 1970.
Zankl, H., Am Mongolismus sind nicht nur die Mütter „schuld“. Umschau **78** (1978) 67.

DRESBACH-Syndrom, Elliptozytose, Ovalozytose

Frick, P., Kongenitale Elliptozytose. Schweiz, Med. Wschr. **100** (1970) 1009–1012.
Fuhrmann, W., Taschenbuch. 1965.
Gerdink, R. A., L. E. Nijenhuis and J. Huizinga, Hereditary elliptocytosis. Linkage data in man. Ann. Hum. Genet. **30** (1967) 363–378.
Knapp, A., Genetische Stoffwechselstörungen. 1970.
Nielsen, J. A. and K. W. Strunk, Homozygous hereditary elliptocytosis as the cause of haemolytic anemia in infancy. Scand. J. Haemet. **5** (1968) 486–496.
Scholnik, A. P., C. P. Van Tilburg and G. C. Hoffman, Hereditary elliptocytosis. Cleveland Clin. Quart. **41** (1974) 23–31.
Serjeantson, S., K. Bryson, D. Amato and D. Babona, Malaria and hereditary ovalocytosis. Hum. Genet. **37** (1977)161–167.
Shoenfeld, Y., M. Djaldetti, A. Weinberger, J. Asherov and J. Pinkhas, A family with hereditary ovalocytosis. Harefnah. **92** (1977) 351–352.
Torlontano, G., F. A. de Fontana, G. Papa and M. Proietti, Hereditary elliptocytosis. Acta Haemat. **48** (1972) 1–11.

DUBIN-JOHNSON-Syndrom, konstitutioneller, nichthämolytischer Ikterus, Hyperbilirubinämie II

Bajaj, R. T. and M. Desai, Dubin-Johnson syndrome (chronic idiopathic jaundice). A case report. Indian Pediatr. **11** (1974) 75–78.

EDWARDS, R. H., Inheritance of the DUBIN-JOHNSON-SPRINZ syndrome. Gastroenterology 68 (1975) 734–749.
FUHRMANN, W., Taschenbuch. 1965.
KNAPP, A., Genetische Stoffwechselstörungen. 1970.
SEILGSOHN, U. and M. SHANI, The DUBIN-JOHNSON syndrome and pregnancy. Acta Hepato-Gastroenterol. 24 (1977) 167–169.
SELIGSOHN, U., M. SHANI, B. RAMOT, A. ADAM and C. SHEBA, Hereditary deficiency of blood clotting factor VII and DUBIN-JOHNSON syndrome in an Israel family. J. Med. Sci. 5 (1969) 1060–1065.
SHANI, M., U. SELIGSOHN and A. ADAM, The inheritance of DUBIN-JOHNSON (DJS) syndrome. Isr. J. Med. Sci. 9 (1973) 1427–1430.
SHEBA, C., Gene-frequencies in jews. Lancet 1970/I 1230–1231.
SHERLOCK, S., Genetic of liver disease associated with jaundice. Progr. Med. Genet. 5 (1967) 102–115.
ŠOŠOVEC, A. und J. PEŠEK, Die familiäre benigne konjugierte Hyperbilirubinämie mit Pigmentablagerung in der Leber (DUBIN-JOHNSON-Syndrom). Beschreibung von 4 Fällen bei Geschwistern. Z. Ges. Inn. Med. 26 (1971) 596–599.
WOLKOFF, A. W., L. E. COHEN and I. M. ARIAS, Inheritance of the DUBIN-JOHNSON syndrome. New Engl. J. Med. 288 (1973) 113–117.

DUBOWITZ-Syndrom

MAJEWSKI, F., R. MICHAELIS, K. MOOSMANN and J. R. BIERICH, A rare type of low birthweight dwarfism: the DUBOWITZ syndrome. Z. Kinderheilk. 120 (1975) 283–292.
OPITZ, J. M., R. A. PFEIFFER, J. P. R. HERMANN and T. KUSHNICK, Studies in malformation syndromes of man XXIV B: The DUBOWITZ syndrome Z. Kinderheilk. 116 (1973) 1–12.
SAUER, O. und G. SPELGER, DUBOWITZ-Syndrom mit Immundefizienzen und malignem Neoplasma bei zwei Geschwistern. Mschr. Kinderhk. 125 (1977) 885–887.

Ductus arteriosus (BOTALLI), offener

LYNCH, H. T., R. L. GRISSON, C. R. MAGNUSON and A. KRUSH, Patent ductus arteriosus. Study of two families. J. Amer. Med. Ass. 194 (1965) 135–138.
RICHTER, H. und K. BLOCK, Langzeitbeobachtung bei offenem Ductus arteriosus prä- und postoperativ. Vortr. Jahrest. Ges. Pädiat. Dresden 1972.
SANCHEZ CASCOS, A. and J. M. GARCIA SAGREDO, Genetics of patent ductus arteriosus. Basic Res. Cardiol. 70 (1975) 456–466.
STEVENSON, A. C. and B. C. C. DAVISON, Genetic counselling. London 1970.

DUPUYTREN-Syndrom, DUPUYTRENsche Kontraktur

FUHRMANN, W. und F. VOGEL, Genetische Familienberatung. Springer-Verl. Stuttgart 3. Aufl. 1982.

GABBIANI, G. and G. MAJNO, DUPUYTREN's contracture: fibroblast contraction? Am. J. Path. **66** (1972) 131–135.
LYGONIS, C., Familial DUPUYTREN's contracture. Hereditas **56** (1966) 142–143.
MATTHEWS, P., Familial DUPUYTREN's contracture with predominantly female expression. Brit. J. Plast. Surg. **32** (1979) 120–123.
MEISTER, P., R. WILHELM und C. RÖCKL, Palmarfibromatose (Morbus DUPUYTREN). Münch. Med. Wschr. **120** (1978) 93–98.
MELLO, N. R. et A. MELLO, Contracture de DUPUYTREN. Rev. Bras. Méd. **26** (1969) 160–168.

DYGGVE-MELCHIOR-CLAUSEN-Syndrom, Pseudo-MORQUIO-Syndrom Typ I

BERYLAK, A. and K. KOZLOWSKI, Dyggve disease. Aust. Paediat. 8 (1972) 338–341.
DYGGVE, H. V., J. C. CLAUSEN and S. C. RASTOGI, The DYGGVE-MELCHIOR-CLAUSEN (DMC) syndrome. A 15 year follow up and a survey of the present clinical and chemical findings. Neuropediatry 8 (1977) 429–442.
DYGGVE, H. V., J. C. MELCHIOR and J. CLAUSEN, DYGGVE-MELCHIOR-CLAUSEN's syndrom (DMC's syndrom). Ugeskr. Laeg. **135** (1973) 127–129.
JENKINS, P., G. R. DAVIES and P. S. HARPER, MORQUIO-BRAILSFORD disease. A report of four affected sisters with absence of excessive keratensulphate in the urine. Brit. J. Radiol. **46** (1973) 668–675.
NAFFAH, H., The DUGGVE-MELCHIOR-CLAUSEN syndrome. Amer. J. Hum. Genet. **28** (1976) 607–614.
RASTOGI, S. C., J. CLAUSEN, J. C. MELCHIOR and H. V. DYGGVE, The DYGGVE-MELCHIOR-CLAUSEN syndrome. Clin. Chem. Acta **78** (1977) 55–69.
SALDANKA, P. H. and S. P. A. TOLEDO, Genetics of DYGGVE-MELCHIOR-CLAUSEN syndrome. Rev. Bras. Genet. **1** (1978) 59–66.
SERRADELL, J., J. CAPDEVILA y J. C. PASCUAL NAVARRO, Sindrome de DYGGVE-MELCHIOR-CLAUSEN. Ann. Esp. Pediatr. **10** (1977) 677–681.
SPRANGER, J. W., N. BIERBAUM and J. HERRMANN, Heterogeneity of DYGGVE-MELCHIOR-CLAUSEN dwarfism. Hum. Genet. **33** (1976) 279–287.

Dysgammaglobulinämie Typ I

BRISCARELLI, F. D., E. DE LANGLADE, M. F. FRANCI and P. MOSCATELLI, Selective deficiency of IgG and IgA as a first stage defect in B cell differentiation. Blut **34** (1977) 197–200.
KARITZKY, D. und H. RENZ, Dysgammaglobulinämie Typ I. Klin. Wschr. **51** (1973) 725–729.

Dysgammaglobulinämie Typ II

GRUNDBACHER, F. J., Genetic aspects of selective immunoglobulin A deficiency. J. Med. Genet. **9** (1972) 344–347.
KOISTINEN, J., Familial clustering of selective IgA deficiency. Vox. Sang. **30** (1976) 181–190.
NELL, P. A., A. J. AMMAN, R. HENG and E. R. STIEHN, Familial selective IgA deficiency. Pediatrics **49** (1972) 71–79.
OLIVE, D., A. BOILETOT et N. NEIMANN, Les deficites primitives en IgA, purs ou associes. A propos de 15 observations. Sém. Hôp. Paris **53** (1977) 223–233.
SARKOV, V. D., N. A. KRAVTSCHENKO und I. L. IVANOVA, Fehlen von Immunoglobulin A bei einem 7jährigen Kind (russisch). Pedriatria **11** (1977) 82–83.
SCHREIBER, Z. A., F. ROSNER, A. A. ALTER, H. DOSIK and J. MEYERS, Severe persistent neutropenia, direct positive antiglobulin reaction and familial IgA deficiency. Isr. J. Med. Sci **8** (1972) 613–619.

Dyskeratosis intraepithelialis benigna hereditaria

SCHNYDER, U. W. und W. KLUNKER, Erbliche Verhornungsstörungen. In: JADASSOHN, J., Handbuch 1966.
WITKOP, C. J. jr. and R. J. GORLIN, Four hereditary mucosal syndromes. Arch. Derm. **84** (1961) 762–771.

Dyslexie, spezifische (Lesestörung), Alexie (Wortblindheit) Legasthenie (Schreib-Leseschwäche)

BAKWIN, H., Readding disability in twins. Dev. Med. Child. Neurol. **15** (1973) 184–187.
DEBRAY, P. et C. BURSZTEJN, Facteurs organiques à l'origine de certaines dyslexies. Ann. Méd. Interne **122** (1971) 873–880.
DE FRIES, J. C., S. M. SINGER, T. T. FOCH and F. J. LEWITTER, Familial nature of reading disability. Brit. J. Psychiatry **132** (1978) 361–367.
FIGUEROA, H. H. y L. M. VACA, Aspectos neuro-geneticos en el aprendizaje de la lectura y la escritura. Med. Rev. Mex. **57** (1977) 72–82.
HEIBERG, A. and A. HEIBERG, Alexthymia – an inherited trait? A study of twins. Psychother. Psychosen. **28** (1977) 221–225.
HERSCHEL, M., Dyslexia revisted: a review. Hum. Genet. **40** (1978) 115–134.
LEMKE, R. und H. RENNERT, Neurologie und Psychiatrie sowie Grundzüge der Kinderpsychiatrie. Leipzig. 5. Aufl. 1970.
LENZ, W., Medizinische Genetik. 1970.
LEWITTER, F. I., J. C. DE FRIES and R. C. ELSTON, Genetic models of reading disability. Behav. Genet. **10** (1980) 9–30.
NAIDOO, S., Specific dyslexia. Pitman Publ. London 1972.
OMENN, G. S. and B. A. WEBER, Dyslexia: search for phenotypic and genetic heterogeneity. Amer. J. Med. Genet. **1** (1978) 333–342.

Opthof, J. and W. M. Güldenpfennig, Dominant inheritance of specific reading disability. South Afr. Med. J. **46** (1972) 737 to 738.
Schachter, M., Dyslexia dysorthographie et gemellite. A propos d'un deuxième couple univitellin. Aggiorn. Psichiat. **20** (1969) 107—114.
Strasser, F., Zum Problem der Schreibleseschwäche (Legasthenie) bei Schulkindern. Zschr. Allgemeinmed. **58** (1972) 313—315.
Weber, B. A. and G. S. Omenn, Auditory and visual evoked responses in children with familial disability. J. Learn. Disabilities. **10** (1977) 153—158.
Weinschenk, C., Kongenitale Legasthenie. Dtsch. Ärzteblatt 1973/9 1254—1257.
Zahálková, M., V. Vrzal and E. Klobouková, Genetic investigations in dyslexia. J. Med. Genet. **9** (1972) 48—52.
Zerbin-Rüdin, E., Idiopathischer Schwachsinn. In: Becker, P. E., Humangenetik. Bd. V/2 1967.

Dysosteosclerose

Pascual-Castroviejo, I., C. Casas-Fernandes, V. Lopez-Martin and A. Martinez-Bemejo, X-linked dysosteosclerosis. Four familial cases. Europ. J. Pediat. **126** (1977) 127—138.
Spranger, J. W., C. Albrecht, H. J. Rohwedder and H.-R. Wiedemann, Die Dysosteosklerose: eine Sonderform der generalisierten Osteosklerose. Röfo **109** (1968) 504—512.

Dysostose, enchondrale, Typ NIERHOFF-HÜBNER, NIERHOFF-HÜBNER-Syndrom

Rupprecht, E. und E. Dörfel, Enchondrale Dysostose Typ Nierhoff-Hübner bei 3 Geschwistern. Arch. Kinderhk. **173** (1966) 64—73.
Rupprecht, E., Pers. Mitteilung. Dresden 1971.

Dysostose, spondylocostale; spondylocostale Dysplasie, spondylothorakale Dysplasie, costovertebrale Dysplasie, COVESDEM-Syndrom, JARCHO-LEVIN-Syndrom, occipito-fazio-cervico-thoraco-abdomino-digitale Dysplasie, Polydysspondylie

Bonaime, J. L., B. Bonne, A. Joanneaud et al., Le syndrome de dysostose spondylothoracique ou spondylocostale. Etude clinique, radiologique e génétique. A propos de 7 observations. Pédiatrie **33** (1978) 173—188.
Gellis, S. S., M. Feingold, M. J. Bull and A. Poticastro, Spondylothoracic dysplasia (costovertebral dysplasia, Jarcho-Levin). Amer. J. Child. **130** (1976) 513—514.
Langer, L. O. jr. and J. H. Moe, A recessive form of congenital

scoliosis different from spondylothoracic dysplasia. Birth Def., Orig. Art. Ser. **11** (1975) 83–85.
MANZIA, S., M. CORTESI, M. GARZIOLO e G. C. BANICINI, Le syndrome delle anomalie vertebro-costal die JARCHO-LEVIN. Min. Pediat. **28** (1976) 2141–2146.
PÉREZ-COMAS, A. and J. M. CARCIA-CASTRO, Occipito-facial cervico-thoracic-abdomino-digital dysplasia; JARCHO-LEVIN syndrome of vertebral anomalies: report of six cases and review of the literature. J. Pediat. **85** (1974) 388–391.
SILENGO, M. C., CAVALLARO, S. and P. FRANCESCHINI, Recessive spondylo-costal dysostosis: Two new cases. Clin. Genet. **13** (1978) 289–294.
SOLOMON, L., R. B. JIMENEZ and L. REINER, Spondylothoracic dysostosis. Report of two cases and review of the literature. Arch. Pathol. Lab. Med. **102** (1978) 210–215.
TRINDADE, C. E. P. and F. J. DE NOBREGA, Spondylothoracic dysplasia in two siblings. Clin. Pediat. **16** (1977) 1097–1099.
WADIA, R. S., D. B. SHIVOLE and M. S. DISKHIT, Recessively inherited costovertebral defect with mesomelia and peculiar facies (COVESDEM syndrome). A new genetic entity? J. Med. Genet. **15** (1978) 123–127.

Dysostosen, periphere; periphere Dysplasie; BRAILSFORD-Syndrom

BACHMAN, R. K. and A. P. NORMAN, Hereditary peripheral dysostosis (three cases). Proc. Roy. Soc. Med. **60** (1967) 21–25.
COHEN, P. and S. VAN CREVELD, Peripheral dysostosis. Brit. J. Radiol. **36** (1963) 761–765.
FONTAINE, G., P. MAROTEAUX, J.-P. FARRIAUX, J. RICHARD et B. ROELENS, Le syndrome tricho-rhino-phalangien. Arch. Franç. Péd. **27** (1970) 635–637.
GIEDION, A., Die periphere Dysostose (PD) — ein Sammelbegriff. Röfo **110** (1969) 507–524.
GIEDION, A., Phalangeal cone shaped epiphysis of the hands (PhCSEH) and chronic renal disease — the conorenal syndromes. Pediatr. Radiol. **8** (1979) 32–38.
KOZLOWSKI, K. and E. RUPPRECHT, Metaphyseal dysplasia with peripheral location. Helv. Paediat. Acta **27** (1972) 85–89.
MAROTEAUX, P. et G. MALAMUT, Acrodysostose. Presse Méd. **76** (1968) 2189–2192.

Dysplasia cleidocranialis, SCHEUTHAUER-MARIE-SAINTON-Syndrom

GOODMAN, R. M., R. TADMOR, A. ZARITSKY and S. A. BECKER, Evidence for an autosomal recessive form of cleidocranial dysostosis. Clin. Genet. **8** (1975) 20–29.
HINKEL, G. K. und E. RUPPRECHT, Zur Einordnung multipler mesenchymaler Fehlbildungen. Arch. Kinderhk. **175** (1967) 292 bis 302.

Hylton, R. P. jr. and J. E. Albright, Cleidocranial dysostosis: report of case. J. Oral. Surg. **28** (1970) 682–685.
Jarvos, J. L. and T. E. Keats, Cleidocranial dysostosis. A review of 40 new cases. Amer. J. Roentgenol. **121** (1974) 5–16.
Kibbe, M. H. and T. H. Jacelo, Cleidocranial dysostosis. Va. Med. Monthly **100** (1973) 148–150.
Kozlowski, K. und E. Rupprecht, Klinik und Röntgenbild der Osteochondroplasien und Mukopolysaccharidosen. Akademie-Verl. Berlin 1972.
Jackson, W. P. U., Osteodental dysplasia (Cleidocranial dysostosis). The „Arnold head". Acta Med. Scand. **139** (1951) 292 to 307.
Lenz, W., Medizinische Genetik. 1970.

Dysplasia epiphysealis multiplex, multiple epiphysäre Dysplasie, Spondylo-epiphysäre Dysplasie Typ RIBBING-FAIRBANK, RIBBING-FAIRBANK-Syndrom

Beighton, P., L. Goldberg and J. Op't Hof, Dominant inheritance of multiple epiphyseal dysplasia, myopia and deafness, Clin. Genet. **14** (1978) 173–177.
Kozlowski, K. and R. Middleton, Spondylo-epiphyseal dysplasia Ribbing-Faibrank type. Report of three cases. Aust. Radiol. **22** (1978) 167–272.
Lehmann, W. L. and D. M. Murray, Multiple epiphyseal dysplasia. A longitudinal family study. Orthopedics **4** (1981) 38–46.
Mena, H. R. and E. O. Pearson, Multiple epiphyseal dysplasia. A family case report. J. Amer. Med. Ass. **236** (1976) 2629–2633.
Spranger, J., Spondyloepiphyseal dysplasias. Birth Def., Orig. Art. Ser. **11** (1975) 177–182.

Dysplasia renofacialis, POTTER-Syndrom I

Bartley, J. A., M. S. Golbus, R. A. Filly and B. D. Haill, Prenatal diagnosis of dysplastic kidney disease. Clin. Genet. **11** (1977) 375–378.
Cole, B. R., R. L. Kaufmann, W. H. mc Alister and J. M. Kissane, Bilateral renal dysplasia in three siblings: report of a survivor. Clin. Nephrol. **5** (1976) 83–87.
Duncan, P. A., Embryological pathenogenesis of renal agenesis associated with cervical vertebral anomalies (Klippel-Feil phenotype). Birth Def., Orig. Art. Ser. **13**/3D (1977) 91–101.
Fitch, N., Heterogeneity of bilateral renal agenesis. Canad. Med. Ass. J. **116** (1977) 381–382.
Fitch, N. and R. C. Lachance, The pathogenesis of Potter's syndrome renal agenesis. J. Can. Med. Assoc. **107** (1972) 653 to 654.
Fitch, N. and H. Srolovitz, Severe renal dysgenesis produced by a dominant gene. Amer. J. Dis. Child. **130** (1976) 1356–1357.
Kaffe, S., S. Godmilow, B. A. Walker and K. Hirschhorn,

Prenatal diagnosis of bilateral renal agenesis. Obstet. Gynecol. **49** (1977) 478–480.
KOHN, G. and P. F. BORNS, The association of bilateral and unilateral renal aplasia in the same family. J. Pediat. **83** (1973) 95 to 97.
MAUER, S. M., R. S. DOBRIN and R. L. VERNIER, Unilateral and bilateral renal agenesis in monoamniotic twins. J. Pediat. **84** (1974) 236–238.
MIIRANDA, D., R. A. SCHINELLA and M. J. FINEGOLD, Familial renal dysplasia. Arch. Path. **93** (1972) 483–491.
NIEDERALT, G., M. TÜRK und R. FISCHER, Dysplasia renofacialis. POTTER-I-Syndrom. Med. Welt **22** (1971) 865–868.
PASHAYAN, H. M., T. DOWD and A. V. NIGRO, Bilateral absence of the kidneys and ureters. Three cases reported in one family. J. Med. Genet. **14** (1977) 205–209.
SCHMIDT, W., F. KUBLI und T. SCHROEDER, Ultrasonographische Befunde beim POTTER-Syndrom. Geburtsh. Frauenheilk. **41** (1981) 374–381.
TOOMEY, F. B., P. FRITZSCHE, E. CARLSON et al., Application of aortography and ultrasound in evaluation of renal agenesis. Pediatr. Radiol. **6** (1977) 168–171.

Dysplasia spondylo-epiphysaria, pseudoachondroplastische; Pseudoachondroplasie (MAROTEAUX-LAMY)

CRANLEY, R. E., B. R. WILLIAMS, S. E. KOPITS and J. P. DORST, Pseudoachondroplastic dysplasia: five cases representing clinical, roentgenographic and histologic heterogeneity. Birth Def., Orig. Art. Ser. **11** (1975) 205–215.
DENNIS, N. R. and P. RENTON, The severe recessive form of pseudoachondroplastic dysplasia. Pediatr. Radiol. **3** (1975) 169 to 175.
FORD, N., F. SILVERMAN and K. KOZLOWSKI, Spondylo-epiphyseal dysplasia (pseudo-achondroplastic type). Am. J. Roentgen. **86** (1961) 462–472.
HESELSON, N. G., B. J. CREMIN and P. BEIGHTON, Pseudoachondroplasia, a report of 13 cases. Brit. J. Radiol. **50** (1977) 473–482.
HÜBNER, H., H. DZIATKIWIAK, S. NOWAK, I. FILIPIAK-MIASTOWSKA and I. P. ANETA-MALECKA, Unclassified spondyloepiphyseal dysplasia. Report of two cases. Helv. Paediat. Acta. **27** (1972) 163–175.
KOZLOWSKI, K., Spondylo-epiphysäre Dysplasien mit Valgusdeformität der Kniegelenke. Röfo **115** (1971) 287–295.
KOZLOWSKI, K., Pseudochondroplastic dysplasia (MAROTEAUX-LAMY). A critical analysis. Aust. Radiol. **20** (1976) 225–269.
MAROTEAUX, P. et M. LAMY, Les formes pseudo-achondroplasiques des dysplasies spondylo-épiphysaires. Presse Méd. **67** (1959) 383 à 386.
RUPPRECHT, E. und W. PURATH, Pseudoachondroplasie. Ztschr. Orthop. Grenzgeb. **110** (1972) 92–100.

Dysplasia spondylo-epiphysaria congenita, SPRANGER-WIEDEMANN, SPRANGER-WIEDEMANN-Syndrom

ALLAIN, D. et Cl. MARTIN, Deux cas de dysplasie spondylo-epiphysaire congénitale. Méd. Infant. 82 (1975) 99–113.
FRASER, Q. R., A. I. FRIEDMANN, P. MAROTEAUX, A. M. GLEN-BOTT and U. MITTWOCH, Dysplasia spondyloepiphysaria congenita and related generalized skeletal dysplasia among children with severe visual handicaps. Arch. Dis. Child. 44 (1969) 490–498.
KOZLOWSKI, K. und J. TROJANOWSKA, Die dominante spondyloepiphysäre Dysplasie mit besonderer Beteiligung der Wirbelsäule. Röfo 115 (1971) 296–302.
LUTHARDT, Th., H. REINWEIN, H. SCHÖNBERG, J. W. SPRANGER and H.-R. WIEDEMANN, Dysplasia spondyloepiphysaria congenita. Klin. Pädiat. 187 (1975) 538–545.
MAROTEAUX, P., Spondyloepiphyseal dysplasias and metatropic dwarfism. Birth. Def., Orig. Art. Ser. 5 (1969) 35–44.
NAUMOFF, P., Thoracic dysplasia in spondyloepiphyseal dysplasia congenita. Amer. J. Dis. Child. 131 (1977) 653–654.
RUPPRECHT, E., Dysplasia spondyloepiphysaria congenita. Kipra 37 (1969) 162–166.
SPRANGER, J. W., Spondyloepiphyseal dysplasia. Birth. Def., Orig. Art. Ser. 11 (1975) 177–182.
SPRANGER, J. W. and L. O. LANGER jr., Spondyloepiphyseal dysplasia congenita. Radiology 94 (1970) 313–322.
SPRANGER, J. W. und H.-R. WIEDEMANN, Dysplasia spondyloepiphysaria congenita. Helv. Paediat. Acta 21 (1966) 598–611.

Dysplasia spondylo-epiphysaria tarda

BANNERMAN, R. M., X-linked spondyloepiphyseal dysplasia tarda (S. D. T). Birth Def., Orig. Art. Ser. 5 (1969) 48–51.
BANNERMAN, R. M., G. B. INGALL and J. F. MOHN, X-linked spondyloepiphyseal dysplasia: clinical and linkage data. J. Med. Genet. 8 (1971) 291–301.
HAMMER, B. und W. TELLER, Dysplasia spondyloepiphysaria tarda. Röfo 116 (1972) 477–486.
HARPER, P. S., P. JENKINS and K. M. LAURENCE, Spondyloepiphyseal dysplasia tarda: A report of four cases in two families. Brit. J. Radiol. 46 (1973) 676–684.
MAROTEAUX, P., Spondyloepiphyseal dysplasias and metatropic dwarfism. Birth. Def., Orig. Art. Ser. 5 (1969) 35–44.
RUPPRECHT, E., Dysplasia spondylo-epiphysaria. Kipra 37 (1969) 162–166.

Dysplasia spondylo-metaphysaria (KOZLOWSKI)

GUSTAVSON, K. H., G. HOLMGREN and F. PROBST, Spondylometaphyseal dysplasia in two sibs of normal parents. Pediat. Radiol. 7 (1978) 90–96.

KOZLOWSKI, K., P. MAROTEAUX et J. SPRANGER, La dysostose spondylométaphysaire. Presse Méd. 75 (1967) 2769.
KOZLOWSKI, K., B. E. PROKOP, J. S. SCOUGALL, M. SILINK and R. H. VINES, Spondylo-metaphyseal dysplasia (report of a case of common type and three cases of „new varieties") Röfo 130 (1979) 222–230.
REFOIR, H. J., Zur spondylo-metaphysären Dysostose (Typ KOZLOWSKI-MAROTEAUX-SPRANGER). Arch. Orthop. Unfall-Chir. 66 (1969) 334–346.
RIGGS, W. jr. and R. L. SUMMITT, Spondylometaphyseal dysplasia (KOZLOWSKI). Radiology 101 (1971) 375–381.
THOMAS, P. S. and N. C. NEVIN, Spondylometaphyseal dysplasia. Radium Ther. Nucl. Med. 128 (1977) 89–93.
VELDE, E., VAN DE, C. HOOFT, B. VANENABEELE et W. REDANT, Trois cas familiaux de dysplasie spondylo-métaphysaire. J. Belge Radiol. 55 (1972) 623–630.

Dysplasie, fronto-metaphysäre

DANKS, D. M., V. MAYNE and M. C. MCKINNON, Fronto-metaphyseal dysplasia, a progressive disease of bone and connective tissue. Amer. J. Dis. Child. 123 (1972) 252–258.
GORLIN, R. J. and M. M. COHEN, Frontometaphyseal dysplasia: A new syndrome. Amer. J. Dis. Child. 118 (1969) 487–494.
KASSNER, E. G., J. O. HALLER, V. H. REDDY, A. MITAROTUNDO and I. KATZ, Frontometaphyseal dysplasia: Evidence for autosomal dominant inheritance. 127 (1976) 927–933.
KLEINSORGE, H. und E. BÖTTGER, Das GORLIN-COHEN-Syndrom (frontometaphysäre Dysplasie). RöFo 127 (1977) 451–458.
MEDLAR, R. S. and A. H. CRAWFORD, Fronto-metaphyseal dysplasia presenting as scoliosis. A report of a family with four cases. J. Bone Joint Surg. 60 A (1978) 392–394.
SAUVERGRAIN, J., M. LOMBARD, L. GAREL et D. TRUSCELLI, Dysplasia fronto-métaphysaire. Ann. Radiol. 18 (1975) 155–162.
ULLRICH, E., R. WITKOWSKI and K. KOZLOWSKI, Fronto-metaphyseal dysplasia (Report of two familial cases). Aust. Radiol. 23 (1979) 165–271.
WEISS, L., W. A. REYNOLDS and R. T. SZYMANOWSKI, Frontometaphyseal dysplasia. Amer. J. Dis. Child. 130 (1976) 259–261.

Dysplasie, kranio-metaphysäre (JACKSON)

CARLSON, D. H. and G. B. HARRIS, Craniometaphyseal dysplasia. Radiology 103 (1972) 147–151.
GORLIN, R. J., J. SPRANGER and M. F. KOSZALKA, Genetic craniotubular bone dysplasias and hyperostosis. A critical analysis. Birth Def., Orig. Art. Ser. 4 (1969) 79–93.
SCHOLZ, E., Die craniometaphysäre Dysplasie (PYLE-Syndrom). Bericht über 4 Fälle aus einer Familie. Ärztl. Jugendkunde 63 (1972) 10–20.

SPRANGER, J. W., K. PAULSEN und W. LEHMANN, Die kraniometaphysäre Dysplasie (PYLE). Z. Kinderheilk. 93 (1965) 64–79.
WEMMER, U. und E. BÖTTGER, Die kraniometaphysäre Dysplasie (JACKSON). Fortschr. Röntgenschr. 128 (1978) 66–69.

Dystelephalangie, KIRNERsche Deformität

DAVID, T. J. and R. L. BURWOOD, The nature and inheritance of KIRNER's deformity. J. Med. Genet. 9 (1972) 430–433.
DYKES, R. G., KIRNER's deformity of the little finger. J. Bone Jt. Surg. B 60 (1976) 58–60.

Dystrophia myotonica, STEINERT-Syndrom; Myotonie, dystrophische

AICARDI, J., Les formes neo-natales de la dystrophie myotonique de STEINERT. J. Neurol. Sci 22 (1974) 149–164.
BADURSKA, B., J. PROT i H. STRUGALSKA, Analiza rodzin z dystrofia miotoniczne STEINERTA. Neurol. Neurochir. Pol. 19 (1969) 305–309.
BAUNDY, B. and C. O. CARTER, Genetic heterogeneity for dystrophia myotonica. J. Med. Genet. 9 (1972) 311–315.
BECKER, P. E., Myopathien. In: Humangenetik, Bd. III 1964.
BECKER, P. E., zit. nach LENZ, W., Medizinische Genetik. 1970.
BIELER, M., M. SEFIDPAR, U. R. ENGEL and F. W. REUTER, Dystrophia myotonica KURSCHMANN-STEINERT und ADAMS-STOKESsche Anfälle; erfolgreiche Behandlung der Herzrhythmusstörungen durch Schrittmacherimplantation. Schweiz. Med. Wschr. 106 (1976) 1647–1649.
BUNDEY, S., Disorders of muscle. Genetic counselling. Brit. J. Hosp. Med. 1977, 342–349.
FRIED, K., M. PAJEWSKI, G. MUNDEL, E. CASPI and R. SPIRA, Thin ribs in neonatal myotonic dystrophy. Clin. Genet. 7 (1975) 417–420.
GRIMM, T., The age of onset and the age of death in patients with dystrophia myotonica. J. Genet. Hum. 23 (1975) 301–308.
HARPER, P. S., Pre-symptomatic detection and genetic counselling in myotonic dystrophy. Clin. Genet. 4 (1973) 134–140.
HARPER, P. S., Congenital myotonic dystrophy in Britain. II. Genetic basis. Arch. Dis. Child 50 (1975) 514–521.
HEYNSFIELD, S. B., R. A. BETHEL and R. RUDMAN, Hyperresponsiveness of patients with clinical and premyopathic myotonic dystrophy to human growth hormone. J. Clin. Endocrin. Metab. 45 (1977) 147–158.
HEYCK, H., Progressive Muskelerkrankungen – Klinik, Pathophysiologie und Differentialdiagnose. Dtsch. Med. J. 22 (1971) 389–399.
INSLEY, J., G. W. G. BIRD, P. S. HARPER and G. W. PEARCE, Prenatal prediction of myotonic dystrophy. Lancet 1976/I, 806.
OMENN, G. S., H. G. SCHRITT, Prenatal prediction of autosomal

dominant disease by linkage studies: Myotonic dystrophy. Acta Genet. Med. **23** (1974) 221–228.
Paci, P. e G. P. Cirri, Considerazioni etiopatogenetiche e istopatologiche in un caso di M. di Steinert. Arch. Vecchi. Anat. Pat. **51** (1968) 735–751.
Petrusewicz-Hausmanowa, I., Genetische Muskelerkrankungen. In: Efroimson, W. P., Probleme der medizinischen Genetik (russisch). Moskau 1970.
Robert, J.-M. and J. Pernod, Etude généalogique de la maladie de Steinert. J. Génét. Hum. **24** (1976) 143–151.
Seay, A. R., F. A. Ziter and H. R. Hill, Defective neutrophil function in myotonic dystrophy. J. Neurol. Sci. **35** (1978) 25–30.
Zellweger, H., P. Cancilla, V. Ionasescu, F. Judisch und H. Schrott, Die myotonische Dystrophy. Pädiat. Prax. **18** (1977) 291–306.
Zimmerli, O., H. Moser, F. Lattke, B. von Matt and H. Gerber, Die eugenische Bedeutung der Kopplung zwischen den Genloci für Dystrophia myotonica (M. Steinert) und ABH-Sekretor. Schweiz. Med. Wschr. **107** (1977) 327–335.

EBSTEIN-Syndrom, EBSTEIN-Anomalie

Donegan, C. C. jr., M. M. Moore, T. M. Wiley, F. A. Hermandez, J. R. Green jr. and G. L. Schiebler, Familial Ebstein's anomaly of the tricuspid valve. Am. Heart J. **75** (1968) 375–379.
Emanuel, R., K. O'Brien and R. Ng, Ebstein's anomaly. Genetic study of 26 families. Brit. Heart J. **38** (1976) 5–7.
Gueron, M., M. Hirsch, J. Stern, W. Cohen and M. J. Levi, Familial Ebstein's anomaly with emphasis on the surgical treatment. Am. J. Cardiol. **18** (1966) 105–111.
Rosenmann, A., I. Arad, A. Sincha and T. Schaap, Familial Ebstein's anomaly. J. Med. Genet. **13** (1976) 532–535.

EDWARDS-Syndrom, Trisomie 18, E-Trisomie

Pfeiffer, R. A., Karoytyp und Phänotyp der autosomalen Chromosomenaberrationen beim Menschen. Jena 1968.
LeMarec, B., E. Paty, M. Roussey et al., La phénokopie de la trisomie 18. Une maladie autosomique récessive? Arch. Franç. Pédiat. **38** (1981) 253–259.
Prokowjewa-Belgowskaja, A. A., Grundlagen der Zytogenetik des Menschen. Akademie-Verl. Berlin 1973.
Simpson, J. L. and J. German, Developmental anomaly resembling the trisomy 18 syndrome. Ann. Génét. **12** (1969) 107–110.

EHLERS-DANLOS-Syndrom, Fibrodysplasia elastica

Baumann, W., H. J. Gebauer and K. Langenbeck, Blaue-Sklera-Syndrom und Keratoglobus (okulärer Typ des Ehlers-Danlos-Syndroms). v. Graefes Arch. Klin. Exp. Ophthalmol. **204** (1977) 235–246.

BARABAS, A. P., Heterogeneity of the EHLERS-DANLOS syndrome. Description of three clinical types and a hypothesis to explain the basic defect. Brit. Med. J. 1967/I, 612–613.
BEIGHTON, P., Obstetric aspects of EHLERS-DANLOS syndrome. J. Obstetrics Gynaec. Brit. CWLTH **76** (1969) 97–201.
BEIGHTON, P., A. PRICE, J. LORD and E. DICKSON, Variants of the EHLERS-DANLOS syndrome. Clinical, biochemical, haematological and chromosomal features of 100 patients. Ann. Rheum. Dis. **28** (1969) 228–242.
ELSAS, L. J. II., R. L. MILLER and S. R. PINNELL, Inherited human collagen lysylhydroxylase deficiency: ascorbic acid response. J. Pediatr. **92** (1978) 378–384.
GAJDOS, A., Déficiences héréditaires en enzymes de la biosynthese du collagene. „Les syndromes“ d'EHLERS-DANLOS. Nouv. Presse Méd. **6** (1977) 3001–3105.
HEILMANN, K., T. NEMETSCHEK und A. VÖLKL, Das EHLERS-DANLOS-Syndrom aus morphologischer und chemischer Sicht. Virchows Arch. Ges. Path. A 354 (1971) 268–284.
KIVIRIKKO, K. I. and L. RISTELI, Biosynthesis of collagen and its alterations in pathological states. Med. Biol. **54** (1976) 158–186.
KRIEG, T., A. IHME, L. WEBER et al., Molecular defects of collagen metabolism in the EHLERS-DANLOS syndrome. Int. J. Dermatol. **20** (1981) 415–425.
LICHTENSTEIN, J. R., G. R. MARTIN, L. D. KOHN, P. H. BYERS and V. A. MCKUSICK, Defect in conversion of procollagen to collagen in a form of EHLERS-DANLOS syndrome. Science **182** (1973) 298–300.
MECHANIC, G., Crosslinking of collagen in a heritable disorder of connective tissue: EHLERS-DANLOS syndrome. Biophys. Commun. **47** (1972) 267–272.
PEIRIS, I., EHLERS-DANLOS syndrome. Proc. Royal Soc. Med. **70** (1977) 894.
SHEMWELL, R. E. and J. C. WEED, EHLERS-DANLOS-syndrome. Report of pregnancy and delivery in a Negro. Amer. J. Obstet. Gynec. **108** (1970) 321–322.
STEWART, R. E., D. W. HOLLISTER and D. L. RIMOIN, A new variant of EHLERS-DANLOS syndrome: an autosomal dominant disorder of fragile skin, abnormal scarring and generalized periodontitis. Birth Def., Orig. Art. Ser. **13**/3 B (1977) 85–93.
WISE, D., Hereditary disorders of connective tissue. In: JADASSOHN, J., Handbuch. 1966.

Ektodermale Dysplasie, anhidrotische (hypohidrotische), CHRIST-SIEMENS-TOURAINE-Syndrom

CRUMP, I. A. and D. M. DANKS, Hypohidrotic ectodermal dysplasia. A study of sweat pores in the X-linked form and in a family with probable autosomal recessive inheritance. J. Pediat. **78** (1971) 466–473.
FREIE-MAIA, N., I. CAT and R. RAPONE-GAIDZINSKI, An ectodermal dysplasia syndrome of alopecia, onychodysplasia, hypohidrosis,

hyperkeratosis, deafness and other manifestations. Hum. Genet. 27 (1977) 127–133.
GORLIN, R. J., T. OLD and V. E. ANDERSON, Hypohydrotic ectodermal dysplasia in femals. A critical argument for genetic heterogeneity. Z. Kinderheilk. **108** (1970) 1–11.
HARROD, M. J., G. R. HAMBY, J. H. HERNDEN jr. and J. S. HOWARD, Dominantly inherited hypohydrotic ectodermal dysplasia with dental anomalies. Birth Def., Orig. Art. Ser. **13** (1977) 236 to 237.
KRATZSCH, R., Ektodermale Dysplasie vom anhydrotischen Typ bei zwei Schwestern. Klin. Pädiat. **184** (1972) 328–332.
LEIBER, B. und A. RIEMANN, Praktisch wichtige Dysplasie-Syndrome. CHRIST-SIEMENS-TOURAINE-Syndrom. Pädiat. Prax. **15** (1975) 303–307.
MCKUSICK, V. A., Mendelian inheritance in man. 5. Aufl., Baltimore 1978.
MESSOW, K., A. GOETZ, J. D. MURKEN, A RODEWALD and K. RIEGEL, Ektodermale Dysplasie vom anhydrotischen Typ. Identifizierung heterozygoter Merkmalsträgerinnen. Z. Geburtsh. Perinatologie **181** (1977) 129–133.
PASSARGE, E. and E. FRIES, Autosomal recessive hypohidrotic ectodermal dysplasia with subclinical manifestation in the heterozygote. Birth Def., Orig. Art. Ser. **13** (1977) 95–100.
PASSARGE, E., C. T. NUZUM and W. K. SCHUBERT, Anhidrotic ectodermal dysplasia as autosomal recessive trait in an inherited kindred. Humangenetik **3** (1966) 181–185.
REED, W. B., D. A. LOPEZ and B. LANDING, Clinical spectrum of anhidrotic ectodermal dysplasia. Arch. Derm. **102** (1970) 134–143.
RICHARDS, W. and J. M. KAPLAN, Anhidrotic ectodermal dysplasia. Am. J. Dis. Child. **117** (1969) 597–598.
ŠALAMON, T., Vererbung von Haar- und Nagelkrankheiten. In: JADASSOHN, J., Handbuch, 1966.
WITKOP, C. J. jr., L. J. BEFARLEY and W. C. GENTRY jr., Hypoplastic enamel, onycholysis, and hypohidrosis inherited as an autosomal dominant trait. A review of ectodermal dysplasia syndromes. Oral Surg. **89** (1975) 71–86.

Ektodermale Dysplasie, hidrotische

BARTLETT, R. C., L. R. EVERSOLE and R. S. ADKINS, Autosomal recessive hypohidrotic ectodermal dysplasia: dental manifestations. Oral Surg. **33** (1972) 736–742.
BOLCK, F. und C. BARTH, Ein Beitrag zur hidrotischen Form der ektodermalen Dysplasie. Z. Hautkr. **48** (1973) 1041–1048.
GOLD, R. J. M. and C. R. SCRIVER, Properties of hair keratin in an autosomal form of ectodermal dysplasia. Amer. J. Hum. Genet. **24** (1972) 549–561.
ŠALAMON, T., Vererbung von Haar- und Nagelkrankheiten. In: JADASSOHN, J., Handbuch, 1966.
WILLIAMS, M. and F. C. FRASER, Hidrotic ectodermal dysplasia — CLOUSTON's family revisted. Canad. Med. Ass. J. **96** (1967) 36–38.

Ektrodaktylie, terminale Aphalangie, Adaktylie, Acheirie

LAZJUK, G. I., I. W. LURIE, E. D. CHERSTVOY and Yu. I. USSOVA, A syndrome of multiple congenital malformations including amelia and oligodactyly occurring in half cousins. Teratology **13** (1976) 161–166.
RAHBARI, H., L. HEATH and T. A. CHAPEL, Anonychia with ectrodactyly. Arch. Derm. **111** (1975) 1482–1483.
STEVENSON, A. C. and B. C. C. DAVISON, Genetic counselling. London 1970.
TEMTAMY, S. A., Genetic factors in hand malformations. Baltimore 1966.
TEST, D. III, J. CERAMI and C. E. SCHOW, Congenital micrognathia and partial adactylia. J. Oral. Surgery **34** (1976) 559–565.

ELLIS-van-CREVELD-Syndrom, Chondroektodermale Dysplasie

BLACKBURN, M. G. and R. E. BELLIVEAU, ELLIS-VAN CREVELD syndrome. A report of previously undescribed anomalies in two siblings. Amer. J. Dis. Child **122** (1971) 267–270.
BÖHM, N., M. FUKUDA, R. STAUDT and H. HELWIG, Chondroectodermal dysplasia (ELLIS-VAN CREVELD syndrome) with dysplasia of renal medulla and bile ducts. Histopathology **2** (1978) 267–281.
KOTTE, W. und S. KOTTE, Ein Beitrag zum ELLIS-VAN-CREVELD-Syndrom (Chondro-ektodermale Dysplasie). Arch. Kinderheilk. **179** (1969) 56–65.
LENZ, W., Genetik. In: DENNIG, H., Lehrbuch der Inneren Medizin, 7. Aufl., Stuttgart 1966.
MCKUSICK, V. A., J. A. EGELAND, R. ELDRIDGE and D. E. KRUSEN, Dwarfism in the Amish I. The ELLIS-VAN-CREVELD syndrome. Bull. J. Hopkins Hosp. **115** (1964) 306–336.
MAHONEY, M. J. and J. C. HOBBINS, Prenatal diagnosis of chondroectodermal dysplasia (ELLIS-VAN-CREVELD syndrome) with fetoscopy and ultrasound. New Engl. J. Med. **297** (1977) 258–260.
NIEMANN, N., M. PIERSON, M. VIDAILHET, A.-M. WORMS, F. PLENAL et G. FORTIER, Le syndrome d'ELLIS-VAN CREVELD et ses rapports avec la dystrophie thoracique asphyxante. A propos de 3 nouveaux cas chez le nourisson. Pédiatrie **28** (1973) 253–263.
WISE, D., Hereditary disorders of connective tissue. In: JADASSOHN, J., Handbuch, 1966.

Endokardfibroelastose, Fibroelastose, endokardiale, erbliche

BRIEDIGKEIT, W. und J. BARTEL, Primäre Endokardfibroelastose. Dtsch. Ges.wesen **28** (1973) 1249.
FIXTER, D. E., R. B. COLE, M. H. PAUL, M. LEV and D. A. GIROD, Familial occurrence of the contracted form of endocardial fibroelastosis. Amer. J. Cardiol. **26** (1970) 208–213.
HUNTER, A. S. and A. J. KEAY, Primary endocardial fibroelastosis: an inherited condition. Arch. Dis. Childh. **48** (1973) 66–69.

NIEVEN, J. and J. HUBER, Familial myocardial fibrosis. Acta Med. Scand. **188** (1970) 439–445.
ROY, O., S. DURIEZ, M. PRIEUR et al., Les fibroelastoses primitives de l'endocarde. Considerations sur le conseil génétique. Sem. Hop. **53** (1977) 855–861.
SCHWARZ, E. und G. METZE, Familiäres Vorkommen von Endokardfibrose bei drei Geschwistern. Pädiat. Grenzgeb. 8 (1969) 67–72.
SINGH, A., E. F. DOYLE, D. A. DANILOWICZ and M. J. FINEGOLD, Familial nonobstructive cardiomyopathy with endocardial fibroelastosis beyond infancy. Pediatrics **61** (1978) 410–416.
STEVENSON, A. C. and B. C. C. DAVISON, Genetic counselling. London 1970.
SU-CHIUNG CHEN, M. W. THOMPSON and V. ROSE, Endocardial fibroelastosis: family studies with special reference to counselling. J. Pediat. **79** (1971) 385–392.
WESTWOOD, M., R. HARRIS, J. L. BURN and A. J. BARSON, Heredity in primary endocardial fibroelastosis. Brit. Heart J. **37** (1975) 1077–1184.

Endokrinopathie, juvenile, familiäre

CASTELLS, S., S. FIKRIG, S. INAMDAR and E. ORTI, Familial moniliasis, defective delayed hypersensivity, and adrenocorticotropic hormone deficiency. J. Pediat. **79** (1971) 72–79.
DRURY, M. I., D. M. KEELAN, F. J. TIMONEY and W. J. IRVINE, Juvenile familial endocrinopathy. Clin. Exp. Immunol. **7** (1970) 125–132.
HIEKKALA, H., Idiopathic hypoparathyroidism, adrenal insufficiency and moniliasis in children. Ann. Paediat. Fenn. **10** (1962) 213–222.
HUNG, W., C. J. MIGEON and R. H. PARROTT, A possible autoimmune basis vor ADDISON's disease in three siblings, one with idiopathic hypoparathyreoidism, pernicious anemia und superficial moniliasis. New Engl. J. Med. **269** (1963) 658–663.
KENNY, F. M. and M. D. HOLLIDAY, Hypoparathyreoidism, moniliasis, ADDISON's and HASHIMOTO's disease. Hypercalcemia treated with intravenously administered sodium sulfate. New Engl. J. Med. **271** (1964) 708–713.
KUNIN, A. S., B. R. MACKAY, S. L. BURNS and M. L. HALBERSTAM, The syndrome of hypoparathyroidism and adrenocortical insufficiency, a possible sequel of hepatitis. Case report and review of literature. Am. J. Med. **34** (1963) 856–866.
SHANNON, D. C., G. JOHNSON and K. F. AUSTEN, Genetic and clinical aspects of the syndrome of chronic moniliasis and endocrine deficits. Soc. Pediat. Res. 1966, 101.
SWEETNAM, W. P., Juvenile familial endocrinopathy. Lancet 1966/I 463–465.
VAZQUEZ, A. M. and F. M. KENNY, Ovarian failure and antiovarian antibodies in association with hypoparathyroidism, moniliasis

and ADDISON's and HASHIMOTO's disease. Obstet. Gynecol. **41** (1973) 414–418.

Endomyokardfibrose

CONNOR, D. H., K. SOMERS, M. S. R. HUTT, W. C. MANION and D. H. D'ARBELA, Endomyocardial fibrosis in Uganda. Amer. Heart J. **75** (1968) 107–110.
MEYER, H. G., Familiäre Endomyokardfibrose des linken Ventrikels. Med. Klin. **69** (1974) 1493–1499.
MEYER, J., Die Myokardiopathien. Dtsch. Med. Wschr. **94** (1969) 1755–1761.
PATEL, A. K., J. L. ZIEGLER, P. G. D'ARBELLA and K. SOMERS, Familial cases of endomyocardial fibrosis in Uganda. Brit. Med. J. 1971/II 331–334.
VAN DER GELD, H., F. PEETOOM, K. SOMERS and B. R. KANYEREZI, Immunohistological and serological studies in endomyocardial fibrosis. Lancet 1966/II 1210–1212.

ENGELMANN-Syndrom, CAMURATI-ENGELMANN-Syndrom, Osteopathia hyperostotica (scleroticans) multiplex infantilis, Dysplasia diaphysaria hereditaria progrediens, diaphysäre Dysplasie

ALLEN, D. T., A. M. SAUNDERS, W. H. NORTHWAY, jr., G. F. WILLIAMS and I. A. SCHÄFER, Corticosteroids in the treatment of ENGELMANN's disease. Pediatrics **46** (1970) 523–531.
LENNON, E. A., M. M. SCHLECHTER and R. W. HORNABROOK, ENGELMANN's disease. Report of a case with review of the literature. J. Bone Joint Surg. **43B** (1961) 273–284.
MORSE, P. H., F. B. WALSH and J. R. MCCORMICK, Ocular findings in hereditary diaphyseal dysplasia (ENGELMANN's disease). Am. J. Ophthalm. **68** (1969) 100–104.
SMITH, R., R. J. WALTON, D. B. CORNER and I. R. S. GORDON, Clinical and biochemical studies in ENGELMANN's disease (progressive diaphyseal dysplasia). Quart. J. Med. **46** (1977) 273–294.
SPAPKES, R. S. and C. B. GRAHAM, CAMURATI-ENGELMANN disease: genetics and clinical manifestations with a review of the literature. J. Med. Genet. **9** (1972) 73–85.
STEVENSON, A. C. and B. C. C. DAVISON, Genetic counselling. London 1970.
TRUNK, G., A. NEWMAN and T. E. DAVIS, Progressive and hereditary diaphyseal dysplasia: ENGELMANN's disease. Arch. Intern. Med. **123** (1969) 417–422.
WETZEL, H., Beitrag zur CAMURATI-ENGELMANNschen Erkrankung. Dtsch. Med. Wschr. **88** (1963) 188–190.
WILLEMS, D., M. VERHELST, J. C. MULIER and M. MARTENS, ENGELMANN's disease. Report of four cases with review of literatur. J. Belge Radiol. **56** (1973) 395–398.

Enuresis nocturna

GEDDA, L., A. ALFIERI and R. TATARELLI, Genealogical and twin study of „primitive enuresis" and its chronological aspects. 4. Intern. Congr. Humangenetik. Paris 1971.
GEDDA, L., A. ALFIERI e R. TATARELLI, L'enuresi primitiva: studio gemellare sugli aspetti cronologici e familiari. Acta Med. Auxol. 4 (1972) 30–32.
KOCH, G., Epilepsien. In: BECKER, P. E., Humangenetik. Bd. V/II 1967.
LEMPP, R., Therapie der Enuresis nocturna im Kindesalter. Dtsch. Med. Wschr. **97** (1972) 386–387.
ZALESKI, A., M. K. SHOKEIR and J. W. GERRARD, Enuresis: familial incidence and relationship to allergic disorders. C. M. A. Journal **106** (1972) 30–31.

Enzephalopathie, nekrotisierende, infantil-subakute, LEIGH-Syndrom

COOPER, J. R. and J. H. PINCUS, Thiamine-triphosphate deficiency in LEIGH's disease (subacute necrotizing encephalomyelopathy. In: HOMMES, F. A. and C. J. VAN DER BERG, Inborn errors of metabolism. Acad. Press, London, New York 1973.
FEIGIN, I. and H.-H. GOEBEL, „Infantile" subacute necrotizing encephalopathy in the adult. Neurology **19** (1969) 749–759.
GRÖBE, H., D. B. v. BASSEWITZ, H.-Chr. DOMINICK and R. A. PFEIFFER, Subacute necrotizing encephalomyelopathy. Acta Paediat. Scand. **64** (1975) 755–762.
GROVER, W. D., V. H. AUERBACH and M. S. PATEL, Biochemical studies and therapy in subacute necrotizing encephalomyelopathy (LEIGH's syndrome). J. Pediat. **81** (1972) 39–44.
GULLOTTA, F., Zur Lokalisation der WERNICKE-Encephalopathie im Kindes- und Erwachsenenalter. Arch. Psychiat. Nervenkr. **88** (1968) 211–215.
MURPHY, J. V., Subacute necrotizing encephalomyelopathy (LEIGH's disease). Detecting of the heterozygous carrier state. Pediatrics **51** (1973) 710–715.
PINCUS, J. H., Y. ITOKAWA and J. R. COOPER, Enzyme-inhibiting factor in subacute necrotizing encephalopathy. Neurology **19** (1969) 841–845.
REED, M. A., LEIGH's disease: a family study. Lancet 1976/I 1237.

Epidermodysplasia verruciformis, Verrucosis generalisata aut disseminata, LEWANDOWSKY-LUTZ-Syndrom

BAKER, H., Epidermodysplasia verruciformis with electron microscopic demonstration of virus. Proc. Roy. Soc. Med. **61** (1968) 589–590.
LUTZNER, M. A., Epidermolysis verruciformis: an autosomal

recessive disease characterized by viral warts and skin cancer. A model for viral oncogenesis. Bull. Cancer **65** (1978) 169–182.
POLYZOPOULOU, E. A., N. GALANOS, G. MICHAILIDIS and Chr. DANAS, On a case of epidermodysplasia verruciformis of LEWANDOWSKY-LUTZ. Galenus **13** (1971) 191–202.
PRYSTOWSKY, S. D., J. H. HERNDEN jr., R. G. FREEMAN and C. BOUDREAU, Epidermodysplasia verruciformis. Amer. J. Dis. Child. **130** (1976) 437–440.
SCHNYDER, U. und W. KLUNKER, Erbliche Verhornungsstörungen. In: JADASSOHN, J., Handbuch. 1966.
VOGEL, F. und H. DORN, Krankheiten der Haut und ihrer Anhangsgebilde. In: BECKER, P. E., Humangenetik, Bd. IV 1964.

Epidermolysis bullosa der Hände und Füße, Epidermolysis bullosa hereditaria tarda, WEBER-COCKAYNE-Syndrom

SCHNYDER, U. W., Die hereditären Epidermolysen In: JADASSOHN, J., Handbuch. 1966.

Epidermolysis bullosa dystrophica dominans (COCKAYNE-TOURAINE)

BART, B. J., R. J. GORLIN, V. E. ANDERSON and F. W. LYNCH, Congenital localized absence of skin and associated abnormalities resembling epidermolysis bullosa. A new syndrome. Arch. Derm. **93** (1966) 296–304.
BLATTNER, R. J., Hereditary epidermolysis bullosa. J. Pediat. **74** (1969) 655–657.
DAVISON, B. C. C., Epidermolysis bullosa. J. Med. Genet. **2** (1965) 233–242.
JOENSEN, H. D., Epidermolysis bullosa dominans in two families in the Faroe Islands. Acta Dermatoven. **53** (1973) 56–60.
Ders., Epidermolysis bullosa hereditaria. A brief survey and clinical data on 56 living persons with Epidermolysis bullosa dystrophica dominans. Annal. Socient. Faeroensis **21** (1973) 9–27.
SCHNYDER, U. W., Die hereditären Epidermolysen. In: JADASSOHN, J., Handbuch. 1966.

Epidermolysis bullosa dystrophica polydysplastica (HALLOPEAU-SIEMENS)

DAVISON, B. C. C., Epidermolysis bullosa. J. Med. Genet. **2** (1965) 233–242.
KANAN, M. W., M. J. O. FRANCIS, B. SYKES et al., Preponderance of lysosomal bodies in cultured fibroblasts from patients with recessive epidermolysis bullosa dystrophica. An electron microscopic study. Brit. J. Dermatol. **96** (1977) 521–531.
ORLANDO, R. C., E. M. BOZYMSKI, R. A. BRIGGAMAN and C. A. BREAM, Epidermolysis bullosa: gastrointestinal manifestation. Ann. Inter. Med. **81** (1974) 203–206.

ŠALAMON, T. i M. BAŠIĆ-KONJICIJA, Epidermolysis bullosa hereditaria congenita polyplastica kod jednojainik blizanaca. Acta Derm. Jug. 2 (1975) 101–105.
SCHNYDER, U. W., Die hereditären Epidermolysen. In: JADASSOHN, J., Handbuch. 1966.

Epidermolysis bullosa dystrophica ulcero-vegetans, NICOLAS-MOUTOT-CHARLET-Syndrom

SCHNYDER, U. W., Die hereditären Epidermolysen. In: JADASSOHN, J., Handbuch. 1966.

Epidermolysis bullosa hereditaria

CELIS, I. I. und V. A. LELIENE, Die erbliche Epidermolysis bullosa und ihre Varianten (russisch). Vestn. Dermatol. Vernerol. 1977, 63–66.
DEGUM, J. S. and C. A. RAMSEY, X-Linked epidermolysis bullosa (MENDES DA COSTA), poikiloderma, retarded growth. Proc. Roy. Soc. Med. **66** (1973) 234–236.
GARCÍA-PÉREZ, A. and F. J. CARAPETO, Pretibial epidermolysis bullosa: report of two families and review of the literature. Dermatologica **150** (1975) 122–128.
GEDDE-DAHL, T. jr., Epidermolysis bullosa. A clinical, genetic and epidemiological study. Oslo 1971.
HASHIMOTO, I., I. ANTON-LAMPRECHT and M. HOFBAUER, Epidermolysis bullosa dystrophica inversa: Bericht über zwei Geschwisterfälle. Hautarzt **27** (1976) 532–537.

Epidermolysis bullosa hereditaria et albopapuloidea (PASINI)

ANTON-LAMPRECHT, I. and I. HASHIMOTO, Epidermolysis bullosa dystrophica (PASINI) — A primary structural defect of the anchoring fibrils. Hum. Genet. **32** (1976) 69–76.
BAUER, E. A. and T. W. COOPER, Therapeutic considerations in reassive dystrophic epidermolysis bullosa. Arch. Dermatol. **117** (1981) 529–530.
GEDDE-DAHL, T. jr., J. H. EDWARDS and B. R. ALLEN, The secretor linkage group and epidermolysis bullosa dystrophica (PASINI). Clin. Genet. **10** (1976) 357–358.
LAMBERT, D., C. EFFANTIN, E. JUSTRABO et al., Aspects ultrastructuraux et génétiques de l'épidermolyse bulleuse albo-papuloide. Ann. Dermatol. Vénérol. **104** (1977) 841–844.
NIERMANN, H., Neuere Ergebnisse der Erbpathologie der Haut. Fortschr. Prakt. Derm. u. Vernerol. **33** (1960) 282–285.

Epidermolysis bullosa hereditaria simplex (KÖBNER)

BLATTNER, R. J., Hereditary epidermolysis bullosa. H. Pediat. **74** (1969) 655–657.

Olaisen, B. and T. Gedde-Dahl jr., GPT-EBS(1) linkage group: general linkage relations. Hum. Hered. **24** (1974) 178–185.
Passarge, E., Epidermolysis bullosa hereditaria simplex. A kindred affected in four generations. J. Pediat. **67** (1965) 819–825.
Schnyder, U. W., Die hereditären Epidermolysen. In: Jadassohn, J., Handbuch. 1966.

Epidermolysis bullosa letalis, HERLITZ-Syndrom

Bauer, E. A., T. Gedde-Dahl and A. Z. Eisen, The role of human skin collagenase in epidermolysis bullosa. J. Invest. Dermatol. **68** (1977) 119–124.
Cross, H. E., R. S. Wells and J. R. Esterly, Inheritance in Epidermolysis bullosa letalis. J. Med. Genet. **5** (1968) 189–196.
Gedde-Dahl, T. jr., Epidermolysis bullosa. A clinical and epidemiological study. Oslo 1970.
Hashimoto, I., T. Gedde-Dahl jr., U. W. Schnyder and T. Anton-Lamprecht, Ultra-structural studies in epidermolysis bullosa hereditaria. IV. Recessive dystrophic types with junctional blistering (Infantile or Herlitz-Pearson type and adult type). Arch. Dermatol. Res. **25** (1976) 17–32.
Schnyder, U. W., Die hereditären Epidermolysen. In Jadassohn, J., Handbuch. 1966.

Epilepsie (unter Mitarbeit von RABENDING, Magdeburg und BÖHL, Berlin)

Badaljan, L. O., I. S. Gorlina and N. I. Prirogov, Epilepsien und Migräne (russisch). Klin. Med. **47** (1969) 48–54.
Degen, R., Die Wertigkeit der Genetik und exogener Faktoren in der Entstehung klinischer Epilepsien. Münch. Med. Wschr. **117** (1975) 465–472.
Dodinval, P., La consultation génétique en neurologie. Hérédité Mendélienne et multifactorielle. Acta Med. Gemellol. **23** (1974) 59–81.
Doose, H. and H. Gerken, On the genetics of EEG-anomalies in childhood. II. Occipital 2–4/s rhythms. Neuropädiatrie **3** (1972) 386–401.
Dies., IV. Photoconvulsive reaction. Ibid. **4** (1973) 162–171.
Doose, H., H. Gerken, T. Horstmann and E. Völzke, Genetic factors in spikewave absences. Epilepsia **14** (1973) 57–75.
Doose, H., H. Gerken and E. Völzke, On the genetics of EEG-anomalies in childhood. I. Abnormal theta rhythms. Neuropädiatrie **3** (1972) 386–401.
Fleiszar, K. A., W. L. Daniel and P. B. Imrey, Genetic study of infantile spasms with hypsarrhythmia. Epilepsia **18** (1977) 55–62.
Janz, D. und D. Scheffner, Über epileptische Anfälle bei Kindern von Eltern mit Epilepsie. Nervenarzt **51** (1980) 226–232.
Jensen, I., Genetic factors in temporal lobe epilepsy. Acta Neurol. Scand. **52** (1975) 381–394.

KOCH, G., Die Erblichkeit der Epilepsien. Psychiatr. Neurol. Neurochir. **66** (1963) 153–183.
Ders., Indikationen zur Schwangerschaftsunterbrechung bei Epileptikerinnen. Med. Klinik **60** (1965), 1103.
Ders., Epilepsien. In: BECKER, P. E., Humangenetik, Bd. V/II (1967) 1–46.
Ders., Probleme der Erb- und Konstitutionsforschung seelischer Störungen. In: Seelische Störungen. Herausg. H.-H. MEYER. Frankfurt/M. 1970.
Ders., Genetische Beratungen bei neurologischen u. psychiatrischen Erkrankungen. Neurol. u. Psych.therapie (1978) 472–477.
LENZ, W., Medizinische Genetik. 1970.
METRAKOS, J. D. and E. ANDERMANN, Multifactorial hypothesis of epilepsy. 4. Intern. Kongr. Hum. Genet. Paris. 1971.
METRAKOS, J. D. and K. METRAKOS, Childhood epilepsy of subcortical („centrencephalic") origin. Clin. Pediatr. **5** (1966) 536 to 542.
NEUHÄUSER, G., Fieberkrämpfe im Kindesalter. Diagnose und Differentialdiagnose. Pädiat. Prax. **18** (1977) 219–232.
PEDERSEN, H. E. and E. KROGH, The prognostic consequences of familial predisposition and sex in epilepsy. Acta. Neurol. Scand. **47** (1971) 106–116.
PORTNOW, A. V. und M. G. KANTOR, Genetische Aspekte der kindlichen Epilepsie (russisch). Genetika **8** (1972) 142–147.
STÖGMANN, W., Ätiologische Faktoren kindlicher Epilepsie. Wien. Med. Wschr. **122** (1972) 295–299.
TSUBOI, T. and W. CHRISTIAN, On the genetics of the primary generalised epilepsy with sporadic myoclonias of impulsive petit male type. Clinical and electencephalographic study of 399 probands. Humangenetik **19** (1973) 155–182.
UTIN, A. V. und M. B. DANIELOW, Genetische Untersuchung der Epilepsie unter Inzuchtbedingungen (russisch). Ch. Neuropatol. Psychiat. **73** (1973) 1692–1699.
VERCELLETTO, P., The hereditary factor in generalised epilepsy. Int. J. Ment. Health **1** (1972) 207–220.
VERGER, M. P., Les maladies génétiques du systéme nerveux. Bordeaux Méd. **9** (1976) 1903–1912.
VOGEL, F., Zur genetischen Grundlage frontopräzentraler Beta-Wellengruppen im EEG des Menschen. Humangenetik **2** (1966) 227–237.
VOGEL, F., Zur genetischen Grundlage occipitaler langsamer Beta-Wellen im EEG des Menschen. Humangenetik **2** (1966) 238–245.
YOUNG, J. P. R., M. H. LADER and G. W. FEUTON, A twin study of the genetic influences on the electroencephalogramm. J. Med. Genet. **9** (1972) 13–16.

Epiphysiolysis capitis femoris

BECK, E., Ein Beitrag zum familiären Vorkommen der Epiphysiolysis capitis femoris. Z. Orthop. **105** (1968) 112–118.

Henrikson, B., The incidence of slipped capital femoral epiphysis. Acta Orthop. Scand. **40** (1969) 365–368.
Kaufmann, L., Zur Aetiologie der Coxarthrose. Arch. Orthop. Unfall-Chir. **64** (1968) 164–168.
Kelsey, J. L., Epidemiology of slipped capital femoral epiphysis: a review of the literature. Pediatrics **51** (1973) 1042–1044.
Ochsner, P. E., R. Razavi und A. Schinzel, Epiphysiolysis capitis femoris mit wahrscheinlich unregelmäßig dominantem Erbgang. Z. Orthop. **115** (1977) 840–847.
Rennie, A. M., Familial slipped upper femoral epiphysis. J. Bone Jt. Surg. **49** B (1967) 535–539.
Schreiber, A. und H. R. Schmied, Beitrag zur Kenntnis der Epiphysiolysis capitis femoris; familiär gehäuftes Vorkommen. Z. Orthop. **104** (1968) 368–371.

Epithelioma adenoides cysticum, SPIEGLER-BROOKEsche Tumoren, BROOKE-Syndrom

Anderson, D. E. and J. B. Howell, Epithelioma adenoides cysticum: genetic update. Brit. J. Derm. **95** (1976) 225–232.
Champy, M., C. Stoll, J.-P. Loddé et J.-M. Lévy, Les tumeurs de Spiegler. A propos de deux cas familiaux. Amer. Chir. Plast. **21** (1976) 293–295.
Gartler, S. M., L. Ziprkowski, A. Krakowski, R. Ezra, A. Szeinberg and A. Adam, Glucose-6-phosphat dehydrogenase mosaicism as a tracer in the study of hereditary multiple trichoepithelioma. Am. J. Hum. Genet. **18** (1966) 282–287.
Korn-Heydt, G. E., Erbliche Aplasien, Hyperplasien und Tumoren. In: Jadassohn, J., Handbuch. 1966.
Schnyder, U. W., De la génétique des tumeurs cutanées. J. Génét. Hum. **21** (1973) 79–84.
Ziprkowski, L. and M. Schewach-Millet, Multiple trichoepithelioma in a mother and two children. Dermatologica **132** (1966) 248–256.

Epitheliomatose FERGUSON-SMITH

Degos, R., J. Civatte, B. Touraine und J. Guilaine, Spontan heilende Epitheliome Ferguson-Smith und multiple familiäre Keratoacanthome. Hautarzt **15** (1964) 7–11.
Ereaux, L. P and P. Schopflocher, Familial primary self-healing squamous-cell „epitheliomas“ of the skin. Generalized keratoacanthoma. Arch. Derm. **91** (1965) 589–594.
Ferguson-Smith, M. A., D. C. Wallace, Z. H. James and J. H. Renwick, Multiple self-healing squamous epithelioma. Clin. Delineation Birth Def. XII. Skin, Hairs and nails. Baltimore 1971.
Korn-Heydt, G. E., Erbliche Aplasien. Hyperplasien und Tumoren. In: Jadassohn, J., Handbuch. 1966.
Schnitzler, L., B. Schubert, J. L. Verret et al., Epitheliomatose familiale de Ferguson-Smith. A propos de 2 cas familiaux. Ann. Derm. Venerol. **104** (1977) 206–216.

Ergrauen des Kopfhaares, Canities praematura

Böök, J. A., Clinical and genetic studies of hypodontia. I. Premolar aplasia, hyperhidrosis and canities prematura; a new hereditary syndrome in man. Amer. J. Hum. Genet. **2** (1950) 240–263.
Šalamon, T., Vererbung von Haar- und Nagelkrankheiten. In: Jadassohn, J., Handbuch. 1966.

Erythema palmare et plantare (LANE), Palmar-Syndrom, Red hands

Schnyder, U. W., Erbliche Gefäßmäler, Teleangiektasien und Lymphödeme. In: Jadassohn, J., Handbuch. 1966.

Erythrodermia congenitalis ichthyosiformis bullosa (BROCQ)

Arce, B. and M. Berchans, An ichthyosiform dermatosis with clinical forms of congenital ichthyosiform erythroderma and ichthyosis vulgaris. Hum. Hered. **19** (1969) 121–125.
Desmons, F., M. Mazzuca, M. Bombart et R. Morel, Erythrodermie congénitale ichthyosiforme bulleuse, discussion d'un syndrome de Sjögren-Larsson. Arch. Belg. Derm. **27** (1971) 173–183.
Gasser, U., Zur Klinik, Histologie und Genetik der Erythrodermie congenitale ichthyosiforme bulleuse (Brocq). Arch. J. Klaus, Stift. Vererbungsforsch. **38** (1963) 23–59.
Schnyder, U. W. und W. Klunker, Erbliche Verhornungsstörungen. In: Jadassohn, J., Handbuch. 1966.
Vosmík, F., K. Borč i J. Pur, Erythroderma ichthyosiformis congenitalis bullosa (Brocq) s vyskyten ve dvou a trech generacich rozbor sesti pripadn. Českosl. Dermatol. **46** (1971) 152–157.

Erythrokeratodermia figurata variabilis, MENDES-DA-COSTA-Syndrom

Brown, J. and R. R. Kierland, Erythrokeratodermia variabilis. Report of three cases and review of the literature. Arch. Derm. **93** (1966) 194–201.
Cram, D. L., Erythrokeratodermai variabilis and variable circinate erythrokeratodermias. Arch. Derm. **101** (1970) 68–73.
Öhman, S., Erythrokeratodermia figurata variabilis. Acta. Derm.-Vener. **51** (1971) 237–238.
Schellander, I. und P. Fritsch, Variable Erythrokeratodermien. Enzymhistochemische und autoradiographische Untersuchungen an 2 Fällen. Arch. Klin. Exp. Derm. **235** (1969) 241–251.
Schnyder, U. W. und W. Klunker. Erbliche Verhornungsstörungen. In: Jadassohn, J., Handbuch. 1966.

Eunuchoidismus, familiärer; Pseudoeunuchoidismus, Pseudo-KLINEFELTER-Syndrom, Pseudohermaphroditismus masculinus Typ I

BREMNER, W. J., J. OH, D. J. MOORE and C. A. PAULSEN, REIFENSTEIN's syndrome: investigation of linkage to X-chromosomal loci. Clin. Genet. **6** (1974) 216–220.
HORNSTEIN, O. P., H. BECKER, N. HOFMANN und H. P. KLEISSL, PASQUALINI-Syndrom („fertiler Eunuchoidismus"). Klinische, histologische und hormonanalytische Befunde. Dtsch. Med. Wschr. **99** (1974) 1097–1914.
LENZ, W., Krankheiten des Urogenitalsystems. In: BECKER, P. E., Humangenetik. Bd. III/1 1964.
MAKLER, A., M. GLEZERMAN and B. LUNENFELD, The fertile eunuch syndrome. An isolated LEYDIG cell failure? Andrologica **9** (1977) 163–170.
MARTIN, L., Clinical endocrinology for practioners and students. 3. Aufl. London 1961.
NIERMANN, H., Chromosomale Störungen und ihre Bedeutung für die Andrologie und Dermatologie. In: JADASSOHN, J., Handbuch. 1966.
ODELL, W. D. and R. S. SWERDLOFF, Abnormalities of gonadal function in men. Clin. Endocrin. **8** (1978) 149–180.
PENCEA, V., T. E. ZBRANCA et al., Familial REIFENSTEIN syndrome. J. Génét. Hum. **21** (1975) 279–286.
RIMOIN, D. L. and N. SCHIMKE, Genetic disorders of the endocrine glands. F. Enke-Verl. Stuttgart 1972.
SANTEN, R. J. and C. A. PAULSEN, Hypogonadotropic eunuchoidism. I. Clinical study of the mode of inheritance. J. Clin. Endocrin. Metabolism. **36** (1973) 47–54.
WITKOWSKI, R. und E. ULLRICH, Hypogonadismus und Intersexualität — genetische Ursachen und zytogenetische Diagnostik. Z. Ges. Inn. Med. **34** (1979) 601–609.

Exostosen, multiple cartilaginäre,
BESSEL-HAGEN-Krankheit

GIEDION, A., R. KESTLER and F. MUGGIASCA, The widened spectrum of multiple cartilaginous exostosis (MCE). Pediat. Radiol. **3** (1973) 93–100.
HERBAN, D., O. FOVET-POINGT, C. CATTELAIN et D. BARBERIS, La maladie de BESSEL-HAGEN. Lille Med. **14** (1969) 1049–1055.
JORNET, J., M. PUIG, J. GUILLEM et J. A. SALVA, La maladie exostosante héréditaire. Lyon Chir. **72** (1976) 14–16.
KOZLOWSKI, K., G. HARRINGTON, A. BARYLAK and B. BARTOSZEWICA, Multiple exostoses — mental retardation syndrome (ALE-CALO or M.E.M.R. syndrome): description of two childhood cases. Clin. Pediat. **11** (1977) 219–224.
KROOTH, R. S., M. T. MACKLIN, and T. F. HILBISH, Diaphyseal aclasias (multiple exostoses) in Guam. Am. J. Hum. Genet. **13** (1961) 340–347.

LENZ, W., Medizinische Genetik. 1970.
LOUYOT, P. et J. POUREL, La maladie exostosante familiale. Ann. Méd. Nancy **10** (1971) 61–83.
MURKEN, J.-G., Über multiple cartilaginäre Exostosen. Zur Klinik, Genetik und Mutationsrate des Krankheitsbildes. Z. menschl. Vererb. u. Konstitutionslehre **36** (1963) 469–505.
RUPRECHT, E., K. KOZLOWSKI, und J. TRAJANOWSKA, Multiple cartilaginäre Exostosen bei eineiigen Zwillingen. Kipra. **40** (1971) 126–131.
STOLTZFUS, E., R. L. LADDA and J. LLOYD-STILL, LANGER-GIEDION syndrome type II tricho-rhino-phalangeal dysplasia. J. Pediat. **91** (1977) 277–280.
WITKOWSKI, R., E. ULLRICH und K. BARTEL, Multiple cartilaginäre Exostose. Symptomatik und Familienberatung. Dt. Gesundh.-Wesen **32** (1977) 1610–1612.

FABRY-Syndrom, Angiokeratoma corporis diffusum universale (FABRY)

BEANDET, A. L. and C. T. CASKEY, Detection of FABRY's disease heterozygotes by hair root analysis. Clin. Genet. **13** (1978) 251–258.
CLARKE, J. T. R., J. KUAACK, J. C. CRAWHALL and L. S. WOLFE, Ceramide trihexosidosis (FABRY's disease) without skin lesion. New Engl. J. Med. **284** (1971) 233–235.
CLEMENT, M., P. M. MONKHOUSE, R. H. MARTEN, V. PARSONS, R. J. S. MCGONIGLE, A. M. KEOGH and M. BEWICK, Renal transplantation in ANDERSON-FABRY disease. J. Roy. Soc. Med. **75** (1982) 557–560.
CRAWHALL, J. C. and M. BANFALVI, FABRY's disease: Differentiation between two forms of α-galactosidase by myoinositol. Science **177** (1972) 527–528.
GRIMM, T., T. F. WIENEKER and H.-H. ROPERS, FABRY's disease: heterozygote detection by hair root analysis. Hum. Genet. **32** (1976) 329–334.
LENZ, W., Medizinische Genetik. 1970.
MAPES, C. A., R. L. ANDERSON, C. C. SWEELEY, R. J. DESNICK and W. KRIVIT, Enzyme replacement in FABRY's disease; an inborn error of metabolism. Science **169** (1970) 987–989.
MATALON, R., A. DORFMAN, G. DAWSON and C. C. SWEELEY, Glycolipid and mucopolysaccharide abnormality in fibroblasts of FABRY's disease. Science **164** (1969) 1522–1523.
MEHNERT, H. und H. FÖRSTER, Stoffwechselkrankheiten. 1970.
PENTCHEV, P. G., Enzyme replacement therapy in GAUCHER's and FABRY's disease. Ann. Clin. Lab. Sci. **7** (1977) 251–253.
PHILIPPART, M., S. S. FRANKLIN and A. GORDON, Reversal of a sphingolipidosis (FABRY's disease) by kidney transplantation. Am. Intern. Med. **77** (1972) 195–200.
PILZ, H. und A. DENDEN, Glykolipidausscheidung im Urin bei einer Sippe mit FABRY-Krankheit (Angiokeratoma corporis diffusum). Dtsch. Med. Wsch. **97** (1972) 120–123.
RIETRA, P. J. G. M., E. M. BROUWER-KELDER, W. P. DE GROOT

and J. M. TAGER, The use of biochemical parameters for the detection of carriers of FABRY's disease. J. Molec. Med. 1976/I 237 to 255.
RIETRA, P. J. G. M., J. M. TAGER and W. P. DE GROOT, Detection of FABRY hemizygotes and heterozygotes by measurement of α-galactosidase in urine. Clin. Chim. Acta. **40** (1972) 229–235.
ROPERS, H.-H., T. WIENKER, T. GRIMM, K. SCHROETTER and K. BENDER, Evidence for preferential X-chromosome inactivition in a family with FABRY's disease. Am. J. Hum. Genet. **29** (1977) 361–370.
SCUTTON, H. E. and G. S. OMENN, FABRY's disease: The search for a regulator gene mutation in man. I. Literatur review. Am. J. Hum. Genet. **24** (1972) 343–347.
SWEELEY, C. C., P. D. SNYDER jun. and C. E. GRIFFIN, Chemistry of glycosphingolipids in FABRY's disease. Chem. Phys. Lipids **4** (1970) 393–408.
VERMOKEN, A. J. M., P. J. J. M. WETERINGS, G. Th. SPIERENBURG et al., FABRY's disease: biochemical and histochemical studies on hair roots for carrier detection. Brit. J. Derm. **98** (1978) 191–196.
WALLACE, H. J., ANDERSON-FABRY disease. Brit. J. Derm. **88** (1973) 1–23.

FAHR-Syndrom, Gefäßverkalkung, nichtarteriosklerotische; idiopathische zerebrale, Stammganglienverkalkung, familiäre, isolierte

BOLLER, F., M. BOLLER and J. GILBERT, Familial idiopathic cerebral calcifications. J. Neurol. Neurosurg. Psychiat. **40** (1977) 280 to 285.
GOLDSCHNEIDER, H. G., R. LISCHEWSKI, D. CLAUS, W. STREIBL und G. WAIBLINGER, Klinische, endokrinologische und computertomographische Untersuchungen zur symmetrischen Stammganglienverkalkung. Arch. Psychiat. Nervenkr. **228** (1980) 53–65.
HALLER, R. und P. KÖNIG, Multidisziplinäre Diagnostik beim FAHRschen Syndrom, einer familiär auftretenden Erkrankung. Wien. klin. Wschr. **93** (1981) 486–489.
NYLAND, H. and H. SKRE, Cerebral calcinosis with late onset encephalopathy. Unusual type of pseudopseudohypoparathyroidism. Acta Neurol. Scand. **56** (1977) 309–325.

Faktor-V-Mangel, Parahämophilie, OWREN-Syndrom

GIROLAMI, A., R. SCARPA, A. BRUNETTI and M. LAZZARIN, Congenital factor V deficiency in a 15 mounth old child. Coagulation **2** (1969) 343–349.
KOWARZYK, H., Genetische Störungen des Blutgerinnungssystems. In: EFROIMSON, W. P., Probleme der medizinischen Genetik (russisch). Moskau 1970.
LOPEZ, V., R. PFUGSHAUPT, H., WITHRNER and R. BATLER, Here-

ditärer Faktor-V-Mangel (Parahämophilie) in einer Schweizer Familie. Schweiz. Med. Wschr. **99** (1969) 1354—1356.
QUICK, A. J., Genetic aspects of hemostasis. Thromb. Diath. Haemorrh. **20** (1968) 219—226.
SEELER, R. A., Parahemophilia: factor V deficiency. Med. Clin. North Am. **56** (1972) 119—125.

Faktor-VII-Mangel, Hypoprokonvertinämie

DENSON, K. W. E., J. CONRAD and M. SAMAMA, Genetic variants of factor VII. Lancet 1972/I 1234.
GIROLAMI, A., F. FABRIS, R. D. B. ZANON, G. GHIOTTO and A. BURUL, Faktor VII Padua: a congenital coagulation disorder due to an abnormal factor VII with a peculiar activation pattern. J. Lab. Clin. Med. **9** (1978) 387—395.
GLASSNER, K., W. SCHNEIDER und C. FRÖHLICH, Die angeborene Faktor-VII-Mangelaktivität. Dtsch. Med. Wschr. **98** (1973) 1969 bis 1975.
FALTER, M. L. and M. F. KAUFMAN, Congenital factor VII deficiency. J. Pediat. **79** (1971) 298—300.
HOIKINHEIMO, R. and M. REINIKAINEN, Congenital factor VII deficiency: two cases in children of cousins. Thromb. Diath. Haemorrh. **21** (1969) 245—248.
KOWARZYK, H., Genetische Störungen des Blutgerinnungssystems. In: EFROIMSON, W. P., Probleme der medizinischen Genetik (russisch). Moskau 1970.
QUICK, A. J., Genetic aspects of hemostasis. Thromb. Diath. Haemorrh. **20** (1968) 219—226.

Faktor-X-Mangel, STUART-PROWER-Defekt

DENSON, K. W. E., Clotting defects due to „abnormal" clotting factors. Symp. Zool. Soc. London **27** (1970) 151—165.
GIROLAMI, A., A. BRUNETTI, G. BAREGGI and G. CELLA, Abnormal factor X (factor X Friuli) coagulation disorder. The heterozygote population. A study of 57 subjects. Acta Haematol. **51** (1974) 40—50.
GROSSE, K.-P., G. SEILER, B. NEIDHARDT, Th. SCHRICKER und M. KROEPLING, Kongenitaler Faktor X-Mangel. Fallbericht und Literaturübersicht. Monatsschr. Kinderheilk. **127** (1979) 285 bis 287.
HEILMEYER, L., Grundriß der Pathophysiologie des Blutes. Fischer-Verl. Jena 1968.
KERR, C. B., Genetics of human blood coagulation. J. Med. Genet. **2** (1965) 254—303.
KOWARZYK, H., Genetische Störungen des Blutgerinnungssystems. In: EFROIMSON, W. P., Probleme der medizinischen Genetik (russisch). Moskau 1970.
QUICK, A. J. Genetic aspects of hemostasis. Thromb. Diath. Haemorrh. **20** (1968) 219—226.

Faktor-XI-Mangel, PTA-Mangel, Hämophilie C, ROSENTHAL-Syndrom

INGRAM, G. I. C. and C. R. RIZZA, Heterozygous and homozygous factor XI defect in a consanguineous family. Effect of age on heterozygous expression. Acta Heamat. **55** (1976) 48–52.
KERR, C. B., Genetics of human blood coagulation. J. Med. Genet. **2** (1965) 254–303.
KOWARZYK, H., Genetische Störungen des Blutgerinnungssystems. In: EFROIMSON, W. P., Probleme der medizinischen Genetik (russisch). Moskau 1970.
LEHMANN, W., H. D. BRUHN und H. LEHMANN, Hämorrhagische Diathese als Folge eines familiären, isolierten Faktor XI (PTA)-Mangels. Med. Welt **24** (1973) 701–703.
SCHWARTZ, H. C. and J. D. STONE, Hereditary factor XI deficiency. J. Oral. Surg. **31** (1976) 483–485.
ZACHARSKI, L. R. and E. E. FRENCH, Faktor XI (PTA) deficiency in an English-American kindred. Thromb. Haemostasis **39** (1978) 215–222.

Faktor-XII-Mangel, HAGEMAN-Syndrom

BAUMANN, R. und P. W. STRAUSS, Familienuntersuchung bei kongenitalem Mangel an HAGEMAN-Faktor (Gerinnungsfaktor XII). Schweiz. Med. Wschr. **98** (1968) 1653–1655.
BENNETT, B., O. D. RATNOFF, B. HOLT and H. R. ROBERTS, HAGEMANN trait (factor XII) deficiency: A probable second genotype inherited as an autosomal dominant characteristic. Blood **40** (1972) 412–415.
MÜLLER, G., P. HILGARD und V. HIEMEYER, Faktor-XII-Mangel bei zwei Brüdern. Dtsch. Med. Wschr. **98** (1973) 267–269.
RATNOFF, O. D. and A. G. STEINBERG, Further studies on the inheritance of HAGEMAN trait. J. Lab. Clin. Med. **59** (1962) 580 to 585.

Faktor-XIII-Mangel, Fibrinase-Mangel

BARBUI, T., F. RODEGHIERO, E. DINI, G. MARIANA, M. L. PAPA, R. DE BIASI, R. CORDERO MURILLO and C. MONTERO UMANA, Subunits A and S inheritance in four families with congenital factor XIII deficiency. Brit. J. Haematol. **38** (1978) 267–271.
EGBRING, R., K. ANDRASSY, H. EGLI and J. MEYER-LINDENBERG, Untersuchungen bei zwei Patienten mit kongenitalem Faktor-XIII-Mangel. Thromb. Diath. Haemorrh. **23** (1970) 313–339.
EGEBERG, O., New families with hereditary hemorrhage trait due to deficiency of fibrin stabilising factor (F XIII). Thromb. Diath. Haemorrh. **20** (1968) 534–541.
KOWARZYK, H., Genetische Störungen des Blutgerinnungssystems. In: EFROIMSON, W. P., Probleme der medizinischen Genetik (russisch). Moskau 1970.

McDonagh, J., R. D. McDonagh and F. Duckert, Genetic aspects of factor XIII deficiency. Am. Hum. Genet. **35** (1971) 197—206.
Nakama, K., Congenital factor XIII deficiency. Acta Haematol. Jpn. **40** (1977) 969—977.
Steinberg, A. G., O. D. Ratnoff, L. Lorand and D. Y. Y. Hsia, Inheritance of factor XIII. Amer. J. Hum. Genet. **22** (1970) 397—598.

FALLOTsche Tetralogie, FALLOT-Syndrom

Boon, A. R., M. B. Farmer and D. F. Roberts, A family study of Fallot's tetralogy. J. Med. Genet. **9** (1972) 179—192.
Child, A. H. and N. R. Dennis, The genetics of congenital heart disease. Birth Def., Orig. Art. Ser. **13**/3 A (1977) 85—91.
Fuhrmann, W. und F. Vogel, Genetische Familienberatung. Thieme-Verl. Stuttgart 1982, 3. Aufl.
Pitt, D. B., A family study of Fallot's tetrad. Aust. Ann. Med. **11** (1962) 179—183.
Sanchez Cascos, A., Genetics of Fallot's tetralogy. Brit. Heart. J., **33** (1971) 899—904.
Stevenson, A. C. and B. C. C. Davison, Genetic counselling. London 1970.

Faltenhaut-Syndrom (Wrinkly-skin-Syndrom), blaue Skleren und Keratokonus

Gazit, E., R. M. Goodman, M. Bat-Miriam Katznelson and Y. Rotem, The wrinkly skin syndrome: A new heritable disorder of connective tissue. J. Clin. Genet. **4** (1973) 186—192.
Greenfield, G., A. Romano, R. Stein and R. M. Goodman, Blue sclerae and keratoconus: Key features of a distinct heritable disorder of connective tissue. J. Clin. Genet. **4** (1973) 8—16.

FANCONI-Anämie, Panmyelopathie FANCONI

Arakelian, N., B. Ganner, H. J. Födisch und R. Kurz, Fanconi's Panmyelopathie (Fanconi-Anämie) mit vermehrter Chromosomenbrüchigkeit. Pädiat. Pädol. **7** (1972) 152—161.
Bargman, G. J., N. T. Shahidi, E. F. Gilbert and J. M. Opitz, Studies of malformation syndromes of man XLVII: disappearance of spermatogonia in the Fanconi anemia syndrome. Eur. J. Pediat. **125** (1977) 163—168.
Dosik, H., L. Y. Hsu, J. Todaro, S. L. Lee, K. Hirschhorn, E. S. Selirio and A. A. Alter, Leukemia in Fanconi's anaemia: cytogenetic and tumor virus susceptibility studies. Blood **36** (1970) 341—352.
Gmyrek, D. und I. Syllm-Rapoport, Zur Fanconi-Anämie. Analyse von 129 beschriebenen Fällen. Z. Kinderhk. **91** (1964) 297—337.

GONZALES, C. H., M. V. DURKIN-STAMM, N. F. GEINER et al., The WT syndrome: A „new“ autosomal dominant pleiotropic trait of radial/ulnar hypoplasia with high risk of bone marrow failure and for leukemia. Birth Def., Orig. Art. Ser. 12/3B (1977) 31–38.
HIRSCHMAN, R. J., N. R. SHULMAN, J. G. ABUELO and J. WHANG-PENG, Chromosomal aberrations in two cases of inherited aplastic anemia with unusual clinical features. Ann. Intern. Med. **71** (1969) 107–117.
PERKINS, J., J. TIMON and A. E. H. EMORY, Clinical and chromosome studies in FANCONI's aplastic anemia. J. Med. Genet. **6** (1969) 28–33.
REMSEN, J. F. and P. A. CERUTTI, Deficiency of gamma-ray excision repair in skin fibroblasts from patients with FANCONI's anemia. Proc. Natl. Acad. Sci. USA **73** (1976) 2413–2423.
SCHROEDER, T. M., F. ANSCHÜTZ und A. KNOPP, Spontane Chromosomenaberrationen bei familiärer Panmyelopathie. Humangenetik **1** (1964) 194–196.
SCHROEDER, T. M., D. TILGEN, J. KRÜGER and F. VOGEL, Formal genetics of FANCONI's anemia. Hum. Genet. **32** (1976) 257–288.
VOSS, R., G. KOHN, M. SHAHAM et al., Prenatal diagnosis of FANCONI anemia. Clin. Genet. **20** (1981) 185–190.
ZAKRZEWSKI, S. and K. SPERLING, Genetic heterogeneity of FANCONI's anemia demonstrated by somatic cell hybrids. Hum. Genet. XX (1980) XXXX.

Farbenblindheit, partielle; Blausinnstörung, Tritanopie, Tritanomalie

FRANÇOIS, J., S. DE BIE, G. VERRIEST et M. Th. MATTON, Conceptions actuelles sur l'hérédité des déficiences congénitales de la vision des coulours. Ann. Ocul. **206** (1973) 1–20.
JAEGER, W., Die Vererbung der Farbsinnstörung. Ref., VIII. Kongr. Ges. Augenärzte DDR. Halle 1971.
KALMUS, H. The familial distribution of congenital tritanopia with some remarks on some similar conditions. Ann. Hum. Genet. **20** (1955) 39–56.
Ders., Diagnosis and genetics of defective colour vision. Oxford 1965.
PADMOS VAN NORREN, P. and J. W. JASPERS FAIJER, Blue cone function in a family with an inherited tritan defect, tested with electroretinography and psychophysics. Invest. Ophthalmol. Vis. Sci. **17** (1978) 436–441.
PICKFORD, R. W., A pedigree suggesting the inheritance of yellow-blue-anomaly. Visison Res. **9** (1969) 719–720.
SMITH, D. P., B. L. COLE and A. ISAACS, Congenital tritanopia without neuroretinal disease. Invest. Ophthal. **12** (1973) 608 to 617.
SORSBY, A., Ophthalmic genetics. London 1970.

Farbenblindheit, partielle; Grünblindheit, deutane Reihe, Deuteranomalie

Siehe Farbenblindheit, Rotblindheit.

Farbenblindheit, partielle; Rotblindheit, protane Reihe, Protanomalie

FUHRMANN, W., Taschenbuch. 1965.
KALMUS, H., Diagnosis and genetics of defective colour vision. Oxford. 1965.
LENZ, W., Medizinische Genetik. 1970.
MCKUSICK, V. A., Mendelian inheritance in man. 5. Aufl., Baltimore 1978.
PINCKERS, A., An analysis of acquired disorders of color vision with a view to distinction from hereditary ocular anomalies. Ophthalmologica **173** (1976) 221–226.
RACE, R. R. and R. SANGER, Blood groups in man. 5. Aufl., Blackwell, Oxford 1968.
WAALER, G. H. M., Genetics and physiology of colour vision – a review. J. Oslo City Hosp. **27** (1977) 137–156.
WALRAVEN, P. L., Basic mechanisms of defective colour vision. Colour vision deficiencies III. Mod. Probl. Ophthalmol. **17** (1976) 2–16.

Farbenblindheit, totale; Tagblindheit, Achromatopsie

DEODATI, F., A. DELPECH et J. DELPECH, Etude sémeiologique de cinq cas d'achromatopsie congénitale typique. Bull. Soc. Ophthal. Franç. **69** (1969) 249–259.
FRANÇOIS, J., S. DE BIE, G. VERRIEST et M. Th. MATTON, Conceptions actuelles sur l'hérédité des déficiences congénitales de la vision des coleurs. Ann. Ocul. **206** (1973) 1–20.
HARRISON, R., D. HOEFNAGEL and J. N. HAYWARD, Congenital total color blindness. Arch. Ophthal. **64** (1960) 685–692.
MANTYJARVI, M., Congenital achromatopsia in a Finnish family. Acta Ophthalmol. **56** (1978) 682–688.
BERG, K., I. FRØYSHOV LARSEN and E. HANSEN, Familial syndrome of progressive cone dystrophy, degenerative liver disease, and endocrine dysfunction. III. Genetic studies. Clin. Genet. **13** (1978) 190–200.

FARBER-Syndrom, Lipogranulomatose FARBER

ABUL-HAJ, S. K., D. G. MARTZ, W. F. DOUGLAS and L. J. GEPPERT, FARBER's disease, report of a case with observations on its histogenesis and notes on the nature of the stored material. J. Pediat. **61** (1962) 221–232.
BADALJAN, L. O., Wörterbuch der klinischen Genetik (russisch). Moskau 1971.

CLAUSEN, J. and S. RAMPINI, Chemical studies of FARBER's disease. Acta Neurol. Scand. **46** (1970) 313–322.
DULANEY, J., A. MILUNSKY, J. B. SIDBURG, N. HOBOLTH and H. W. MOSER, Diagnosis of lipogranulomatosis (FARBER disease) by use of cultured fibroblastes. J. Pediatr. **89** (1976) 59–61.
PAVONE, L., H. W. MOSER, F. MOLLICA et al., FARBER's lipogranulomatosis. Ceramidase deficiency and prolonged survival in three relatives. J. Hopkins Med. J. **147** (1980) 131–136.
SUGITA, J. T. and H. W. MOSES, Ceramidase deficiency in FARBER's disease (lipogranulomatosis). Science **178** (1972) 1100–1102.

Fazialisparese, angeborene; MOEBIUS-Syndrom; BELL-Syndrom, Diplegie des N. facialis

BARAITSER, M., Genetics of MÖBIUS syndrome. J. Med. Genet. **14** (1977) 415–417.
BURZYNSKI, N. J. and B. WEISSKOPF, Familial occurrence of BELL's palsy. Oral Surg. Oral Med. Oral Path. **36** (1973) 504–506.
CURRIE, S., Familial oculomotor palsy with BELL's palsy. Brain **93** (1970) 193–198.
KOCH, G., Nervenkrankheiten vorwiegend exogener Natur oder noch unklarer Ätiologie. In: BECKER, P. E., Humangenetik. Bd. V/I 1968.
KRETSCHMER, H., Charakteristisches Symptom: Kongenitale bilaterale Parese des Nervus facialis. Klin. Mbl. Augenhk. **154** (1969) 733–738.
KRÜGER, K. E. und D. FRIEDRICH, Familiäre kongenitale Motilitätsstörungen des Auges. Klin. Mbl. Augenhk. **142** (1963) 101 bis 117.
Leading article, Aetiology of BELL's palsy. Brit. J. Med. 1971/II 2–3.
MASAKI, S., Congenital bilateral facial paralysis. Arch. Oto-Laryng. **94** (1971) 260–263.
ROGERS, G. L., G. F. HATCH jr. and I. GRAY, MOEBIUS syndrome and limb abnormalities. J. Pediatr. Ophthalmol. **14** (1977) 134 to 138.
WILLBRAND, J. W., J. D. BLUMENHAGEN and M. MAY, Inherited BELL's palys. Ann. Otol. **83** (1974) 343–346.
WITTIG, E. O., C. A. MOREIRA and N. FREIRE-MAIA, Familial congenital facial diplegia. Lancet 1967/1 282.
ZITER, F. A., W. C. WISER and A. ROBINSON, Three generation pedigree of a MOEBIUS syndrom variant with chromosome translocation. Arch. Neurol. **34** (1977) 437–442.

Fettsucht, Adipositas, Macrosomia adiposa

BROOK, C. G. D., Genetic aspects of obesity. Postgrad. Med. J. **53**/Sup. 2 (1977) 93–99.
FÖRSTER, H. und H. MEHNERT, Biochemische und klinische Über-

legungen zur Diättherapie der Fettsucht. Dtsch. Med. Wschr. **98** (1973) 26–29.
GARN, S. M., The origins of obesity. Amer. J. Dis. Child. **130** (1976) 465–467.
GARN, S. M., P. E. COLE and S. M. BAILEY, Effect of parental fatness levels on the fatness of biological and adoptive children. Ecol. Food. Nutr. **6** (1977) 91–93.
GORDON, E. S., Obesity, glutton of genes? Postgrad. Med. **45** (1969) 95–100.
HARTZ, A., E. GIEFER and A. A. RIMM, Relative importance of the effect of family environment and heredity on obesity. Amer. Hum. Genet. **41** (1977) 185–193.
KOWALCZYK, J., Analysis of familial, somatic and psychic aspects in children with simple obesity. Pol. Med. Sci. Hist. Bull. **15** (1976) 65–69.
LENZ, W., Medizinische Genetik. 1970.
MEHNERT, H. und H. FÖRSTER, Stoffwechselkrankheiten. 1970.
PAWAN, G. L. S., Aetiological factors in obesity. Publ. Roy. Coll. Physns. Edinb. **42** (1973) 71–82.
SPRANGER, J., Symptomatologie and Systematik der Adipositas. **123** (1975) 242–246.

FG-Syndrom

OPITZ, J. M. and E. G. KAVEGGIA, The FG syndrome. A X-linked recessive syndrome of multiple congenital anomalies and mental retardation. Z. Kinderheilk. **117** (1974) 1–18.
RICCARDI, V. M., E. HASSLER and M. S. LUBINSKY, The FG syndrome: further characterization, report of a third family, and of a sporadic case. Amer. J. Med. Genet. **1** (1977) 47–58.

Fibrinogen-Varianten, Dysfibrinogenämien, Parafibrinogenämien

BECK, E. A., Congenital variants of human fibrinogen. In: LAKI, K. and M. DEKKER, Fibrinogen, New York, 1968.
EGEBERG, O., Inherited fibrinogen abnormality causing thrombophilia. Thromb. Diathes. Hemorrh. **17** (1967) 176–179.
FIEDLER, H., Störungen der Blutgerinnung durch genetische Varianten des Fibrinogens. Z. Ärztl. Fortbild. **64** (1970) 913–918.
GALNICK, H. R., H. M. GIVELBER, J. R. SHAINOFF and J. S. FINLAYSON, Fibrinogen Bethesda: a congenital dysfibrinogenemia with delayed fibrinopeptide release. J. Clin. Invest. **50** (1971) 1819–1830.
KRANTZ, S. und M. LOBER, Fibrinogen. Biophysikalische, biochemische und biologische Eigenschaften. Folia. Haemal. **98** (1972) 1–30.
MAMMEN, E. F., Congenital dysfibrinogenemias: molecular abnormalities of fibrinogen. Blood **33** (1976) 229–234.
MARDER, V. J., The functional defect of hereditary dysfibrinogens. Thromb. Hemostasis **36** (1976) 1–8.

PFLÜGER, N. und D. GEHRING, Untersuchungen bei einer Familie mit vererbter Hypofibrinogenämie. Schweiz. Med. Wschr. **107** (1977) 1455–1458.

STREIFF, F., P. ALEXANDRE, C. VIGUERON et J. SORIA, Un nouveau cas de dysfibrinogénémie, le fibrinogéne „Nancy". Ann. Med. Nancy **11** (1972) 373–382.

Fibroangiomatose, angeborene, biliäre, POTTER-Syndrom II

CLERMONT, R. J., J. N. MAILLARD, J.-P. BENHAMOV et R. FAUVERT, Fibrose hépatique congénitale. Canad. Med. Ass. J. **97** (1967) 1272–1278.

KAHN, L. B., S. J. SAUNDERS and R. HICKMAN, Congenital hepatic fibrosis: A case report and family study. T. Geneesk. (1969) 580 to 583.

MIRANDA, D., R. A. SCHINELLA and J. FINEGOLD, Familial renal dysplasia. Microdissection in siblings. With associated central nervous system and hepatic malformations. Arch. Path. **93** (1972) 483–491.

Fibrodysplasia ossificans progressiva, Myositis ossificans progressiva, MÜNCHMEYER-Syndrom

MAXWELL, W. A., P. V. HALUSHKA, R. L. MILLER et al., Elevated prostaglandin production in cultured cells from a patient with fibrodysplasia ossificans progressiva. Prostaglandins **15** (1978) 123–128.

MCKUSICK, V. A., Heritable disorders of connective tissue. 3. Aufl. St. Louis 1966.

MILLER, R. L., W. A. MAXWELL, S. S. SPICER et al., Studies on alkaline phosphatase activity in cultured cells from a patient with fibrodysplasia ossificans progressiva. Lab. Invest. **37** (1977) 254–259.

POCH, G. F., I. S. WEINSTEIN y R. E. SICA, Miositis osificante. Prensa Med. Argent. **63** (1976) 92–94.

ROGERS, J. and V. M. GETHO, Fibrodysplasia ossificans progressiva. A survey of forty-two cases. J. Bone Joint. Surg. A **61** (1979) 909 to 914.

SCHNAKENBURG, K. v., G. GROSS-SELBECK und H.-R. WIEDEMANN, Zur Behandlung der Fibrodysplasia ossificans progressiva mit „Diphosphonat" (EHDP). Dtsch. Med. Wschr. **97** (1972) 1873 bis 1876.

SMITH, R., Myositis ossificans progressiva: a review of current problems. Semin. Arthritis. Rheum. **4** (1975) 369–388.

TÜNTE, W., P. E. BECKER und G. v. KNORRE, Zur Genetik der Myositis ossificans progressiva. Humangenetik **4** (1967) 320–351.

Fibromatose des Zahnfleisches

ANDERSON, J., W. J. CUNCLIFFE, D. F. ROBERTS and H. CLOSE, Hereditary gingival fibromatosis. Brit. Med. J. **3** (1969) 218–219.

BECKER, W., C. K. COLLINGS, E. R. ZIMMERMANN, M. DE LA ROSA and D. SINGDAHLSEN, Hereditary gingival fibromatosis. A report on a family in which three membres were affected with fibromatosis of the gingiva. Oral Surg. **24** (1964) 313–318.
FORET, J., P. DODINVAL et C. FORET-KESTLICHER, Hyperplasie fibreuse idiopathique des gingives. J. Génét. Human. **13** (1964) 337–350.
GORLIN, R. J., Focal palmoplantar and marginal gingival hyperkeratosis: a syndrome. Birth Def., Orig. Art. Ser. **12** (1976) 239 to 242.
JONES, G., R. S. WILROY jr. and V. MCHANEY, Familial gingival fibromatosis associated with progressive deafness in five generations of a family. Birth. Def., Orig. Art. Ser. **13** (1977) 195–201.
JÖRGENSON, R. J. and M. E. COCKER, Variation in the inheritance and expression fo gingival fibromatosis. J. Periodontol. **45** (1974) 472–477.
KILPINEN, E., A. M. RAESTE and Y. COLLAN, Hereditary gingival hyperplasia and physical maturation. Scand. J. Dent. Res. **86** (1978) 118–123.
MCKUSICK, V. A., Mendelian inheritance in man. 5. Aufl. Baltimore 1978.
NEVIN, N. C., B. G. SCALLY, D. C. KERNOHAN and J. A. DODGE, Hereditary gingival fibroelastosis. J. Ment. Defic. Res. **15** (1971) 130–135.
WEARY, P. E., R. J. GORLIN, W. C. GENTRY et al., Multiple hamartoma syndrome (COWDEN's disease). Arch. Derm. **106** (1972) 682–690.
WISE, D., Hereditary disorders of connective tissue. In: JADASSOHN, J., Handbuch. 1966.
WITKOP, C. J. jr., C. W. HILL, S. DESNICK, J. K. THIES, H. L. THORN, M. JENKINS and J. G. WHITE, Ophthalmologic, biochemical, platelet, and ultrastructural defects in the various types of oculocutaneous albinism. J. Invest. Derm. **60** (1973) 443–456.

Fibromatose, kongenitale, generalisierte

BAIRD, R. A. and A. J. WORTH, Congenital generalized fibromatosis: an autosomal recessive condition. Clin. Genet. **9** (1976) 488–494.
DESMONS, F. et M. BOUBART, A propos de la fibromatose nodulaire congénitale (d'apres 6 observations). Ann. Dermat. Venerol. **104** (1977) 355–360.
FAMILAS, J. B., V. A. NOTTIDGE, A. U. ANTIA and E. B. ALTAH, Congenital generalized fibromatosis: An African case with gingival hypertrophy and other unusual features. Amer. J. Dis. Child. **130** (1976) 1215–1217.
HEIPLE, K. G., E. PERRIN and M. AIKAWA, Congenital generalized fibromatosis. A case limited to osseous lesions. J. Bone Joint Surg. **54** A (1972) 663–669.
HOWER, J., F.-J. GÖBEL, J. R. RÜTTNER und K. WURSTER, Familiäre kongenitale generalisierte Fibromatose bei zwei Halbschwestern. Schweiz. Med. Wschr. **101** (1971) 1381–1385.

KINDBLOM, L. G., G. TERMEN, J. SAVE-SODERBERGH and L. ANGERVALL, Congenital solitary fibromatosis. 2 case reports. Acta Pathol. Microbiol. Scand. A **85** (1977) 640–648.
LAURAS, B., F. FREYCON, J. L. NIVELON et al., Fibromatose congénitale généralisée. A propos de trois observations. Pédiatrie **31** (1976) 327–335.
PFLUEGER, H., R. KOLB und W. R. MAYR, Kongenitale Polyfibromatose: Klinische und genetische Untersuchungen. Wien. Klin. Wschr. **88** (1976) 92–101.
ZSCHOCH, H. und F. POLEY, Angeborene generalisierte Fibromatose. Zbl. Allg. Path. **116** (1972) 279–286.

Fingerknöchelpolster, Knuckle-Pads

ALLISON, J. R. jr. and J. R. ALLISON, sen., Knuckle pads. Arch. Derm. **93** (1966) 311–316.
BART, R. S. and R. E. PUMPHREY, Knuckle pads, leukonychia and deafness. A dominantly inherited syndrome. New Engl. J. Med. **276** (1967) 202–207.
CROSBY, E. F. and R. H. VIDURRIZAGA, Knuckle pads, leukonychia, deafness, and keratosis palmoplantaris: report of a family. Johns Hopkins Med. J. **139** (1976) 90–92.
WISE, D., Hereditary disorders of connective tissue. In: JADASSOHN, J., Handbuch. 1966.

Folatstoffwechselstörungen

ERBE, R. W., Inborn errors of folate metabolism. New Engl. J. Med. **293** (1975) 753–758, 807–811.
NIEDERWIESER, A., A. MATASSOVIC, B. STEINMANN et al., Hydantoin-5-propionic acidemia in folic acid nondependent formiminoglutamic aciduria observed in two siblings. Pediat. Res. **10** (1976) 215–219.
PERRY, T. L., D. A. APPLEGARTH et al. Metabolic studies of a family with massive formiminoglutamic aciduria. Pediat. Res. **9** (1975) 117–122.
SANTIAGO-BORRERO, P. J., R. SANTINI, jr., E. PEREZ-SANTIAGO and N. MALDONADO, Congenital isolated defect of folic acid absorption. J. Pediat. **82** (1973) 450–455.
TAURO, G. P., D. M. DANKS, P. B. ROWE, M. B. VAN DER WEYDEN, M. A. SCHWARZ, V. L. COLLINS and B. NEAL, Dihydrofolate reductase deficiency causing megaloblastic anemia in two families. New Engl. J. Med. **294** (1976) 466–470.

FÖLLING-Syndrom, Phenylketonurie, Phenylbrenztraubensäure-Schwachsinn

ARTHUR, L. J. H. and J. D. HULME, Intelligent, small for dates body baby born to oligophrenic phenylketonuric mother after low phenylalanine diet during pregnancy. Pediatrics **46** (1970) 235–239.

COBET, G., R. WITKOWSKI und P. PRENZLAU, Schwangerschaften bei einer Frau mit Phenylketonurie nach 20 Jahren Diättherapie in der DDR. Dt. Gesundh.-Wesen **36** (1982) 2069–2072.
DANKS, D. M., R. G. H. COTTON and P. SCHLESINGER, Variant forms of phenylketonuria. Lancet 1976/I 1236–1237.
GÜTTLER, F. and G. HANSEN, Heterozygote detection in phenylketonuria. Clin. Genet. **11** (1977) 137–146.
GRÜTTNER, R., H. J. STERNOWSKY und C. RYBAK, Klinische Probleme der genetischen Heterogenität der Hyperphenylalaninämie. Mschr. Kinderheilk. **119** (1971) 600–604.
HOERNCHEN, H., H. W. STUHLSALZ, L. PLAGEMANN, P. EBERLE und HABEDANK, Kinder phenylketonurischer Mütter. Dtsch. Med. Wschr. **102** (1977) 308–312.
HYANEK, J., H. VILETOVA, V. KUNOVA and M. KUBIK, Phenylalanine loading tests in genetic counselling: 5 years experience with its premarital use. J. Inherit. Metab. Dis. **4** (1981) 51–52.
KAUFMAN, S. and S. MILSTIEN, Phenylketonuria and its variants. Amer. Clin. Lab. Sci. **7** (1977) 178–185.
KNAPP, A., Genetische Stoffwechselstörungen. 1970.
MILSTIEN, S., N. A. HOLTZMAN, M. E. O. FLYNN, G. H. THOMAS, I. J. BUTLER and S. KAUFMAN, Hyperphenylalaninemia due to dihidropteridine reductase deficiency: assay of the enzyme in fibroblasts from affected infants, heterozygotes, and in normal amniotic fluid cells. J. Pediat. **89** (1976) 763–766.
PAUL, T. D., I. K. BRANDT, L. J. ELSAS, C. E. JACKSON, P. MANUNES, C. S. NANCE and W. E. NANCE, Phenylketonuria heterozygote detection in families with affected children. Amer. J. Hum. Genet. **1** (1978) 293–301.
PUESCHEL, S. M., C. HUM and M. ANDREWS, Nutritional management of the female with phenylketonuria during pregnancy. Amer. J. Clin. Nutr. **30** (1977) 1158–1161.
RAMPINI, S., Die kongenitalen Störungen des Phenylalaninstoffwechsels. Schweiz. Med. Wschr. **103** (1973) 537–546.
REY, F., J. P. HARPEY, R. J. LEEMING et al., Les hyperphenylalaninemies avec activé normale de la phenylalanine hydroxylase. Le déficite en tetrahydrobiopterine et deficit en dihydropteridine reductase. Arch. Franç. Pédiatr. **34**/Suppl. 2 (1977) 119–120.
THEILE, H., P. BUEHRDEL and I. GRANSTEIN, Die Entwicklung von Kindern mit spätbehandelter Phenylketonurie nach Diätbeendigung. Kipra **44** (1976) 338–343.

Foramina parietalia permagna, Fenestrae parietales symmetricae, Catlin-Mal, BONNAIRE-Syndrom

DEGENHARDT, K.-H., Mißbildungen des Kopfes und der Wirbelsäule. In: BECKER, P. E., Humangenetik, Bd. II, 1964.
FEIN, J. M. and R. A. BRINKNER, Evolution and significance of giant parietal foramina. Report of five cases in one family. J. Neurosurg. **37** (1972) 487–492.
KITE, W. C. jr., Seizures associated with the Catlin mark. Neurology **11** (1961) 345–348.

Löther, K., Familiäres Vorkommen von Foramina parietalia permagna. Arch. Kinderheilk. **160** (1959) 156–168.
Murphy, J. and C. A. Gooding, Evolution of persistently enlarged parietal foramina. Radiology **97** (1970) 391–392.
Pinlachs, P. y E. Llaurado Miret, Agujeros parietales gigantes (foramina parietalia permagna). Barcelona Quirurg. **15** (1971) 242–248.
Szabo, L., V. Pap, S. Almos und K. Mehes, Congenitales und familiäres Vorkommen von Foramina parietalia permagna, Ptosis congenitalis und charakteristischem Gesichtsausdruck. Pädiat. Grenzgeb. **11** (1972) 67–73.
Wiedemann, H.-R., Zur Frage der Fenestrae parietales symmetricae (sog. Foramina parietalia permagna). Mschr. Kinderheilk. **105** (1957) 310–312.

FRANCESCHETTI-Syndrom, Mandibulo-faziale Dysostose, TREACHER-COLLINS-Syndrom

Fazen, L. E., J. Elmore and H. L. Nadler, Mandibulofacial dysostosis (Treacher-Collins syndrome). Am. J. Dis. Child. **113** (1967) 405–410.
Genée, E., Une forme extensive de dysostose mandibulo-faciale. J. Génét. Hum. **17** (1969) 45–48.
McKusick, V. A., Mendelian inheritance in man. 5. Aufl. Baltimore 1978.
Stevenson, A. C. and B. C. C. Davison, Genetic counselling. London 1970.
Vatré, J.-L., Étude génétique et classification clinique de 154 cas de dysostose mandibulo-faciale (syndrome de Franceschetti) avec description de leurs associations malformatives. J. Génét. Hum. **19** (1971) 17–100.

FRANÇOIS-Syndrom, Dystrophia dermo-chondro-cornealis

François, J., Heredo-familial corneal dystrophies. Transact. Ophthal. Soc. **84** (1966) 367–416.
Ruiz Maldonado, R., L. Tanayo et E. Valasques, Dystrophic dermochondro-cornéene familiale (Syndrome de François) Am. Dermatol. Venerol. **104** (1977) 475–478.
Wiedemann, H.-R., Zur Françoisschen Krankheit. Ärztl. Wschr. **13** (1958) 905–909.

FREEMAN-SHELDON-Syndrome, Kranio-karpo-tarsale Dystrophie

Alves, A. F. P. and E. S. Azevedo, Recessive form of Freeman-Sheldon's syndrome or „whistling face". J. Med. Genet. **14** (1977) 139–141.
Červenka, J., P. Figalová and R. J. Gorlin, Cranio-carpo-tarsal dysplasia or the whistling face syndrome. II. Oral intercommissural distance in children. Amer. J. Dis. Child. **117** (1969) 434–435.

FRASER, F. C., H. PASHAYAN and M. E. KADISH, Cranio-carpo-tarsal dysplasia. Report of a case in father and son. J. Am. Med. Ass. 211 (1970) 1374–1376.
GRASSHOFF, H., St. H. BRAUN und M. SAKREIDA, Beitrag zum FREEMAN-SHELDON-Syndrom. Orthop. Traumatol. 25 (1978) 241 bis 247.
O'CONNELL, D. J. and C. M. HALL, Cranio-carpo-tarsal dysplasia. A report of seven cases. Radiology 123 (1977) 719–722.
OTTO, F. M. G., Die „Cranio-carpo-tarsal-Dystrophie (FREEMAN and SHELDON)". Zschr. Kinderhk. 73 (1953) 240–244.
PFEIFFER, R. A., M. AMMERMANN, C. BAISCH und G. BÖLLHOFF, Das Syndrom von FREEMAN and SHELDON. Zschr. Kinderheilk. 112 (1972) 43–53.
SHARMA, R. N. and S. N. TANDON, „Whistling face" deformity of compound craniofacio-corporal syndrome. Brit. Med. J. 1970/IV 33.
STEVENSON, A. C. and B. C. C. DAVISON, Genetic counselling. London 1970.
WEINSTEIN, S. and R. J. GORLIN, Cranio-carpo-tarsal dysplasia or the whistling face syndrome. I. Clinical considerations. J. Dis. Child. 117 (1969) 427–434.

FRIEDREICH-Syndrom, FRIEDREICHsche Ataxie

ANDERMANN, E., G. B. REMILLARD, C. GOYER, L. BLITZER, F. ANDERMANN and A. BARBEAU, Genetic and family studies in FRIEDREICH's ataxia. Canad. J. Neurol. Sci. 314 (1976) 287–301.
BECKER, P. E., Krankheiten mit hauptsächlicher Beteiligung des spinozerebellaren Systems. In: Humangenetik, Bd. V/1.
FREY, H.-J., M.-L. FREY, P. J. RIEKKINEN and H. O. TUOMOLA, A family with autosomal dominant spinocerebellar ataxia, with electrophysiological findings. Ann. Clin. Res. 5 (1973) 163–167.
GURCKAJA, N. S., Besonderheiten der Vererbung der FRIEDREICH-schen Ataxie (russisch). In: SCHMIDT, E. W. und E. D. MARKOWA, Probleme der klinischen Neurogenetik. Medizina, Moskau 1973.
HARIGA, J. and J. MOUTSCHEN, On the inheritance of heredoataxias. Hum. Hered. 19 (1969) 457–472.
REMILLARD, G., F. ANDERMANN, L. BLITZER and E. ANDERMANN, Electroencephalographic findings in FRIEDREICH's ataxia. Canad. J. Neurol. Sci. 314 (1976) 309–312.

Frontonasale Dysplasie, DeMYER-Syndrom, Mittelgesichtsspalten-Syndrom

BAKKEN, A. F. and G. AABYHOLM, Frontonasal dysplasia. Possible hereditary connection with other congenital defects. Clin. Genet. 10 (1976) 214–217.
FOX, J. W. IV, G. T. GOLDEN and M. T. EDGERTON, Frontonasal dysplasia with alar clefts in two sisters. Genetic considerations and surgical correction. Plast. Reconstr. Surg. 57 (1976) 553–561.

RUPRECHT, K. W. und F. MAJEWSKI, Familiäre Arhinie mit PETERSscher Anomalie und Kiefermißbildungen, ein neues Fehlbildungssyndrom? Klin. Mbl. Augenheilk. **172** (1978) 708–715.
SEDANO, H. O., M. M. COHEN, J. JIRASEK and R. J. GORLIN, Frontonasal dysplasia. J. Pediat. **75** (1970) 906–913.
TARATETA, A., E. REBOA e L. BUFFONI, Median cleft face syndrome. Descrizione di un caso. Min. Pediat. **30** (1978) 53–60.

Fruktose-Intoleranz, Fruktosämie

DOMINICK, H.-C., R. HÖSEMANN und L. DIEKMANN, Fructose-Intoleranz bei 2 Geschwistern. Monatsschr. Kinderheilk. **120** (1972) 32–39.
FROESCH, E. R., Disorders of fructose-metabolism. Clin. Endocrin. Metab. **5** (1976) 599–611.
GITZELMANN, R., K. BAERLOCHER und A. PRADER, Hereditäre Stoffwechselkrankheiten. Hereditäre Störungen im Fructose- und Galactosestoffwechsel. Mschr. Kinderheilk. **121** (1973) 174 bis 180.
HARRIS, H., The principles of human biochemical genetics. 1971.
HOPWOOD, N. J., I. HOLZMAN and A. L. DRASH, Fructose 1,6 diphosphatase deficiency. Amer. J. Dis. Child. **131** (1977) 418 to 421.
HOSKOVA, A. and A. MRSKOS, Hemorrhagic diathesis as a possible early sign of hereditary fructose intolerance. Eur. J. Pediatr. **127** (1977) 63–65.
KNAPP, A., Genetische Stoffwechselstörungen. 1970.
KURZ, R., G. HÄCHL, W. HOHENWALLNER und H. BERGER, Hereditäre Fruktose-Intoleranz mit vermutlich dominanten Erbgang. Arch. Kinderheilk. **183** (1971) 233–239.
LENZ, W., Medizinische Genetik. 1970.
MEHNERT, H. und H. FÖRSTER, Stoffwechselkrankheiten. 1970.
ODIEVRE, M., L'avenir des enfants atteints d'intolérance héréditaire où fructose. Rev. Pediat. **12** (1976) 449–451.
RENNERT, O. W. and M. GREER, Hereditary fructosemia. Neurology **20** (1970) 421–425.
ROSSNER, J. A. und D. FEIST, Hereditäre Fructose-Intoleranz. Verh. Dtsch. Ges. Pathol. **55** (1971) 376–385.
STEINMANN, B., K. BAERLOCHER and R. GITZELMANN, Hereditäre Störungen des Fruktosestoffwechsels. Belastungsproben mit Fruktose, Sorbitol und Dihydroxyaceton. Nutr. Metabol. **18** (1975) 115–130.
THANNER, F., Hereditäre Fructoseintoleranz. Mschr. Kinderheilk. **125** (1977) 677–686.
THANNER, F., Möglichkeiten zur Diagnostik einer hereditären Fructoseintoleranz. Klin. Wschr. **55** (1977) 787–790.

Fruktosurie, Lävulosurie

KNAPP, A., Genetische Stoffwechselstörungen. 1970.
MEHNERT, H. und H. FÖRSTER, Stoffwechselkrankheiten. 1970.

Fukosidose

Beratis, N. G., B. M. Turner and K. Hirschhorn, Fucosidosis: detection of the carrier state in peripheral blood leukocytes. J. Pediatr. **87** (1975) 1193–1198.
Corney, G., R. A. F. Fisher, P. J. L. Cook, J. Noades and E. B. Robson, Linkage between alpha-fucosidase and the Rhesus blood group. Ann. Hum. Genet. **40** (1977) 403–405.
Dounell, G. N., W. G. Ng, R. Koch and W. R. Bergren, Biochemical and genetic studies of plasma and leucocyte α-L-fucosidase. Amer. J. Hum. Genet. **28** (1976) 142–156.
Dreyfus, J.-C. and L. Poenaru, Enzyme activity in fucosidosis. Lancet 1977/I 264.
Durand, P., Borrone, C. and G. Della Cella, Fucosidosis. J. Pediat. **75** (1969) 665–674.
Durand, P., C. Borrone and R. Gatti, On the genetic variants in fucosidosis. J. Pediat. **89** (1976) 688–690.
Patel, V., I. Watanabe and W. Zeman, Deficiency of α-L-Fucosidase. Science **176** (1972) 426–427.
Poenaru, L., J.-C. Dreyfus, J. Boue et al., Prenatal diagnosis of fucosidosis. Clin. Genet. **10** (1976) 200–204.
Romeo, G., C. Borrone, R. Gatti and P. Durand, Fucosidosis in Calabria: Founder effect or high gene frequency. Lancet 1977/I 368–369.
Snyder, R. D., T. J. Carlow, J. Ledman and D. A. Wenger, Ocular findings in fucosidosis. Birth. Def., Orig. Art. Ser. **12** (1976) 241–256.
Troost, J., G. E. J. Staal, J. Willemse and M. C. M. van der Heijden, Fucosidosis: I. Clinical and enzymological studies. Neuropädiatrie **8** (1977) 155–162.
Turner, B. M., N. G. Beratis, V. S. Turner and K. Hirschhorn, Silent allele as genetic basis of fucosidosis. Nature **257** (1975) 391–392.
Wiederschein, G. Y., F. G. Kolibaba and E. L. Rosenfeld, Human α-L-fucosidases. Clin. Chim. Acta **46** (1973) 305–310.

Fundus flavimaculatus

Babel, J., Le fundus flavimaculatus. Etude clinique, fonctionelle et génétique. Arch. Ophth. **32** (1972) 109–122.
Carpel, E. F. and R. E. Kalina, A family study of fundus flavimaculatus. Amer. J. Ophthalmol. **80** (1975) 238–241.
Fishman, G. A., Fundus flavimaculatus. A clinical classification. Arch. Ophthalmol. **94** (1976) 2061–2067.
François, P., P. Turnt, B. Puech et J. C. Hache, Maladie de Stargardt et fundus flavimaculatus. Arch. Ophthal. **35** (1975) 817–846.
Hadden, O. B. and J. D. M. Gass, Fundus flavimaculatus and Stargardt's disease. Amer. J. Ophthal. **82** (1976) 527–539.
Klien, B. A. and A. E. Krill, Fundus flavimaculatus. Clinical,

functional and histopathologic observations. Am. J. Ophthal. **64** (1967) 3–23.

Galaktosämie, Galaktokinase-Mangel

Benson, P. F., S. P. Brown, J. Cree, A. H. Fenson, A. R. Grait and T. P. Mann, Phenotypic expression of galactokinase deficiency in heterozygous and homozygous subjects: in vivo and in vitro studies. Birth Def., Orig. Art. Ser. **12** (1976) 315–312.
Benson, P. F., S. Blunt and S. P. Brown, Amniotic cell galactokinase activity: stimulation by galactose. Lancet 1973/I 106–107.
Gitzelmann, R., Hereditary galactokinase deficiency. A newly recognized cause of juvenile cataracts. Pediat. Res. **1** (1967) 14–23.
Harris, H., The principles of human biochemical genetics. London 1971.
Levy, N. S., A. E. Krill and E. Beutler, Galactokinase deficiency and cataracts. Amer. J. Ophthal. **74** (1972) 41–48.
Litman, N., A. I. Kanter and L. Finberg, Galactokinase deficiency presenting as pseudotumor cerebri. J. Pediat. **86**.
Mehnert, H. und H. Förster, Stoffwechselkrankheiten. 1970.
Ng, W. G., G. N. Donnell, W. R. Bergen, O. Alfi and M. S. Golfi, Prenatal diagnosis of galactosemia. Clin. Chim. Acta **74** (1977) 227–235.
Pickering, W. R. and R. R. Howell, Galactokinase deficiency: clinical and biochemical findings in a new kindred. J. Pediat. **81** (1972) 50–55.
Sitzmann, F. C., und H. Kaloud, Enzymopathien des Galactosestoffwechsels. Verh. Dtsch. Ges. Pathol. **55** (1971) 385–390.

Galaktosämie-Syndrom II

Bickel, H. und H. Cleve, Metabolische Schwachsinnsformen. In: Becker, P. E., Humangenetik Bd. V/II, 1964.
Breitner, R., S. H. Reisner, A. Pinsky and I. Levi, Erythrocyte galactose-I-phosphate-uridyl-transferase activity in infants of low birth weight. Israel J. Med. Sci. **5** (1969) 27–32.
De Bruyn, C. H. M. M., T. L. Oei, L. A. H. Monnens and J. M. F. Trijbels, An unusual form of galactosemia: Studies on erythrocytes and hair roots. Clin. Genet. **13** (1978) 8–16.
Ellis, G., A. R. Wilcock and D. M. Goldberg, Experience of routine livebirth screening for galactosaemia in a British hospital, with emphasis in heterozygote detection. Arch. Dis. Child. **47** (1972) 34–40.
Kaloud, H. und F. Sitzmann, Die Aktivität der Galactose-1-Phosphat-Uridyltransferase in den Erythrozyten bei Heterozygoten der Galactosämie in verschiedenen Altersstufen. Pädiat. u. Pädol. **6** (1971) 268–273.
Dies., Genfrequenz der hereditären Galactosämie unter Berücksichtigung der Duarte-Variante. Z. Kinderheilk. **113** (1972) 205 bis 214.

KELLY, S., L. DESJARDINS, P. ARMERDING and J. BURNS, Phenotypes of galactosaemia in infants screened at birth. J. Med. Genet. **10** (1973) 27–29.
KELLY, S., S. KRATZ, J. BORNS and J. BOYLAN, Screening for galactosemia in New York state. Public Health Rep. **85** (1970) 575–578.
KNAPP, A., Genetische Stoffwechselstörungen. 1970.
KOMROWER, Q. M. and D. H. LEE, Long-term follow-up of galactosaemia. Arch. Dis. Childh. **45** (1970) 367–373.
KRAUS, H. und E. MÖNCH, Eine einfache Methode zur Diagnose der Galaktosämie und ihrer heterozygoten Genträger. Mschr. Kinderheilk. **118** (1970) 426–427.
LEVY, H. L. and G. HAMMERSEN, Newborn screening for galactosemia and other galactose metabolic defects. J. Pediat. **92** (1978) 871–877.
NG, W. G., G. N. DONNELL and O. ALFI, Prenatal diagnosis of galactosaemia. Lancet 1977/I 43–44.
SAMUELS, S., S. C. SUN and S. VERASESTAKUL, Normal infant birth in white galactosemic woman. J. Med. Sec. N.J. **73** (1976) 309.
SCHERZ, R. and R. BUETLER, A new genetic variant of galactosephosphateuridyltransferase. Hum. Genet. **35** (1976) 51–55.
SITZMANN, F. C. und H. KALOUND, Angeborene Störungen des Galaktosestoffwechsels. Med. Klin. **70** (1975) 491–498.
TEDESCO, T. A., Human galactose-1-phosphate-uridyltransferase. J. Biol. Chem. **247** (1972) 6631–6636.
THALHAMMER, O., Nebenergebnisse eines GUTHRIE-Testprogrammes. Mschr. Kinderheilk. **118** (1970) 419–421.
ZEHETBAUER, G. and S. SCHEIBENREITER, Ophthalmologische Verlaufsbeobachtungen bei Galaktosämie. Klin. Pädiatr. **185** (1977) 451–454.

Galaktosämie, Typ III

GITZELMANN, R., Früherfassung von Anomalien im Galaktosestoffwechsel. Methoden und Resultate. Mschr. Kinderheilk. **124** (1976) 654–657.
GITZELMANN, R., B. STEINMANN, B. MITCHELL and E. HAIGIS, Uridine diphosphate galactose 4′-epimerase deficiency. IV. Report of eight cases in three families. Helv. Paediatr. Acta **31** (1976) 441–452.

Gallenblasen-Agenesie

LOPES-RASI, A. and M. C. EDMUNDS, Agenesis of the gallbladder. Virginia Med. Monthly **101** (1974) 849–853.

Gallengangatresie, extrahepatische

SCHULTE, M. J. und W. LENZ, Kongenitale extrahepatische Gallengangatresie bei zwei Geschwistern. Klin. Pädiat. **190** (1978) 512 bis 518.

SOMMER, A., P. E. MOODY jr. and C. B. REINER, Familial extrahepatic biliary atresia: report of a case situation. Clin. Pediat. **15** (1976) 627–629.

Gallengangatresie, intrahepatische; Cholestase, intrahepatische

BALLOW, M., C. Z. MARGOLIS, B. SCHACHTEL and Y. E. HSIA, Progressive familial intrahepatic cholestasis. Pediatrics **51** (1973) 998 to 1007.
BOON, J., J. BAKKEREN, J. MISERÉ, E. SCHRETLEN, G. PARMENTIER and H. EYSSEN, Increased trihydroxycoprostanic acid in bile in familial intrahepatic biliary atresia. Pädiat. Pädol. 8 (1973) 181 to 186.
HANSON, R. F., J. N. ISENBERG, G. C. WILLIAMS, D. HACHEY, P. SZCZEPANIK, P. D. KLEIN and H. L. SHARP, The metabolism of 3,7,12-trihydroxy-5β-cholestan-26oic acid in two siblings with cholestasis due to intrahepatic bile duct anomalies: An apparent inborn error of cholic acid synthesis. J. Clin. Invest. **56** (1975) 577 to 587.
JUBERG, R. C., R. M. HOLLAND-MORITZ, K. S. HENLEY and C. F. GONZALES, Familial intrahepatic cholestasis with mental and growth retardation. Pediatrics **38** (1966) 819–836.
LESSER, P. B., Benign familial recurrent intrahepatic cholestasis. Amer. J. Dig. Dis. **18** (1973) 259–264.
VAN ACKER, K. J., E. EGGERMONT, A. DEPRELTERE and P. MARIEN, Fatal familial intrahepatic cholestasis (BYLER disease). Acta Paediat. Belg. **30** (1977) 157–163.

Gangliosidose, generalisierte, infantile, LANDING-Syndrom, GM_1-Gangliosidose Typ 1, Lipidose, neuroviszerale

BENSON, P. F., S. P. BROWN, A. BARBARIK and T. P. MANN, GM_1-generalized gangliosidosis variant with cardiomegaly. Postgrad. Med. J. **52** (1976) 159–165.
KABACK, M. M., H. R. SLOAN, M. SONNEBORN, R. M. HERNDON and A. K. PERCY, GM(1) gangliosidosis type I: in utero detection and fetal manifestation. J. Pediat. **82** (1973) 1037–1041.
O'BRIEN, J. S., Molecular genetics of GM_1 β-galactosidase. Clin. Genet. 8 (1975) 303–313.

Gangliosidose, generalisierte, spätinfantile, DERRY-Syndrom, GM_1-Gangliosidose Typ 2

BOOTH, C. W., A. B. GERBIE and H. L. NADLER, Intrauterine detection of GM_1 gangliosidosis, Type 2. Pediatrics **52** (1973) 521–524.
KOSTER, J. F., M. F. NIERMEIJER, M. C. B. LOONEN and H. GALJAARD, Beta-galactosidase deficiency in an adult: a biochemical

and cell genetic study on a variant of GM-1-gangliosidosis. Clin. Genet. **9** (1976) 427–432.
O'Brien, J. S., M. W. Ho, M. L. Veath, J. F. Wilson, G. Myers, J. M. Opitz, G. M. zu Rhein, J. W. Spranger, H. A. Hartmann, B. Haneberg and F. R. Grosse, Juvenile Gm 1 gangliosidosis: clinical, pathological, chemical and enzymatic studies. Clin. Genet. **3** (1972) 411–434.
O'Brien, J. S. and A. G. W. Norden, Nature of the mutation in adult beta-galactosidase deficient patients. Am. J. Hum. Genet. **29** (1977) 184–190.
Pinsky, L., J. Miller, B. Shanfield, G. Walters and L. S. Wolfe, Gm(1) gangliosidosis in skin fibroblast culture: enzymatic differences between types 1 and 2 and observation on a third variant. Am. J. Hum. Genet. **26** (1974) 563–577.
Stevenson, R. E., H. A. Taylor jr. and S. E. Parks, Beta-galactosidase deficiency: prolonged survival in three patients following early central nervous system deterioration. Clin. Genet. **13** (1978) 305–313.
Wolfe, L. S., J. Callahan, J. S. Fawcett, F. Andermann and C. R. Scriver, GM(1)-Gangliosidosis without chondrodystrophy or visceromegaly. Neurology **20** (1970) 23–43.

GM_2-Gangliosidose, amaurotische Idiotie, familiäre, frühkindliche, TAY-SACHS-Syndrom; SANDHOFF-Syndrom

Aronson, S. M. and B. W. Volk, Cerebral sphingolipidoses. Acad. Press NY. 1962.
Harzer, K., Inheritance of the enzyme deficiency in three neurolipidoses: Variant 0 of Tay-Sachs disease (Sandhoff's disease), classic Tay-Sachs disease, and metachromatic leukodystrophy. Identification of the heterozygous carriers. Humangenetic **20** (1973) 9–24.
Kaback, M. M., D. L. Rimoin and J. S. O'Brien, Tay-Sachs disease: screening and prevention. Alan R. Liss, NY. 1977, 4335.
Knapp, A., Genetische Stoffwechselstörungen. 1970.
Krivit, W., R. J. Desnick, J. Lee, J. Moller, F. Wright, C. C. Sweeley, P. D. Snyder and H. L. Sharp, Generalized accumulation of neutral glycosphinoglipids with GM_2 ganglioside accumulation in the brain. Sandhoff's disease (variant of Tay-Sachs disease) Am. J. Med. **52** (1972) 763–770.
Lowden, J. A., E. J. Ives, D. L. Keene, A. L. Burton, M. A. Skomorowski and F. Howard, Carrier detection in Sandhoff disease. Am. J. Hum. Genet. **30** (1978) 38–45.
Mayo, O., On the maintenance of polymorphism having an inviable homozygote. Ann. Hum. Genet. **33** (1970) 307–317.
Molzer, B. and H. Bernheimer, Detection of G (M_2) gangliosidosis (Tay-Sachs and Sandhoff disease) gene carriers by serum hexosaminidase assay. Clin. Chim. Acta **73** (1976) 163–169.
Myrianthopulos, N. and A. F. Nayler, Tay-Sachs disease is probably not increasing. Nature **227** (1970) 609.

O'BRIEN, S. J., S. OKADA, A. CHEN and D. L. FILLERUP, TAY-SACHS disease. Detection of heterozygotes and homozygotes by serum hexosaminidase assays. New Engl. J. Med. **283** (1970) 15–200.
ROPERS, H.-H., K. H. GRZESCHIK and E. BÜHLER, Complementation after fusion of SANDHOFF and TAY-SACHS fibroblasts. Humangenetik **26** (1975) 117–121.
ROPERS, H.-H. and U. SCHWANTES, On the molecular basis of SANDHOFF's disease. Humangenetik **20** (1973) 167–170.
SCHNECK, L., M. ADACHI and B. W. VOLK, The fetal aspects of TAY-SACHS disease. Pediatrics **49** (1972) 342–351.
TATESON, R. and A. D. BAIN, GM_2 gangliosidoses: Consideration of the genetic defects. Lancet 1971/I 612–613.
THIEL, H. J. und H. BEHNKE, Beitrag zur Klinik und Differentialdiagnose der juvenilen amaurotischen Idiotie. Klin. Mbl. Augenk. **158** (1971) 670–677.
WHITE, H. H., Inborn errors of metabolism. A diagnostic consideration in mental retardation. J. Kans. Med. Soc. **70** (1969) 142 to 145.
WOOD, S. and B. C. MAC DOUGALL, Juvenile SANDHOFF disease: Some properties of the residual hexosaminidase in cultured fibroblasts. Amer. J. Hum. Genet. **28** (1976) 489–495.

GM_3-Gangliosidose, Hämatosid-Sphingolipodystrophie

MACLAREN, N. K., S. R. MAX, M. CORNBLATH, R. O. BRADY, P. T. OZAND, J. CAMPBELL, M. RENNELS, W. J. MERGNER and J. H. GARCIA, Gm(3)-gangliosidosis: a novel human sphingolipidodystrophy. Pediatrics **57** (1976) 106–110.
MAX, S. R., N. K. MACLAREN, R. O. BRADY, R. M. BRADLEY, M. B. RENNELS, J. TANAKA, J. H. GARCIA and M. CORNBLATH, GM_3 (hemoside) sphingolipodystrophy. New Engl. J. Med. **291** (1974) 929–931.

GAUCHER-Syndrom

BEUTLER, E., G. L. DALE, E. GUITO and W. KUHL, Enzyme replacement therapy in GAUCHER's disease: preliminary clinical trial of a new enzyme preparation. Proc. Nat. Acad. Sci. **74** (1977) 4620–4623.
BEUTLER, E. and W. KUHL, The diagnosis of the adult type of GAUCHER's disease and its carrier state by demonstration of deficiency of β-glucosidase activity in peripheral blood leukocytes. J. Lab. Clin. Med. **76** (1970) 747–755.
BEUTLER, E., W. KUHL, F. TRINIDAD, R. TEPLITZ and H. NADLER, Detection of GAUCHER's disease and its carrier state from fibroblast cultures. Lancet 1970/II, **369**.
FUHRMANN, W., Taschenbuch. 1965.
HELLBRUNNER, H., K. G. WURSTER und K. HARZER. Pränatale Diagnose der GAUCHER-Krankheit. Dtsch. Med. Wschr. **106** (1981) 652 bis **654**.
HO, M. W., J. SECK, D. SCHMIDT, M. L. VEATH, W. JOHNSON,

R. O. BRADY and J. S. O'BRIEN, Adult GAUCHER's disease: kindred studies and determination of a deficiency of acid-β-glucosidase in cultured fibroblasts. Am. J. Hum. Genet. **24** (1972) 37–45.
KITIGAWA, T., M. OWADA, T. SAKIYAMA, K. AOKI, S. KAMOSHITA, Y. HMENOMORI and T. KOBAYASHI, In utero diagnosis of GAUCHER disease. Amer. J. Hum. Genet. **30** (1978) 322–327.
KNAPP, A., Genetische Stoffwechselstörungen. 1970.
MEHNERT, H. und H. FÖRSTER, Stoffwechselkrankheiten. 1970.
MINAUF, M., W. STOFMANN und P. KREPLER, Zur Beteiligung des Zentralnervensystems bei infantilem M. GAUCHER. Arch. Kinderheilk. **181** (1970) 85–97.
PENTCHEV, P. G., Enzyme replacement therapy in GAUCHER's and FABRY's disease. Ann. Clin. Lab. Sci. **7** (1977) 251–253.
PETERS, S. P., R. E. LEE and R. H. GLEW, GAUCHER's disease, a review. Medicine **56** (1977) 425–442.
TJHEN, K. Y. und H. W. ZILLHARDT, M. GAUCHER Typ I. Verlauf von 4 Geschwistererkrankungen vor und nach Splenektomie. Pädiat. Prax. **18** (1977) 247–260.
WENGER, D. A., C. CLARK, M. SATTLER and C. WHARTON, Synthetic substrate β-glucosidase activity in leucocytes and carriers of GAUCHER's disease. Clin. Genet. **13** (1978) 145–153.
WIEDEMANN, H.-R., H. GERKEN, E. GRAUCOB and H.-G. HANSEN, Recognition of heterozygosity in sphingolipidoses. Lancet 1965/I 1283.

Gaumenspalte, isolierte

ABRUZZO, M. A. and R. P. ERICKSON, A new syndrome of cleft palate associated with colobomata, hypospadias, deafness, short stature, and radial synostosis. J. Med. Genet. **14** (1977) 76–80.
DOULAN, M. A., Growth failure, cleft palate, ectodermal dysplasia and apparent pancreatic insufficiency. A new syndrome? Birth Def., Orig. Art. Ser. **13** (1977) 230–231.
FUHRMANN, W. und F. VOGEL, Genetische Familienberatung. Springer-Verl. Berlin, Heidelberg, N. Y., 3. Aufl. 1982.
GEWITZ, M., R. DINWIDDIE, T. YUILLE, E. HILL and C. O. CARTER, Cleft palate and accessory metacarpal of index finger syndrome: possible familial occurrence. J. Med. Genet. **15** (1978) 162–164.
SAY, B., D. H. BARBER, J. HOBBS and J. G. COLDWELL, A new dominantly inherited syndrome of cleft palate. Humangenetik **26** (1975) 267–269.
SHIELDS, E. D., D. BIXLER and P. FOGH-ANDERSEN, Cleft palate: A genetic and epidemiologic investigation. Clin. Genet. **20** (1981) 13–24.
STEVENSON, A. C. and B. C. C. DAVISON, Genetic counselling. London 1970.
STEWART, J. M., J. E. OH and R. LAGACE, Submucous cleft palate: Prevalence in a school population. Cleft Palate J. **9** (1972) 246 to 250.
TOLAROVÁ, M., Geneological analysis of isolated cleft palate, Acta Chir. Plast. **11** (1969) 108–116.

Gelenke-Schlaffheit, Arthrochalasis multiplex congenita

BARTSOCAS, C. S. and J. K. DIMITRIOU, Multiple joint dislocations in mother and child. J. Pediat. **80** (1972) 299–301.
BEIGHTON, P. H. and F. T. HOVAN, Dominant inheritance in familial generalized articular hypermobility. J. Bone Joint. Surg. **52 B** (1970) 145–147.
KIRK, J. A., B. M. ANSELL and E. G. L. BYWATERS, The hypermobility syndrome. Ann. Rheum. Dis. **26** (1967) 419–425.
LENZ, W., Medizinische Genetik. 1970.
MCKUSICK, V. A., Heritable disorders of connective tissue. St. Louis 1966.
STEVENSON, A. C. and B. C. C. DAVISON, Genetic counselling. London 1970.

Geroderma osteodysplasticum

BAMATTER, F., A. FRANCESCHETTI, D. KLEIN et A. SIERRO, Gérodermie ostéodysplastique héréditaire. Un nouveau biotype de la „progeria". Confin. Neurol. **9** (1949) 397–399.
BOREAUX, G., Le gérodermie ostéodysplastique á hérédité liée au sexe, nouvelle entité clinique et génétique. Inaugural-Dissertation, Genf 1968.
HUNTER, A. G. W., J. T. MARTSOLF, C. G. BAKER and M. H. REED, Geroderma osteodysplastica. A report of two affected families. Hum. Genet. **40** (1978) 311–324.

Gicht, Arthritis urica

BECKER, M. A., L. J. MEYER, A. W. WOOD and J. E. SEEGMILLER, Purine overproduction in man associated with increased phosphoribosylpyrophosphate-synthetase activity. Science **170** (1973) 1123 to 1126.
BENDERSKY, G., Etiology of hyperuricemia. Ann. Clin. Lab. Sci. **5** (1975) 456–467.
FUHRMANN, W., Taschenbuch. 1965.
FOX, I. H., S. LACROIX, G. PLANET and M. MOORE, Partial deficiency of adenine phosphoribosyltransferase in man. Medicine **56** (1977) 515–526.
FOX, I. H., P. J. MARCHANT and S. La CROIX, Hypoxanthine guanine phosphoribosyltransferase: mosaicism in the peripheral erythrocytes of a heterozygote for a normal and a mutant enzyme. Biochem. Genet. **14** (1976) 587–593.
GREILING, H. Zur klinischen Biochemie der Gicht. Therapiewoche **22** (1972) 77–84.
KELLEY, W. N., Biochemistry of the X-linked uric aciduria-enzyme defect and its genetic variants. Arch. Int. Med. **130** (1972) 199–206.
LENZ, W., Medizinische Genetik. 1970.
MEHNERT, H. und H. FÖRSTER, Stoffwechselkrankheiten. 1970.

MERTZ, D. P., Zur Definition und Behandlungsbedürftigkeit einer Hyperurikämie. Fortsch. Med. **95** (1977) 8–14.
MEYER, L. J., M. A. BECKER, P. J. KOSTEL and J. E. SEEGMILLER, Increased PRPP synthetase activity per molecule: A cause of puric overproduction and gout. Clin. Res. **22** (1974) 174 A.
RONDIER, J., Problemes génétiques concertant la goutte. Can. Med. **12** (1971) 415–424.
SEEGMILLER, J. E., Genetic considerations of gout. Arthr. Rheum. **18** (1975) 743–746.
SPERLING, O., G. EILAH, S. PERSKY-BROSH and A. DE VRIES, Accelerated erythrocyte 5-phosphoribosyl-1-pyrophosphat synthesis. A familial abnormality associated with excessive uric acid production and gout. Biochem. Med. **6** (1972) 310–316.
STERN, C., Grundlagen der Humangenetik. Jena 1968.
WYNGAARDEN, J. B., Metabolic defects of primary hyperuricemia and gout. Amer. J. Med. **56** (1974) 651–664.

GILBERT-LEREBOULLET-Syndrom, Icterus intermittens juvenilis, Hyperbilirubinämie I

AUCLAIR, C., J. HAKIM, P. BOIVIN, H. TROUBE et J. BOUCHEROT, Bilirubin and paranitrophenol-glucuronyl-transferase activities of the liver in patients with GILBERT's syndrome. An attempt at a biochemical breakdown of the GILBERT's syndrome. Enzyme **21** (1976) 97–107.
BELLET, H. and A. RAYNAND, An assay of bilirubin UDP-glucuronyl transferase on needle biopsies applied to GILBERT's syndrome. Clin. Chim. Acta **53** (1974) 51–55.
FORNES, M. F., GILBERTS syndrome. US Navy Med. **61** (1973) 46–49.
FUHRMANN, W., Taschenbuch. 1965.
KNAPP, A., Genetische Stoffwechselstörungen. 1970.
MEEROFF, J. C., El śindrome de GILBERT. Prensa Méd. Argent. **59** (1972) 1589–1592.
OWENS, D. and J. EVANS, Population studies on GILBERT's syndrome. J. Med. Genet. **12** (1975) 152–156.
PENNER, E., W. R. MAYR, S. DJAWAN, H. SEYFRIED and M. PACHER, Untersuchungen zur Genetik des GILBERT-Syndroms. Schweiz. Med. Wschr. **106** (1976) 860–862.
POWELL, L. W., E. HEMINGWAY, B. H. BILLING and S. SHERLOCK, Idiopathic unconjugated hyperbilirubinemia (GILBERTS syndrome). New Engl. J. Med. **277** (1967) 1108–1112.
SHERLOCK, S., Genetic aspects of liver disease associated with jaundice. Progr. Med. Genet. **5** (1967) 102–115.

Glaukom, kongenitales, juveniles

BADALJAN, L. O., Wörterbuch der klinischen Genetik (russisch). Moskau 1971.
FRANÇOIS, J., Heredity of congenital glaucoma. J. Pediat. Ophthalm. **9** (1972) 144–150.

GORNING, H. und D. BAIER, Symptomatik und Frequenz des angeborenen Glaucoms. Kinderärztl. Praxis **45** (1977) 400–404.
JERNDAL, T., Dominant goniodysgenesis with late congenital glaucoma. A reexamination of BERG's pedegree. Amer. J. Ophthalm. **74** (1972) 28–33.
JERNDAL, T., Goniodysgenesis and hereditary juvenile glaucoma. Acta Ophthalmol. **107** (1970) Suppl. 1–100.
LALIVE D'EPINAY, S. und Ch. REME, Ausgewählte Aspekte des kongenitalen Glaukoms. Augenheilk. **176** (1977) 249–259.
MARTIN, J. P. and E. C. ZOREB, Familial glaucoma in nine generations of a South Hampshire family. Brit. J. Ophthal. **58** (1974) 539–542.
McKUSICK, V. A., Mendelian inheritance in man. 5. Aufl., Baltimore 1978.
SHIN, D. H., B. BECKER and A. E. KOLKER, Family history in primary open angle glaucoma. Arch. Ophthalmol. **95** (1977) 598 to 600.
SORSBY, A., Ophthalmic genetics. 2. Aufl., Butterworth London 1970.
STEVENSON, A. C. C. and B. C. DAVISON, Genetic counselling. London 1970.
VESELINOVIĆ, A. und Ž. HOFER, Zum familiären Vorkommen des Glaukoms. Med. Monatsschr. **27** (1973) 65–68.

Glaukom, primäres adultes

ARMALY, M. F., Genetic factors, relating to glaucoma. Ann. N.Y. Acad. Sci. **151** (1968) 861–875.
BADALJAN, L. O., Wörterbuch der klinischen Genetik (russisch). Moskau 1970.
GOLDSCHMIDT, E., The heredity of glaucoma. Acta Ophthalmol. Suppl. 1973. 27–31.
HARRIS, D., The inheritance of glaucom. Am. J. Ophthal. **60** (1965) 91–95.
KELECON, J., Les glaucomes: diagnostic et incidence familiale. Rev. Méd. Liége. **30** (1975) 373–377.
KOLLEV, A. E., Glaucoma family study ten year follow up (preliminary report). Isr. J. Med. Sci. **8** (1972) 1357–1361.
LOWE, R. F., Primary angle closure glaucoma. Inheritance and environment. Brit. J. Ophthal. **56** (1972) 13–20.
LOWE, R. F., Primary angle closure glaucoma: a review of ocular biometry. Aust. J. Ophthalmol. **5** (1977) 9–12.
McKUSICK, V. A., Mendelian inheritance in man. 5. Aufl. Baltimore 1978.
MILLER, S. J. H., Glaucoma simplex and the management of first degree relatives. Brit. J. Ophthalm. **56** (1973) 284–287.
PERKINS, E. S., Family studies in glaucoma. Brit. J. Ophthalm. **58** (1974).
SCHIKUNOVA, R. N., Zwei Zwillingspaare mit erblichen Symptomen eines Glaucoma chronicum simplex (russisch). Westn. Oftal. (1972) 87–90.

SORSBY, A., Ophthalmic genetics. 2. Aufl., Butterworth London 1970.
STEVENSON, A. C. and B. C. C. DAVISON, Genetic counselling. London 1970.

Gliome, Gliomatose

ARMSTRONG, R. M. and C. W. HANSON, Familial gliomas. Neurology **19** (1969) 1061–1063.
FAIRBURN, B. and H. URICH, Malignant gliomas occurring in identical twins. J. Neurol. Neurosurg. Psychiat. **34** (1971) 718 to 722.
ISAINAT, F., A. M. MIRANDA, F. BARTMNENS and J. PRAT, Genetic implications of familial brain tumors. J. Neurosurg. **41** (1974) 573–575.
KAUFMAN, H. H. and R. BRISMA, Familial gliomas, report of four cases. J. Neurosurg. **37** (1972) 110–112.
KOCH, G., Phakomatosen. In: BECKER, P. E., Humangenetik. Bd. V/1, 1966.
MEYER, N. T. and J. T. SCHWIDDE, Gliomas in the family. Rocky Mt. Med. J. **73** (1976) 143–144.
SCHARRER, E. und C. V. BRUNNGRABER, Gliome bei Vater und Sohn. Z. Neurol. **205** (1973) 287–295.
SCHOENBERG, B. S., G. G. GLISTA and T. J. REAGEN, The familial occurrence of glioma. Surg. Neurol. **3** (1975) 139–145.
STEVENSON, A. C. and B. C. C. DAVISON, Genetic counselling. London 1970.

Glomustumoren, multiple

BERENDES, U., Zur Genetik multipler Hauttumoren: Multiple Leiomyome, multiple Glomustumoren und „Blue-Rubber-Bleb“ Naevus-Syndrom. Arch. Dermat. Forsch. **242** (1972) 372–381.
GORLIN, R. J., R. M. FUSARD and J. W. BENTON, Multiple glomus tumor of the pseudocavernous hemangioma type. Arch. Derm. **82** (1960) 776–778.
MORDOVZEW, V. N. and L. I. SYTCH, Familiäre multiple Glomustumoren (russisch). Vestn. Derm. Vener. **50** (1974) 82–85.
REINHARD, M. und G. LÜDERS, Zur Pathologie und Klinik multipler familiärer Glomustumoren. Arch. Klin. Exp. Derm. **237** (1970) 800–810.
RYCROFT, R. J. S., M. A. MEUTER, D. E. SHARVILL, R. S. WELLS and L. H. BANNISTER, Hereditary multiple glomus tumours. Report of four families and a review of literature. Trans. St. John's Hosp. Dermat. Soc. **61** (1975) 70–81.
SCHNYDER, U. W., Erbliche Gefäßmäler, Teleangiektasien und Lymphödeme. In: JADASSOHN, J., Handbuch. **1966.**
SIRINAVIN, C. and E. W. LOVRIEN, Familial multiple glomus tumors. Birth Def., Orig. Art. Ser. **13/3** B (1977) 255–256.

Glucose-Galaktose-Malabsorptions-Syndrom

ELSAS, L. J., R. E. HILLMAN, J. H. PATTERSON and L. E. ROSENBERG, Renal and intestinal hexose transport in familial glucose-galactose malabsorption. J. Clin. Invest. **49** (1970) 576–585.
FIEHRING, C. und H. KOSLOWSKI, Glukose-Galaktose-Malabsorption. Pädiatrie und Grenzgeb. **9** (1970) 277–282.
MEEUWISSE, G. W., Glucose-galactose malabsorption. Studies on renal glucosuria. Helv. Paed. Acta **25** (1970) 13–24.
MEEUWISSE, G. W. and K. MELIN, Studies in glucose-galactose malabsorption. Acta Paed. Scand. **188** (1969) Suppl. 1–24.

Glukose-Phosphat-Isomerase-Mangel, Phosphohexose-Isomerase-Mangel, Phosphoglukose-Isomerase-Mangel

LÖHR, G. W. et al., Hereditary deficiency of glucosephosphate isomerase as a cause of nonspherocytic hemolytic anemia. Blut **26** (1973) 393–398.
PAGLIA, D. E. and W. M. VALENTINE, Hereditary glucosephosphat isomerase deficiency: a review. Amer. J. Clin. Path. **62** (1974) 740–751.
TARIVERDIAN, G., H. ARNOLD, K. G. BLUME, U. LENKEIT und G. W. LÖHR, Zur Formalgenetik der Phosphoglukoseisomerase. Untersuchungen einer Sippe mit PGI-Defizienz. Humangenetik **10** (1970) 218–223.
TILLMANN, W., Congenital nonspherocytic hemolytic anaemia associated with glucosephosphate isomerase deficiency: Variant Paderborn. Klin. Wschr. **55** (1977) 393–396.
VALENTINE, W. N., Hereditary enzymatic deficiency of the human erythrocyte. Birth Def., Orig. Art. Ser. **8** (1972) 2–6.
VAN BIERVLIET, J. P. G. M. and G. E. J. STAAL, Excessive hepatic glycogen storage in glucose phosphate isomerase deficiency. Acta Paediat. Scand. **66** (1977) 311–315.
VAN BIERVLIET, J.-P., J. W. STOOP et G. E. J. STAAL, Le déficit en phosphohexoisomerase. Arch. Franç. Pédiat. **33** (1976) 217–232.

Glucose-6-Phosphat-Dehydrogenase-Mangel, Favismus

BEUTLER, E., L-DOPA and Favism. Blood (1970) 523–525.
DOXIADIS, S. A., T. VALAES, A. KARAKLIS and D. STAVRAKAKIS, Risk of severe jaundice glucose-6-phosphate-dehydrogenase deficiency of the newborn. Lancet 1964/II 1210.
FUHRMANN, W. und F. VOGEL, Genetische Familienberatung. Springer-Verl. Heidelberg, Berlin, New York 3. Aufl. 1982.
HARRIS, H., The principles of human biochemical genetics. Amsterdam–London 1971.
KNAPP, A., Genetische Stoffwechselstörungen. 1970.
LENZ, W., Medizinische Genetik, 1970.
RACE, R. R. and R. SANGER, Blood groups in man. V. Aufl. Oxford 1968.

Glukosurie, renale, isolierte

ELSAS, L. J., D. BUSSE and L. E. ROSENBERG, Autosomal recessive inheritance of renal glycosuria. Metabolism **20** (1971) 968–975.
ELSAS, L. J. and L. E. ROSENBERG, Familial renal glycosuria: a genetic reappraisal of hexose transport by kidney and intestine. J. Clin. Invest. **48** (1969) 1845–1854.
SESSA, A., A. CIOFFI, F. CONTE, L. CASTELLI and M. DEI POLI, Familial renal glycosuria. Nephron **20** (1978) 235–236.
SINGH, A. and H. KAUR, Familial renal glycosuria. (A case report in a mother and daughter.) Curr. Med. Pract. **20** (1976) 155–157.
UFER, Ch., Diagnostische Maßnahmen bei Verdacht auf familiäre renale Glucosurie. Dtsch. Med. Wschr. **95** (1970) 581–582.

Glutarazidurie

BRANDT, N. J., S. BRANDT, E. CHRISTENSEN, N. GREGERSEN and K. RASMUSSEN, Glutaric aciduria in progressive choreo-athetosis. Clin. Genet. **13** (1978) 77–80.
GOODMAN, S. I. and J. G. KOHLHOFF, Glutaric aciduria: inherited deficiency of glutaryl-CoA dehydrogenase activity. Biochem. Med. **13** (1975) 138–140.
GREGERSEN, N., N. J. BRANDT, E. CHRISTENSEN et al., Glutaric aciduria: clinical and laboratory findings in two brothers. J. Pediat. **90** (1977) 740–745.
KYLLERMAN, M. and G. STEEN, Intermittently progressive dyskinetic syndrome in glutaric aciduria. Neuropädiatrie 8 (1977) 397–404.
PRZYREMBEL, H., U. WENDEL, K. BECKER, H. J. BREMER, L. BRUINVIS, C. KETTING and S. K. WADMAN, Glutaric aciduria type II: Report on a previously undescribed metabolic disorder. Clin. Chim. Acta **66** (1976) 227–239.

Glutathionreduktase-Mangel; Anämie, hämolytische, bei Glutathionreduktase-Mangel

BLUME, K. G., M. GOTTWIK, G. W. LÖHR und H. W. RÜDIGER, Familienuntersuchungen zum Glutathionreduktasemangel menschlicher Erythrozyten. Humangenetik **6** (1968) 163–170.
BLUME, K. G., A. v. LINGEN, G. W. LÖHR, H. W. RÜDIGER und G. G. WENDT, Beitrag zur Populationsgenetik der Glutathionreduktase menschlicher Erythrozyten. Humangenetik **6** (1968) 266–269.
KURZ, R. und W. HÖHENWALLNER, Familiärer Glutathionreduktasemangel und Störung der Glutathionsynthetase. Helv. Pediat. Acta **25** (1970) 542–552.
LENZ, W., Medizinische Genetik. 1970.
LOOS, H., D. ROOS, R. WEENING and J. HOUWERZIGL, Familial deficiency of glutathione reductase in human blood cells. Blood 48 (1976) 53–62.

Pohl, A., H. E. Bugajer Gleitman, D. Lachmann und K. Moser, Glutathionreduktasemangel mit Membrandefekt bei hereditärer hämolytischer Anämie. Acta Haemat. **56** (1976) 47–57.
Waller, H. D., H. Ch. Benöhr und P. Waumans, Zur Entstehung der medikamenteninduzierten Anämie bei Glutathionreduktase-Mangelträgern. Klin. Wschr. **47** (1969) 25–30.

Glutathionsynthetase-Mangel, Glutathion-Mangel, Oxoprolinurie

Beutler, E., Glutathione deficiency, pyroglutamic acidemia and amino acid transport. New Engl. J. Med. **295** (1976) 441–442.
Boivin, P., C. Galand et G. Schaison, Deficit en glutathion-synthetase avec 5-oxyprolinurie. Deux nouveaux cas et revue de la litterature. Nouv. Presse Méd. **7** (1978) 1531–1535.
Larsson, A., Erythrocyte-glutathione-synthetase 5-oxoprolinuria: Kinetic studies of the mutant enzyme and detection of heterozygotes. Clin. Chim. Acta **73** (1976) 19–23.
Porath, U. und K. Schreiber, Eine Familie mit Pyroglutaminacidurie. Dtsch. Med. Wschr. **103** (1978) 939–942.
Richards, F. II, M. R. Cooper, L. A. Cowan and C. L. Spurr, Familial spinocerebellar degeneration, hemolytic anemia and glutathione deficiency. Arch. Intern. Med. **134** (1974) 534–537.
Spielberg, S. P., M. D. Garrick, L. M. Corash, J. B. Butler, F. Tietze, L. Rogers and J. D. Schulman, Biochemical heterogeneity in glutathione synthetase deficiency. Clin. Invest. **61** (1978) 1417–1420.

Glykogenosen

Hug, G., Glycogen storage diseases. Birth Def., Orig. Art. Ser. **12** (1976) 145–175.
McAdams, A. J., G. Hug and K. E. Bove, Glykogen storage disease, types I to X. Hum. Path. **5** (1974) 463–487.
McKusick, V. A., Mendelian inheritance in man. 5. Aufl. Baltimore 1978.

Glykogenose Typ I, v.-GIERKE-Syndrom

Buehrdel, P., G. Zimmermann und H. Theile, Zur Klinik und enzymatischen Diagnostik der Glykogenose Typ I. Kinderärztl. Prax. **45** (1977) 211–218.
Farber, M., R. A. Knüppel, A. Bienkiewicz and R. D. Kennison, Pregnancy and von Gierke's disease. Obstet. Gynec. **97** (1976) 226–228.
Fine, R. N., M. D. Kogut and G. N. Donnell, Intestinal absorption in type I glycogen storage disease. J. Pediat. **75** (1969) 632 to 635.
Fuhrmann, W., Taschenbuch. 1965.
Knapp, A., Genetische Stoffwechselstörungen. 1970.

LINNEWEH, F. und G. W. LÖHR, Fortschritte in der Erkennung heterozygoter Merkmalsträger. Klin. Wschr. **40** (1962) 553.
MEHNERT, H. und H. FÖRSTER, Stoffwechselkrankheiten. 1970.
NEGISHI, H. und P. J. BENKE, Epithelial cells and von GIERKE's disease. Pediatr. Res. **11** (1977) 936–939.
SCHAUB, J., Zur Methodik der Differenzierung von Glykogenosen. Mschr. Kinderhk. **118** (1970) 427–429.
SPAHR, R. C., Von GIERKE's disease: a review. South Med. J. **69** (1976) 1027–1028.
ZELLWEGER, H., The floppy infant syndrome in muscular glycogenosis. Pädiatr. Pädol. **7** (1972) 365–371.

Glykogenose Typ II, POMPE-Syndrom

BENSON, P. F., S. BLUNT, S. P. BROWN, F. W. NASH and M. TILLER, POMPE's disease, detection of maternal heterozygote and antenatal exclusions in the fetus. Rep. Guy's Hosp., London **121** (1973) 137–146.
BENSON, P. F., Antenatal detection of genetic enzyme defects. Proc. Roy. Soc. Med. **64** (1971) 1137–39.
BIENVENU, J., H. CARRIER, F. FREYCON et M. MATHIEU, Heterogeneité de la glycogenose par deficit en alpha-1,4 glucosidase: Etude enzymatique dans trois families. Clin. Chim. Acta **84** (1978) 277–292.
BROADHEAD, D. M. and J. BUTTERWORD, POMPE's disease: Diagnosis in kidney and leucocytes using 4-methylumbelliferyl-α-D-glycopyranoside. Clin. Genet. **13** (1978) 504–510.
DANCIS, J., J. HUTZLER, J. LYNFIELD and R. P. COX, Absence of acid maltase in glycogenosis type 2 (POMPE's disease) in tissue culture. Am. J. Dis. Child. **117** (1969) 108–111.
GERSON, B., J. M. HUMPHILL and R. C. ROCK, Creatine kinase and lactate dehydrogenase in type 2 glycogenosis (POMPE disease). Arch. Pathol. Lab. Med. **101** (1977) 213–215.
HOGAN, G. R., L. GUTMANN, R. SCHMIDT and E. GILVERT, POMPE's disease. Neurology **19** (1969) 894–900.
HUG, G., Enzyme therapy and prenatal diagnosis in glycogenosis type II. Amer. J. Dis. Child. **128** (1974) 607–609.
KNAPP, A., Genetische Stoffwechselstörungen. 1970.
LIBERT, J., J. J. MARTIN, C. CENTERICK and P. DANIS, Ocular ultrastructural study in a fetus with type II glycogenosis. Brit. J. Ophthalmol. **61** (1977) 476–482.
MEHLER, M. and S. DI MAURO, Residual acid maltase activity in late onset acid maltase deficiency. Neurology. **27** (1977) 178–184.
NELSON, P. V., W. F. CAREY and A. C. POLLARD, A micro-radiochemical assay for α-1,4-glycosidase and its use in the assessment of type II glycogenosis (POMPE's disease). Clin. Chim. Acta **77** (1977) 337–342.
NITOWSKY, H. M. and A. GRUNFELD, Lysosomal α-glucosidase in type II glycogenosis; Activity in leukocytes and cell cultures in relation to genotype. J. Lab. Clin. Med. **69** (1967) 472–484.

Reuser, A. J. J., J. F. Koster, A. Hoogeveen and H. Galjaard, Biochemical, immunological and cell genetic studies in glycogenosis type II.
Schaub, J., M. Osang und D. B. Bassewitz, Pränatale Diagnose einer Glykogenose Typ II (Pompe) mit nachfolgender Interruption. Dtsch. Med. Wschr. **99** (1974) 2219—2222.
Schlenska, G. K., G. Spalke und R. Heene, Klinik und Pathogenese der Glykogenose Typ II (Pompe). Therapiewoche **26** (1976) 4006—4010.
Stefan, H., D. K. Boeker, J. Muller und F. Gullotta, Glykogenose Typ II (Morbus Pompe) als Myopathie des Erwachsenen. Dtsch. Med. Wschr. **102** (1977) 1512—1514.

Glykogenose Typ III, FORBES Syndrom, Grenzdextrinose, CORI-Syndrom

Huijing, F., H. J. Klein-Obbink and S. van Creveld, The activity of the debranching-enzyme system in leukocytes: a genetic study of glucogen storage disease III. Acta. Genet. Statist. Med. **18** (1968) 128—136.
Knapp, A., Genetische Stoffwechselstörungen. 1970.
Lenz, W., Medizinische Genetik. 1970.
McKusick, V. A., Mendelian inheritance in man. 5. Aufl. 1978.
Waaler, P., O. Garatun-Tyeldsto and P. J. Moe, Genetic studies in glycogen storage disease type III. Acta Paediat. Scand. **59** (1970) 529—535.

Glykogenose Typ IV, Amylopektinose, ANDERSEN-Syndrom

Badaljan, L. O., Wörterbuch der klinischen Genetik (russisch). Moskau 1971.
Harris, H., The principles of human biochemical genetics. London 1972.
Ishihara, T., F. Uchino, H. Adachi, M. Takahashi, S. Watanabe, S. Tsunetoshi, T. Fugi and Y. Ikee, Type IV glycogenosis: a study of two cases. Acta Pathol. Jap. **25** (1975) 613—633.
Mehnert, H. und H. Förster, Stoffwechselkrankheiten. 1970.
Saint Rome, G., C. C. Roy, J. Lescop et al., Diagnostic precoce de la glycogenose typ IV et detection des heterozygotes. Un. Méd. Canada **105** (1976) 1223—1227.
Schochet, S. S. jr., W. F. McCormick and H. Zellweger, Type IV glycogenosis (Amylopectinosis). Arch. Path. **90** (1970) 354—363.

Glykogenose Typ V, McARDLE-Syndrom

Chui, L. A. and T. L. Munsat, Dominant inheritance of Mc Ardle syndrome. Arch. Neurol. **33** (1976) 636—641.
Dawson, D. M., F. L. Spong and J. F. Harrington, McArdle's disease. Lack of muscle phosphorylase. Ann. Intern. Med. **69** (1968) 229—235.

Feit, H. and M. H. Brooke, Myophosphorylase deficiency: two different molecular etiologies. Neurology **26** (1976) 963–967.
Knapp, A., Genetische Stoffwechselstörungen. 1970.
Mahmud, M. Z., R. R. Howell, R. E. Stevenson and J. Gilroy, Myophosphorylase deficiency (McArdle's disease): report of a family. Canad. J. Neurol. Sci. **3** (1976) 175–179.
Pfändler, U., Stoffwechselkrankheiten. In: Becker, P. E., Humangenetik. Bd. III/1 1964.
Schaub, J., Zur Methodik der Differenzierung von Glykogenosen. Mschr. Kinderhk. **118** (1970) 429–439.

Glykogenose Typ VI, HERS-Syndrom, Leberglykogenose

Lenz, W., Medizinische Genetik. 1970.
McKusick, V. A., Mendelian inheritance in man. 5. Aufl. 1978.
Pfändler, U., Stoffwechselkrankheiten. In: Becker, P. E., Humangenetik. Bd. III/2 1964.
Schaub, J., Zur Methodik der Differenzierung von Glykogenosen. Mschr. Kinderhk. **118** (1970) 427–429.
Schwartz, D., M. Savin, A. Drash and J. Field, Studies in glycogen storage disease. IV. Leukocyte phosphorylase in a family with type VI GSD. Metabolism **19** (1970) 238–245.

Glykogenose Typ VII, Typ TARUI

Dupond, J. L., M. Robert, J. P. Carbillet et R. Leconte des Floris, Glycogénose musculaire et anémic hemolytique par deficit enzymatique chez deux germains. Nouv. Presse Méd. **6** (1977) 2665–2668.
Feit, H. and M. H. Brooke, Myophosphorylase deficiency: two different molecular etiologies. Neurology **26** (1976) 963–967.
Layzer, R. B., L. P. Rowland and H. M. Ranney, Muscle phosphofructokinase deficiency. Arch. Neurol. **17** (1967) 512–523.

Glykogenose Typ VIII

Satoyoshi, E. and H. Kowa, A new myopathy due to glycolytic abnormalities. Trans. Amer. Neurol. Ass. **90** (1965) 46–50.

Glukogenose Typ IX

Huijing, F., Phosphorylase kinase deficiency. Biochem. Genet. **4** (1970) 187–194.
Schimke, R. N. and R. M. Zakheim, R. S. Corder and G. Hug, Glycogen storage disease type IX. Benign glycogenosis of liver and hepatic phosphorylase-kinase deficiency. J. Pediat. **83** (1973) 1031–1034.

Glyzinurie, Glukoglyzinurie, Iminoglyzinurie

BANK, H., M. CRISPIN, D. EHRLICH and A. SZEINBERG, Iminoglycinuria: a defect of renal tubular transport. Isr. J. Med. Sci. **8** (1972) 606–612.
BLEHOVÁ, B., N. PAŽOUTOVÁ, J., HYÁNEK and J. JIRÁSEK, Iminoglycinuria in a child in Czechoslovakia. Humangenetik **19** (1973) 207–210.
GREEN, M. L., P. S. LIETMAN, L. E. RISENBERG and J. E. SEEGMILLER, Familial hyperglycinurea: A new defect in renal tubular transport of glycine and iminoacids. Amer. J. Med. **54** (1973) 265–271.
KASER, H., P. COTTIER and I. ANTENER, Glycoglycinuria, a new familial syndrome. J. Pediat. **61** (1962) 386–394.
MCKUSICK, V. A., Mendelian inheritance in man. 5. Aufl. Baltimore 1978.
ROSENBERG, L. E. and J. L. DURAND, Imino-glycinuria. An inborn error of renal transport. J. Clin. Invest. **46** (1967) 1110–1113.
SCRIVER, L. E., J. L. DURANT and L. J. ELSAS, Familial iminoglycinuria. An inborn error of renal tubular transport. New Engl. J. Med. **278** (1968) 1407–1413.
DE VRIES, A., S. KOCHWA, J. LAZEBNIK, M. FRANK and M. DJALDETTI, Glycinuria, a hereditary disorder associated with nephrolithiasis. Am. J. Med. **23** (1957) 408–415.

GOLTZ-GORLIN-Syndrom, Fokale dermale Hypoplasie

BEGANOVIC, N. and E. J. P. LOMMEN, A case of focal dermal hypoplasia (GOLTZ syndrome) with some new aspects. Acta Paediat. Scand. **66** (1977) 255–256.
BRAUN-FALCO, O. und C. HOFMANN, Das GOLTZ-GORLIN-Syndrom. Übersicht und Kasuistik. Hautarzt **26** (1975) 393–400.
BUCHNER, A. and Y. RAMON, Focal epithelial hyperplasia. Report of two cases from Israel and review of literature. Arch. Derm. **107** (1973) 97–98.
FAZEKAS, A., L. SZEGO, L. VIGVÁRY und M. NAGY, GOLTZsches Syndrom: Osteo-, Okulo-, Dermale Dysplasie. Z. Haut-Geschlechtskr. **48** (1973) 307–315.
FEINBERG, A., M. A. MENTER, Focal dermal hypoplasia (GOLTZ syndrome) in a male: a case report. S. Afr. Med. J. **50** (1976) 554–555.
GORLIN, R. J., L. H. MESKIN, W. C. PETERSON jr. and R. W. GOLTZ, Focal dermal hypoplasia syndrome. Acta Derm.-Ven. **43** (1963) 421–444.
HAPPLE, R. und W. LENZ, Striation of bones in focal dermal hypoplasia: Manifestation of functional mosaicism? Brit. J. Dermatol. **96** (1977) 133–138.
HOLDEN, J. D. and W. A. AKERS, GOLTZ's syndrome. Focal hypoplasia. Am. J. Dis. Child. **114** (1967) 292–300.
LENZ, W., Medizinische Genetik. 1970.

McGeoch, A. H. and W. B. Reed, Familial focal facial dermal dysplasia. Birth Def., Orig. Art. Ser. **7** (1971) 96–99.
Rodermund, O. E. und D. Hausmann, Kasuistischer Beitrag zum Goltz-Gorlin-Syndrom. Hautarzt **28** (1977) 37–39.
Warburg, M., Focal dermal hypoplasia. Ocular and general manifestation with a survey of literature. Acta Ophthal. **48** (1970) 525–536.

Gonadendysgenesie, gemischte

Chek, J. H., J. F. Caro, L. Jackson, K. Nowroozi and A. F. Rakoff, Clinical mixed gonadal dysgenesis without Y chromosome. Amer. J. Obstet. Gynecol. **13** (1978) 346–347.
Rehder, H., Gonadentumoren bei Intersexualität. Gynäkologie **9** (1976) 30–38.
Zah, W., A. E. Kalderoni and J. R. Tucci, Mixed gonadal dysgenesis. A case report and review of the world literature. Acta Endocrin. **79**/Suppl. 197 (1975) 39 S.

Gonadendysgenesie, reine, SWYER-Syndrom

Amarose, A. P., A. A. Kyriazis, E. Dorus and F. Azizi, Clinical, pathologic, and genetic findings in a case of 46,XY pure gonadal dysgenesis (Swyer's syndrome). I. Dysgerminoma and gonadoblastoma. Amer. J. Obstet. Gynec. **127** (1977) 814–818.
Barakal, B. Y. and H. W. Jones, Gynecologic and cytogenetic aspects of gonadal agenesis and dysgenesis. Obstet. Gynecol. **36** (1970) 368–372.
Berger, R., M. Binoux, E. Chassa et J. Lejeune, Dysgénésie gonadique pure familiale. Ann. Endocrin. **33** (1972) 35–40.
Boczkowski, K., Pure gonadal dysgenesis and ovarian dysplasia in sisters. Am. J. Obstet. Gynec. **106** (1970) 626–628.
Boczkowski, K., A comparison of XX and XY pure gonadal dysgenesis. Med. Gyn. Andr. Soc. **7** (1973) 18–23.
Chrz, R., J. Màlková, L. Stárka, K. Motlík, J. Kobilková i M. Macek, Cistá gonadální dysgeneze u sester. Sb. Lék. **74** (1972) 246–249.
Dorns, E., A. P. Amarose, G. C. Koo and S. S. Wachtel, Clinical, pathologic and genetic findings in a case of 46,XY pure gonadal dysgenesis (Swyer's syndrome). II. Presence of HY antigen. Amer. J. Obstet. Gynec. **127** (1977) 829–831.
Fleishman, P. R., M. Berlin and M. M. Dana, Gonadal dysgenesis in two siblings. Amer. J. Obstet. Gynecol. **124** (1976) 201–209.
Gaal, M., J. Laszol and P. Bosze, 46, XY pure gonadal dysgenesis with non-fluorescent Y chromosome. Clin. Genet. **14** (1978) 83–89.
Ghosh, S. N., P. N. Shah, H. M. Gharpure and U. Athreya, H-Y antigen in human intersexuality. Clin. Genet. **14** (1978) 31–35.
László, J., P. Bösze and M. Gaal, Zur Frage der sogenannten reinen Gonadendysgenesie. Geburtshilfe Frauenheilk. **35** (1975) 786–792.

LENZ, W., Medizinische Genetik. 1970.
NAZARETH, H. R. S., L. M. S. FARAH, A. J. CUNHA and F. J. P. B. VIEIRA, Pure gonadal dysgenesis (typ XX). Report on a female with four affected sibs. Hum. Genet. **37** (1977) 117–120.
NIELSEN, J., Pure gonadal dysgenesis. Clin. Genet. **3** (1971) 52–58.
PEREZ-BALLESTER, B., R. B. GREENBLATT and J. R. BYRD, Familial gonadal dysgenesis. J. Obstet. Gynecol. **107** (1970) 1262–1263.
PROKOFJEWA-BELGOWSKAJA, A. A., Grundlagen der Zytogenetik des Menschen. Akademie-Verl. Berlin 1974.
SARTO, G. E. and J. M. OPITZ, The XY gonadal agenesis syndrome. J. Med. Genet. **10** (1973) 288–293.
THO, P. T. and P. G. MCDONOUGH, Gonadal dysgenesis and its variants. Pediatr. Clin. North. Am. **28** (1981) 309–329.
TSCHERNE, G., A. BEHMEL und H. FLADERER, Malignes Dysgerminom bei Mädchen mit männlichem Chromosomensatz. Wien. Med. Mschr. **124** (1974) 275–278.

Granulomatose, letale, des Kindesalters

BAEHNER, R. L. and M. L. KARNOVSKY, Deficiency of reduced nicotin-amide-adenine dinucleotide oxidase in chronic granulomatous disease. Science **162** (1968) 1277.
DE CHOTELET, L. R., P. S. SHIRLEY and L. C. MC PHAIL, Normal leucocyte glutathione peroxidase activity in patients with chronic granulomatous disease. J. Pediat. **89** (1976) 598–600.
DIWORTH, J. A. and G. L. MANDELL, Adults with chronic granulomatous disease of „childhood“. Amer. J. Med. **63** (1977) 233–243.
DOUGLAS, S. D., W. C. DAVIS and H. H. FUDENBERG, Inheritance of chronic granulomatous disease. Lancet 1969/II 851.
EDWARDS, J. H., Inheritance of chronic granulomatous disease. Lancet 1969/II 850.
ELGEFORS, B., S. OLLING and H. PETERSON, Chronic granulomatous disease in three siblings. Scand. J. Infect. Dis. **10** (1978) 79–85.
HOLMES, B., B. H. PAUK, S. E. MAIAEVIST, P. G. QUIE, D. L. NELSON and R. A. GOOD, Chronic granulomatous disease in females. A deficiency of leukocyte glutathione peroxidase. New Engl. J. Med. **283** (1970) 217–221.
KOBAYASHI, Y., D. AMANO, K. UKEDA et al., Treatment of seven cases of chronic granulomatous disease with Sulfamethoxazole-trimethoprim (SMX-TMP). Eur. J. Pediat. **127** (1978) 247–254.
MARSH, W. L., The expanding Kell blood group system and its relation to chronic granulomatous disease. Infusionsther. Klin. Ernähr. **3** (1976) 320–326.
MARSH, W. L., R. ØYEN and M. E. NICHOLS, Kx antigen, the MC LEOD phenotype, and chronic granulomatous disease: further studies. Vox Sang. **31** (1976) 356–362.
NEIDHARD, M. und K. HILL, Chronische familiäre Granulomatose. Fortschr. Med. **88** (1970) 549–600.
OCHS, H. D., and R. P. IGO, The NBT slide test: a simple screening method for detecting chronic granulomatous disease and female carriers. J. Pediat. **83** (1973) 77–82.

RENNER, R. and W. H. HITZIG, Die septische Granulomatose: Eine X-chromosomal vererbte Funktionsstörung der Granulocyten. Schweiz. Med. Wschr. **98** (1968) 1673–1675.
RODEY, G. E., B. H. PARK, D. B. WINDHORST and R. A. GOOD, Defective bactericide activity of monocytes in fatal granulomatous disease. Blood **33** (1969) 813–820.
SMITHWICK, E. M. and Q. H. QUAZI, Inheritance of granulomatous disease. Lancet 1969/II 1135.
WINDHORST, D. B., Inheritance of chronic granulomatous disease. Lancet 1969/II 543.
WINDHORST, D. B., B. HOLMES and R. A. GOOD, A newly defined X-linked trait in man with demonstration of the LYON effect in carrier females. Lancet 1967/I 737–739.

Granulosa rubra nasi

KORN-HEYD, G. E., Erbliche Aplasien, Hyperplasien und Tumoren. In: JADASSOHN, J., Handbuch. 1966.
VOGEL, F. und H. DORN, Krankheiten der Haut und ihrer Anhangsgebilde. In: BECKER, P. E., Humangenetik, Bd. IV, 1964.
ZEPPA, S. e G. DIONIGI, Controllo e studio immuno-ematologico di una famiglia di portatori di granulosis rubra nasi ereditaria. Gazz. Derm. Sif. **21** (1968) 370–373.

GREIG-Syndrom, Cephalo-Polysyndaktylie-Syndrom, Frontodigitales Syndrom

BALLESTEROS, S., W. RADRIGAN, C. CAMPUSANO, A. M. TEUBER y B. LAZO, Estudio genetico de un caso de hipertelorismo de GREIG. Rev. Méd. Chile **105** (1977) 234–237.
FRYNS, J. P., W. COECK and H. VAN DEN BERGHE, The GREIG polysyndactyly-craniofacial dysmorphism. Europ. J. Pediat. **126** (1977) 283–287.
HOOTNICK, D. and L. B. HOLMES, Familial polysyndactyly and craniofacial anomalies. Clin. Genet. **3** (1972) 128–134.
MARSHALL, R. E. and D. W. SMITH, Frontodigital syndrome: a dominantly inherited disorder with normal intelligence. J. Pediat. **77** (1970) 129–133.

GREITHER-Syndrom, Keratosis extremitatum hereditaria transgrediens et progrediens GREITHER

ŠALAMON, T., Über einige Fälle von Keratosis extremitatum progrediens mit dominanten Erbgang (GREITHER). Z. Haut- u. Geschl.-Kr. **29** (1960) 289–298.
SCHNYDER, U. W. und W. KLUNKER, Erbliche Verhornungsstörungen. In: JADASSOHN, J., Handbuch 1966.

G-Syndrom

LACASSIE, Y. and V. A. MCKUSICK, The G syndrome: analysis of 2 new cases. Birth Def., Orig. Art. Ser. **11** (1975) 334.

PEDERSEN, I. L., M. MIKKELSEN and J. OSTER, The G syndrome. A four generation family study. Hum. Hered. **26** (1976) 66–71.
VAN BIERVLIET, J. P. G. M. and J. O. HEMEL, Familial occurrence of the G syndrome. Clin. Genet. **7** (1975) 238–244.

Gynäkomastie

AUGUST, G. P., R. CHANDRA and W. HUNG, Prepubertal male gynecomastia. J. Pediat. **80** (1972) 259–263.
BANNAYAN, G. A. and S. I. HAJDN, Gyneocomastia. Clinicopathologic study of 351 cases. Am. J. Clin. Path. **57** (1972) 431–437.
LENZ, W., Krankheiten des Urogenitalsystems. In: BECKER, P. E., Humangenetik. Bd. III/1 1964.
MILCU, St. M., C. MAXIMILIAN şi B. IONESCU, Endocrinopatiile genetice. Bukarest 1968.
VAGUE, J., J. NICOLINO, J. C. CARRIGUES, J. BERTHET, P. MARRIQ et H. ROUX, Les gynecomasties familiales. Ann. Endocrin. **26** (1965) 129–134.

HALLERMANN-STREIFF-Syndrom, Dysmorphia mandibulo-oculo-facialis

BONIFANT, J. D., The HALLERMANN-STREIFF syndrome. Case report. New Zeal. Med. J. **70** (1969) 104–106.
BUENO, M., Sindrome de HALLERMANN STREIFF FRANÇOIS, A proposito de una presentacion familiar. Boll. Soc. Vasco-Navarra **1** (1966) 21–35.
DINWIDDIE, R., M. GEWITZ and J. F. N. TAYLOR, Cardiac defects in the HALLERMANN-STREIFF syndrome. J. Pediat. **92** (1978) 77–78.
HOEFNAGEL, D. and K. BENIRSCHKE, Dyscephalia mandibulo-oculofacialis (HALLERMANN-STREIFF syndrome). Arch. Dis. Child. **40** (1965) 57–61.
JUDGE, C. and J. E. CHAKANOVSKI, The HALLERMANN-STREIFF syndrome. J. Montiofic. Res. **15** (1971) 115–120.
KOLIOPOULOS, J. and G. PALIMERI, Atypical HALLERMANN-STREIFF-FRANÇOIS syndrome in three successive generations. J. Pediatr. Ophthalmol. **12** (1975) 235–239.

HALLERVORDEN-SPATZ-Syndrom

DE BARSY, T., Maladie de HALLERVORDEN-SPATZ chez un frère et une sœur. J. Génét. Hum. **16** (1968) 41–47.
ELEJALDE, B. R., M. M. J. DE ELEJALDE and F. LOPEZ, HALLERVORDEN-SPATZ disease. Clin. Genet. **16** (1979) 1–18.
KOCH, G., Krankheiten mit vorwiegender Beteiligung des extrapyramidalen Systems. In: BECKER, P. E., Humangenetik. Bd. V/1 1966.
MARTIN, J. J. and L. MARTIN, Infantile form of HALLERVORDEN-SPATZ disease. Clin. Neurol. Neurosurg. **1** (1974) 26–37.

McKusick, V. A., Mendelian inheritance in man. 5. Aufl. Baltimore 1978.
Park, B. E., M. G. Netsky and W. L. Betsill jr., Pathogenesis of pigment and spheroid formation in Hallervorden-Spatz syndrome and related disorders. Peroxidation as a common mechanism. Neorology 25 (1975) 1172–1178.
Richter, E., Ein Beitrag zur Infantilen neuronalen Dystrophie. Vergleich der histopathologischen Befunde und des klinischen Bildes mit der Hallervorden-Spatzschen Krankheit. Z. Neurol. 201 (1972) 160–165.
Seitelberger, F., Die Hallervorden-Spatz-Krankheit. Nervenarzt 37 (1966) 482–493.
Vakili, S., A. L. Drew and S. von Schuching, Hallervorden-Spatz syndrome. Arch. Neurol. 34 (1977) 729–738.
Weerdt, C. J. de, A family with a progressive rigid-athetotic syndrome and dementia. Psychiatr. Neurol. Neurochir. 75 (1972) 107–112.

Hämaturie, familiäre, benigne

Argianas, E., K. Melissinos and A. Belimezis, Hereditary reccurent haematuria. Lancet 1975/II 715.
Brodwall, E. K., A. Oyri and B. Oystese, Intermittent benign renal hematuria. Acta Med. Scand. 190 (1971) 545–549.
Marks, M. I. and K. N. Drummond, Benign familial hematuria. Pediatrics 44 (1969) 590–593.
McConville, J. M., C. D. West and A. J. McAdams, Familial and non-familial benign hematuria. J. Pediat. 69 (1966) 207–214.
Rogers, P. W., N. A. Kurtzman, S. M. Bunn jr. and M. G. White, Familial benign essential hematuria. Arch.-Intern. Med. 131 (1973) 257–262.

Hämoglobine, abnormale, Hämoglobinopathien

Alter, B. P., Y. W. Kan, F. D. Frigoletto and D. G. Nathan, The antenatal diagnosis of the haemoglobinopathies. Clin. Haematol. 3 (1974) 505–526.
Alter, B. P., C. B. Modell, D. Feirweather et al., Prenatal diagnosis of hemoglobinopathies: A review of 15 cases. Engl. J. Med. 295 (1976) 1437–1443.
Harris, H., The principles of human biochemical genetics. Amsterdam, London, 1971.
Krohne, E. und E. Kleihauer, Häufigkeit und Formen von anomalen Hämoglobinen und Thalassämie-Syndromen in der deutschen Bevölkerung. Klin. Wschr. 52 (1974) 1003–1010.
Krohne, E. und E. Kleihauer, Kongenitale hämolytische Heinzkörperanämie bei instabilen Hämoglobinen. Mschr. Kinderhk. 124 (1976) 310–312.
Lenz, W., Medizinische Genetik. 1970.
Motulsky, A. G., Genetics of human hemoglobins: an overview. Ann. N.Y. Acad. Sci. 241 (1974) 7–11.

RUCKPAUL, K. und G.-R. JÄNIG, Beziehungen zwischen Struktur und Funktion abnormer Hämoglobine. Dtsch. Ges. Wesen 27 (1972) 1057–1064.
STAMATOYANNOPOULOS, G., The molecular basis of hemoglobin disease. Ann. Rev. Genet. 6 (1972) 47–70.

Hämoglobin F, Persistenz von, panzelluläre

BRODWALL, E. K., A. OYRI and B. OYSTESE, Intermittent benign renal hematuria. Acta Med. Scand. 190 (1971) 545–549.
CHARACHE, S., J. B. CLEGG and D. J. EATHERHALL, The negro variety of hereditary persistence of fetal haemoglobin is a mild form of thalassaemia. Brit. J. Haemat. 34 (1976) 527–534.
KEN, Y. W., J. P. HOLLAND and A. M. DOZY, Deletion of the β-globin structure gene in hereditary persistence of foetal hemoglobin. Nature 257 (1975) 162–163.
MARKS, M. I. and K. N. DRUMMOND, Benign familial hematuria. Pediatrics 44 (1969) 590–593.
MCCONVILLE, J. M., C. D. WEST and A. J. MCADAMS, Familial and non-familial benign hematuria. J. Pediat. 69 (1966) 207–214.
ROGERS, P. W., N. A. KURTZMAN, S. M. BUNN jr. and M. G. WHITE, Familial benign essential hematuria. Arch. Intern. Med. 131 (1973) 257–262.

Hämoglobin Zürich

HARRIS, H., The principles of human biochemical genetics. Amsterdam, London 1971.
LENZ, W., Medizinische Genetik. 1970.
WÖRNER, W., Zur Genetik und Biochemie der menschlichen Haemoglobine. Ärztl. Lab. 13 (1967) 407.

Hämolytisch-urämisches Syndrom, familiäres

BLAETTLER, W., W. WEGMANN, H. HEROLD und P. W. STRAUB, Familiäre hämolytisch-urämisches Syndrom. Schweiz. Med. Wschr. 105 (1975) 1773–1774.
EDELSTEN, A. D. and S. TUCK, Familial haemolytic uraemic syndrome. Arch. Dis. Child. 53 (1978) 255–256.
FARR, M. J., S. ROBERTS, A. R. MORLEY, P. J. DEWAS, D. F. ROBERTS and P. R. ULDALL, The haemolytic uraemic syndrome – a family study. Quart. J. Med. 44 (1975) 161–188.
KAPLAN, B. S., R. W. CHESNEY and K. N. DRUMMOND, Hemolytic uremic syndrome in families. New Engl. J. Med. 292 (1975) 1090 to 1093.

Hämophilie A, Faktor-VIII-Mangel

Anon., Methods for the detection of haemophilia carriers: a memorandum. Bull. W. H. O. 55 (1977) 675–702.
BENNETT, B. and O. D. RATNOFF, Detection of carriers of classic haemophilia. Scott. Med. J. 18 (1973) 63.

Biggs, R. and C. R. Rizza, The sporadic case of hemophilia A. Lancet 1976/II 431–433.
Bloom, A. L. and I. R. Peake, Molecular genetics of factor VIII and its disorders. Semin Hematol. **14** (1977) 319–339.
Edgell, C.-J. S., H. N. Kirkman, E. Clemons, P. D. Buchanan and C. H. Miller, Prenatal diagnosis by linkage: hemophilia A and polymorphic glucose-6-phosphate dehydrogenase. Amer. J. Hum. Genet. **30** (1978) 80–84.
Fuhrmann, W., Taschenbuch. 1965.
Fuhrmann, W. und F. Vogel, Genetische Familienberatung. Springer-Verl. Heidelberg, Berlin, New York, 3. Aufl. 1982.
Graham, J. B., E. S. Barrow, H. R. Roberts, W. P. Webster, P. M. Blatt, P. Buchanan, A. I. Cederbaum, J. P. Allain, D. A. Barrett and H. R. Gralnick, Dominant inheritance of hemophilia A in three generations of women. Blood **46** (1975) 175–188.
Hultén, M. B., Heterogeneity of factor VIII antibodies: Further immunochemical and biologic studies. Blood **49** (1977) 807–817.
Kowarzyk, H., Genetische Störungen des Blutgerinnungssystems. In: Efroimson, W. P., Probleme der medizinischen Genetik (russisch). Moskau 1970.
Lenz, W., Medizinische Genetik. 1970.
Lewis, J. and C. C. Li, Genetic considerations in hemophilia A and B. Proc. X. Intern. Congr. Genetics. Rom. Vol. II 1968.
Lusher, J. M., W. W. Zuelzer and R. K. Evans, Hemophilia A in chromosomal female subject. J. Pediat. **74** (1969) 265–271.
Neimann, N., P. Alexandre, E. André et L. Neimann, L'hemophilie féminine. Pédiatrie **32** (1977) 5–18.
Ratnoff, O. D. and D. K. Jones, The detection of classic hemophilia. Amer. J. Clin. Pathol. **65** (1976) 129–135.
Ratnoff, O. D. and J. H. Lewis, Heckathorn's disease: variable functional deficiency of antihemophilic factor (factor VIII). Blood **46** (1975) 161–173.
Ridgway, H., A. Gennings and R. J. Speer, Detection of the carrier state of hemophilia A in females. Wadley Med. Bull. **3** (1973) 68–70.
Rizza, C. R. and R. Biggs, Haemophilia today. Brit. J. Hosp. Med. **6** (1971) 343–350.
Samama, M., Ch. Perrotez, R. Honissa et al., Hemophilie A feminine avec délétion d'une partie du bras long d'un chromosome X. Path. Biol. **25** (1977) Suppl. 10–17.
Stampfli, K., Leitfaden der Hämophilie. Huber-Verl. Bern–Stuttgart–Wien 1971.
Theiss, W. und E. Sauer, DDAVP: Alternative zur Substitutionsbehandlung bei leichter Hämophilie A und von Willebrandt-Jürgens-Syndrom. Dtsch. Med. Wschr. **102** (1977) 1769–1772.

Hämophilie B, Christmas-Krankheit, Faktor-IX-Mangel

Elödi, S., Factor IX activity and factor IX antigen in haemophilia B carriers. Thromb. Res. **6** (1975) 39–51.

FUHRMANN, W., Taschenbuch. 1965.
GIROLAMI, A., A. STICCHI, A. BURUL and R. D. B. ZANON, An immunological investigation of hemophilia B with a tentative classification of the disease into five variants. Vox Sang. **32** (1977) 230–238.
KOWARZYK, H., Genetische Störungen des Blutgerinnungssystems. In: EFROIMSON, W. P., Probleme der medizinischen Genetik (russ.). Moskau 1970.
LANE, J. L., C. R. RIZZA and T. J. SNAPE, A five year experience of the use of factor IX type DE (1) concentrate for the treatment of Christmas disease at Oxford. Brit. J. Haemat. **30** (1975) 435 to 446.
LENZ, W., Medizinische Genetik. 1970.
LEWIS, J. and C. C. LI, Genetic considerations on hemophilia A und B. Proc. X. Intern. Congr. Genetics. Rom. Vol. II 1968.
NEUSCHATZ, J. and T. F. NECHELES, Hämophilia B in a phenotypical normal girl with XX (ring) XO mosaicism. Acta Haemat. **49** (1973) 108–113.
ROBERTS, H. R., J. E. GRIZZLE, W. D. MCLASTER and D. G. PENICK, Variants of hemophilia B. Detection by means of a specific PTC inhibitor. J. Clin. Invest. **47** (1968) 360–365.
SPINELLI, A., W. SCHMID and P. W. STRAUB, Christmas disease (hemophilia B) in a girl with deletion of the short arm of one X-chromosome (functional TURNER syndrome). Brit. J. Haematol. **34** (1976) 129–135.
STAMPFLI, K., Leitfaden der Hämophilie Huber-Verl. Bern–Stuttgart–Wien 1971.
TWOMEY, J. J., J. CORLESS, L. THOMTON and C. HOUGIE, Studies on the inheritance and nature of hemophilia B_M. Am. J. Med. **46** (1969) 372–379.

Hand-Fuß-Uterus-Syndrom, Hand-Fuß-Genital-Syndrom, HFU-Syndrom, HFG-Syndrom

GIEDION, A. and A. PRADER, Hand foot uterus (HFG) syndrome with hypospadias: the hand foot genital (HFG) syndrome. Pediat. Radiol. **4** (1976) 96–102.
POZNANSKI, A. K., L. R. KULIUS, J. LAPIDES and A. M. STERN, A new family with the hand-foot-genital syndrome: a wider spectrum of the hand-foot-uterus syndrome. Birth Def., Orig. Art. Ser. **11** (1975) 127–135.
POZNANSKI, A. K., A. M. STERN and J. C. GALL jr., Radiographic findings in the hand-foot-uterus syndrome (HFUS). Radiology **95** (1970) 129–134.

Händigkeit

ANNETT, M., Handedness in the children of two left handed parents. Brit. J. Psychol. **65** (1974) 129–131.
ANNETT, M., Genetic and nongenetic influences on handedness. Behav. Genet. **8** (1978) 227–249.

COLLINS, R. L., When left-handed mice live in right-handed wolds. Science 187 (1975) 181–184.
COREN, S. and C. PORAC, Fifty centuries of right-handedness: the historic record. Science 192 (1977) 631–632.
HUDSON, P. T. W., The genetics of handedness – a reply to LEVY and NAGYLAKI. Neuropsychologica 13 (1975) 331–339.
LEVY, J. and T. NAGYLAKI, A model for the genetics of handedness. Genetics 72 (1972) 117–128.
LEVY, J., A review of evidence for a genetic component in the determination of handedness. Behav. Genet. 6 (1976) 429–453.

HANHART-Syndrom II, Peromelie mit Kiefermißbildung

DEGENHARDT, K.-H., Mißbildungen des Kopfes und der Wirbelsäule. In: BECKER, P. E., Humangenetik. Bd. II, 1964.
GROSSE, F. R. and H.-R. WIEDEMANN, Syndromes with reduction and surplus anomalies of the hand. Birth Def., Org. Art. Ser. 13 (1977) 301–308.
HANHART, E., Über die Kombination von Peromelie mit Mikrognathie, ein neues Syndrom beim Menschen, entsprechend der Akroteriasis congenita von WRIEDT und MOHR beim Rinde. Arch. Julius-Klaus-Stift. Vererbungsforsch. 25 (1950) 531–544.
WEHRINGER, H., Kiefermißbildung und Peromelie. Mißbildungskomplex mit Beziehungen zum sogenannten HANHART-Syndrom II und Ankyloglossum superius COSACK. Z. Kinderheilk. 118 (1970) 46–53.

Happy-Puppet-Syndrom, Syndrom der glücklichen Puppe

MOORE, J. R. and P. M. JEAVONS, The „happy puppet" syndrome: two new cases and review of five previous cases. Neuropaediatrie 4 (1973) 172–179.
PELC, S., J. LEVY et G. POINT, „Happy puppet" syndrome ou syndrome du „pantin hilare". Helv. Paediat. Acta 31 (1976) 183–188.

HARTNUP-Syndrom

BICKEL, H. und H. CLEVE, Metabolische Schwachsinnsformen. In: BECKER, P. E., Humangenetik. Bd. V/2 1967.
EMERY, A. E. H., D. BURL, M. M. NELSON and J. B. SCRIMGLOHR, Antenatal diagnosis and aminoacid composition of amniotic fluid. Lancet 1970/I 1307–1308.
FUHRMANN, W., Taschenbuch. 1965.
GUZETTA, F., La malattia di HARTNUP. Considerazioni genetico-cliniche. Acta Med. Auxol. 4 (1972) 127–145.
HALVORSEN, S., O. HYGSTEDT, R. JAGENBURG and O. SJAASTAD, Cellular transport of L-histidine in HARTNUP-disease. J. Clin. Invest. 48 (1969) 1552.
KNAPP, A., Genetische Stoffwechselstörungen. 1970.

Mehnert, H. und H. Förster, Stoffwechselkrankheiten. 1970.
Schlenzka, K., H. Lubs, A. Huenlich et al., Das Hartnup-Syndrom. Diagnostik, Therapie und bisheriger Verlauf bei einem Kind. Dtsch. Ges.-Wesen 29 (1974) 2085–2087.
Wileken, B., J. S. Yu and D. A. Brown, Natural history of Hartnup disease. Arch. Dis. Childh. 52 (1977) 38–40.

HASHIMOTO-Syndrom, Struma lymphomatosa; Thyreoiditis, lymphomatöse

Chertow, B. S., W. J. Fidler and B. L. Fariss, Graves' disease and Hashimoto's thyroiditis in monozygous twins. Acta Endocrinol. 72 (1973) 18–24.
Chopra, I. J., D. H. Solomon, K. Chopra, A. Yoshihara, P. I. Terasaki and F. Smith, Abnormalities in thyroid function in relatives of patients with Graves' disease and Hashimoto's thyroiditis: lack of correlation with inheritance of HLA-B 8. J. Clin. Endocrin. Metab. 45 (1977) 45–54.
Czakó, L. und F. A. László, Familiäres Vorkommen der Hashimoto-Thyreoiditis. Endokrinologie 59 (1972), 77–83.
Diamond, M. T. and B. Joffe, Monozygotic twins with chronic lymphocytic thyroiditis (Hashimoto's disease). J. Amer. Med. Ass. 198 (1966) 2–5.
Goldsmith, R. E., A. J. McAdams, M. MacKenzie and E. V. Hess, Familial autoimmune thyroiditis: maternal-fetal relationship and the role of generalized autoimmunity. Clin. Endocrinol. Metabol. 37 (1973) 265–275.
Milcu, St.-M., C. Maximilian şi B. Ionescu, Endocrinopatiile genetice, Bukarest 1968.
Stevenson, A. C. and B. C. C. Davison, Genetic counselling. London 1970.

Hemeralopie, familiäre, Nyktalopie

Carr, R. E., Congenital stationary nightblindness. Trans. Amer. Ophthal. Soc. 72 (1974) 448–457.
Kaloustian, V. M. der, and S. A. Baghdassarian, The autosomal recessive variety of congenital stationary nightblindness with myopia. J. Med. Genet. 9 (1972) 67–79.
MacVicar, J. E. and H. R. Wilbrandt, Hereditary retinoschisis and early hemeralopia. Arch. Ophthal. 83 (1970) 629–636.
McKusick, V. A., Mendelian inheritance in man. 5. Aufl., Baltimore 1978.
Stevenson, A. C. and B. C. C. Davison, Genetic counselling. London 1970.

Hemiatrophia faciei, isolierte, v. ROMBERG-Krankheit, Gesichtsatrophie, neurotische

Franceschetti, A. et H. Koenig, L'importance du facteur hérédo-dégénératif dans l'hémiatrophie faciale progressive (Romberg)-

Étude des complications oculaires dans ce syndrome. J. Génét. Hum. 1 (1952) 27–64.
WOLF, S. M. and M. A. VERITY, Neurological complications of progressive facial hemiatrophy. J. Neurol. Neurosurg. Psychiat. 37 (1974) 997–1004.

Hemihypertrophie

BENEZE, J., A. SCHNITZLER and J. WALAWSKA, Dominant inheritance of hemifacial hyperplasia associated with strabism. Oral. Pathol. 35 (1973) 489–900.
DUVEN, H. E., Hemihypertrophie. Mschr. Kinderheilk. 121 (1973) 721–724.
EL SHAMI, I. N., Congenital partial gigantism: Case report and review of literature. Surgery 65 (1969) 683–688.
FERRIER, P. E., S. A. FERRIER, G. STALDER, L. BÜHLER, F. BAMATTER and D. KLEIN, Congenital asymmetry associated with diploidtriploid mosaicism and large satellites. Lancet 1964/I 80.
FRAUMENI, J. F. jr., C. F. GEISER and M. D. MANNIG, WILMS tumor and congenital hemihypertrophy. Report of five new cases and review of literature. Pediatrics 40 (1967) 886–899.
JOHNSTON, A. W. and L. S. PENROSE, Congenital asymmetry. J. Med. Genet. 3 (1966) 77–79.
NEIMARK, E. S. und E. N. PANTSCHENKO, Hemihypertrophie (russisch). Pediatria 43 (1964) 34–45.
TEMTAMY, S. A. and J. G. ROGERS, Makrodactyly, hemihypertrophy, and connective tissue nevi: Report of a new syndrome and review of the literature. J. Pediat. 89 (1976) 924–927.
WIEDEMANN, H.-R., M. TOLKSDORF and H. G. HANSEN, Congenital asymmetry and large satellite. Lancet 1964/I 1166.

Hepatitis neonatorum, familiäre, Riesenzellhepatitis, neonatale

BRUNT, P. W., Genetics of liver disease. Clin. Gastroenterol. 2 (1973) 615–637.
GRECO, M. A. and M. J. FEINGOLD, Familial giant cell hepatitis: Report of two cases and review of the literature. Arch. Pathol. 95 (1973) 240–244.
PIZA, J., Y. ESTRADA y C. ARREA, Hepatitis neonatal familiar. Patologica 13 (1975) 91–104.
SANDOR, T., M. SURINYA and Z. MONUS, Familial occurrence of giant cell hepatitis in infancy. Acta Hepato-Gasteroenterol. 23 (1976) 101–104.

Hermaphroditismus, echter

AMENDARES, S., F. SALAMANCA, J. M. CANTÚ, V. DEL CASTILLO, S. NAVA, E. DOMINGUEZ-DE-LA-PIEDRA, V. CORTÉS-GALLEGOS, C. CERVANTES and A. PARRA, Familial true hermaphroditism in three siblings. Humangenetik 29 (1975) 99–109.

Barta, L., E. Konyar, A. Regoly-Marei und J. Toth, Echter Hermaphroditismus mit 46,XY/46,XX/47,XXY-Mosaizismus. Klin. Pädiat 188 (1976) 472–475.
Butler, L. J., G. J. A. I. Snodgeras, N. E. France, A. Russell and V. A. J. Swain, True hermaphroditism or gonadal intersexuality: cytogenetic and gonadal analyses of 5 new examples related to 67 known cases studied cytogenetically. Arch. Dis. Childh. **44** (1969) 666–680.
Donahoe, P. K., J. D. Crawford and W. H. Hendren, True hermaphroditism: A clinical description and a proposed function for the long arm of the chromosome. J. Pediat. Surg. **13** (1978) 293–301.
Lowry, R. B., L. H. Honore, W. J. D. Arnold et al., Familial true hermaphroditism. Birth. Def., Orig. Art. Ser. **11** (1975) 105 to 113.
Milcu, St.-M., C. Maximilian si B. Ionescu, Endocrinopatiile genetice. Bukarest 1968.
Narita, O., S. Manba, T. Nakanishi and N. Ishizuka, Pregnancy and childbirth in a true hermaphrodite. Obstet. Gynec. **45** (1975) 593–595.
van Niekerk, W. and A. Retief, The gonads of human true hermaphrodites. Hum. Genet. **58** (1981) 117–122.
Stevenson, A. C. and B. C. C. Davison, Genetic counselling. London 1970.
Szokol, M., G. Kondrai and Z. Papp, Gonadal malignancy and 46,XY karyotype in a true hermaphrodite. Obstet. Gynecol. **49** (1977) 358–360.
Van Niekerk, W. A., True hermaphroditism. An analytic review with a report of 3 new cases. Amer. J. Obstet. Gynec. **126** (1976) 890–907.

Herzfehler, angeborene

Child, A. H. and N. R. Dennis, The genetic of congenital heart disease. Birth Def., Orig. Art. Ser. **13**/3 A (1977) 85–91.
Freire-Maia, N., Some epidemiological and genetic aspects of congenital heart diesases. Acta Genet. Med. Gemellol. **24** (1975) 151–158.
Janerich, D. T., J. M. Dugan, S. J. Standfast and L. Strite, Congenital heart disease and prenatal exposure to exogenous sex hormones. Brit. Med. J. 1977/I 1058–1060.
Kienast, W., G. Wagner, A. Klaube und J. Syska, Zur Frage der Ätiologie kongenitaler Kardiopathien. Dt. Ges. Wes. **30** (1975) 782–785.
Neill, C. A., Etiology of congenital heart disease. Cardiovasc. Clin. **4** (1972) 137–147.

Heterochromia iridis

McKusick, V. A., Mendelian inheritance in man. **5**. Aufl. Baltimore 1978.
Sorsby, A., Ophthalmic genetics. Butterworth London 1970.

Hiob-Syndrom, Job's Syndrom

BANNATYNE, R. M., P. N. SKOWRON and J. L. WEBER, Job's syndrome — a variant of chronic granulomatous disease. Report of a case. J. Pediat. **75** (1969) 236–242.
McKUSICK, V. A., Mendelian inheritance in man. 5. Aufl. Baltimore 1978.

v.-HIPPEL-LINDAU-Syndrom, Angiomatosis retinocerebellosa

FELDBERG, M. A. M., P. F. G. M. VAN WAES and D. H. W. SCHONFELD, HIPPEL-LINDAU disease. A case history of one family. Radiol. Clin. **47** (1978) 91–99.
HATTNER, R. S., Posterior fossa scintangiography: documentation of genetic penetrance of VON HIPPEL-LINDAU syndrome in a clinically unaffected girl and her father. J. Nucl. Med. **16** (1975) 828–830.
HORTON, W. A., V. WONG and R. ELDRIDGE, VON HIPPEL-LINDAU disease. Clinical and pathological manifestations in nine families with 50 affected members. Arch. Intern. Med. **136** (1976) 769–777.
LAURITSEN, J. G., LINDAU's disease: A study of one family through six generations. Acta Chir. Scand. **139** (1973) 482–486.
RHO, Y.-M., VON HIPPEL-LINDAU's disease: A report of five cases. Can. Med. Ass. J. **101** (1969) 135–142.
RICHARD, R. D., W. K. MEBUST and R. N. SCHIMKE, A prospective study on VON HIPPEL-LINDAU disease. J. Urol. **110** (1973) 27–30.
SCHÖNENBERG, H. und M. REDEMANN, KLIPPEL-TRENAUNAY-WEBER-Syndrom. Klin. Pädiat. **184** (1973) 27–30.
STEVENSON, A. C. and B. C. C. DAVISON, Genetic counselling. London 1970.
WRIGHT, R. B., Familial VON HIPPEL-LINDAU's disease: case report. J. Neurosurg. **30** (1969) 281–285.

HIRSCHSPRUNG-Krankheit, JIRÁSEK-ZUELZER-WILSON-Syndrom, Aganglionose, Megacolon-Syndrom

BODIAN, M. and C. O. CARTER, Family study of HIRSCHSPRUNGS disease. Ann. Human Genet. **29** (1963).
Editorial, Genetics of HIRSCHSPRUNG's disease. New Engl. J. Med. **276** (1977) 181–182.
LE MAREC, B., H. BRACQ, J. N. LE FRECHE et al., Le conseil génétique dans les formes familiales de megacolon congénital. A Propos de 4 families. Ouest Med. **30** (1977) 313–316.
MAC KINNON, A. E. and S. J. COHEN, Total intestinal aganglionosis. An autosomal recessive condition? Arch. Dis. Childh. **52** (1977) 898–899.
MADSEN, C. M., HIRSCHSPRUNGS disease: congenital intestinal agangliosis. MUNKSGAARD, Kopenhagen 1964.
PASSARGE, E., Genetics of HIRSCHSPRUNGS disease. New Engl. J. Med. **276** (1967) 138–143.

Ders., Genetic heterogeneity and recurrence risk of congenital intestinal aganglionosis. Birth Def., Orig. Art. Ser. 8 (1972) 63–67.
Ders., Genetics of HIRSCHSPRUNG's disease. Clin. Gastroenterol. 2 (1973) 507–513.
SCHMIDT, E., H. P. BRUCH und R. LAVEN, Adrenerge Rezeptoren in der Pathogenese des kongenitalen Megacolon (M. HIRSCHSPRUNG). Leber Magen Darm 7 (1977) 28–31.
TANNER, M. S., B. SMITH and J. K. LLOYD, Functional intestinal obstruction due to deficiency of argyrophil neurones in the myenteric plexus. Familial syndrome presenting with short small bowel, malrotation, and pyloric hypertrophy. Arch. Dis. Childh. **51** (1976) 837–841.
WEINBERG, A. G., G. CURRARINO and A. M. BESSERMAN, HIRSCHSPRUNG's disease and congenital deafness. Amer. Genet. **38** (1977) 157–161.

Histidinämie-Syndrom

BRUCKMAN, C., H. K. BERRY und R. J. DASENBROCK, Histidinemia in two successive generations. Am. J. Dis. Child. **119** (1970) 221–227.
DALLAIRE, L., S. B. MELANCON, M. POTIER and M. VANASSE, Histidinemia: a clinical and genetic evaluation of patients ascertained through a newborn screening program. Clin. Genet. **10** (1976) 354.
FUHRMANN, W., Taschenbuch. 1965.
GATFIELD, P. D., R. M. KNIGHTS, M. DEVEREUX and J. P. POZSONYI, Histidinemia: report of four new cases in one family and the effect of low-histidine diets. Can. Med. Ass. J. **101** (1969) 465–469.
HAMMURI, M. and S. SCHEIBENREITER, Loading tests in normal, heterozygous and homozygous individuals with histidine and methionine respectively. 107 tests. Klin. Pädiatr. **186** (1974) 319 to 324.
KACSER, H. and G. BALFIELD, Histidinemia. Pathol. Bull. **9** (1977) 3–4.
KNAPP, A., Genetische Stoffwechselstörungen. 1970.
LA DU, B. N., R. R. HOWELL, G. A. JACOBY, J. E. SEEGMILLER, E. K. SOBER, V. G. ZANNONI, J. B. CANBY and I. K. ZIEGLER, Clinical and biochemical studies on two cases of histidinemia. Pediatrics **32** (1963) 216–219.
LEVY, H. L., H. P. BADEN and V. E. STICH, A simple indirect method of detecting the enzyme defect in histidinemia. J. Pediat. **75** (1969) 1056–1058.
SABATER, J., C. FERRI, M. PULIOL and A. MAYA, Histidinuria: a renal and intestinal histidine transport deficiency found in two mentally retarded children. Clin. Genet. **9** (1976) 117–124.
SCHOEN, R., Neugeborenen-Massenscreening auf Histidinämie: Erhöhte Effizienz durch selektive Dünnschichtchromatographie. Wien. Klin. Wschr. **89** (1977) 353–355.
THALHAMMER, O., Anforderungen an Suchteste auf angeborene Stoffwechselanomalien. Wien. Klin. Wschr. **82** (1970) 774–777.

Ders., Histidinämie. Biochemische Anomalie oder Krankheit? Mschr. Kinderheilk. **121** (1973) 201–204.
ZANNONI, V. G. and B. N. LA DU, Determination of histidine alpha-deaminase in human stratum corneum and its absence in histidinemia. Biochem. J. 88 (1963) 160.

Holoprosenzephalie, alobäre; Arhinenzephalie; Cebozephalie

DALLAIRE, L., F. C. FRASER and F. W. WIGLESWORTH, Familial holoprosencephaly. Clin. Delineation of Birth Def. XI Orofacial structures. Baltimore 1971.
DEMYER, W., W. ZEMAN and C. G. PALMER, Familial alobar holoprosencephaly (arhinencephaly) with median cleft lip and palate. Report of patient with 46 Chromosomes. Neurology **13** (1963) 913–918.
IDE, C. H., H. BINGHAM and J. E. HOLT, Familial occurrence of cebocephaly. Eye Ear Nose Thr. Monthly **54** (1975) 436–437.
KOTTE, W. und P. KUNZE, Alobäre Holoprosencephalie (Arhinencephaly) mit medianer Lippenkieferspalte und normalem Karyotyp. Zbl. Allg. Path. **114** (1971) 173–184.
LAZJUK, G. I., I. W. LURIE and M. K. NEDZVED, Further studies on the genetic heterogeneity of cebocephaly. J. Med. Genet. **13** (1976) 314–318.
MARTIN, A. O., J. C. S. PERRIN, W. A. MUIR, E. TUCH and I. A. SCHAFER, An autosomal dominant midline cleft syndrome resembling familial holoprosencephaly. Clin. Genet. **12** (1977) 65–72.
MATSUNAGA, E. and K. SHIOTA, Holoprosencephaly in human embryos: Epidemiologic studies of 150 cases. Teratology **16** (1977) 161–272.
MING, P.-M. L., D. M. GOODNER and T. S. PARK, Cytogenetic variants in holoprosencephaly. Report of a case and review of the literature. Amer. J. Dis. Child. **130** (1976) 864–867.
NIVELON-CHEVALLIER, A. et J. L. NIVELON, Une observation familiale d' holoprosencephalic alobaire. J. Génét. Hum. **23**/Suppl. (1975) 215–223.
PFEIFFER, R. A., Karyotyp und Phänotyp der autosomalen Chromosomenaberration beim Menschen Fischer-Verl. Jena 1968.
ROBAIN, O. et F. GORCE, Arhinencephalie. Étude clinique, anatomique et étiologique de 13 cas. Arch. Franç. Péd. **29** (1972) 861 à 879.
SCHIMSCHOCK, J. R., C. B. CARLSON und L. M. OJIMANN, Massive spasms associated with holoprosencephaly. Amer. J. Dis. Childh. **118** (1969) 520–524.

HOLT-ORAM-Syndrom, Herz-Hand-Syndrome

ASHBY, D. W., J. S. CHADHA and C. B. HENDERSEN, Associated skeletal and cardiac abnormalities. The HOLT-ORAM syndrome. Quart. J. Med. **38** (1969) 267–276.
BERNHARD, J., J.-P. TESSIER, N. T. PHUOC et F. DIARD, Associa-

tion de malformations majeures des membre supérieurs (phocomélie) et de cardiopathie congénitale. Extension du syndrome de Holt-Oram. Ann. Radiol. **15** (1972) 901–905.
Gall, J. C. jr., A. M. Stern, M. M. Cohen, M. S. Adams and R. T. Davidson, Holt-Oram syndrome. Clinical and genetic study of a large family. Amer. J. Hum. Genet. **18** (1966) 187–200.
Gardner, R. J. M., P. M. Buckfield and A. M. O. Veale, A girl with severe expression of the Holt-Oram gene. Clin. Genet. **4** (1973) 417–421.
Giraud, F., J. B. Bertozzi et al., Syndrome de Holt-Oram (a propos d'une observation familiare potent sur cinq générations. Arch. Franç. Pédiat. **31** (1974) 765–774.
Gladstone, I. jr. and V. P. Sybert, Holt-Oram syndrome: penetrance of the gene and lack of maternal effect. Clin. Genet. **21** (1982) 98–103.
Mark, H., Familial and nonfamilial congenital abnormalities of the heart and upper extremities: A model for genetic counselling. Israel. J. Med. Sci. **5** (1969) 564–567.
Moguilevsky, H. C., M. V. O'Reilly, H. Dizadji and A. B. Shaffer, Atrial septal defect associated with skeletal anomalies (Holt-Oram-syndrom). Chest. **57** (1970) 230–233.
Paznanski, A. K., J. C. Gall jun. and A. M. Stern, Skeletal manifestations of the Holt Oram syndrome. Radiology **94** (1970) 45–53.
Silver, W., M. Steiner, O. Schwartz and M. Zeichner, The Holt-Oram syndrome with previously undescribed associated anomalies. Amer. J. Dis. Child. **124** (1972) 911–914.

HOLTERMÜLLER-WIEDEMANN-Syndrom, Kleeblattschädel-Syndrom

Angel, C. R., M. S. McIntyre and R. C. Moore, Cloverleaf skull. Kleeblattschädel-deformity syndrome. Amer. J. Dis. Child. **114** (1967) 198–202.
Cohen, M. M. jun., The Kleeblattschädel phenomenon: Sign or syndrome? Amer. J. Dis. Child. **124** (1972) 944.
Eaton, A. P., A. Sommer and M. P. Sayers, The Kleeblattschädel anomaly. Birth Def., Orig. Art. Ser. **11** (1975) 238–246.
Holtermüller, K. und H.-R. Wiedemann, Kleeblattschädel-Syndrom. Med. Mschr. **14** (1960) 439–446.
Neumärker, K.-J. und M. Neumärker, Klinischer und neuroradiologischer Beitrag zum Kleeblattschädelsyndrom. Zschr. Kinderheilk. **113** (1972) 151–160.
Partington, M. W., F. Gonzales-Crussi, S. G. Khakee and D. G. Wollin, Cloverleaf skull and thanatophoric dwarfism. Arch. Dis. Childh. **46** (1971) 656–664.
Pedersen, C., Letter to the editor. Clin. Genet. **9** (1976) 378–382.
Rosenbaum, K. N. and B. Weisskopf, Kleeblattschädel syndrome. J. Ky. Med. Ass. **69** (1971) 594–597.
Schuch, A. und H. J. Pesch, Beitrag zum Kleeblattschädel-Syndrom. Z. Kinderheilk. **109** (1971) 187–198.

Widdig, K., R. Steinhoff und H. Guenther, Beitrag zum Kleeblattschädel-Syndrom. Zbl. Allg. Path. **118** (1974) 358–366.
Wollin, D. G., V. I. Binnington and M. W. Partington, Cloverleaf skull. J. Canad. Ass. Radiol. **19** (1958) 148–154.

Homosexualität

Abe, K. and P. A. P. Moran, Parental age of homosexuals. Brit. J. Psychiat. **115** (1969) 313–317.
Dörner, G., Zur Frage einer neuroendokrinen Pathogenese, Prophylaxe und Therapie angeborener Sexualdeviationen. Dtsch. Med. Wschr. **94** (1969) 390–396.
Kallmann, F. J., Twin and sibship study of overt male homosexuality. Amer. J. Hum. Genet. **4** (1952) 136–146.
Klein, D., Génétique des déviations sexuelles. Sessuologia **13** (1972) 77–82.
Money, J. and C. Ogunro, Behavioral sexuology: ten cases of genetic male intersexuality with impaired prenatal and pubertal androgenization. Arch. Sex. Behav. **3** (1974) 181–205.
Strömgren, E., Neurosen und Psychopathien. In: Becker, P. E., Humangenetik, V/II 1967, 590–592.

Homozystinurie

Barber, G. W. and G. L. Spaeth, The successful treatment of homocystinuria with pyridoxine. J. Pediat. **75** (1969) 463–478.
Brenton, D. P., Skeletal abnormalities in homocystinuria. Postgrad. Med. J. **53** (1977) 488–499.
Cusworth, D. C. and C. E. Dent, Homocystinuria. Brit. Med. Bull. **23** (1969) 42–47.
Flesher, L. D., R. C. Longhi, H. H. Tallan et al., Homocystinuria: investigations of cystathionine-synthetase in cultured fetal cells and the prenatal determination of genetic status. J. Pediat. **85** (1974) 677–680.
Freeman, J. M., J. D. Finkelstein and S. H. Mudel, Folate responsive homocystinuria and „schizophrenia". A defect in methylation due to deficient 5,10 methylenetetrahydrofolate reductase activity. New Engl. J. Med. **292** (1975) 491–496.
Fowler, B., J. Kraus, S. Packman and L. E. Rosenberg, Homocysteinuria. Evidence for three distinct classes of cystathionine β-synthetase mutants in cultured fibroblasts. J. Clin. Invest. **61** (1978) 645–653.
Grieco, A. J., Homocystinuria: pathogenetic mechanisms. Amer. J. Med. Sci. **273** (1977) 120–132.
Griffiths, R. and N. Tudball, The molecular defect in a case of (cystathionine β-synthetase-deficit) homocystinuria. Eur. J. Biochem. **74** (1977) 269–273.
Grobe, H., Homocystinurie. Klinisches Bild, Behandlung und Ergebnisse bei acht Patienten. Dtsch. Med. Wschr. **98** (1973) 1313–1319.

KNAPP, A., Genetische Stoffwechselstörungen. 1970.
KOMROWER, G. M., Dietary treatment of homocystinuria. Amer. J. Dis. Child. **113** (1967) 98–102.
MÖNCH, E. und H. SIEMENS, Screening auf Cystinurie und Homocystinurie. Z. Klin. Chem. Biochem. **8** (1970) 516–519.
PIERAGGI-FABRE, M. Th. et H. BOUISSON, Réflexions sur le fibroblaste cutané dans le syndrome de MARFAN et l'homocystinurie. Presse Méd. **79** (1971) 1631–1634.
PRESLEY, G. D., I. N. STINSON and J. B. SIDBURY jr., Ocular defects associated with homocystinuria. Sth. Med. J. **62** (1969) 944–946.
SARDHERWALLA, I. B., B. FOWLER, A. J. ROBINS and G. M. KOMROWER, Detection of heterozygotes for homocystinuria. Study of sulphur containing amino acids in plasma and urine after L-methionine loading. Arch. Dis. Child. **49** (1974) 553–559.
SCHMIDT, H. und P. LUTZ, Homocystinurie in Mitteleuropa. Dtsch. Med. Wschr. **96** (1971) 1737–1744.
SCHMIDT, H., P. LUTZ and E. KRAUS-MACKIW, Course studies in homocysteinuria cases. Metab. Ophthalmol. **1** (1977) 189–197.
SEASHORE, M. R., J. L. DURANT and L. E. ROSENBERG, Studies of the mechanism of pyridoxin-responsive homocystinuria. Pediat. Res. **6** (1972) 187–196.
WERDER, E. A., H. Ch. CURTIS, F. TANCREDI, P. W. ANDERS und A. PRADER, Homocystinurie. Helv. Paed. Acta. **21** (1966) 1–9.
WONG, P. W. K., P. JUSTICE and S. BERLOW, Detection of homozygotes and heterozygotes with methylentetrahydrofolate reductase deficiency. J. Lab. Clin. Med. **90** (1977) 283–288.

HORNER-Syndrom, (CLAUDE) BERNARD-HORNER-Syndrom

HEILMEYER, L., Lehrbuch der Inneren Medizin. Berlin, Göttingen, Heidelberg. 1961.
MCKUSICK, V. A., Mendelian inheritance in man. 5. Aufl. Baltimore 1978.
MELLOR, D. H., J. E. RICHARDSON and D. WATMOUGH, The use of themography in familial congenital HORNER's syndrome. **15** (1973) 14–18.
SORSBY, A., Ophthalmic genetics. Butterworth London 1970.

Hornhautdystrophie, angeborene, hereditäre

BABEL, J., Y. POULIQUEN, J. BISSON et P. LEUENBERGER, Dystrophie congénitale de la cornée. Arch. Ophthal. **29** (1969) 683–698.
FRANÇOIS, J., Heredo-familial corneal dystrophies. Transact. Ophthal. Soc. **84** (1966) 367–416.
HAMMERSEIN, W., Genetische Familienberatung bei hereditären Hornhauterkrankungen. Klin. Mbl. Augenhk. **166** (1975) 360–365.
JUDISCH, G. F., Clinical differentiation of recessive congenital hereditary endothelial dystrophy and dominant hereditary endothelial dystrophy. Amer. J. Ophthalmol. **85** (1978) 606–612.

PEARCE, W. G., Congenital endothelial corneal dystrophy. Clinical, pathological and genetic study. Brit. J. Ophthal. **53** (1969) 577 to 591.
POULIQUEN, Y., Les dystrophies héréditaires de la cornée. Arch. Ophthalmol. **34** (1974) 75–84.
SCIALFA, A., F. MOLLICA et L. PAVONE, Dystrophie congénitale héréditaire de la cornée associé en des anomalies extraoculaires diverses. Ophthalmologica **171** (1975) 410–414.

Hornhautdystrophie, bandförmige, primäre

FRANÇOIS, J., Heredo-familial corneal dystrophies. Transact. Ophthal. Soc. **84** (1966) 367–416.
LISCH, W., Primäre bandförmige Hornhautdegeneration und ihre Assoziation mit anderen erblichen Hornhaut-Veränderungen. Klin. Mbl. Augenheilk. **169** (1976) 717–727.
LISCH, W., Primary hereditary band-shaped corneal dystrophy and its association with other hereditary corneal lesions. J. Hum. Genet. **22** (1978) 350–351.

Hornhautdystrophie, gefleckte

ARACENA, T., Hereditary fleck dystrophy of the cornea: Report of a family. J. Pediat. Ophthalmol. **12** (1975) 223–227.
FRANÇOIS, J. et A. NEETENS, Nouvelle dystrophe hérédo-familiale du parenchyme cornéen (Hérédodystrophie mouchetée). Bull. Soc. Belge Ophthal. **114** (1956) 641–649.
GOLDBERG, M. F., B. KRIMMER, J. SUGER et al., Variable expression in flecked (speckled) dystrophy of the cornea. Amer. Ophthalmol. **9** (1977) 889–896.
PURCELL, J. J. jr., J. H. KRACHMER and T. A. WEINGEIST, Fleck corneal dystrophy. Arch. Ophthalmol. **95** (1977) 440–444.

Hornhautdystrophie, gittrige

FRANÇOIS, J., Heredo-familial corneal dystrophies. Transact. Ophthal. Soc. **84** (1966) 367–416.
FRANÇOIS, J. and J. FEHER, Light microscopical and polarisation optical study of the lattice dystrophy of the cornea. Ophthalmologica **164** (1972) 1–18.
FRANÇOIS, J., M. HAUSSENS and H. TENDRY, Ultrastructural changes in lattice dystrophy of the cornea. Ophthalm. Res. **7** (1975) 321–344.
FRANÇOIS, J. and V. Victoria TRONCOSO, Histopathogenic study of lattice dystrophy of the cornea. Ophthalm. Res. **7** (1975) 420–431.
GARNER, A., Amyloidoses of the cornea. Brit. J. Ophthalmol. **53** (1969) 73–81.
HAMMERSTEIN, W., Genetische Beratung bei hereditären Hornhauterkrankungen. Ophthalmologica **172** (1976) 90–92.
HAMMERSTEIN, W. und W. SCHOLZ, Klinik und Genetik der gittrigen Hornhautdystrophie. Arch. Ophthal. **193** (1975) 109–120.

KING, R. G. jr. and W. J. GEERAETS, Lattice or REIS-BÜCKLERS corneal dystrophy. A question of stromal pathology. Sth. Med. J. **62** (1969) 463–469.
KIRK, H. A., M. RABB, J. HATTENHAUER and R. SMITH, Primary familial amyloidosis of the cornea. Trans. Amer. Acad. Ophthal. Otol. Laryng. **77** (1973) 411–417.
KLINTWORTH, G. K., Lattice corneal dystrophy, an inherited variety of amyloidosis restricted to the cornea. Amer. J. Path. **50** (1967) 371–399.
STOCK, E. L. and R. A. KIELAR, Primary familial amyloidosis of the cornea. Am. J. Clin. Ophthalmol. **82** (1976) 266–271.

Hornhautdystrophie, granuläre, Typ GROENOUW I

FRANÇOIS, J., Heredo-familial corneal dystrophies. Transact. Ophthal. Soc. **84** (1966) 367–416.
SCOURAS, J., G. F. CUENDET and E. B. STREIFF, A new family with corneal granulomatous dystrophy (GROENOUW I). J. Genet. Hum. **17** (1969) 471–474.

Hornhautdystrophie, granuläre, Typ GROENOUW II, Typ FEHR

FRANÇOIS, J., Heredofamilial corneal dystrophies. Transact. Ophthal. Soc. **84** (1966) 367–416.
FRANÇOIS, J. and V. Victoria TRONCOSO, Histopathogenic study of the macular dystrophy of the cornea. FEHR's dystrophy or GROENOUW type II. Ophthalm. Res. **7** (1975) 261–269.
FRANÇOIS, J., M. HANSSENS, H. TENCHY and M. SEBRUYNS, Ultrastructural findings in corneal macular dystrophy (GROENOUW II type). Ophthalm. Res. **7** (1975) 80–98.
ISAKOW, I. and M. ROMEM, Ultrastructure of GROENOW II type corneal dystrophy. Metab. Ophthalmol. **5** (1981) 27
KLINTWORTH, G. K. and C. F. SMITH, Macular corneal dystrophy: Studies of sulfated glycosaminoglycans in corneal explant and confluent stromal cell structures. Amer. J. Pathol. **89** (1977) 167–182.
WINKELMAN, J. E. and J. W. DETTEMAN, Problems round hereditary macular dystrophy of the cornea (GROENOUW II). Ophthalmologica **165** (1972) 551–553.

Hornhautdystrophie, juvenile, epitheliale, Typ MEESMANN

ALKEMADE, P. P. H. and A. T. M. VAN BALEN, Hereditary epithelial dystrophy of the cornea. Brit. J. Ophthal. **50** (1966) 603–605.
BEHNKE, H. und H. J. THIEL, Über die hereditäre Epitheldystrophie der Hornhaut (Typ MEESMANN-WILKE) in Schleswig-Holstein. Klin. Mbl. Augenheilk. **147** (1965) 662–672.
FINE, B. S., M. YANOFF, E. PITTS and F. D. SLAUGHTER, MEES-

MANN's epithelial dystrophy of the cornea. Am. J. Ophthalmol. 83 (1977) 633–642.
FRANÇOIS, J., Heredo-familial corneal dystrophies. Transact. Ophthal. Soc. 84 (1966) 367–416.
PÜLLHORN, G. und H.-J. THIEL, Licht- und elektronenmikroskopische Untersuchungen über die Zystenbildung bei hereditärer Hornhautepitheldystrophie MEESMANN-WILKE. Ophthalmologica 168 (1974) 348–359.

Hornhautdystrophie, kristalline, Typ SCHNYDER

BRON, A. J., H. P. WILLIAMS and M. E. CARRUTHES, Hereditary crystalline stromal dystrophy of SCHNYDER. I. Clinical features of a family with hyperlipoproteinaemia. Brit. J. Ophthal. 56 (1972) 383–399.
FRANÇOIS, J., Heredo-familial corneal dystrophies. Transact. Ophthal. Soc. 84 (1966) 367–416.
KADEN, R. und G. FEURLE, SCHNYDERsche Hornhautdystrophie und Hyperlipoproteinämie. Arch. Ophthal. 198 (1976) 129–138.
LISCH, W., Die kristallinen Hornhautdegenerationen unter besonderer Berücksichtigung der primären hereditären Hornhautdegeneration. Klin. Mbl. Augenheilk. 171 (1977) 684–704.
LUXEMBURG, M., Hereditary crystalline dystrophy of the cornea. Amer. J. Ophth. 63 (1967) 507–511.
PFANNKUCH, F., Primäre hereditäre kristalline Hornhautdegeneration (degeneratio corneae cristallinea hereditaria SCHNYDER). I. Mitteilung. Licht- und elektronenmikroskopische Befunde. Klin. Mbl. Augenheilk. 173 (1978) 355–358.
SORSBY, A., Ophthalmic genetics. Butterworth, London 1970.

Hornhautdystrophie, polymorphe, endotheliale, Typ KOEPPE

CIBIS, G. W., J. A. KRACHMER, C. D. PHELPS and T. A. WEINGART, The clinical spectrum of posterior polymorphous dystrophy. Arch. Ophthal. 95 (1977) 1529–1537.
FRANÇOIS, J., Heredo-familial corneal dystrophies. Transact. Ophthal. Soc. 84 (1966) 368–416.
MCKUSICK, V. A., Mendelian inheritance in man. 2. Aufl. Baltimore 1968.
PEARCE, W. G., R. C. TRIPATHI and G. MORGAN, Congenital endothelial corneal dystrophy. Clinical, pathological and genetic study. Brit. J. Ophth. 53 (1969) 577–591.

Hornhautdystrophie, ringförmige, Typ REIS-BÜCKLERS

FRANÇOIS, J., Heredo-familial corneal dystrophies. Transact. Ophthal. Soc. 84 (1966) 387–416.
KING, R. G. jr. and W. J. GREERAETS, Lattice of REIS-BÜCKLERS corneal dystrophy. A question of stromal pathology. Sth. Med. J. 62 (1969) 463–469.

Winkelman, J. E. und J. W. Delleman, Reis-Bücklers Hornhautdystrophie und die Rolle der Bowmanschen Membran. Klin. Mbl. Augenheilk. **155** (1969) 380–387.

Hornhauterosionen, rezidivierende, hereditäre; Hornhautdystrophie Typ FUCHS

Sorsby, A., Ophthalmic genetics. Butterworth, London 1970.
Valle, O., Hereditary recurring corneal erosions. A family study, with special reference to Fuchs's dystrophy. Acta Ophthal. **45** (1967) 829–838.

Hüftgelenksluxation, Hüftluxation, angeborene

Badaljan, L. O., Wörterbuch der klinischen Genetik (russisch). Moskau 1971.
Beckman, L., R. Lemperg and M. Nordström, Congenital dislocation of the hip joint in Northern Sweden. Neonatal diagnosis and need for orthopaedic treatment. Clin. Genet. **11** (1977) 151 to 153.
Carter, C. O. and J. A. Wilkinson, Genetic and environmental factors in the etiology of congenital dislocations of the hip. Clin. Orthop. **33** (1964) 119–128.
Czeizel, A., G. Tusnády, G. Vascó and T. Vizkeletry, The mechanism of genetic predisposition in congenital dislocation of the hip. J. Med. Genet. **12** (1975) 121–124.
Fuhrmann, F. und W. Vogel, Genetische Familienberatung. Springer-Verl. Heidelberg, Berlin, New York 1982.
Leading article, Aetiology of congenital dislocation of the hip. Lancet 1971/1 383–384.
Lenz, W., Medizinische Genetik. 1970.
Oh, W. H., Dislocation of the hip in birth defect. Orthop. Clin. N. Amer. **7** (1976) 315–321.
Serra, A., A. Soini e G. Fiorani-Galotta, Contributo allo studio dell'ereditariá displasia congenita dell'anca. Clin. Orthop. **12** (1970) 1–9.
Woolf, C. M., Congenital hip disease: implications for genetic counselling. Soc. Biol. **18** (1971) 10–17.

Humero-radiale Synostose

Fuhrmann, W., C. H. Steffens und G. Rompe, Dominant erbliche doppelseitige Dysplasie und Synostose des Ellenbogengelenks. Hum. Genet. **3** (1966) 64–77.
Hunter, A. G. W., D. W. Cox and N. L. Rudd, The genetics of and clinical findings in humero-radial synostosis. Clin. Genet. **9** (1976) 470–478.
Keutel, J., I. Kindermann und H. Mockel, Eine wahrscheinlich autosomal recessiv vererbte Skelettmißbildung mit Humeroradialsynostose. Hum. Genet. **9** (1970) 43–53.

LENZ, W. und I. REHMANN, Distale Symphalangie mit Humeroradialsynostose, Karpalsynostosen und Brachyphalangie des Daumens. Z. Orthop. **114** (1976) 202–211.
SAY, B., S. BALCI und M. ATASU, Humeroradial synostosis. Hum. Genet. **19** (1973) 341–344.
SURANA, R. B. and S. M. SINKFORD, Humeroradial synostosis. Clin. Genet. **13** (1978) 169–170.

HUNT-Syndrom, Dyssynergia cerebellaris myoclonica, Ramsay-HUNT-Syndrom

BADALJAN, L. O., Wörterbuch der klinischen Genetik (russisch). Moskau 1971.
BECKER, P. E., Krankheiten mit hauptsächlicher Beteiligung des spinozerebellaren Systems. In: Humangenetik Bd. V/1, 1966.
CHAZOT, G., O. GUARD, A. SETIEY, J. M. ROBERT et B. SCHOTT, Syndrome de Ramsay-Hunt et aniridie chez deux jumelles monozygotes. Rev. Neurol. **131** (1975) 43–48.
DIEBOLD, K., Die erblichen myoklonisch-epileptischen Kernsyndrome. Springer-Verl. Berlin, Heidelberg, New York 1973.
DOZZI, P., G. D'ECCLESIA e M. TIUTI, Dissinergia cerebellare mioclonico di RAMSAY-HUNT: presentazione di un ceppo familiare. G. Clin. Med. **57** (1976) 363–386.
HARMS, D. and F. BAUMANN, Familiäre Myoklonie mit cerebralen Krampfanfällen. Pädiatrie Pädologie **9** (1974) 360–364.
RALLO, E., Epilepsie myoclonique familiale progressive (Syndrome d'UNVERRICHT-LUNDBORG dans cinq familles Valisannes). Acta Genet. Med. Gemellol. **18** (1969) 231–270.

HUNTINGTON-Syndrom, Chorea HUNTINGTON, Veitstanz

BARBEAU, A., Parental ascient in the juvenile form of HUNTINGTON's chorea. Lancet 1970/II 937.
BASKIN, F. and R. N. ROSENBERG, Dopa as an antimetabolite in HUNTINGTON's disease. Lancet 1973/I 582–583.
BIRD, T. D., C. B. CARLSON and J. G. HALL, Familial essential („benign“) chorea. J. Med. Genet. **13** (1976) 357–362.
BURNS, J., G. NEUHAUSER and L. TOMASI, Benign hereditary nonprogressive chorea of early onset. Clinical genetics of the syndrome and report of a new family. Neuropädiatrie **7** (1976) 431–438.
CARO, A., M. JONES, J. STEPHENS, K. EVANS, W. WALMSLEY, D. RANDALL, A. JOHNSTON and J. HEALD, Genetic counselling in HUNTINGTON's chorea. Brit. Med. J. 1976/II 420.
CHUN, R. W. M., R. F. DALY, B. J. MANSHEIM and G. J. WOLCOTT, Benign familial chorea with onset in childhood. J. Amer. Med. Ass. **225** (1973) 1603–1607.
DAMASIO, H., L. ANTUNES and A. R. DAMASIO, Familial nonprogressive involuntary movements of childhoood. Ann. Neurol. **1** (1977) 602–603.

FUHRMANN, W. und F. VOGEL, Genetische Familienberatung. Springer-Verl. Heidelberg, Berlin, New York 3. Aufl. 1982.
GLENDINNING, G. M., N. W. GLENDINNING, Genetic counselling in HUNTINGTON's chorea. Br. Med. J. 1976/II 46.
LENZ, W., Medizinische Genetik. 1970.
LYNCH, H. T., W. L. HARLAN and J. S. DYHRBERG, Subjective perspective of a family with HUNTINGTON's chorea. Implications for genetic counselling. Arch. Gen. Psychiat. **27** (1972) 67—72.
MANN, J. and E. CHIN, Platelet monoamine oxidase activity in HUNTINGTON's chorea. J. Neurol. Neurosurg. Psychiatry **41** (1978) 809—812.
NIEMIADOMSKA, M., Proba wykrywania heterozygot w plasawicy HUNTINGTONA. Neurol. Neurochir. Pol. **19** (1969) 345—349.
MOSHELL, A. N., R. E. TARONE, S. F. BARRETT and J. H. ROBBINS, Radiosensitivity in HUNTINGTON's disease: Implication for pathogenesis and presymptomatic diagnosis. Lancel 1980/I 9—11.
RICE, E. and C. TERRENCE, Computerized tomography in hereditary nonprogressive chorea. Arch. Neurol. **36** (1979) 249—250.
STEVENSON, A. C. and B. C. C. DAVISON, Genetic counselling. London. 1970.
WALLACE, D. C. and A. C. HALL, Evidence of genetic heterogeneity in HUNTINGTON's chorea. J. Neurol. Neurosurg. Psychiat. **35** (1972) 789—800.
YALE, R., HUNTINGTON's chorea — a family problem. Brit. Med. J. **282** (1981) 1460—1461.

HUTCHINSON-GILFORD-Syndrom, Progerie

BROWN, W., T. EPSTEIN and J. B. LITTLE, Progeria cells are stimulated to repair DNA by co-cultivation with normal cells. Exp. Cell. Res. **97** (1976) 291—296.
DE BUSK, F. L., The HUTCHINSON-GILFORD progeria syndrome. Report on 4 cases and review of the literature. J. Pediat. **80** (1972) 697—724.
DEVOS, E. A., J. G. LEROY, J.-P. FRIJNS and H. VAN DEN BERGHE, The WIEDEMANN-RAUTENSTRAUCH or neonatal progeroid syndrome. Eur. J. Pediatr. **136** (1981) 245—248.
FRANKLYN, P. P., Progeria in siblings. Clin. Radiol. **27** (1976) 327—333.
GILKES, J. J. H., D. E. SHARVILL and R. S. WELLS, The premature ageing syndromes: report of eight cases and description of a new entity named metageria. Brit. J. Derm. **91** (1974) 243—262.
GOLDSTEIN, S. and E. J. MOERMAN, Unstable enzymes in erythrocytes of a family with the HUTCHINSON-GILFORD syndrome. Prog. Clin. Biol. Res. **21** (1978) 217—231.
HART, R. W. and J. E. TROSKO, DNA repair processes in mammals. Interdisc. Topics Gerontol. **9** (1976) 134—167.
MACNAMARA, B. G. P., K. T. FARN, A. K. MITRA, J. K. LLOYD and A. S. FOOSBROOKE, Progeria. Case report with long-term studies of serum lipids. Arch. Dis. Childh. **45** (1970) 553.

RAINBOW, A. J. and M. HOWES, Decreased repair of gamma ray damaged DNA in progeria. Biochem. Biophys. Res. Commun. 74 (1977) 714—719.
RAUTENSTRAUCH, T., F. SNIGULA, T. KRIEG, S. GAY and P. K. MÜLLER, Progeria: a cell culture study and clinical report of familial incidence. Eur. J. Pediat. 124 (1977) 101—111.
ROSENBLOOM, A. L. and F. L. DE BUSK, Progeria of HUTCHINSON-GILFORD: A caricature of aging. Am. Heart J. 82 (1971) 287—290.
WIEDEMANN, H.-R., An unidentified neonatal progeroid syndrome: Follow-up report. Eur. J. Pediat 130 (1979) 65—70.
WISE, D., Hereditary disorders of connective tissue. In: JADASSOHN, J., Handbuch. 1966.

Hyaloideo-retinale Degeneration, Typ WAGNER

BLACH, R. K., The hereditary hyalo-retinopathies. Brit. J. Ophthal. **53** (1969) 136—137.
BONDEY, S. E. and A. T. LEFFLER, Retinal degeneration and midline submucous cleft of the palate (WAGNER-CERVENKA syndrome). Birth Def., Orig. Art. Ser. **10** (1974) 342—343.
COHEN, M. M. jr., W. H. KNOBLOCH and R. J. GORLIN, A dominantly inherited syndrome of hyaloideoretinal degeneration, cleft palate, and maxillary hypoplasia (CERVENKA's syndrome). Clin. Delineation of Birth Def. XI. Orofacial structures. Baltimore 1971.
HIROSE, T., K. Y. LEE and C. L. SCHEPEBS, WAGNER's hereditary vitreoretinal degeneration and retinal detachement. Arch. Ophthalm. **89** (1973) 176—185.
KNOBLOCH, W. H., Inherited hyaloideoretinopathy and skeletal dysplasia. Trans. Amer. Ophthal. **73** (1976) 417—451.
RICCI, A., Les dysplasies hyaloideo-rétiniennes congénitales et leur diagnostic différentiel. J. Hum. Génét. **17**/Suppl. (1969) 1—191.

Hyaloideo-tapetoretinale Degeneration. Typ GOLDMANN-FAVRE

BLACH, R. K., The hereditary hyalo-retinopathies. Brit. J. Ophthal. **53** (1969) 136—137.
CARR, R. E. and I. M. SIEGEL, The vitreo-retinal degenerations. Arch. Ophth. **84** (1970) 436—445.
FIORE, C. et A. RICCI, La dégénerescence hyaloido-tapeto-rétinienne de GOLDMANN-FAVRE. Arch. Ophthalmol. **36** (1976) 127—136.
RICCI, A., Les dysplasies hyaloideo-rétiniennes congénitales et leur diagnostic différentiel. J. Hum. Génét. **17**/Suppl. (1969) 1—191.

Hydantoin-Syndrom, Hydantoin-Barbiturat-Embryopathie

ANDERSON, R. C., Cardiac defects in children of mothers receiving anticonvulsant therapy during pregnancy. J. Pediat. **89** (1976) 318—319.

HANSON, J. W., N. C. MYRIANTHOPOULUS, W. A. SEDGWICK HARVEY and D. W. SMITH, Risks of the offspring of women treated with hydantoin anticonvulsants with emphasis on the fetal hydantoin syndrome. J. Pediat. 89 (1976) 662–668.
HILL, R. M., Fetal malformations and antiepileptic drugs. Amer. J. Dis. Child. 130 (1976) 923–925.
LEIBER, B., Embryopathisches Hydantoin-Syndrom. Mschr. Kinderheilk. 124 (1976) 634–637.
MAJEWSKI, F., Teratogenetische Beratung von Epileptikerinnen. Referat auf der 16. Tagung d. Ges. f. Anthropologie und Humangenetik. Heidelberg 1979.
PINTO, W. jr., L. I. GARDNER and P. ROSENBAUM, Abnormal genitalia as a presenting sign in two male infants with hydantoin embryopathy syndrome. Amer. J. Dis. Child. 131 (1977) 452–455.
SEIP, M., Growth retardation, dysmorphic facies and minor malformation following massive exposure to phenobarbitone in utero. Acta Paediat. Scand. 65 (1976) 617–621.
SMITH, D. W., Distal limb hypoplasia in the fetal hydantoin syndrome. Birth Def., Orig. Art. Ser. 13 (1977) 355–359.
SULLIVAN, F. M. and P. MCELHATTON, A comparison of the teratogenic activity of the antiepileptic drugs carbamzepine, cloazepam, ethosuximide, phenobarbital, phenytoin, and primidone in mice. Toxicol. Appl. Pharmacol. 40 (1977) 365–378.

Hydronephrose

DIEKMANN, L., Familiäres Vorkommen von Hydronephrose und des Megaureter-Megacystis-Syndroms. Fortschr. Röntgenstr. 123 (1975) 116–120.
FINN, R. and J. A. CARRUTHERS, Genetic aspects of hydronephrosis associated with renal agenesis. Brit. J. Urol. 46 (1974) 351–356.
MCKUSICK, V. A., Mendelian inheritance in man. 5. Aufl. Baltimore 1978.
SCHINZEL, A. and A. GIEDION, A syndrome of severe midface retraction, multiple skull anomalies, clubfeet, and cardiac and renal malformation in sibs. Amer. J. Med. Genet. 1 (1978) 361–375.
SIMPSON, J. L. and J. GERMAN, Familial urinary tract anomalies. J. Am. Med. Ass. 212 (1970) 2264.
STEVENSON, A. C. and B. C. C. DAVISON, Genetic counselling. 1970.

Hydroxyprolinämie

EFRON, M. L., E. M. BIXBY and C. V. PRYLES, Hydroxyprolinemia. II. A rare metabolic disease due to deficiency of enzyme „hydroxyproline oxidase“. New Engl. J. Med. 272 (1965) 1299–1309.
PELKONEN, R. and K. I. KIVIRIKKO, Hydroxyprolinemia. An apparently harmless familial metabolic disorders. New Engl. J. Med. 283 (1970) 451–456.

Hydrozephalus bei Atresie des Foramen MAGENDIE, DANDY-WALKER-Syndrom

BADALJAN, L. O., Wörterbuch der klinischen Genetik (russisch). Moskau 1971.
HART, M. N., N. MALAMUD and W. G. ELLIS, The DANDY WALKER syndrome. A clinico-pathological study based on 28 cases. Neurology **22** (1972) 771–780.
LEE, T. G. and B. H. WARREN, Antenatal diagnosis of hydrocephalus by ultrasound: Correlation with ventriculography and computed tomography. J. Clin. Ultrasound. **5** (1977) 271–273.
LEHMAN, R. M., DANDY-WALKER syndrome in consecutive siblings: Familial hindbrain malformation. Neurosurgery **8** (1981) 717–719.
RICCARDI, V. M. and E. S. MARCUS, Congenital hydrocephalus and cerebellar agenesis. Clin. Genet. **13** (1978) 443–447.

Hydrozephalus infolge ARNOLD-CHIARIscher Mißbildung, kongenitaler

CARTER, C. O. and J. A. F. ROBERTS, The risk of recurrence after two children with central-nervous-system malformations. Lancet 1967/I 306–308.
DEGENHARDT, K.-H., Mißbildungen des Kopfes und der Wirbelsäule. In: BECKER, P. E., Humangenetik. Bd. II 1964.
STEVENSON, A. C. and B. C. C. DAVISON, Genetic counselling. London 1970.

Hydrozephalus infolge einer Aquäduktstenose, familiärer; BICKERS-ADAMS-Syndrom

CASSIE, R. and A. R. BOON, Sex linked hydrocephalus. J. Med. Genet. **14** (1977) 72–73.
FAIVRE, J., B. LEMAREC, J. BRETAGNE and J. PECKER, X-linked hydrocephalus, with aqueductal stenosis, mental retardation, and adduction flexion deformity of the thumb. Child's Brain **2** (1976) 226–233.
HOLMES, L. B., A. NASH, G. M. ZU RHEIN, M. LEVIN and J. M. OPITZ, X-linked aqueductal stenosis: clinical and neuropathological findings in two families. Pediatrics **51** (1973) 697–704.
MARTIN, Cl., M. GOT, J.-P. BABIN et J.-M. CAZAURAN, Hydrocéphalie familiale, maladie héréditaire récessive gonosomique (syndrome de BICKERS et ADAMS). Arch. Franç. Pédiat. **28** (1971) 971–975.
SØVIK, O., C. B. VAN DER HAGEN and A.-C. LØKEN, X-linked aqueductal stenosis. Clin. Genet. **11** (1977) 416–420.
SPADA, A., M. DE MARCHI e G. MELLANO, Idrocefalia congenita X-linked. Descrizione di un caso. Min. Pediatr. **30** (1978) 1033–1037.

Stevenson, A. C. and B. C. C. Davison, Genetic counselling. London 1970.
Warren, M. C., A. T. Lu and W. H. Ziering, Sex-linked hydrocephalus with aqueductal stenosis. Pediatrics 63 (1963) 1104 to 1110.

Hyperammonämie-Syndrom, Ornithinämie

Berenberg, W. and E. S. Kang, The congenital hyperammonemic syndrome. Develop. Med. Child Neurol. 13 (1971) 355–361.
Bruton, C. J., J. A. N. Corsellis and A. Russell, Hereditary hyperammonaemia. Brain 93 (1970) 423–434.
Campbell, A. G. M., L. E. Rosenberg, P. J. Snodgerass and C. T. Nuzum, Letal neonatal hyperammonaemia due to complete ornithine transcarbamylase deficiency. Lancet 1971/II 217–218.
Cathelineau, L., Les hyperammonemies héréditaires. Rev. Prat. 25 (1975) 2603–2618.
Farriaux, J. P., Cl. Ponte and R. J. Pollitt, Carbamyl phosphate synthetase deficiency with neonatal onset of symptoms. Paediatr. Scand. 66 (1977) 529–534.
Freeman, J. M., J. F. Nicholson, R. T. Schimke, L. P. Rowland and S. Carpenter, Congenital hyperammonemia. Association with hyperglycinemia and decreased levels of carbamylphosphate synthetase. Arch. Neurol. 23 (1970) 430–437.
Goldstein, A. S., N. J. Hoogenraad, J. Johnson, K. Fukanaga, E. Swierczewski, H. M. Cann and P. Sunshine, Metabolic and genetic studies of a family with ornithine-transcarbamylase deficiency. Pediatr. Res. 8 (1974) 5–17.
Hommes, F. A., C. J. de Groot, C. W. Witmink and J. H. P. Jonxis, Carbamylphosphate synthetase deficiency in an infant with severe cerebral damage. Arch. Dis. Childh. 44 (1969) 688–693.
Kasanskaja, N. S. und L. P. Alekseenko, Erbliche Störungen des Harnstoffzyklus (russisch). Vorpr. Med. Chir. 22 (1976) 435 bis 443.
Levin, B., J. M. Abraham, V. G. Oberholzer and E. A. Burges, Hyperammonaemia: A deficiency of liver ornithine transcarbamylase. Arch. Dis. Childh. 44 (1969) 162–169.
Levin, B., V. G. Oberholzer und L. Siclair, Biochemical investigations of hyperammonaemia. Lancet 1969/II, 170–174.
Mac-Leod, P., S. Mackenzie and C. R. Scriver, Partial ornithine-carbamyl-transferase deficiency in an inborn error of the urea cycle presenting as orotic aciduria in a male infant. Can. Med. Ass. J. 107 (1972) 405–408.
Menne, F., Schwachsinn durch genetisch bedingte Störungen des Aminosäurestoffwechsels. Hippokrates 39 (1968) 357–367.
Rennert, O. M., Enzymatic screening of genetic disease (including hyperammonemia). Amer. Clin. Lab. Sci. 7 (1977) 262–268.
Rosenberg, L. E., A. G. M. Campbell, P. J. Snodgeras and C. T. Nuzum, Complete ornithine transcarbamylase deficiency: a cause of lethal neonatal hyperammonemia. 4. Intern. Congr. Humangenetik. Paris 1971.

SUNSHINE, P., J. E. LINDENBAUM, H. L. LEVY and J. M. FREEMAN, Hyperammonemia due to a defect in hepatic ornithine transcarbamylase. Pediatrics **50** (1972) 110–111.
TADA, K., K. OKUDA, K. WATANABE and Y. IIMURA, A new method for screening for hyperammonemia. Eur. J. Pediat. **136** (1979) 105–110.
THALER, M. M., REYE's syndrome due to a novel protein-tolerant variant of ornithine-transcarbamylase deficiency. Lancet 1974/II 438–440.

Hyperargininämie

CEDERBAUM, S. D., K. N. F. SHAW and M. VALENTE, Hyperargininemia. J. Pediat. **90** (1977) 569–573.
COLOMBO, J. P., H. G. TERHEGGEN, A. LÖWENTHAL, M. VAN SANDE and S. ROGERS, Argininaemia. In: HOMMES, F. A. and C. J. VAN DEN BERG, Inborn errors of metabolism. Acad. Press, London, New York 1973.
MICHELS, V. V. and A. L. BEAUDET, Arginase deficiency in multiple tissues in argininemia. Clin. Genet. **13** (1978) 61–67.
TERHEGGEN, H. G., F. LAVINHA, J. P. COLOMBO, M. VAN SANDE and A. LÖWENTHAL, Familial hyperargininemia. J. Génét. Hum. **20** (1972) 69–84.
VAN ELSEN, A. F. and J. G. LEROY, Human hyperargininemia. A mutation not expressed in skin fibroblasts? Amer. J. Hum. Genet. **29** (1977) 350–355.

Hyperdontie, Zahnüberzahl

JARVINEN, S., Formation of multiple supernumerary teeth in early teenage. A case report. Proc. Finn. Dent. Soc. **72** (1976) 132–134.
JORGENSON, R. J., L. S. LEVIN and V. A. MCKUSICK, Heritable oral handicaps. Dent. Clin. N. Amer. **18** (1974) 579–594.

Hyperglucagonämie

BODEN, G. and O. E. OWEN, Familial Hyperglucagonemia — an autosomal dominant disorder. New Engl. J. Med. **296** (1977) 534–538.
ENSNICK, J. W. and J. P. PALMER, Dominant inheritance of larger molecular weight species of glucagon. Metabolism **25**/11 Suppl. 1 (1976) 1409–1414.
PALMER, J. P., P. L. WERNER and J. W. BENSON, Dominant inheritance of large molecular weight glucagon (IRG). Diabetes **25**/ Suppl. 1 (1976) 326–329.

Hyperglyzinämie, Glyzinose, Glykokoll-Syndrom, Propionazidämie

BALEI, S., B. SAY and T. FIRAT, Corneal opacity, microphthalmia, mental retardation, microcephaly and generalized muscular spasticity associated with hyperglycinemia. Clin. Genet. **5** (1974) 36–39.

BANK, W. J. and G. MORROW, A familial spinal cord disorder with hyperglycinemia. Arch. Neurol. **27** (1972) 136–144.

BAUMGARTNER, R. and T. ANDO, Nonketotic hyperglycinemia. J. Pediat. **75** (1969) 1022–1030.

GERRITSEN, T., E. KAVEGGIA and H. A. WAISMAN, A new type of idiopathic hyperglycinemia with hypo-oxaluria. Pediatrics **35** (1965) 882–891.

GOMPERTZ, D., Propionic acidaemia. In: HOMMES, F. A. and C. J. VAN DEN BERG, Inborn errors of metabolism. Acad. Press. London, New York, 1973.

GOMPERTZ, D., P. A. GOODEY, H. THOM, G. RUSSELL, A. W. JOHNSTON, D. H. MELLOR, M. W. MAC LEAN, M. E. FERGUSON-SMITH and M. A. FERGUSON-SMITH, Prenatal diagnosis and family studies in a case of propionic acidaemia. Clin. Genet. **8** (1975) 244–250.

HOLMGREN, G. and H. KISON BLOMQUIST, Nonketotic hyperglycinemia in two sibs with mild psycho-neurological symptoms. Neuropädiatrie **8** (1977) 67–72.

HSIA, Y. E., K. J. SCULLY and L. E. ROSENBERG, Inherited propionyl-CoA carboxylase deficiency in „ketotic“ hyperglycinemia. J. Clin. Invest. **50** (1971) 127–130.

NYHAN, W. L., Treatment of hyperglycinemia. Am. J. Dis. Child. **113** (1967) 129–133.

SHUMAN, R. M., R. W. LEECH and C. R. SCOTT, The neuropathology of the nonketotic and ketotic hyperglycinemia: three cases. Neurology **28** (1978) 139–146.

v. WENDT, L., H. ALANKO, M. SORRI, E. TOIVAKKA, A.-L. SAUKKONEN and S. SIMILÄ, Clinical and neurophysiological findings in heterozygotes for nonketotic hyperglycinemia. Clin. Genet. **19** (1981) 94 to 100.

Hyperkeratosis lenticularis perstans (FLEGEL)

BEAN, S. F., The genetics of hyperkeratosis lenticularis perstans. Arch. Derm. **106** (1972) 72.

BEVERIDGE, G. W. and A. O. LANGLANDS, Familial hyperkeratosis lenticularis perstans associated with tumours of the skin. Brit. J. Derm. **88** (1973) 453–458.

KOCSARD, E., G. PALMER and T. J. CONSTANCE, Coexistence of hyperkeratosis lenticularis perstans (FLEGEL) and hyperkeratosis follicularis et parafollicularis in cutem perstans (KYRLE) in a patient. Acta Dermatoven. **50** (1970) 385–390.

KRINITZ, K. und I. SCHÄFER, Hyperkeratosis lenticularis perstans. Derm. Mschr. **157** (1971) 438–446.

Hyperlipoproteinämien, Hyperlipidämien

GOLDSTEIN, J. L., H. G. SCHROTT, W. R. HAZZARD, E. L. BIERMAN and A. G. MOTULSKY, Hyperlipidemia in coronary heart disease. Genetic analysis of lipid levels in 176 families and delineation of a new inherited disorder, combined hyperlipidemia. J. Clin. Invest. **52** (1973) 1544–1568.
PASSARGE, E., Elemente der klinischen Genetik. G. Fischer-Verl. Stuttgart 1979, S. 174–177.

Hyper-α-Lipoproteinämie

AVOGARO, P., G. CAZZOLATO, G. KOSTNER and D. R. A. HOLASEK, Familial hyper-alpha-lipoproteinaemia. Further studies on serum-lipoproteins and some serum enzymes. Clin. Chim. Acta **77** (1977) 139–145.
BERG, K., Genetic lipoprotein variation. Clin. Genet. **10** (1976) 349–350.
GLUECK, C. J., R. W. FALLAT, F. MILLETT, P. GARTSIDE, R. S. ELSTON and R. C. P. GO, Familial hyper-alpha-lipoproteinemia: studies in eighteen kindreds. Metabolism **24** (1975) 1243–1265.
GLUECK, C. J., P. GARTSIDE, R. W. FALLAT, J. SIELSKI and P. M. STEINER, Longevity syndromes: familial hypobeta- and familial hyperalpha lipoproteinemia. J. Lab. Clin. Med. **88** (1976) 941 to 957.

Hyperlipoproteinämie Typ I, Hyperchylomicronämie, BÜRGER-GRÜTZ-Syndrom, essentielle familiäre Hyperlipidämie

BERGER, G. M. B. and F. BONNICI, Familial hyperchylomicronaemia in four families. Problems in diagnosis, management and aetiology reviewed. S. Afr. Med. J. **51** (1977) 623–628.
FREDRICKSON, D. S., R. I. LEVY and R. S. LEES, Fat transport in lipoproteins — an integrated approach to mechanism and disorders. New Engl. J. Med. **276** (1967) 148–156.
GAGNÉ, C., D. BRUN, S. MOORJANI et P.-J. LUPIEN, Hypercholemicronemie familiale: étude de l'activité lipolytique dans une famille. Union Méd. Chem. **106** (1977) 333–338.
GRETEN, H., Diagnose und Differenzierung von Hyperlipoproteinämien. Klin. Wschr. **476** (1969) 893–896.
GRETEN, H., D. SEIDEL, B. WALTER und J. KOLBE, Die Lipoproteinelektrophorese zur Diagnose von Hyperlipoproteinämien. Dtsch. Med. Wschr. **95** (1970) 1716–1723.
HALLER, H., M. HANEFELD und W. JAROSZ, Lipidstoffwechselstörungen. Diagnostik, Klinik und Therapie. Fischer-Verl. Jena 1976.
SADAN, N., M. M. DRUCKER, I. ARBER, D. JOSEPH, S. FRANCO and M. S. SHAPIRO, Type I hyperlipoproteinemia in an 8-day-old infant. J. Pediatr. **90** (1977) 775–777.
WESSELSER, S. and L. A. AVIOLO, Classification and management

of familial hyperlipoproteinemia. J. Amer. Med. Ass. **207** (1969) 929–933.
ZIPRKOWSKI, L. und E. SOHAR, Stoffwechselerkrankungen und Hauterscheinungen. In: JADASSOHN, J., Handbuch. 1966.

Hyperlipoproteinämie Typ II, HARBITZ-MÜLLER-Syndrom, Hyper-β-Lipoproteinämie; Hypercholesterinämie, familiäre, Hypercholesterolämische Xanthomatose

BILHEIMER, D. W., Y. K. HO, M. S. BROWN, R. G. W. ANDERSON and J. L. GOLDSTEIN, Genetics of the low density lipoprotein receptor. Diminished receptor activity in lymphocytes from heterocygotes with familial hypercholesterolemia. J. Clin. Invest. **61** (1978) 678–696.
BLANKENHORN, D. H., H. P. CHIN and J. JENSEN, Endogeneous hypertriglyceridemia type II hyperlipoproteinemia. Hum. Genet. **22** (1970) 493–504.
BROWN, M. S. and J. L. GOLDSTEIN, Analysis of a mutant strain of human fibroblasts with a defect in the interalization of receptor-bound low density lipoprotein. Cell **9** (1976) 663–674.
BROWN, M. S. and J. L. GOLDSTEIN, Familial hypercholesterolemia: a genetic defect in the low-density lipoprotein receptor. New Engl. J. Med. **294** (1976) 1386–1390.
BROWN, M. S., J. L. GOLDSTEIN, K. van den BERGHE, J. P. FRYNS, P. T. KOVANAN, R. EECKELS, H. VAN DEN BERGHE and J. J. CASSIMAN, Prenatal diagnosis of homozygous familial hypercholesterolaemia. Expression of a genetic receptor disease in utero. Lancet 1978/I 526–529.
BROWN, M. S., P. T. KOVANEN, J. L. GOLDSTEIN et al., Prenatal diagnosis of homozygous familial hypercholesterolaemia. Expression of a genetic receptor disease in utero. Lancet 1978/I 526–529.
FREDRICKSON, D. S., R. I. LEVY and R. S. LEES, Fat transport in lipoproteins. New Engl. J. Med. **276** (1967) 215–225.
FUHRMANN, W., Taschenbuch. 1965.
GENNES, J. L. DE, G. TURPIN et G. TRUFFERT, Etude clinique, biologique et génétique de la forme régulière de la xanthomatose tentineuse hypercholestérolémique familiale, á propose de 25 observation. Atherosclerosis. **18** (1973) 215–233.
GEORMANEANU, M. und A. WALTER, Die ideopathische familiäre Hypercholesterinämie. Med. Mschr. **31** (1977) 322–325.
GRETEN, H., Diagnose und Differenzierung von Hyperlipoproteinämien. Klin. Wschr. **47** (1969) 893–896.
GRETEN, H., D. SEIDEL, B. WALTER und J. KOLBE, Die Lipoproteinelektrophorese zur Diagnose von Hyperlipoproteinämien. Dtsch. Med. Wschr. **95** (1970) 1716–1723.
GRETEN, H., H. WENGLER and M. WAGNER, Frühzeitige Erkennung der familiären Hyperlipoproteinämie Typ II (Nabelschnur-β-Cholesterin). Verh. Dtsch. Ges. Inn. Med. **78** (1972) 1316–1317.
HEIBERG, A. and J. SLACK, Family similarities in the age at coro-

nary death in familial hypercholesterolaemia. Brit. Med. J. 1977/II 493—495.
JENSEN, J. and D. H. BLANKENHORN, The inheritance of familial hypercholesterolemia. Amer. J. Med. **52** (1972) 499—516.
KHACHADURIAN, A. K., Lack of inhibiton of hepatic cholesterol synthesis by dietary cholesterol in cases of familial hypercholesterolaemia. Lancet 1969/II, 778—780.
KNAPP, A., Genetische Stoffwechselstörungen. 1970.
MEHNERT, H. und H. FÖRSTER, Stoffwechselkrankheiten. 1970.
SCHWARTZ, M. Z., R. L. VARCO and H. BUCHWALD, Treatment of heterozygous type II hyperlipidemia by partial ileal bypass in a pediatric population. J. Pediat. Surg. **11** (1976) 411—413.
SÔBRA, J., Familiárni hypercholesterolemická xanthomatosa, Avicenum, Prag 1970.

Hyperlipoproteinämie Typ III, Hypercholesterinämie mit Hyperlipämie

ALBERS, J. J., G. R. WARNICK and W. R. HAZZARD, Typ III hyperlipoproteinemia: A comparative study of current diagnostic technique. Clin. Chim. Acta **75** (1975) 193—204.
ANDERSEN, G. E. and H. G. NIELSEN, Neonatal screening for hyperlipoproteinemia. Methods for direct estimation of serum VLDL and LDL. Clin. Chim. Acta **66** (1976) 29—41.
FLEISCHMAJER, R., Familial hyperlipoproteinemia type III. Arch. Derm. **100** (1969) 401—406.
FREDRICKSON, D. S., R. I. LEVY and R. S. LEES, Fat transport in lipoproteins. New Engl. J. Med. **276** (1967) 215—225.
FUHRMANN, W., W. SCHOENBORN and H. J. REIMERS, Family studies in hyperlipoproteinemia Typ III. 4. Intern. Congr. Humangenetik, Paris 1971.
GLUECK, C. J., R. W. FALLAT, M. J. MELLIES and P. M. STEINER, Pediatric familial type III hyperlipoproteinemia. Metabolism **25** (1976) 1269—1274.
GRETEN, H., Diagnose und Differenzierung von Hyperlipoproteinämien. Klin. Wschr. **47** (1969) 893—896.
GRETEN, H., D. SEIDEL, B. WALTER und J. KOLBE, Die Lipoproteinelektrophorese zur Diagnose von Hyperlipoproteinämien. Dtsch. Med. Wschr. **95** (1970) 1716—1728.
ROBERTS, W. C., R. I. LEVY and D. S. FREDRICKSON, Hyperlipoproteinemia. Arch. Path. **90** (1970) 46—56.
SCHROTT, H. G., J. L. GOLDSTEIN, W. R. HAZARD et al., Familial hypercholesterolemia in a large kindred. Evidence for a monogenic mechanism. Ann. Intern. Med. **76** (1972) 711—720.
ŠOBRA, J. and A. HEYROVSKY, Inborn errors of lipid metabolism. Familial hyperlipoproteinaemia type III. Detection of heterozygotes. Rev. Czech. Med. **18** (1972) 34—39.
UTERMANN, G., H. CANZLER, M. HEES, M. JAESCHKE, G. MÜHLFELLNER, W. SCHOENBORN and K. H. VOGELBERG, Studies on the metabolic defect in broad-β-disease (hyperlipoproteinaemia type III). Clin. Genet. **12** (1977) 139—154.

Hyperlipoproteinämie Typ IV, kohlenhydratinduzierbare Hypertriglyzeridämie

François, J., F. Lentini, P. Hoste and R. Rottiers, Genetic study of hyperlipoproteinaemia, types IV and V. Clin. Genet. **12** (1977) 202—207.
Fredrickson, D. S., R. I. Levy and R. S. Lees, Fat transport in lipoproteins. An integrated approach to mechanisms and disorders. New Engl. J. Med. **276** (1967) 273—281.
Fuhrmann, W., Taschenbuch. 1965.
Greten, H., Diagnose und Differenzierung von Hyperlipoproteinämien. Klin. Wschr. **47** (1969) 893—896.
Greten, H., D. Seidel, B. Walter und J. Kolbe, Die Lipoproteinelektrophorese zur Diagnose von Hyperlipoproteinämien. Dtsch. Med. Wschr. **95** (1970) 1716—1723.
Mehnert, H. und H. Förster, Stoffwechselkrankheiten. 1970.
Roberts, W. C., R. I. Levy and D. S. Fredrickson, Hyperlipoproteinemia. Arch. Path. **90** (1970) 46—56.
Schettler, G. (Hrsg.), Fettstoffwechselstörungen, ihre Erkennung und Behandlung. Thieme-Verl. Stuttgart 1971.
Schneider, J. und H. Kaffarnik, Therapie der primären Hyperlipidämien. Dtsch. Med. Wschr. **96** (1971) 831—832.
Vignes, B., B. Labrune, A. Cymerman et C. Olivier, Hyperlipemie familiale de type IV. A propos de trois observations chez l'enfant. Sem. Hôp. Paris **51** (1975) 771—778.
Weisweiler, P. und P. Schwandt, Lipoproteinveränderungen unter Clofibrat bei Typ IV. Hyperlipoproteinämie. Klin. Wschr. **55** (1977) 791—794.

Hyperlipoproteinämie Typ V, Hypertriglyzeridämie, kalorieninduzierbare

François, J., F. Lentini, P. Hoste and R. Rottiers, Genetic study of hyperliproteinaemia types IV and V. Clin. Genet. **12** (1977) 202—207.
Fredrickson, D. S., R. I. Levy and R. S. Lees, Fat transport in lipoproteins. An integrated approach to mechanisms and disorders. New Engl. J. Med. **276** (1967) 273—281.
Glueck, C. J., W. V. Brown, R. I. Levy, H. Greten and D. S. Fredrickson, Amelioration of hypertriglyceride anaemia by progestational drugs in familial type-V hyperlipoproteinaemia. Lancet 1969/I, 1290—1291.
Greten, H., Diagnose und Differenzierung von Hyperlipoproteinämien. Klin. Wschr. **47** (1969) 893—896.
Greten, H., D. Seidel, B. Walter und J. Kolbe, Die Lipoproteinelektrophorese zur Diagnose von Hyperlipoproteinämien. Dtsch. Med. Wschr. **95** (1970) 1716—1723.
Heckers, H. und G. Oehler, Typ V Hyperlipoproteinämie. Med. Welt **26** (1975) 1766—1774.

Wessler, S. and L. A. Violi, Classification and management of familial hyperlipoproteinemia. J. Amer. Med. Ass. 207 (1969) 929–933.

Hyperlysinämie, Lysinintoleranz, Lysinurie

Dancis, J., J. Hutzler and N. C. Woody, Familial hyperlysinaemia with lysine-ketoglutarate reductase insufficiency. J. Clin. Invest. 48 (1969) 1471–1514.
Dancis, J., J. Hutzler, N. C. Woody and R. P. Cox, Multiple enzyme defects in familial hyperlysinemia. Petriatr. Res. 10 (1976) 686–691.
Grävinghoff, J., M. John, K. Meinel und P. Hermann, Untersuchungen zum Lysinstoffwechsel als Grundlage für ein Screening-Verfahren bei Hyperlysinämie. Wiss. Z. MLU Halle—Wittenberg 24 (1975) 71–75.
Knapp, A., Genetische Stoffwechselstörungen. 1970.
Lenz, W., Medizinische Genetik. 1970.
Mehnert, H. und H. Förster, Stoffwechselkrankheiten. 1970.

Hypermethioninämie

Finkelstein, J. D., W. E. Kyle and J. J. Martine, Abnormal methionine adenosyltransferase in hypermethioninemia. Biochem. Biophys. Res. Commun. 66 (1975) 1491–1497.
Gaull, G. E., H. H. Tallan, D. Lonsdale et al., Hypermethioninemia associated with methionine adenosyltransferase deficiency: Clinical, morphologic, and biochemical observations on four patients. J. Pediat. 98 (1981) 734–741.
Gout, J. P., J. L. Serre, M. Dieterlein et al., Une nouvelle cause d'hypermethioninemie de l'enfant: Le déficit an 5-adenosylmethionine-synthetase. Arch. Franç. Pediatr. 34 (1977) 416–423.
Perry, T. L., D. F. Hardwick, G. H. Dixon, C. L. Dolman and S. Hansen, Hypermethioninemia: a metabolic disorder associated with cirrhosis, islet cell hyperplasia, and renal tubular degeneration. Pediatrics 36 (1965) 236–250.

Hyperostosis corticalis deformans juvenilis, BADWIN-EIGER-Syndrom, Osteochalasia desmalis familiaris, PAGET-Syndrom, juveniles; Hyperphosphatasie, chronische, kongenitale, idiopathische

Fanconi, G., G. Moreira, E. Uehlinger and A. Giedion, Osteochalasia desmalis familiaris. Hyperostosis corticalis deformans juvenilis. Chronic idiopathic hyperphosphatasia and macrocranium. Helv. Paediat. Acta 19 (1964) 279–295.
Stemmermann, G. N., An histologic and histochemical study of familial osteoectasia (chronic idiopathic hyperphosphatasia). Am. J. Path. 48 (1966) 641–651.

WHALEN, J. P., M. HORWITH and L. KROOK, Calcitonin treatment in hereditary bone dysplasia with hyperphosphatasemia: a radiographic and histologic study of bone. Amer. J. Roentgenol. **129** (1977) 29–35.

Hyperostosis corticalis generalisata, van-BUCHEM-Syndrom, Hyperphosphatasaemia tarda, endostale Hyperostose

EASTMAN, J. R. and D. BIXLER, Generalized cortical hyperostosis (VAN BUCHEM disease): nosologic considerations. Radiology **125** (1977) 297–304.
FOSMOE, R. J., R. S. HOLM and R. C. HILDRETH, VAN BUCHEM's disease (hyperostosis corticalis generalisata familiaris). Radiology **90** (1968) 771–774.
JACOBS, P., VAN BUCHEM disease. Postgrad. Med. J. **53** (1977) 497–505.
LAPRESLE, J., P. MAROTEAUX, R. KUFFER et al., Hyperostose corticale generalisée dominante avec atteinte multiple des nerves craniens. Nouv. Presse Méd. **5** (1976) 2703–2706.
MAROTEAUX, P., G. FONTAINE, W. SCHARFMAN et J. P. FARRIAUX, L'hyperostose corticale géneralisée à transmission dominante (type WORTH). Arch. Franç. Pediat. **28** (1971) 685–699.
McKUSICK, V. A., Mendelian inheritance in man. 5. Aufl. Baltimore 1978.
OWEN, R. H., VAN BUCHEM's disease (Hyperostosis corticalis generalisata). Brit. J. Radiol. **49** (1976) 126–132.
STEVENSON, A. C. and B. C. C. DAVISON, Genetic counselling. London 1970.

Hyperostosis corticalis infantilis, CAFFEY-Syndrom, CAFFEY-SILVERMAN-Syndrom

ABEL, H. T., H. St. BRAUN und W. LAMME, Infantile kortikale Hyperostose. Dt. Gesundh.-Wesen **37** (1982) 1185–1188.
FAURE, C., J.-M. BEYSSAE and J.-P. MONTAGNE, Predominant or exclusive orbital and facial involvement in infantile cortical hyperostosis (DE TONI-CAFFEY's disease). Report of four cases and review of the literature. Pediatr. Radiol. **6** (1977) 103–106.
FRAŇA, L. and M. SEKANINA, Infantile cortical hyperostosis. Arch. Dis. Childh. **51** (1976) 589.
TONDO, U., D. VIVALDI e M. LEPRE, Un caso di iperostosi corticale infantile (S. CAFFEY-SILVERMAN). Min. Pediat. **27** (1975) 442–444.
VAN BIERVLIET, J. P., G. HENDRICK and P. KRAMER, Infantile cortical hyperostosis CAFFEY disease. Paediat. Belg. **29** (1976) 185–188.

Hyperoxalurie, Oxalat-Nierensteinleiden

DENT, C. E. and T. C. B. STAMP, Treatment of primary hyperoxaluria. Arch. Dis. Child. **45** (1970) 735–745.
HANTMANN, R. and W. LUTZEYER, Calcium oxalate stone disease: congenital defect of metabolism. J. Urol. **116** (1976) 687–689.
KNAPP, A., Genetische Stoffwechselstörungen. 1970.
McKUSICK, V. A., Mendelian inheritance in man. Baltimore, 5. Aufl. 1978.
SILVER, L. and H. BRENDER, Use of magnesium oxide in management of familial hyperoxaluria. J. Urol. **106** (1971) 274–279.
SUTOR, D. J., The possible use of methylene blue in the treatment of primary hyperoxaluria. Brit. J. Urol. **42** (1970) 389.

Hyperparathyreoidismus, primärer, Ostitis fibrosa generalisata, Osteodystrophia fibrosa generalisata, ENGEL-v. RECKLINGHAUSEN-Syndrom

CAMERON, K. M., C. S. OGG and A. R. HARRISON, Familial hyperparathyroidism. Lancet 1966/II 1006–1007.
DINNEN, J. S., R. H. GREENWOOD and J. H. JONES, Parathyroid carcinoma in familial hyperparathyroidism. J. Clin. Pathol. **30** (1977) 966–975.
EISEN, M., K. BUSSE, J. BEYER, V. GRABS, J. HAPP and R. SCHÄFER, Familiärer primärer Hyperparathyreoidismus. Dtsch. Med. Wschr. **99** (1974) 1128–1134.
GOLDSMITH, R. E., G. W. SIZEMORE, I.-W. CHEN, E. ZALME and W. A. ALTEMEIER, Familial hyperparathyroidism. Description of a large kindred with physiologic observations and a review of the literature. Ann. Intern. Med. **84** (1976) 36–43.
GREGERSEN, G., A. JESTING and H. SKJÖLDBORG, Familiaer hyperparatyreodisme. Ugeskr. Laeg. **134** (1972) 821–824.
GWINN, J. L., F. A. LEE, G. L. BAYTIN and W. D. BRADFORD, Primary hyperparathyreoidism. Amer. J. Dis. Child. **118** (1969) 767–768.
HILLMAN, D. A., C. R. SCRIVER, S. PEDVIS and I. SHAGOVITEH, Neonatal familial primary hyperparathyroidism. New Engl. J. Med. **270** (1964) 483–490.
VAN'T HOFF, W., Familial hyperparathyroidism. Proc. Roy. Soc. Med. **64** (1971) 1067–1068.
JACKSON, C. E. and C. E. BOONSTRA, The relationship of hereditary hyperparathyreoidism to endocrine adenomatosis. Am. J. Med. **43** (1967) 727–734.
KAISER, W., G. A. SCHMIDT und W. BEUTLER, Polyendokrine Adenomatose – ein Beitrag zur Differentialdiagnose hyperparathyreotischer Syndrome. Z. Ges. Inn. Med. **27** (1972) 355–361.
MARSDEN, P., J. ANDERSON, D. DOYLE, B. A. MORRIS and D. A. BURNS, Familial hyperparathyroidism. Brit. Med. J. 1971/II 87 to 90.

Marx, S. J., A. M. Spiegel, E. M. Brown and G. D. Auerbach, Family studies in patients with primary parathyroid hyperplasia. Amer. J. Med. **62** (1977) 698—706.
Pak, Y. C., D. East, L. Sanzenbacher, B. Ruskin and J. Cox, A simple and reliable test for the diagnosis of hypoparathyroidism. Arch. Intern. Med. **129** (1972) 48—55.
Peters, N., T. M. Chalmers, J. H. Rack, B. M. Truscott and P. H. Adams, Familial hyperparathyroidism. Postgrad. Med. J. **42** (1966) 228—233.
Proesmaas, W., F. Dhondl and N. Logghe, Congenital hyperparathyroidismus: case report and review of the literature. Acta Paediat. Belg. **30** (1977) 45—52.
Reiss, E. and J. M. Canterbury, Genesis of hyperparathyroidism. Amer. J. Med. **50** (1971) 679—685.
Spiegel, A. M., H. E. Harrison, S. J. Marx, E. M. Brown and G. D. Auerbach, Neonatal primary hyperparathyroidism with autosomal dominant inheritance. J. Pediat. **90** (1977) 269—272.

Hyperpigmentation der Augenlider

Anguilera Diaz, L., Génétique des hyperpigmentations bi-palpébrales. Ann. Dermatol. Syphilogr. **99** (1972) 403—408.
Goodman, R. M. and R. W. Belcher, Periorbital hyperpigmentation. An overlooked genetic disorder of pigmentation. Arch. Derm. **100** (1969) 169—174.

Hyperproinsulinämie, familiäre

Gabbay, K. H., K. de Luca, J. N. Fisher, M. E. Mako and A. H. Rubenstein, Familial Hyperproinsulinemia. An autosomal dominant defect. New Engl. J. Med. **294** (1976) 911—915.

Hyperprolinämie-Syndrom

Bickel, H. und H. Cleve, Metabolische Stoffwechselstörungen. In: Becker, P. E., Humangenetik, Bd. V/II 1967.
Davies, H. E. and P. H. Sherwood, Prolinaemia. A family study. Aust. J. Ment. Retard. **1** (1971) 210—213.
Farriaux, J. P. and J. L. Dhondt, Type I hyperprolinemia: a study of the intestinal absorption of proline, hydroxyproline and glycine. Pediat. Res. **10** (1976) 550—552.
Fontaine, G., J. P. Farriaux et M. Dautrevaux, L'hyperprolinémie de typ 1. Helv. Paediat. Acta **25** (1970) 165—175.
Knapp, A., Genetische Stoffwechselstörungen. 1970.
Leading article, Hyperprolinaemia. Lancet 1971/I 957—958.
Mollica, F., L. Pavone and I. Antenner, Pure familial hyperprolinemia: isolated inborn error of aminoacid metabolism without other anomalies in a Sicilian family. Pediatrics **48** (1971) 225—231.
Mollica, F. and L. Pavone, Hyperprolinaemia: a disease which does not need treatment? Acta Paediat. Scand. **65** (1976) 206—208.

Similä, S., Intravenous proline tolerance in a patient with hyperprolinaemia type II and his relatives. Helv. Paediat. Acta **25** (1970) 287–292.
Woody, N. L., C. Harrison, L. H. Snyder and J. A. Harris, Hyperprolinemia: Clinical and biochemical family study. Pediatrics **44** (1969) 554–563.

Hyperpyrexie-Syndrom, malignes

Britt, B. A., L. Endrenyi, P. L. Peters et al., Screening of malignant hyperthermia susceptible by creatine phosphokinase measurement and other clinical investigations. Canad. Anaesth. Soc. J. **23** (1976) 263–284.
Ellis, F. R., N. P. Keaney, D. G. F. Harriman, D. W. Sumner, K. Kyei-Mensah, J. H. Tyrrell, J. B. Hargreaves, R. K. Parikh and P. L. Mulrooney, Screening for malignant hyperpyrexia. Brit. Med. J. 1972/III 559–561.
Faber, P., I. Gulotta und F. W. Koenen, Klinische und morphologische Befunde bei maligner Hyperthermie. Fallbericht mit Familienuntersuchung. Dtsch. Med. Wschr. **100** (1974) 1975 bis 1977.
Gulotta, F. und B. Helpap, Histologische, histochemische und elektronenmikroskopische Befunde bei maligner Hyperthermie. Virchows Arch., Abt. A, Path. Anat. **367** (1975) 181–194.
Harrison, G. G., Recent advances in the understanding of anaesthetic induced malignant hyperpyrexia. Anaesthesist **22** (1973) 373–376.
Isaacs, H. and M. B. Barlow, The genetic background to malignant hyperpyrexia, revealed by serum creatine phosphokinase estimations in asymptomatic relatives. Brit. J. Anaesth. **42** (1970) 1077–1084.
Jardon, O. M., D. W. Wingard, A. J. Barak and J. F. Connolly, Malignant hyperthermia. J. Bone Joint. Surg. **61** A (1979) 1064 to 1072.
Kalow, W., Rigidity and malignant hyperthermia associated with anaestesia. Humangenetik **9** (1970) 237–239.
Kaplan, A. M., P. S. Bergeson, S. A. Gregg and R. G. Curless, Malignant hyperthermia associated with myopathy and normal muscle enzymes. J. Pediat. **91** (1977) 431–433.
Kyei-Mensah, K., J. H. Tyrrell and D. W. Sumner, Clinical and genetic aspects of malignant hyperpyrexia. Proc. Roy. Soc. Med. **66** (1973) 63–66.
Meltzer, H. Y., S. Z. Hassan, P. Russo and H. W. Cho, Isoenzymes of creatine phosphokinase in serum of families with malignant hyperpyrexia. Anesthes. Analges. **55** (1976) 797–799.
Parikh, R. K. and W. H. S. Thomson, Malignant hyperthermia: a fatal case and his family. Brit. J. Anaesth. **44** (1972) 742–746.
Ryan, D. W. and T. N. Appleyard, Malignant hyperpyrexia: investigation of a family after a fatal case. Brit. J. Anaesth. **47** (1975) 1001–1004.

Hypersarcosinämie-Syndrom, Hypersarcosinurie

GERRITSEN, T., Sarcosine dehydrogenase deficiency, the enzyme defect in hypersarcosinemia. Helv. Paediat. Acta **27** (1972) 33–37.
GERRITSEN, Th. and P. JOSEPH, Sarcosin dehydrogenase deficiency, the enzyme defect in hypersarcosinemia. Helv. Paediat. Acta **27** (1972) 33–39.
GERRITSEN, Th. und H. A. WAISMAN, Sarcosinemia and sarcosinuria: A new familial error of metabolism. J. Amer. Pediat. Soc. **75** (1965) 28–32.
TIPETT, P. and D. M. DANKS, The clinical and biochemical findings in three cases of hypersarcosinuria associated with folic acid deficiency. Helv. Paediat. Acta **29** (1974) 261–267.
WILLEMS, C., A. HEUSDEN, A. HAINAUT et P. CHAPELLE, Hypersarcosinémie avec sarcosinurie (étude d'une nouvelle famille). J. Génét. Hum. **19** (1971) 101–118.

Hypertonie, intrakranielle, benigne, Pseudotumor cerebri

JOHNSTON, I., Reduced CSF absorption syndrome. Lancet 1973/II 418–420.
JOHNSTON, I. and A. PATERSON, Benign intracranial hypertension. 1. Diagnosis and prognosis. Brain **97** (1974) 289–300.
ROTHNER, A. and J. BURST, Pseudotumor cerebri: report of a familial occurrence. Arch. Neurol. **30** (1974) 110–111.
TRAVIESA, D. C., R. J. SCHWARTZMAN, J. S. GLASER and P. SAVINO, Familial benign intracranial hypertension. J. Neurol., Neurosurg, Psychiat. **39** (1976) 420–423.

Hypertrichosis universalis, Hypertrichosis lanuginosa

BEIGHTON, P., Congenital hypertrichosis lanuginosa. Arch. Derm. **101** (1970) 669–672.
BESSER, G. M. and M. WITT, Hirsutes. Brit. Med. J. 1971/I 264 to 266.
FELGENHAUER, W.-R., Hypertrichosis lanuginosa universalis. J. Génét. Hum. **17** (1969) 1–44.
FREIE-MAIA, N., J. FELZALI, A. C. DI FIGUEIREDO, J. M. OPITZ, M. PARREIRA and N. A. MALA, Hypertrichosis lanuginosa in a mother and son. Clin. Genet. **10** (1976) 303–306.
MULLER, S. A., Hirsutism: A review of the genetic and experimental aspects. J. Invest. Derm. **60** (1973) 457–474.
ŠALAMON, T., Vererbung von Haar- und Nagelkrankheiten. In: JADASSOHN, J., Handbuch, 1966.
SUSKIND, R. and N. B. ESTERLY, Congenital hypertrichosis universalis. Birth Def., Orig. Art. Ser. **8** (1973) 103–106.
VOGEL, F. und H. DORN, Hypertrichosis congenita. In: BECKER, P. E., Humangenetik, Bd. IV (1964).

Hypervalinämie, Hypervalinurie

BADALJAN, L. O., Wörterbuch der klinischen Genetik (russisch). Moskau 1971.
DANCIS, J., J. HUTZLER, K. TADA, Y. WADA, T. MORIKAWA and T. ARAKAWA, Hypervalinemia. A defect in valine transamination. Pediatrics **39** (1967) 813–817.
MEHNERT, H. und H. FÖRSTER, Stoffwechselkrankheiten. 1970.
REDDI, O. S., S. V. REDDY and K. R. S. REDDY, A sibship with hypervalinemia. Hum. Genet. **39** (1977) 139–142.

Hypoaldosteronismus

COHEN, T., R. THEODOR and A. ROSLER, Selective hypoaldosteronism in Iranian Jews: an autosomal recessive trait. Clin. Genet. **11** (1977) 25–30.
ULICK, S., Diagnosis and nomenclature of the disorders of the terminal portion of the aldosterone biosynthesis pathway. J. Clin. Endocrin. **43** (1976) 92–96.
VISSER, H. K. A., Hereditary defects in the biosynthesis of aldosterone. In: HOLT, K. S. and D. N. RAINE, Basic concepts of inborn errors and defects of steroid biosynthesis. London 1966.

Hypochondroplasie

KOZLOWSKI, K., Hypochondroplasia. Progr. Pediat. Radiol. **4** (1973) 238–249.
MEERSON, E. M., G. P. YUKINA und O. L. NETSCHWOLODOWA, Klinik, Diagnostik und Genetik der Hypochondroplasie (russisch). Ortop. Trawm. Protes. **9** (1976) 40–44.
MURDOCH, J. L., Hypochondroplasia. Birth defects. IV. skeletal dysplasia. (1969) 272–276.
NEWMAN, D. E. and J. S. DUMBER, Hypochondroplasia. J. Canad. Ass. Radiol. **26** (1975) 95–103.
SCOTT, C. J. jr., Achondroplastic and hypochondroplastic dwarfism. Clin. Orthop. **114** (1976) 18–30.
SPECHT, E. E. and D. L. DAENTL, Hypochondroplasia. Clin. Orthop. **110** (1975) 249–255.

Hypogammaglobulinämie, primäre

GOLDBERG, N. M., Primary acquired hypogammaglobulinaemia: a suggested mode of inheritance. Clin. Exp. Immunol. **5** (1969) 399–405.
NORTH, M. L., L. RODIER, G. MIECH, L. RIVAT, C. ROPARTZ, S. MAYER et R. WAITZ, Étude d'un cas d'hypogamma-globulinémie primitive, sévère, congenitale, non liée au sexe, d'origine génétique probable; enquéte familiale. Nouv. Rev. Franç. Hématol. **12** (1972) 101–110.
RIVAT, L., C. ROPARTZ, P. BURTIN and A. CRUCHAND, Genetic control of deficiency in γG subclasses observed among families with hypogammaglobulinaemia. Nature **225** (1970) 1136–1137.

ROPARTZ, C. et L. RIVAT, Hypogammaglobulinémies cryptogénétiques et déterminisme génétique de certaines hypogammaglobulinémies dites acquisites. Nouv. Rev. Franç. Hém. **10** (1970) 355–362.
SOOTHILL, J. F. and D. S. ROWE, Immunoglobulins in hypogammaglobulinaemia. Med. Res. Counc. Spec. Rep. Sev. **310** (1971) 45 to 66.
YOUNT, W. J., R. HONG, M. SELIGMANN, R. GOOD and H. G. KUNKEL, Imbalances of gamma-globulin subgroups and gene defects in patients with primary hypogammaglobulinemia. J. Clin. Invest. **49** (1970) 1957–1966.

Hypoglykämie, essentielle

KNAPP, A., Genetische Stoffwechselstörungen. 1970.
LEWIS, G. M., J. SPENCER-PEET and K. M. STEWART, Infantile hypoglycaemia due to inherited deficiency of glycogen synthetase in liver. Arch. Dis. Childh. **38** (1963) 40–48.
MCKUSICK, V. A., Mendelian inheritance in man. 5. Aufl. Baltimore 1978.
MEHNERT, H. und H. FÖRSTER, Stoffwechselkrankheiten. 1970.

Hypomagnesämie

FRIEDMAN, M., G. HATCHER and L. WATSON, Primary hypomagnesaemia with secondary hypocalcaemia in an infant. Lancet 1967/I 703–705.
MANZ, F., K. SCHAERER, P. JANKA and J. LOMBECK, Renal magnesium wasting, incomplete tubular acidosis, hypercalciuria and nephrocalcinosis in siblings. Eur. J. Pediatr. **128** (1978) 67–79.
PANNIER, L. and P. C. SIZONENKO, Asymptomatic chronic hypomagnesemia and hypokalemia in a child: cell membrane disease? J. Pediat. **88** (1976) 51–55.
POUILLANDE, J.-M., Hypomagnésémie congénitale primitive et chronique avec hypocalcémie magnésio-dépendante. Arch. Franç. Péd. **28** (1971) 1021–1023.
SMALES, O. R. C., Primary infantile hypomagnesaemia. Proc. Roy. Soc. Med. **67** (1974) 759–760.
SPENCER, R. W. and M. A. VOYCE, Familial hypokalaemia and hypomagnesaemia. A further family. Acta Paediat. Scand. **65** (1976) 505–507.
VAINSEL, M., G. VANDEVELDE, J. SMALDERS, M. VOSTERS, P. HUBAIN and H. LOEB, Tetany due to hypomagnesaemia with secondary hypocalcemia. Arch. Dis. Childh. **45** (1970) 254–258.

Hypoparathyreoidismus, primärer, WHITAKER-Syndrom

BARR, D. G. D., A. PRADER, U. ESPER, S. RAMPINI, U. J. MARIAN and J. O. FORFAR, Chronic hypoparathyroidism in two generations. Helv. Paediat. Acta **26** (1972) 516–521.

BARWICH, D., Familiär vorkommender Hypoparathyreoidismus. Med. Klin. 69 (1974) 2029–2032.
DODGE, W. F., L. B. TRAVIS and M. ASSEMI, Familial heterotropic calcification and hyperphosphatemia unresponsive to parathyroid extract. J. Pediat. 67 (1965) 944–945.
MEHNERT, H. und H. FÖRSTER, Stoffwechselkrankheiten. 1970.
PISANTY, S. and A. GARFUNLECT, Familial hypoparathyroidism with candidiasis and mental retardation. Oral Surg. Oral Med. Oral Pathol. 44 (1977) 374–383.
SPIEGEL, A. M., H. E. HARRISON, S. J. MARX et al., Neonatal primary hyperparathyroidism with autosomal dominant inheritance. J. Pediat. 90 (1977) 269–272.
TAITZ, L. S., C. ZARATE-SALVATOR and E. SCHWARTZ, Congenital absence of the parathyroid and thymus glands in an infant (III and IV pharyngeal pouch syndrome). Pediatrics 38 (1966) 412 to 418.

Hypophosphatämie, Vitamin-D-resistente Spätrachitis, Phosphatdiabetes, ALBRIGHT-BUTTLER-BLOOMBERG-Syndrom, hypophosphatämische Rachitis

AVIOLI, L. V., T. F. WILLIAMS, J. LUND and H. F. DELUCA, Metabolism of Vitamin D (3). ^{3}H in vitamin D-resistant rickets and familial hypophosphatemia. J. Clin. Invest. 46 (1967) 1907 to 1915.
FRASER, D. and C. R. SCRIVER, Familial forms of vitamin D-resistant rickets revisted. X-linked hypophosphatemia and autosomal recessive vitamin-D dependency. Amer. J. Clin. Nutr. 29 (1976) 1315–1329.
FRYMOYER, J. W., W. HODGKIN and B. VERMONT, Adult-onset vitamin-D-resistant hypophosphatemic osteomalacia. A possible variant of vitamin D-resistant rickets. J. Bone Joint. Surg. 59 (1977) 101–106.
FUHRMANN, W., Taschenbuch. 1965.
GLORIEUX, F. and C. R. SCRIVER, Loss of a parathyroid hormone sensitive component of phosphate transport in X-linked hypophosphatemia. Science 175 (1972) 997–1000.
ROYER, P., Troubles héréditaires du métabolisme phospho-calcique. Ann. Biol. Clin. 32 (1974) 455–460.
SCRIVER, C. R., W. MCDONALD, T. READE, F. H. GLORIEUX and B. NOGRADY, Hypophosphatemic nonrachitic bone disease: an entity distinct from X-linked hypophosphatemia in the renal defect, bone involvement, and inheritance. Amer. J. Med. Genet. 1 (1977) 101–107.
SHORT, E. M., H. J. BINDER and L. E. ROSENBERG, Familiar hypophosphatemic rickets: defective transport of inorganic phosphate by intestinal mucosa. Science 179 (1973) 700–702.
STAMP, T. C. B. and L. R. I. BAKER, Hereditary hypophosphatemic bone disease. New Engl. J. Med. 294 (1976) 1011–1012.
STAMP, T. C. B. and L. R. I. BAKER, Recessive hypophosphataemic

rickets and possible aetiology of the „vitamin-D-resistant" syndrome. Arch. Dis. Child. **51** (1976) 360–365.
STRICKLER, G. B., J. W. BEABOUT and B. L. RIGGS, Vitamin-D-resistant rickets: Clinical experience with 41 typical familial hypophosphatemic patients and 2 atypical nonfamilial cases. Mayo Clin. Proc. **45** (1970) 197–218.
SYLLM-RAPOPORT, I., G. JACOBASCH, P. GROSSMANN und S. RAPOPORT, Zum Erythrocytenstoffwechsel bei Phosphatdiabetes. Ztschr. Kinderheilk. **97** (1966) 57–69.
WEIR, J., Sensorineural deafness associated with recessive hypophosphataemic rickets. J. Laryng. Otol. **91** (1977) 717–722.

Hypophosphatasie, RATHBUN-Syndrom

FANCONI, A. und A. PRADER, Hereditäre Rachitisformen. Schweiz. Med. Wschr. **102** (1972) 1073–1078.
FUHRMANN, W., Taschenbuch. 1965.
HARRIS, H., The principles of human biochemical genetics. London 1971.
JARDON, O. M., D. W. BURNEY and R. L. FINK, Hypophosphatasia in an adult. J. Bone Joint Surg. **52 A** (1970) 1477–1484.
JUSTUS, J., E. RUPPRECHT, R. RECKNAGEL und B. JUSTUS, Morphologischer und klinischer Beitrag zur Hypophosphatasia congenita letalis. Kipra **42** (1974) 148–155.
KNAPP, A., Genetische Stoffwechselstörungen. 1970.
KOZLOWSKI, K., J. SUTCLIFFE, A. BARYLAK et al., Hypophosphatasia; review of 24 cases. Pediat. Res. **5** (1976) 103–117.
MÉHES, K., L. KLUJBER, G. LASSU and P. KAJTÁR, Hypophosphatasia: screening and family investigations in an endogamous Hungarian village. Clin. Genet. **3** (1972) 60–66.
MULIVOR, R. A., M. MENNUTI, E. H. ZACKAI and H. HARRIS, Prenatal diagnosis of hypophosphatasia: Genetic, biochemical and clinical studies. Amer. J. Hum. Genet. **30** (1978) 271–282.
RATTENBURY, J. M., K. BLAU, M. SANDLER, J. PRYSE-DAVIES, P. CLARK and S. S. F. POOLEY, Prenatal diagnosis of hypophosphatasia. Lancet 1976/I 306.
RUDD, N. L., M. MISKIN, D. I. HOAR, R. BENZIE and T. A. DORAN, Prenatal diagnosis of hypophosphatasia. New Engl. J. Med. **295** (1976) 146–148.
ŠVEJCAR, J. and A. WALTHER, The diagnosis of the early infantile form of hypophosphatasia tarda. Humangenetik **28** (1975) 49–56.
WEINSTEIN, R. S. and M. S. WHYTE, Heterogeneity of adult hypophosphatasia. Report of severe and mild cases. Arch. Intern. Med. **141** (1981) 727–731.

Hypoprothrombinämie, Faktor-II-Mangel, Dysprothrombinämie

BANDO, F., F. DE CATALDO, F. JOSSO and L. SILVELLO, Hereditary hypoprothrombinaemia: true deficiency of factor II. Acta Haematol. **47** (1972) 243–249.

BUTENANDT, O., R. MARX und N. HEIMBURGER, Hereditäre Hypoprothrombinämie. Mschr. Kinderhk. **117** (1969) 187–189.
GIROLAMI, A., The hereditary transmission of congenital „true" hypoprothrombinaemia. Brit. J. Haemat. **21** (1971) 695–703.
KOWARZYK, H., Genetische Störungen des Blutgerinnungssystems. In: EFROIMSON, W. P., Probleme der medizinischen Genetik (russisch). Moskau 1970.
QUICK, A. J., Genetic aspects of hemostasis. Thrombos. Diathes. Haemorrh. **20** (1968) 219–226.
MONTGOMERY, R. R., A. OTSENKA and W. E. HATHAWAY, Hypoprothrombinemia: a case report. Blood **51** (1978) 299–306.
SHAPIRO, S. S., J. MARTINEZ and R. R. HOLBUNE, Congenital dysprothrombinemia: an inherited structural disorder of human prothrombin. J. Clin. Invest. **48** (1969) 2251–2259.

Hypospadie

Anon., Genetics of hypospadias. Brit. Med. J. 1972/II 189–190.
LOWRY, R. B. and M. R. KLIMAN, Hypospadias in successive generations. Possible dominant gene inheritance. Clin. Genet. **9** (1976) 285–288.
MICHAELIS, E. and W. MORTIER, Association of hypertelorismus and hypospadias – the BBB-syndrome. Helv. Paediat. Acta **27** (1972) 575–581.
TOLAROVA, M., Hypospadias from the genetic point of view. Annotion of experimental results. Acta Chir. Plast. **18** (1976) 161–163.

Hypothyreosen, genetisch bedingte

LAMBERG, B.-A., S. ROSENGARD, K. LIEWENDAHL, P. SAARINEN and D. C. EVERED, Familial partial peripheral resistance to thyroid hormones. Acta Endocrin. **87** (1978) 303–312.
LINDSTEDT, G., K. IVERSEN and M. OSKARSSON, Screening for congenital hypothyroidism. Lancet 1975/II 660–661.
NEGOESCU, I., A. CONSTANTINESCU, M. SIMESCU, E. DINURESCU, Disorders of thyroid hormone transport in goiter-bearing families. Rev. Roum. Med., Sect. Endocrin. **14** (1976) 39–43.
ZABRANSKY, Neugeborenen-Screening auf Hypothyreose mittels Thyreotropinbestimmung im Nabelschnurblut. Mschr. Kinderheilk. **124** (1976) 662–663.
ZONANA, J. and D. L. RIMOIN, Genetic disorders of the thyroid. Med. Clin. N. Amer. **59** (1975) 1263–1274.

Hypothyreose durch einen Jodproteindefekt

FUHRMANN, F., Taschenbuch. 1965.
LISSITZKY, S., J.-L. CODACCIONI, J. BISMUTH and R. DEPIEDS, Congenital goiter with hypothyroidism and iodo-serum albumin replacing thyroglobulin. J. Clin. Endocr. **27** (1967) 185–196.

Starkow, N. T. und N. A. Sarubin, Genetische Faktoren bei einigen endokrinen Erkrankungen. In: Efroimson, W. P., Probleme der medizinischen Genetik (russisch). Moskau 1970.

Hypothyreose durch Fehlen des Jodkonzentrierungsvermögens in der Schilddrüse

Fuhrmann, F., Taschenbuch. 1965.
Starkow, N. T. und N. A. Sarubin, Genetische Faktoren bei einigen endokrinen Erkrankungen. In: Efroimson, W. P., Probleme der medizinischen Genetik (russisch). Moskau 1970.

Hypothyreose durch isolierten Thyrotropin-Mangel

Miyai, K., M. Azukizawa and Y. Kumahara, Familial isolated thyrotropin deficiency with cretinism. New Engl. J. Med. **285** (1971) 1043–1048.

Hypothyreose durch Störung der Kopplung von Jodtryrosin in Jodthyronin bzw. Thyroxin

Alexander, N. M. and G. N. Burrow, Thyroxine biosynthesis in human goitrous cretinism. J. Clin. Endocr. **30** (1970) 308–315.
Fuhrmann, F., Taschenbuch. 1965.
Starkow, N. T. und N. A. Sarubin, Genetische Faktoren bei einigen endokrinen Erkrankungen. In: Efroimson, W. P., Probleme der medizinischen Genetik (russisch). Moskau 1970.

Hypothyreose durch Unfähigkeit der Schilddrüse zur Jodisation

Fuhrmann, F., Taschenbuch 1965.
Furth, E. D., M. Carvalho and B. Vianna, Familial goiter due to an organification defect in euthyroid siblings. J. Clin. Endocrin. **27** (1967) 1137–1140.
Hagen, G. A., H. Niepomniszcze, H. Haibach, M. Bigazzi, R. Hati, B. Rapoport, C. Jimenez, L. J. de Groot and T. F. Frawley, Peroxidase deficiency in familial goiter with iodide organification defect. New Engl. J. Med. **285** (1971) 1394–1398.
McKusick, V. A., Mendelian inheritance in man. 5. Aufl. Baltimore 1978.
Niepomniszcze, H., G. A. Medeiros-Neto, S. Refetoff, L. J. Degroot and V. S. Fang, Familial goitre with partial iodine organification defect, lack of thyroglobulin and high levels of thyroid peroxidase. Clin. Endocrinol. **6** (1977) 27–39.
Perez-Cuvit, E., J. E. Crigler and J. B. Stanbury, Partial and total iodide organification defect in different sibshibs in a kindred. Amer. J. Hum. Genet. **29** (1977) 142–148.
Raiti, S. and C. H. Newus, Cretinism: Early diagnosis and its relation to mental prognosis. Arch. Dis. Child. **46** (1971) 692–695.

Hypothyreose durch ungenügende Dejodierung von Jodtyrosinen

HUTCHINSON, J. H. and E. M. McGIRR, Sporadic nonendemic goitrous cretinism, hereditary transmission. Lancet 1956/I 1035 bis 1037.
ISMAIL-BEIGI, F. and M. RAHIMIFAR, A variant of iodotyrosine — dihalogenase deficiency. J. Clin. Endocr. **44** (1977) 499—506.
RIMOIN, D. L. and N. SCHIMKE, Genetic disorders of the endocrine glands. F. Enke-Verl. Stuttgart 1972.
ROCHICCIOLI, P. et G. DUTAN, Trouble de l'hormonosynthése thyroidienne par déficit en iodotyrosine — dehalogenase: intérét de l'epreuve de surcharge en DIT pour le depistage des hétérozygotes. Arch. Franç. Pédiat. **31** (1974) 25—36.

Hypotrichosis congenita, UNNA-Syndrom, Trichodysplasia hereditaria

KLEIN, D., R. TOBLER et H. KOENIG, Syndrome malformativ complexe associant une hypomélie, une hypotrichose, un hemangioma facial et de troubles oculaires. Med. Hyg. **35** (1977) 3261 à 3266.
KLOSTERMANN, G. F. und G. JÖRGENSEN, Recessiv vererbte Alopecie und Nageldystrophie mit Heterozyten-Manifestation. Arch. Klin. Exp. Derm. **227** (1966) 505—508.
PAJTÁŠ, J., Die totale familiäre hereditäre Hypotrichose. Dermatologica **101** (1950) 90—93.
ŠALAMON, T., Vererbung von Haar- und Nagelkrankheiten. In: JADASSOHN, J., Handbuch. 1966.
TORIBO, J. and P. A. QUINONES, Hereditary hypotrichosis simplex of the scalp. Evidence for autosomal dominant inheritance. Brit. J. Derm. **91** (1974) 687—698.
UNNA, M., Über Hypotrichosis congenita hereditaria. Derm. Wschr. **81** (1925) 1167—1178.

Ichthyosis congenita

FRANK, E. and B. MERORAH, The keratinization disorder in collodian babies evolving into lamellar ichthyosis: its possible relevance for determining the primary defect in lamellar ichthyosis. J. Cutaneous Path. **4** (1977) 329—337.
GHOSH, T. K., Collodian baby: report of a case. Arch. Derm. **100** (1969) 39—41.
GOLDSMITH, L. A., The ichthyoses. Progr. Med. Genet. **1** (1976) 185—210.
PASSWELL, J. H., R. M. GOODMAN, M. ZIPRKOWSKI and B. E. COHEN, Congenital ichthyosis, mental retardation, dwarfism and renal impairment: a new syndrome. Clin. Genet. **8** (1975) 59—65.
SCHNYDER, U. W., Inherited ichthyoses. Arch. Derm. **102** (1970) 240—252.

SCHNYDER, U. W. und W. KLUNKER, Erbliche Verhornungsstörungen. In: JADASSOHN, J., Handbuch. 1966.
SCHWIMMER, B., Collodion baby (lamellar ichthyosis) Arch. Derm. **100** (1969) 249–250.

Ichthyosis hystrix gravis

GÜLZOW, J. und I. ANTON-LAMPRECHT, Ichthyosis hystrix gravior Typus RHEYDT. Ein otologisch-dermatologisches Syndrom. Laryng. Rhinol. **56** (1977) 949–955.
PENROSE, L. S. and C. STERN, Reconsideration of the LAMBERT pedigree (ichthyosis hystrix gravior). Ann. Hum. Genet. **22** (1958) 258–283.
STERN, C., Grundlagen der Humangenetik. Jena 1968.

Ichthyosis hystrix Typ CURTH-MACKLIN

ANTON-LAMPRECHT, I., H. OLLENDORFF-CURTH und U. W. SCHNYDER, Zur Ultrastruktur hereditärer Verhornungsstörungen. II. Ichthyosis hystrix Typ CURTH-MACKLIN. Arch. Dermatol. Forsch. **246** (1973) 77–91.
OLLENDORFF-CURTH, H., F. H. ALLEN jr., U. W. SCHNYDER and I. ANTON-LAMPRECHT, Follow-up of a family group suffering from ichthyosis hystrix type CURTH-MACKLIN. Humangenetik **17** (1972) 37–48.

Ichthyosis vulgaris

DE UNAMUNO, P., A. MARTIN PASCUAL and A. GARCIA PEREZ, X-linked ichthyosis. Brit. J. Dermatol. **97** (1977) 53–58.
FITCH, N., R. SEGOOL, A. FERENCZY and H. COHEN, Dominant ichthyosis vulgaris with an ultrastructurally normal granular layer. Clin. Genet. **9** (1976) 71–76.
JÖBSIS, A. C., W. P. DE GROOT, A. J. TIGGES, H. W. A. DE BRUIJN, Y. RIJKEN, A. E. F. H. MEIJER and A. MARINKOVIC-ILSEN, X-linked ichthyosis and X-linked placental sulfatase deficiency: A disease entity. Am. J. Path. **99** (1980) 279–290.
KERR, C. B., R. S. WELLS and R. SANGER, X-linked ichthyosis and the Xg groups. Lancet 1964/II 1369–1370.
MEVORAH, B., E. FRENK and G. PESCIA, Ichthyosis vulgaris showing features of the autosomal dominant and the X-linked recessive variants in the same family. Clin. Genet. **13** (1978) 462 to 470.
PASSARGE, E., B. POST and E. SCHOPF, Possible genetic heterogeneity of X-linked ichthyosis. Birth Def., Orig. Ar. Ser. **7** (1971) 46–49.
SCHNYDER, U. W., Inherited ichthyosis. Arch. Derm. **102** (1970) 240–252.
SCHNYDER, U. W. und W. KLUNKER, Erbliche Verhornungsstörungen. In: JADASSOHN, J., Handbuch. 1966.
SHAPIRO, L. J., R. WEISS, D. WEBSTER and T. FRANCE, X-linked ichthyosis due to steroid-sulfatase deficiency. Lancet 1978/I 70–72.

VOGEL, F. und H. DORN, Krankheiten der Haut und ihrer Anhangsgebilde. In: BECKER, P. E., Humangenetik. Bd. IV (1964).
WELLS, R. S. and M. C. JENNIGS, X-linked ichthyosis and ichthyosis vulgaris J. Amer. Med. Ass. **202** (1967) 486—488.
WELLS, R. S. and C. B. KERR, Genetic classification of ichthyosis. Arch. Derm. **92** (1965) 1—6.
WELLS, R. and C. KERR, The histology of ichthyosis. J. Invest. Derm. **40** (1976) 530—335.
WENT, L. N., W. P. DE GROOT, R. SANGER, P. TIPPETT and J. GAVIN, X-linked ichthyosis; linkage relationship with the Xg blood groups and other studies in a large Dutch kindred. Ann. Hum. Genet. **32** (1969) 333—345.

Iminoglyzinurie

POWELL, G. F., M. A. RASCO and R. M. MANISCALCO, A prolidase deficiency in man with iminopeptiduria. Metabolism **23** (1974) 505—513.
PROCOPIS, P. G. and B. TURNER, Iminoaciduria: a benign renal tubular defect. J. Pediat. **79** (1971) 419—422.
SCRIVER, C. R., Renal tubular transport of proline, hydroxyproline and glycine. III. Genetic basis for more than one mode of transport in human kidney. J. Clin. Invest. **47** (1968) 823—835.
SLATTER, M., A. BEN-ZVI, A. SHINA, R. SCHEIN and A. RUSSEL, Familial iminoglycinuria with normal intestinal absorption of glycine and imino acids in association with profound mental retardation, a possible cerebral phenotype. Helv. Pediat. Acta **31** (1976) 173—182.

Immuninsuffizienz, schwere, kombiniert mit Leukopenie, Retikuläre Dysgenesie

OWNBY, D. R., S. PIZZO, L. BLACKMAN, S. A. GALL and R. H. BUCKLEY, Severe combined immunodeficiency with leukopenia (reticular dysgenesis) in siblings: Immunologic and histopathologic findings. J. Pediat. **89** (1976) 382—387.
WILLIAMSON, A. P., J. R. MONTGOMERY, M. A. SOUTH and R. WILSON, A special report: Four year study of a boy with combined immune deficiency maintained in strict reverse isolation from birth. Pediat. Res. **11** (1977) 63—89.

Incontinentia pigmenti achromians ITO, Hypomelanosis

HAPPLE, R., J. KREUZ und R. A. PFEIFFER, Das ITO-Syndrom (Incontinentia pigmenti achromians). Hautarzt **27** (1976) 286—290.
HELLGREN, L., Incontinentia pigmenti achromians (ITO). Acta Derm. Venerol. **55** (1975) 237—240.
JELINEK, J. E., R. S. BART and G. M. SCHIFF, Hypomelanosis of ITO (incontinentia pigmenti achromians). Report of three cases and review of the literature. Arch. Derm. **107** (1973) 596—601.

SCHWARTZ, M. F., N. B. ESTERLY, D. F. FRETZIN, E. PERGOMENT and I. H. ROZENFELD, Hypomelanosis of ITO (incontinentia pigmenti achromians): A neurocutaneous syndrome. J. Pediat. **90** (1977) 236—240.

Intelligenzdefekte, Schwachsinn, Oligophrenie

BECKER, J. M., E. G. KARVEGGIA, E. PENDLETON and J. M. OPITZ, A biologic and genetic study of 40 cases of severe pure mental retardation. Eur. J. Pediatr. **124** (1977) 231—256.
BERTYN, G. P., Vergleichende Untersuchungen über das klinische Bild der Oligophrenie bei eineiigen Zwillingen im Schulalter (russisch). Ch. Newropat. Psichiat. Korsakow **72** (1972) 1374—1378.
CRANDALL, B. F., Genetic disorders and mental retardation. J. Amer. Acad. Child. Psychiat. **16** (1977) 88—108.
DODINVAL, P., Les retards mentaux. Point de vue du généticien. Rev. Méd. Liège **30** (1975) 164—171.
ESCALANTE, J. A., H. GRUNSPUN and O. FROLA-PESSOA, Severe sex-linked mental retardation. J. Génét. Hum. **19** (1971) 137—140.
FUHRMANN, W. und F. VOGEL, Genetische Familienberatung. Springer-Verl. Berlin—Heidelberg—New York 1968.
LEHRKE, R., The genetic basis of the RENPENNING (or MARTIN-BELL) syndrome and of other forms of X-linked mental retardation without physiologic disorders. Birth Def., Orig. Art. Ser. **19** (1977) 154.
LENGEL, W., Genetik und Intelligenz. In: AUTRUM, H. and U. WOLF, Humanbiologie. Springer-Verl. Berlin, Heidelberg, New York 1973.
LENZ, W., Erbberatung bei Schwachsinn. Mschr. Kinderheilk. **119** (1971) 191—192.
MONTAGU, A., Sociogenetic brain damage. Dev. Med. Child. Neurol. **13** (1971) 597—605.
MORTON, N. E., D. C. RAO, H. LANG-BROWN, C. J. MACLEAN, R. D. BART and R. LEW, Colchester revisted: a genetic study of mental defect. J. Med. Genet. **14** (1977) 1—9.
PEWSNER, M. S., Klinisch-genetische Untersuchungen zur Oligophrenie (russisch) Medizina, Moskau 1972.
SLATER, E. and V. COWIE, The genetics of mental disorders. Oxford Univ. Press. London, New York 1971.
SNYDER, R. D. and A. ROBINSON, Recessive sex linked mental retardation in the absence of other recognizable abnormalities. Report of a family. Clin. Pediat. **8** (1969) 669—674.
STEVENSON, A. C. and B. C. C. DAVISON, Genetic counselling. London 1970.
SUTHERLAND, G. R., Marker X-chromosomes and mental retardation. New Engl. J. Med. **296** (1977) 1415.
TURNER, G., B. ENGISCHE, D. G. LINDSAY and B. TURNER, X-linked mental retardation without physical abnormality (RENPENNING's syndrome) in sibs in an institution. J. Med. Genet. **9** (1972) 324—330.

TURNER, G., B. TURNER and E. COLLINS, RENPENNING's syndrome: X-linked mental retardation. Lancet (1970)/II 365–366.
YARBROUGH, K. M. and P. N. HOWARD-PIEBLES, X-linked non-specific mental retardation. Report of a large kindred. Clin. Genet. **9** (1976) 125–130.
WOLFF, G., H. HAMEISTER and H.-H. ROPERS, X-linked mental retardation: Transmission of the trait by an apparently unaffected male. Amer. J. Med. Genet. **2** (1978) 217–224.
ZERBIN-RÜDIN, E., Idiopathischer Schwachsinn. In: BECKER, P. E., Humangenetik. Bd. V/II, 1967.

Isovalerianazidämie

BUDD, M. A., K. TANAKA, L. B. HOLMES, M. L. EFRON, J. D. CRAWFORD and K. J. ISSELBACHER, Isovaleric acidemia: Clinical features of a new genetic defect of leucine metabolism. New Engl. J. Med. **277** (1967) 321–327.
KRIEGER, I. and K. TANAKA, Therapeutic effects of glycine in isovaleric acidemia. Pediat Res. **10** (1976) 25–29.
MEHNERT, H. und H. FÖRSTER, Stoffwechselkrankheiten 1970.
WINOKUR, P. A., K. VASHISTHA and R. SESHAMANI, Isovaleriacidemia: a case report. Pediatrics **61** (1978) 902–903.
YUDKOFF, M., R. M. COHN and R. PUSCHAK, Glycine therapy in isovaleric acidemia. J. Pediatr. **92** (1978) 813–817.

IVEMARK-Syndrom, Asplenie-Syndrom; Milzagenesie

CHEN, S.-C. and P. L. MANTELEANE, Familial splenic anomaly syndrome. J. Pediat. **91** (1977) 160–161.
JOGART, G., Familäres Aplenie-Syndrom. Acta Paediol. Acad. Sci. Hung. **19** (1978) 35–40.
LÜCKING, Th., IVEMARK-Syndrom. Med. Welt **20** (1969) 1821–23.
NIEDERLE, J., IVEMARK- oder Milzagenesie-Syndrom. Pädiat. Prax. **11** (1972) 547–554.
ROTHMALER, G., K. GDANIETZ und H. G. PESCHEL, Das IVEMARK-Syndrom. Sieben eigene Fälle und Literaturübersicht. Arch. Kinderhk. **177** (1968) 74–97.
RUDIN, A. E., J. A. SLOANE and Q. X. NGHIEM, Polysplenia with severe congenital heart disease and HOWELL-JOLLY bodies. Amer. J. Clin. Path. **58** (1972) 127–134.
RUTTENBERG, H. D., H. N. NEUFELD, R. V. LUCAS, jr., L. S. CAREY, P. ADAMS, jr., R. C. ANDERSON and J. E. EDWARDS, Syndrome of congenital cardiac disease with asplenia. Amer. J. Cardiol. **13** (1064) 387–406.
SIMPSON, J. and H. ZELLWEGER, Familial occurrence of IVEMARK syndrome with splenic hypoplasia and asplenia in sibs. J. Med. Genet. **11** (1973) 303–304.
WALDMAN, J. D., A. ROSENTHAL, A. L. SMITH et al., Sepsis and congenital asplenia. J. Pediat. **90** (1977) 555–559.

I-Zellen-Krankheit, Mukolipidose II, LEROY-Syndrom

CHAMPION, M. J. and T. B. SHOWS, Electrophoretic abnormalities of lysosomal enzymes in mucolipidosis fibroblast lines. Amer. J. Hum. Genet. **29** (1977) 149–163.

FARRIAUX, J. P., R. WALBAUM, J. F. HONGRE, O. DUBOIS, J. LOUIS, D. BLANCKAERT, J. L. DHONDT, P. RICHARD et G. FONTAINE, La Mucolipidose II ou „I cell disease". Revue critique et étude de 5 observations personelles. Lille Méd. **21** (1976) 51–70.

GEHLER, J., M. CANTZ, M. STOECKENIUS and J. SPRANGER, Prenatal diagnosis of mucolipidosis II (I-cell disease). Eur. J. Pediatr. **122** (1876) 201–206.

LEROY, J. G., R. I. DEMARS and J. M. OPITZ, I-cell-disease. Birth Def., Orig. Art. Ser. **5** (1969) 174–185.

LEROY, J. G., M. M. HO and J. S. O'BRIEN, I-cell-disease: Progress and problems. 4. Intern. Congr. Humangenetik. Paris 1971.

LEROY, J. G., J. W. SPRANGER, M. FEINGOLD, J. M. OPITZ and A. C. CROCKER, I-cell disease: a clinical picture. J. Pediat. **79** (1971) 360–365.

LIBERT, J., F. VAN HOOF, J. P. FARRIAUX and D. TOUSSAINT, Ocular findings in I-cell disease (mucolipidosis type II). Amer. J. Ophthalmol. **83** (1977) 617–628.

MAROTEAUX, F., La mucolipidose de type II. Presse Méd. **77** (1969) 179–180.

MATSUDA, I., S. AVASHIMA, T. MITSUYAMA, Y. OKA, T. IKEUCHI, Y. KANEKO and M. ISHIKAWA, Prenatal diagnosis of I-cell disease. Humangenetik **30** (1975) 69–75.

RAPOLA, J. and P. ANLA, Morphology of the placenta in fetal I-cell disease. Clin. Genet. **11** (1977) 107–113.

SPRANGER, J. W. and H.-R. WIEDEMANN, The genetic mucolipidosis. Neuropädiatrie **2** (1970) 3–16.

STRECKER, G., J. C. MICHALSKI, J. MONTREUIL and J. P. FARRIAUX, Defect in neuraminidase associated with mucolipidosis II (I-cell disease). Biomedicine **25** (1976) 238–240.

THOMAS, G. H., G. E. TILLER jr., L. W. REYNOLDS, C. S. MILLER and J. W. BACE, Increased levels of sialic acid associated with a sialidase deficiency in I-cell disease (mucolipidosis II) fibroblasts. Biochem. Biophys. Res. Commun. **71** (1976) 188–195.

WENGER, D. A., M. SATTLER, C. CLARK and C. WHARTON, I-cell disease: activities of lysosomal enzymes toward natural and synthetic substrates. Life Sci. **19** (1976) 413–420.

JADASSOHN-LEWANDOWSKY-Syndrom, Pachyonychia congenita

CHONG-HAI, T. and K. RAJAGOPALAN, Pachyonychia congenita with recessive inheritance. Arch. Derm. **113** (1977) 685–686.

DUPRÉ, A., B. CHRISTOL et P. TOURON, Pachyonychie congénitale. Déscription de 3 cas familiaus. Traitment par le rétinoide aromatique (RO 10. 9359). Ann. Dermato-Venereol. **108** (1981) 145–149.

FRANZOT, J., A., KANSKY and S. KAVIC, Pachyonychia congenita. Dermatologica **162** (1981) 462–472.
HODES, M. E. and A. L. NORIUS, Pachyonychia congenita and steatocytoma multiplex. Clin. Genet. **11** (1977) 359–364.
MASER, E. D., Oral manifestations of pachyonychia congenita. Oral Surg. Oral Med. Oral Path. **43** (1977) 373–378.
ŠALAMON, T., Vererbung von Haar- und Nagelkrankheiten. In: JADASSOHN, J., Handbuch 1966.
SCHNYDER, U. W. und W. KLUNKER, Erbliche Verhornungsstörungen. In: JADASSOHN, J., Handbuch 1966.
SODERQUIST, N. A. and W. B. REED, Pachyonychia congenita with epidermal cysts and other congenital dyskeratoses. Arch. Derm. **97** (1968) 31–33.
THORMANN, J. and T. KOBAYASI, Pachyonychia congenita JADASSOHN-LEWANDOWSKY: a disorder of keratinization. Acta Derm. Venerol. **57** (1977) 63–67.

JEUNE-Syndrom, Asphyxierende Thoraxdysplasie, Thorax-Pelvis-Phalangen-Syndrom, TPPS

BARD, P. A., L. A. BARD, B. HALL and G. OWENS, Retinal involvement in a patient with thoracic pelvic phalangeal dystrophy (TPPD) (JEUNE). Birth. Def., Orig. Art. Ser. **13** (1977) 223.
BLECHSCHMIDT, E., Atresie als Grenzfall des Normalen. Z. Kinderchirurgie Bd. 8 (1970) 1–11.
ESTERLY, J. R. and J. L. TALBERT, Variant of ELLIS-VAN CREVELD Syndrome. J. Pediat. **71** (1967) 855–864.
FRIEDMANN, J. M., H. G. KAPLAN and J. G. HALL, The JEUNE syndrome (asphyxiating thoracic dystrophia) in an adult. Amer. J. Med. **59** (1975) 857–862.
JEUNE, M., C. BERAUD et R. CARRON, Dystrophie thoracique asphyxiante de caratère familial. Arch. Franç. Pédiat. **12** (1955) 886 à 891.
KOTTE, W., P. KUNZE und D. EICHHORN, Die familiäre asphyxierende Thoraxdystrophie (Maladie de JEUNE). Ein Beitrag zur Differentialdiagnose des disproportionierten Zwergwuchses. Kipra **40** (1972) 83–92.
KOZLOWSKI, K. and J. MASEL, Asphyxiating thoracic dystrophy without respiratory disease: report of two cases of the latent form. Pediol. Radiol. **5** (1976) 30–33.
SCHMITT, R., M. PAJEWSKI and G. MUNDEL, Unusual features in familial asphyxing thoracic dysplasia (JEUNE's disease). Clin. Genet. **3** (1972) 90–98.
SHOKEIR, M. H. K., Asphyxiating thoracic chondrodystrophy. Association with urinary malformations and evidence for heterozygous expression. Am. J. Hum. Genet. **22** (1970) 18–19.
TAHERMIA, A. C. and D. STAMPS, „JEUNE syndrome“ (asphyxiating thoracic dystrophy). Report of a case, a review of the literature and an editors commentary. Clin. Pediatr. **16** (1977) 903 to 908.

WENDLER, H. und E. ROSSIPAL, Die familiäre asphyxierende Thoraxdystrophie (Morbus JEUNE). Arch. Kinderhk. **179** (1969) 171–182.

KALLMANN-Syndrom, De MORSIER-KALLMANN-Syndrom, olfakto-genitales Syndrom

CONRAD, B., J. KRIEBEL and H. D. HETZEL, Hereditary synkinesis combined with hypogonadotropic hypogonadismus and anosmia in four brothers. J. Neurol. **218** (1978) 263–274.
KEMMANN, E., Extra chromosome in KALLMANN's syndrome. J. Med. Genet. **14** (1977) 151–152.
LYGONIS, C. S., Familiar absence of olfaction. Hereditas **61** (1969) 413–416.
McKUSICK, V. A., Mendelian inheritance in man. 5. Aufl. Baltimore 1978.
MERRIAM, G. R., I. Z. BEITINS and H. H. BODE, Father-to-son transmission of hypogonadism with anosmia: KALLMANN's syndrome. Amer. J. Dis. Child. **131** (1977) 1216–1219.
NETTER, A., A. GORINS et D. MILLET, Le syndrome de DE MORSIER-KALLMANN ou dysplasie olfacto-génitale. Nouv. Presse Méd. **1** (1970) 1326–1329.
RJOSK, H. K. und R. GOEBEL, Das olfacto-genitale Syndrom. Geburtsh. Frauenhk. **38** (1978) 25–29.
SPARKES, R. S., R. W. SIMPSON and C. A. PAULSEN, Familial hypogonadotropic hypogonadism with anosmia. Arch. Intern. Med. **121** (1968) 534–538.
TAGATZ, G., P. J. FIALKOW, D. SMITH and L. SPADONI, Hypogonadotropic hypogonadism associated with anosmia in the female. New Engl. J. Med. **283** (1970) 1326–1329.
WEGENKE, J. D., D. T. DEACON, J. P. R. HERRMANN and J. M. OPITZ, Familial KALLMANN syndrome with unilateral renal aplasia. Clin. Genet. **7** (1975) 368–381.

Kälte-Urticaria, familiäre

CASTELAIN, P.-Y., Urticaire familiale ou froid. Bull. Soc. Franç. Derm. Syph. **78** (1971) 525–526.
DERBES, V. J. and W. P. COLEMAN, Familial cold urticaria. Ann. Allergy **30** (1972) 335–341.
DOEGLAS, H. M. G., Familial cold urticaria. Arch. Dermat. **107** (1973) 136.
SOTER, N. A., N. P. JOSHI, F. J. TWAROG, R. S. ZEIGER, P. M ROTHMAN and H. R. COTTEN, Delayed cold-induced urticaria: a dominantly inherited disorder. J. Allergy Clin. Immun. **59** (1977) 294–297.
VLAGOPOULOS, T., R. TOWNLEY and G. VILLACORTE, Familial cold urticaria. Ann. Allergy **34** (1975) 366–369.

Kamptodaktylie

BRUCHLE, H. und D. MECKLING, Ätiologie und Therapie der Kamptodaktylie. Zschr. Orthop. Grenzgeb. **110** (1972) 89–92.
ENGBER, W. D. and A. E. FLATT, Camptodactyly: An analysis of sixty six patients and twenty four generations. J. Hand. Surg. **2** (1977) 216–224.
GOODMAN, R. M., M. B.-M. KATZNELSON and A. KATZNELSON, Camptodactyly, with muscular hypoplasia, skeletal dysplasia and abnormal palmar creases: Tel Hashomer camptodactyly syndrome. J. Med. Genet. **13** (1976) 136–141.
JENSEN, J. P. A., „Kamptodaktyli", Nordisk Med. **84** (1970) 1111–1113.
LITTMAN, A., A. YATES and A. TREGER, Camptodactyly. A kindred study. J. Amer. Med. Ass. **206** (1968) 1565–1567.
NEVIN, N. C., L. J. HURWITZ and D. W. NEILL, Familial camptodactyly with amino-aciduria. J. Med. Genet. **3** (1966) 265–268.
PEÑA, S. D. J. and M. H. K. SHOKEIR, Syndrome of camptodactyly, multiple ankylosis, facial anomalies and pulmonary hypoplasia. Further delineation and evidence for autosomal recessive inheritance. Birth. Def., Orig. Art. Ser. **12** (1976) 201–208.
WELCH, J. P. and S. A. TEMTAMY, Hereditary contractures of the fingers (Camptodactyly). Ibid., 104–113.
WILLIAMS, J., D. COHEN, B. SCOLNIK and C. ZAKUT, Syndrome of camptodactyly, facial anomalies and pulmonary hypoplasia: J. Pediat. **93** (1978) 151–152.

KAPOSI-Syndrom, Sarcoma idiopathicum multiplex haemorrhagicum KAPOSI; Angiomatosis KAPOSI

KORN-HEYDT, G. E., Erbliche Aplasien, Hyperplasien und Tumoren. In: JADASSOHN, J., Handbuch. 1966.
OETTLE, A. G., Geographical and racial differences in the frequency of KAPOSI's sarcoma as evidence of environmental or genetic causes. Acta Un. Int. Canc. **18** (1962) 330–334.
VANDAELE, R., Familial incidence of KAPOSI's angio-reticulomatosis. Arch. Belg. Derm. **29** (1973) 255–257.

Kardio-Faziales Syndrom

PAPE, K. E. and D. PICKERING, Asymmetric crying facies: An index of other congenital anomalies. J. Pediat. **81** (1972) 21–25.
PAVONE, L., F. MOLLICA, M. LA ROSA et al., Asymmetric crying facies and congenital eye defects in an infant. Acta Paediat. Belg. **31** (1978) 45–48.
PREISS, U., Das Cardio-Facialis-Syndrom. Z. Kardiol. **65** (1976) 176–183.
SANTOLAYA, J. M., B. PEREDA, E. MARTIN y M. HERNANDEZ, Sindrome cardio facial. Aportación de tres observaciones. Ann Esp. Pediat. 8 (1975) 395.

Kardiomyopathie, familiäre, idiopathische; Subaortenstenose, idiopathische; Herzvergrößerung, familiäre

BARBY, M. and M. HALL, Familial cardiomyopathy. Brit. Heart. J. **24** (1962) 613–624.
BECKER, H. J., M. KALTENBACH, M. H. KHAN, H. MARTIN und P. SCHOLLMEYER, Zur familiären Kardiomyopathie. Z. Kreislauff. **59** (1970) 242–250.
BRINK, A. J., M. TORRINGTON and J. J. VAN DER WALT, Hereditary dysrhythmic congestive cardiomyopathy. S. Afr. Med. J. **50** (1976) 2119–2123.
BÜCHNER, M., Familiäre Kardiomegalie. Verh. Dtsch. Ges. Inn. Med. **77** (1971) 255–260.
CSANÁDY, M. and K. SZÁSZ, Familial cardiomyopathy. Klin. Wschr. **55** (1977) 673–675.
GROSSE-BROCKHOFF, F., Zur Klassifizierung, Ätiologie und Pathogenese der Myokardiopathien. Dtsch. Med. Wschr. **96** (1971) 659–663.
JÖRGENSEN, G., Genetische Untersuchungen bei funktionell-obstruktiver subvalvulärer Aortenstenose (irregulär hypertrophischer Kardiomyopathie). Humangenetik **6** (1968) 13–28.
KARIV, I., A. SZEINBERG, I. FABIAN, L. SHERF, B. KREISLER and M. ZELTZER, A family with cardiomyopathy. Amer. J. Med. **40** (1966) 140–148.
KUHN, E., Die Bedeutung der Vererbung bei Kardiomyopathien. Klin. Wschr. **55** (1977) 673–675.
KUHN, E., Kardiomyopathien. Fortschr. Med. **96** (1978) 704–708.
PAUL, G., T. J. RICHER, W. J. GALLEN and D. Z. FRIEDBERG, Familial cardiomyopathy in a Milwaukee family. Vis. Med. J. **71** (1972) 198–202.
PAULY-LAUBRY, C., J. FORMAN, M. DAUSSY et P. MAURICE, Rétrécissement aortique sous-valvulaire syndrome familial dysmorphique et maladie musculaire périphérique. Arch. Mal. Coeur. Vaiss. **70** (1977) 405–409.
WITTE, J. und B. HEUBLEIN, Familiäre Kardiomyopathie (kasuistischer Beitrag). Dtsch. Ges.-Wes. **26** (1971) 1961–1965.

KARTAGENER-Syndrom, Sinubronchiales Syndrom, Syndrom der immobilen Zilien

AARONS, G. H. and I. J. POWELL, The familial occurrence of the KARTAGENER triad in Jamaica. Postgrad. Med. J. **45** (1969) 736 to 738.
AFZELIUS, B. A., A human syndrome caused by immobile cilia. Science **193** (1976) 317–319.
CHIB, P., D. N. GROVER and B. N. SHABI, Unusual occurrence of dextro cardia with situs inversus in succeeding generations of a family. J. Med. Genet. **14** (1977) 30–32.
HARTLINE, J. V. and P. S. ZEIKOWITZ, KARTAGENER's triad. Syndrome in childhood. Amer. J. Dis. Child. **121** (1971) 349–352.

Heuckenkamp, P.-U., M. Marshall, J. Meier, G. Parrisius und N. Zöllner, Das Kartagener-Syndrom. Dtsch. Med. Wschr. 97 (1972) 1458–1461.
Heyne, K. und R. Becker, Beitrag zum familiären Kartagener-Syndrom. Z. Erkrank. Atm.-Org. 134 (1971) 141–148.
Holmes, L. B., J. B. Blennerhassett and K. F. Austen, A reappraisal of Kartagener's syndrome. Amer. J. Med. Sci. 255 (1968) 13–28.
Rio Cabanas, J. L. del, Conceptos actuales sobre la etiopatogenia de la cataracta congenita. Arch. Soc. Esp. Ophthalmol. 32 (1972) 453–464.
Rott, H.-D., Kartagener's syndrome and the syndrome of immotile cilia. Hum. Genet. 46 (1979) 249–261.
Rott, H.-D., H. Warnatz, R. Pasch-Hilgers and A. Weitel, Kartagener's syndrome in sibs: Clinical and immunological investigations. Hum. Genet. 43 (1978) 1–11.
Stevenson, A. C. and B. C. C. Davison, Genetic counselling. London 1970.
Zitti, E., M. Nachtigall and C. Kaplan, Contribution to the aetiopathogenic study of Kartagener's syndrome. Rom. Med. Rev. 15 (1971) 31–35.

Katarakt, Grauer Star

Fraccaro, M., G. Morone, U. Manfredini and R. Sanger, X-linked cataract. Ann. Hum. Genet. 31 (1967] 45–50.
François, J., Congenital cataracts. Springfield II. 1963.
Hammerstein, W. und W. Scholz, Familiäre Form einer Cataracta centralis. Klinische und genetische Studie mit Kopplungsdaten. Arch. Ophthal. 189 (1974) 9–19.
Howard, P. J., X-linked disease with cataract. Henry Ford Hosp. J. 25 (1977) 89–98.
Jensen, S. and E. Goldschmidt, Genetic counselling in sporadic cases of congenital cataract. Acta Ophthalmol. 49 (1971) 572 to 576.
Keith, C. G., The aetiology of congenital and infantile cataracts. Aust. J. Ophthal. 2 (1974) 126–134.
Krill, A. E., G. Woodbury and J. E. Bowman, X-chromosomal-linked sutural cataracts. Amer. J. Ophthalm. 68 (1969) 867–872.
Lambotte, C., La déficite en galaktokinase, cause de cataracta héréditaire. Publications récente. Rev. Med. Liège 30 (1975) 378–382.
Lenz, W., Medizinische Genetik. 1970.
Levin, L. S. and P. Cortin, X-linked cartaract, microcornea and dental anomalies. Birth Def., Orig. Art. Ser. 13 (1977) 241.
McKusick, V. A. Mendelian inheritance in man. 5. Aufl. Baltimore 1978.
Merin, S. and J. S. Crawford, The etiology of congenital cataracts. A survey of 386 cases. Canad. J. Ophthal. 6 (1971) 178–182.
Mutton, P. and J. D. Harley, Genetic counselling in families

with hereditary and sporadic cataracts in childhood. Aust. J. Ophthal. 3 (1975) 43–46.
Sorsby, A., Ophthalmic genetics. 2. Aufl. Butterworth London 1970.

Katzenaugen-Syndrome, SCHMID-FRACCARO-Syndrom

Bofinger, M. K. and S. W. Soukup, Cat eye syndrome: Partial trisomy 22 due to translocation in the mother. Amer. J. Dis. Child. **131** (1977) 893–897.
Bühler, E. M., K. Méhes, H. Müller and G. R. Stalder, Cateye syndrome, a partial trisomy 22. Humangenetik 15 (1972) 150–162.
Franklin, R. C. and M. I. Parslow, The cateye syndrome. Review and two further cases occurring in female siblings with normal chromosomes. Acta Paediat. Scand. **61** (1972) 581–586.
Freedom, R. M. and P. S. Gerald, Congenital cardiac disease and the „cat eye" syndrome. Am. J. Dis. Child. **126** (1973) 16–18.
Giraud, F., J. F. Mattei, M. Hartung et M. G. Mattei, Petit chromosome submetacentrique surnumeraire et syndrome des yeux de chat. Sem. Hop. Paris **51** (1975) 449–452.
Kunze, J., M. Tolksdorf and H.-R. Wiedemann, Cat eye syndrome. Humangenetik **26** (1975) 271–289.
Peterson, R. A., Schmid-Fraccaro syndrome („Cat eye" syndrome): partial trisomy of G chromosome. Arch. Ophthalmol. **90** (1973) 287–291.
Pfeiffer, R. A., K. Heilmann and E. Heining, Extra chromosome in „cat eye" syndrome. Lancet 1970/II 917.
Pierson, M., S. Gilgenkrantz et M. Saborio, Syndrome dit de l'oeil de chat avec nanisme hypophysaire et developement mental normal. Arch. Franç. Pediat. **32** (1975) 835–848.
Toomey, K. E., T. Mohandas, J. Leisti, G. Szaley and M. M. Kaback, Further delineation of the supernumerary chromosome in the cat-eye syndrome. Clin. Genet. **12** (1977) 275–284.
Welcher, R. G., J. Walknowska and D. Peakman, Cytogenetic investigation of cat-eye syndrome. Amer. J. Ophthalmol. **84** (1977) 477–486.

Kaudale Dysplasie, Kaudales Regressionssyndrom, Sakrokokzygeale Agenesie

Bindel, E. und H. Assmann, Wirbelasoma mit Agenesie des Kreuz- und Steißbeines. Beitr. Orthop. u. Traumatol. **23** (1976) 556–559.
Bulla, M., J. Seiferth und G. Scheithauer, Ein Beitrag zur Agenesie bzw. Dysgenesie des Os sacrum und Os coccygis. Klin. Pädiat. **190** (1978) 519–529.
De Chateau, P., O. Finnstrom and F. Probst, Kindred with a hereditary caudal malformations syndrome. Neuropädiatrie **6** (1975) 210–219.

FINER, N. N., P. BOWEN and L. G. DUMBOW, Caudal regression anomalad (sacral agenesis) in siblings. Clin. Genet. **13** (1978) 353—358.
MAR MOLINERO, F. y I. PASCUAL CASTROVIEJO, Sindrome de regression caudal. A proposito de cuartro cases. An. Esp. Pediat. **9** (1976) 111—117.
MATHIAS, K. und R. FÜRMAIER, Sakrokokzygeale Agenesie mit lunbaler Dysgenesie. Röfo **125** (1976) 187—188.
PURI, P. and B. O'DONNELL, Familial sacral anomalies. Z. Kinderchir. **17** (1975) 389—392.
ROBERT, J. M., J. PERNOD et R. BONNET, L'agenesie sacro-coccygienne familiale. A propos de 6 cas dans deux familles. J. Génét. Hum. **22** (1974) 45—60.
SAY, B. and J. G. COLDWELL, Hereditary defect of the sacrum. Humangenetik **27** (1975) 231—234.
WHITE, R. I. and G. T. KLEMBER, Sacral agenesis. Analysis of 22 cases. Urology **8** (1976) 521—525.

KBG-Syndrom

HERRMANN, J., P. D. PALLISTER, W. TIDDY and J. M. OPITZ, The K. B. G. syndrome. A syndrome of short stature, characteristic facies, mental retardation, macrodontia and skeletal anomalies. Birth. Def., Orig. Art. Ser. **11** (1975) 7—18.
PARLOIR, C., J. P. FRYNS, J. DEROOVER, E. LEBAS, P. GOFFAUX and H. VAN DEN BERGHE, Short stature, craniofacial dysmorphism and dento-skeletal abnormalities in a large kindred. A variant of K. B. G. syndrome or a new mental retardation syndrome. Clin. Genet. **12** (1977) 263—266.

KEARNS-SAYRE-Syndrom

HASS, J., P. HALLER und U. PATZOLD, Das KEARNS-Syndrom, eine Symptomenkombination von chronisch progressiver externer Ophthalmoplegie, Pigmentdegeneration der Retina und Reizleitungsstörungen des Herzens. Dtsch. Med. Wschr. **101** (1976) 1523—1528.
KINOSHITA, M., E. SATOYOSHI, Y. SUZUKI et al., The KEARNS-SHY syndrome: Report of two cases. Jap. Med. **15** (1976) 328—332.
LOWES, M., Chronic progressive external ophthalmoplegia, pigmentary retinopathy and heart block (KEARNS-SAYRE syndrome) Report of a case. Arch. Ophthal. **53** (1975) 610—619.
SEIGEL, A. M., B. A. SHAYWITZ and T. CIESIELSKI, KEARNS-SAYRE syndrome: The importance of early recognition. Am. J. Dis. Child. **131** (1977) 711—712.
VALLAT, M., J. JULIEN et J. M. VALLAT, „Ophthalmoplegie plus" de DRACHMAN ou syndrome de KEARNS er SHY. A propos de deux observation avec mise en evidence d'anomalies mitochondriales ou niveau du muscle en ultrastructure. Arch. Ophthal. **35** (1975) 509—520.

Keloide

Bloom, D., Heredity of keloids. Review of the literature and report of a family with multiple keloids in five generations. N.Y. Med. J. **56** (1956) 511–519.
Korn-Heydt, G. E., Erbliche Aplasien, Hyperplasien und Tumoren. In: Jadassohn, J., Handbuch. 1966.
Omo Dare, P., Genetic studies on keloid. J. Nat. Med. Ass. **67** (1975) 428–432.

Keratokonus

Badaljan, L. O., Wörterbuch der klinischen Genetik (russisch). Moskau 1971.
Falls, H. F. and A. W. Allen, Dominantly inherited keratoconus. J. Génét. Hum. **17** (1969) 317–324.
Hallermann, W. und E. J. Wilson, Genetische Betrachtungen über den Keratokonus. Klin. Mbl. Augenheilk. **170** (1977) 906–909.
Hammerstein, W., Konkordanter Keratokonus bei eineiigen Zwillingen. Ophthalmologica **165** (1972) 449–452.
Hammerstein, W., Zur Genetik des Keratoconus. Albrecht v. Graefes Arch. Ophthal. **190** (1974) 293–308.
Haney, W. P. and H. F. Falls, The occurrence of congenital keratoconus posticus circumscriptus in two siblings presenting a previously unrecognized syndrome. Amer. J. Ophthalm. **52** (1961) 53–57.

Keratoma hereditaria mutilans, VOHWINKEL-Syndrom

Gibbs, R. C. and S. B. Frank, Keratoma hereditaria mutilans (Vohwinkel). Differentiating features of conditions with constrictions of digits. Arch. Derm. **94** (1966) 619–625.
Kapur, T. R. and O. P. Singh, Vohwinkel syndrome (Keratoma hereditaria mutilans). A case report. Indian J. Dermatol. Vernerol. Leprol. **43** (1977) 214–215.
Kwon, K. S. and T. A. Chung, A case of keratoma hereditaria mutilans (Kora) J. Dermatol. **15** (1977) 237–241.
Mc Gibbon, D. H. and R. T. Watson, Vohwinkel's syndrome and deafness. J. Laryngol. Otol. **91** (1977) 853–857.
Sierra, J. O., G. Blesa et E. Montero, Syndrome de Vohwinkel (étude de quatre cas). Ann. Derm. Syph. **102** (1975) 41–45.

Keratosis follicularis DARIER, DARIER-Syndrom, Dyskeratosis follicularis DARIER

Beck, A. L. jr., A. F. Finocchino and J. P. Whie, Darier's disease: a kindred with a large number of cases. Brit. J. Dermatol. **97** (1977) 335–339.
Picard, J., M. L. Geerts, A. Vandepatte et A. Fontaine, A propos de quelques cas de dyskératose folliculaire. La maladie de

Darier, dysplasie neuro-ectodermique? Arch. Belg. Derm. **24** (1968) 381–97.
Schnyder, U. W. und W. Klunker, Erbliche Verhornungsstörungen. In: Jadassohn, J., Handbuch 1966.
Vogel, F. und H. Dorn, Krankheiten der Haut und ihrer Anhangsgebilde. In: Becker, P. E., Humangenetik, Bd. IV 1964.
Wilkinson, J. D., R. A. Marsden and R. P. R. Dawber, Review of Darier's disease in the Oxford region. Br. J. Dermatol. **97**/Sup. 15 (1977) 15–16.

Keratosis follicularis spinulosa decalvans cum ophiasi, SIEMENS-Syndrom

Franceschetti, A. und C. J. Thier, Über Hornhautdystrophien bei Genodermatosen unter besonderer Berücksichtigung der Palmoplantarkeratosen (klinische, genetische und histologische Studien). Graefes Arch. Ophthal. **162** (1961) 620–670.
Schnyder, U. W. und W. Klunker, Erbliche Verhornungsstörungen. In: Jadassohn, J., Handbuch. 1966.

Keratosis palmaris et plantaris mit Ösophaguskarzinom, HOWEL-EVANS-Syndrom

Harper, P. S., R. M. J. Harper and A. W. Howel-Evans, Carcinoma of the oesophagus with tylosis. Quart. J. Med. **39** (1970) 317–333.
Harper, P. S., Genetic heterogeneity in hyperkeratosis palmaris and plantaris. Birth Def., Orig. Art. Ser. **7/8** (1971) 50–51.
Patnaik, R. and M. Keishnaswamy, Keratosis palmaris et plantaris (tylosis) with carcinoma oesophagi. A case report. Indian. J. Derm. **29** (1963) 225–227.
Schnyder, U. W. und W. Klunker, Erbliche Verhornungsstörungen. In: Jadassohn, J., Handbuch. 1966.

Keratosis palmoplantaris circumscripta. RICHNER-HANHART-Syndrom, Tyrosinämie II

Bardelli, A. M., P. Borgogni, M. A. Farnetani, A. Fois, R. Frezzotti, R. Mattei, M. Molinelli and I. Sargentini, Familial tyrosinaemia with eye and skin lesions. Ophthalmologica **175** (1977) 5–9.
Bienfang, D., T. Kuwabara and S. M. Pueschel, The Richner-Hanhart syndrome. Report of a case with associated tyrosinemia. Arch. Ophthalmol. **94** (1976) 1133–1137.
Garibaldi, L. R., F. Siliato, I. de Martini, Oculocutaneous tyrosinosis. Report of two cases. Helv. Paediat. Acta **32** (1977) 173–180.
Goldsmith, L. A., Tyrosine-induced skin disease. Brit. J. Dermatol. **98** (1978) 119–123.

GOLDSMITH, L. A., Molecular biology and molecular pathology of a newly described molecular disease — tyrosinemia II (the RICHNER-HANHART syndrome). Exp. Cell. Biol. 46 (1978) 96—113.
ŠALAMON, T. E., E. GRIN und C. SALČIĆ, Das Syndrom der Keratodermia palmo-plantaris circumscripta mit Oligophrenie. Arch. Klin. Exp. Derm. 216 (1963) 456—467.
SCHNYDER, U. W. und W. KLUNKER, Erbliche Verhornungsstörungen. In: JADASSOHN, J., Handbuch 1966.
SUNDMACHER, R., Bilaterale Pseudokeratitis dentritica (RICHNER-HANHART-Syndrom). Klin. Mbl. Augenheilk. 170 (1977) 84—88.

Keratosis palmoplantaris diffusa circumscripta, Tylosis, UNNA-THOST-Syndrom

HARPER, P. S., Genetic heterogeneity in hyperkeratosis palmaris and plantaris. Birth Def., Orig. Art. Ser. 7/8 (1971) 50—51.
SCHIRREN, C. und R. DINGER, Untersuchungen bei Keratosis hereditaria palmoplantaris diffusa. Arch. Klin. Exp. Derm. 220 (1964) 266—282.
SCHNYDER, U. W. und W. KLUNKER, Erbliche Verhornungsstörungen. In: JADASSOHN, J., Handbuch. 1966.

Keratosis palmoplantaris mit Periodontopathie, PAPILLON-LEFÈVRE-Syndrom

BRAVO-PARIS, J., L. VILLARON, C. MARTINEZ and A. GARCIA-PEREZ, Papillon-Lefèvre syndrome: report of two familial cases. Dermatologica 152 (1976) 168—176.
BROWNSTEIN, M. H. and P. SKOLNIK, PAPILLON-LEFÈVRE-syndrome. Arch. Derm. 106 (1972) 333—334.
HACHAM-ZADEH, S., T. SCHAAP and M. M. COHEN, A genetic analysis of the PAPILLON-LEFÈVRE syndrome in a Jewish family from Cochin. Amer. J. Med. Genet. 2 (1978) 153—157.
KOCH, F., H. KIRSCHNER und B. EHLERS, Über das PAPILLON-LEFÈVRE-Syndrom (Palmar-Plantar-Hyperkeratose mit vorzeitigem Zahnausfall infolge parodontaler Destruktion des Knochens.) Arch. Kinderheilk. 177 (1968) 210—216.
KREBS, A., PAPILLON-LEFÈVRE-Syndrom. Dermatologica 156 (1978) 59—63.
RUIZ-MALDONADO, R., Palmoplantar hyperkeratosis with periodontosis (PAPILLON-LEFÈVRE-Syndrome). Int. J. Derm. 10 (1971) 10—12.
SCHNYDER, U. W. und W. KLUNKER, Erbliche Verhornungsstörungen. In: JADASSOHN, J., Handbuch. 1966.
SCHÖPF, E., H.-J. SCHULZ and E. PASSARGE, Syndrome of cystic eyclides, palmoplantar keratosis, hypodontia and hypotrichosis as a possible autosomal recessive trait. Clin. Delineation of Birth Def. XII. Skin, hair and nails. Baltimore 1971.

Keratosis palmoplantaris papulosa

SCHIRREN, C. v. und R. DINGER, Untersuchungen bei Keratosis palmoplantaris papulosa. Arch. Klin. Exper. Derm. **221** (1965) 481–495.
SCHNYDER, U. W. und W. KLUNKER, Erbliche Verhornungsstörungen. In: JADASSOHN, J., Handbuch. 1966.

Kieferdysplasie, fibroostotische

CHATTERJEE, S. K. and J. K. MAZUMDER, Massive fibroosseous dysplasia of the jaws in two generations. Brit. J. Surg. **54** (1967) 335 to 340.
LAURIAN, N. and Y. ZOHAR, Polyostotic fibrous dysplasia of upper und lower jaws. Laryngoscope **80** (1970) 440–447.
WINIKER-BLANK, E., F. BIEDERMANN, H. GRIMM und B. RÜHLMANN, Erbliche Komponente bei echten Zystenbildungen sowie pseudozystischen Veränderungen im Kieferknochen. Dtsch. Zahn-, Mund- und Kieferheilk. **60** (1973) 167–177.

Kleinhirn-Hypoplasie

BECKER, P. E., Krankheiten mit hauptsächlicher Beteiligung des spinozerebellaren Systems. In: Humangenetik. Bd. V/1, 1966.
STEVENSON, A. C. and B. C. C. DAVISON, Genetic counselling. London 1970.

Kleinhirnrindenatrophie, späte

BECKER, P. E., Krankheiten mit hauptsächlicher Beteiligung des spino-zerebellaren Systems. In: Humangenetik Bd. V/1, 1966.

KLINEFELTER-Syndrom

FRØLAND, A., KLINEFELTERS syndrome: Clinical, endocrinological and cytogenetical studies. Danish Med. Bull. **16** Suppl. IV (1970) 1–108.
FUHRMANN, W. und F. VOGEL, Genetische Familienberatung. Springer-Verl. Berlin, Heidelberg, New York, 3. Aufl. 1982.
LENZ, W., Medizinische Genetik. 1970.
NIELSEN, J., S. BFARNASON, U. FRIEDRICH, A. FRØLAND, V. HANSEN and A. SORENSEN, KLINEFELTERS syndrome in children. J. Child. Psychol. Psychiat. **11** (1970) 109–119.
PROKOFJEWA-BELGOWSKAJA, A. A., Grundlagen der Zytogenetik des Menschen. Akademie-Verl. Berlin 1973.

KLIPPEL-FEIL-Syndrom

FRANÇOIS, J., M. MATTON-VAN LEUVEN and D. DONCK, Monozygotic twins discordant for KLIPPEL-FEIL syndrome. Clin. Genet. **1** (1970).

Gunderson, C. H., R. H. Greenspan, G. H. Glaser and H. A. Lubs, jr., The Klippel-Feil syndrome. Genetic and clinical reevaluation of cervical fusion. Medicine **46** (1967) 491–512.
Hensinger, R. N., J. E. Lang and G. D. Mac Ewen, Klippel-Feil syndrome. A constellation of associated anomalies. J. Bone Jt. Surg. Ser. A **56** (1974) 1246–1253.
Juberg, R. G. and J. J. Gershank, Cervical vertebral fusion (Klippel-Feil) syndrome with consanguineous parents. J. Med. Genet. **13** (1976) 246–249.
Weber, V., H. J. Schneider und W. Haberlandt, Pathogenetische und genetische Fragen bei Klippel-Feil-Syndrom: Vergleichende Betrachtung bei zwei Vettern. Fortschr. Ges. Röntgenstr. Nuklearmed. **119** (1973) 209–216.

KLIPPEL-TRENAUNAY-Syndrom

Brooksaler, F., The angioosteohypertrophy syndrome (Klippel-Trenaunay-Weber syndrome. Amer. J. Dis. Child. **112** (1966) 161–164.
Hatjis, C. G., A. G. Philip, G. G. Anderson and L. I. Mann, The in utero ultrasonographic appearance of Klippel-Trenaunay-Weber syndrome. Am. J. Obstet. Gynecol. **139** (1981) 972–974.

Klumpfuß, Talipes equinovarus

Alberman, E. D., The causes of congenital clubfoot. Arch. Dis. Childh. **40** (1965) 548–554.
Chung, C. S., R. W. Nemechek, I. J. Larsen and G. H. S. Ching, Genetic and epidemiological studies on clubfoot in Hawaii. Hum. Hered. **19** (1969) 321–342.
Fuhrmann, W. und F. Vogel, Genetische Familienberatung. Springer-Verl. Heidelberg, Berlin, New York, **3**. Aufl. 1982.
Palmer, R. M., P. M. Conneally and Pao Lo Yu, Studies of the inheritance of idiopathic talipes equinovarus. Orthop. Clin. Amer. **5** (1974) 99–108.
Stevenson, A. C. and B. C. C. Davison, Genetic counselling. London 1970.
Wynne-Davies, R., Genetic and environmental factors in the etiology of talipes equinovarus. Clin. Orthop. Relat. Res. **84** (1972) 9–13.

KNAPP-KOMROWER-Syndrom; KOMROWER-Syndrom, Hydroxykinureninurie, Xanthurenacidurie

Knapp, A., Genetische Stoffwechselstörungen. 1977.
Komrower, G. M., V. Wilson, I. R. Clamp and R. G. Westall, Hydroxykynureninuria. Arch. Dis. Childh. **39** (1964) 250.
Reddi, O. S. and M. V. R. Reddy, Familial hydroxykynureninuria. Hum. Hered. **28** (1978) 238–240.

KNIEST-Syndrom, Metatropischer Zwergwuchs II

FISHER, R. F., Unusual spondyloepiphyseal and spondylometaphyseal dysplasias of childhood. Clin. Orthop. **100** (1974) 78–95.
KIM, H. J., N. G. BERATIS, P. BRILL, E. RAAB, K. HIRSCHHORN and R. MATALON, KNIEST syndrome with dominant inheritance and mucopolysacchariduria. Amer. J. Hum. Genet. **27** (1975) 755 to 764.
KNAMEY, D., J. P. FARRIEUX et G. FONTAINE, La maladie de KNIEST. Une observation familiale. Arch. Franç. Pédiat. **33** (1976) 143–151.
KNIEST, W. und B. LEIBER, KNIEST-Syndrom. Mschr. Kinderheilk. **125** (1977) 970–973.
KOZLOWSKI, K., A. BARYLAK and Z. KOBIELOWA, KNIEST syndrome. Report of two cases. Austral. Radiol. **21** (1977) 60–67.
LANGER, L. O. jr., M. GONZALES-RAMOS, H. CHEN, C. E. ESPIRITY, N. W. COURTNEY and J. M. OPITZ, A severe infantile micromelic chondrodysplasia which resembles KNIEST disease. Europ. J. Pediat. **123** (1976) 29–38.
STANESCU, V., R. STANESCU and P. MAROTEAUX, KNIEST syndrome. Amer. J. Hum. Genet. **28** (1976) 527–528.

Knochenchondromatose, multiple Enchondromatosen; Dyschondroplasie, Osteochondromatosis, OLLIER-Syndrom

ANDERSON, I. F., MAFFUCCI's syndrome. Report of a case and review of the literature. S. Afr. Med. J. **39** (1965) 1066–1070.
ANDREN, L., J.-F. DYMLING, A. ELNER and K. E. HOGEMAN, MAFFUCCI's syndrome. Report of four cases. Acta Chir. Scand. **126** (1963) 397–405.
BETHGE, J. F., Die OLLIERsche Krankheit. Dtsch. Med. Wschr. **87** (1962) 535–541.
BORON, Z., T. DANILEWICZ-WYTRYCHOWSKA und J. ZAJAC, OLLIERsche Krankheit bei einem zweieiigen Zwilling. Mschr. Kinderheilk. **123** (1975) 91–93.
COCHI, U., Krankheiten des Skelettsystems. In: BECKER, P. E., Humangenetik. Bd. II 1964.
CREMER, H., F. GULLOTTA and L. WOLF, The MAFUCCI-KAST syndrome. J. Cancer Res. Clin. Oncol. **101** (1981) 231–237.
LEWIS, R. J. and A. S. KETCHAM, MAFFUCCI's syndrome: functional and neoplastic significance. Case report and review of the literature. J. Bone Joint Surg. A **55** (1973) 1465–1479.
LOEWINGER, R. J., J. R. LICHTENSTEIN, W. E. DODSON and A. Z. EISON, MAFFUCCI's syndrome: a mesenchymal dysplasia and multiple tumor syndrome. Brit. J. Derm. **96** (1977) 317–322.

Knorpel-Haar-Hypoplasie, Chondrodysplasia metaphysaria Typ McKUSICK, McKUSICK-Syndrom

LOWRY, R. B., B. J. WOOD, J. A. BIRKBECK and P. H. PADWICK, Cartilage-hair hypoplasia: a rare and recessive cause of dwarfism. Clin. Pediat. **9** (1970) 44–46.
MAROTEAUX, P. et M. LAMY, La dysostose metaphysaire. Sem. Hôp. **34** (1958) 1729–35.
McKUSICK, V. A., R. ELDRIDGE, J. A. HOSTELTER, J. A. EGELAND and U. RUANGWIT, Dwarfism in the Amish. II. Cartilage-hair hypoplasia. Bull. Johns Hopkins Hosp. **116** (1965) 285–326.
SAVAGE, M. O., Metaphyseal dysplasia in siblings: A variant of cartilage hair hypoplasia. Proc. Roy. Soc. Med. **65** (1972) 727.
SIGGERS, D. C., J. B. BURKE, B. MORRIS, I. C. S. NORMAND, J. M. TANNER and D. A. J. WILLIAMSON, Cartilage hair hypoplasia. Postgrad. Med. J. **53** (1977) 473–478.
WIEDEMANN, H.-R., J. SPRANGER und W. KOSENOW, Knorpel-Haar-Hypoplasie. Arch. Kinderheilk. **176** (1967) 74–85.

Koilonychie, idiopathische

BERGESON, J. R. and O. J. STONE, Koilonychia. A report of familial spoon nails. Arch. Derm. **95** (1967) 351–353.
ŠALAMON, T., Vererbung von Haar- und Nagelkrankheiten. In: JADASSOHN, J., Handbuch 1966.
SCHLEUTERMANN, D. A. and V. A. McKUSICK, A kindred of koilonychia. Linkage data. Am. J. Hum. Genet. **22** (1970) 390–395.
STONE, O. J., Spoon nails and clubbing: significance and mechanisms. Cutis **16** (1975) 235–241.

Kolobom der Iris

BARD, L. A., Congenital contractural arachnodactyly with ocular coloboma. Birth Def., Orig. Art. Ser. **13** (1977) 222.
CUMMINGS, C., R. C. POLOMENO and P. J. McALPINE, Autosomal dominant cataracts, coloboma and microphthalmia. Birth Def., 5th Conf. Montreal 1977.
FRANÇOIS, J., Heredity in Ophthalmology. St. Louis 1961.
FRANÇOIS, J., Hérédité des affections colobomateuses du globe oculaire. Ann. d'Oculist. **199** (1966) 545–551.
POSWILLO, D., Pathogenesis of craniofacial syndromes exhibiting colobomata. Trans. Ophthal. Soc. U. K. **96** (1976) 69–72.
SORSBY, A., Ophthalmic genetics. Butterworth, London 1970.
STEVENSON, A. C. and B. C. C. DAVISON, Genetic counselling. London 1970.

Kolobom der Makula, Chorioidea und Retina

COLLUM, L. M. T., Uveal colobomata and other anomalies in three generations of one family. Brit. J. Ophthal. **55** (1971) 458–461.

François, J., Hérédité des affections colobomateuses du globe oculaire. Ann. Oculist. **199** (1966) 545–551.
Miller, S. A. and G. Bresnick, Familial bilateral macular coloboma. Brit. J. Ophthal. **62** (1978) 261–264.
Phillips, C. I. and D. L. Griffith, Macular coloboma and skeletal abnormality. Brit. J. Opthal. **53** (1969) 346–349.
Sorsby, A., Ophthalmic genetics. 2. Aufl. Butterworth London 1970.
Stevenson, A. C. and B. C. C. Davison, Genetic counselling. London 1970.

Kolobom des Nervus opticus

Cogan, D. G., Colobomata of optic nerve with overlap of peripapillary retina. Br. J. Ophthalmol. **62** (1978) 347–350.
Savell, J. and J. R. Cook, Optic nerve colobomas of autosomal dominant heredity. Arch. Ophthalmol. **94** (1976) 395–400.

Koproporphyrie, erbliche

Cripp, D. J. and H. A. Peters, Stool porphyrins in acute intermittent and hereditary coproporphyria: adverse effect of tranquilizers. Arch. Neurol. **23** (1970) 80–84.
Dean, G., S. Kramer and P. Lamb, Coproporphyria. S. Afr. Med. J. **43** (1969) 138–142.
Eales, L. and E. B. Dowdie, Clinical aspects of importance in the porphyrias. Brit. J. Clin. Pract. **22** (1968) 505–515.
Elder, G. H., J. O. Evans, N. Thomas, R. Cox, M. J. Brodie, M. R. Moore, A. Goldberg and D. C. Nicholson, The primary enzyme defect in hereditary coproporphyria. Lancet 1976/II 1217–1219.
Houston, A. B., M. J. Brodie, M. R. Moore et al., Hereditary coproporphyria and epilepsy. Arch. Dis. Child **52** (1977) 646–650.
McIntyre, N., A. J. G. Pearson, D. J. Allan, S. Craske, G. M. L. West, M. R. Moore, A. D. Beattle, J. Paxton and A. Goldberg, Hepatic delta-aminolaevulinic acid synthetase in an attack of hereditary coproporphyria and during remission. Lancet 1971/I 560–564.
Mehnert, H. und H. Förster, Stoffwechselkrankheiten. 1970.
Nordmann, Y., B. Grandchamp, N. Phung, H. de Verneuil, M. Grelier and J. Noiré, Coproporphyrinogen-oxidase deficiency in hereditary coproporphyria. Lancet 1977/I 140.
Roberts, D. T., M. J. Brodie, M. R. Moore, G. G. Thompson, A. Goldberg and R. N. M. Nac Sween, Hereditary coproporphyria presenting with photosensitivity induced by the contraceptive pill. Brit. J. Dermatol. **96** (1977) 549–554.
Topi, G. C., L. D'Alessandro Gandolfo, M. Fazia et L. Mariani, Coproporphyrie érythropoietique congénitale observée chez un frére et une soéur. Ann. Derm. Vérnérol. **104** (1977) 68–70.

KRABBE-Syndrom, Infantile, akute, diffuse, familiäre Hirnsklerose, Globoidzell-Leukodystrophie.

BECKER, P. E., Infantile Leukodystrophie. Dtsch. Med. Wschr. **97** (1972) 398.
BIANCHINE, J. W., D. F. FARRELL and A. K. PERCY, KRABBE's disease: clinical, biochemical and genetic considerations. 4. Intern. Congr. Humangenetik. Paris 1971.
BISCHOFF, A. and J. ULLRICH, Peripheral neuropathy in globoid cell leukodystrophy (KRABBE's disease). Ultrastructural and histochemical findings. Brain **92** (1969) 861–870.
DUNN, H. G., C. L. DOLMAN, D. F. FARRELL et al., KRABBE's leukodystrophy without globoid cells. **26** (1976) 1035–1041.
FANAKA, H. and K. SUZUKI, Specificities of the two genetically distinct beta-galactosidases in human sphingolipidases. Arch. Biochem. Biophys. **175** (1976) 332–340.
HARZER, K., Prenatal diagnosis of globoid cell leukodystrophy (KRABBE's disease). Hum. Genet. **35** (1977) 193–196.
KOCH, G., Degenerative Entmarkungskrankheiten (Diffuse Sklerosen). In: BECKER, Humangenetik, Bd. V/I 1966.
LARGET-PIET, L., M. T. VANIER, J. BERTHELOT et al., Maladie de KRABBE. Pédiatrie **32** (1977) 439–548.
NEIMANN, N., Klinische, anatomische, pathologische, ultrastrukturelle, biochemische und enzymatische Untersuchungen bei 2 Fällen von KRABBEscher Krankheit. Mschr. Kinderhk. **118** (1970) 259 bis 261.
SUZUKI, K., Globoid cell leukodystrophy (KRABBE's disease): Deficiency of galactocerebroside β-galactosidase. Proc. Nat. Acad. Sci. **66** (1970) 302–309.
SUZUKI, K., E. L. SCHNEIDER and C. J. EPSTEIN, In utero diagnosis of globoid cell leukodystrophy (KRABBE's disease). Biochem. Biophys. Res. Commun. **45** (1971) 1363–1366.
WENGER, D. A. and M. SATTLER, KRABBE's disease: Homo- and heterozygote detection using natural substrates. Clin. Res. **22** (1974) 220 A.
WENGER, D. A. and V. M. RICCARDI, Possible misdiagnosis of KRABBE disease. J. Pediat. 88 (1976) 76–79.

Kraniostenose, Scaphozephalie, Oxyzephalie, Turrizephalie

ANDERSON, F. M. and L. GEIGER, Craniosynostosis. A survey of 204 cases. J. Neurosurg. **22** (1965) 229–240.
COHEN, M. M. jr., An etiologic and nosologic overview of craniosynostosis syndromes. Malformation Syndromes. Birth Def., Orig. Art. Ser. **11** (1975) 137–189.
COHEN, M. M. jr., Genetic perspectives on craniosynostosis and syndromes with craniosynostosis. J. Neurosurg. **47** (1977) 886 to 898.
GAUDIER, B., E. LAINE, G. FONTAINE, C. CASTIER et J.-P. FARRIAUX, Les craniosynostoses (étude de vingt observations). Arch. Franç. Pédiat. **24** (1967) 775–792.

Hunter, A. G. W. and N. L. Rudd, Craniosynostosis. I. Sagittal synostosis; its genetics and associated clinical findings in 214 patients who lacked involvement of the coronal suture. Teratology **14** (1976) 185–194.
Hunter, A. G. W. and N. L. Rudd, Craniosynostosis. II. Coronal synostosis: its familial characteristics and associated clinical findings in 109 patients lacking bilateral polysyndactyly or syndactyly. Teratology **15** (1977) 301–310.
Kosnik, E. J., G. Gilbert and M. P. Sayers, Familial inheritance of coronal craniosynostosis. Develop. Med. Child. Neurol. **17** (1975) 630–633.
Ladoa, R. L., F. Stolzfus, S. L. Gordon and W. P. Graham, Craniosynostosis associated with limb reduction malformations and cleft lip/palate: A distinct syndrome. Pediatrics **61** (1978) 12–15.
McKusick, V. A., Mendelian inheritance in man. 5. Aufl. Baltimore 1978.
Neuhauser, G., E. G. Kaveggia and J. M. Opitz, Studies of malformation syndromes of man. XXX IX: a craniosynostosis-craniofacial dysostosis syndrome with mental retardation and orther malformations: craniofacial dyssynostosis. Eur. J. Pediat. **123** (1976) 15–28.

Krebs, Neoplasmen, Tumoren

Albert, S. and M. Child, Familial cancer in the general population. Cancer **40** (1977) 1674–1679.
Amiel, J. L., Génétique Mendelienne et cancer. Bull. Cancer **65** (1978) 131–136.
Anderson, D. E., Genetic study of breast cancer: identification of a high risk group. Cancer **34** (1974) 1090–1097.
Bottomley, R. H., A. L. Trainer and P. T. Condit, Chromosome studies in a „cancer family“. Cancer **28** (1971) 519–528.
Bulbrook, R. D., Endocrine, genetic and viral factors in the etiology of breast cancer. Proc. Roy. Soc. Med. **65** (1972) 646.
Draper, G. J., M. M. Heaf and L. M. Kinnier Wilson, Occurrence of childhood cancer among sibs and estimation of familial risks. J. Med. Genet. **14** (1977) 81–90.
Feinstein, R. und H. Fahrländer, Über familiäres Auftreten intestinaler Karzinome. Schweiz. Med. Wschr. **102** (1972) 1687 bis 1692.
Fraumeni, J. F. jr., Genetic determinants of cancer. Host environment interactions in the etiology of cancer in man. I. A. R. C. Sci. Publ. **7** (1973) 49–55.
Freundlich, H., Cancer et hérédité. Revue des méthodes employées dans les enquetes familiales et les études de jumeaux. Population et Famille **4** (1970) 95–145.
Harper, P. S., Heredity and gastrointestinal tumours. Clin. Gastroenterol. **2** (1973) 675–701.
Innes, M. D., Heredity and oncogenesis in childhood. Oncology **25** (1971) 183–187.

KESZTELE, V., Familiäres Auftreten von Krebs. Wien. Med. Wschr. **124** (1974) 412–413.
LENZ, W., Medizinische Genetik. 1970.
LYNCH, H. T., Skin, heredity, and cancer. Cancer **24** (1969) 277 to 288.
LYNCH, H. T. and A. J. KRUSH, Cancer genetics. South. Med. J. **64** (1971) 26–40.
Dies., Cancer family „G“ revisted 1970. Cancer **27** (1971) 1505 to 1511.
LYNCH, H. T. and J. F. LYNCH, Cancer genetics, genetic counselling and cancer control. Nebr. State Med. J. **60** (1975) 33–37.
LYNCH, P. M. and H. T. LYNCH, Genetic counselling of high risk cancer patients: jurisprudential considerations. Semin. Oncol. **5** (1978) 107–118.
MARTINOWA, R. P., Genetik der Neoplasmen beim Menschen. Der gegenwärtige Stand des Problems (russisch). Genetika **5** (1969) 174–185.
MULVIHILL, J. J., R. W. MILLER and J. F. FRAUMENI jr., Genetic of cancer. Raven Press, N.Y. 1977.
OVGAN, C. H. jr., A new horizont for surgeons: genetics and cancer control. Amer. J. Surg. **134** (1977) 685–690.
PONDER, B. A. J., Genetics and cancer. Biochim. Biophys. Acta **605** (1980) 369–410.
SANDBERG, A. A., Chromosomes in cancer and leukemia. J. Reprod. Med. **17** (1976) 21–41.
SCHIMKE, R. N., Genetic of hormon-secreting tumours. Clin. Gastroenterol. **2** (1973) 1–73.
SEDZIMIR, C. B., A. K. FRAZER and J. R. ROBERTS, Cranial and spinal meningiomas in a pair of identical twin boys. J. Neurol. Neurosurg. Psychiat. **36** (1973) 368–376.
STEVENSON, A. C. and B. C. C. DAVISON, Genetic counselling. London 1970.
VAKIL, D. V. and R. W. MORGAN, Etiology of breast cancer. Canad. Med. Assoc. J. **109** (1973) 29–32.
ZANKL, H. and K. D. ZANG, Chromosomenanomalien und Tumorentstehung. Klin. Wschr. **56** (1978) 7–16.
ZIMMERMANN, F. K. and F. F. ROBERTS, Genetic aspects of carcinogenesis. Biochem. Pharmacol. **20** (1971) 985–997.

Kryptophthalmus, Kryptophthalmus-Syndaktylie-Syndrom

DINNO, N. D., W. C. EDWARDS and B. WEISKOPF, The cryptophthalmos-syndactyly syndrome. Description, manner of inheritance, and notes on the eye lesions. Clin. Pediatr. **13** (1974) 222 to 224.
EMBERGER, J. M., D. J. PINCEMIN, J. TAIB et J. CADERAS DE KERLEAM, Etude anatomique d'une observation de cryptophthalmie familiale. J. Gén. Hum. **24** (1976) 23–29.
FRANÇOIS, J., Syndrome malformatif avec cryptophthalmie. Acta Genet. Med. Gemell. **18** (1969) 18–50.
PFEIFFER, R. A., Karyotyp und Phänotyp der autosomalen

Chromosomenaberrationen beim Menschen. Fischer-Verl. Jena 1968.
SORSBY, A., Ophthalmic genetics. Butterworth London 1970.
SUGAR, S., The cryptophthalmos-syndactyly syndrome. Amer. J. Ophthal. **66** (1968) 997–999.
VARNEK, L., Cryptophthalmos, dyscephaly, syndactyly and renal aplasia. Report of a case. Acta Ophthalmol. **56** (1978) 302–313.
WALBAUM, R., G. DELAHOUSSE, J. DELCOCQ, A. VERBERT et G. CREPIN, Un cas de syndrome cryptophthalmie-syndactylie. J. Gen. Hum. **24** (1976) 31–34.

KYRLE-Syndrom, Hyperkeratosis follicularis et parafollicularis in cutem penetrans, Hyperkeratosis penetrans

ARAM, H., F. J. SZYMANSKI and W. E. BAILEY, KYRLE's disease: Hyperkeratosis follicularis et parafollicularis in cutem penetrans. Arch. Derm. **100** (1969) 453–456.
KOCSARD, E., G. PALMER and T. J. CONSTANCE, Coexistence of hyperkeratosis lenticularis perstans (FLEGEL) and hyperkeratosis follicularis et parafollicularis in cutem perstans (KYRLE) in a patient. Acta Dermatoven. **50** (1970) 385–390.
TAPPEINER, J., K. WOLFF und E. SCHREINER, Morbus KYRLE. Hautarzt **20** (1969) 296.

Laktose-Intoleranz, Alaktasie, Laktasemangel-Syndrom, Disaccharid-Intoleranz II und III

BAYLESS, T. M. and N. S. ROSENZWEIG, Incidence and implications of lactase deficiency and milk intolerance in white and negro populations. Johns Hopkins Med. J. **121** (1967) 54–64.
FERGUSON, A. and J. D. MAXWELL, Genetic aetiology of lactose intolerance. Lancet 1967/II 188–190.
FLATZ, G. and H. W. ROTTHAUWE, Evidence against nutritional adaptation of tolerance to lactose. Humangenetik **13** (1971) 118 to 125.
HIRASHIMA, Y., S. SHINOZUKA, T. IEIRI, I. MATSUDA, Y. ONO and T. MURATA, Lactose intolerance associated with cataracts. Eur. J. Pediat. **130** (1979) 41–45.
LEBENTHAL, E., Small intestinal disaccharid deficiency. Pediat. Clin. N. Amer. **22** (1975) 73–83.
MEHNERT, H. und H. FÖRSTER, Stoffwechselkrankheiten. 1970.
NEWCOMER, A. D., H. GORDON, P. J. THOMAS and D. B. MCGILL, Family studies of lactase deficiency in the American Indians. Gasteroenterol. **73** (1977) 985–988.
RANSOME KULI, O., Lactose intolerance, a review. Postgrad. Med. J. 53/sup. **2** (1977) 73–83.
ROSENZWEIG, N. S., Adult lactase deficiency: Genetic control or adaptive response? Gastroenterology **60** (1971) 464–467.
ROTTHAUWE, H. W., D. EMONS und G. FLATZ, Die Häufigkeit

der Lactose-Intoleranz bei gesunden Erwachsenen in Deutschland. Dtsch. Med. Wschr. 97 (1972) 376–380.
SAHI, T., The inheritance of selective adult type lactose malabsorption. Scand. J. Gastroent. 9 (1974) Suppl. 73 S.
SAHI, T. and K. LAUMALA, More evidence for the recessive inheritance of selective adult type lactose intolerance. Gastroenterology 73 (1977) 231–232.
SASAKI, Y., M. ILO, H. KAMEDA, H. UEDA, T. AOYAGI, N. L. CHRISTOPHER, T. M. BAYLES and H. N. NAGNER jun., Measurement of [^{14}C] lactose absorption in the diagnoses of lactase deficiency. J. Lab. Clin. Med. 76 (1970) 824–835.
SATRI, T., M. ISOKOSKI, J. JUSSITA, K. LAUNIALA and K. PYÖRÄLÄ, Genetic control of lactose malabsorption. Arch. Franç. Mal. Appar. Dig. 61 (1972) 6–7.
SIEBNER, H., Klinik und Genetik der Lactoseintoleranz bei Erwachsenen. Med. Welt 19 (1968) 2469–2472.
SIEBNER, H., J. D. WELSH, V. ROHRER, K. B. KNUDSEN and F. F. PAUSTIAN, Isolated lactase deficiency. Correlation of laboratory studies and clinical data. Arch. Intern. Med. 120 (1967) 261–269.
WELSCH, J. D., Isolated lactase deficiency in humans. Report on 100 patients. Medicine 49 (1970) 257–277.

LARSEN-Syndrom

BELUFFI, G. e A. SEGRE, Sindrome di LARSEN in due fratelli. Min. Pediat. 30 (1978) 293–294.
FAURE, C., J. P. LADCAUX et J. Ph. MONTAGNE, Le syndrome de LARSEN. A propos de trois observations nouvelles. Ann. Radiol. 19 (1976) 629–636.
HABERMANN, E. T., A. STERLING and R. I. DENNIS, LARSEN's syndrome: a heritable disorder. J. Bone Jt. Surg. Ser. A 58 (1976) 558–561.
HARRIS, H., LARSENS syndrome. 4. Intern. Kongr. Hum. Genet. Paris 1971.
LATTA, R. J., C. B. GRAHAM and J. AASE, LARSEN's syndrome. A skeletal dysplasia with multiple joint dislocations and unusual facies. J. Pediat. 78 (1971) 291–298.
MCKUSICK, V. A., Mendelian inheritance in man. 5. Aufl. 1978.
MICHELI, L. J., J. E. HALL and H. G. WATTS, Spinal instability in LARSEN's syndrome. Report of three cases. J. Bone. Joint. Surg. 58 (1976) 562–565.
MILLER, G. T., Familial occurrent dislocation of the patella. J. Bone Joint Surg. 60 (1978) 203–204.
OKI, T., Y. TERASHIMA, S. MURACHI and H. NOGAMI, Clinical features and treatment of joint dislocation in LARSEN's syndrome. Report of 3 cases in one family. Clin. Orthop. 119 (1976) 206–210.
SCHOENFELD, P. M., LARSEN's syndrome. Arch. Pediatr. Med. Foot Surg. 3 (1976) 27–31.
SCOTT, C. I., L. O. LANGER and J. W. SPRANGER, The LARSEN syndrome of multiple congenital luxations. 4. Intern. Kongr. Hum. Genet. Paris 1971.

SILVERMANN, F. N., LARSEN's syndrome of congenital dislocation of the knees and other joints, distinctive facies, and frequently cleft palate. Ann. Radiol. **15** (1972) 297–328.
STEEL, H. H. and E. L. KOHL, Multiple congenital dislocations associated with other skeletal anomalies (LARSEN's syndrome) in three siblings. J. Bone Joint Surg. **54** A (1972) 75–82.
VENTRUTO, V., B. FESTA, L. SEBASTIO, G. SEBASTIO and L. CATAN, LARSEN syndrome in two generations of an Italian family. J. Med. Genet. **13** (1976) 538–539.

Larynxatresie

BAKER, D. C. jr. and L. SAVETSKY, Congenital partial atresia of the larynx. Laryngoscope **76** (1966) 616–620.
MOUNIER KUHN, P., J. P. HAGUENAUER et M. BOUCHAYER, Affections laryngeaux congénitales. J. Med. Lyon **50** (1969) 1557 à 1572.

Lateralsklerose, amyotrophische (AMS); CHARCOT-Syndrom

ALTER, M. and B. SCHAUMANN, A family with amyotrophic lateral sclerosis and Parkinsonism. J. Neurol. **212** (1976) 281–284.
BADALJAN, L. O., Wörterbuch der klinischen Genetik (russisch). Moskau 1971.
BALE, G. S., Amyotrophic lateral sclerosis in Iowa. J. Chron. Dis. **28** (1975) 305–310.
BECKER, P. E., Krankheiten von Pyramidenbahn, Vorderhorn und bulbären motorischen Kernen. In: Humangenetik. Bd. V/1, 1966.
DAZZI, P. e F. S. FINIZIO, Sulla sclerosi laterale amiotrofica familiare. Contributo clinico. Giorn. Psich. Neuropat. **97** (1969) 299 bis 337.
DAZZI, P., F. S. FINIZIO e A. MERCURIALI, Rilievi clinico-statistici su 150 casi di sclerosi laterale amiotrofica. Giorn. Psich. Neuropat. **97** (1969) 711–728.
GIMENEZ-ROLDAN, S. and A. ESTEBAN, Prognosis in hereditary amyotrophic lateral sclerosis. Arch. Neurol. **34** (1977) 706–708.
HABERLANDT, W. F., Amyotrophische Lateralsklerose. Klinisch-pathologische und genetisch-demographische Studie. Stuttgart 1964.
HORTON, W. A., R. ELDRIDGE and J. A. BRODY, Familial motor neuron disease. Evidence for at least three different types. Neurology **26** (1976) 460–465.
MORARIN, M. A., A new classification of amyotrophic lateral sclerosis (ALS) and familial amyotrophic lateral sclerosis (fALS). Dis. Nerv. Syst. **38** (1977) 468–469.
NELSON, J. S. and A. L. PRENSKY, Sporadic juvenile amyotrophic lateral sclerosis. A clinicopathological study of a case with neuronal cytoplasmic inclusions containing RNA. Arch. Neurol. **27** (1972) 300–306.

Pinsky, L., M. H. Finlayson, I. Libman and B. H. Scott, Familial amyotrophic lateral sclerosis with dementia: A second Canadian family. Clin. Genet. **7** (1975) 186–191.
Swerts, L. et R. van den Berghe, Sclérose latérale amyotrophique familiale. Etude d'une famille atteinte sur trois générations. J. Génét. Hum. **24** (1976) 247–255.
Takahashi, K., N. Nakamura and E. Okada, Hereditary amyotrophic lateral sclerosis: histochemical and electron microscopic study of hyaline inclusions in motor neurons. Arch. Neurol. **27** (1972) 292–299.

LAURENCE-MOON-BIEDL-BARDET-Syndrom,
BIEDL-BARDET-Syndrom

Amman, F., Investigations cliniques et génétiques sur le syndrome de Bardet-Biedl en Suisse. J. Hum. Genet. **18** (1970) Suppl. 1–310.
Bergsma, D. R. and K. S. Brown, Assessment of ophthalmologic, endocrinologic and genetic findings in the Bardet-Biedl syndrome. Birth Def., Orig. Art. Ser. **11** (1975) 132–136.
Bowen, P., M. A. Ferguson-Smith, D. Mosier, C. N. S. Lee and A. G. Butler, The Laurence-Moon-Syndrome. Arch. Intern. Med. **116** (1965) 598–604.
Cernea, P., M. Covie et F. Constantin, Aspects cliniques et génétiques dans le syndrome Bardet-Biedl. Ann. Ottal. **97** (1971) 559–574.
Lehmann, W., Krankheiten der Drüsen mit innerer Sekretion. In: Becker, P. E., Humangenetik, Bd. III/1 1964.
Milcu, St., C. Maximilian si B. Lonescu, Endocrinopatiile Genetice. Bukarest 1968.
Pérez-Palacios, G., M. Uribe, H. Scaglia, R. Lisker, A. Pasapera, M. Maillard and M. Medina, Pituitary and gonadal function in patients with the Laurence-Moon-Biedl syndrome. Acta Endocrin. **84** (1977) 191–199.
Saino, J., S. Ueno, T. Nishikiori, K. Shingi, K. Yamamoto and H. Tanaka, A case of Laurence-Moon-Biedl syndrome examined endocrinologically. Folia Ophthalmol. Jap. **29** (1978) 441–446.
Toledo, S. P. A., G. A. Medaro-Neto, M. Knobel and E. Maltar, Evaluation of the hypothalamic-pituitary-gonadal function in the Bardet-Biedl syndrome. Metab. Clin. Exp. **26** (1977) 1277–1291.

Lebercirrhose, infantile

Grupta, B. D., N. Miglani and G. L. Gupta, Indian childhood cirrhosis. A critical review of epidemiological and aetiological factors. Indian. J. Pediat. **44** (1977) 92–100.
Sur, A. M., Indian childhood cirrhosis: an inherited disorder of tryptophan metabolism? Brit. Med. J. 1978/II 529–531.

Leberfibrose, angeborene

BOLEY, S. J., M. ARLEN and L. J. MOGILNER, Congenital hepatic fibrosis causing portal hypertension in children. Surgery **54** (1963) 354–360.
BRUNT, P. W., Genetics of liver disease. Clin. Gastroenterol. **2** (1973) 615–637.
KAHN, L. B., S. J. SAUNDERS and R. HICKMAN, Congenital hepatic fibrosis: a case report and family study. S. Afr. Med. J. **43** (1969) 580–583.
NAHUM, H. et J. C. REYSSEGUIER, La fibrose hépatique congénitale. Place de la radiologie (a propos de dix cas). Ann. Radiol. **14** (1971) 65–78.
STEVENSON, A. C. and B. C. C. DAVISON, Genetic counselling. London 1970.

LEBER-Syndrom, Optikusatrophie

ERICKSON, R. P., LEBER's optic atrophy, a possible example of maternal inheritance. Am. J. Hum. Genet. **24** (1972) 348–349.
IMAI, Y. and D. MORIWAKI, A probable case of cytoplasmic inheritance in man: a critique of LEBER's disease. J. Hum. Gen. **33** (1936) 163–167.
McKUSICK, V. A., Mendelian inheritance in man. 5. Aufl. Baltimore 1978.
NIKOSKELAINEN, E., R. L. SOGG, A. R. ROSENTHAL, T. R. FRIBERG and L. J. DORFMAN, The early phase in LEBER hereditary optic atrophy. Arch. Ophthal. **95** (1977) 969–979.
SEEDORFF, T., LEBER's disease. I–IV. Acta Ophth. **46** (1968) 4–25, 985–992; **47** (1969) 23–29, 813–821.
SORSBY, A., Ophthalmic genetics. Butterworth. London 1970.
STEVENSON, A. C. and B. C. C. DAVISON, Genetic counselling. London 1970.
WAARDENBURG, P. J., Some genetic remarks on the clinical and genetic puzzle of LEBER's optic neuritis. J. Génét. Hum. **17** (1969) 479–496.
WALLACE, D. C., LEBER's optic atrophy: a possible vertical transmission of a slow virus in man. Aust. Ann. Med. **3** (1970) 259–262.
WILSON, J., LEBER's hereditary optic atrophy a possible defect of cyanide metabolism. Clin. Sci. **29** (1965) 505–515.

Lecithin-Cholesterin-Acyltransferase-Mangel, LCAT-Mangel, NORUM-Syndrom

CHEVET, D., M. P. RAMEE, P. LE POGAMP, R. THOMAS, M. GARRE and L. G. ALCINDOR, Hereditary lecithin cholesterol acyltransferase deficiency. Report of a new family with two afflicted sisters. Nephron **20** (1978) 212–219.
FLATMARK, A. L., T. HOVIG, E. MYHRE and E. GJONE, Renal transplantation in patients with familial lecithin-cholesterol-acyltransferase deficiency. Transplant Proc. **9** (1977) 1665–1672.

GJONE, E. and B. BERGAUST, Corneal opacity in familial plasma cholesterol ester deficiency. Acta Ophthal. **47** (1969) 222–227.
MYHRE, W., E. GJONE, A. FLATMARK and T. HOVIG, Renal failure in familial lecithin cholesterol acyltransferase deficiency. Nephron **18** (1977) 239–248.
UTERMANN, G., H. J. MENZEL, K. H. LANGER and P. DIEKER, Lipoproteins in lecithin-cholesterol-acyltransferase (LCAT)-deficiency. II. Further studies on the abnormal high-density-lipoproteins. Humangenetik **27** (1975) 185–197.

LEINER-Syndrom, C 5-Mangel-Syndrom

JACOBS, J. C. and M. E. MILLER, Fatal familial LEINER's disease. A deficiency of the opsonic activity of serum complement. Pediatrics **49** (1972) 225–232.
MILLER, M. E., Plasma-associated defect of phagocytosis. In: BERGSMA, D., Birth Defects. Atlas and compendium. Nat. Found., March of Dimes, New York 1974.

Leiomyomata der Haut, multiple, hereditäre

BERENDES, U., Zur Genetik multipler Hauttumoren. II. Multiple Leiomyome, multiple Glomustumoren und „Blue-Rubber-Bleb“ Naevus Syndrom. Arch. Dermat. Forsch. **242** (1972) 372–381.
BERENDES, U., A. KÜHNER and U. W. SNYDER, Segmentary and disseminated lesions in multiple hereditary cutaneous Leiomyomata. Humangenetik **13** (1971) 81–82.
QUINONES, P. A., M. GARCIA-MUNOZ y R. SOLOETA, Leiomiomas cutaneos familiares. Acta Derm.-Sifilogr. **67** (1976) 311–318.
THYRESON, H. N. and W. P. D. SU, Familial cutaneous leiomyomatosis. J. Am. Acad. Dermatol. **4** (1981) 430–434.
VERMA, K. C., Cutaneous leimyomata in two brothers. Brit. J. Derm. **90** (1973) 351–353.

Lentigines, Lentiginosis, LEOPARD-Syndrom

GALACTION, O., N. DOCIU et. P. DOCIU, Lentiginoses et anomalies de dévelopement. Observation familiale de lentiginose avec dysraphisme et débilité mentale. Dermatologica **148** (1974) 108–115.
GORLIN, R. J., R. C. ANDERSON and M. BLAW, Multiple lentigines syndrome. Amer. J. Dis. child. **117** (1969) 652–662.
HOPKINS, B. E., R. R. RAYLORAND and J. S. ROBINSON, Familial hypertrophic cardiomyopathy and lentiginosis. Aust. N. Z. Med. **5** (1975) 359–364.
LASSONDE, M., J. G. TRUDEAU and C. GIRARD, Generalized lentigines associated with multiple defects (LEOPARD syndrome). Can. Med. Ass. J. **103** (1970) 293–294.
MACMILLAN, D. C., Vortrag f. VICKERS, H. R., Profuse lentiginosis, minor cardiac abnormality and small stature. Proc. Roy. Soc. Med. **62** (1969) 1011.

Ollendorff Curth, H., Mit Pigmentstörungen einhergehende Dermatosen. In: Jadassohn, J., Handbuch. 1966.
Selmanowitz, V. J., N. Orentreich and J. M. Felsenstein, Lentiginosis profusa syndrome (multiple lentigines syndrome). Arch. Dermat. **104** (1971) 393–401.
Senanes, H., F. Mane-Garzin and R. Kolski, Cardio-cutaneous syndrome (the LEOPARD syndrome). Review of the literature and a new family. Clin. Genet. **9** (1976) 266–276.
Shepard, M. K., An unidentified syndrome with abnormality of skin and hair. Birth Def., Orig. Art. Ser. **7** (1971) 353–354.
Vissian, L., J. Rovinski, P. Dellamonica et J. P. Boyer, Lentiginose profuse et cardiopathie congénitale. Bull. Soc. Franç. Derm. Syph. **81** (1974) 241–243.
Watson, G. H., Pulmonary stenosis, café-au-lait spots, and dull intelligence. Arch. Dis. Childh. **42** (1967) 303–307.

LENZ-MAJEWSKI-Syndrom, Zwergwuchs, hyperostotischer LENZ-MAJEWSKI

Kaye, C. I. and D. E. Fisher, Cutis laxa and associated anomalies. Birth Def., Orig. Art. Ser. **11** (1975) 130–133.
Lenz, W. D. and F. Majewski, A generalized disorder of the connective tissues with progeria, choanal atresia, symphalangism, hypoplasia of dentine and craniodiaphyseal hypostosis. Birth Def., Orig. Art. Ser. **10** (1974) 133–136.
Robinow, M., A. J. Johanson and T. H. Smith, The Lenz-Majewski hyperostotic dwarfism. J. Pediat. **91** (1977) 417–421.

Lepra

Agarwal, D. P., L. M. Srivastava, H. W. Goedde and R. Rohde, Biochemical, immunological and genetic studies in leprosy. I. Changes in serum lactate dehydrogenase isoenzymes, creatine phosphokinase and aldolase activity in different forms of leprosy. Tropenmed. Parasitol. **26** (1975) 207–211.
Anathakrishnan, A., H. Walter, G. Kellermann and Th. Matznetter, Further studies on association between leprosy and genetic markers in human serum. Humangenetik **19** (1973) 183 to 192.
Beiguelman, B., An appraisal of genetic studies on leprosy. Acta Genet. Med. Gemellol. **21** (1972) 21–52.
Carme, B. et M. Merlin, Dépistage simultané dans une même fratrie de trois cas de lèpre d'aspect et d'évolution identiques. Méd. Mal. Infect. **6** (1976) 337–346.
Chakravartti, M. R. and F. Vogel, A twin study on leprosy. Thieme-Verl. Stuttgart 1973.
Languillon, J., J. Linhard, G. Dieboldt et N. Peyrot, Maladie de Hansen et génétique. Recherches sur l'association entre differents facteurs génétiques et la lèpre chez l'African. Med. Trop. **33** (1973) 9–18.

SRIVASTAVA, L. M., D. P. AGARWAL, H. W. GOEDDE and R. ROHDE, Biochemical, immunological and genetic studies in leprosy. II. Profile of immunoglobulins, complement components and C-reactive protein in sera of leprosy patients and health controls. Tropenmed. Parasitol. **26** (1975) 212–218.
WHITE, S. J., M. M. STONE and C. HOWLAND, Genetic factors in leprosy: a study of children in Uganda. J. Hyg. **80** (1978) 205–216.

Leprechaunismus, Dysendokrinismus, DONOHUE-Syndrom

DALLAIRE, L., M. CANTIN, S. B. MELANÇON, G. PEREAULT and M. PORTIER, A syndrome of generalized elastic fiber deficiency with leprechaunoid features: a distinct genetic disease with an autosomal recessive mode of inheritance. Clin. Genet. **10** (1976) 1–11.
DE BERRANGIER, P., I. MALLONE, G. DECOBERT et F. GILLET, Le leprechaunisme: maladie ou syndrome? Ouest. Med. **30** (1977) 355–357.
DEKABAN, A., Metabolic and chromosomal studies in Leprechaunism. Arch. Dis. Childh. **40** (1965) 632–636.
DE MASI, R. V., V. BUFFA, F. TANCREDI, G. SEBASTIO e V. VENTRUTO, Su un caso di leprecaunismo con cariotipo anomalo (47,XX, ?rt). Min. Pediat. **29** (1977) 667–672.
ECHOCOPAR CHAVEZ, E., M. MARTINEZ VAL, M. MARTINEZ VERDUCH y F. CABCEDES O'CALLAGHAN, Leprechaunissmo (sindrome de DONOHUE y UCHIDA). Aportacion de un caso y revision de la literatura. Rev. Esp. Pediatr. **34** (1978) 125–130.
FERGUSON-SMITH, M. A., A chromosomal aberration in an infant with Leprechaunism. Birth. Def., Orig. Art. Ser. **5** (1969) 134 to 135.
GROSS-KIESELSTEIN, E., E. BEN-GALIM, N. AMIR and A. ABRAHAMOV, Leprechaunism (DONOHUE syndrome). Amer. J. Dis. Child. **126** (1973) 500–503.
HARTDEGEN, R. G., M. DOGLIOTTI, L. RABINOWITZ and R. G. BARTLETT, Leprechaunism: Case report in a Black African child. Brit. J. Derm. **93** (1975) 587–591.
KOBAYASHI, M., J. M. OLEFSKY, J. ELDERS, M. E. MAKO, B. D. GIREN, H. K. SCHEDWIC, R. H. FISER, R. L. HINTZ, J. A. HORNER and A. H. RUBINSTEIN, Insulin resistance due to a defect distal to the insulin receptor: Demonstration in a patient with a leprechaunism. Proc. Natl. Acad. Sci. USA **75** (1978) 3469–3473.
KUHLENKAMP, F. und H. HELWIG, Angeborener Dysendokrinismus (Leprechaunismus). Z. Kinderheilk. **109** (1970) 50–63.

LÉRI-Syndrom, Melorheostosis

BEAUVAIS, P., C. FAURE, J. P. MONTAGNE et al., LERI's melorheostosis: Three pediatric cases and a review of the literature. Pediat. Radiol. **6** (1977) 153–159.

WISE, D., Hereditary disorders of connective tissue. In: JADASSOHN, J., Handbuch. 1966.

LÉRI-Syndrom, Pleonosteosis, multiple polytope Dysostose

RUKAVINA, J. G., H. F. FALLS, J. F. HOLT and W. D. BLOCK, LÉRI's Pleonosteosis. J. Bone Joint Surg. **41** (1959) 397.
WISE, D., Hereditary disorders of connective tissue. In: JADASSOHN, J., Handbuch. 1966.

LÉRI-WEILL-Syndrom, Dyschondrosteose, Zwergwuchs, mesomeler

BEALS, R. K. and E. W. LOVRIEN, Dyschondrosteosis and MADELUNG's deformity: report of three kindreds and review of the literature. Clin. Orthop. **116** (1976) 24–28.
CARTER, A. R. and H. L. F. CURREY, Dyschondrosteosis (mesomelic dwarfism) – a family study. Brit. J. Radiol. **47** (1974) 634–640.
ESPIRITU, C., H. CHEN and P. V. WOLLEY jr., Mesomelic dwarfism as the homozygous expression of dyschondrosteosis. Amer. J. Dis. Child. **129** (1975) 375–377.
FELMAN, A. H. and J. A. KIRKPATRICK jr., Dyschondrosteose. Mesomelic dwarfism of LÉRI and WEILL. Amer. J. Dis. Child. **120** (1970) 329–331.
HERDMAN, R. C., L. O. LANGER and R. A. GOOD, Dyschondrosteosis, the most common cause of MADELUNG's deformity. J. Pediat. **68** (1966) 432–441.
HOEFFEL, F., The radiographic patterns in dyschondrosteosis. Aust. Paediat. J. **8** (1972) 191–194.
LISKER, R., I. GAMBOA and J. HERMANDEZ, Dyschondrosteosis. A Mexican family with two affected males. Clin. Genet. **3** (1972) 154–157.
MCKUSICK, V. A., Mendelian inheritance in man. 5. Aufl., Baltimore 1978.
MATTEINI, M., G. COTROZZI e P. RELLI, Su di un caso di dischondrosteosi con contempranea anomali di MADELUNG classica ed inversa. Acta Med. Auxol. **9** (1977) 249–259.
RELLI, P. e M. MATTEINI, Sindrome di MADELUNG con nanismo. Presentazione di due casi clinici. Acta Med. Auxol. **9** (1977) 227 bis 237.
THIEL, H. V. und K. H. BERQUET, Zwillingsbeobachtungen bei familiärer Dyschondrosteose. Arch. Orthop. Unfall-Chir. **65** (1969) 182–188.

LESCH-NYHAN-Syndrom, Hyperurikose

AKAOKA, I., T. TOYO-OKA, T. NISHIZAWA, Y. NISHIDA, T. YOSHIMURA and Y. HORIUCHI, A family of hypoxanthine-guanine phosphoribosyltransferase deficiency without neurological disorders. Jap. J. Med. **15** (1976) 133–138.

ANDERSON, C., J. DANCIS, M. ALPERT and L. HERRMANN, Punishment learning and self mutilation in LESCH-NYHAN disease. Nature **265** (1977) 461–463.
BERMAN, P. H., M. E. BALIS and J. DANCIS, A diagnostic test for congenital hyperuricemia with central nervous system dysfunction. J. Lab. Clin. Med. **71** (1968) 247–249.
BOYLE, J. A., K. O. RAIVIO and K. H. ASTRIN, LESCH-NYHAN-syndrome: Preventive control by prenatal diagnosis. Science **169** (1970) 688–689.
DEMARS, R., G. SARTO, J. S. FELIX and P. BENKE, LESCH-NYHAN mutation: prenatal detection with amniotic fluid cells. Science **164** (1969) 1303–1305.
DIZMANG, L. H. and C. F. CHEATHAM, The LESCH-NYHAN syndrome. Amer. J. Childh. **127** (1970) 671–677.
FELIX, J. S. and R. DEMARS, Deletion of females heterozygotes for the LESCH-NYHAN mutation by 8-azoguanine-resistant growth of cultured fibroblasts. J. Lab. Clin. Med. **77** (1971) 596–604.
FRANKE, U., B. BAKAY and W. L. NYHAN, Detection of heterozygous carriers of the LESCH-NYHAN syndrome by electrophoresis of hair root lysates. J. Pediat. **82** (1973) 472–478.
FUJIMOTO, W. Y. and J. E. SEEGMILLER, Hypoxanthine-guanine phosphoribosyltransferase deficiency: activity in normal, mutant and heterozygote cultured human skin fibroblasts. Proc. Nat. Acad. Sci. **65** (1970) 577–584.
GREENE, M. L., W. L. NYHAN and J. E. SEEGMILLER, Hypoxanthineguanine phosphoribosyltransferase deficiency and Xg blood group. Amer. J. Hum. Genet. **22** (1970) 50–54.
HAGEMEIJER, A. M., P. DODINVAL et J. M. ANDRIEN, Syndrome de LESCH-NYHAN. Humangenetik **5** (1972) 126–135.
HÖSLI, P., C. H. M. M. DE BRUYN, F. J. J. M. OERLEMANS, M. VERJAAL and R. E. NORBREGEN, Rapid prenatal diagnosis of HG-PRT deficiency using ultra-microchemical methods. Hum. Genet. **37** (1977) 195–200.
KELLEY, W. N., Biochemistry of the X-linked uric aciduria-enzyme defect and its genetic variants. Arch. Intern. Med. **130** (1972) 199–206.
KNAPP, A., Genetische Stoffwechselstörungen. 1970.
NYHAN, W. L., Behaviour in the LESCH-NYHAN syndrome. J. Autism Child Schizophrenia **6** (1976) 235–252.
NYHAN, W. L., Polymorphism in the purine phosphoribosyltransferases. Clin. Genet. **10** (1976) 368–369.
SCHNEIDER, W. E., I. MORGENSTERN, P. SCHINDERA, LESCH-NYHAN-Syndrom ohne Selbstverstümmelungstendenzen. Biochemische und morphologische Untersuchungen an Blutzellen eines Patienten. Dtsch. Med. Wschr. **101** (1976) 162–172.
SEEGMILLER, J. E., Inherited deficiency of hypoxanthine-guanin-phosphoribosyltransferase in X-linked uric acidemia (the LESCH-NYHAN syndrome and its variants). Adv. Hum. Genet. **6** (1976) 75–163.
WILLERS, I., D. P. AGARWAL, S. SINGH, W. SCHLOOT and H. W. GOEDDE, Rapid determination of hypoxanthine-guanine-phos-

phoribosyltransferase in human fibroblasts and amniotic cells. Humangenetik **27** (1975) 323–328.

Leukodystrophie, metachromatische, Sulfatid-Lipidose, GREENFIELD-Syndrom

ANNUNZIATA, P., D. AMMIRATI MOUTEMURRO e G. C. GUAZZI, Leucodistrofia metachromatica congenita con grave e persistente ipotonia muscolare. Acta Neurol. **32** (1977) 418–426.
BUONANNO, F. S., M. R. BALL, D. W. LASTER, D. M. MOODY and W. T. MCLEAN, Computed tomography in late-infantile metachromatic leukodystrophy. Ann. Neurol. **4** (1978) 43–46.
DUBOIS, G., K. HARZER and N. BAUMANN, Very low aryl sulfatase A and cerebroside sulfatase activities in leukocytes of healthy members of a metachromatic leukodystrophy family. Amer. J. Genet. **29** (1977) 191–194.
ETO, Y., S. RAMPINI, U. WIESMANN and N. N. HERSCHKOWITZ, Enzymatic studies of sulfatases in tissues of the normal human and in metachromatic leukodystrophy with multiple sulphatase deficiencies: arylsulphatases A, B and C, cerebroside sulphatase, psychosine sulphatase and steroid sulphatases. J. Neurochem. **23** (1974) 1161–1170.
HARZER, K., V. ZAHN, S. STENGEL-RUTKOWSKI und E.-O. GLEY, Pränatale Diagnose der metachromatischen Leukodystrophie. Dtsch. Med. Wschr. **100** (1975) 951–953.
JORDAN, T. W., B. CASEY and H. J. WESTON, Enzymatic detection of metachromatic leukodystrophy patients and heterozygotes. N. Z. Med. J. **85** (1977) 369–372.
RATTAZZI, M. C. and R. G. DAVIDSON, Prenatal diagnosis of metachromatic leukodystrophy by electrophoretic and immunologic techniques. Pediat. Res. **11** (1977) 1072–1077.
WIESMANN, U. N., Pathophysiologie des Sulfatidmetabolismus bei metachromatischen Leukodystrophien. Bull. Schweiz. Akad. Wiss. **34** (1978) 33–47.

Leukonychie

GORLIN, R. J., L. L. BUSHKELL and G. JENSEN, Leukonychia totalis, multiple sebaceous cysts and renal calculi: A syndrome. Arch. Derm. **111** (1975) 899–1001.
HARRINGTON, J. F., White fingernails. Arch. Intern. Med. **114** (1964) 301–306.
JUHLIN, L., Hereditary leukonychia. Acta Derm. **43** (1963) 136 to 141.
ŠALAMON, T., Vererbung von Haar- und Nagelkrankheiten. In: JADASSOHN, J., Handbuch. 1966.

Leukosen

BERNARD, J., Les causes des leucémies. Recherche **4** (1973) 837 à 844.

DEGOS, L., Les facteurs génétiques et immunologiques de la leucémogenèse humain. Sem. Hôp. 46 (1970) 309–311.
ENGEL, E., Les facteur chromosomiques de la leucémogenèse. Schweiz. Med. Wschr. 107 (1977) 1426–1436.
FERGUSON, S. and T. LYNN, Familial leukaemia. Sth. Med. J. 63 (1970) 1337–1340.
FITZGERALD, P. H., Evidence that chromosome band 22q12 is concerned with cell proliferation in chronic myeloid leukaemia. Hum. Genet. 33 (1976) 269–274.
GUNZ, F. W., M. P. GUNZ, A. M. O. VEÁLE, C. J. CHAPMAN and I. B. HOUSTON, Familial leukemia: a study of 909 families. Scand. J. Haematol. 15 (1975) 117–131.
GUNZ, F. W., J. P. GUNZ, P. C. VINCENT, M. BERGEN, F. L. JOHNSON, H. BASHIR and R. L. KIRK, Thirteen cases of leukemia in a family. J. Natl. Cancer Inst. 60 (1978) 1243–1250.
HOFFMAN, R. S., Familial acute lymphocytic leukemia of childhood genetic study of six generations with many consanguineous marriages and four cases of acute leukemia. J. Amer. Med. Assoc. 31 (1976) 396–401.
KOLARZ, G. and H. PIETSCHMANN, The question of familial myeloid leukemia. Wien. Klin. Wschr. 84 (1972) 790–792.
KURITA, S. and Y. KAMEI, Genetics of familial leukemia. Jap. J. Hum. Genet. 14 (1969) 163–179.
LARSEN, W. E. and R. NEIL-SCHIMKE, Familial acute myelogenous leukemia with associated C monosomy in two affected members. Cancer 38 (1976) 841–845.
LENZ, W., Medizinische Genetik. 1970.
LOUCE, S. and S. SCHWARTZ, Immunodeficiency and the pathogenesis of lymphoma and leukemia. Semin. Hematol. 15 (1978) 117 to 138.
PETZOLD, R., G. HARTWICH und L. DEMMLER, Familiär-gehäuftes Auftreten der chronischen lymphatischen Leukämie. Med. Klin. 71 (1976) 2123–2126.
SCHMITT, T. A. et L. DEGOS, Leucemias familliales. Bull. Cancer 65 (1978) 83–88.
SNYDER, A. L., F. P. LI, E. S. HUNDERSON and G. J. TODARO, Possible inherited leukaemogenic factors in familial acute myelogenous leukaemia. Lancet 1970/I 586–589.

Lichen amyloidosus

RAJAGOPALAN, K. and C. H. TAY, Familial lichen amyloidosis. Report of 19 cases in 4 generations of a Chinese family in Malaysia. Brit. J. Derm. 87 (1972) 123–129.
ZIPRKOWSKI, L. und E. SOHAR, Stoffwechselerkrankungen und Hauterscheinungen. In: JADASSOHN, J., Handbuch. 1966.

Lingua plicata, Faltenzunge

DAWSON, T. A. J. and W. D. PIELON, Geographical tongue in three generations. Brit. J. Derm. 79 (1967) 678–681.

EIDELMAN, E., A. CHOSACK and T. COHEN, Scrotal tongue and geographic tongue: polygeneic and associated traits. Oral Surg. Oral Med. Oral Path. **42** (1976) 591–596.
NIERMANN, H., Erbliche Dispositionskrankheiten. In: JADASSOHN, J., Handbuch. 1966.

Linsenektopie, Ectopia lentis

GASTEIGER, H., Augenheilkunde. 2. Aufl. De Gruyter-Verl. Berlin 1963.
KIRSCH, R. E., The lens. Arch. Ophthalmol. **93** (1975) 284–314.
MCKUSICK, V. A., Mendelian inheritance in man. 5. Aufl. Baltimore 1978.
SORSBY, A., Ophthalmic genetics. Butterworth. London 1970.
STEVENSON, A. C. and B. C. C. DAVISON, Genetic counselling. London 1970.
TOWNES, P. L., Ectopia lentis and pupillae. Arch. Ophthal. **94** (1976) 1126–1128.

Lipodystrophie, generalisierte, angeborene, SEIP-Syndrom, BERARDINELLI-Syndrom

BERGE, T., A. BRUN, B. HA SING and B. KJELLMAN, Congenital generalized lipodystrophy. Report on one case with special reference to postmortem findings. Acta Path. Microbiol. Scand. Sect. A **84** (1976) 47–54.
DAVIDSON, M. B. and R. T. YOUNG, Metabolic studies in familial partial lipodystrophy of the lower trunk and extremities. Diabetologica **11** (1975) 561–568.
FLORET, D., B. LONGIN, H. PLANCHU et al., Diabéte lipoatrophique. Pédiatrie **30** (1975) 837–849.
FOSBROOKE, A. S. and M. M. SEGALL, Observations on fat and carbohydrate metabolism in generalized lipodystrophy. Biochem. J. **112** (1969) 33–34.
GOUBRAN, G. F., Lipodystrophy: a case report of partial lipodystrophy of the face. Brit. J. Oral Surg. **14** (1977) 253–256.
HABIB, R., M. LEVY, M. C. GUBLER et al., Lipodystrophie partielle, hypocomplementemie et glomerulonephrite. Arch. Franç. Pediat. **34** Suppl. 2 (1977) 197–212.
HAMWI, G. J., F. A. KRUGER, M. J. EYMONTT, D. G. SCAPELLI, G. GWINUP and R. BYRON, Lipoathrophic diabetes. Diabetes **15** (1966) 262–268.
KÖBBERLING, J., B. WILLMS, R. KALTERMANN and W. CREUTZFELDT, Lipodystrophy of the extremities. A dominantly inherited syndrome associated with lipatrophic diabetes. Humangenetik **29** (1975) 110–120.
REED, W. B., R. DEXTER, C. CORLEA and C. FISH, Congenital lipodystrophic diabetes with Acanthocytosis nigricans. The SEIP-LAURENCE-syndrome. Arch. Derm. **91** (1965) 326–334.
SEIP, M., Congenital generalisiert lipodystrofi. T. Norske Laegeforen. **92** (1972) 2181–2184.

WIEDEMANN, H. R., Exomphalos-Makroglossie-Gigantismus-Syndrom, BERARDINELLI-SEIP-Syndrom und SOTOS-Syndrom. Eine vergleichende Betrachtung unter ausgewählten Aspekten. Z. Kinderheilk. **115** (1973) 193–207.
ZOELLNER, N., H. DOERFLER and G. WOLFRAM, Lipoatrophischer Diabetes. Ein Fallbericht. Münch. Med. Wschr. **117** (1975) 29–30.

Lipoidocalcinosis progrediens, Lipokalzinogranulomatose, Calcinose, tumoröse, TEUTSCHLÄNDER-Syndrom

JACQUERYE, L., M. KALENGAYI, A. BAUDRY et R. PARMENTIER, La calcinose tumorale. A propos de deux cas observés au Shaba, République du Zaire. Ann. Soc. Belge Méd. Trop. **54** (1974) 209 à 216.
LAMBOTTE, C., E. ISRAEL et J.-M. DURENNE, La calcinose tumorale, affection héréditaire d'incidence variable. Ann. Soc. Belge Méd. Trop. **55** (1975) 47–52.
MOZAFFARIAN, G., F. W. LAFFERTY and O. PAERSON, Treatment of tumoral calcinosis with phosphorus deprivation. Ann. Intern. Med. **77** (1972) 741–745.
OWOR, R., Tumoral calcinosis in Uganda. Trop. Geogr. Med. **24** (1972) 451–453.

Lipoidproteinose, URBACH-WIETHE-Syndrom, Hyalinosis cutis et mucosae

BERGENHOLTZ, A., P. A. HOFER and J. OHMAN, Oral, pharyngeal and laryngeal manifestations in URBACH-WIETHE-disease. Amer. Clin. Res. **9** (1977) 1–7.
CAPLAN, R. M., Visceral involvement in lipoid proteinosis. Arch. Derm. **95** (1967) 149–155.
GORDON, H., W. GORDON, V. BOTHA and I. EDELSTEIN, Lipoid proteinosis. Birth Def., Orig. Art. Ser. **7** (1971) 164–177.
HOFER, P.-A., URBACH-WIETHE disease (lipoglycoproteinosis-lipoid proteinosis; hyalinosis cutis et mucosae). A clinico-genetic study of 14 families from northern Sweden. Hereditas **77** (1974) 209–216.
MOYNAHAN, E. J., Hyalinosis cutis et mucosae (lipoid proteinosis). Demonstration of a new disorder of mucopolysaccharide metabolism. Proc. Roy. Soc. Med. **59** (1966) 1125–1126.
NEWTON, F. H., R. N. ROSENBERG, P. W. LAMPERT and J. S. O'BRIEN, Neurologic involvement in URBACH-WIETHE's disease (lipoid proteinosis). A clinical, ultrastructural, and chemical study. Neurology **21** (1971) 1205–1213.
ROOK, A., Lipoid proteinosis: URBACH-WIETHE disease. Brit. J. Derm. **94** (1976) 341–342.
ROSENTHAL, A. R. and J. R. DUKE, Lipoid proteinosis. Case report of direct lineal transmission. Am. J. Ophthal. **64** (1967) 1120 to 1124.
ZIPRKOWSKI, L. und E. SCHAR, Stoffwechselerkrankungen und Hauterscheinungen. In: JADASSOHN, J., Handbuch. **1966**.

Lipomatose, multiple, symmetrische, MADELUNG-Syndrom, Fetthals

MOHAR, N., Familial multiple lipomatosis. Acta Dermatoven. **60** (1980) 509–513.
RABBIOSI, G., G. BORRONI and N. SCUDERI, Familial multiple lipomatosis. Acta Dermato-Vener. **57** (1977) 265–267.

Lippen-Kiefer-Gaumen-Segel-Spalte

BRINGLE, G. J. and J. D. NISWANDER, Maternal effects in human cleft lip and palate. Amer. J. Hum. Genet. **29** (1977) 605–609.
DAR, H., S. T. WINTER and Y. TAL, Families of children with cleft lips and palates: Concerns and counselling. Develop. Med. Child Neurol. **16** (1974) 513–517.
FRASER, F. C., Updating the genetics of cleft lip and palate. Birth Def., Orig. Art. Ser. **10** (1974) 107–111.
GABKA, J., Vererbung und Prophylaxe bei Lippen-Kiefer-Gaumen-Spalte. Acta Stomat. Belg. **73** (1976) 11–16.
GORLIN, R. J., J. CERVENKA and S. PRUZANSKY, Facial clefting and its syndromes. Birth Def., Orig. Art. Ser. **7** (1972) 3–49.
GORLIN, R. J., J. CERVENKA and M. M. COHEN jr., „Newer" facial clefting syndromes. Birth Def., Orig. Art. Ser. **13**/38 (1977) 1–9.
KILLIG, U. und W. SCHWECKDIECK, Genetische Beratung bei Lippen-Kiefer-Gaumen- und Gaumen-Spalten mit begleitenden Fehlbildungen. Acta Stomatol. Belg. **73** (1976) 17–25.
LE MAREC, B., J. JEZEQUEL, J. BOURDINIÈRE, M. RIO, J. BOURGUET et J. SÉNÉCAL, L'hérédité du bec-de-lièvre. Rev. Laryng. **93** (1972) 257–265.
POOLE, A. E., Genetics of cleft lip and palate. Dent. Clin. N. Amer. **19** (1975) 171–189.
SAFRA, M. J. and G. P. OAKLEY jr., Valium: an oral cleft teratogen? Cleft Palate J. **13** (1976) 198–200.
SAXEN, I., Epidemiology of cleft lip and palate: an attempt to rule out chance correlations. Brit. J. Prev. Soc. Med. **29** (1975) 103–110.
WOOLF, C. M., Congenital cleft lip: A genetic study of 496 propositi. J. Med. Genet. 8 (1971) 65–83.

Lippen-Kiefer-Gaumen-Spalte mit Bronchialmißbildungen, Labio-maxillo-palato-bronchiales Syndrom, SCHARKOFF-Syndrom

SCHARKOFF, Th., Bronchiologische Befunde bei Trägern von Lippen-Kiefer-Gaumensegel-Spalten. Z. Erkr. Atmw. **141** (1974) 142–148.

Lippen-Kiefer-Gaumen-Spalte mit Spalthand und -fuß, BERNDORFER-Syndrom, RÜDIGER-Syndrom

BERNDORFER, A., Gesichtsspalten gemeinsam mit Hand- und Fußspalten. Zschr. Orthop. Grenzgeb. **107** (1970) 344–354.

BIXLER, D., J. SPIVACK, J. BENNETT and J. C. CHRISTIAN, The ectrodactyly-ectodermal dysplasia-clefting (EEC) syndrome. Report of 2 cases and review of the literature. Clin. Genet. **3** (1971) 43—51.
BRILL, C. B., L. Y. F. HSU and K. HIRSCHHORN, The syndrome of ectrodactyly, ectodermal dysplasia and cleft lip and palate: Report of a family demonstrating a dominant inheritance pattern. Clin. Genet. **3** (1972) 295—302.
GEMME, G., E. BONIOLI, G. RUFFA and P. GROSSO, La sindrome EEC descricione di due casi in una stessa famiglia. Min. Pediat. **28** (1976) 36—43.
IJAIYA, K., K. ZOELLNER und R. WITKOWSKI, Über eine Kombination von Lippen-Kiefer-Gaumenspalte mit Spalthänden, Spaltfüßen und ektodermaler Dysplasie (EEC- bzw. BERNDORFER-Syndrom). Dtsch. Ges.wesen **29** (1974) 223—226.
LURIE, I. V., G. I. LASJUK und Yu. I. USOVA, Genetik des EEC-Syndroms (russisch). Genetika **12** (1976) 125—131.
PENCHASZADEH, V. B. and T. C. DE NETROTTI, Ectrodactyly-ectodermal dysplasia-clefting (EEC) syndrome: dominant inheritance and variable expression. J. Med. Genet. **13** (1976) 281—284.
PFEIFFER, R. A. und C. VERBECK, Spalthand und Spaltfuß, ektodermale Dysplasie und Lippen-Kiefer-Gaumen-Spalte: ein autosomal-dominant vererbtes Syndrom. Z. Kinderheilk. **115** (1973) 235—244.
PREUS, M. and F. C. FRASER, The lobster clow defect with ectodermal defects, cleft lip-palate, tear duct anomaly and renal anomalies. Clin. Genet. **4** (1973) 369—375.
ROSENMANN, A., T. SHAPIRA and M. M. COHEN, Ectrodactyly, ectodermal dysplasia and cleft palate (EEC-syndrome). Report of a family and review of the literature. Clin. Genet. **9** (1976) 347—353.
STEVENSON, A. C. and B. C. C. DAVISON, Genetic counselling. London 1970.
WALKER, J. C. and L. CLODIUS, The syndromes of cleft lip, cleft palate and lobster claw deformities of hand and feet. Plast. Reconstr. Surg. **32** (1963) 627—636.

Lippen-Kiefer-Gaumen-Spalte mit Syndaktylie

FUHRMANN, W. und F. VOGEL, Zur Genetik der Kombination von Lippen-Kiefer-Gaumen-Spalten und Syndaktylie. Mschr. Kinderhk. **108** (1960) 20—25.

Lippen-Kiefer-Gaumen-Spalte mit Unterlippenfisteln; DEMARQUAY-RICHET-Syndrom; FÈVRE-LANGUEPIN-Syndrom, Kniepterygium-Syndrom

BARTSOCAS, C. S. and C. V. PAPAS, Popliteal pterygium syndrome: evidence for a severe autosomal recessive form. J. Med. Genet. **9** (1972) 222—226.
BIXLER, D., C. POLAND and W. E. NA CE, Popliteal pterygium

syndrome in monocygotic twins. Birth Def., Orig. Art. Ser. **11** (1975) 167–175.
BOWERS, D. G., Congenital lower lip sinuses with cleft palate. Plast. Reconstr. Surg. **45** (1970) 151–154.
CERVENKA, J., R. J. GORLIN and V. E. ANDERSON, The syndrome of pits of the lower lip and cleft lip and-or palate. Amer. J. Hum. Genet. **19** (1967) 416–432.
ESCOBAR, V. and D. WEAVER, Popliteal pterygium syndrome. A phenotype and genetic analysis. J. Med. Genet. **15** (1978) 35–42.
FROHLICH, G. S., K. L. STARZER and J. M. TORTORN, Popliteal pterygium syndrome: Report of a family. J. Pediat. **90** (1977) 91–93.
GORDON, H., D. DAVIES and S. FRIEDBERG, Congenital pits of the lower lip with cleft lip and palate. S. A. Med. J. **43** (1969) 1275–1279.
HANSSON, L. I., V. HANSSON and K. JONSSON, Popliteal pterygium syndrome in a 74 year old woman. Acta Orthop. Scand. **47** (1976) 525–533.
HECHT, F. and J. M. JARVINEN, Heritable dysmorphic syndrome with normal intelligence. J. Pediat. **70** (1967) 927–935.
MICHAELIDES, A. C., R. J. HAY and R. S. WELLS, Congenital sinuses of the lower lip. Trans. St. John's Hosp. Dermatol. Soc. **61** (1975) 82–86.
PFEIFFER, R. A., W. TÜNTE und M. REINKEN, Das Kniepterygium-syndrom, ein autosomal dominant vererbtes Mißbildungssyndrom. Z. Kinderheilk. **108** (1970) 103–116.
RINTALA, A. E. and R. RANTA, Lower lip sinuses: I. Epidemiology, microforms and transverse sulci. Brit. J. Plast. Surg. **34** (1981) 26 to 30.

Lippenspalte mit oder ohne Spaltgaumen

BETHMANN, W., Birth order and cheilo-gnatho-plato-schisis. Cleft Palate J. **6** (1969) 205–209.
BETHMANN, W. und J. EIFERT, Frühgeburtlichkeit und angeborene Spaltbildung. Dtsch. Ges.wesen **25** (1970) 498–501.
COCCIA, C. T., D. BIXTER and P. M. CONNEALLY, Cleft lip and cleft palate. A genetic study. Cleft Palate J. **6** (1969) 323–339.
CRUMLEY, R. L., R. BOLES, L. D. ROWE and R. A. SCHINDLER, Unilateral cleft lip. Arch. Otolaryngol. **107** (1981) 387–391.
FUHRMANN, W. und F. VOGEL, Genetische Familienberatung. Springer-Verl. Heidelberg, Berlin, New York 1982, 3. Aufl.
GORLIN, R. J., J. CERVENKA and S. PRUZANSKY, Facial clefting and its syndromes. Birth Def., Orig. Art. Ser. **7** (1971) 3–49.
HABIB, I., Genetic counselling and genetics of cleft lip and cleft palate. Obstet. Gynecol. Surv. **33** (1978) 441–447.
KREYBIG, T. v. und M. STOECKENIUS, Fehlbildungen beim Menschen: Lippen-Kiefer-Gaumenspalten. Med. MO. Pharm. **1** (1978) 243–250.
MASTER-NOTANI, P., P. J. KOLAH and L. D. SAUGHVI, Congenital

malformations in the newborn in Bombay. II. Acta Genet. Statist. Med. 18 (1968) 193–205.
SCHMID, W., Genetik der Lippen-Kiefer-Gaumen-Spalten. Z. Kinderchir. 19 (Suppl. 1976) 23–32.
SCHROEDER, D. C. and L. J. GREEN, Frequency of dental trait anomalies in cleft, siblings, and noncleft groups. J. Dent. Res. 54 (1975) 802–807.
SPENCE, M. A., K. LANGE and J. WESTLAKE, Estimation of polygenic recurrence risk: an example utilizing data for cleft lip/palate. Birth Def., Orig. Art. Ser. 13/3A (1977) 156–157.
STEVENSON, A. C. and B. C. C. DAVISON, Genetic counselling. London 1970.
TANAKA, K., H. FUJINO, Y. FUJITA, H. TASHIRO and Y. SANUI, Cleft lip and palate: Some evidence for the multifactorial trait and estimation of heritability based upon Japanese data. Jap. J. Hum. Genet. 14 (1969) 1–9.
TOLAROVÁ, M., Genealogical analysis of isolated cleft palate. Acta Chir. Plast. 11 (1969) 801–816.
TÜNTE, W., Is there a secular increase in the incidence of cleft lip and cleft palate? Cleft Palate J. 6 (1969) 430–433.

Lissencephalie, Agyrie

DIEKER, H., R. H. EDWARDS and G. ZU RHEIN, The lissencephaly syndrome. Birth Def., Orig. Art. Ser. 5 (1969) 53–64.
KOCH, G., Sonderformen des Schwachsinns. In: BECKER, P. E., Humangenetik. Bd. V/II 1967.
NORMAN, M. G., M. ROBERTS, J. SIROIS and L. J. M. TREMBLAY, Lissencephaly. Canad. J. Neurol. Sci. 3 (1976) 39–46.
REZNIK, M. et R. ALBERCA-SERRANO, Forme familiale d'hypertélorisme avec lissencéphalie se présentant cliniquement sous forme d'une arrièration mentale avec épilepsie et paraplégie spasmodique. J. Neurol. Sci. 1 (1964) 40–58.
STEVENSON, A. C. and B. C. C. DAVISON, Genetic counselling. London 1970.

LITTLE-Syndrom; Diplegie, spastische infantile, zerebrale Kinderlähmung, Tetraplegie, Cerebralparese, spastische

BUNDEY, S. and M. I. GRIFFITHS, Recurrence risks in families of children with symmetrical spasticity. Develop. Med. Child. Neurol. 19 (1977) 179–191.
KOCH, G., Nervenkrankheiten vorwiegend exogener Natur oder noch ungeklärter Ätiologie. In: BECKER, P. E., Humangenetik. Bd. V/1, 1966.

LOUIS-BAR-Syndrom, Ataxie-Teleangiektasie-Syndrom, Dysgammaglobulinämie Typ III

BOTSCHKOW, N. P., LAPUCHIN, J. M. und N. P. KOVALTSCHUK, Zytogenetische Untersuchungen der Lymphozyten bei angeborenem

Immundefekt und Ataxie-Teleangiektasie (russisch). Genetika **10** (1974) 130–135.
DUTAU, G., J. CORBERAND, M. ABBAL, M. BLANC, P. CLAVARIE et P. ROCHICCIOLI, Ataxie-telangiectasie avec déficit immunitaire mixte et formes apparentées. J. Génét. Hum. **23** (1975) 281–299.
FERAK, V., J. BENKO and E. CAJKOVÁ, Genetic aspects of LOUIS-BAR's syndrome. Ataxie-Telangiectasia. Čsl. Neurol. **31** (1968) 319–327.
FRANCIS, R., S., M. VERMESS and T. A. WALDMANN, Ataxia telangiectasia. J. Canad. Ass. Radiol. **27** (1976) 92–95.
GROPP, A. and G. FLATZ, Chromosome breakage and blastic transformation of lymphocytes in Ataxia-Telangiectasia. Humangenetik **5** (1967) 77–79.
HOOK, E. B., N. H. HATCHER and O. J. CALKA, Apparent „in situ" clone of cytogenetically marked ataxia teleangiectasia lymphocytes. Humangenetik **30** (1975) 251–257.
KAISER MCCAW, B., F. HECHT, D. G. HARNDEN and R. L. TEPLITZ, Somatic rearrangement of chromosome 14 in human lymphocytes. Proc. Nat. Acad. Sci. USA **72** (1975) 2071–2075.
KALININA, L. B., Kausale Therapie beim LOUIS-BAR-Syndrom (russisch). In: SCHMIDT, E. W. und E. D. MARKOWA, Fragen der klinischen Neurogenetik. Medizina, Moskau 1973.
LAMPERT, F., Akute lymphoblastische Leukämie bei Geschwistern mit progressiver Kleinhirnataxie (LOUIS-BAR syndrome). Dtsch. Med. Wschr. **94** (1969) 217–220.
PATERSON, M. C., B. P. SMITH and P. H. M. LOHMANN, Defective excision repair of γ-ray damaged DNA in human (ataxia teleangiectasia) fibroblasts. Nature **260** (1976) 444–447.
PFEIFFER, R. A., Chromosomal abnormalities in Ataxia-Telangiectasia (LOUIS-BAR's syndrome). Humangenetik **8** (1970) 302–306.
SWIFT, M., L. SHOLMAN, M. PERRY and L. CHASE, Malignant neoplasms in the families of patients with ataxia-teleangiectasia. Cancer Res. **36** (1976) 209–215.
TERHEGGEN, H. G., S. KRAMER und K. HEIMANN, Ataxia Telangiectasia (LOUIS-BAR Syndrom). Z. Kinderheilk. **107** (1970) 324–342.

LOWE-Syndrom, Okulo-zerebro-renales Syndrom

BELEND, B., M. SCHERRER, A. EVRARD, B. VOTAN-BONNAMOUR et M. HERMIER, Syndrome oculo-cérébro-renal de LOWE chez une fille. Discussion du mode de transmission génétique. Arch. Fr. Pediatr. **35** (1978) 269–279.
BICKEL, H. und H. CLEVE, Metabolische Schwachsinnsformen. In: BECKER, P. E., Humangenetik. Bd. V/2 1967.
CAGAS, C. R., M. CELDRAN and R. MACALI, Oculo-cerebro-renal syndrome in four generations. Far East Med. J. **7** (1971) 196–199.
ENDRES, W., J. SCHAUB, F. H. STEFANI, A. WIRTZ and V. ZAHN, Cataract in a fetus at risk for oculo-cerebro-renal syndrome (LOWE). Klin. Wschr. **55** (1977) 141–145.
FOGELSON, M. H. and H. K. BERRY, Nutritional investigation in

the oculocerebrorenal syndrome of LOWE. Birth Def., Orig. Art. Ser. **10** (1974) 149–153.
GARDNER, R. J. M. and N. BROWN, LOWE's syndrome: identification of carriers by lens examination. J. Med. Genet. **13** (1976) 449–454.
HARRIS, L. S., K. A. GITTER and M. A. GALIN, Oculo-cerebro-renal syndrome: report of a case in a baby girl. Brit. J. Ophthalmol. **54** (1970) 278–280.
HOLMES, G. E., L. B. McGOWAN and M. L. EFRON, LOWE's syndrome: A search for the carrier state. Pediatrics **44** (1969) 358 to 364.
HOLMES, G. E. and V. TUCKER, Oculo-cerebro-renal syndrome: a four generation family study and case reports of two living children. Clin. Pediat. **11** (1972) 119–124.
JOHNSON, B. L. and D. A. HILES, Ocular pathology of LOWE's syndrome in a female infant. J. Pediat. Ophthal. **13** (1976) 204 to 210.
KLEIN, D. and H. KÖNIG, Ophthalmological and genetic consideration on a case of LOWE's syndrome. J. Genet. Hum. **18** (1970) 191–195.
MANZ, F., H. J. BREMER and J. BRODEHL, Renal transport of amino acids in children with oculocerebrorenal syndrome. Helv. Paediat. Acta **33** (1978) 37–44.
PELLEMAN, J. W., E. M. BLEEKER-WAGEMAKERS and A. W. C. VAN VEELEN, Opacities of the lens indicating carrier status in the oculo-cerebro-renal (LOWE) syndrome, J. Pediat. Ophthalmol. **44** (1977) 205–212.
SORSBY, A., Ophthalmic genetics. Butterworth. London 1970.

Lungenfibrose, familiäre, diffuse

BONANNI, P. P., J. W. FRYMOYER and R. F. JACOX, A family study of idiopathic pulmonary fibrosis, a possible dysproteinemic and genetically determined disease. Amer. J. Med. **39** (1965) 411–421.
LARSON, R. K., M. L. BARMAN, F. KUEPPERS and H. H. FUDENBERG, Genetic and environmental determinants of chronic obstructive pulmonary disease. Ann. Intern. Med. **72** (1970) 627 to 632.
TOULOUKIAN, J. S., A familial variant of the HAMMAN-RICH syndrome. J. Indiana State Med. Assoc. **68** (1975) 956–958.
WOLKOWA, K. I., Diffuse interstitielle Lungenfibrose (russisch). Klin. Med. **5** (1972) 120–125.

Lungenfibrose, familiäre, polyzystische

ADELMAN, A. G., G. CHERTKOW and R. C. HAYTON, Familial fibrocystic pulmonary dysplasia. A detailed family study. Canad. Med. Ass. J. **95** (1966) 603–610.
IVES, E. J., M. DARJA and S. GEIST, Peripheral pulmonary cystic disease in sibs. Birth Def., Orig. Art. Ser. **12** (1976) 187–191.

McKusick, V. A., Mendelian inheritance in man. 5. Aufl. Baltimore 1978.
Young, W. A., Familial fibrocystic pulmonary dysplasia. A new case in a known affected family. Canad. Med. Ass. J. **94** (1966) 1059–1061.

Lupus erythematodes

Arnett, F. C. and L. E. Shulman, Studies in familial systemic lupus erythematosus. Med. Biol. **55** (1976) 313–322.
Block, S. R., J. B. Winfield, M. D. Lockshin, W. A. D'Angelo and C. L. Christian, Studies of twins with systemic lupus erythematosus. A review of the literature and presentation of 12 additional sets. Amer. J. Med. **59** (1975) 533–552.
Denman, A. M., The viral theory of connective tissue disease: a review. Med. Biol. **53** (1975) 61–84.
Dorfman, H., M. F. Kahn et S. de Seze, Les Lupus iatrogénés: Etat actuel de la question. I. Etude clinique et principaux produits incrimines. Nouv. Presse Méd. 1972/I 2907–2912.
First, M. R., Familial systemic lupus erythematosus. S. Afr. Med. J. **47** (1973) 242–244.
Fitzsimmens, J. S., M. J. Crawford and W. R. Reeves, Congenital discoid lupus in the newborn. J. Med. Genet. **14** (1977) 283–286.
Hammerstein, W., X-chromosomaler Erbgang des Lupus erythematodes? Arch. Derm. Forsch. **242** (1972) 246–256.
Lappat, E. J. and J. J. Cawein, A familial study of procainamide-induced systemic lupus erythematosus. A question of pharmacogenic polymorphism. Amer. J. Med. **45** (1968) 846–852.
Larsen, R. A., Family studies in systemic lupus erythematosus. J. Chron. Dis. **25** (1972) 187–190.
Leonhardt, T., Family studies in systemic lupus erythematosus. Acta Med. Scand. **176** Suppl. 416 (1964) 1–156.
Moncada, B., N. K. B. Day, R. A. Good and D. B. Windhorst, Lupus erythematosus like syndrome with a familial defect of complement. New Engl. J. Med. **286** (1972) 689–693.
Niermann, H., Erbliche Dispositionskrankheiten. In: Jadassohn, J., Handbuch. 1966.
Oleinick, A. and N. Mantel, Family studies in systemic lupus erythematosus. II. Mortality among siblings and offsprings of index cases with a statistical appendix concerning life table analysis. J. Chron. Dis. **22** (1970) 617–625.
Pollak, V. E., Antinuclear antibodies in families of patients with systemic lupus erythematosus. New Engl. J. Med. **271** (1964) 165–171.
Reed, W. B., R. F. Bergerson, P. Tuffanelli and E. W. Jones, Hereditary inflammatory vasculitis with persistent nodules: a genetically-determined new entity probably related to Lupus erythematosus. Brit. J. Dermatol. **87** (1972) 209–307.

Lymphödem, erbliches, NONNE-MILROY-MEIGE-Syndrom, Elephantiasis congenita hereditaria; Trophödem, chronisches

ESTERLY, J. R., Congenital hereditary lymphedema. J. Med. Genet. **2** (1965) 93–98.
HARPER, P. S., MILROY disease. Birth Def., Orig. Art. Ser. **8** (1972) 306–307.
JESKE, J., H. OSTROWSKA STACH i H. HUBNER, Chroba NONNEGO-MILROY'a-MEIGE'a u dwoch ezlonkow rodzinky. Pol. Tyg. Lek. **24** (1969) 1389–1390.
KOESTLER, E., Das Trophödem (NONNE-MILROY-MEIGE). Derm. Msch. **162** (1976) 465–477.
MCKUSICK, V. A., Mendelian inheritance in man. 5. Aufl. Baltimore 1978.
WELLS, G. C., Yellow nail syndrome with familial primary hypoplasia of lymphatics, manifest late in life. Proc. Roy. Soc. Med. **59** (1966) 447–448.
WHEELER, E. S., V. CHAN, R. WASSMAN et al., Familial lymphedema praecox: MEIGE's disease. Plast. Reconstr. Surg. **67** (1981) 362–364.

Lymphogranulomatose, Lymphogranuloma malignum, Morbus HODGKIN

BJÖRKHOLM, M., G. HOLM and H. MELLSTEDT, Immunological family studies in HODGKIN's disease: is the immunodeficiency horizontally transmitted? Scand. J. Haematol. **20** (1978) 297 to 315.
COUTINHO, V., C. BOTTURA and R. P. FAKAO, Cytogenetic studies in malignant lymphomas: a study of 28 cases. Brit. J. Cancer **25** (1971) 789–801.
FRAUMENI, J. F. jr., Family studies in HODGKIN's disease. Cancer Res. **34** (1974) 1164–1165.
GRUFFERMAN, S., HODGKIN's disease in siblings. New Engl. J. Med. **296** (1977) 248–250.
HALAZUN, J. F., S. E. KERR and J. N. LUKENS, HODGKIN's disease in three children from an Amish kindred. J. Pediat. **80** (1972) 281–291.
HOERNI, B. et J. CHAUVERGUE, Étiologie de la maladie de HODGKIN. Bord. Med. **5** (1972) 287–390.
HOFER, H. O., E. NAGEL-STUDER und G. A. NAGEL, Familiärer Morbus HODGKIN, Fallbericht und Literaturübersicht. Onkologie **2** (1979) 113–118.
LYNCH, H. T., V. A. SALIVAR, H. A. GUIRGIS, P. I. TERASAKI, W. A. BARDAWIL, R. E. HARRIS, J. F. LYNCH and R. THOMAS, Familial HODGKIN's disease and associated cancer. A clinical pathologic study. Cancer **38** (1976) 2033–2041.
MANIGAND, G., C. MACREZ, J. CHROME, C. H. BOSSON, J. DELAMARE et M. DÉPARIS, Maladie de HODGKIN familiale. Presse Méd. **72** (1964) 1871–1874.

MASSIMO, L. and P. G. MORI, Blastogenesis and beta-glucuronidase activation of cultured lymphocytes from children with HODGKIN's disease and their close relatives. Possible interference of genetic factors in the pathogenesis of the disease. Gaslini **5** (1973) 171 to 177.
STOBBE, H. und H. HERRMANN, Diagnostik- und Therapieschemata hämatologischer Erkrankungen. Akademie-Verl. Berlin 1971.
THORLING, K., Familial HODGKIN's disease: occurrence in two brothers. Dan. Med. Bull. **20** (1973) 61–63.
WHITELAW, D. M., Chromosome complement of lymph node cells in HODGKIN's disease. Canad. Med. Ass. J. **101** (1969) 74–81.

Lymphoproliferatives Syndrom, X-chromosomales, DUNCAN-Syndrom

PURTILO, D. T., J. P. S. YANG, S. ALLEGRA, D. DE FLORIO, L. M. HUTT, M. SOLTENI and G. VAWTER, Hematopathology and pathogenesis of the X-linked recessive lymphoproliferative syndrome. Amer. J. Med. **62** (1977) 225–233.
PURTILO, D. T., X-linked recessiv lymphoproliferative syndrome. Lancet 1978/I 554.
PURTILO, D. T., L. HUTT, J. BHAWAN, J. P. S. YANG, C. CASSEL, S. ALLEGRA and F. S. ROSEN, Immunodeficiency to the EPSTEIN-BARR-virus in the X-linked recessive lymphoproliferative syndrome. Clin. Immun. Immunopathol. **9** (1978) 147–156.

MADELUNGsche Deformität

CHAROSKY, C. B. y V. MARTINEZ MOSQUERA, Deformidad de MADELUNG herencia autosomica dominante en una familia. Bol. Trab. Soc. Argent. Ortop. Traum. **41** (1976) 179–181.
FELMAN, A. H. and J. A. KIRKPATRICK jun., MADELUNGS deformity: Observation in 17 patients. Radiology **93** (1969) 1037 to 1042.
GREBE, H., Mißbildungen der Gliedmaßen. In: BECKER, P. E., Humangenetik, Bd. II, 1964.

Makroamylasämie

HENDRSON, A. R., J. KING and C. W. IMRIE, Anomalous response of macroamylase to assay temperature. Clin. Chem. **19** (1973) 123–124.
IMRIE, S. W., J. KING and A. R. HENDERSON, Macroamylasaemia: a report of two cases. Scott. Med. J. **18** (1973) 188–191.

Makroglobulinämie WALDENSTRÖM, Immunozytom

BJORNSSON, O. G., A. ARNASON, S. GUDMUNOSSON, O. JENSSON, S. OLAFSSON and H. VALDIMARSSON, Makroglobulinaemia in an Iceland family. Acta Med. Scand. **203** (1978) 283–288.

Brown, A. K., M. W. Elves, H. H. Gunson and R. Rell-Ilderton, Waldenström's macroglobulinaemia. A family study. Acta Haemat. **38** (1967) 183–192.
Gétaz, E. P. and W. G. Staples, Familial Waldenström's macroglobulinaemia. A case report. S. Afr. Med. J. **51** (1977) 891–892.
Gött, E., Zur Zytogenetik des M. Waldenström. Wien. Klin. Wschr. **82** (1970) 143–147.
Schneider, W., Diagnose und Differenzierung der Paraproteine mit der Immunelektrophorese. Münch. Med. Wschr. **111** (1969) 991–997.
Spengler, G. A., H. Siebner and G. Riva, Chromosomal abnormalities in Macroglobulinaemia Waldenström: Discordant findings in uniovular twins. Acta Med. Scand. **445** Suppl. 179 (1966) 132 to 139.

Makrotestes

Cantu, J. M., H. E. Scaglia, M. Gonzales-Didi et al., Inherited congenital normofunctional testicular hyperplasia: further observations. Birth Def., Orig. Art. Ser. **13**/3 C (1977) 227–228.
Ruvalcaba, R. H. A., S. A. Myhre, E. C. Roosen Runge and J. B. Beckwith, X-linked mental deficiency associated with megalotestis. Birth Def., Orig. Art. Ser. **13**/3 B (1977) 251–256.
Turner, G., C. Eastman, J. Casey, A. McLeay, P. Procopis and B. Turner, X-linked mental retardation with macro-orchidism. J. Med. Genet. **12** (1975) 367–371.

Makrozephalie

Riley, H. D. jr. and W. R. Smith, Macrocephaly, pseudopapilledema and multiple hemangiomata. A previously undescribed heredofamilial syndrome. Pediatrics **26** (1960) 293–300.
Stevenson, A. C. and B. C. C. Davison, Genetic counselling. London 1970.

Makuladegeneration, familiäre, vitelliforme; BEST-Syndrom

Bard, L. A. and H. E. Cross, Genetic counselling of families with Best macular dystrophy. Trans. Amer. Acad. Ophthalmol. Otolaryngol. **79** (1975) 865–873.
Jaeger, W. and E. Bischoff, Vitelliforme Makuladegeneration und Bestsche Makuladegeneration sind dasselbe Krankheitsbild. Klin. Mbl. Augenheilk. **170** (1977) 890–899.
Johnston, S. S., J. Darragh and N. C. Nevin, Hereditary macular degeneration in three generations. Brit. J. Ophthal. **57** (1979) 578–583.
Klein, D. und A. Franceschetti, Mißbildungen und Krankheiten des Auges. In: Becker, P. E., Humangenetik. Bd. IV 1964.

MALONEY, W. F., D. M. ROBERTSON and S. A. MILLER, Hereditary vitelliform macular degeneration — variable fundus findings within a single pedigree. Arch. Ophthal. **95** (1977) 979—983.
McKUSICK, V. A., Mendelian inheritance in man. 5. Aufl. 1978.
MERIN, S. and E. AUERBACH, The central and peripheral retina in macular degenerations. Arch. Ophthal. **84** (1970) 710—717.
MILLER, S. A., Multifocal BEST's vitelliforme dystrophy. Arch. Ophthalmol. **95** (1977) 984—990.
MILLER, S. A., Fluorescence in BEST's vitelliforme dystrophy, lipofuscin, and fundus flavimaculatus. Brit. J. Ophthal. **62** (1978) 256—260.
NORDSTRÖM, S., G. HOLMGREN and W. THORNBURN, A genetic study of congenital hereditary macular degeneration in the county of Vaster botten, Sweden. Acta Ophthal. **50** (1972) 539—542.
NORDSTRÖM, S. and Y. BARKMAN, Hereditary macular degeneration (HMD) in 246 cases traced to one gene source in central Sweden. Hereditas **84** (1976) 163—175.
NOTTING, J. G. A. and A. J. L. G. PINCKERS, Dominant cystoid macular dystrophy. Amer. J. Ophthal. **83** (1977) 234—241.
PINCKERS, A., A. F. DEUTMAN and J. G. A. NOTTING, Retinal functions in dominant cystoid macular dystrophy (DCMD). Acta Ophthalmol. **54** (1976) 579—590.
SALINAS, A. B., Degeneraciones y distrofias de la macula. Arch. Soc. Esp. Oftalmol. **31** (1971) 315—334.
SORSBY, A., Ophthalmic genetics. 2. Aufl. Butterworth, London 1970.
STEVENSON, A. C. and B. C. C. DAVISON, Genetic counselling. London 1970.
THORNBURN, W. and S. NORDSTRÖM, EOG in a large family with hereditary macular degeneration (BEST's vitelliforme macular dystrophy). Identification of gene carriers. Acta Ophthalmol. **56** (1978) 455—464.

Makuladegeneration, senile

CARR, R. E., K. G. NOBLE and I. NASACHIKE, Hereditary hemorrhagic dystrophy. Am. J. Ophthalmol. **85** (1978) 318—328.
FRANÇOIS, J., L'hérédité des dégénérescences maculaires séniles. Arch. Ophthalm. **29** (1969) 899—902.
FRANÇOIS, J., L'herédité des dégénérescences maculaires séniles. Ophthalmologica **175** (1977) 67—72.
MERIN, S. and E. AUERBACH, The central and peripheral retina in macular degenerations. Arch. Ophthalm. **84** (1970) 710—713.
SORSBY, A., Ophthalmic genetics. 2. Aufl., Butterworth, London 1970.
STREIFF, E. B., Aspects cliniques des dégénérescences maculaires séniles. Arch. Ophthl. **29** (1969) 871—876.

Mal de Meleda, Keratosis extremitatum hereditaria transgrediens et progrediens

FRANCESCHETTI, A. T., V. REINHART et U. W. SCHNYDER, La Maladie de Meleda. J. Génét. Hum. **20** (1972) 267–296.
ŠALAMON, T. and O. LAZOVIČ, Contribution au problême de la maladie de Mljet (Mal de Meleda). J. Génét. Hum. **10** (1961) 172–201.
SCHNYDER, U. W. und W. KLUNKER, Erbliche Verhornungsstörungen der Haut. In: JADASSOHN, J., Handbuch. 1966.

Manisch-depressive Psychose, Depressionen

AUGST, J. und C. SCHARFETTER, Der heutige Stand der Genetik endogener Psychosen. Arch. Genet. **45** (1972) 1–10.
BERTELSEN, A., B. HARVALD and M. HAUGE, Danish twin study of manic depressive disorders. Brit. J. Psychiat. **130** (1977) 330 to 351.
CADORET, R. J. and G. WINOKUR, Genetic principles in the classification of affective illnesses. Int. J. Ment. Health **1** (1972) 159 to 175.
CADORET, R. J., The genetics of affective disorders and genetic counselling. Soc. Biol. **23** (1976) 116–122.
CADORET, R. J. and G. WINOKUR, X-linkage in manic-depressive illness. Ann. Rev. Med. **26** (1976) 21–25.
CAPLAN, J., Four generations of mental illness. Can. Med. Ass. J. **101** (1969) 418–420.
FUHRMANN, W. und F. VOGEL, Genetische Familienberatung. Berlin, Heidelberg, New York 1968.
GHOSH, A., N. N. WIG and R. SRINIVASA MARTHY, Prophylactic value of lithium in manic depressive psychosis: genetic aspects. Indian J. Psychiatry **19** (1977) 73–76.
GREEN, R., U. GOETZL, P. WHYBROW and R. JACKSON, X-linked transmission of manic-depressive illness. J. Amer. Med. Ass. **223** (1973) 1289.
KOCH, G., Probleme der Erb- und Konstitutionsforschung seelischer Störungen. In: MEYER, H.-H., Seelische Störungen. Frankfurt/M. 1969.
LANGE, V., Die Genetik der Psychosen unter verändertem Aspekt. Psychiat. Clin. **9** (1976) 32–44.
LORANGER, A. W., X-linkage and manic-depressive illness. Brit. J. Psychiat. **127** (1975) 482–488.
MENDLEWICZ, J., R. R. FIEVE and F. STALLONE, Genetic history as a predictor of lithium response in manic-depressive illness. Lancet 1972/I 599–600.
MENDLEWICZ, J. and J. D. RAINER, X-linkage in manic depressive illness. Brit. Med. J. 1973/III 290.
MENDLEWICZ, J., The age factor in depressive illness: some genetic consideration. J. Geront. **31** (1976) 300–303.
MENDLEWICZ, J., Contribution a l'étude génétique de la psychose

manico-depressive. Bull. Man. Acad. Roy. Med. Belg. **132** (1977) 212–216.
PALUSZNY, M., M. L. SELZER, A. VINOKUR and L. LEWANDOWSKI, Twin relationships and depression. Amer. J. Psychiatry **134** (1977) 988–990.
PARDUE, L. H., Familial unipolar depressive illness: a pedigree study. Amer. J. Psychiat. **132** (1975) 970–972.
PARE, C. M. B. and J. W. MACK, Differentiation of two genetically specific types of depression by the response to antidepressant drugs. J. Med. Genet. **8** (1971) 306–309.
PERRIS, H., L. v. KNORRING and C. PERRIS, Genetic vulnerability for depression and live events. Neuropsychobiology 1982.
REICH, J. and G. T. VINOKUR, Two genetic factors in manic depressive disease. Comprehens. Psychiat. **11** (1970) 93–99.
SCHON, M., What happened later to the lithium babies? A follow-up study of children born without malformations. Acta Psychiat. Scand. **54** (1976) 193–197.
SHIELDS, J., Some recent developments in psychiatric genetics. Arch. Psychiatr. Nervenkr. **220** (1975) 347–360.
SMALL, J. G., I. F. SMALL, V. MILSTEIN and D. F. MOORE, Familial associations with EEG variants in manic-depressive disease. Arch. Gen. Psychiat. **32** (1975) 43–48.
STERN, C., Grundlagen der Humangenetik. Fischer-Verl. Jena 1968.
TROSTORFF, S. v., Über die hereditäre Belastung bei den bipolaren und monopolaren phasischen Psychosen. Schweiz. Arch. Neur. Neurochir. **102** (1968) 235–243.
WILLIAMS, H. L., Genetic influence in the affective disorders. Biol. Psychol. Bull. **4** (1975) 63–71.
ZERBIN-RÜDIN, E., Endogene Psychosen. In: BECKER, P. E., Humangenetik. Bd. V/2 1967.

Mannosidose

DESNICK, R. J., H. L. SHAP, G. A. GRABOWSKI, R. D. BRUNNING, P. G. GNIE, J. H. SUNG, R. J. GORLIN and J. U. IKONNE, Mannosidosis: clinical, morphologic, immunologic, and biochemical studies. Pediatr. Res. **10** (1976) 985–996.
FARRIAUX, J. P. et G. FONTAINE, La mannosidose: un diagnostic simplc. Arch. Franc. Pediat. **33** (1976) 11–22.
HIRANI, S., B. G. WINCHESTER and A. D. PATRICK, Measurement of the α-mannosidase activities in human plasma by a different assay. Clin. Chim. Acta **81** (1977) 135–144.
JOLLY, R. D. and N. G. THOMPSON, Mannosidosis: pathogenesis of lesions in exocrine cells. J. Path. **121** (1976) 59–62.
KISTLER, J. P., I. T. LOTT, E. H. KOLODNY, R. B. FRIEDMANN, R. NERSASIAN, J. SCHNUR, M.-C. MIHM, A. M. DVORAK and R. DICKERSIN, Mannosidosis: New clinical presentation, enzyme studies, and carbohydrate analysis. Arch. Neurol. **34** (1977) 45 to 51.

LEFSON, R. D. and R. J. DESNICK, Punctate lenticular opacities in type II mannosidosis. Amer. J. Ophthalmol. **85** (1978) 218 to 224.
VIDGOFF, J., E. W. LOVRIEN, R. K. BEALS and N. R. M. BUIST, Mannosidosis in three brothers. Birth Def., Orig. Art. Ser. **13**/3C (1977) 252.
YUNIS, J. J., R. C. LEWANDOWSKI jr., S. J. SANFILIPPO, M. Y. TSAI, I. FONI and H. H. BRUHL, Clinical manifestations of mannosidosis. A longitudinal study. Amer. J. Med. **61** (1976) 841–848.

MARDEN-WALKER-Syndrom

MARDEN, P. M. and W. A. WALKER, A new generalized connective tissue syndrome. Amer. J. Dis. Child. **112** (1966) 225–228.
TEMTAMY, S. A., A. S. SHOUKRY, M. RAAFAT and S. MIHARED, Probable MARDEN-WALKER syndrome: evidence for autosomal recessive inheritance. Birth Def., Orig. Art. Ser. **11** (1975) 104 to 108.

MARFAN-Syndrom

DECKERS, P. F. L., Étude biochimique du syndrome de MARFAN. Presse Méd. **79** (1971) 1639–1641.
EMANUEL, R., R. A. L. NG, J. MARCOMICHELAKIS, E. C. JEFFERSEN, P. A. MACFAUL and R. WITHERS, Formes frustes of MARFAN's syndrome presenting with severe aortic regurgitation: clinicogenetic study of 18 families. Brit. Heart. J. **39** (1977) 190–197.
FRIED, K. and D. KRAKOWSKY, Probable autosomal recessive MARFAN syndrome. J. Med. Genet. **14** (1977) 359–361.
GOUX, J. P. et O. KALLAY, Syndrome de MARFAN et trouble métabolique. Bull. Soc. Belge Ophthal. **168** (1969) 707–714.
GRÜNWALD, P. and F. SCHWEICKHART, Deviations in the G-group chromosomes. Acta Genet. Med. Gemellol. **18** (1969) 92–98.
HEILMANN, K., J. SUSCHKE, D. KUNZE und J.-D. MURKEN, MARFAN-Syndrom — Eine vererbbare Störung des Bindegewebes. Klinische, ophthalmologische, biochemische und genetische Untersuchungen. Klin. Pädiat. **185** (1973) 43–51.
LENZ, W., Medizinische Genetik. 1970.
MANFREDI, F., M. BRACCIOLINI, E. CRISTALLO, G. RANIERI et P. PETRINELLI, Etude clinique (oculaire, cardiovasculaire, constitutionnelle) et génétique du syndrome de MARFAN. J. Génét. Hum. **25** Suppl. (1977) 1–65.
MURDOCH, J. L., B. WALKER and V. A. MCKUSICK, Parental age effects on the occurrence of new mutations for the MARFAN syndrome. Ann. Hum. Genet. **35** (1972) 331–336.
PIERAGGI-FABRE, M.-Th. et H. BOUISSON, Réflexions sur le fibroblaste cutané dans le syndrome de MARFAN et l'homocystinurie. Presse Méd. **79** (1971) 1631–1634.
WISE, D., Hereditary disorders of connective tissue. In: JADASSOHN, J., Handbuch. 1966.

MARINESCO-SJÖGREN-Syndrom

BECKER, P. E., Krankheiten mit hauptsächlicher Beteiligung des spino-zerebellaren Systems. In: Humangenetik, Bd. V/1. 1966.
NYBERG-HANSEN, R., O. GRÖNVIK and S. REFSUM, Hereditary cerebellar ataxia associated with congenital cataracts. Four cases of the MARINESCO-SJÖGREN syndrome with some unusual features. Acta Neurol. Scand. **48** (1973) Suppl. 51, 257–260.
SKRE, H., H. H. BASSÖE, K. BERG and A. G. FRÖVING, Cerebellar ataxia and hypogonadism in two kindreds. Chance occurrence, pleiotropism or linkage. Clin. Genet. **9** (1976) 234–244.
TODOROV, A., Le syndrome de MARINESCO-SJÖGREN première étude anatomo-clinique. J. Génét. Hum. **24** (1965) 197–233.

MARSHALL-Syndrom, STICKLER-Syndrom, Arthro-Ophthalmopathie

HALL, J. G. and H. HERROD, The STICKLER syndrome presenting as a dominantly inherited cleft palate and blindness. J. Med. Genet. **12** (1975) 397–400.
HERRMANN, J., T. D. FRANCE and J. M. OPITZ, The STICKLER syndrome. Birth Def., Orig. Art. Ser. **11** (1975) 203–204.
HOLMES, L. B. and C. L. SCHEPENS, Syndrome of ocular and facial anomalies, telecanthus and deafness. J. Pediat. **81** (1972) 552 to 555.
POPKIN, J. S. and R. C. POLOMENO, STICKLER' syndrome (hereditary progressive arthro-ophthalmopathy. J. Can. Med. Assoc. **111** (1974) 1071–1076.
RIMOIN, D. L. and M. T. EDGERTON, Genetic and clinical heterogeneity in the oral-facial-digital syndromes. J. Pediat. **71** (1967) 94–97.
RUPPERT, E. S., E. BUERK and M. F. PFORDRESHER, Hereditary hearing loss with saddle-nose and myopia. Arch. Otolaryng. **92** (1970) 95–98.

MAYER-v. ROKITANSKY-KÜSTER-Syndrom; Vaginalaplasie; Uterus didelphys

ANGER, D., J. HEMET et J. ENSEL, Forme familiale du syndrome de ROKITANSKY-KÜSTER-HAUSER. Bull. Fed. Gynek. Obstet. Franç. **18** (1966) 229–234.
GAGNAIRE, J. C., J. L. LAURENT et Y. ROCHET, L'embryologie du vagin (Revue générale et mise a jour. Son application dans la comprehension de l'absence congénitale de vagin). Rev. Franç. Gynec. **70** (1975) 253–259.
GARDÓ, S., Z. PAPP and A. ARVAY, Gonadal dysgenesis in association with MAYER-ROKITANSKY-KÜSTER syndrome. Schweiz. Z. Gynäk. Geburtsh. **2** (1971) 73–78.
GRIFFIN, J. E., C. EDWARDS, J. D. MADDON et al., Congenital

absence of the vagina. The MAYER-ROKITANSKY-KÜSTER-HAUSER syndrome. Ann. Intern. Med. 85 (1976) 224–236.
HALBERT, D. R. and A. C. CHRISTAKOS, Discordance of sexual anomalies in monozygotic twins. Report of a case. Obstetrics and Gynecology **36** (1970) 388–390.
HILLEMAND, B., J.-C. BONNEAU et J.-P. POLY, Conjunction d'un syndrome de TURNER, d'un syndrome de ROKITANSKY-KÜSTER-HAUSER atypique et d'un syndrome de KLIPPEL-FEIL. Ann. Méd. Interne **124** (1973) 423–428.
JONES, H. W. jr. and S. MERMUT, Familial occurrence of congenital absence of the vagina. Amer. J. Obstet. Gynec. **114** (1972) 1100 to 1101.
KORDS, H., ROKITANSKY-KÜSTER-Syndrom (Vaginalaplasie, rudimentärer Uterus) kombiniert mit Nierenaplasie, Phokomelie und multiplen Skelettfehlbildungen im Sinne eines KLIPPEL-FEIL-Syndroms. Geburtsh. Frauenheilk. **96** (1976) 672–677.
SALVATORE, C. A. and O. LODOVICCI, Vaginal agenesis: an analysis of ninety cases. Obstet. Gynecol. Scand. **57** (1978) 89–94.
SCHMID-TANNWALD, I., M. GIROTTI und G. A. HAUSER, Die Formalgenese weiblicher innerer Genitalaplasien, speziell des MAYER-ROKITANSKY-KÜSTER-Syndroms. Zentralbl. Gynäkol. **95** (1973) 421–428.
SIMPSON, J. L. and A. C. CHRISTAKOS, Hereditary factors in obstetrics and gynecology. Obstet. Gynec. Survey. **24** (1969) 580–601.
VALSECCHI, A., E. COLOMBO e A. M. SIRONI, La sindrome di MAYER-ROKITANSKY-KUESTER-HAUSER. Descrizione di tre casi. Min. Ginecol. **30** (1978) 531–538.

MAY-HEGGLIN-Anomalie, HEGGLIN-Syndrom

CHONG, A. Y. H., G. B. ISMAIL and T. S. HOON, The MAY-HEGGLIN anomaly: family report and review. Ann. Acad. Med. Singapore **4** (1975) 279–283.
GODWIN, H. A. and A. D. GINSBURG, MAY-HEGGLIN anomaly: A defect in megakaryocyte fragmentation? Brit. J. Haemat. **26** (1974) 117–128.
LECHNER, K., K. BREDDIN, K. MOSER, L. STOCKINGER und E. WENZEL, MAY-HEGGLINsche Anomalie. Beschreibung einer neuen Familie und Untersuchungen zur Funktion, Biochemie und Ultrastruktur der Thrombozyten. Acta Haemat. **42** (1969) 303–320.
OSLI, F. A., J. L. NAIMAN, D. M. ALLEN and L. K. DIAMOND, Leukocytic inclusions — DÖHLE bodies — associated with platelet abnormality (the MAY-HEGGLIN anomaly). Report of a family and review of the literature. Blood **20** (1962) 657–667.
ROSENBERG, T., E. ARAD, T. PILLAR and E. GIDON, MAY-HEGGLIN anomaly. Israel J. Med. Sci. **7** (1971) 1073–1078.

MECKEL-Syndrom, GRUBER-Syndrom, Dysenzephalia splanchnocystica

ALTMANN, P., P. WAGENBICHLER and A. SCHALLER, A casuistic report on the GRUBER or MECKEL syndrome. Hum. Genet. **38** (1977) 357–362.
AULA, P., O. KARJALAINEN, J. RAPOLA, J. LINDGREN and M. SEPPALA, Prenatal diagnosis of MECKEL syndrome. Amer. J. Obstet. Gynecol. **129** (1977) 700–772.
CRAWFORD, M. D'A, P. JACKSON and H. G. KOHLER, MECKEL's syndrome (dysencephalia splanchnocystica) in two Pakistan sibs. J. Med. Genet. **15** (1978) 242–245.
FITCH, N. and L. PINSKY, The MECKEL syndrome with limited expression in relatives. Clin. Genet. **4** (1973) 33–37.
FRIEDRICH, U., K. BROGARD HANSEN, M. HAUGE, I. HÄGERSTRAND, K. KRISTOFFERSEN, E. LUDVIGSEN, U. MERRILD, B. NORGAARD-PEDERSEN, G. BRUUN PETERSEN and A. J. THERKELSEN, Prenatal diagnosis of polycystic kidneys and encephalocele (MECKEL syndrome). Clin. Genet. **15** (1979) 278–286.
HSIA, Y. E., M. BARTU and A. HERBORDT, Genetics of the MECKEL syndrome (Dysenzephalia splanchnocystica). Pediatrics **48** (1971) 237–247.
KOCH, G., Genetic aspects of the phakomatoses. In: VINKEN, P. J. and G. W. BRUYN, Handbook of clinical neurology. Vol. **14**, 488–561, Amsterdam 1972.
KOCH, G. and G. SCHWANITZ, Beitrag zur Kenntnis des MECKELschen Syndroms und zur genetischen Beratung. Münch. Med. Wschr. **117** (1975) 1723–1724.
MECKE, S. and E. PASSARGE Encephalocele, polycystic kidneys and polydactyly as an autosomal recessive trait simulating certain other disorders. The MECKEL syndrome. Ann. Génét. **14** (1971) 97–103.
SELLER, M. J., PRENATAL diagnosis of a neural tube defect: MECKEL syndrome. J. Med. Genet. **12** (1975) 109–110.
SHAPIRO, L. J., M. M. KABACK, K. E. TOOMEY et al., Prenatal diagnosis of the MECKEL syndrome: use of serial ultrasound and α-fetoprotein measurement. Birth Def., Orig. Art Ser. **13** (1977) 267–272.

Megalocornea

HALLERMANN, W., Zur Semiologie und Genetik des Keratoglobus. Klin. Mbl. Augenheilk. **166** (1955) 1–5.
KLEIN, D. und A. FRANCESCHETTI, Mißbildungen und Krankheiten des Auges. In: BECKER, P. E., Humangenetik. Bd. IV, 1964.
MCKUSICK, V. A., Mendelian inheritance in man. 5. Aufl. 1978.
NEUHAUSER, G., E. G. KAREGGIA, T. D. FRANCE and J. M. OPITZ, Syndrome of mental retardation, seizures, hypotonic cerebral palsy and megalocornea, recessively inherited. Z. Kinderheilk. **120** (1975) 1–18.

Melanoblastom

ANDERSEN, D. E., Clinical characteristics of the genetic variety of cutaneous melanoma in man. Cancer **28** (1971) 721–725.
ANDERSEN, D. E., J. L. SMITH jr. and C. M. MCBRIDE, Hereditary aspects of malignant melanoma. J. Amer. Med. Ass. **200** (1967) 741–746.
DUGGLEBY, W. F., H. STOLL, R. L. PRIORE et al., A genetic analysis of melanoma – polygenic inheritance as a threshold trait. Am. J. Epidemiol. **114** (1981) 63–72.
KOPF, A. W., M. MINTZIS, W. R. N. GRIER et al., Familial malignant melanoma. Cutis **17** (1976) 873–876.
KORN-HEYDT, G. E., Erbliche Aplasien, Hyperplasien und Tumoren. In: JADASSOHN, J., Handbuch. 1966.
LYNCH, H. T., B. C. FRICHOT III and J. F. LYNCH, Familial atypical multiple melanoma syndrome. J. Med. Genet. **15** (1978) 352–356.
MATTON, M. T. et M. R. VERSCHRAEGEN-SPAE, Aspects génétiques du melanoma. Acta Chir. Belg. **73** (1974) 109–133.
TASMAN, W., Familial intraocular melanoma. Trans. Amer. Acad. Ophthalmol. Otol. **74** (1970) 955–958.
WALLACE, D. C., L. A. EXTON and G. R. C. MCLEOD, Genetic factors in malignant melanoma. Cancer **27** (1971) 1262–1266.
Ders., BEARDMORE, G. L. and L. A. EXTON, Familial malignant melanoma. Ann. Surg. **177** (1973) 15–20.

Melanose, neurokutane

FOX, H., J. L. EMERY, R. A. GOODBODY and P. O. YATES, Neurocutaneous melanosis. Arch. Dis. Childh. **39** (1964) 508–516.
KOCH, G., Phakomatosen. In: BECKER, P. E., Humangenetik. Bd. V/1 1966.

Melanosis universalis

OLLENDORFF-CURTH, H., Mit Pigmentstörungen einhergehende Dermatosen. In: JADASSOHN, J., Handbuch. 1966.
TVAROH, F. and B. KARES, Familial occurrence of diffuse melanosis. Plzen. Lek. Sborn. **22** (1968) 35–38.

MELKERSSON-ROSENTHAL-Syndrom

BUTENSCHOEN, H., MELKERSSON-ROSENTHAL-Syndrom im Kindesalter. Hautarzt **27** (1976) 544–547.
CARR, R. D., Is the MELKERSSON-ROSENTHAL syndrome hereditary? Arch. Derm. **93** (1966) 426–427.
KISSEL, P., J. M. ANDRÉ, M. L. DUE et A. JACQUIER, Les formes familiales du syndrome de MELKERSSON-ROSENTHAL. Rev. Oto-Neuro-Ophthal. **48** (1976) 257–266.
KOCH, G., Nervenkrankheiten vorwiegend exogener Natur oder noch ungeklärter Ätiologie. In: BECKER, P. E., Humangenetik. Bd. V/1 1966.

Niermann, H., Erbliche Dispositionskrankheiten. In: Jadassohn, J., Handbuch. 1966.
Vogel, F. und H. Dorn, Krankheiten der Haut und ihrer Anhangsgebilde. In: Becker, P. E., Humangenetik Bd. IV 1964.

MELNICK-NEEDLES-Syndrom, Osteodysplastie

Danks, D. M., V. Mayne and K. Koslowski, A precocious autosomal recessive type of osterodysplasty-skeletal dysplasias, ICS No. 335. Birth Def., Orig. Art. Ser. **10** (1974) 124—127.
Kozlowski, K., V. Mayne and D. M. Danks, Precocious type of osteodysplasia. A new autosomal recessive form. Acta Radiol. Ser. Diagn. **14** (1973) 171—176.
Leiber, B., G. Olbrich, O. Hövels, N. Moeller und A. Walther, Das neue Syndrom. Mschr. Kinderhk. **123** (1975) 178—182.
Melnick, J. C. and C. F. Needles, An undiagnosed bone dysplasia. A two family study of 4 generations. Amer. J. Roentgen. **97** (1966) 39—48.
Stoll, Cl., J. M. Levy et A. Garden, L'Osteoplasty. Pédiatrie **31** (1976) 195—199.
Wendler, H. und K. Kellerer, Osteodysplasie-Syndrom (Melnick-Needles). Fortschr. Röntgenol. **122** (1975) 309—313.

MENKES-Syndrom, Kinky-hair-Krankheit, Trichopoliodystrophie

Ahlgren, P. and S. Vestermark, Menkes' kinky hair disease. Neuroradiology **13** (1977) 159—163.
Anon., A new genetical disorder of copper metabolism. Pediat. J. Aust. 1972/II, 291—292.
Collie, W. R., C. M. Moore, T. J. Goka and R. R. Howell, Pili torti as marker for carriers of Menkes disease. Lancet 1978/I 607—608.
Danks, D. M., E. Cartwright, B. J. Stevens and R. R. W. Townley, Menkes's kinky hair disease: further definition of defect in copper transport. Science **179** (1973) 1140—1141.
Dorn, G., G. Neuhäuser, D. Heye und A. Kielhorn, Das Kinky-Hair-Syndrom von Menkes. Klin. Pädiat. **185** (1973) 480—489.
French, J. H. and E. S. Sherard, Trichopoliodystrophy. I. Report of a case and biochemical studies. Arch. Neurol. **26** (1972) 229 to 244.
Garnica, A. D., J. L. Frias and O. M. Rennert, Menkes kinky hair syndrome. Is it a treatable disorder? Clin. Genet. **11** (1977) 154—161.
Holtzman, N. A., Menkes' kinky hair syndrome: a genetic disease involving copper. Fed. Proc. **35** (1976) 2276—2278.
Horn, N., Menkes X-linked disease: prenatal diagnosis of hemizygons males and heterozyons females. Prenatal Diagnosis **1** (1981) 107—120.
Horn, N., E. Damsgaard und I. Tygstrup, Der fetale Kupfertransport beim Menkes' Syndrom. Mschr. Kinderhk. **123** (1975) 482—483.

HORN, N., MENKES disease. Birth Def., Orig. Art Ser. 12 (1976) 557–562.
HORN, N., K. HEYDORN, E. DAMSGAARD, I. TYGSTRUP and S. VESTERMARK, Is MENKES syndrome a copper storage disorder? Clin. Genet. 14 (1978) 186–187.
TOUSSAINT, D. et P. DANIS, Dystrophie maculaire dans une maladie de MENKES. Étude histologique oculaire. J. Franç. Ophthalmol. 1978/I 457–600.
WHEELER, E. M. and P. F. ROBERTS, MENKES's steely hair syndrome. Arch. Dis. Childh. 51 (1976) 269–274.

Metaphysäre Chondrodysplasie Typ JANSEN, (MURK) JANSEN-Syndrom

GORDON, S. L., L. A. VARANO, A. ALANDETE and M. J. MAISELS, JANSEN's metaphyseal dysostosis. Pediatrics 58 (1976) 556–560.
LENZ, W., Anomalien des Wachstums und der Körperformen. In: BECKER, P. E., Humangenetik. Bd. II, 1964.
Ders., Symposion über generalisierte Anomalien des Skeletts. Mschr. Kinderhk. 114 (1966) 157–158.
RUPPRECHT, E. und G. K. HINKEL, Beitrag zum metaphysär dysostotischen Minderwuchs. Z. Kinderheilk. 103 (1968) 73–80.

Metaphysäre Chondrodysplasie Typ SCHMID

KAJII, T., T. OSHAWA, I. MATSUDA and M. SUGAI, Concordant metaphyseal dysostosis type SCHMID in identical twins. Humangenetik 13 (1971) 151–156.
KOZLOWSKI, K., Metaphyseal dysplasia of the SCHMID type. Pol. Endocrin. 22 (1971) 76–80.
KOZLOWSKI, K. and C. ZYCHOWICZ, Metaphyseal dysostosis of mixed type in a female child. Amer. J. Roentgen. 88 (1962) 443 to 449.
LENZ, W., Anomalien des Wachstums und der Körperformen. In: BECKER, P. E., Humangenetik. Bd. II, 1964.
MCKUSICK, V. A., Heritable disorders of connective tissue. 3. Aufl. London 1966.
RUPPRECHT, E. und G. K. HINKEL, Beitrag zum metaphysär dysostotischen Minderwuchs. Z. Kinderheilk. 103 (1968) 73–80.
SPAHR, A. et I. SPAHR-HARTMANN, Dysostose métaphysaire familiale. Étude de 4 cases dans une fratrie. Helv. Paediat. Acta 16 (1961) 836–849.

Metaphysäre Chondrodysplasie Typ VAANDRAGER-PEÑA

HAARMEYER, A. und W. LENZ, Metaphysäre Dysplasie – Typ PEÑA: Fallbericht von drei Kindern. Klin. Genet. in der Pädiatrie 1980. 73 bis 80.
KOZLOWSKI, K. and B. SIKORSKA, Dysplasia metaphysaria, type VAANDRAGER-PENA. Z. Kinderheilk. 108 (1970) 165–170.

Methämoglobinämie-Syndrom, enzymopathisches

Bloom, G. E. and H. S. Zerkowsky, Heterogeneity of the enzymatic defect in congenital methemoglobinemia. New Engl. J. Med. **281** (1969) 919–922.
Hermabessiere, C., C. Poisson, B. Leveque et al., Méthemoglobinémie congénitale recessive. Etude clinique et biologique d'une observation. Sem. Hop. Paris. **52** (1976) 509–513.
Junien, C., A. Leroux, D. Lostanlen et al., Prenatal diagnosis of congenital enzymopenic methaemoglobinaemia with mental retardation due to generalized cytochrome b5 reductase deficiency: first report of two cases. Prenatal Diagn. **1** (1981) 17–24.
Knapp, A., Genetische Stoffwechselstörungen. 1970.
Lenz, W., Medizinische Genetik. 1970.
Lu, S. S., W. H. Hitzig and A. R. Marti, Hereditary methemoglobinemia due to diaphorase-deficiency. Report of a case of heterozygote presenting with cyanosis after birth. Acta Heamatol. **49** (1970) 177–183.
Özsoyln, S., Congenital methemoglobinemia due to diaphorase deficiency. Acta Haemat. **47** (1972) 175–181.
Ritter, H., K. Schmidt and J. Schmitt, Hereditary methemoglobinemia associated with NADH diaphorase deficiency. Humangenetik **17** (1973) 179–180.
Waller, H. D., Inherited methemoglobinemia (enzyme deficiency). Humangenetik **9** (1970) 217–218.
West, C. A., A study of the inheritance and properties of an electrophoretic variant of NADH-methemoglobin reductase associated with congenital methaemoglobinaemia. Brit. J. Haemat. **23** (1972) 343–349.

Methamoglobinämie-Syndrom, hämoglobinopathisches

Harris, H., The principles of human biochemical genetics. Amsterdam, London 1970.
Lenz, W., Medizinische Genetik. 1970.

β-Methylkrotonylglyzinurie

Bartlett, K. and D. Gompertz, Combined carboxylase defect: biotin-responsiveness in cultured fibroblasts. Lancet 1976/II 804.
Gompertz, D., P. A. Goodey and K. Bartlett, Evidence for the enzymic defect in β-methylcrotonylglycinuria. FEBS Letters **32** (1973) 13–14.
Sweetman, L., S. P. Bales, D. Hull and W. L. Nyhan, Propionyl-CoA carboxylase deficiency in a patient with biotin-responsive β-methylcrotonylglycinuria. Pediatr. Res. **11** (1977) 1144–1147.

Methylmalonazidurie

BAUMGARTNER, E. R., C. BACHMANN and H. WIECK, Congenital methylmalonic acidemia: a variant of the B_{12}-„nonresponsive" form with evidence for reduced affinity of methylmalonic CoA mutase for its B_{12} coenzyme. Enzyme **21** (1976) 553–567.
VAN DEN BERGHE, H., M. Th. E. BOELKENS and F. A. HOMMES, A case of methylmalonic and propionic acidemia due to methylmalonyl-CoA-carbonylmutase apoenzyme deficiency. Acta Paediat. Scand. **65** (1976) 113–118.
GIORGIO, A. J., M. TROWBRIDGE, A. W. BOONE and R. S. PATTEN, Methylmalonic aciduria without vitamin B_{12} deficiency in an adult sibship. New Engl. J. Med. **245** (1976) 310–313.
HUMBEL, R., S. LUDWIG und D. KUTTER, Ein einfacher Suchtest zum Nachweis einer Methylmalonazidämie. Pädiat. Prax. **11** (1972) 275–276.
HUNTINGTON, F. W., L. M. AMBANI, A. C. HART, M. J. MAHONEY and L. E. ROSENBERG, Rapid prenatal and postnatal detection of inborn error of propionate, methylmalonate, and cobalamine metabolism: A sensitive assay using cultured cells. Hum. Genet. **32** (1976) 277–283.
KNAPP, A., Genetische Stoffwechselstörungen. 1970.
LEUPOLD, D., Methylmalonazidurie: Formen, Diagnostik und Therapie. Klin. Wschr. **55** (1977) 57–63.
MAHONEY, M. J., A. C. HART, V. D. STEEN and L. E. ROSENBERG, Methylmalonic acidemia: biochemical heterogeneity in defects of 5′-deoxyadenosylcobalamin synthesis. Proc. Natl. Acad. Sci. **72** (1975) 2799–2803.
MEHNERT, H. und H. FÖRSTER, Stoffwechselkrankheiten. 1970.
MORROW, G. III, L. A. BARNESS, G. J. CARDINALE, R. H. ABELES and J. C. FLAKS, Congenital methylmalonic acidemia: enzymatic evidence for two forms of the disease. Proc. Nat. Acad. Sci. **63** (1969) 191–197.
MORROW, G. III, R. H. SCHWARZ, J. A. HOLLOCK and L. A. BARNESS, Prenatal detection of methylmalonic acidemia. J. Pediat. **77** (1970) 120–123.
MORROW, G. III, B. REVSIN, C. MATHEWS and H. GILES, A simple, rapid method for prenatal detection of defects in propionate metabolism. Clin. Genet. **10** (1976) 216–221.
ROSENBERG, L. E. and M. L. MAHONEY, Inherited disorders of methylmalonate and vitamin B_{12} metabolism. A progress report. In: HOMMES, F. A. and C. J. VAN DEN BERG, Inborn errors of metabolism. Acad. Press, London, New York, 1973.
WILCKEN, B., H. A. KILHAM and K. FAULL, Methylmalonic aciduria: A variant form of methylmalonyl coenzyme A mutase deficiency. J. Pediat. **91** (1977) 428–430.
WILLARD, H. F., I. S. MELLMAN and L. E. ROSENBERG, Genetic complementation among inherited deficiencies of methylmalonyl-CoA mutase activities. Evidence for a new class of human cobalamin mutant. Amer. J. Hum. Genet. **30** (1978) 1–13.

Migräne, idiopathische

BADALJAN, L. O., I. S. GORLINA und N. I. PIGOROV, Epilepsien und Migräne (russisch). Klin. Med. **47** (1969) 48–54.
BAROLIN, G. and D. SPERLICH, Familial migraine: genetic aspects of migraine. Fortschr. Neurol. Psychiat. **37** (1969) 521–544.
DALSGAARD-NIELSEN, T. and J. ULRICH, Prevalence and heredity of migraine and migrainoid headaches among 461 Danish doctors. Headache **12** (1973) 168–172.
GLISTA, G. G., J. F. MELLINGER and E. D. ROOKE, Familial hemiplegic migraine. Mayo Clin. Proc. **50** (1975) 307–311.
KOCH, G., Epilepsien. In: BECKER, P. E., Humangenetik. Bd. V/II 1967.
LUCAS, R. N., Migraine in twins. J. Psychosom. Res. **21** (1977) 147–156.
SCHALTENBRAND, G., Krankheiten des Nervensystems. In: DENNIG, H., Lehrbuch der inneren Medizin. Bd. II. Stuttgart 1966.
VOGEL, F., Zur genetischen Grundlage occipitaler langsamer Beta-Wellen im EEG des Menschen. Humangenetik **2** (1966) 238–245.
WATERS, W. E., Migraine: Intelligence, social class, and familial prevalence. Brit. Med. J. 1971/I 77–81.
ZIEGLER, D. K., Genetics of migraine. Headache **16** (1977) 330–331.

Mikrodontie

SCHULZE, Ch., Anomalien, Mißbildungen und Krankheiten von Zähnen, Mund und Kiefer. In: BECKER, P. E., Humangenetik. Bd. II, 1964.
STEINBERG, A. G., J. F. WARREN and L. M. WARREN, Hereditary generalized microdontia. J. Dent. Res. **40** (1961) 58–62.

Mikrokorie, angeborene

ARDOUIN, M., M. URVOY et J. LEFRANC, Microcorie congénitale. Bull. Soc. Franç. Opthal. **64** (1964) 356–363.
HYAMS, S. W. and E. NEUMANN, Congenital microcoria and combined mechanism glaucoma. Amer. J. Ophth. **68** (1969) 326–327.

Mikrophthalmie, Nanophthalmus

BROCKHURST, R. J., Nanophthalmos with uveal effusion: a new clinical entity. Trans. Amer. Ophthal. Soc. **72** (1974) 371–403.
CHEMKE, J., M. OLIVER, D. MALLEK and Z. KAVEK, Multiple ophthalmologic anomalies and digital hypoplasia. J. Genet. Hum. **26** (1978) 17–24.
CROSS, H. E. and F. YODER, Familial nanophthalmos. Amer. J. Ophthalmol. **81** (1976) 300–306.
FRANCESCHETTI, A. et H. GERNET, Diagnostic ultrasonique d'une microphthalmie sans microcornéa, avec macrophakie, haute hypermetropie associée à une dégénérescence tapeto-rétinienne,

une disposition glaucomateuse et des anomalies dentaires (nouveau syndrome familial). Arch. Ophthal. **25** (1965) 105—116.
HERMANN, P., The LENZ microphthalmy syndrome. Birth Def., Orig. Art. Ser. **5** (1969) 138—143.
LENZ, W., Recessiv-geschlechtsgebundene Mikrophthalmie mit multiplen Mißbildungen. Z. Kinderhk. **77** (1955) 384—390.
McKUSICK, V. A., Mendelian inheritance in man. 5. Aufl., Baltimore 1978.
SCOURAS, J., A. CATTI et J. F. CUENDET, Les microphthalmies congénitales. Ann. Oculist. **203** (1970) 953—970.
STEVENSON, A. C. and B. C. C. DAVISON, Genetic counselling. London 1970.
WARBURG, M., Heterogeneity of congenital retinal nonattachment, falciform folds and retinal dysplasia. A guide to genetic counselling. Hum. Hered. **26** (1976) 137—148.

Mikrotie

BALE, S., Familial microtia with meatal atresia in father and son. Turk. J. Pediat. **16** (1974) 140—143.
GUIZAR-VAZQUEZ, J., F. ARNEDONDO VEGA and I. ROSTENBERG, Microtia and meatal atresia in mother and son. Clin. Genet. **14** (1978) 80—82.
KESSLER, L., Beobachtungen einer über 6 Generationen einfach-dominant vererbten Mikrotie 1. Grades. HNO **15** (1967) 113—116.

Mikrozephalie

CANTÚ, J. M., J. A. ROJAS, D. GARCIA-CRUZ, A. HERNÁNDEZ, P. RAGÁN, R. FRAGOSO and C. MANZANO, Autosomal recessive microcephaly associated with chorioretinopathy. Hum. Genet. **36** (1977) 243—247.
DANIELOW, M. B., Genetische Analyse der Mikrozephalie (russisch). Genetika **12** (1976) 151—156.
DESHAIES, Y., H. D. ROTT, H. F. WISSMULLER, G. SCHWANITZ, B LE MAREC et G. KOCH, Microcephalie recessive liee a l'X. J. Génét. Hum. **27** (1979) 221—236.
DOLMAN, C. L. and V. J. WRIGHT, Necropsy of original case of LOWRY's syndrome. J. Med. Genet. **15** (1978) 227—229.
KOCH, G., Genealogisch demographische Untersuchungen über Mikrocephalie in Westfalen. Forschungsber. Nordrhein-Westfalen. Nr. 1963. Westdeutscher Verl. Köln 1968.
Ders., Genetische Beratung bei geistig Behinderten und ihren Angehörigen. Ärztl. Prax. **22** (1970) 4245—4248.
KOCH, G., Mikrozephalie. Dtsch. Ärzteblatt **71** (1974) 3313—3321.
McKUSICK, V. A., Mendelian inheritance in man. 5. Aufl. Baltimore 1978.
NEUHÄUSER, G., G. KOCH und G. SCHWANITZ, Mikrozephalie, Z. Allgemeinmed. **57** (1981) 1211—1218.
QUAZI, Q. H. and T. E. REED, A problem in diagnosis of primary versus secondary microcephaly. Clin. Genet. **4** (1973) 46—52.

Scott-Emuakpor, A. B., J. Heffelfinger and J. V. Higgins, A syndrome of microcephaly and cataracts in four siblings. Am. J. Dis. Child. **131** (1977) 167–169.
Stevenson, A. C. and B. C. C. Davison, Genetic counselling. London 1970.
Vormittag, W., E. Kunze-Mühl und M. Weniger, Chromosomale Instabilität bei Homo- und Heterozygoten für Microcephalia vera. Humangenetik **26** (1975) 307–314.

Mittelmeerfieber, Polyserositis, paroxysmale

Eliakim, M., Incidence of amyloidosis in recurrent polyserositis. (Familial Mediterranian fever). Israel J. Med. Sci. **6** (1970) 2–8.
Khachadurian, A. K. and H. K. Armenian, Familial paroxysmal polyserositis (familial Mediterranian fever). Incidence of amyloidosis and mode of inheritance. Birth Def., Orig. Art. Ser. **10** (1974) 62–66.
Naffah, J., E. Bitar, W. Nasr et K. Khoury, Étude génétique de la polysérite paroxystique familiare. Nouv. Presse Méd. **4** (1975) 1031–1033.
Pras, M., D. Zemer, Y. Shemer et al., Recent advanus in familial mediterranean fever. Rhumatologie **10** (1980) 389–391.
Schwabe, A. D., P. I. Terasaki, E. V. Barnett et al., Familial Mediterranian fever. Recent advances in pathogenesis and management. West. J. Med. **127** (1977) 15–23.
Sohar, E., J. Gafni, M. Pars and H. Heller, Familial mediterranian fever. A survey of 470 cases and review of literature. Amer. J. Med. **43** (1967) 227–253.
Thomas, P. K., Review article. Genetic factors in amyloidosis. J. Med. Genet. **12** (1975) 317–326.

MMM-Syndrom, 3M-Syndrom

Miller, J. D., V. A. McKusick, P. Malvaux, S. A. Temtamy and C. Salinas, The 3-M syndrome: A heritable low birthweight dwarfism. Birth Def., Orig. Art. Ser. **11** (1975) 39–47.
Spranger, J. W., J. M. Opitz and A. Nourmand, A new familial intrauterine growth retardation syndrome. The 3-M syndrome. Eur. J. Pediat. **123** (1976) 115–124.

MOHR-Syndrom, Oro-fazio-digitales Syndrom (II)

Cordero, J. F. and L. B. Holmes, Heart malformation as a feature of the Mohr syndrome. J. Pediat **91** (1977) 683–684.
Fuhrmann, W. und A. Stahl, Zur Differentialdiagnose von Papillon-Léage-Psaume-Syndrom und Mohr-Syndrom. Humangenetik **9** (1970) 54–63.
Gustavson, K.-H., A. Kreuger and P. O. Petersson, Syndrome characterized by lingual malformation, polydactyly, tachypnea, and psychomotor retardation (Mohr syndrome). Clin. Genet. **2** (1971) 261–266.

HALL, J. G. and A. R. JASIN, The MOHR syndrome (OFD II), a new entity? Birth Def., Orig. Art. Ser. 5 (1969) 207—210.
MAJEWSKI, F., W. LENZ, R. A. PFEIFFER und W. TÜNTE, Das oro-facio-digitale Syndrom. Symptome und Prognose. Z. Kinderheilk. **112** (1972) 89—112.
MAJEWSKI, F., R. A. PFEIFFER, W. LENZ, R. MÜLLER und G. FEIL, Polysyndaktylie, verkürzte Gliedmaßen und Genitalfehlbildungen: Kennzeichen eines selbständigen Syndroms? Z. Kinderheilk. **111** (1971) 118—121.
PFEIFFER, R. A., F. MAJEWSKI und H. MANNKOPF, Das Syndrom von MOHR und CLAUSSEN. Klin. Pädiat. **184** (1972) 224—229.
RAUSKOLB, R., Fetoscopia sotto controllo visivo con ultrasuoni. Min. Med. **69** (1978) 1889—1893.
RIMOIN, D. L. and M. T. EDERTON, Genetic and clinical heterogeneity in the oral-facial-digital syndromes. J. Pediat. **71** (1967) 94—102.
TOWNES, P. L., B. P. WOOD and J. V. MCDONALD, Further heterogeneity of the oral-facial-digital syndromes. Amer. J. Dis. Child **130** (1976) 548—554.

Monilethrix

BENTLEY-PHILLIPS, B., M. A. H. BAYLES and H. J. GRACE, Pseudomonilethrix. Further family studies. Humangenetik **25** (1974) 331—337.
COLTOIU, Al., Fl. NICOLESCU, S. POPESCU and V. DOROBANTU, Monilethrix familial. Derm.-Vernerol. **18** (1973) 453—458.
RODERMUND, O.-E., Zur Monilethrix. Zschr. Haut-Geschl.-Krkh. **44** (1969) 291—296.
ŠALAMON, T., Vererbung von Haar- und Nagelkrankheiten. In: JADASSOHN, J., Handbuch. 1966.
VOGEL, F. und H. DORN, Krankheiten der Haut und ihrer Anhangsgebilde. In: BECKER, P. E., Humangenetik. Bd. IV, 1964.

Morbus BOECK, BOECKsche Sarkoidose, Lymphogranulomatosis benigna, BESNIER-BOECK-SCHAUMANN-Syndrom, Sarkoidose

CAPITOLO, S., P. POLIGNANO e L. ZUCCHI, Osservazioni sulla sarcoidosi polmonare ed incidenza familiare. Riv. Pat. Clin. Tuberc. **47** (1975) 17—31.
CHANDRA, R. K., W. A. COPE and J. F. SOOTHILL, Chronic granulomatous disease. Evidence for an autosomal mode of inheritance. Lancet 1969/II 71—74.
ISRAEL, H. L., Influence of race and geographical origin on sarcoidosis. Arch. Environm. Health **20** (1970) 608—613.
LEVINSKY, L. and F. MACHOLDA (Edit.), Fifth Intern. Conf. on Sarcoidosis 1969. Prag 1971.
NIERMANN, H., Erbliche Dispositionskrankheiten. In: JADASSOHN, J., Handbuch. 1966.

Rubesamen, M. und G. Wessel, Das Löfgren-Syndrom (akute Sarkoidose). Med. Klinik 65 (1970) 1577–1582.
Salm, R., Familial sarcoidosis terminating as neurosarcoidosis. Postgrad. Med. J. 45 (1969) 668–674.
Scudding, J. G., O. D. Beresford, I. Sutherland, W. J. H. Leckie and A. G. Chappell, Familial associations in sarcoidosis: a report. Tubercle 54 (1973) 87–98.
Sharma, O. P., E. Neville, A. N. Walker and D. G. James, Familial sarcoidosis: a possible genetic influence. Ann. N.Y. Acad. Sci. 278 (1976) 386–400.
Smith, A., Inheritance of chronic granulomatous disease. Lancet 1969/II 960.
Snell, N. J. C. and A. J. Karlish, Heerfordt's syndrome in two sisters. Brit. Med. J. 1975/IV 731–732.
Turiat, J., J.-P. Battesti, Y. Jeanjean et V. Fourestier, Sarcoidose familiale: 26 cas dans 12 families. Nouv. Presse Méd. 7 (1978) 913–915.
Wiman, L.-G., Familial occurrence of sarcoidosis. Scand. J. Resp. Dis., Suppl. 80 (1972) 115–119.

MORGAGNI-Syndrom, Hyperostosis frontalis interna

Klein, D., P. Rosatti, R. S. Mach et al., Le syndrome de Morgagni-Morel, une entité clinique et génétique independante, demontrée par une observation familiale s'etendant sur quatre générations. Schweizr. Arch. Neur. Psychiat. 112 (1973) 239–250.
McKusick, V. A., Mendelian inheritance in man. 5. Aufl. Baltimore 1978.
Rosatti, P., Une famille atteinte d'hyperostose frontale interne (syndrome de Morgagni-Morel) à travers quatre générations, successives. J. Génét. Hum. 20 (1972) 207–252.
Šalamon, T., Vererbung von Haar- und Nagelkrankheiten. In: Jadassohn, J., Handbuch. 1966.

Moyamoya, NISHIMOTO-Syndrom

André, J. M. et L. Picard, Moyamoya: Syndrome ou maladie? Etude étiopathogénique. Déductions thérapeutiques. J. Neuroradiologie 1 (1974) 133–139.
Götze, P. und D. Kühne, Sogenanntes Moyamoya-Syndrom (hämangiomartiges Gefäßnetz an der Schädelbasis) verbunden mit einer Neurofibromatose von Recklinghausen. Nervenarzt 47 (1976) 34–39.
Sogaard, I. and J. Jorgensen, Familial occurrence of bilateral intracranial occlusion of the internal carotid arteries (Moya Moya). Neurochir. 31 (1975) 245–252.
Yamada, H., S. Nakamura and N. Kageyama, Moyamoya disease in monovular twins. J. Neurosurg. 53 (1980) 109–112.

MUCKLE-WELLS-Syndrom

BLACK, J. T., Amyloidosis deafness, urticaria and limb pains. A hereditary syndrome. Ann. Intern. Med. **70** (1969) 989–994.
LAGRUE, G., J. P. VERNANT, J. REVUZ, R. TOURAINE et B. WEIL, Syndrome de MUCKLE et WELLS. Cinquième observation familiale. Nouv. Presse Méd. 1972/I 2223–2226.
LAMAIRE, V., La syndrome de MUCKLE et WELLS. Concours Med. **98** (1976) 7246–7248.
LEGENT, F., A. PROST, C. BEAUVILLAIN et al., La surdité dans le syndrome de MUCKLE et WELLS. Ann. Oto-Laryng. **93** (1976) 355–365.
THOMAS, P. K., Genetic factors in amyloidosis. J. Med. Genet. **12** (1975) 317–326.

Mukolipidosen, Sialidosen

BACH, G., M. ZIEGLER, G. KOHN and M. M. COHEN, Mucopolysaccharide accumulation in cultured skin fibroblasts derived from patients with mucolipidosis. Amer. J. Hum. Genet. **29** (1977) 610–618.
KNAPP, A., Genetische Stoffwechselstörungen. 1977.
SPRANGER, J. W. and H.-R. WIEDEMANN, The genetic mucolipidosis. Diagnosis and differential diagnosis. Humangenetik **9** (1970) 113–139.
SPRANGER, J. W., J. GEHLER and M. CANTZ, Mucolipidosis I – A sialidosis. Amer. J. Hum. Genet. **1** (1977) 21–29.
STECKEL, G. and J. C. MICHALSKI, Biochemical basis of six different types of sialidosis. FEBS Lett. **85** (1978) 20–24.

Mukolipidose I, Lipomukopolysaccharidose

DOOSE, H., J. W. SPRANGER and M. WARNER, EEG in mucolipidosis I. Neuropädiatrie **6** (1975) 98–109.
DURAND, P., R. GATTI, S. CAVALIERI et al., Sialidosis (mucolipidosis I) Helv. Paediat. Acta **32** (1977) 391–400.
KOZLOWSKI, K. und E. RUPPRECHT, Klinik und Röntgenbild der Osteochondrodysplasien und Mukopolysaccharidosen. Akademie-Verl. Berlin 1972.
MAROTEAUX, P., M. POISSONNIER, M. TONDEUR et al., Sialidose par deficite en α(2–6)neuramidase sans atteinte neurologique. Mucolipidose type I? Arch. Franç. Pediat. **35** (1978) 280–291.
SPRANGER, J. W., Mucolipidosis I. In: BERGSMA, D., Birth defects. Atlas and compendium. Nat. Found., March of Dimes, New York 1974.
SPRANGER, J. W., J. GEHLER and M. CANTZ, Mucolipidosis I – a sialidosis. Amer. J. Med. Genet. **1** (1977) 21–29.
SPRANGER, J. W. and H.-R. WIEDEMANN, The genetic mucolipidoses. Neuropädiatrie **2** (1970) 3–16.

Mukolipidose III, Pseudo-HURLER-Polydystrophie

KELLY, T. E., G. H. THOMAS, H. A. TAYLOR jr., V. A. MCKUSICK, W. S. SLY, J. H. GLASER, M. ROBINOW, L. LUZZATTI, C. ESPIRITU, M. FEINGOLD, M. J. BULL, E. M. ASHENHURST and E. J. EVES, Mucolipidosis III (pseudo-HURLER polydystrophy): clinical and laboratory studies in a series of 12 patients. Johns Hopkins Med. J. **137** (1975) 156–175.

MELHEM, R., J. P. DORST, C. I. SCOTT jr. and V. A. MCKUSICK, Roentgen-findings in mucolipidosis III (Pseudo-HURLER polydystrophy). Radiology **106** (1973) 153–160.

SPRANGER, J. W. and H.-R. WIEDEMANN, The genetic mucolipidoses. Neuropädiatrie **2** (1970) 3–16.

TAYLOR, H. A., G. H. THOMAS, C. S. MILLER, T. E. KELLY and D. SIGGERS, Mucolipidosis III (pseudo-HURLER polydystrophy): Cytological and ultrastructural observations of cultured fibroblast cells. Clin. Genet. **4** (1973) 388–397.

WHITLEY, C. B., J. C. MAYO, J. U. IKONNE and R. J. DESNICK, Mucolipidosis II and III: Heterozygote detection by quantification of N-actyl-β-D-glucosaminidase isozymes. Birth Def., Orig. Art. Ser. **13** (1977) 292–293.

Mukolipidose IV

KOHN, G., N. LIVNI, A. ORNOY, E. SEKELES, Y. BEYTH, C. LEGUM, G. BACH and M. M. COHEN, Prenatal diagnosis of mucolipidosis IV by electron microscopy. J. Pediat. **90** (1977) 62–66.

NEWELL, F. W., R. MATALON and S. MEYER, A new mucolipidosis with psychomotor retardation, corneal clouding, and retinal degeneration. Trans. Amer. Ophthal. Soc. **73** (1976) 172–186.

TELLEZ-NAGEL, L., I. RAPIN, T. IWAMOTO, A. B. JOHNSON, W. T. NORTON and H. NITOWSKY, Mukolipidosis IV. Clinical, histochemical, and chemical studies of a case, including brain biopsy. Arch. Neurol. **33** (1976) 828–835.

Mukopolysaccharidosen

DORFMAN, A. and R. MATALON, The mucopolysaccharidoses (a review). Proc. Natl. Acad. Sci. **73** (1976) 630–637.

MCKUSICK, V. A., Mendelian inheritance in man. 5. Aufl. Baltimore 1978.

NEUFELD, E. F., The enzymology of inherited mucopolysaccharide storage deficiency. Trend Biochem. Sci. **2** (1977) 25–26.

Mukopolysaccharidose, Typ I, HURLER-Syndrom, Gargyolismus

DANES, B. S. and A. G. BEARN, HURLER's syndrome: A genetic study in cell culture. Science **149** (1965) 987–989.

DANES, B. S., Variant of iduronidase deficience mucopolysaccharidoses. J. Med. Genet. **14** (1977) 346–351.

DIFERRANTE, N., B. L. NICHOLS, P. V. DONNELLY, G. NERI, R. HRGOVEIC and R. K. BERGLUND, Induced degradation of glycosaminoglycans in HURLER's and HUNTER's syndromes by plasma infusions. Proc. Natl. Acad. Sci. **68** (1971) 303–307.
DULANEY, J. T., A. MILUNSKY and H. W. MOSER, Detection of the carrier state of HURLER's syndrome by assay of α-L-iduronidase in leucozytes. Clin. Chim. Acta **69** (1976) 305–310.
FRATANTONI, J. C., E. F. NEUFELD, B. W. UHLENDORF and C. B. JACOBSON, Intrauterine diagnosis of the HURLER and HUNTER syndrome. New Engl. J. Med. **280** (1969) 686–688.
HERMEL, R. P., The biochemistry of HURLER's syndrome. Enzymatol. Biol. Clin. **10** (1969) 534–548.
JENSEN, O. A., C. PEDERSEN, M. SCHWARTZ, S. VESTERMARK and M. WARBURG, HURLER/SCHEIE phenotype. Report of an inbred sibship with tapeto-retinal degeneration and electron-microscopic examination of the conjunctiva. Ophthalmologica **176** (1978) 194–204.
KNAPP, A., Genetische Stoffwechselstörungen. 1977.
LICHTENSTEIN, J. R., G. L. BILBREY and V. A. MCKUSICK, Clinical and probable genetic heterogeneity within mucopolysaccharidosis II. Report of a family with a mild form. Johns Hopkins Med. J. **131** (1972) 525–535.
MAE, WAN HU and J. S. O'BRIEN, HURLER's syndrome: deficiency of a specific beta-galactosidase-isoenzyme. Science **165** (1969) 611–613.
MATALON, R. and A. DORFMAN, HURLER's syndrome, an α-L-iduronidase deficiency. Biochem. Biophys. Res. Commun. **47** (1972) 959–964.
MATALON, R., A. DORFMAN, H. L. NADLER and C. B. JACOBSON, A chemical method for the antenatal diagnosis of mucopolysaccharidoses. Lancet 1970/I 83–84.
MCKUSICK, V. A., R. R. HOWELL, I. E. HUSSELS, E. F. NEUFELD and R. E. STEVENSON, Allelism, non-allelism, and genetic compounds among the mucopolysaccharidoses. Lancet 1972/I 993–996.
THOMPSON, J. N., S. L. FINLEY, A. E. LORINCZ and W. H. FINLEY, Absence of α-L-iduronidase activity in various tissues from two affected with presumably the HURLER-SCHEIE compound. Birth Def., Orig. Art. Ser. **11** (1975) 341–346.
WINTERS, P. R., M. J. HARROD and S. A. MØLENICH HEETRED, α-I-iduronidase deficiency and possible HURLER-SCHEIE genetic compound. Clinical, pathologic and biochemical findings. Neurology **26** (1976) 1003–1007.

Mukopolysaccharidose Typ II, HUNTER-Syndrom

EPSTEIN, C. F., S. YATZIV, E. F. NEUFELD and I. LIBAERS, Genetic counselling for HUNTER syndrome. Lancet 1976/II 737–738.
HOBOLTH, N. and C. PEDERSON, Six cases of a mild form of the HUNTER syndrome in five generations: three affected males with progeny. Clin. Genet. **13** (1978) 121.
LIBAERS, I., P. DI NATALE and E. F. NEUFELD, Iduronidase

sulfatase in amniotic fluid: an aid in the prenatal diagnosis of the HUNTER syndrome. J. Pediat. **90** (1977) 423–425.
NEUFELD, E. F., I. LIBAERS, C. J. EPSTEIN, S. YATZIV, A. MILUNSKY and B. R. MIGEON, The HUNTER syndrome in femals: is there an autosomal recessive form of iduronate sulfatase deficiency? Amer. J. Hum. Genet. **29** (1977) 455–461.
PRYSTOWSKY, S. D., I. H. MAUMENEE, R. G. FREEMAN et al., A cutaneous marker in the HUNTER syndrome. A report of four cases. Arch. Derm. **113** (1977) 602–605.
YATZIV, S., R. P. ERICKSON and C. J. EPSTEIN, Mild and severe HUNTER syndrome (MPS II) within the some sibships. Clin. Genet. **11** (1977) 319–326.

Mukopolysaccharidose Typ III, SANFILIPPO-Syndrom

BICKEL, H. und H. CLEVE, Metabolische Schwachsinnsformen. In: BECKER, P. E., Humangenetik. Bd. V/II, 1967.
DEAN, M. F., H. MUIR, P. F. BENSON and L. B. BUTTON, Enzyme replacement therapy by transplantation of HLA-compatible fibroblasts in SANFILIPPO A. Pediat. Res. **15** (1981) 959–963.
FOLEY, K. M., B. S. DANES and A. G. BEARN, White blood cell cultures in genetic studies on the human mucopolysaccharidoses. Science **164** (1969) 424.
GEHLER, J., M. CANTZ und J. W. SPRANGER, Möglichkeiten von Serum-Heterozygotentests bei genetischen Mukopolysaccharidosen. Mschr. Kinderheilk. **122** (1974) 578–579.
GHATAK, N. R., F. FLEMING and A. HINMAN, Neuropathology of SANFILIPPO syndrome. Ann. Neurol. **2** (1977) 161–166.
GORDON, B. A., V. FELEKI, C. H. BUDREAN and L. TYLER, Defective heparan sulfate metabolism in the SANFILIPPO syndrome and assay of this defect in the assessment of the mucopolysaccharidosis patient. Clin. Biochem. **8** (1975) 184–193.
GREENWOOD, R. S., R. E. HILLMAN, H. ALCALA and W. S. SLY, SANFILIPPO. A syndrome in the fetus. Clin. Genet. **13** (1978) 241 to 250.
KRESSE, H. and E. F. NEUFELD, The SANFILIPPO A corrective factor: purification and mode of action. J. Biol. Chem. **247** (1972) 2164–2170.
LIEM, K. O., M. A. H. GIESBERTS, J. J. P. VAN DE KAMP, J. F. VAN PELT and G. J. M. HOOGHWINKEL, SANFILIPPO B disease in two related sibships. Biochemical studies in patients, parents and sibs. Clin. Genet. **10** (1976) 273–278.
MATALON, R., A. DORFMAN, H. L. NADLER and C. B. JACOBSON, A chemical method for the antenatal diagnosis of mucopolysaccharidoses. Lancet 1970/1 83–84.
O'BRIEN, J. S., SANFILIPPO syndrom: Profound deficiency of alpha-acetyl-glycosaminidase activity in organs and skin fibroblasts from type B patients. Proc. Natl. Acad. Sci. **69** (1972) 1720–1722.
SCHMIDT, R., K. VON FIGURA, E. PASCHKE and H. KRESSE, SANFILIPPO's disease type A: Sulfamidase activity in peripheral leu-

cocytes of normal, heterozygous and homozygous individuals. Clin. Chim. Acta 80 (1977) 7–15.
SPRANGER, J. W., Biochemical definition of the mucopolysaccharidoses. Z. Kinderheilk. 108 (1970) 17–31.
VAN DE KAMP, J. J. P., J. F. VAN PELT, K. O. LIEM, M. A. H. GIESBERT, L. T. M. NIEPOTH and C. R. STAALMAN, Clinical variability in SANFILIPPO B disease: a report on six patients in two related sibships. Clin. Genet. 10 (1976) 279–284.
VON FIGURA, K., M. LOGERING, G. MERSMANN and H. KRESSE, SANFILIPPO B disease: serum assays for detection of homozygous and heterozygous individuals in three families. J. Pediat. 83 (1973) 607–611.
WHITEMAN, P. and E. YOUNG, The laboratory diagnosis of SANFILIPPO disease. Clin. Chim. Acta 76 (1977) 139–147.

Mukopolysaccharidose Typ IV, MORQUIO-Syndrom

ARBISSER, A. I., K. A. DONNELLY, C. I. SCOTT jr., N. DI FERRANTE, J. SINGH, R. E. STEVENSON, A. S. AYLESWORTH and R. R. HOWELL, MORQUIO-like syndrome with beta-galactosidase deficiency and normal hexosamine sulfate activity: mucopolysaccharidosis IV B. Amer. J. Med. Genet. 1 (1977) 195–205.
ATTAL, P., Progres recents dans les reserches biochemiques et histologiques au cours de la maladie de MORQUIO. A propos de trois novelles observations. Sem. Hôp. Paris 53 (1977) 153–159.
DANES, B. S. and A. G. BEARN, Cellular metachromasia, a genetic marker for studying the mucopolysaccharidoses. Lancet 1967/I, 241–243.
JENKINS, P., G. R. DAVIES and P. S. HARPER, MORQUIO-BRAILSFORD-disease: A report of four affected sisters with absence of excessive keratan-sulfate in the urine. Brit. J. Radiol. 46 (1973) 668–675.
KNAPP, A., Genetische Stoffwechselstörungen. 1970.
KOZLOWSKI, K., K. BARTKOWIAK and M. CHMIELOWA, Mucopolysaccharidosis IV (MORQUIO's disease) in a twenty month old child. Austr. Radiol. 15 (1971) 362–365.
MATALON, R., A. DORFMAN, H. L. NADLER and C. B. JACOBSON, A chemical method for the antenatal diagnosis of mucopolysaccharidoses. Lancet 1970/I 83–84.
SINGH, J., N. DI FERRANTE, P. NIEBERS and D. TAVELLA, N-acetylgalactosamine-6-sulfate sulfatase in man. Absence of the enzyme in MORQUIO disease. J. Clin. Invest. 57 (1976) 1036–1040.
SPRANGER, J. W. und W. SCHUSTER, Diagnose und Differentialdiagnose des MORQUIO-Syndroms. Mschr. Kinderhk. 117 (1969) 272–278.

Mukopolysaccharidose Typ V, Mukopolysaccharidose Typ ULLRICH-SCHEIE, Spät-HURLER-Syndrom

COURPOTIN-STROH, A., M. MINOUNI et H. LESTRADET, Une observation familiale de mucopolysaccharidose de forme moderée (A

rapprocher du syndrome de SCHEIE). Sem. Hôp. Paris **51** (1975) 779–787.
DANES, B. S., Cell culture in differentiation of mucopolysaccharidoses. Birth. Def., Orig. Art. Ser. **5** (1969) 157–162.
EMERIT, I., P. MAROTEAUX et P. VERNANT, Deux observations du mucopolysaccharidose avec atteinte cardio-vasculaire. Arch. Franç. Pediat. **23** (1966) 1075–1081.
LEVIN, B. and N. M. JACOBY, Mucopolysaccharidosis. Proc. Roy. Soc. Med. **65** (1972) 339–341.
LIEM, K. O. and G. J. M. HOOGHWINKEL, The use of α-L-iduronidase activity determinations in leucocytes for the detection of HURLER and SCHEIE syndromes. Clin. Chim. Acta **60** (1975) 259 to 262.
MCKUSICK, V. A., R. R. HOWELL, I. E. HUSSELS, E. F. NEUFELD and R. E. STEVENSON, Allelism, non-allelism, and genetic compounds among the mucopolysaccharidoses. Lancet 1972/I 993–996.
SPRANGER, J. W., Biochemical definition of the mucopolysaccharidoses. Z. Kinderheilk. **108** (1970) 17–31.

Mukopolysaccharidose Typ VI, MAROTEAUX-LAMY-Syndrom

BARTON, R. W. and E. F. NEUFELD, A distinct biochemical deficit in the MAROTEAUX LAMY syndrome (mucopolysaccharidosis VI). J. Pediat. **80** (1972) 114–116.
BERATIS, N. G., B. M. TURNER, R. WEISS and K. HIRSCHHORN, Arylsulfatase B deficiency in MAROTEAUX-LAMY-syndrome: cellular studies and carrier identification. Pediat. Res. **9** (1975) 475 to 480.
FLUHARTY, A. L., R. L. STEVENS, D. L. SANDERS and H. KIHARA, Arylsulfatase B deficiency in MAROTEAUX-LAMY syndrome cultures fibroblasts. Biochem. Biophys. Res. Commun. **59** (1974) 455–461.
GOLDBERG, M. F., C. I. SCOTT and V. A. MCKUSICK, Hydrocephalus and papilledema in the MAROTEAUX-LAMY-syndrome (mucopolysaccharidosis type VI). Amer. J. Ophthalm. **69** (1970) 969–975.
KLEIJER, W. J., G. M. WOLFFERS, A. HOOGEVEEN and M. F. NIERMEIJER, Prenatal diagnosis of MAROTEAUX-LAMY syndrome. Lancet 1976/II 50.
MAROTEAUX, P. et M. LAMY, HURLER's disease, MORQIO's disease, and related mucopolysaccharidoses. J. Pediat. **67** (1965) 312–323.
SINGH, J., D. TAVELLA and N. DI FERVANTE, Measurement of arylsulfatases A and B in human serum. J. Pediat. **86** (1975) 574 to 576.
SPRANGER, J. W., Biochemical definition of the Mucopolysaccharidoses. Z. Kinderheilk. **108** (1970) 17–31.
STEVENSON, A. C. and B. C. C. DAVISON, Genetic counselling. London 1970.
VAN BIERVLIET, J. P. G. M., E. F. VAN LEEUWEN, N. G. G. M. ABELING, H. FABERY DE JONGE, K. O. LIEM and S. K. WADMAN, Un cas de maladie de MAROTEAUX-LAMY decouvert precocement.

Confirmation du deficit en arylsulfatase B. Arch. Franç. Pediatr. **34** (1977) 362–370.

Mukopolysaccharidose Typ VII, SLY-Syndrom, β-Glukuronidase-Mangel

BEAUDET, A. L., N. M. DI FERRANTE, G. D. FERRY, B. L. NICHOLS and C. E. MULLINS, Variation in the phenotypic expression of B-glucuronidase deficiency. J. Pediat. **86** (1975) 388–394.
GEHLER, J., M. CANTZ, M. TOLKSDORF and J. W. SPRANGER, Mucopolysaccharidosis VII: beta-glucuronidase deficiency. Humangenetik **23** (1974) 149–158.
SLY, W. S., B. A. QUINTON, W. H. MCALISTER and D. L. RIMOIN, Beta-glucuronidase deficiency: report of clinical, rediological and biochemical features of a new mucopolysaccharidosis. J. Pediat. **82** (1973) 249–257.

„Mulibrey"-Zwergwuchs

BLACKMAN, M. S., Growth failure with pericardial constriction. The syndrome of mulibrey nanism. Amer. J. Child. **130** (1976) 1146–1148.
CUMMINGS, G. R., D. KERR and C. C. FERGUSON, Constrictive pericarditis with dwarfism in two siblings (mulibrey nanism). J. Pediat. **88** (1976) 569–572.
PERHEENTUPA, J., S. AUTIO, S. LEISTI, C. RAITTI and L. TUUTERI, Mulibrey nanism, an autosomal recessive syndrome with pericardial constriction. Lancet 1973/II 351–355.
THORÉN, C., Socalled mulibrey nanism with pericardial constriction. Lancet 1973/II 731.

MÜLLERsche Gänge, Persistieren der

JOSSO, N., J.-Y. PICARD and D. TRAN, The Anti-MÜLLERian hormone. Birth Def., Orig. Art. Ser. **13** (1977) 59–84.
SCRIVERE, G., E. MONTALI and G. FORTI, Familial male internal pseudohermaphroditism: report on a case. Horm. Res. **7** (1976) 280–287.
SLOAN, W. R. and P. C. WALSH, Familial persistent MÜLLERian duct syndrome. J. Urol. **115** (1976) 459–461.
WEIS, E. B., J. H. KIEFER, U. F. TOWLATT and I. M. ROSENTHAL, Persistent MÜLLERian duct syndrome in male identical twins. Pediatrics **61** (1978) 531–538.

Multicore-Myopathie

BONNETTE, H., R. ROELOFS and W. H. OLSON, Multicore disease: Report of a case with onset in middle age. Neurology **24** (1975) 1039–1044.
HEFFNER, R., M. COHEN, P. DUFFNER and G. DAIGLER, Multicore disease in twins. J. Neurol. Psychiat. **3** (1976) 602–606.

Muskelatrophie, infantile, progressive, spinale; WERDNIG-HOFFMANN-Syndrom

BECKER, P. E., Krankheiten von Pyramidenbahn, Vorderhorn und bulbären motorischen Kernen. In: Humangenetik, Bd. V/1, 1966.

DROBINSKY, A. D. und A. V. KLIMENKO, Klinik des WERDNIG-HOFFMANN-Syndroms (russisch). Klin. Med. **54** (1976) 87–90.

FEINGOLD, J., M. ARTHUIS et J. CELES, Génétique de l'amyotrophie spinale infantile: existence de deux formes autosomiques recessives. Ann. Génét. **20** (1977) 19–23.

FRIED, K. and A. E. H. EMERS, Spinal muscular atrophy type II. A seperate genetic and clinical entity from type I (WERDNIG-HOFFMANN disease) and type III (KUGELBERG-WELANDER disease). Clin. Genet. **2** (1971) 203–209.

GAMSTORP, I., Progressive spinal muscular atrophy with onset in infancy of early childhood. Acta Paediat. Scand. **56** (1967) 408 to 423.

KOLLMANN, D., J. D. MURKEN und C. FOERSTER, Spinale proximale Muskelatrophie: Ein Beitrag zur Frage der interfamiliären Variabilität und Genetik. Mschr. Kinderheilk. **122** (1974) 327–330.

KONDRATENKO, O. I. und ZWETKOWA, Klinik und Differentialdiagnose der spinalen Amyotrophie WERDNIG-HOFFMANN (russisch). Wopr. Ok. Materin. Dets. **14** (1969) 56–60.

MCKUSICK, V. A., Mendelian inheritance in man. 5. Aufl., Baltimore 1978.

MOHR, W., A. OELSCHLÄGER und H. CARL, Infantile progressive spinale Muskelatrophie. WERDNIG-HOFFMANNsche Erkrankung. Med. Welt **22** (1971) 1317–1319.

NIKOLAIDIS, D., Spinale Muskelatrophie vom Typus „KUGELBERG-WELANDER" und ihre Beziehung zur Dystrophia myotonica, Dystrophia musculorum progressiva, amyotrophische Lateralsklerose, WERDNIG-HOFFMANNsche Krankheit und Oligophrenie in einem Isolat. J. Génét. Hum. **19** (1971) 151–171.

PEARN, J. H., The gene frequency of acute WERDNIG-HOFFMANN disease (SMA type 1). A total population survey in North-East England. J. Med. Genet. **10** (1973) 260–265.

PEARN, J. H. and C. O. CARTER, The genetic identity of acute infantile spinal muscular atrophy. Brain **96** (1973) 463–470.

PEARN, J. H., Genetic studies of acute WERDNIG-HOFFMANN disease. Acta Genet. Med. Gemellol. **73** (Suppl.) 1974 241–243.

WEINBERG, A. G. and J. B. KIRKPATRICK, Cerebellar hypoplasia in WERDNIG-HOFFMANN disease. Develop. Med. Child Neurol. **17** (1975) 511–516.

ZELLWEGER, H., E. HANHART and H. J. SCHEIDER, A new genetic variant of the spinal muscular atrophies in infancy. J. Med. Genet. **9** (1972) 401–407.

Muskelatrophie, juvenile spinale (KUGELBERG-WELANDER), KUGELBERG-WELANDER-Syndrom, WOHLFAHRT-KUGELBERG-WELANDER-Syndrom, Atrophia musculorum spinalis pseudomyopathica

BECKER, P. E., Krankheiten von Pyramidenbahn, Vorderhorn und bulbären motorischen Kernen. In: Humangenetik. Bd. V/1. 1966.

CIANCHETTI, C., L. CALISTI and W. TANGHERONI, A family of juvenile proximal spinal muscular atrophy with dominant inheritance. J. Med. Genet. **13** (1976) 131–135.

EMERY, A. E. H., A. M. DAVIE, S. HOLLOWAY and R. SKINNER, International collaborative study of the spinal muscular atrophies. II. Analysis of genetic data. J. Neurol. Sci. **30** (1976) 375–384.

EMERY, A. E. H., I. HAUSMANOVA-PETRUSEWICZ, A. M. DAVIE, S. HOLLOWAY, R. SKINNER and J. BORKOWSKA, International collaborative study of the spinal muscular atrophies. I. Analysis of clinical and laboratory data. J. Neurol. Sci. **29** (1976) 83–94.

HARIGA, J., E. MATTHYS, L. MECHLER et M. JONCKHEER, Sur certaine aspects cliniques et génétiques de la myatonie atrophique. Acta Neurol. Belg. **69** (1969) 215–233.

HAUSMANOVA-PETRUSEWICZ, I., J. ZARAMBA, J. BORKOVSKA and J. POST, Investigation on chronic forms of infantile and juvenile spinal muscular atrophy. J. Neurol. **213** (1976) 335–346.

MAEDOWS, J. C., C. D. MARSDEN and D. C. F. HARRIMAN, Chronic spinal muscular atrophy in adults. I. The KUGELBERG-WELANDER-syndrome. J. Neurol. Sci. **9** (1969), 527–550.

MCKUSICK, V. A., Mendelian inheritance in man. 5. Aufl. Baltimore 1978.

NIKOLAIDIS, D., Spinale Muskelatrophie vom Typus „KUGELBERG-WELANDER“ und ihre Beziehung zur Dystrophia myotonica, Dystrophia musculorum progressiva, amyotrophischen Lateralsklerose, WERDNIG-HOFFMANNschen Krankheit und Oligophrenie in einem Isolat. J. Génét. Hum. **19** (1971) 151–171.

PAUNIER, L., F. PAGNAMENTA, E. MONNARD, W. R. FELGENHAUER, A. BEHAR and J. F. MOODY, Spinal muscular atrophy with various clinical manifestations in a family. Helv. Paediatr. Acta **28** (1973) 19–25.

PETERS, H. A., J. A. OPITZ, I. GOTO and H. H. REES, The benign proximal spinal progressive muscular atrophies: a clinical and genetical study. Acta Neurol. Scand. **44** (1968) 542–560.

POU-SERRADELL, A., L. MONTSERRAT et A. UGARTE, Les formes „intermediaires“ de l'amyotrophie spinale infantile. A propos de vingt observations personelles. Rev. Neurol. **134** (1978) 34–44.

Muskelatrophie, neurale, CHARCOT-MARIE-TOOTH-Syndrom

BECKER, P. E., Krankheiten der peripheren Nerven und spinalen Wurzeln. In: Humangenetik. Bd. V/I, 1966.

Birth, T. D. and G. H. Kraft, Charcot-Marie-Tooth disease: Data for genetic counselling relating age to risk. Clin. Genet. **14** (1978) 143–149.
Brody, I. A. and R. H. Wilkins, Neurological classics, Charcot-Marie-Tooth disease. Arch. Neurol. **17** (1967) 552–557.
Buchthal, F. and F. Behse, Peroneal muscular atrophy (PMA) and related disorders. I. Clinical manifestations as related to biopsy findings, nerve conduction and electromyography. Brain **100** (1977) 41–66.
Iwashita, H., N. Inoue, S. Araki and Y. Kuroiwa, Optic atrophy, neural deafness and distal neurogenic amyotrophy. Arch. Neurol. **22** (1970) 357–364.
Kewalramani, L. S., R. S. Riggins and W. M. Fowler, Scheuermann's kyphoskoliosis associated with Charcot-Marie-Tooth syndrome. Arch. Phys. Med. Rehabil. **57** (1976) 391–397.
Lietz, S., Konstitutionspathologische Befunde in einer Sippe mit neuraler Muskelatrophie (Typ Charcot-Marie). Z. Menschl. Vererb.- u. Konstit.-Lehre **37** (1964) 314–328.
Rosenberg, R. N. and A. Chutorian, Familial opticoacoustic nerve degeneration and polyneuropathy. Neurology **17** (1967) 827–832.
Switala, K. J., N. Robinson, A. Sanas jr., S. Larson, S. M. Evans and K. Pinter, Serum enzymes in peroneal muscular atrophy (Charcot-Marie-Tooth disease). Wiss. Med. J. **76** (1977) 54–56.
Wagner, A., Die Bedeutung von Sippenuntersuchungen – am Beispiel einer neuen Sippe mit neuraler Muskelatrophie (Typ Charcot-Marie-Tooth) erläutert. Zschr. Ärztl. Fortb. **66** (1972) 621–624.
Woratz, G., Neurale Muskelatrophie mit dominantem X-chromosomalem Erbgang. Akademie-Verl. Berlin 1964.

Muskelatrophie, skapuloperonäale, spinale, adulte spinale Muskelatrophie

Becker, P. E., Krankheiten von Pyramidenbahn, Vorderhorn und bulbären motorischen Kernen. In: Humangenetik. Bd. V/1, 1966.
Bundey, S. and R. E. Lovelace, A genetic study of chronic proximal spinal muscular atrophy. Acta Genet. Med. **23** (1974) 229–232.
Kaeser, H. E., Die familiäre scapuloperonaeale Muskelatrophie. Dtsch. Z. Nervenheilk. **186** (1964) 379–394.
Schwartz, M. S. and M. Swash, Scapuloperoneal atrophy within sensory involvement: Davidenkow's syndrome. J. Neurol. Neurosurg., Psychiat. **38** (1975) 1063–1067.

Muskeldystrophie, Glieder-Gürtel-Typ, Typ LEYDEN-MÖBIUS, Typ ERB

DE COSTER, W., J. DE REUCK and E. THIERY, A late autosomal dominant form of limb-girdle muscular dystrophy. A clinical, genetic, and morphological study. Eur. Neurology **12** (1974) 159–172.
HENSEON, T. E., J. MULLER and W. E. DE MYER, Hereditary myopathy limited to females Arch. Neurol. **17** (1967) 238–247.
JACKSON, C. J. and D. A. STREHLER, Limb-girdle muscular dystrophy: clinical manifestations and detection of preclinical disease. Pediatrics **41** (1968) 495–502.
MOSER, H., U. N. WIESMANN, R. RICHTERICH und E. ROSSI, Progressive Muskeldystrophie. VIII. Häufigkeit, Klinik und Genetik der Typen I und II. Schweiz. Med. Wschr. **96** (1966) 205–211.

Muskeldystrophie, gutartige, Typ BECKER

AGUILAR, L., R. LISKER and G. G. RAMOS, Unusual inheritance of BECKER type muscular dystrophy. J. Med. Genet. **15** (1978) 116–118.
BECKER, P. E., Myopathien. In: Humangenetik. Bd. III/1, 1964.
BECKER, P. E., Neues zur Genetik und Klassification der Muskeldystrophien. Humangenetik **17** (1972) 1–22.
CAMMANN, R., T. VEHRESCHILD and K. ERNST, A new sibship with X-chromosomal benign progressive muscular dystrophy and early contractures (EMERY-DREIFUSS). Psychiat. Neurol. Med. Psychol. **26** (1974) 431–338.
CONOMY, J. P., Late onset slowly progressive sex-linked recessive muscular dystrophy. Milit. Med. **135** (1970) 471–475.
DEMOS, J., La détéction des porteuses saines du trait myopathique dans la myopathie humaine. Ann. Génét. **12** (1969) 191–200.
EMERY, A. E. H. and F. E. DREIFUSS, Unusual type of benign X-linked muscular dystrophy. J. Neurol. Neurosurg. Psychiat. **29** (1966) 338–341.
EMERY, A. E. H. and R. SKINNER, Clinical studies in benign (BECKER type) X-linked muscular dystrophy. Clin. Genet. **10** (1976) 189–202.
EMERY, A. E. H., C. A. B. SMITH and R. SANGER, The linkage relations of the loci for benign (BECKER type) X-borne muscular dystrophy, colour blindness and the Xg blood groups. Ann. Hum. Genet. **32** (1969) 261–269.
FURUKAWA, T. and J. B. PETER, X-linked muscular dystrophy. Amer. Neurol. **2** (1977) 414–416.
HAUSMANOWA-PETRUSEWICZ, I. and J. BORKOWSKA, Intrafamiliar variability of X-linked dystrophy in the same family. J. Neurol. **218** (1978) 43–50.
MARBY, C. C., I. E. RÖCKEL, R. L. MUNICH and D. ROBERTSON, X-linked pseudohypertrophic muscular dystrophy with a late onset and slow progression. New Engl. J. Med. **273** (1965) 1062 to 1070.

MOSER, H., Biochemische, histologische und klinische Befunde bei einer vierjährigen Konduktorin der gutartigen X-chromosomalen Muskeldystrophie (Typ BECKER). Humangenetik **11** (1971) 328 bis 335.
RINGEL, S. P., J. E. CARROLL and S. SCHOLD, The spectrum of mild X-linked recessive muscular dystrophy. Arch. Neurol. **34** (1977) 408–416.
SKINNER, R., A. E. H. EMERY, A. J. B. ANDERSEN and C. FOXALL, The detection of carriers of benign (BECKER-type) X-linked muscular dystrophy. J. Med. Genet. **12** (1975) 131–134.

Muskeldystrophie, gutartige, Typ DREIFUSS-EMERY

CAMMANN, R., T. VEHRESCHILD and K. ERNST, A new sibship with X-chromosomal benign progressive muscular dystrophy and early contractures (EMERY-DREIFUSS). Psychiat. Neurol. Med. Psychol. **26** (1974) 431–438.
KATIYAR, B. C., S. MISRA, P. N. SOMANI and A. M. CHATERJI, Congestive cardiomyopathy in a family of BECKER's X-linked muscular dystrophy. Postgrad. Med. **53** (1977) 12–15.
MABRY, C. C., I. E. RÖCKEL, R. L. MUNICH and D. ROBERTSON, X-linked pseudohypertrophic muscular dystrophy with a late onset and slow progression. New Engl. J. Med. **273** (1965) 1062 to 1070.
RINGEL, S. P., J. E. CARROLL and S. SCHOLD, The spectrum of mild X-linked recessive muscular dystrophy. Arch. Neurol. **34** (1977) 408–416.

Muskeldystrophie, infantile progressive, Typ DUCHENNE; DUCHENNE-Syndrom, X-chromosomaler Typ der Muskeldystrophie

AVERIANOV, Ju. N., Ja. A. BOGOMASOW und L. V. LOGUNOVA, Muskeldystrophie Typ Duchenne bei einem Mädchen mit Chromosomenmosaik (russisch). Ch. Nevropatol. Psichiat. **77** (1977) 1449 bis 1452.
BARTHELMAI, W., G. DIKBAS und S. WULLNER, Kreatin-Phosphokinase-Aktivität im Serum bei Konduktorinnen der Progressiven Muskeldystrophie vom Typ DUCHENNE. Humangenetik **8** (1969) 115–133.
BECKER, P. E., Myopathien. In: Humangenetik Bd. III/1, 1964.
BECKMANN, R., G. SCHEUERBRANDT und A. ANTONIK, Erfassung von präklinischer DUCHENNE-Muskeldystrophie bei Neugeborenen mit dem CK-Screening-Test. Mschr. Kinderheilk. **124** (1976) 658 bis 659.
BUSING, C. M., H. HEYCK und G. LAUDAHN, Die Erfassung von Konduktorinnen der Progressiven Muskeldystrophie Typ DUCHENNE mittels Diskriminanzanalyse verschiedener Serumenzymaktivitäten. Klin. Wschr. **47** (1969) 1099–1103.

DEMOS, J., La détection des porteuses saines du trait myopathique dans la myopathie humaine. Ann. Génét. **12** (1969) 191–201.
DUBOWITZ, V., Early diagnosis of muscular dystrophy. Practitioner **216** (1976) 389–393.
EMERY, A. E. H., Muscle histology and creatine kinase levels in the foetus in DUCHENNE muscular dystrophy. Nature **266** (1977) 472–473.
EMERY, A. E. H. and L. MC GREGOR, The fetus in Duchenne muscular dystrophy: muscle growth in tissue culture. Clin. Genet. **12** (1977) 183–187.
EMERY, A. E. H., M. S. WATT and E. R. CLACK, The effect of genetic counselling in DUCHENNE muscular dystrophy. Clin. Genet. **3** (1972) 147–150.
FOWLER, W. M., G. W. GARDNER, R. G. TAYLOR and J. B. BUSHEIKIN, Quantitative measurements in female siblings and mothers of boys with DUCHENNE dystrophy. Arch. Phys. Med. Rehab. **50** (1969) 301–310.
GOMEZ, M. R., A. G. ENGEL, G. DEWALD and H. A. PETERSON, Failure of inactivation of DUCHENNE dystrophy X-chromosome in one of female identical twins. Neurology **27** (1977) 537–541.
GRIMIO, L. P., Muskeldystrophie Typ DUCHENNE bei Mädchen (russisch). Genetika **9** (1973) 107–114.
HERRMANN, F. H., A. SPIEGLER and G. WIEDEMANN, Muscle provocation test. A sensitive method for discrimination between carriers and noncarriers of DUCHENNE muscular dystrophy. Anm. Genet. **61** (1982) 102–104.
HEYCK, H., Progressive Muskelerkrankungen – Klinik, Pathologie und Differentialdiagnose. Dtsch. Med. J. **22** (1971) 389–400.
IONASESCU, V., H. ZELLWEGER, P. SHIRK and T. CONWAY, Identification of carriers of DUCHENNE muscular dystrophy by muscle protein synthesis. Neurology **23** (1973) 497–502.
IONASESCU, V., H. ZELLWEGER and L. BURMEISTER, Detection of carriers and genetic counselling in DUCHENNE muscular dystrophy by ribosomal protein synthesis. Acta Neurol. Scandinav. **54** (1976) 442–452.
KLEINE, T. O., Evidence for the release of enzymes from different organs in DUCHENNES muscular dystrophy. Clin. Chim. Acta **29** (1970) 227–231.
PETRUSEWICZ-HAUSMANOWA, I., Genetik der Muskelerkrankungen (russisch). In: EFROIMSON, W. P., Probleme der medizinischen Genetik. Moskau 1970.
ROSES, A. D., M. J. ROSES, S. E. MILLER, K. L. HULL and S. H. APPEL, Carrier detection in DUCHENNE muscular dystrophy. New Engl. J. Med. **294** (1976) 193–198.
ROTT, H.-D. und D. MULZ, Muskeldystrophie DUCHENNE: Konduktorinnenerfassung mit Ultraschall. Dtsch. Med. Wschr. **107** (1982) 1678–1681.
WINN, K. J. and R. H. HELLER, Pathological diagnosis of DUCHENNE muscular dystrophy in an aborted fetus. Clin. Genet. **13** (1978) 335–338.

Muskeldystrophie, Schultergürtel-Typ; Muskeldystrophie, fazio-skapulo-humerale; LANDOUZY-DÉJÉRINE-Syndrom, ERB-Syndrom

BARRUCAND, D. et J. SCHMITT, Neuf cas de myopathie du type LANDOUZY-DÉJÉRINE dans une même famille. Ann. Méd. Nancy **15** (1976) 93–106.
BECKER, P. E., Myopathien. In: Humangenetik. Bd. III/1, 1964.
BIANCALAMA, D., SIMONETTI e D. DELLA PINA, Particolari aspetti della miocardiopatia nella distrofia muscolare progressiva di LANDOUZY-DÉJÉRINE. Studio di un parentado. G. Ital. Cardiol. **7** (1977) 240–247.
HEYCK, H., Progressive Muskelerkrankungen – Klinik, Pathophysiologie und Differentialdiagnose. Dtsch. Med. J. **22** (1971) 389–400.
KAZAKOV, V. M., D. K. BOGORDINSKY and A. A. SKORANETZ, The myogenic scapuloperoneal syndrom. Muscular dystrophy in the K. kindred: clinical study and genetics. Clin. Genet. **10** (1975) 41–50.
MORTON, N. E., C. S. CHUNG and H. A. PETERS, Genetics of muscular dystrophy. In: G. H. BOURNE and N. GOLARZ, Muscular dystrophy in man and animals. Karger, New York 1963.
STEVENSON, A. C. and B. C. C. DAVISON, Genetic counselling. London 1970.

Muskelhypoplasie, kongenitale, universelle, Typ KRABBE

BADALJAN, L. O., Wörterbuch der klinischen Genetik (russisch). Moskau 1971.
BECKER, P. E., Myopathien. In: Humangenetik. Bd. III, 1964.

Myasthenien, ERB-GOLDFLAM-Syndrom

ALDREN TURNER, J. W., Myasthenia gravis. Proc. Roy. Soc. Med. **67** (1974) 763–769.
BECKER, P. E., Myopathien. In: Humangenetik. Bd. III, 1964.
BUNDEY, S., A genetic study of infantile and juvenile myasthenia gravis. J. Neurol. **35** (1972) 41–51.
DRACHMAN, D. B., Myasthenia gravis II. New Engl. J. Med. **298** (1978) 186.
ECKARDT, J., Thymektomie zur Behandlung der Myasthenia gravis pseudoparalytica – Anästhesie, Vor- und Nachbehandlung. Dtsch. Med. J. **22** (1971) 399–400.
HERMAN, M. N., Familial Myasthenia gravis: Report of a case in identical twins and review of family aggregates. Arch. Neurol. **20** (1969) 140–146.
KONOMY, J. P., M. LEVINSOHN and A. FANAROFF, Familial infantile myasthenia gravis: a cause of sudden death in young children. J. Pediat. **87** (1975) 428–430.

LAMARTINE DE ASSIS, J. and M. SCAFF, Familial myasthenia gravis: report of four cases. Arg. Neuro-Psyquiatr. **34** (1976) 215–222.
NAMBA, T., M. S. SHAPIRO, N. G. BRUNNER and D. GROB, Myasthenia gravis occurring in twins. J. Neurol. Neurosurg. Psychiat. **34** (1971) 531–534.
PIRSKANEN, R., Genetic aspects in Myasthenia gravis. A family study of 264 Finnish patients. Acta Neurol. Scand. **56** (1977) 365–388.
SAPRYGIN, D. B., B. M. GECHT, E. A. KOLDMENSKAJA, L. B. PERETMAN und A. M. POVERENNY, Antikörper gegen DNS in Myasthenia gravis (russisch). Bull. Exper. Biol. Med. **67** (1969) 50–52.
SCOPETTA, C., M. G. LOVASTE, P. TONALI e M. L. VACCARIO, La miastenia familiare congenita. Acta Neurol. **32** (1977) 709–718.
SIMPSON, J. A., Myasthenia gravis – validation of a hypothesis. Scott. Med. J. **22** (1977) 201–210.
STEVENSON, A. C. and B. C. C. DAVISON, Genetic counselling. London 1970.
WHIHELEY, A. M., M. S. SCHWARTZ, J. A. SACHS and M. SWASH, Congenital myasthenia gravis: clinical and HLA studies in two brothers. J. Neurol. Neurosurg. Psychiat. **33** (1976) 1145–1150.

Mycosis fungoides, ALIBERT-BAZIN-Syndrom

KORN-HEYDT, G. E., Erbliche Aplasien, Hyperplasien und Tumoren. In: JADASSOHN, J., Handbuch. 1966.
SANDBANK, M. and I. KATZENELLENBOGEN, Mycosis fungoides of prolonged duration in siblings. Arch. Dermatol. **98** (1968) 620–627.

Myoklonien, erbliche essentielle

DAUBE, J. R. and H. A. PETERS, Hereditary essential myoclonus. Arch. Neurol. **15** (1966) 587–594.
KOCH, G., Krankheiten mit vorwiegender Beteiligung des extrapyramidalen Systems. In: BECKER, P. E., Humangenetik. Bd. V/1, 1966.
MALHOUDJI, M. and R. T. PIKIELNY, Hereditary essential myoclonus. Brain **90** (1967) 669–674.

Myoklonusepilepsie, progressive; UNVERRICHT-LUNDBORG-Syndrom, Myoklonusepilepsie Typ UNVERRICHT, Myoklonusepilepsie Typ LUNDBORG

DIEBOLD, K., Die erblichen myoklonisch-epileptisch-dementiellen Kernsyndrome. Springer-Verl., Berlin, Heidelberg, New York 1973.
FLUHARTY, A. L., M. T. POLSTER, G. A. HIRSCH, E. PEVIDA and

H. KIHARA, Metachromasia in fibroblasts from a patient with LAFORA's disease. Lancet 1970/II 109–110.
FREDERICO, A., R. CORONA and G. C. QUAZZI, Changes of brain glycoconjugates in UNVERRICHT-LUNDBORG disease. Acta Neurol. 33 (1978) 58–62.
NORIO, R. and M. KOSKINIEMI, Progressive myoclonus epilepsy: genetic and nosological aspects with special reference to 107 Finnish patients. Clin. Genet. 15 (1979) 382–398.
PAYK, T. R. und R. KUKAHN, Bericht über Untersuchungen zur Myoklonusepilepsie innerhalb einer Familie. Z. Neurol. 203 (1972) 23–30.
RALLO, E., Épilepsie myoclonique familiale progressive (Syndrome d'UNVERRICHT-LUNDBORG dans cinq familles Vallaisannes). Acta Genet. Med. Gemellol. 18 (1969) 231–270.
VOGEL, F., H. HÄFNER und K. DIEBOLD, Zur Genetik der progressiven Myoklonusepilepsien (UNVERRICHT-LUNDBORG). Humangenetik 1 (1965) 437–475.

Myoklonusepilepsie Typ HARTUNG

DIEBOLD, K., Die erblichen myoklonisch-epileptisch-dementiellen Kernsyndrome. Springer-Verl. Berlin, Heidelberg, New York 1973.
KOCH, G., Krankheiten mit vorwiegender Beteiligung des extrapyramidalen Systems. In: BECKER, P. E., Humangenetik. Bd. V/1, 1966.
RALLO, E., Épilepsie myoclonique familiale progressive (Syndrom d'UNVERRICHT-LUNDBORG dans cinq familles Vallaisannes). Acta Genet. Med. Gemellol. 18 (1969) 231–270.
VOGEL, F., H. HÄFNER und K. DIEBOLD, Zur Genetik der progressiven Myoklonusepilepsien (UNVERRICHT-LUNDBORG). Humangenetik 1 (1965) 437–475.
WIENKER, T. F., G. M. von REUTERN and H. H. ROPERS, Progressive myoclonus epilepsy. A variant with probable X-linked inheritance. Hum. Genet. 49 (1979) 83–89.

Myoklonus-Syndrom mit kirschrotem Fleck der Makula

AURICCHIO, G., A. FREDERICO and G. APPONI-BATTINI, Bilateral macular „cherry red spot" in a female affected by MPS-ose and in a boy affected by defect of sialidase. Metab. Ophthalmol. 1 (1977) 215–217.
O'BRIEN, J. S., The cherry spot-myoclonus syndrome: A newly recognized inherited lysosomal storage disease due to acid neuraminidase deficiency. Clin. Genet. 14 (1978) 55–60.
KELLY, T. E. and G. GRAETZ, Isolated acid neuraminidase deficiency: a distinct lysosomal storage disease. Amer. J. Med. Genet. 1 (1977) 31–46.
RAPIN, I., S. GOLDFISHER, R. KATZMAN, J. ENGEL and J. S. O'BRIEN, The cherry-red spot myoclonus syndrome. Ann. Neurol. 3 (1978) 234–242.

Myopathia distalis tarda hereditaria (WELANDER); Myopathia distalis juvenilis hereditaria (BIEMOND-Syndrom)

BACHMANN, H. und A. WAGNER, Myopathia distalis tarda hereditaria. Ergebnisse einer genealogischen, klinischen, klinisch-chemischen und elektromyografischen Familienuntersuchung. Psychiat. Neurol. Med. Psychol. **32** (1980) 20–28.
BECKER, P. E., Myopathien. Humangenetik. Bd. III, 1964.
BIEMOND, A., Myopathia distalis juvenilis hereditaria. Acta Psychiat. Neurol. Scand. **30** (1955) 25–38.
McKUSICK, V. A., Mendelian inheritance in man. 5. Aufl., Baltimore 1978.
STEINHANSEL, H., Distale Muskeldystrophien. Wien. Med. Wschr. (1974) 425–427.

Myopathie, mitochondriale

BRADLEY, W. G., B. E. TOMLINSON and M. HARDY, Further studies of mitochondrial and lipid storage myopathies. J. Neurol. Sci. **35** (1978) 201–210.
LAND, J. M., J. A. MORGAN-HUGHES and J. B. CLARK, Mitochondrial myopathy. Biochemical studies revealing a deficiency of NADH-cytochrome b reductase activity. J. Neurol. Sci. 50 (1981) 1–13.
MORGAN-HUGHES, J. A., P. DARVENIZA, S. N. KAHN, D. N. LANDON, R. M. SHERRAT, J. M. LAND and J. B. CLARK, A mitochondrial myopathy characterized by a deficiency in reducible cytochrome b. Brain **100** (1977) 617–640.

Myopathie, okuläre; Myopathie, okulopharyngeale

D'ANGELO, E., Hereditary oculopharyngeal dystrophy. A case of dysphagia in French-Canadians. Conn. Med. **41** (1977) 412–413.
BECKER, P. E., Myopathien. In: Humangenetik. Bd. III, 1964.
CHANMUGAN, D. and A. F. HAERER, Progressive external ophthalmoplegia of early onset followed by generalized myopathy. J. Neurol. Sci. **10** (1970) 101–105.
FRIED, K., A. ARLOZOROV and R. SPIRA, Autosomal recessive oculopharyngeal muscular dystrophy. J. Med. Genet. **12** (1975) 416–418.
GOTO, I., Y. KANAZAWA, T. KOBAYASHI et al., Oculopharyngeal myopathy with distal and cardiomyopathy. Neurosurg. Psychiatry **40** (1977) 600–607.
GRAF, K., Myopathia oculo-pharyngealis tarda hereditaria. Pract. Oto-Rhino-Laryngol. **33** (1971) 203–208.
HERLIEOVICZ, D., Anomalies mitochondriales et myopathies oculaires à évolution descendante. A propos de dans nouvelles observations. Path. Biol. **23** (1975) 107–117.
HEYCK, H., Progressive Muskelerkrankungen – Klinik, Pathologie und Differentialdiagnose. Dtsch. Med. J. **22** (1971) 390–399.

HEYCK, H. und G. LAUDAHN, Die progressiv-dystrophischen Myopathien. Springer-Verl. Berlin, Heidelberg, New York 1969.
MANIGAND, G., M. LUCSKOV et M. DEPARIS, Les myopathies oculaires. Sem. Hôp. Paris **45** (1969) 2803–2808.
SZABOR, A., Data on the oculopharyngeal syndrome: a clinical-pathological study. Eur. Neurol. **9** (1973) 242–259.

Myopathie, zentronukleäre, myotubuläre Myopathie

CURLESS, R. G. and M. B. NELSON, Congenital fiber type disproportion in identical twins. Ann. Neurol. **2** (1977) 455–459.
DRUCKER, J., C. KAPLAN, J. C. ROLLAND et B. GRENIER, Myopathies congénitales primitives. Rapport d'une nouvelle observation d'hypoplasie des fibres de type I. Revue de la littérature. Rev. Med. Tours. **9** (1975) 731–752.
FARDEAU, M., J. P. HARPEY et B. CAILLE, Disproportion congénital des differents types de fibre musculaire, avec petitesse relative des fibres de type I. Documents morphologiques concernant les biopsies musculaires prelevées chez trois membres d'une même famille. Rev. Neurol. **131** (1975) 745–766.
KINOSHITA, M., E. SATOYOSHI and N. MATSUNO, „Myotubular myopathy" and „type I fiber" atrophy in a family. J. Neurol. Sci. **26** (1975) 575–582.
MEYERS, K. R., H. M. GOLOMB, J. L. HANSEN and V. A. MCKUSICK, Familial neuromuscular disease with „myotubes". Clin. Genet. **5** (1974) 327–337.
MORTIER, W., E. MICHAELIS, J. BECKER und L. GERHARD, Centronucleare Myopathie mit autosomal dominantem Erbgang. Humangenetik **27** (1975) 199–215.
PÉPIN, B., J. MIKOL, B. GOLDSTEIN, M. HAGUENAN et S. GODLEWSKI, Forme familiale de myopathie centronucléaire de l'adulte. Rev. Neurol. **132** (1976) 845–857.
PONGRATZ, D., M. HAUSER, F. MITTELBACH und A. STRUPPLER, Die sogenannte kongenitale centronucleare Myopathie: eine primäre Myopathie? Acta Neuropath. **32** (1975) 9–19.
SERRATRICE, G., J. F. PELLISSIER, J. L. GASTAUT et J. POUGET, Myopathie congénitale avec hypotrophie selective des fibres de typ I. Rev. Neurol. **131** (1975) 813–816.

Myopie, Kurzsichtigkeit

FRANCE, T. D., J. HERRMANN, B. DE VENEIA et al., Autosomal dominant myopia, macular degeneration and choroidal dystrophy. Birth Def., Orig. Art. Ser. **13** (1977) 231–232.
FRANÇOIS, J., L'hérédité de la myopie. Ann. Ocul. **206** (1973) 477 à 485.
JANKIEWICZ, K. A., Embryological and genetic factors in refractive state of eye. Synopsis of the refractive state of eye. Symposium. Minneapolis 1967.
KARLSSON, J. L., Evidence for recessive inheritance of myopia. Clin. Genet. **7** (1975) 197–202.

Karlsson, J. L., Influence of the myopia gene on brain development. Clin. Genet. **8** (1975) 314–318.
Karlsson, J. L., Concordance rates for myopia in twins. Clin. Genet. **6** (1974) 142–146.
Karlsson, J. L., Genetic factors in myopia. Acta Genet. Med. Gemellol. **25** (1976) 292–294.
Malinowskij, A. A., Genetik und Pathogenese der Kurzsichtigkeit (russisch). In: Efroimson, W. P., Probleme der medizinischen Genetik. Moskau 1970.
McKusick, V. A., Mendelian inheritance in man. 5. Aufl. Baltimore 1978.
Sorsby, A., Ophthalmic genetics. 2. Aufl., Butterworth, London 1970.
Sorsby, A. and B. Benjamin, Modes of inheritance of errors of refraction. J. Med. Genet. **10** (1973) 161–164.
Waardenburg, P. J., Genetics and ophthalmology. II. Springfield, 1963.

Myotonia congenita, THOMSEN-Syndrom, hypertrophische Myotonie, Typ BECKER

Bady, B., M. Trillet, O. Joyeux, M. Tommasi et H. Carrier, Forme récessive de myotonie hypertrophique. A propos d'un cas familial comportant des altérations histologiques de type dystrophique. Lyon Med. **237** (1977) 689–695.
Becker, P. E., Myopathien. In: Humangenetik. Bd. III. 1964.
Bell, D. B. and D. W. Smith, Myotonic dystrophy in the neonate. J. Pediat. **81** (1972) 83–86.
Cheah, J. S. and B. H. Toh, Myotonia congenita (Thomsen's disease) in a Chinese family. Singapore Med. J. **10** (1969) 111 to 116.
Fisher, E. R., T. S. Danowski, U. Ahmad, P. Breslau, S. Nolau and T. Stephan, Electron microscopical study of a family with myotonia composita. Arch. Pathol. **99** (1975) 607–610.
Kuhn, E. und D. Seiler, Biochemische Besonderheiten und Unterschiede der autosomal dominant und autosomal rezessiv vererbten Myotonia congenita. Klin. Wschr. **48** (1970) 1134–1136.
Ron, M. A. and J. Pearce, Myotonia congenita in dizygotic twins. Europ. Neurol. **7** (1972) 196–200.
Torbergsen, T., A family with dominant hereditary myotonia, muscular hypertrophy, and increased muscular irritability, distinct from myotonia congenita Thomsen. Acta Neurol. Scand. **51** (1975) 225–232.
Winters, J. L. and L. A. McLanghin, Myotonia congenita. J. Bone Joint Surg. **52** A (1970) 1345–1350.
Zellweger, H. and V. Ionasescu, Myotonic dystrophy and its differential diagnosis. Acta Neurol. Scand. **49** (1973), Suppl. 55 4–28.

NAEGELI-Syndrom, Incontinentia pigmenti Typ FRANCESCHETTI-JADASSOHN, FRANCESCHETTI-JADASSOHN-Syndrom

FRANCESCHETTI, A et W. JADASSOHN, A propos de l'incontinentia pigmenti. Délimitation de deux syndromes différents figurant sous le même terme. Dermatologica **108** (1954) 1–28.
GORDON, H. and W. GORDON, Incontinentia pigmenti: Clinical and genetical studies of two familial cases. Dermatologica **140** (1970) 150–168.
LEVI, L., G. GALBASTI e G. GHISLANZIONE, La dermatite reticolare o sindrome di FRANCESCHETTI-JADASSOHN; osservazioni su di un caso. Minerva Derm. **46** (1971) 319–322.
SPARROW, G. P., P. D. SAMMAN and R. S. WELLS, Hyperpigmensation and hypotrichosis (the NAEGELI-FRANCESCHETTI-JADASSOHN tyndrome): report of a family and review of the literature. Clin. Exp. Dermatol. **1** (1976) 127–140.

Naevi pigmentosi, Naevi spili, Naevuszellnaevus, Café-au lait-Flecken

DENARO, S. J., The inheritance of nevi. J. Hered. **35** (1944) 215 to 218.
GOODMAN, R. M., J. CAREN, M. ZIPRKOWSKI, B. PADEH, L. ZIPRKOWSKI and B. E. COHEN, Genetic considerations in giant pigmented hairy naevus. Brit. J. Derm. **85** (1971) 150–157.
OLLENDORFF-CURTH, H., Mit Pigmentstörungen einhergehende Dermatosen. In: JADASSOHN, J., Handbuch. 1966.

Naevi teleangiectatici, Naevus flammeus, Feuermäler

McKUSICK, V. A., Mendelian inheritance in man. 5. Aufl. Baltimore 1978.
SCHNYDER, U. W., Erbliche Gefäßmäler, Teleangiektasien und Lymphödeme. In: JADASSOHN, J., Handbuch. 1966.
STEVENSON, A. C. and B. C. C. DAVISON, Genetic counselling. London 1970.
THEOPOLD, W., Blutgefäßnävi bei Kindern. Dtsch. Ärzteblatt 1971, 1388–1394.

Nagel-Patella-Syndrom, Osteo-Onychodysplasie

BRAUN, H.-St., Familial aplasie or hypoplasia of the patella. Clin. Genet. **13** (1978) 350–352.
COHEN, N. and M. BERAT, Duplications of the renal collecting system in the hereditary osteo-onycho-dysplasia. J. Pediat. **89** (1976) 261–269.
LAUR, S. und W. HABERLANDT, Hereditäre Onycho-Osteo-Dysplasie (HOOD) in einer schwäbischen Familie. I. Erbbiologische

und Stoffwechseluntersuchungen. II. Morphologie. Arch. Derm. Forsch. **240** (1971) 278–300.
LINSS, G., G. HOFFMANN und H. LUBS, Das Nagel-Patella-Syndrom. Klinisches Bild, familienanamnestische und biochemische Untersuchungen. Dermatologica **142** (1971) 145–153.
MARFIL, R. G., S. LUNA, A. HAFIE and S. COHEN, Nail-patella syndrome. Can. Med. Ass. J. **101** (1969) 706–709.
PUSSELL, B. A., J. A. CHAILESWORTH, G. J. MCDONALD and W. de C. BAKER, The nail patella syndrome — a report of a family. Aust. N. Z. J. Med. **7** (1977) 20–23.
RACE, R. R. and R. SANGER, Blood groups in man. Oxford, 1968.
RENWICK, J. H. and M. M. IZATT, Some genetical parameters of the nail-patella locus. Ann. Hum. Genet. **28** (1965) 369–378.
SCHLEUTERMANN, D. A., W. B. BIAS, J. MURDOCH and V. A. MCKUSICK, Linkage of the loci for nail-patella syndrome and adenylate kinase. Amer. J. Hum. Gen. **21** (1969) 606–630.

NAGER-Syndrom, Mandibulo-faziale Dysostose Typ NAGER, Akrofaziale Dysostose Typ NAGER

BOWEN, P. and F. HARLEY; Mandibulofacial dysostosis with limb malformations (NAGER's acrofacial dysostosis). Birth Def., Orig. Art. Ser. **11** (1975) 109–115.
GELLIS, S. S., and M. FEINGOLD, NAGER's syndrome (NAGER's acrofacial dysostosis). Amer. J. Dis. Child. **132** (1978) 519–520.
HERRMANN, J., P. D. PALLISTER, E. G. KAVEGGIA and J. M. OPITZ, Acrofacial dysostosis type NAGER. Birth Def., Orig. Art. Ser. **11** (1975) 341.
LOWRY, R. B., The NAGER syndrome (acrofacial dysostosis). Evidence for autosomal dominant inheritance. Birth Def., Orig. Art. Ser. **13**/3 C (1977) 195–202.
MEYERSON, M. D., K. M. JENSEN, J. M. MEYERS and B. D. HALL, NAGER acrofacial dysostosis: early intervention and long-term planning. Cleft Palate J. 14 (1977) 35–40.

Narkolepsie, GÉLINEAU-Syndrom; Hypersomnie

DALY, D. D. and R. E. YOSS, A family with narcolepsy. Mayo Clin. Proc. **34** (1959) 313–320.
GELARDI, J.-A. M. and J. W. BROWN, Hereditary cataplexy. J. Neurol. Neurosurg. Psychiat. **30** (1967) 455–457.
KESSLER, S., C. GUILLEMINAULT and V. DEMENT, A family study of 50 REM narcoleptics. Acta Neurol. Scand. **50** (1974) 503–512.
KOCH, G., Epilepsien. In: BECKER, P. E., Humangenetik. Bd. V/II. 1967.
LECKMAN, J. F. and E. S. GERSHON, A genetic model of narcolepsy. Brit. J. Psychiat. **128** (1976) 276–279.
NEVSIMALOVA BRUHOVA, S. and B. ROTH, Heredofamilial aspects of narcolepsy and hypersomnia. Schweiz. Arch. Neurol. Neurochir. Psychiat. **110** (1972) 45–54.

Nebenniereninsuffizienz, angeborene, familiäres ADDISON-Syndrom, angeborener Glukokortikoid-Mangel

BLACH, S., C. G. D. BROOK and P. J. N. COX, Congenital adrenal hypoplasia and gonadotrophin deficiency. Brit. Med. J. **2** (1977) 96.
LUECKING, Th. and R. P. WITTIG, Selektiver ACTH-Mangel bei zwei Geschwistern. Dtsch. Med. Wschr. **100** (1975) 2646–2649.
MAINARD, R., C. MENAGER, J.-M. RIVAL, J.-L. CADUDUL et JUCHEREAU, Le conseil génétique dans l'hypoplasie surrénale. A propos de deux cas familiaux. Oust. Méd. **30** (1977) 359–361.
MAMELLE, J. C., M. DAVID, D. RIOU, J. GILLY, J. TROUILLAS, J. DUTRUGE et R. GILLY, Hypoplasie surrénalienne congénitale de type cytomegalique. Forme recessive liée aù sexe. A propos de trois observations. Arch. Franç. Pédiat. **32** (1975) 139–159.
MARTIN, M. M., Familial ADDISON's disease. Clin. Delineation of Birth Def. X. The endokrine system. Baltimore 1971.
PETRYKOWSKI, W., P. BURMEISTER und N. BOEHM, Familiäre Glucocorticoidinsuffizienz. Klin. Pädiat. **187** (1975) 198–215.
RATH, F., O. STUR und G. GEYER, Familiärer Morbus ADDISON Z. Kinderheilk. **106** (1969) 197–205.
SOLOMON, N., C. J. CARPENTER, I. L. BENNIT and A. M. HARVEY, SCHMIDT's syndrome (thyroid and adrenal insufficiency) and coexistent diabetes mellitus. Diabetes **14** (1965) 300–304.
SPERLING, M. A., A. R. WOLFSEN and D. A. FISHER, Congenital adrenal hypoplasia: an isolated defect of organogenesis. J. Pediat. **82** (1973) 444–449.
WEISS, L. and R. C. MELLINGER, Congenital adrenal hypoplasia — an X-linked disease. J. Med. Genet. **7** (1970) 1327–1332.
WUECHER, U. und W. MIELER, Zwillinge mit beidseitiger Nebennierenagenesie. Kipra **45** (1977) 405–411.

Nebenniereninsuffizienz, Nichtansprechbarkeit auf ACTH

FRANKS, R. C. and W. E. NANCE, Hereditary adrenocortical unresponsiveness to ACTH. Pediatrics **45** (1970) 43–48.
KELCH, R. P., S. L. KAPLAN, E. G. BIGLIERI, E. G. DANIEK, C. J. EPSTEIN and M. M. GRUMBACH, Hereditary adrenocortical unresponsiveness to adrenocorticotropic hormone. J. Pediat. **81** (1972) 726–736.
MIGEON, C. J., A. KOWARSKI, C. A. SNIPES, F. M. KENNY, J. S. FINKELSTEIN and R. M. BLIZZARD, The syndrome of congenital unresponsiveness to ACTH in 5 patients. J. Pediat. **67** (1965) 934.

Nemaline Myopathie; Myopathie, nemaline

ARTS, W. F., J. BETHLEM, K. P. DINGEMANS and A. W. ERIKSSON, Investigations on the inheritance of nemaline myopathy. Arch. Neurol. **35** (1978) 72–77.
ARTS, W. F., J. BETHLEM and W. S. VOLKERS, Further investi-

gations on benign myopathy with autosomal dominant inheritance. J. Neurol. **217** (1978) 201–206.
BATTIN, J., C. VITAL, J. M. VALLAT et D. FONTAN, Une nouvelle myopathie non progressive à transmission dominante autosomique, la myopathie nemaline. Nouv. Presse Méd. 1972/I 1097.
BECKER, P. E., Myopathien. In: Humangenetik, Bd. III, 1964.
BENDER, A. N. and J. P. WILLNER, Nemaline (rod) myopathy: The need for histochemical evaluation of affected families. Ann. Neurol. **4** (1978) 37–42.
DANOWSKI, T. S., E. R. FISHER, N. WALD and J. W. VESTER, Rod myopathy: beta globulin peak and increased complement. Metabolism **22** (1973) 597–601.
McKUSICK, V. A. Mendelian inheritance in man. 5. Aufl., Baltimore 1978.
NEUSTEIN, H. B., Nemaline myopathy: a family study with three autopsied cases. Arch. Path. **96** (1972) 192–195.
PEARSON, C. M., R. F. COLEMAN, W. M. FOWLER jr., W. F. H. M. MOMMAERTS, T. L. MUNSAT and J. B. PETER, Skeletal muscle. Basic and clinical aspects and illustrative new diseases. Ann. Intern. Med. **67** (1967) 614–650.
SRETAR, F. A., K. E. ASTROM and F. C. A. ROMANUL, Characteristics of myosin in nemaline myopathy. J. Neurol. Sci. **27** (1976) 99–116.

Nephronophthise FANCONI; juvenile Nephronophthise

BETTS, P. R. and I. FORREST-HAY, Juvenile nephrophthisis. Lancet 1973/II 475–478.
BROBERGER, O., J. WINBERGER and R. ZETTERSTRÖM, Juvenile nephrophthisis. I. A genetically determined nephropathy with hypotonic polyuria and azotaemia. Acta Paediat. **49** (1960) 470 to 479.
CHAMBERLIN, B. C., W. W. HAGGE and G. B. STICKLER, Juvenile nephronophthisis and medullary cystic disease. Mayo Clin. Proc. **52** (1977) 485–491.
GEKLE, D. und J. BRUNNENBERG, Zum Krankheitsbild der juvenilen Nephrophthise. Bericht über die Erkrankung bei zwei Geschwistern. Klin. Pädiat. **184** (1972) 213–219.
KLEINBRECHT, C., M. BROYER et H. HABIB, Nephronophthise juvenile: Étude de 63 cas. Rev. Pédiat. **13** (1977) 441–446.
LENZ, W., Krankheiten des Urogenitalsystems. In: BECKER, P. E., Humangenetik. Bd. III/1. 1964.
MARKER, S. P., W. E. GRUPE and W. HEYMANN, Identical progression of juvenile hereditary nephronophthisis in monozygotic twins. J. Pediat. **82** (1973) 773–779.
McCREDIE, D. A. and T. J. BAXTER, Familial juvenile nephronophthise: Report of a case including microdissection studies. Aust. Paediat. J. **12** (1976) 118–127.
STRAUSS, M. B. and S. C. SOMMERS, Medullary cysstic disease and familial juvenile nephronophthisis. Clinical and pathological identidy. New Engl. J. Med. **277** (1967) 863–864.

VAN COLLENBERG, J. J. M., M. W. THOMPSON and J. HUBER, Clinical, pathological and genetic aspects of a form of cystic disease of the renal medulla: familial juvenile nephronophthisis. Clin. Nephrol. **9** (1978) 55–62.

Nephrotisches Syndrom, familiäres

GEKLER, D., B. BUCHINGER und I. KÖNITZER, Untersuchungen zur Familiarität des nephrotischen Syndroms. Mschr. Kinderhk. **123** (1975) 106–111.
GONZALES, G., C. KLEINKNECHT, M. C. GUBLER et Q. LENOIR, Syndromes nephrotiques familiaux. Rev. Pédiatr. **13** (1977) 427 à 433.
HABIB, R., Le syndrome néphrotique primitif de l'enfant. Presse Méd. **79** (1971) 1733–1735.
HUTTUNEN, N. P., Congenital nephrotic syndrome of Finnish type: Study of 75 patients. Arch. Dis. Childh. **51** (1976) 344 to 348.
LENZ, W., Krankheiten des Urogenitalsystems. In: BECKER, P. E., Humangenetik. Bd. III/1, 1964).
LE MAREC, B., J. LE FRECHE, M. P. RAMEC et J. SENECAL, Le syndrome nephrotique congenital (type Finlandais). A propos d'un cas depiste ou periode néonatale. Rev. Pédiatr. **13** (1977) 89–92.
MCCROY, W. M., M. SHIBUYA and H. G. WORTHEN, Hereditary renal glomerular disease in infancy and childhood. Adv. Pediat. **14** (1966) 253–280.
MCKUSICK, V. A., Mendelian inheritance in man. 5. Aufl. Baltimore 1978.
MEHLS, O. und K. SCHÄRER, Familiäres nephrotisches Syndrom. Mschr. Kinderheilk. **118** (1969) 328–330.
MILUNSKY, A., E. ALPERT, F. D. FRIGOLETTO, S. G. DRISCOLL, R. T. MCCLUNSKEY and R. B. COLVIN, Prenatal diagnosis of the congenital nephrotic syndrome. Pediatrics **59** (1977) 770–773.
QUADRELLI, J., J. GRUMBER and T. FLEITAS, Familial nephrotic syndrome: a genetic study. J. Pediat. **89** (1976) 322–323.
SCHWARZ, R., W. STOEGMANN und H. FISCHBACH, Familiäres nephrotisches Syndrom mit fetaler Glomerulosklerose. Wien. Klin. Wsch. **88** (1976) 548–554.
SEPPALA, M., J. RAPOLA, N. P. HUTTUNEN, P. AULA, O. KARJALEINEN and E. RUOSLAHTI, Congenital nephrotic syndrome: prenatal diagnosis and genetic counselling by estimation of amniotic-fluid and maternal serum alpha-fetoprotein. Lancet 1976/II 123–124.
THOM, H., F. D. JOHNSTONE, J. I. GIBSON, G. B. SCOTT and D. W. NOBLE, Fetal proteinuria in diagnosis of congenital nephrosis by raised alpha-fetoprotein in maternal serum. Brit. Med. J. 1977/I 16–18.
WHITE, R., Discussion meeting on familial nephrotic syndrome. (Abstr.) Nephron **7** (1970) 188.

Wiggelinkhuizen, J., R. O. Kaschula, R. McDonald and C. J. Uys, The congenital nephrotic syndrome. S. Afr. Med. J. **46** (1972) 684.

NETHERTON-Syndrom

Altman, J. and J. Strond, Netherton's syndrome and ichthyosis linearis circumflexa: Psoriasiform ichthyosis. Arch. Derm. **100** (1969) 550–558.
Ferrer, J., Sindrome de Netherton, Med. Cutanea Ibero-Lat. Amer. **9** (1981) 251–254.
Hersle, K., Netherton's disease and ichthyosis linearis circumflexa. Report of a case and review of the literature. Acta Derm. Venerol. **52** (1972) 298–302.
Michalowski, R., J. Urban und D. Kucharska, Netherton-Syndrom mit Alopezie und Prolinurie. Hautarzt **29** (1978) 205 bis 208.
Porter, P. S. and J. C. Starke, Netherton's syndrome. Arch. Dis. Childh. **43** (1968) 319–322.
Šalamon, T., O. Lazović, B. Bogdanović and A. Nikulin, The Netherton syndrome. Folia Med. Fac. Univ. Saraj. **4** (1969) 81–98.
Šalamon, T., T. Lazovič und S. Stenek, Über das Netherton-Syndrom. Hautarzt **23** (1972) 66–71.

Neuritis, rezidivierende, des Plexus brachialis, Mononeuritis multiplex der oberen Extremitäten

Eriksson, A., Hereditary syndrome consisting in recurrent attacks resembling brachial plexus neuritis, special facial features, and cleft palate. Acta Paediat. Scand. **63** (1974) 885–888.
Taylor, R. A., Heredofamiliar mononeuritis multiplex with brachial predilection. Brain **83** (1960) 113–137.
Wiederholt, W. C., Hereditary brachial neuropathy. Arch. Neurol. **30** (1974) 252–254.

Neurofibromatose v. RECKLINGHAUSEN, v.-RECKLINGHAUSEN-Syndrom

Allen, J. C., R. Eldridge and D. Young, Early onset acoustic neuroma: genetic, clinical and nosologic aspects. Birth Def., Orig. Art. Ser. **10** (1974) 171–184.
Crowe, F. W., W. J. Schull and J. V. Neel, A clinical, pathological and genetic study of multiple neurofibromatosis. Springfield/Ill., 1956.
Korn-Heydt, Erbliche Aplasien, Hyperplasien und Tumoren. In: Jadassohn, J., Handbuch. 1966.
Lenz, W., Medizinische Genetik. 1970.
Mortada, A., Neurofibromatosis of lid and orbit in early childhood. J. Pediat. Ophthalmol. **14** (1977) 148–150.

Nicholls, E. M., Somatic variation and multiple neurofibromatosis. Hum. Hered. **19** (1969) 473–479.
Pascual Castroviejo, I., C. Casas Fernandez y V. Lopez Martin, Complicaciones y secuelas de la neurofibromatosis el en niño. A proposito de **46** casos patologicos. An. Exp. Pediat. **9** (1976) 290–299.
Sergejev, A. S., Die Mutationsrate der Neurofibromatosis (russisch). Humangenetik **28** (1975) 129–138.
Young, D. F., R. Eldridge and W. J. Gardner, Bilateral acoustic neuroma in a large kindred. J. Amer. Med. Ass. **214** (1970) 347 to 353.

Neuropathie, erbliche, radikuläre, sensorische

Fitzpatrick, D. B., R. E. Hooper and B. Seife, Hereditary deafness and sensory radicular neuropathy. Arch. Otolaryng. **102** (1976) 552–557.
Haddow, J. E., S. R. Shapiro and D. G. Gall, Congenital neuropathy in siblings. Pediatrics **45** (1970) 651–655.
Harding, A. E. and P. K. Thomas, Autosomal rezessive forms of hereditary motor and sensory neuropathy. J. Neurol. **43** (1980) 669 to 678.
Iwabuchi, S., Y. Yoshino, H. Goto, T. Chujo, T. Hagihava and K. Kawano, Analysis of serum immunoglobulins in hereditary sensory radicular neuropathy. J. Neurol. Sci. **30** (1976) 29–32.
Menantean, B., J. C. Etienne, P. Defant et M. Segal, Acropathies ulcéromutilantes intérét de l'étude angiographique. Ann. Radiol. **16** (1973) 649–653.
McKusick, V. A., Mendelian inheritance in man. 5. Aufl. 1978.

Neuropathie, hypertrophische, Typ DÉJÉRINE-SOTTAS, DÉJÉRINE-SOTTAS-Syndrom, Neuritis, hypertrophische, progressive

Dyck, P. J., R. D. Elleson, A. C. Lais, R. C. Smith, W. F. Taylor and R. A. van Dyke, Histologic and lipid studies of sural nerves in inherited hypertrophic neuropathy. Preliminary report of a lipid abnormality in nerve and liver in Déjérine-Sottas disease. Mayo Clin. Proc. **45** (1970) 286–327.
Kalyanaraman, K., B. H. Smith and F. E. Schlangenhauff, Hereditary hypertrophic neuropathy with facial and trigeminal involvement. Arch. Neurol. **31** (1974) 15–17.
Satran, R., Dejerine-Sottas disease revisted. Arch. Neurol. **37** (1980) 67–68.

Neuropathie, sensorische, mit Anhidrosis

Lee, E. L., G. C. Oh, K. L. Lam and N. Parameswaran, Congenital sensory neuropathy with anhidrosis: a case report. Pediatries **57** (1976) 259–261.
Partsch, H., L. Pinsky and A. M. di Georgie, Congenital familial sensory neuropathy with anhydrosis. J. Pediat. **68** (1966) 1–13.

PEARSON, J. R., R. S. ROGERS III and K. H. RHODES, Congenital sensory neuropathy. Report of an atypical case. Arch. Dermatol. **113** (1977) 954—957.
WOLFE, S. M. and R. I. HENKIN, Absence of taste in type II familial dysautonomia. Unresponsiveness to methacholine despite the presence of tast buds. J. Pediat. **77** (1970) 103—108.

Neuropathie, sensorische, progressive, des Kindesalters

JEDRZEJOWSKA, H. and H. MILCZARED, Recessive sensory neuropathy. J. Neurol. Sci. **29** (1976) 371—378.
PARTSCH, H. und J. WASHUTTL, Malabsorption und Vitamin B_1-Mangel bei familiären ulzeromutilierenden Neuropathien. Wien. Klin. Wschr. **88** (1976) 391—393.
STAAL, A. and K. MECHELSE, Hereditary sensory neuropathy, a new type. Hum. Genet. **42** (1978) 115—118.

Neurosen (bearbeitet von KULAWIK-Berlin)

BRÄUTIGAM, W., Reaktionen — Neurosen — Abnorme Persönlichkeiten. 4. Aufl., G. Thieme Verlag Stuttgart 1978.
CROWE, R. R., D. L. PAULS, D. J. SLYMEN and R. NOYES, A family study of anxiety neurosis. Arch. Gen. Psych. **37** (1980) 77—79.
EVANS, L. and H. EYSENCK, Genotype x age interaction for neuroticism. Behav. Genet. **6** (1976) 359—362.
HÖCK, K. und W. KÖNIG, Neurosenlehre und Psychotherapie. G. Fischer Verlag, Jena 1976.
INONYE, E., Genetic aspects of neurosis. A review. Int. J. Ment. Hlth **1** (1972) 176—186.
LEWIS, A., Demographic aspects of mental disorder. Proc. Roy. Soc. Med. **159** (1963) 202.
MINER, G. D., The evidence for genetic components in the neuroses. Arch. Gen. Psychiatry **19** (1973) 111—118.
SCHEPANK, H., Erb- und Umweltfaktoren bei Neurosen. Springer Verlag, Berlin 1974.
SCHEPANK, H., Heredity and environmental factors in the development of psychogenic diseases. Acta Genet. Med. Gemellol. **25** (1976) 237—239.
SHEPHERD, M. and B. COOPER, Epidemiology and mental disorder: A review. J. Neurol. Neurosurg. Psychiat. **27** (1964) 277—290.
STRÖMGREN, E., Neurosen und Psychopathien. In BECKER, P. E., Humangenetik, Bd. V/II 1967.

Neutropenie, chronische, familiäre, gutartige

BADALJAN, L. O., Wörterbuch der klinischen Genetik (russisch). Moskau 1971.
JOYCE, R. A., D. R. BOGGS and P. A. CHERVENICK, Neutrophil kinetics in hereditary and congenital neutropenias. New Engl. J. Med. **295** (1976) 1385—1390.
CUTTING, H. D. and J. E. LANG, Familial benign chronic neutropenia. Ann. Intern. Med. **61** (1964) 876—887.

Neutropenie, zyklische; periodische, erbliche Granulozytopenie; zyklische, rezidivierende Agranulozytose

BADALJAN, L. O., Wörterbuch der klinischen Genetik (russisch). Moskau 1971.
BRANDT, L., O. FORSSMAN, F. MITELMAN et al., Cell production and cell function in human cyclic neutropenia. Scand. J. Haemat. **15** (1975) 228–240.
CUTTING, H. D. and J. E. LANG, Familial benign chronic neutropenia. Ann. Intern. Med. **61** (1964) 876–887.
JOYCE, R. A., D. R. BOGGS and P. A. CHERVENICK, Neutrophil kinetics in hereditary and congenital neutropenias. New Engl. J. Med. **295** (1976) 1385–1390.

Neutrophilen-Funktionsstörung, Chemotaxisstörung der Neutrophilen, Lazy-Leukozyten-Syndrom

CLARK, R. A., R. K. ROOT, H. R. KIMBALL and C. H. KIRKPATRICK, Defective neutrophil chemotaxis and cellular immunity in a child with recurrent infections. Ann. Intern. Med. **78** (1973) 515–519.
JACOBS, J. C. and M. E. NORMAN, A familial defect of neutrophil chemotaxis with asthma, eczema and recurrent skin infections. Pediat. Res. **11** (1977) 732–736.
MILLER, M. E., The lazy leukocyte syndrome. Lancet 1971/I 665.
PINCUS, S. H., L. T. THOMAS, R. A. CLARK and H. D. OCHS, Defective neutrophil chemotaxis with variant hyperimmunoglobulinemia E and recurrent infectiones. J. Pediat. **87** (1975) 908–911.
WITEMEYER, S. and D. E. VAN EPPS, A familial defect in cellular chemotaxis associated with redheadedness and recurrent infection. J. Pediat. **89** (1976) 33–37.

NIEMANN-PICK-Syndrom, Sphingolipidose

ANZIL, A. P., BLINZINGER, K., P. MEHRAEIN and S. DOZIE, NIEMANN-PICK disease type C: Case report with ultrastructural findings. Neuropädiatrie **4** (1973) 207–225.
BENSON, P. F., Antenatal detection of genetic enzyme defects. Proc. Roy. Soc. Med. **64** (1971) 1135–1139.
BESLEY, G. T. N., Spingomyelinase defect in NIEMANN-PICK disease, type C, fibroblasts. FEBS Letters **80** (1977) 71–74.
BICKEL, H. und H. CLEVE, Metabolische Schwachsinnsformen. In: BECKER, P. E., Humangenetik. Bd. V/II. 1967.
CALLAHAN, J. W. and M. KHALIL, Sphingomyelinases in human tissues. III. Expression of NIEMANN-PICK disease in cultured skin fibroblasts. Pediat. Res. **9** (1975) 914–918.
DONNAI, P., D. DONNAI, R. HARRIS et al., Antenatal diagnosis of NIEMANN-PICK disease in a twin pregnancy. J. Med. Genet. **18** (1981) 359–361.

Harzer, K., K. W. Ruprecht, D. Seuffer-Schulze und U. Jans, Morbus Niemann-Pick Typ B — enzymatisch gesichert — mit unerwarteter retinaler Beteiligung. Albrecht v. Graefes Arch. Ophthalmol. **206** (1978) 79—88.
Jungawala, F. B. and A. Milunsky, High performance liquid chromatography for the detection of homozygotes and heterozygotes of Niemann-Pick disease. Pediat. Res. **12** (1978) 655 to 659.
Knapp, A., Genetische Stoffwechselstörungen. 1970.
Komoshita, S., A. M. Aron and K. Suzuki, Infantile Niemann-Pick disease. Amer. J. Dis. Child. **117** (1969) 379—394.
Martin, J.-J., M. Philippart, J. van Hanwaert, J. W. Callahan and R. Deberdt, Niemann-Pick diesease (Croker's group A). Arch. Neurol. **27** (1972) 145—151.
Pilz, H., Niemann-Picksche Krankheit im Erwachsenenalter. Dtsch. Med. Wschr. **95** (1970) 1905—1910.
Schneider, E. L., P. G. Pentchev, S. R. Hibbert et al., A new form of Niemann-Pick disease characterised by temperature-labile sphingomyelinase. J. Med. Genet. **15** (1978) 370—374.
Walton, D. S., R. M. Robb and A. C. Crocker, Ocular manifestation of group A Niemann-Pick disease. Amer. J. Ophthalmol. **85** (1978) 174—180.
Wiedemann, H.-R., H. Debuch, K. Lennert, R. Caesar, S. Blümcke, D. Harms, M. Tolksdorf, P. N. Sang, H.-D. Korenke, H. Gerken, F. Freitag und K. Dörner, Über eine infantile juvenile subchronisch verlaufende, den Sphingomyelinosen (Niemann-Pick) anzureihende Form der Lipidosen — ein neuer Typ? Z. Kinderheilk. **112** (1972) 187—225.

NIEVERGELT-Syndrom, mesomeler Zwergwuchs

Cremin, B. J. and P. Beighton, Dwarfism in the newborn: the nomenclature, radiological features and genetic significance. Brit. J. Radiol. **47** (1974) 77—93.
Dubois, H. J., Nievergelt-Peaman syndrome. Synostosis in feet and hands with dysplasia of elbows. Report of a case. J. Bone Joint Surg. **52 B** (1970) 325—329.
Grebe, H., Mißbildungen der Gliedmaßen. In: Becker, P. E., Humangenetik. Bd. II, 1964.
Langer, L. O., Mesomelic dwarfism of the hypoplastic ulna, fibula, mandible type. Radiology **89** (1967) 654—660.
Nievergelt, K., Positiver Vaterschaftsnachweis auf Grund erblicher Mißbildungen der Extremitäten. Arch. J. Klaus Stift. Vererbungsforsch. **19** (1944) 157.
Reinhardt, K. und R. A. Pfeiffer, Ulno-fibulare Dysplasie. Eine autosomal-dominante vererbte Mikromesomelie ähnlich dem Nievergelt-Syndrom. Röfo **107** (1967) 379—391.

NOONAN-Syndrom, Pterygium-Syndrom, Pseudo-TURNER-Syndrom, ULLRICH-TURNER-Syndrom bei Knaben, BONNEVIE-ULLRICH-Syndrom

BAIRD, P. A. and B. P. DE JONG, NOONAN's syndrome (XX and XY TURNER phenotype) in three generations of a family. J. Pediat. **80** (1972) 110–114.
EHLERS, K. H., M. A. ENGLE, A. R. LEVIN and W. J. DEELY, Excentric ventricular hypertrophy in familial and sporadic instances of 46 XX, XY TURNER phenotype. Circulation **45** (1972) 639–652.
KELLERER, K., W. ROSENKRANZ und K. WAGNER, Beitrag zum Pterygium-Syndrom. Wien. Zschr. Inn. Med. **51** (1970) 521–526.
LEVY, E. P., XX and XY TURNER-phenotype in a family. Amer. J. Dis. Child. **120** (1970) 36–43.
NOONAN, J. A., Hypertelorismus with TURNER phenotype. A new syndrome with associated congenital heart disease. Amer. J. Dis. Child. **116** (1968) 373–380.
NORA, J. J. and A. K. SINHA, Direct familial transmission of the TURNER phenotype. Amer. J. Dis. Child. **116** (1968) 343–350.
Dies., Direct male-to-male transmission of the XY TURNER phenotype. Lancet 1970/I 250–251.
SAEZ, J. M., A. M. MORERA and J. BERTRAND, Testicular endocrine function in males with NOONAN's syndrome. Lancet 1969/II 1078–1079.
SAINT-ROME, G., A. DAVIGNON et C. KRATZ, A propos du syndrome de NOONAN. Étude génétique et cardiologique de deux observations. Union Méd. Can. **99** (1970) 1602–1613.
WILROY, R. S. and R. L. SUMMITT, The NOONAN syndrome – a study of 43 patients. 4. Int. Kongr. Humangenetik Paris 1971.

NORRIE-Syndrom, NORRIE-WARBURG-Syndrom, Atrophia bulborum hereditaria, Pseudogliom

BRINI, A., P. SACREZ et J. P. LEVY, Maladie de NORRIE. Ann. Ocul. **205** (1972) 1–16.
HAMBURG, A., NORRIE's disease. Ophthalmologica **160** (1970) 375–377.
HOLMES, L. B., NORRIE's disease – an X-linked syndrome of retinal malformation, mental retardation and deafness. New Engl. J. Med. **284** (1971) 367–368.
JOANNIDES, T. et P. PROTONOTARIOS, Décollement falciforme de la rétine chez un frère et une soer. Ann. Oculist. **198** (1965) 904–911.
KLEIN, D., L'hérédité de la maladie de NORRIE (pseudo-gliom de le rétine lié a sexe) et l'importance du conseil génétique aux parents des atteins. J. Génét. Hum. **20** (1972) 85–89.
MCKUSICK, V. A., Mendelian interitance in man. 5. Aufl. Baltimore 1978.
NANCE, W. E., S. HARA, A. HANSEN, J. ELLIOTT, M. LEWIS and B. CHOWN, Genetic linkage studies in a Negro kindred with NORRIE's disease. Amer. J. Hum. Genet. **21** (1969) 423–429.

PARVING, A., C. EBERLING and M. WARBURG, Electrophysiological study of NORRIE's disease. An X-linked recessive trait with hearing loss. Audiology **17** (1978) 293—298.
PARVING, A., Reliability of BEKESY threshold tracing in identification of carriers of genes for an X-linked disease with deafness. Acta Oto-Laryngol. **85** (1978) 40—44.
RICCI, A., Les dysplasies hyaloideo-rétiniennes congénitales et leur diagnostic differentièl. J. Génét. Hum. **17** (1969) Suppl. 1—191.
SCHMITZ-VALCHENBERG, P. und W. SCHOLZ, Das NORRIE-Syndrom. Mbl. Augenheilk. **171** (1977) 562—567.

Nystagmus

ASCHOFF, J. C., W. BECKER and R. RETTELBACH, Voluntary nystagmus in five generations. J. Neurol. Neurosurg. Psychiatry **39** (1976) 300—304.
BADALJAN, L. O., Wörterbuch der klinischen Genetik (russisch). Moskau 1971.
CÜPPERS, C., Probleme der operativen Therapie des okulären Nystagmus. Klin. Mbl. Augenhk. **159** (1971) 145—147.
DELL'OSSO, L. F., J. T. FLYNN and R. B. DAROFF, Hereditary congenital nystagmus. An intrafamilial study. Arch. Ophthalmol. **92** (1974) 366—374.
DICHGANS, J. and H. H. KORNHUBER, Eine seltene Art des hereditären Nystagmus mit autosomal dominantem Erbgang und besonderem Erscheinungsbild. Vertikale Nystagmuskomponente und Störung des vertikalen und horizontalen optokinetischen Apparates. Acta Genet. Statist. Med. **14** (1964) 240—250.
FORSSMAN, B., Hereditary studies of congenital nystagmus in a Swedish population. Ann. Hum. Genet. **35** (1971) 119—138.
FORSSMAN, B. and B. RINGNER, Prevalence and inheritance of congenital nystagmus in a Swedish population. Ann. Hum. Genet. **35** (1971) 139—147.
LISCH, K., Hereditärer Nystagmus. Klin. Mbl. Augenheilk. **177** (1980) 839—844.
MCKUSICK, V. A., Mendelian inheritance in man. 5. Aufl., Baltimore 1978.
PEARCE, W. G., Congenital nystagmus — genetic and environmental causes. Can. J. Ophthal. **13** (1978) 1—9.
SCHNEIDERMAN, L. J., H. S. BARTNOF and D. M. WORTHER, X-linked congenital nystagmus: A problem in genetic counselling. Ann. Ophthal. 8 (1976) 444—446.

OGUCHI-Syndrom

BADALJAN, L. O., Wörterbuch der klinischen Genetik (russisch) Moskau 1971.
STEVENSON, A. C. and B. C. C. DAVISON, Genetic counselling. London 1970.

Okulo-aurikulo-vertebrale Dysplasie: GOLDENHAR-Syndrom, Okulo-aurikuläres Syndrom und WEYERS-THIER-Syndrom, Okulo-vertebrales Syndrom

BAUM, J. L. and M. FEINGOLD, Ocular aspects of GOLDENHAR's syndrome. Amer. J. Ophthal. **75** (1973) 250–257.
CERNEA, P., E. IEREMICINC et M. BRANSITEANU, La dysplasie oculo-auriculo-mandibulo-vertébrale. Arch. Ophthalm. **32** (1972) 19–26.
DODINVAL, P. et H. MICHELS, Agenesie unilaterale de'oreille avec microsomie hémifaciale heterolaterale et anomalies vertébrales. J. Génét. Hum. **24**/Supp. (1976) 231–241.
KRAUSE, U., The syndrome of GOLDENHAR affecting two sibs. Acta Ophthal. **48** (1970) 494–499.
MEMEZO, J. L., A. MANZANAS et E. VILA MASCARELL, Etude critique du syndrome de GOLDENHAR. (A propos de six nouvelles observations). Ann. Oculist. **208** (1975) 97–107.
PAPP, Z., S. GARDO and J. WALAWSKA, Probably monozygote twins with discordance for GOLDENHAR syndrome. Clin. Genet. **5** (1974) 86–90.
PASHAYAN, H., L. PINSKY and F. C. FRASER, Hemifacial microsomia: Oculo-auriculo-vertebral dysplasia. A patient with overlapping features. J. Med. Genet. **7** (1970) 185–188.
REES, D., Radiological aspects of oculo-auriculo-vertebral dysplasia. Brit. J. Radiol. **45** (1972) 15–18.
REGENBOGEN, L., V. GODEL, V. GOYA and R. M. GOODMAN, Further evidence for an autosomal form of oculo-auriculo-vertebral olysplasia. Clin. Genet. **21** (1982) 161–167.
SARACLAR, M. and S. FRIEDMAN, Congenital cardial anomalies in GOLDENHAR's syndrome. Turk. J. Pediat. **16** (1974) 124–125.
SEN, D. K. and M. S. HARI MOHAN, The syndrome of GOLDENHAR (oculo-auricular dysplasia). Acta Ophthalmol. **47** (1969) 1044–1048.
SHOKEIR, M. H. K., The GOLDENHAR syndrome: A natural history. Birth Def., Orig. Art. Ser. **13** (1977) 67–83.
TERHAAR, B., Oculo-auriculo-vertebral dysplasia (GOLDENHAR's syndrome) concordant in identical twins. Acta Genet. Med. Gemellol. **21** (1972) 116–124.
WHITE, J. H., Ocular-nasal dysplasia. J. Génét. Hum. **17** (1969) 107–114.

Okulo-dento-digitales-Syndrom, ODD-Syndrom, MEYER-SCHWICKERATH-WEYER-Syndrom, Okulo-dento-ossäres-Syndrom

DEHMEL, H. und M. BRAMBING, Oculo-dento-digitales Syndrom. Arch. Kinderheilk. **183** (1971) 70–79.
FRANKE, J. und H. SALEWSKI, Okulo-dento-digitale Dysplasie. Med. Bild **13** (1970) 107–111.
HAINES, J. O. and S. C. ROGERS, Oculo-dento-digital dysplasia: a rare syndrome. Brit. J. Radiol. **48** (1975) 932–936.
KADRNKA-LOVRENČIĆ, S. JURKOVIĆ, Z. REINER-BANOVAC, E. NAJMAN und M. LOVRENČIĆ, Die oculo-dento-digitale Dysplasie (das

MEYER-SCHWICKERATH-Syndrom). Mschr. Kinderheilk. **121** (1973) 595–599.
PFEIFFER, R. A., H. ERPENSTEIN und G. JÜNEMANN, Oculo-Dento-Digitale Dysplasie. Klin. Mbl. Augenheilk. **152** (1968) 247–262.
REISNER, S. H., E. KOTT, B. BORNSTEIN, H. SALINGER, I. KAPLAN and R. J. GORLIN, Oculodentodigital dysplasia. Amer. J. Dis. Child. **188** (1969) 600–607.
THODEN, C.-J., S. RYOPPY and P. KUITUNEN, Oculodentodigital dysplasia syndrome. Acta Paediatr. Scand. **66** (1977) 635–638.
WEINTRAUB, D. M., J. L. BAUM and H. M. PASHAYAN, A family with oculodentodigital dysplasia. Cleft Palate **12** (1975) 323–329.

Ophthalmoplegie

DANTA, G., R. C. HILTON and P. G. LYNCH, Chronic progressive external ophthalmoplegia. Brain **98** (1975) 473–492.
GABRIEL, M., H. G. LENARD und H. H. GOEBEL, Die progressive externe Ophthalmoplegie. Klin. Pädiat. **191** (1978) 449–455.
JANKOWITZ, E., H. BERGER, S. KURASZ et al., Familial progressive external ophthalmoplegia with abnormal muscle mitochondria. Europ. Neurol. **15** (1977) 318–324.
MACE, J. W., H. D. SPONANGLE, R. Y. MITSUNAGA and J. E. SCHAUBERGER, Congenital hereditary nonprogressive external ophthalmoplegia. Am. J. Dis. Child. **122** (1971) 261–263.
MCKUSICK, V. A., Mendelian inheritance in man. 5. Aufl. Baltimore 1978.
ORTIZ DE ZAROTE, J. C., Recessive X-linked inheritance of congenital external ophthalmoplegia and myopia coincident with other dysplasias. Brit. J. Ophthal. **50** (1966) 606–607.

Optikusatrophie, isolierte

AHNGA, G. K. and V. VIRMANI, Primary optic atrophy. Orient. Arch. Ophthal. **7** (1969) 216–220.
AWAN, J., Ganglionic neuroretinal aplasia and hypoplasia: Aplasia and hypoplasia of optic nerve. Ann. Ophthal. **8** (1976) 1193–1202.
BRODRICK, J. D., Hereditary optic atrophy with onset in early childhood. Brit. J. Ophthal. **58** (1974) 817–822.
CALDWELL, J. B. H., R. O. HOWARD and L. W. RIGGS, Dominant juvenile optic atrophy. A study of two families and review of hereditary disease in childhood. Arch. Ophthal. **85** (1971) 133–147.
FRANÇOIS, J., Les atrophies optiques héréditaires. Ann. Oculist. **209** (1976) 169–175.
FREY, R. G., Blaublindheit und dominant vererbte Opticusatrophie. Klin. Mbl. Augenheilk. **167** (1975) 577–580.
HACKENBRUCH, Y., E. MEERHOFF, R. BESIO and H. CARDOSO, Familial bilateral optic nerve hypoplasia. Amer. J. Ophthal. **79** (1975) 314–320.
HALE, B. R. and P. RICE, Septo-optic dysplasia: Clinical and embryological aspects. Develop. Med. Child. Neurol. **16** (1974) 812–820.

HARCOURT, B. and B. JAY, Bilateral optic atrophy in childhood. Brit. J. Ophthal. 52 (1968) 786—787.
MCKUSICK, V. A., Mendelian inheritance in man. 5. Aufl. Baltimore 1978.
SORSBY, A., Ophthalmic genetics. 2. Aufl., Butterworth, London, 1970.
VÖLKER-DIEBEN, H. J., G. H. M. VAN LITH, L. N. WENT, J. W. KLAWER, A. STAAL and E. C. DE VRIES-DE MOL, A family with sex-linked optic atrophy (ophthalmological and neurological aspects). Docum. Ophthal. 37 (1974) 307—326.
WEITER, J. J., I. W. MCLEAN and L. E. ZIMMERMAN, Aplasia of the optic nerve and disc. Amer. J. Ophthalmol. 83 (1977) 569—576.
WERNER, W. und O. BENEDIKT, Ein Beitrag zur dominant vererbten juvenilen Optikusatrophie. Klin. Mbl. Augenhk. 159 (1971) 789—803.
WILDBERGER, H., Familiäre Optikusatrophie. Familial optic nerve atrophy. Ophthalmologica 172 (1976) 266—270.
ZOGRAFOS, L. et J.-F. CUENDET, Atrophie optique congenitale autosomale dominante. Ann. Ocul. 210 (1977) 553—562.

Oro-fazio-digitales Syndrom (I) OFD-Syndrom, PAPILLON-LÈAGE-PSAUME-Syndrom

DITTMER, J., Über 2 Fälle des PAPILLON-LÈAGE-PSAUME-Syndroms. Pädiat. Grenzgeb. 6 (1967) 35—42.
DODGE, T. C., M. M. CAMPELL, J. S. BRYANT and H. C. THULINE, Mental retardation and dermatoglyphics in a family with oral-facial-digital syndrome. Amer. J. Dis. Child. 116 (1968) 615—622.
FELGENHAUER, W. R., M. FARQUET et P. E. FERRIER, Syndrome oro-facio-digitale de PAPILLON-LÈAGE- et PSAUME (Syndrome OFD). Arch. Genet. 45 (1972) 65—87.
FUHRMANN, W., A. STAHL und T. M. SCHROEDER, Das oro-facio-digitale Syndrom. Zugleich eine Diskussion der Erbgänge mit geschlechtsbegrenztem Letaleffekt. Humangenetik 2 (1966) 133—164.
GRACIA, R., G. PRIETO, J. P. PÉREZ RODRIQUEZ, G. LLEDO, J. I. HERRÁIZ y P. JOVER, Sindrome oro-facio-digital I (O. F. D. I) en varón. An. Esp. Pediat 9 (1976) 79—84.
KERNOHAN, D. C. and J. A. DODGE, Further observations on a pedigree of the oral-facial-digital syndrome. Arch. Dis. Childh. 44 (1969) 729—731.
LENZ, W., Medizinische Genetik. 1970.
MAJEWSKI, F., W. LENZ, R. A. PFEIFFER und W. TÜNTE, Das oro-facio-digitale Syndrom. Symptome und Prognose. Z. Kinderheilk. 112 (1972) 89—112.
MELNICK, M. and E. D. SHLIEDS, Orofaciodigital syndrome. Type I. A phenotypic and genetic analysis. Oral Surg., Oral Med. Oral Pathol. 40 (1975) 599—610.
REINWEIN, H., W. SCHILL, H. RITTER, H. BREHME und U. WOLF, Untersuchungen an einer Familie mit Oral-Facial-Digital-Syndrom. Humangenetik 2 (1966) 165—177.

WHELAN, D. T., W. FELDMAN and I. DOST, The oro-facial-digital syndrome. Clin. Genet. 8 (1975) 205–212.
WIEMANN, Ch. und R. WITKOWSKI, Klinischer und genetischer Beitrag zum Oro-Fazial-Digital-Syndrom. Pädiat. Grenzgeb. 7 (1968) 85–94.

Orotazidurie

COHEN, A., G. E. J. STAAL, A. J. AMMANN and D. W. MARTIN jr., Orotic aciduria in two unrelated patients with inherited deficiency of purine nucleoside phosphorylase. J. Clin. Invest. **60** (1977) 491–494.
DHONDT, J. L. et J. P. FARRIAUX, Essai de depistage des conductrices pour le deficit en ornithine carbamyl transferase par le dosage urinaire de l'acide orotique. A propos d'une étude familiale. Ann. Génét. **18** (1975) 197–207.
FOX, R. M., M. H. WOOD, D. ROYSE-SMITH and W. J. SULLIVAN, Hereditary orotic aciduria: types I and II. Amer. J. Med. **55** (1973) 791–798.
HARRIS, H., The principles of human genetis. London 1972.
KNAPP, A., Genetische Stoffwechselstörungen. 1970.
LENZ, W., Klinische Genetik. 1970.
MACLEOD, P., S. MACKENZIE and C. R. SCRIVER, Canad. Med. Ass. J. **107** (1972) 405–408.
MEHNERT, H. und H. FÖRSTER, Stoffwechselkrankheiten. 1970.
ROGERS, L. E. and F. S. PORTER, Hereditary orotic aciduria. II. A urinary screening test. Pediatrics **42** (1968) 423–428.
TUBERGEN, D. G., R. S. KROOTH und R. M. HEYN, Hereditary orotic aciduria with normal growth and development. Amer. J. Dis. Child. **118** (1969) 864–870.
WHITE, H. H., Detection of orotic acid by thin-layer chromatography. Amer. J. Clin. Path. **53** (1970) 121–123.

OSLER-Syndrom, Telangiectasia hereditaria haemorrhagica

HADNAGY, Cs. und P. KOVALSKY, Untersuchungen an Familien mit Morbus OSLER. Folia Haematol. **104** (1977) 452–462.
HARRIS, P. W. R., Hereditary haemorrhagic telangiectasia and oral contraceptives. Lancet 1970/I 615–616.
LACOMME, Y. et J. J. PESSEY, Le point actuel sur la maladie de RENDU-OSLER. J. Franç. Oto-Rhino-Laryngol. **26** (1977) 251 à 259.
LENZ, W., Genetik. In: DENNIG, H., Lehrbuch der inneren Medizin. 7. Aufl. Bd. II, Stuttgart 1966.
ROWLEY, P. T., J. KURMICK and R. CHEVILLE, Hereditary haemorrhagic telangiectasia: aggravation by oral contraceptives. Lancet 1970/1 474–475.
SCHNYDER, U. W., Erbliche Gefäßmäler, Telangiektasien und Lymphödeme. In: JADASSOHN, J., Handbuch. 1966.
TÜNTE, W., Klinik und Genetik der OSLERschen Krankheit. Z. Menschl. Vererb. Konstitutionsl. **37** (1964) 221–250.

Ösophagus-Atresie, Ösophagus-Bronchialfistel

ASHCRAFT, K. W. and T. M. HOLDER, Esophageal atresia and tracheoesophageal fistula malformations. Surg. Clin. N. Amer. **56** (1976) 299–315.
BENADY, S. G. and R. J. HARRIS, Trisomy 17–18. A study of five cases, three of whom were associated with oesophagus atresia. Acta Paediat. Scand. **58** (1969) 445–448.
BIANCHINE, J. W., B. W. GIBSON, R. MOORE and L. PAVONE, Esophageal atresia with tracheoesophageal fistula in four male members of a kindred. Sth. Med. J. **69** (1976) 1098–1099.
CONTORNI, L., G. QUAGLIA e G. DI QUATRO, Atresia dell' esofago con fistola tracheo-esofagia in tre fratelli. Rev. Chir. Pediat. **17** (1975) 328–334.
DENNIS, N. R., J. L. NICHOLAS and I. KOVER, Oesophageal atresia. 3 cases in 2 generations. Arch. Dis. Childh. **48** (1973) 980–982.
DRAM, R., W. Ch. HECKER und E. RÜTER, Analyse von 87 Fällen von Ösophagusatresie. Langenbeck Arch. Klin. Chir. **323** (1969) 292–307.
FUZESI, K. and D. G. YOUNG, Congenital laryngo-tracheo-esophageal cleft. J. Pediat. Surg. **11** (1976) 933–937.
HOLDER, T. M., L. L. LEAPE and C. M. MANN, Esophageal atresia, tracheoesophageal fistula, and associated anomalies. J. Thorac. Cardiovasc. Surg. **63** (1972) 838–840.
KING, S. L., R. L. LADDA and S. J. SHOCKAL, Monozygotic twins concordant for tracheo-esophageal fistula and discordant for the VATER-association. Acta Paediat. **66** (1977) 783–785.
OHKOMA, R., Congenital atresia with tracheo esophageal fistula in identical twins. J. Pediat. Surg. **13** (1978) 361–362.
SCHARLI, A. F., Zur Ätiologie der Ösophagusatresie. Z. Kinderchir. **16** (1975) 374–375.
SCHIMKE, R. N., L. L. LEAPE and T. M. HOLDEN, Familial occurrence of oesophageal atresia: a preliminary report. Birth Def., Orig. Art. Ser. 8 (1972) 22–23.

Osteodystrophia hereditaria ALBRIGHT, MARTIN-ALBRIGHT-Syndrom (Pseudohypoparathyreoidismus), Brachymetakarpales Zwergwuchs-Syndrom, (Pseudo-Pseudohypoparathyreodismus), Pseudo-Hypoparathyreoidismus, normo- und hypokalzämischer

CARTOCCI-UCHIDA, A., Su due casi di pseudopseudoipoparatiroidismo familiare. Acta Med. Auxol. **6** (1974) 89–205.
CEDERBAUM, S. D. and B. M. LIPPE, Probable autosomal recessive inheritance in a family with ALBRIGHT's hereditary osteodystrophy and an evaluation of the genetics of the disorder. Amer. J. Hum. Genet. **25** (1973) 638–645.
EYRE, W. G. and W. B. REED, ALBRIGHT's hereditary osteodystrophy with cutaneous bone formation. Arch. Derm. **104** (1971) 634–642.

FARRIAUX, J. L., Le pseudo-hypoparathyroidisme. Rév. Méd. Liège. 31 (1976) 416–419.
FITCH, N., ALBRIGHT's hereditary osteodystrophy: A review. Am. J. Med. Genet. 11 (1982) 11–29.
FUHRMANN, W., Taschenbuch. 1965.
NIGRI, N., P. JALBERT, C. MOURIQUAND et A. BEAUDOING, L'ostéodystrophie héréditaire d'ALBRIGHT-Etude génétique. 4. Intern. Congr. Humangenetik. Paris 1971.
POZNANSKI, A. K., E. A. WERDER and A. GIEDION, The pattern of shortening of the bones of the hand in PHP and PPHP. A comparison with brachydactyly E. Radiology 123 (1977) 707–718.
ROYER, P., Troubles héréditaires du métabolisme phospho-calcique. Ann. Biol. Clin. 32 (1974) 455–460.
SCHWARZ, G., Pseudohypoparathyreoidismus und Pseudo-Pseudohypoparathyreoidismus. Springer-Verl. Heidelberg, Berlin, New York 1964.
SPRANGER, J. W., Skeletal dysplasies and the eye: ALBRIGHTS hereditary osteodystrophy. Birth Defects, Orig. Art. Ser. 5 (1969) 122–128.
THOMSON, J. and R. COCHRAN, Pseudo-pseudo-hypoparathyroidism. Some further cases described, and some hitherto unreported associations. Kurume Med. J. 22 (1975) 57–62.

Osteogenesis imperfecta congenita letalis, Typ VROLIK, VROLIK-Syndrom, Osteogenesis imperfecta Typ II

COCCHI, U., Krankheiten des Skelettsystems. In: BECKER, P. E., Humangenetik. Bd. II 1964.
FUHRMANN, W., Taschenbuch. 1965.
IBSEN, K. H., Distinct varieties of osteogenesis imperfecta. Clin. Orthop. Rel. Res. 50 (1967) 279–290.
KIVIRIKKO, K. I. and L. RISTELI, Biosynthesis of collagen and its alterations in pathological states. Med. Biol. 54 (1978) 159–186.
LE FRECHE, J. N., C. LE COUGNEC et B. LE MAREC, Deux jumelles monozygotes atteintes d'une forme grave d'osteogenesis imperfecta congenita. J. Génét. Hum. 25 (1977) 291–294.
LUBS, H. A. and H. TRAVERS, Genetic counselling in osteogenesis imperfecta. Clin. Orthop. Relat. Res. 159 (1981) 36–41.
OGITA, S., T. KAMEI, M. MATSUMOTO, T. SHIMAMOTO, K. SHIMURA, T. KAWAMURA and T. SUGAWA, Prenatal diagnosis of Osteogenesis imperfecta congenita by means of fetography. Europ. J. Pediat. 123 (1976) 179–186.
SCHRÖDER, G., Osteogenesis imperfecta. Zschr. Menschl. Vererb.-Konstit.-Lehre 37 (1964) 632–635.
SILLENCE, D. O., A. SENN and D. M. DANKS, Genetic heterogeneity in osteogenesis imperfecta. J. Med. Genet. 16 (1979) 101–116.
WILSON, M. G., Congenital osteogenesis imperfecta. Birth Def., Orig. Art. Ser. 10 (1974) 296–298.

Osteogenesis imperfecta tarda, Typ LOBSTEIN; LOBSTEIN-Syndrom, Osteogenesis imperfecta Typ I, III und IV

BRETLAU, P., M. B. JØRGENSEN and H. JOHANSEN, Osteogenesis imperfecta. Light and electron microscopic studies of the stapes. Acta Otolaryng. **69** (1970) 172–184.
DUFOUR, J. J. et R. A. BERTRAND, Osteogénèse imparfaite et syndrome de VAN DER HOEVE. Can. J. Otolaryng. **1** (1972) 189 à 193.
FUHRMANN, W., Taschenbuch. 1965.
IBSEN, K. H., Distinct varieties of osteogenesis imperfecta. Clin. Orthop. **50** (1967) 279–290.
LENZ, W., Klinische Genetik. 1970.
ROBERTS, J. M. and C. C. SOLOMONS, Management of pregnancy in osteogenesis imperfecta: new perspectives. Obstet. Gynec. **45** (1975) 168–170.
SCHRÖDER, G., Osteogenesis imperfecta. Zschr. Menschl. Vererb.-Konstit.-Lehre **37** (1964) 632–635.
SILLENCE, D. O., Osteogenesis imperfecta: An expanding panorama of variants: Clin. Orthop. Relat. Res. **159** (1981) 11–25.
SMITH, R., M. J. O. FRANCIS and R. J. BANZE, Osteogenesis imperfecta. A clinical and biochemical study of a generalized connective tissue disorder. Quant. J. Med. **49** (1975) 555–573.
SOLOMONS, O. C. and J. STYNER, Osteogenesis imperfecta. Effect of magnesium administration on pyrophosphate metabolism. Calc. Tiss. Res. **3** (1969) 318–326.
SOLTHEIM, K., Osteogenesis imperfecta. Microradiographic and biochemical studies with special references to the mucopolysaccharides (glyosaminoglycans). J. Oslo Cy. Hosp. **19** (1969) 193–199.
STEVENSON, A. C. and B. C. C. DAVISON, Genetic counselling. London 1970.
STÖSS, H., H.-J. PECH und J. SPRANGER, Pers. Mitt. 1979.

Osteopoikilose

COCCHI, U., Krankheiten des Skelettsystems. In: BECKER, P. E., Humangenetik. Bd. II 1964.
FORGÁCS, S., Osteopoikilia familiaris. Röfo **112** (1970) 254–259.
KIRSANOW, Yu., Osteopoikilosis (russisch). Klin. Med. **49** (1971) 98–102.
RAQUE, C. J. and M. G. WOOD, Connective tissue nevus. Dermatofibrosis lenticularis disseminata with oesteopoikilosis. Arch. Derm. **102** (1970) 390–396.
SCHORR, W. F., J. M. OPITZ and C. N. REYES, The connective tissue nevus osteopoikilosis syndrome. Arch. Derm. **106** (1972) 208–214.

Osteoporose

BRIARD, M. L. et J. FREZAL, Le pseudo-gliome bilateral avec osteoporose généralisée: Une affection récessive autosomique. J. Génét. Hum. **24**/Suppl. (1976) 65–74.

DENT, C. E., Osteoporosis in childhood. Postgrad. Med. J. **53** (1977) 456–457.
DENT, C. E., Idiopathic juvenile osteoporosis. Birth Defects, Orig. Art. Ser. **5** (1969) 134–139.
GENSSLER, W. und K. MENZEL, Die juvenile Osteoporose (Fischwirbelkrankheit). Pädiat. Prax. **16** (1975/76) 257–265.
GRUBBAUER, H. M., W. STÖGMANN und H. WENDLER, Differentialdiagnose und Verlauf der idiopathischen juvenilen Osteoporose. Klin. Pädiat. **188** (1976) 353–359.
HOUANG, M. T. W., D. P. BRENTON, P. RENTON and D. G. SHAW, Idiopathic juvenile osteoporosis. Skeletal Radiol. **3** (1978) 17–23.
JACKSON, W. P. U., Osteoporosis of unknown cause on younger people. Idiopathic osteoporosis. J. Bone Joint Surg. **40B** (1958) 420–441.
NEUHAUSER, G., E. G. KAVEGGIA and J. M. OPITZ, Autosomal recessive syndrome of pseudogliomatous blindness, osteoporosis and mild mental retardation. Clin. Genet. **9** (1976) 324–332.
Redaktionell, Ist Osteoporose erblich? Med. Klin. **67** (1972) 1192.
SKOSEY, J. L., Some basic aspects of bone metabolism in relation to osteoporosis. Med. Clin. N. Amer. **54** (1970) 141–152.

Oto-palato-digitales Syndrom

DUDDING, B. A., R. J. GORLIN and L. O. LANGER, The oto-palato-digital syndrome. A new symptom-complex consisting of deafness, dwarfism, cleft palate, characteristic facies, and a generalized bone dysplasia. Am. J. Dis. Child. **113** (1967) 314–321.
GALL, J. G. jun., A. M. STERN, A. K. POZNANSKI, S. M. GARN, E. D. WEINSTEIN and J. R. HAYWARD, Oto-palatal-digital syndrome: comparison of clinical and radiagraphic manifestations in males and femals. Amer. J. Hum. Genet. **24** (1972) 24–36.
GORLIN, R. J., A. K. POZNANSKI and I. HENDON, The oto-palato-digital (OPD) syndrome in femals. Oral. Surg. **35** (1973) 218–224.
GROSSE, F. R., H. DIBBERN and H. R. WIEDEMANN, Oto-Palato-Digitales Syndrom. Med. Welt. **27** (1976) 1962.
KOZLOWSKI, K., G. TURNER, J. SCOUGALL and J. HARRIGTON, Oto-palato-digital syndrome with severe x-ray changes in two half brothers. Pediat. Radiol. **6** (1977) 97–102.
POZNANSKI, A. K., R. F. MACPHERSON, D. J. DIGKMAN et al., Otopalatodigital syndrome: radiological findings in the hand and foot. Birth Def., Orig. Art. Ser. **11** (1975) 125–139.
SILENGO, M. C., P. FRANCESCHINI, A. CERUTTI and C. FABRIS, PIERRE-ROBIN syndrome with hyperphalangism-clinodactylism of the indexfinger: A possible new palato-digital syndrome. Pediat. Radiol. **6** (1977) 178–180.
STANWICK, R. S. and R. I. MACPHERSON, The oto-palato-digital syndrome. Birth. Def., Orig. Art. Ser. **13**/3 B (1977) 258.

Otosklerose

Gapanowitschjus, B. M. und M. J. Wenslauskas, Genetische Analyse der Vererbung der Otosklerose (russisch). Genetika 8 (1972) 154–165.
Konigsmark, B. W., Hereditary deafness in man. New Engl. J. Med. **281** (1969) 713–720, 774–778, 827–832.
Mendlowitz, J. C. and K. Hirschhorn, Polygenic inheritance of otosclerosis. Ann. Otol. Rhinol. Laryngol. **85** (1976) 281–285.
Morrison, A. W. and S. E. Bundey, The inheritance of otosclerosis. J. Laryng. Otol. **84** (1970) 921–932.
Schaap, T. and B. Gapany-Gapanavicius, The genetics of otosclerosis. I. Distorted sex ratio. Amer. J. Hum. Genet. **30** (1978) 59–64.
Schröder, M., Untersuchungen zur Genetik der Otosklerose. HNO **26** (1978) 119–124.
Stevenson, A. C. and B. C. C. Davison, Genetic counselling. London 1970.

Oxalose-Syndrom

Beil, E., K. Seibel und G. Riecker, Herzerkrankung bei primärer Oxalose. Klin. Wschr. **47** (1969) 513–518.
Holmgren, G., T. Hornström, S. Johansson and G. Samuelsen, Primary hyperoxaluria (glycolic acid variant). A clinical and genetical investigation of eight cases. Upsala J. Med. Sci. **83** (1978) 65–70.
Knapp, A., Genetische Stoffwechselstörungen. 1977.
Lenz, W., Medizinische Genetik. 1970.
Lindenmayer, J.-P., L'hérédité dans l'oxalose familiale. J. Génét. Hum. **18** (1970) 31–44.
Solomons, C. C., S. I. Goodman and C. M. Riley, Calcium carbamide in the treatment of primary hyperoxaluria. New Engl. J. Med. **276** (1967) 207–210.
Sutor, D. J., The possible use of methylene blue in the treatment of primary hyperoxaluria. Brit. J. Urol. **42** (1970) **389**.
Takahashi, A., K. Saito, Y. Kondo and T. Kurosowa, Familial oxalosis: report of three cases and review of the literature. Acta Pathol. Jap. **23** (1973) 559–575.
Williams, H. E. and L. H. Smith, Disorders of oxalate metabolism. Amer. J. Med. **45** (1968) 715–735.

Pachydermoperiostosis, Osteoarthropathie, primäre oder idiopathische, hypertrophe; TOURAINE-SOLENTE-GOLE-Syndrom

Dijan, A., J. Sebaoun et N. Beaslay, Trois observations fortuites de pachydermo-periostosis. Rev. Rheum. **43** (1976) 528–532.
Harrison, J. B. and C. M. Nice jr., Familial pachydermoperiostosis presenting as an acromegaly like syndrome. Amer. J. Roentgenol. Radium. Ther. Nucl. Med. **112** (1971) 532–536.

KRIVOSHEEV, B. N., A. V. BOGATYREVA, T. I. TONYCHEVA and V. N. ERSHOW, Pachydermoperiostosis (TOURAINE-SOLENTE-GOLE syndrome) (russisch). Vestn. Dermatol. Venerol. 2 (1978) 57–60.
RIMOIN, D. L., Pachydermoperiostosis (idiopathic hypertrophic osteoarthropathy). Genetic and physiologic considerations. New Engl. J. Med. 272 (1965) 923–931.
ROLLIER, R., A. SEBIT, M. MOLLIER, A. CHERKAOUI et V. DIVICO, A propos de trois cas de pachydermopériostose. J. Méd. Lyon 53 (1972) 1148–1162.
WISE, D., Hereditary disorders of connective tissue. In: JADASSOHN, J., Handbuch. 1966.

PAGET-Syndrom, Ostitis deformans, Osteodystrophia deformans

BARKER, D. J. P. and M. J. GARDNER, PAGET's disease as hereditary defect of connective tissue. Lancet 1974/II 158.
DOUGLAS, A. H. and S. N. ARKUN, Coronary disease in identical twins with PAGET's disease in one. NY. St. J. Med. **69** (1969), 1425–1429.
GALBRAITH, H.-J. B., E. C. EVANS and J. LACEY. PAGET's disease of bone: a clinical and genetic study. Postgrad. Med. J. **53** (1977) 33–39.
JONES, J. V. and M. F. REED, PAGET's disease. A family with six cases. Brit. Med. J. 1967/II, 90–91.
SIMON, L., F. BLOTMAN, J. SEIGNALET et J. CLAUSTRE, Etiologie de la maladie osseuse de PAGET. Rev. Rhum. **42** (1975) 535–544.
STEVENSON, A. C. and B. C. C. DAVISON, Genetic counselling. London 1970.

PAINE-Syndrom

SEEMANOVA, E., I. LESNY, J. HYANEK, K. BRACHFELD, M. RÖSSLER and M. PROSKOVÁ, X-chromosomal recessive microcephaly with epilepsy, spastic tetraplegia and absent abdominal reflexes. New variety of „PAINE syndrome“? Humangenetik **20** (1973) 113–117.

Panhypopituitarismus, Hypopituitarismus III und IV

BUTENANDT, O. und D. KNORR, Familiärer Hypopituitarismus. Mschr. Kinderheilk. **118** (1970) 470–473.
HANHART, E., Die Rolle der Erbfaktoren bei den Störungen des Wachstums. Schweiz. Med. Wschr. **83** (1953) 198–203.
MCKUSICK, V. A., Pituitary dwarfism III. In: Mendelian inheritance in man. 5. Aufl. Baltimore 1978.
RIMOIN, D. L. and R. N. SCHIMKE, Genetic disorders of the endocrine glands. F. Enke-Verl. Stuttgart 1972.
SCHIMKE, R. N., J. J. SPAULDING and J. G. HOLLOWELL, X-linked congenital panhypopituitarism. Clin. Delineation of Birth Def. X. The endocrine system. Baltimore 1971.

Pankres, anulare, Ringpankreas

JACKSON, L. G. and P. APOSTOLIDES, Autosomal dominant inheritance of annular pancreas. Amer. J. Med. Genet. **1** (1978) 319 to 321.
SCHERER, K., M. SOEHENDRA und K. DAHM, Diagnostik des Pankreas annulare. Röfo **129** (1978) 70–77.

Pankreatitis, erbliche, chronisch rezidivierende, verkalkende

BIELER, M. und B. HAMMER, Eine Schweizer Familie mit hereditärer chronisch rezidivierender verkalkender Pankreatitis. Schweiz. Med. Wschr. **107** (1977) 1035–1040.
KATTWINKEL, J., A. LAPEX, P. A. DI SANT'AGNESE, W. A. EDWARDS and M. P. HUFTY, Hereditary pancreatitis: three new kindreds and a critical review of the literature. Pediatrics **51** (1973) 55–69.
PESTEL, M., C. LAMBERT, B. ESTENNE et M. ESTENNE GODEAN, Pankréatite chronique calcificante familiale. Ann. Méd. Interne **123** (1972) 481–486.
SARLES, H., Constitutional factors in chronic pancreatitis. Clin. Gastroenterol. **2** (1973) 639–644.
SCURO, L. A., G. DOBRILLA, G. ANGELINI, G. CAVALLINI, I. VANTINI and H. BARBA, Hereditary pancreatitis: report of the first kindred in Italy. Acta Hepato-Gastroenterol. **20** (1973) 70–76.
SIBERT, J. R., Hereditary pancreatitis in England and Wales. J. Med. Genet. **15** (1978) 189–201.

Paramyotonia congenita, EULENBURG-Syndrom

BECKER, P. E., Myopathien. In: Humangenetik. Bd. III 1964.
BECKER, P. E., zit. nach LENZ, W., Medizinische Genetik 1970.
BRÜGGER, U. and H. E. KAESER, Paramyotonia congenita without cold paralysis and myotonia levior. A genetic and clinical study. Eur. Neurol. **15** (1977) 2–4.
DELWAIDE, P.-J., C.-A. PENDERS, J. C. DAUBRESSE, P. DODINVAL et M. REZNIK, Paramyotonie familiale et crises parétiques avec hypokaliémie. Rev. Neurol. **125** (1971) 287–298.
JOHNSEN, T. and M. L. FRIIS, Paramyotonia congenita (v. EULENBURG) in Denmark. Acta Neurol. Scand. **61** (1980) 78–87.

PARKINSON-Syndrom, Paralysis agitans

AMBANI, L. M., Genetics of PARKINSON's disease: biochemical epidemiologic and neuropathologic correlations. Indian J. Med. Sci. **31** (1977) 21–29.
BARBEAU, A., Recent developments in PARKINSON's disease and HUNTINGTON's disease. Int. J. Neurol. **11** (1976) 17–27.
CANTWELL, D. P., Genetic factors in the hyperkinetic syndrome. J. Amer. Acad. Child Psychiat. **15** (1976) 214–223.
KOCH, G., Krankheiten mit vorwiegender Beteiligung des extra-

pyramidalen Systems. In: BECKER, P. E., Humangenetik. Bd. V/I, 1966.
KONDO, K., L. T. KURLAND and W. J. SCHULL, PARKINSON's disease: genetic analysis and evidence of a multifactorial etiology. Mayo Clin. Proc. **48** (1973) 465–475.
PLETSCHKE, A., Die biochemischen Grundlagen für die Behandlung des PARKINSON-Syndroms mit L-Dopa. Schweiz. Med. Wschr. **100** (1970) 797–805.
STEFANIS, C. N. and M. ISSIDORIDES, Aberrant mRNS in PARKINSONism: support for hypothesis from studies with chloramphenicol. Nature **225** (1970) 962–963.
STEVENSON, A. C. and B. C. C. DAVISON, Genetic counselling. London 1970.
YOUNG, W. I., W. E. MARTIN and V. E. ANDERSON, The distribution of ancestral secundary cases in PARKINSON's disease. Clin. Genet. **11** (1977) 189–192.

PARROT-Syndrom, Achondroplasie

BAILEY, J. A., Orthopaedic aspects of achondroplasias. J. Bone Joint Surg. **52 A** (1970) 1285–1301.
BLANKENBURG, H., Die Chondrodystrophia foetalis und die Formen ihres Auftretens. Dtsch. Ges.-Wes. **25** (1970) 218–220.
BOUVET, J. P., P. MAROTEAUX et J. FEINGOLD, Étude génétique de l'achondroplasie. Ann. Génét. **14** (1971) 127–131.
BOWEN, P., Achondroplasia in two sisters with normal parents. Birth Def., Orig. Art. Ser. **10** (1974) 31–36.
GARDNER, R. J. M., A new estimate of the achondroplasia mutation rate. Clin. Genet. **11** (1977) 31–38.
KOZLOWSKI, K. und E. RUPPRECHT, Klinik und Röntgenbild der Osteochondrodysplasien und Mukopolysaccharidosen. Akademie-Verl. Berlin 1972.
LENZ, W., Medizinische Genetik. 1970.
LOONGA, I. N., E. M. MEIERSON und M. L. MOIN, Mutationsfrequenz der Achondroplasie beim Menschen. I. Verhältnis von sporadischen und familiären Fällen (russisch). Genetika **9** (1973) 148–152.
MCKUSICK, V. A., Mendelian inheritance in man. 5. Aufl., Baltimore 1978.
MURDOCH, J. L., B. A. WALKER, J. G. HALL, H. ABBEY, K. K. SMITH and V. A. MCKUSICK, Achondrodysplasia – a genetic and statistical survey. Am. J. Hum. Genet. **33** (1970) 227–244.
ROGOVITS, N., Homozygote Achondroplasie und thanatophorer Zwergwuchs – pränatal diagnostizierbare Skelettstörungen. Geburtsh. Frauenhk. **32** (1972) 184–192.
SCOTT, C. I. jr., Achondroplastic and hypochondroplastic dwarfism. Clin. Orthop. **114** (1976) 18–30.

Passovoy-Faktor

HOUGI, C., R. A. MCPHERSON and L. ARONSON, Passovoy factor: a hitherto unrecognised factor necessary for heamostasis. Lancet. 1975/II 290–291.

PÄTAU-Syndrom, Trisomie 13, D_1-Trisomie

BILES, A. R., T. LÜERS und K. SPERLING, Multiple Fehlbildungen bei einem Neugeborenen mit einem D_1-Ringchromosom. Med. Welt **20** (1969) 1771–1775.

GOLOB, E., A. SCHALLER and E. KUNZE-MÜHL, Cyclopia associated with D-trisomy. Wien. Klin. Wschr. **84** (1972) 272–285.

NIELSEN, J. and K. RASMUSSEN, Autosomal reciprocal translocations and 13/14 translocations: A population study. Clin. Genet. **10** (1976) 161–177.

PFEIFFER, R. A., Karyotyp und Phänotyp der autosomalen Chromosomenaberrationen beim Menschen. Fischer-Verl. Jena 1968.

POLANI, P. E., Autosomal imbalance and its syndromes, excluding DOWN-syndrome. Brit. Med. Bull. **25** (1969) 81–87.

PROKOWJEWA-BELGOWSKAJA, A. A., Grundlagen der Zytogenetik des Menschen. Akademie-Verl. Berlin 1973.

ROTT, H.-D., G. SCHWANITZ, M. MEYER-ROBISCH, G. NEUHÄUSER, G. ALEXANDROW, D. DERBACHER, H. LUDWIG und G. KOCH, Mißbildungssyndrome durch autosomale Trisomien. PÄTAU-Syndrom und EDWARDS-Syndrom. Z. f. Allgemeinmedizin **46** (1970) 1679–1693.

PELGER-HUËT-Anomalie

AZUAR, J., M. A. FERNANDEZ y A. VAYA, Anomalia leucocitaria de PELGER-HUET. Estudio de trece familias. Sangre **22** (1977) 23–29.

AZNAR, J. and A. VAYA, Homozygous form of the PELGER-HUET leucocyte anomaly in man. Acta Haematol. **66** (1981) 59–62.

KALMAN, E., J. BORS und M. OSZTOVICS, PELGER-HUETsche Kernanomalie im Kindesalter und ihre genetischen Beziehungen. Acta Paediat. Acad. Sci. Hung. **10** (1969) 65–72.

SCHNEIDERMAN, L. J., W. I. SAMPSON, W. C. SCHOENE and G. B. HAYDON, Genetic studies of a family with two unusual autosomal dominant conditions: muscular dystrophy and PELGER-HUET anomaly. Clinical, pathologic and linkage considerations. Amer. J. Med. **46** (1969) 380–393.

STOBBE, H., H. KARL und M. SEIDL, Populationsanalytische Untersuchungen zur besonderen Häufung von PELGER-Merkmalsträgern. Dtsch. Ges.-wes. **23** (1968) 1639–1642.

STOBBE, H. und D. JORKE, Befunde an homozygoten PELGER-Merkmalsträgern. Schweiz. Med. Wschr. **65** (1965) 1524–1529.

PELIZAEUS-MERZBACHER-Syndrom, familiäre diffuse Sklerose, chronische Form

DUNN, H. G., M. W. THOMPSON, E. BANDLER and L. G. ANDREWS, Sex linked hereditary ataxic diplegia, the borderland between cerebral palsy and PELIZAEUS-MERZBACHER disease. Canad. J. Neurol. Sci. **1** (1974) 1226–1235.
GERTNER, M., E. ZALAY and K. HIRSCHHORN, Cellular metachromasia in POMPE's disease and PELIZAEUS-MERZBACHER disease. Clin. Genet. **1** (1970) 28–29.
KOCH, G., Degenerative Entmarkungskrankheiten (Diffuse Sklerosen). In: BECKER, P. E., Humangenetik, Bd. V/1 1966.
MCKUSICK, V. A., Mendelian inheritance in man. 5. Aufl. Baltimore 1978.

Pemphigus, chronicus benignus familiaris, HAILEY-HAILEY-Syndrom

GRABCHAK, K. A., Über die Entstehung des benignen familiären Pemphigus (russisch). Vestn. Dermatol. Vernerol. 1977/I 53–56.
GSCHNAIT, F., Pemphigus familiaris chronicus benignus (HAILEY-HAILEY). Hautarzt **24** (1973) 243–247.
POLAND, M. K., Pemphigus benignus familiaris (with special reference to the histopathological diagnosis). Dermatologica **135** (1967) 66–74.
RUTSCHTEIN, L. G., A. M. VISHNEVETSKI und M. N. SHEKLAKOVA, Zum familiären benignen HAILEY-HAILEY-Syndrom (russisch). Vestn. Dermatol. Venerol. 1978/II 52–54.
SCHNYDER, U. W. und W. KLUNKER, Erbliche Verhornungsstörungen. In: JADASSOHN, J., Handbuch 1966.
VOGEL, F. und H. DORN, Krankheiten der Haut und ihrer Anhangsgebilde. In: BECKER, P. E., Humangenetik, Bd. IV, 1964.

PENDRED-Syndrom, Taubheit-Kropf-Syndrom

CAVE, W. T. jr. and J. T. DUNN, Studies on the thyroidal defect in an atypical form of PENDRED's syndrome. J. Clin. Endocrin. **41** (1975) 590–599.
FRASER, G. R., Association of congenital deafness with goitre (PENDRED's syndrome). Ann. Hum. Genet. **28** (1965) 201–249.
FUHRMANN, W., Taschenbuch. 1965.
LJUNGGREN, J.-G., H. LINDSTRÖM and B. HJERN, The concentration of peroxidase in normal and adenomatous human thyroid tissue with special reference to patients with PENDRED's syndrome. Acta Endocrin. **72** (1973) 272–278.
MEDAIROS NEDO, G. A. e S. P. A. TOLEDO, Caracterizacao genetica da sindrome PENDRED e estudo da funcao tireoidiana com dupla marcao isotopica. Rev. Hosp. Clin. Fac. Med. S. Paulo **27** (1972) 115–122.
MILCU, St. M., C. MAXIMILIAN si B. IONESCU, Endocrinopatiile genetice. Bukarest 1968.

STEVENSON, A. C. and B. C. C. DAVISON, Genetic counselling. London 1970.

Pentosurie

GEIGY, Wissenschaftliche Tabellen, 7. Aufl. Basel 1968.
KNAPP, A., Genetische Stoffwechselstörungen. 1970.
WANG, Y. M. and J. VAN EYS, The enzymatic defect in essential pentosemia. New Engl. J. Med. **282** (1970) 892–896.

Periodische Paralyse, hyperkaliämische; GAMSTORP-Syndrom, Adynamia episodica hereditaria

BECKER, P. E., In: Humangenetik. Bd. III/I. 1964.
BOGAERT, L. V., P. KISSEL, J. SCHMITT, J. J. MARTIN, C. CLAES, M. DUC, R. ROYER, D. BÄRRUCAND, G. GRIGNON et J. FLOQUET, Adynamie épisodique héréditaire. Étude de deux cas familiaux. J. Neurol. Sci. **5** (1967) 543–554.
CLAES, C., and J. J. MARTIN, A screening test for neuromuscular disturbances in Adynamia Episodica Hereditaria. Acta Neurol. Belg. **68** (1968) 460–470.
FUHRMANN, W., Taschenbuch. 1965.
KRÖTTINGER, M., Eine neue Möglichkeit zur Behandlung der erblichen episodischen Adynamie (M. GAMSTORP). Wien. Klin. Wschr. **86** (1974) 163–169.
LENZ, W., Medizinische Genetik. 1970.
SCHWEITZER, T. R., F. ISH, H. COLLIN et M. FARDEAU, Données nouvelles sur la généalogie, la clinique et l'histologie d'une famille de paralysie periodique hyper-kaliemique. Rev. Neurol. **134** (1978) 45–58.

Periodische Paralyse, hypokaliämische, Paroxysmale Lähmung, WESTPHAL-Syndrom

BECKER, P. E., In: Humangenetik. Bd. III/I, 1964.
DYKEN, M., W. ZEMAN and T. RUTSCHE, Hypokalemic periodic paralysis. Neurology **19** (1969) 691–699.
JOHNSEN, T., Familial periodic paralysis with hypokalaemia. Experimental and clinical investigations. Dan. Med. Bull. **28** (1981) 1–22.
KOBAYASHI, A. L. D., Familial periodic paralysis: a report and review. Nebr. Med. J. **60** (1975) 110–113.
ROPERS, H. H. and H. B. SZLIWOWSKI, Periodic hypokalemic paralysis transmitted by an unaffected male with negative family history: A delayed mutation? Hum. Genet. **48** (1979) 113–116.

Periodische Paralyse, normokaliämische

BECKER, P. E., In: Humangenetik. Bd. III/1 1964.
DANOWSKI, T. S., E. R. FISHER, C. VIDALON, J. W. VESTER, R. THOMPSON, S. NOLAN, T. STEPHAN and J. H. SANDER, Clinical and

ultrastructural observation in a kindred with normo-hyperkalaemic periodic paralysis. J. Med. Genet. **12** (1975) 20–28.
FUHRMANN, W., Taschenbuch. 1964.
GORDON, N., Familial periodic paralysis. Develop. Med. Child. Neurol. **15** (1973) 363–364.
MEYERS, K. R., A summary of the diagnosis and pathology of the primary familial periodic paralyses. Ann. Clin. Lab. Sci. **5** (1975) 216–221.
POSKANZER, D. C. and D. N. S. KERR, A third type of periodic paralysis, with normokalemia and favorable response to sodium. Am. J. Med. **31** (1961) 328–342.

Periodontose, idiopathische

JORGENSON, R. J., L. S. LEVIN, S. T. HUTCHERSON and C. F. SALINAS, Periodontosis in sibs. Oral Surg. **39** (1975) 396–402.
JORGENSON, R. J., L. S. LEVIN and V. A. MCKUSICK, Heritable oral handicaps. Dent. Clin. N. Amer. **18** (1974) 579–594.
MELNICK, M., E. D. SHIELDS and D. BIXLER, Periodontosis: a phenotypic and genetic analysis. Oral. Surg. **42** (1967) 32–41.

Perniziöse Anämie, erbliche, BIERMER-Syndrom; idiopathische Vitamin B_{12}-Mangelanämie

BECKER, M., H. W. ROTTHAUWE and H. P. WEBER, Selective vitamin B_{12} malabsorption (IMERSLUND-GRASBECK syndrome). Studies on gastroenterological and nephrological problems. Eur. J. Pediat. **124** (1977) 139–153.
BEN-BASSAT, I., A. FEINSTEIN and B. RAMOT, Selective vitamin B_{12} malabsorption with proteinuria in Israel: clinical and genetic aspects. Israel J. Med. Sci. **5** (1969) 62–68.
FURUHJELM, U., H. R. NEVANLINNA, B_{12} vitamiinin selektiivinem malabsorptio. Duodecim **88** (1972) 92–96.
GIMPERL, E., M. JAKOB and W. H. HITZIG, Vitamin B_{12} transport in blood. I. Congenital deficiency of transcobalamin II. Blood **45** (1975) 71–82.
HALL, C. A. and R. T. BEEBE, Early onset of pernicious anaemia in two siblings: genetic and autoimmune aspects. Brit. J. Haemat. **25** (1973) 751–756.
KHAKEE, S., A. STACHEWITSCH and M. KATZ, Selective vitamin B_{12} malabsorption in two siblings. J. Can. Med. Assoc. **110** (1974) 53–56.
MILLER, O. R., G. E. BLOOM, R. R. STREIFF, A. F. LO BUGLIO and L. K. DIAMOND „Congenital" pernicious anemia. Clinical and immunologic studies. New Engl. J. Med. **275** (1966) 978–831.
MOHAMED, S. D., E. MCKAY and W. H. GALLOWAY, Juvenile familial megaloblastic anaemia due to selective malabsorption of vitamin B(12). A family study and a review of the literature. Quart. J. Med. **35** (1966) 433–453.
MÜLLER, D., W. L. CASTRILLÓN-OBERNDORFER und E. GEUTH, Familiäre perniziöse Anämie. Klin. Wschr. **50** (1972) 1085–1091.

Stevenson, A. C. and B. C. C. Davison, Genetic counselling. London 1970.
Stobbe, H. und H. Herrmann, Diagnostik- und Therapieschemata hämatologischer Erkrankungen. Akademie-Verl. Berlin 1971.
Wallace, U. C., The genetic factor in pernicious anaemia. Lancet 1969/II 1138.

Peromelie

Burton, B. K., L. Hauser and H. L. Nadler, Congenital scalp defects with distal limb anomalies: report of a family. J. Med. Genet. **13** (1976) 466–468.
Grebe, H., Mißbildungen der Gliedmaßen. In: Becker, P. E., Humangenetik. Bd. II, 1964.
McMurray, B. R., L. W. Martin, P. S. J. Dignan and M. H. Fogelson, Hereditary aplasia cutis congenita and associated defects: three instances in one family and a survey of reported cases. Clin. Pediat. **16** (1977) 610–614.
Scribann, N. and S. A. Temtamy, Syndrome of aplasia cutis congenita with terminal transverse defects of limbs. J. Pediat. **87** (1975) 79–82.

De la PEYRONIE-Syndrom, Induratio penis plastica

Harnack, K., Fragekasten. Dtsch. Ges.wes. **24** (1969) 1392.
Murley, R. S., Peyronie's disease. Brit. Med. J. 1964/I 908.
Niermann, H., Erbliche Dispositionskrankheiten. In: Jadassohn, J., Handbuch. 1966.
Völter, D. und W. Stachler, Die Induratio penis plastica. Med. Welt **23** (1972) 213–214.

Phäochromozytom

McKusick, A. A., Mendelian inheritance in man. 5. Aufl. Baltimore 1978.
Sack, H. und G. Mühlhoff, Das Phäochromozytom, Diagnostik und Therapie in der Praxis. Dtsch. Ärzteblatt 1974/11 769–774.
Von Studnitz, W. und O. Ljunberg, Familiär auftretendes Adrenalin-produzierendes Phäochromocytom in Kombination mit medullärem Thyreoidea-Carcinom. Klin. Wschr. **48** (1970) 144–148.
Wilson, R. A. and M. L. Ibanez, A comperative study of 14 cases of familial and nonfamilial phaeochromocytomas. Hum. Pathol. **9** (1978) 181–188.

Phosphoglyzeratkinase–Mangel

Konrad, P. N., McCarthy, D. J., A. M. Mauer et al., Erythrocyte and leukocyte phosphoglycerate-kinase deficiency with neurologic disease. J. Pediat. **82** (1973) 456–460.
Valentine, W. N., Hereditary enzymatic deficiency of the human erythrocyte. Birth Def., Orig. Art. Ser. **8** (1972) 2–6.

PICK-Syndrom, präsenile Demenz

CONSTANTINIDIS, J., J. RICHARD et R. TISSOV, Maladie de PICK et metabolisme de zinc. Rev. Neurol. **133** (1977) 685–696.
HESTON, L. L., Genetic counselling and the presenile dementias. Soc. Biol. **23** (1976) 135–141.
HESTON, L. L., The clinical genetics of PICK's disease. Acta Psychiat. Scand. **57** (1978) 202–206.
SJÖGREN, T., H. SJÖGREN and A. G. H. LINDGREN, Morbus ALZHEIMER and Morbus PICK, A genetic, clinical and pathoanatomical study. Acta Psychiat. Neurol. Scand. **82**/Suppl. (1952) 1–152.
STEVENSON, A. C. and B. C. C. DAVISON, Genetic counselling. London 1970.
ZERBIN-RÜDIN, E., Hirnatrophische Prozesse. In: BECKER, P. E., Humangenetik. Bd. V/2 1967.

PIERRE-ROBIN-Syndrom, PIERRE-ROBIN-Anomalade

ASSEMANY, S. R., T. KAJII and L. I. GARDNER, Syndrome of phocomelia with mandibular hypoplasia. Helv. Pediat. Acta **26** (1971) 403–409.
BADALJAN, L. O., Wörterbuch der klinischen Genetik (russisch). Moskau 1971.
COHEN, M. M. jr., The ROBIN anomalad – its nonspecificity and associated syndromes. J. Oral Surg. **34** (1976) 587–593.
HÄRLE, F., C. LENGSFELD and H. VAHLENKAMP, PIERRE-ROBIN-Syndrom. Mschr. Kinderheilk. **118** (1970) 611–624.
RUSSO, G., F. MOLLICA, L. PAVONE and S. MUSUMECI, ROBIN's syndrome in three children of consanguineous parents: a pedigree suggesting autosomal recessive inheritance. Acta Genet. Med. Gemellol. **21** (1972) 349–355.
SCHIMKE, R. N., The PIERRE-ROBIN syndrome. Birth Defects, Orig. Art. Ser. **5** (1969) 222–223.
SILENGO, M. C., P. FRANCESCHETTI, A. CERUTTI and C. FABRIS, PIERRE-ROBIN syndrome with hyperphalangism – clinodactylism of the index finger: A possible new palato-digital syndrome. Pediat. Radiol. **6** (1977) 178–180.
SINGH, R. P., N. T. LACO and V. VIGNA, PIERRE-ROBIN syndrome in siblings. Am. J. Dis. Child. **120** (1970) 560–561.
WILIAMS, A. J., M. A. WILLIAMS, C. A. WALKER and P. G. BUSH, The ROBIN anomalad (Pierre ROBIN syndrome): A follow up study. Arch. Dis. Childh. **56** (1981) 663–668.

Pili anulati, Ringelhaar

PRICE, V. H., R. S. THOMAS and F. T. JONES, Pili anulati: optical and electron microscope studies. Arch. Derm. **98** (1968) 640–647.
ŠALAMON, T., Vererbung von Haar- und Nagelkrankheiten. In: JADASSOHN, J.: Handbuch. 1966.
WIECZORKOWSKI, J., Przypadek rodzinnego wystepowania wlosow obraczkowatych. Przeg. Derm. **56** (1969) 329–332.

Pili torti

COLOMB, D., J. P. ORTONNE et J. PERNOD, La pilitortose. Lyon Med. **229** (1973) 559–565.
KURWA, A. R. and A. H. M. ABDEL AZIZ, Pili torti: congenital and acquired. Acta Derm. Venerol. **53** (1973) 385–392.
ROBINSON, G. C., and M. M. JOHNSTON, Pili torti and sensory neural hearing loss. J. Pediat. **70** (1967) 621–623.
ŠALAMON, T., Vererbung von Haar- und Nagelkrankheiten. In: JADASSOHN, J., Handbuch. 1966.

Pilzunverträglichkeit, Trehalase-Mangel, Trehalose-Intoleranz

BERGOZ, R., Trehalose malabsorption causing intolerance to mushrooms. Gastroenterology **60** (1971) 909–912.
BERGOZ, R. et A. RIGHETTI, Intolérance aux champignons par malabsorption sélective du tréhalose: un syndrome rare et inédit. Schweiz. Med. Wschr. **41** (1962) 463–470.
MADŽAROVOVÁ NOHEJLOVA, J., Trehalase deficiency in a family. Gastroenterology **65** (1973) 130–133.

Pityriasis rubra pilaris, DEVERGIE-Syndrom

GROSS, D. A., J. W. LANDAN and V. D. NEWCOME, Pityriasis rubra pilaris: report of a case and analysis of the literature. Arch. Dermatol. **99** (1969) 710–716.
KINT, A., S. DE BIE, M.-L. GEERTS and T. R. KINT, Pityriasis rubra pilaris, a familial condition. Arch. Belg. Derm. Syph. **28** (1972) 371.
SCHNYDER, U. W. und W. KLUNKER, Erbliche Verhornungsstörungen. In: JADASSOHN, J., Handbuch. 1966.
VOGEL, W. und H. DORN, Krankheiten der Haut und ihrer Anhangsgebilde. In: BECKER, P. E., Humangenetik, Bd. IV (1964).

Plasmozytom, multiples Myelom, Gammopathie (Typ IgG), Immunozytom

ALEXANDER, L. L. and D. L. BENNINGHOFF, Familial multiple myeloma. J. Nat. Med. Ass. **57** (1965) 471–475.
AXESSON, U. and J. HALLEN, Familial occurrence of pathological serumproteins of different gammaglobulin groups. Lancet 1965/II 369–370.
DARTNALL, J. A., G. R. MUNOY and A. G. BAIKY, Cytogenetic studies in myeloma. Blood **42** (1973) 229–239.
FINE, J. M., Ch. BLATRIX, M. MARNEUX et al., Gammopathie monoclonale a caractère familial. Decouverte d'un myelome chez la soeur d'une malade attainte de macroglobulinemie de WALDENSTROM. Nouv. Presse Méd. **5** (1976) 2694–2696.
GRANT, J. A., G. R. BLUMENSCHEIN and C. E. BUCKELY III, Familial paraproteinemia. Arch. Intern. Med. **128** (1971) 427–431.

JENSEN, M. K., J. ERIKSEN and B. W. DJERNES, Cytogenetic studies in myelomatosis. Scand. J. Haematol. **14** (1975) 201–209.
LAW, I. P., Familial occurrence of multiple myeloma. Sth. Med. J. **69** (1976) 46–48.
LEJONC, J. L., G. NETTER PINON et F. REYES, Les maladies des chaines lourdes. Concours Méd. **98** (1976) 1631–1645.
MALDONADO, J. E. and R. A. KYLE, Familial myeloma. Report of eight families and a study of serum proteins in their relatives. Amer. J. Med. **57** (1974) 875–884.
MEIJERS, K. A. E., B. DE LEEUW and M. VOORMOLEN KALOVA, The multiple occurrence of myeloma and asymptomatic paraproteinaemia within one family. Clin. Exp. Immunol. **12** (1972) 185–193.
PHILIP, P., Marker chromosome 14q+ in multiple myeloma. Hereditas **80** (1975) 155–156.
SELIGMANN, M., Heavy chain disease. Rev. Europ. Etud. Clin. Biol. **17** (1972) 349–355.
STOBBE, H. und H. HERRMANN, Diagnostik- und Therapieschemata hämatologischer Erkrankungen, Akademie-Verl. Berlin 1971.

POLAND-Syndrom

ANGER, G. und G. STUBE, Das POLAND-Syndrom. Schweiz. Med. Wschr. **99** (1969) 483–485.
BEALS, R. K. and S. CRAWFORD, Congenital absence of the pectoral muscle. A review of 25 patients. Clin. Orthop. **119** (1976) 166–171.
BOUVET, J. P., P. MAROTEAUX et M. L. BRIARD GUILLEMONT, Le syndrome de POLAND. Etudes clinique et génétique. Considerations physiopathologiques. Nouv. Presse Méd. **5** (1976) 185–190.
DAVID, T. J., Nature and etiology of the POLAND anomaly. New Engl. J. Med. **287** (1972) 487–489.
FOURNIER MASSE, M., H. CASTAING et J. P. FOUMET, Le syndrome de POLAND. A propos de vingt observations. Sem. Hôp. Paris **52** (1976) 285–292.
FREY, J., Zur Kenntnis des POLAND-Syndroms. Dtsch. Ges.-Wesen **292** (1974) 510–512.
FUHRMANN, W., U. MOSELER, und H. NEUSS, Zur Klinik und Genetik des POLAND-Syndroms. Dtsch. Med. Wschr. **96** (1971) 1076–1078.
GNAMEY, D., Le syndrome de POLAND. Considérations étiologiques. Lille Méd. **19** (1974) 953–956.
GNAMEY, D., Le diagnostic dermatoglyphique de POLAND sans syndactylie (a propos de 4 observations). J. Génét. Hum. **24** (1976) 201–205.
GOLDBERG, M. J. and R. J. MAZZEI, POLAND syndrome: a concept of pathogenesis based on limb bud embryology. Birth Def., Orig. Art. Ser. /**13**/3 D (1977) 103–115.
GÜNTHER, I. und L. PELZ, Beitrag zum Pektoralisdefekt. Zschr. Inn. Med. **27** (1972) 583–586.

IRELAND, D. C. R., N. TAKAYAMA and A. E. FLATT, POLAND's syndrome. A review of forty three cases. J. Bone Jt. Surg., Ser A **58** (1976) 52–58.
MILLER, R. A. and D. R. MILLER, Congenital absence of the pectoralis major muscle with acute lymphoblastic leukemia and genitourinary anomalies. J. Pediat. **87** (1975) 146–147.
SUJANSKY, E., V. M. RICCARDI and A. L. MATTEW, The familial occurrence of POLAND syndrome. Birth Def., Orig. Art. Ser. **13**/3 A (1977) 117–121.

Polyarthritis, primär-chronische; primär-chronischer Gelenkrheumatismus; rheumatoide Polyarthritis

BENEVOLENSKAYA, L. I., Rolle genetischer Faktoren in der Pathogenese der Rheumatoid-Arthritis (russisch). Vopr. Revm. **17** (1977) 11–17.
COBB, S., The intrafamilial transmission of rheumatoid arthritis. J. Chron. Dis. **22** (1969) 193–295.
HANGARTER, W., Das Erbbild der rheumatischen Arthritis. Internist **4** (1963) 407–409.
HEIDELMANN, G., R. E. ALTUS, T. LAZARUS and P. HÄNEL, Ergebnisse der epidemiologischen Forschung über die chronisch-rheumatische Polyarthritis. Z. Ärztl. Fortb. **65** (1971) 1259–1262.
KAHLFUSS, R., G. WESSEL und B. RÖSSNER, Zur Heredität der progressiv-chronischen Polyarthritis – eine Verlaufsstudie. Z. Ges. Inn. Med. **30** (1975) 693–697.
MIEHLKER, K., Zur Frühdiagnostik entzündlich-rheumatischer Erkrankungen. Präv. Med. **4/5** (1970) 185–193.
OTTO, W., Zur Pathogenese und Klinik der progressiv chronischen Polyarthritis. Wiss. Zschr. Karl-Marx-Univ. Leipzig 1970, H. 4/5.
ROGERS, J. G. and V. A. MCKUSICK, Dominant familial arthritis with scoliosis. Birth Def., Orig. Art. Ser. **11** (1975) 75–80.
ROTSTEIN, J., Population studies and genetics. Basel 1969.
SCHADE, H., Rheumatische Krankheiten. In: BECKER, P. E., Humangenetik. Bd. III/1, 1964.
WESSEL, G., Zur Epidemiologie der progressiv-chronischen Polyarthritis. Münch. Med. Wschr. **112** (1970) 1357–1359.
WESSEL, G. und M. SENF, Untersuchungen über das Auftreten des Rheumafaktors sowie sekundärer Gelenkerkrankungen bei den Blutsverwandten von Patienten mit progressiver chronischer Polyarthritis. Med. Welt **22** (1970) 1835–1841.
YODFAH, Y., Z. YOSSIPOVITCH, I. COHEN and E. SHAPIRA, A family with high incidence of juvenile rheumatoid arthritis. Ann. Rheum. Dis. **31** (1972) 92–94.

Polycythaemia benigna, Erythrozytosis benigna

ADAMSON, J. W., Familial polycythemia. Semin. Hematol. **12** (1975) 383–396.
CASSILETH, P. A. and G. A. HYMAN, Benign familial erythrocytosis.

Report of three cases and review of the literature. Am. J. Med. Sci. **251** (1966) 692–697.
CHARACHE, S., Familial polycythemia. Mount Sinai J. Med. **37** (1970) 418–825.
GEARY, C. G., H. E. AMOS and J. E. MACIVER, Benign familial polycythemia. J. Clin. Path. **20** (1967) 158–160.
STAMATOYANNOPOULOS, G., Familial erythrocytosis. Birth Def., Orig. Art. Ser. 8 (1972) 39–45.

Polycythaemia rubra vera, Erythrämie, VAQUEZ-OSLER-Syndrom

HRUBIŠKO, M., L. FÁBRYOVÁ und T. LIPŠIC, Therapeutische Beeinflussung der Polycythaemia vera durch übertragene antierythrozytäre Antikörper. Haematologica **7** (1973) 25–33.
MANOHARAN, A. and O. M. GARSON, Familial polycythaemia vera: A study of 3 sisters. Scand. J. Haematol. **17** (1976) 10–16.
MODAN, B., Polycythemia. A review of epidemiological and clinical aspects. J. Chronic. Dis. **18** (1965) 605–645.
NESTIN, J., J. WAHLSTRÖM and B. SWOTIN, Chromosome studies in untreated polycythaemia vera. Scand. J. Haematol. **17** (1976) 183–196.
REEVES, B. R., D. S. LOBB and S. D. LAWLER, Identity of the abnormal F group chromosome associated with Polycythaemia vera. Humangenetik **14** (1972) 159–161.
STEVENSON, A. C. and B. C. C. DAVISON, Genetic counselling. London 1970.
STOBBE, H. und H. HERRMANN, Diagnostik- und Therapieschemata hämatologischer Erkrankungen. Berlin 1971.
ZECH, L., C. GAHRTON, D. KILLANDER et al., Specific chromosomal aberrations in polycythemia vera. Blood **48** (1976) 687–696.

Polydaktylie

ATASU, M., Hereditary index finger polydactyly: phenotypic, radiological, dermatoglyphic, and genetic findings in a large family. J. Med. Genet. **13** (1976) 469–476.
BETHGE, R., Axiale Polysyndaktylie — eine Familienuntersuchung über 6 Generationen. Beitr. Orthop. Traumatol. **24** (1977) 610 bis 614.
BINGLE, G. J. and J. D. NISWANDER, Polydactyly in the American Indian. Amer. J. Hum. Genet. **27** (1975) 91–99.
ENGELHARD, D. and S. YALZIV, Pre- and postaxial polysyndactyly, microcephaly and ptosis. Eur. J. Pediat. **130** (1979) 47–51.
GOODMANN, R. M., A family with polysyndactyly and other anomalies. J. Hered. **56** (1965) 37–38.
HOLT, S. B., Polydactyly and brachymetapody in two English families. J. Med. Genet. **12** (1975) 355–366.
KIRKLAND, L. R. and R. O. RUSSELL, Polydactyly: report of a large kindred. South Med. J. **69** (1976) 436–437.

Mohan, J., Postaxial polydactyly in three Indian families. J. Med. Genet. 6 (1969) 196–200.
Mollica, F., S. Li Vlti and G. Sorge, Autosomal recessive postaxial polydactyly A in a Sicilian family. J. Med. Genet. **15** (1978) 212–216.
Pfeiffer, R. A. und M. Roeskau, Agenesie der Tibia, Fibulaverdoppelung und spiegelbildliche Polydaktylie (Diplopodie) bei Mutter und Kind. Z. Kinderheilk. **111** (1971) 38–50.
Stevenson, A. C. and B. C. C. Davison, Genetic counselling. London 1970.
Sugarman, G. I., A case of an eight toed foot. Birth Def., Orig. Art. Ser. **10** (1974) 141–144.
Temtamy, S. A., Genetic factors in hand malformations. Baltimore 1966.
Woolf, C. M. and N. C. Myrianthopoulos, Polydactyly in American negroes and whites. Amer. J. Hum. Genet. **25** (1973) 397 to 404.
Woolf, C. M. and R. M. Woolf, A genetic study of polydactyly in Utah. Amer. J. Hum. Genet. **22** (1970) 75–88.

Polyneuropathie, rezidivierende, familiäre, mit Neigung zu Druckparesen

Dietz, V. und E. Schenck, Familiäre Polyneuropathie mit Neigung zu Druckparesen. Klinische und neurographische Befunde einer Familie. Arch. Psychiat. Nervenkr. **220** (1975) 67–78.
Goerke, W., Clinical and electroneuromyographical findings in hereditary neuropathy with liability to pressure palsies. Neuropädiatrie **5** (1974) 358–368.
Roos, D. and P. Thygesen, Familial recurrent polyneuropathy. Brain **95** (1972) 235–248.

Polyposis intestinalis I, Polyposis coli

Arnold, K., Familiäre Polyposis coli. Dtsch. Med. Wschr. **95** (1970) 454–457.
Danes, B. S., Increased in vitro tetraploidy: tissue specificity within the heritable colorectal cancer syndromes with polyposis coli. Cancer **41** (1978) 2334–2340.
Devadason, I., Colonic juvenile polyposis in a family. Aust. Radiol. **20** (1976) 125–127.
Dunstone, H. G. and T. W. L. Knaggs, Familial cancer of the colon and rectum. J. Med. Genet. **9** (1972) 451–456.
Erbe, R. W., Inherited gastrointestinal-polyposis syndromes. New Engl. J. Med. **294** (1976) 1101–1104.
Hoffmann, D. C. and R. N. Brokke, Familial sarcoma of bone in a polyposis coli family. Dis. Colon Rectum **13** (1970) 119–120.
Kopelovich, L., Phenotypic markers in human fibroblasts as possible diagnostic indices of hereditary adenomatosis of the colon and rectum. Cancer **40** (1977) 2534–2541.

LEFFALL, L. D., E. B. CHUNG, R. L. DEMY, E. E. CORNWELL and T. M. BLAKEY, Familial polyposis coli in black patients. Ann. Surg. **186** (1977) 324–333.
LENZ, W., Medizinische Genetik. 1970.
MCADAM, W. A. F. and J. C. GOLIGHER, The occurrence of desmoids in patients with familial polyposis coli. Brit. J. Surg. **57** (1970) 618–631.
PIERCE, E. R., Some genetic aspects of familial polyposis of the colon in a kindred of 1422 members. Dis. Colon Rectum **11** (1968) 321–329.
SCHILLER, U., K. FUCHS und H. J. PEIPER, Behandlungsprobleme bei familiärer Polyposis coli. Pädiat. Prax. **19** (1978) 407–416.

Polyposis intestinalis II, PEUTZ-JEGHERS-Syndrom, Pigmentfleckenpolypose

BIRNBAUM, D., F. PFANNKUCH und H. G. BEGER, Problematik der Therapie bei der familiären Polyposis intestinis. Z. Gastroenterol. **15** (1977) 734–746.
EVANS, A. R., A case of PEUTZ-JEGHERS syndrome simulating hyperemesis gravidarum. Proc. Roy. Soc. Med. **62** (1969) 381 to 139.
KLOSTERMANN, G. F., Pigmentfleckenpolypose. Klinische, histologische und erbbiologische Studien am sogenannten PEUTZ-Syndrom. Thieme-Verl. Stuttgart 1960.
KLOSTERMANN, G. F., Zur Kenntnis der Pigmentfleckenpolypose. Arch. Exp. Derm. **226** (1966) 182–198.
NITSCHKE, M., W. KETTNER und J. HORNTRICH, Zum PEUTZ-JEGHERS-Syndrom. Dtsch. Ges.wes. **25** (1970) 1517–1522.
ODES, H. S., B. H. NOVIS, G. O. BARBEZAT and S. BANK, The PEUTZ-JEGHERS syndrome. A report of 3 cases. S. Afr. Med. J. **50** (1976) 1334–1336.
OLLENDORF-CURTH, H., Genetik der mit Pigmentstörungen einhergehenden Dermatosen. In: JADASSOHN, J., Handbuch. 1966.
RAILLAT, A., J. BAHUAND, F. CHATELET, P. JAN, J. de SAINT-JULIEN et J.-C. POUPEE, Le syndrome de PEUTZ-JEGHERS (a propos d'une observation familiale). Medit. Med. **4** (1976) 45–48.
SEBIGER, R., Zur Klinik, pathologischen Anatomie und Genetik der Pigmentfleckenpolypose (PEUTZ-JEGHERS-Syndrom). Zusammenfassender Bericht über die in den Jahren 1960–1976 erfolgten Veröffentlichungen. Inaug.-Diss. Univ. Erlangen–Nürnberg 1979.
WESLEY, R. K., J. R. DELANEY and L. PENSLER, Mucocutaneous melanosis and gastrointestinal polyposis (PEUTZ-JEGHERS syndrome): clinical considerations and report of a case. J. Dent. Child. **44** (1977) 43–46.

Polyposis intestinalis III, GARDNER-Syndrom, Adenomatose, hereditäre

ALM, T., Surgical treatment of hereditary adenomatosis of the colon and rectum in Sweden during the last 20 years. II. Patients

with prophylactic operations, primary and late results. Discussion and summary. Acta Chir. Scand. **141** (1975) 228–237.
Borgaonkar, D. S., L. Tips, A. J. Krush and E. A. Murphy, The identification of individuals at high risk for large bowel cancer and the application of preventive measures in their management. Chromosome studies in Gardner syndrome and familial polyposis. Cancer **40** (1977) 2531–2533.
Danes, S. B. and A. J. Krush, The Gardner syndrome: A family study in cell culture. J. Natl. Cancer Inst. **58** (1977) 771–775.
Dubosson, J. D., Adenocarcinomatose héréditaire dans quatre générations d'un famille Valaisanne. J. Génét. Hum. **25** (1977) 233–278.
Duncan, B. R., V. A. Dohner and J. H. Priest, The Gardner syndrome: Need for early diagnosis. J. Pediat. **72** (1968) 497–505.
Fuhrmann, W., U. W. Schnyder, K. H. Karcher und H. Pfeifer, Gardner's syndrome without polyposis? Humangenetik **5** (1967) 59–64.
Naylor, E. W. and E. J. Gardner, Penetrance and expressivity of the gene responsible for the Gardner syndrome. Clin. Genet. **11** (1977) 381–393.
Riede, L. und W. Bar, Ein Beitrag zum Gardner-Syndrom. Z. Ärztl. Fortbild. **65** (1971) 929–930.
Spargo, J. E., Familial polypsis. Amer. J. Proctol. **20** (1969) 439–443.
Watne, A. G., J. G. Johnson and C. H. Chang, The challenge of Gardner syndrome. Ca **19** (1969) 266–275.

Polysplenie-Syndrom

Chandra, R. S., Biliary atresia and other structural anomalies in the congenital polyspleny. J. Pediat. **85** (1974) 649–655.
Landing, B. H., Syndromes of congenital heart disease with tracheobroncheal anomalies. Amer. J. Roentgenol. **123** (1975) 679 to 686.
Pantke, O. A., R. J. Gorlin and B. A. Burke, Polysplenia syndrome with skeletal and central nervous system anomalies. Birth Def., Orig. Art. Ser. **11** (1975) 252–263.
Van Mierop, L. H. S., Polysplenia. In: Bergsma, D., Birth Defects. Atlas and Compendium. March of Dimes, Baltimore 1974, S. 740–741.

Polythelie, Polymastie

Brightmore, T. G. J., Cyclic lesion of a dorsal supernumerary breast in a male. Proc. Roy. Soc. Med. **64** (1971) 22–23.
Ders., Bilateral double nipples. Brit. J. Surg. **59** (1972) 55–57.
Lenz, W., Krankheiten des Urogenitalsystems. In: Becker, P. E., Humangenetik, Bd. III/1, 1964.
Weinberg, S. K. and A. G. Motulsky, Aberrant axillary breast tissue: a report of a family with six affected woman in two generations. Clin. Genet. **10** (1976) 325–328.

Porokeratosis MIBELLI, MIBELLI-Syndrom

ANDERSEN, D. E. and M. E. CHERNOWSKY, Disseminated superficial actinic porokeratosis: genetic aspects. Arch. Dermatol. **99** (1969) 408–412.
GOERTTLER, E. A. and E. G. JUNG, Parakeratosis MIBELLI and skin carcinoma. Humangenetik **26** (1975) 291–296.
LARREGUE, M., F. PRIGENT, G. LORETTE et al., Porokeratose de MIBELLI chez deux jumeux monozygotes. Ann. Dermatol. Vénérol. **108** (1981) 151–156.
PETROWA, I. L., W. P. MEMORSKY und G. V. ILYANKOWA, Angiokeratoma MIBELLI (russisch). Vestn. Dermatol. Venerol. (1978) 52–54.
PIROZZI, D. J. and A. ROSENTHAL, Disseminated superficial actinic porokeratosis. Analysis of an affected family. Brit. J. Derm. **95** (1976) 429–432.
RAHBARI, H., A. A. CORDERO and A. H. MEHREGAN, Punctate porokeratosis. A clinical variant of porokeratosis of MIBELLI, J. Cutan. Path. **4** (1977) 338–341.
REED, R. J. and P. LEONE, Porokeratosis – a mutant clonal keratosis of the epidermis. I. Histiogenesis. Arch. Derm. **101** (1970) 340–347.
SCHNYDER, U. W. und W. KLUNKER, Erbliche Verhornungsstörungen. In: JADASSOHN, J., Handbuch. 1966.
WELTON, W. A., Linear porokeratosis in a family with DSAP. Arch. Dermatol. **106** (1972) 263–265.

Porphyria acuta intermittens, Schwedische Porphyrie

BEAUVAIS, P., M.-L. KLEIN, L. DENAVE et C. MARTEL, Porphyrie aigue intermittente à l'age de quatre mois. Arch. Franç. Pédiat. **33** (1976) 987–992.
BOSCH, E. P., C. A. PIERACH and I. BOSSEMAIER, Effect of hematin in porphyric neuropathy. **27** (1977) 1053–1056.
CLOTET, B., C. PEREZ y J. M. MARTINEZ-VAZQUEZ, Porfiria aguda intermittente. Span. Med. Clin. **73** (1979) 32–38.
EATES, L. and E. B. DOWDLE, Clinical aspects of importance in the porphyrias. Brit. J. Clin. Pract. **22** (1969) 505–515.
FUHRMANN, W., Taschenbuch. 1965.
GRANDCHAMP, B., M. GRELIER et Y. NORDMANN, Porphyrie aigue intermittente. Detection des porteurs asymptomatiques de la tare. Nouv. Presse Méd. **4** (1974) 1801–1802.
HARRIS, H., The principles of human biochemical genetics. London 1972.
KNAPP, A., Genetische Stoffwechselstörungen. 1970.
MEHNERT, H. und H. FÖRSTER, Stoffwechselkrankheiten. 1970.
MÜCHLER, E., Akute intermittierende Porphyrie. Diagnostik **7** (1974) 493–495.
SASSA, S., G. SOLISH, R. D. LEVERE and A. KAPPAS, Studies in porphyria. IV. Expression of the gene defect of acute intermittent porphyria in cultured human skin fibroblasts and amniotic cells:

prenatal diagnosis of the porphyria trait. J. Exp. Med. **142** (1975) 722–731.
SCHNABERT, G., P. PILS und P. GENEÉ, Akute intermittierende Porphyrie: Kasuistik und Familienuntersuchung. Wien. Klin. Wschr. **89** (1977) 24–26.
TISCHLER, P. V., D. J. KNIGHTON and H. M. SCHUMAKER, Screening test for intermittent acute porphyria. Lancet 1976/I 303.
WALDENSTRÖM, J. and B. HAEGER-ARONSON, The porphyrias: a genetic problem. Progr. Med. Genet. **5** (1967) 58–101.

Porphyria cutanea tarda

BENEDETTO, A.-V. and J.-S. TAYLOR, Porphyria cutanea tarda. Update 1978. Cutis **21** (1978) 483–488.
DE VERNEUIL, H., G. AITKEN and Y. NORDMANN, Familial and sporadic porphyria cutanea. Two different diseases. Hum. Genet. **44** (1978) 145–151.
GAJDOS, A., Porphyrie cutanée tardive. Rev. Méd. **18** (1977) 1037–1040.
GARCIA DIEZ, A., R. ENRIQEZ DE SALAMANCA, J. FERNANDEZ HERRERA et al., Porphyria cutanea tarda in three brothers and one sister. Dermatologica **162** (1981) 243–248.
IDELSON, I. L. und G. P. KOROTJEWA, Die Rolle hereditärer Prädisposition bei der späten cutanen Porphyrie (russisch). Klin. Med. **50** (1972).
KNAPP, A., Genetische Stoffwechselkrankheiten. 1970.
KUSHER, J. P., A. J. BARBUTO and G. R. LEE, An inherited enzymatic defect in porphyria cutanea tarda. Decreased uroporphyrinogen decarboxylase activity. J. Clin. Invest. **98** (1976) 1089–1097.
MALINA, L., J. CHLUMSKY and A. CHLUMSKA, Porphyria cutanea tarda: new facts on aetiology, pathogenesis, clinical manifestation and treatment. Acta Univ. Carol., Ser. Med., Monogr. 59, 126 S. Prag 1974.
MEHNERT, H. und H. FÖRSTER, Stoffwechselkrankheiten. 1970.
NÜRNBERGER, F., Porphyria cutanea tarda in drei aufeinanderfolgenden Generationen. Med. Welt **21** (1970) 508–510.
PERROT, H. et J. THIVOLET, Le rôle de l'hérédité dans la porphyrie cutanée tardive dite acquisée. A propos d'une forme familiale. Ann. Derm. Symph. **97** (1970) 5–14.
TEPI, G. and L. D. GANDOLFO, Inherited porphyria cutanea tarda. Analysis of 14 cases in 5 families. Brit. J. Dermatol. **97** (1977) 617–627.

Porphyria erythropoetica congenita (GÜNTHER)

BRUGSCH, J., Der Rote-Ring-Test — ein Suchtest für Porphyrine auf Filterpapier. J. Clin. Chem. Clin. Biochem. **15** (1955) 587.
GRELIER, M. et Y. NORDMANN, Porphyrie erythropoiétique congénital ou maladie de GÜNTHER. Rev. Méd. **18** (1977) 1021–1024.

KAUR, S., Y. C. MINOCHA and S. K. ANAND, Porphyria erythropoietica in siblings. J. Indian Med. Ass. **63** (1974) 99—102.
KNAPP, A., Genetische Stoffwechselstörungen. 1977.
MASCARO GALY, C., J. M. MASCARO et F. ALBERO, Porphyrie erythropoiétique congénital de GÜNTHER chez une fillete de huit mois. Ann. Derm. Venerol. **104** (1977) 32—37.
MEHNERT, H. und H. FÖRSTER, Stoffwechselkrankheiten. 1970.
ROMEO, G., M. M. KABACK and E. Y. LEVIN, Uroporphyrinogen-III-Cosynthetase activity in fibroblasts from patients with congenital erythropoietic porphyria. Biochem. Genet. **4** (1970) 719—726.
STICH, W., H. J. KARL, D. SCHMIDT, L. RAITH und D. HUHN, Porphyria eythropoetica lenta: Eine neue Form der Porphyrie mit hämolytischer Anämie. Schweiz. Med. Wschr. **98** (1968) 1687—1690.
WALDENSTRÖM, J., B. HAEGER-ARONSON, The porphyrias: a genetic problem. Progr. Med. Genet. **5** (1967) 58—101.

Porphyria variegata, Südafrikanische Porphyrie

BRODIE, M. J. and M. R. MOORE, Enzyme abnormalities in the porphyrias. Lancet 1977/I 699—701.
CARTWRIGHT, J. D. and D. M. BECHER, Porphyria variegata — studies of an affected couple and their children. S. Afr. Med. J. **53** (1978) 699—671.
CHRISTHOLM, J. J. jun., Porphyria in the adolescent, diagnosis and treatment. South Med. J. **62** (1969) 713—719.
DEYBACH, J. Ch., H. DE VERNEUIL and Y. NORDMANN, The inherited enzymatic defect in porphyria variegata. Hum. Genet. **58** (1981) 425—428.
GIDARI, A. S. and R. D. LEVERE, Enzymatic formation and cellular regulation of heme synthesis. Semin. Hematol. **14** (1977) 145—168.
HARRIS, H., The principles of human biochemical genetics. London 1972.
HUSQUINET, H., P. DODINVAL et Y. NORDMANN, Le questionnaire génétique. Un conseil génétique difficile et une varieté inattendue de porphyrie (porphyria variegata). J. Génét. Hum. **25** (1977) 65—69.
KNAPP, A., Genetische Stoffwechselstörungen. 1970.
WALDENSTRÖM, J. and B. HAEGER-ARONSON, The porphyrias: a genetic problem. Progr. Med. Genet. **5** (1967) 58—101.
WITH, T. K., Hereditary hepatic porphyrias. Gene penetration, drug sensitivity and subdivision in the light of systematic family studies. Acta Med. Scand. **186** (1969) 117—124.

PRADER-WILLI-Syndrom, PRADER-LABHART-WILLI-FANCONI-Syndrom

BRISSENDEN, J. E. and E. P. LEVY, PRADER-WILLI syndrome in infant monozygotic twins. Amer. J. Dis. Child. **126** (1973) 110—112.
COHEN, M. M. jun. and R. J. GORLIN, The PRADER-WILLI syndrome. Amer. J. Dis. Child. **117** (1969) 213—218.

De Frailes, E. B., T. F. Thurmon and H. Farhachan, Familial Prader-Willi syndrome. Birth Def., Orig. Art. Ser. **11** (1975) 123–126.
Dubowitz, V., A syndrome of benign congenital hypotonia, gross obesity, delayed intellectual development, retarded bone age, and unusual facies. Proc. Roy. Soc. Med. **60** (1967) 6–1008.
Emberger, J. M., M. Roderie, J. Astruc et D. Brunel, Syndrome de Prader-Willi et translocation 15–15. Ann. Génét. **20** (1977) 297–300.
Fraccaro, M., O. Zuffardi, E. M. Bühler and L. P. Jurik, 15/15 translocation in Prader-Willi syndrome. J. Med. Genet. **14** (1977) 275–276.
Hawkey, C. J. and A. Smithies, The Prader-Willi syndrome with a 15/15 translocation. Case report. J. Med. Genet. **13** (1976) 152–157.
Stevenson, A. C. and B. C. C. Davison, Genetic counselling. London 1970.

Prognathie, mandibuläre; Progenie

Bimler, H. P., Neue Gesichtspunkte zur Ätiologie der Progenie. Fortschr. Kieferorthop. **32** (1971) 169–185.
Joti-Kozarov, J., A contribution to the study of the genealogy of mandibular prognathism. Bull. Sci., Cons. Acad. Sci. Arts RSF Yugosl. **18** (1973) 81–82.
Reichenbach, E., Der Habsburger Unterkiefer. Med. Bild **13** (1970) 112–115.
Wackenhaim, A., Prognathisme. J. Belg. Radiol. **53** (1970) 103 to 107.

Protoporphyrie, erythropoetische

Bloomer, J. R., H. L. Bonkowsky, P. S. Ebert and M. J. Mahoney, Inheritance in protoporphyria. Comparison of haem synthetase activity in skin fibroblasts with clinical features. Lancet 1976/II 226–228.
De Goeig, A. F. P. M., K. Christianse and J. van Steveninck, Decreased haem synthetase activity in blood cells of patients with erythropoietic protoporphyria. Eur. J. Clin. Invest. **5** (1975) 397 to 400.
Donaldson, A. D. and C. Rimington, Erythropoetic protoporphyria. A family study. Brit. Med. J. 1967/I 659–663.
Eales, L. and E. Dowdle, Clinical aspects of importance in the porphyrias. Brit. J. Clin. Pract. **22** (1968) 505–515.
Mehnert, H. und H. Förster, Stoffwechselkrankheiten. 1970.
Perrot, H., La protoporphyrie érythropoiéthique. Rev. Méd. **18** (1977) 1028–1034.
Schlenzka, K. und K. Streckenbach, Die erythropoetische Protoporphyrie. Bericht über 4 Erkrankungen in zwei Sippen und therapeutische Versuche mit Möhrensaft (Beta-Karotin). Dtsch. Ges.Wesen **29** (1974) 1935–1939.

Scholnick, P., H. S. Marver and R. Schmid, Erythropoietic protoporphyria, Evidence for multiple sites of excess protoporphyrin formation. J. Clin. Invest. **50** (1971) 203–207.
Topi, G., L. D'Alessandro, L. Gandolfo, M. Fazio et L. Mariani, Coproporphyrie erythropoïétique congénitale observée chez un frère et une soeur (nouvelle forme de coproporphyrie erythropoïétique hérétidaire). Ann. Derm. Venereol. **104** (1977) 68–70.

Pseudohermaphroditismus masculinus

Cantu, J. M., Product replacement therapy in steroid 5α-reductase deficiency. Ann. Génét. **21** (1978).
Forest, M. G., M. Lecornu and E. De Peretti, Familial male pseudohermaphroditism due to 17–20 desmolase deficiency. I. In vivo endocrine studies. J. Clin. Endocrinol. Metab. **50** (1980) 826–833.
Leshin, M., J. E. Griffin and J. D. Wilson, Hereditary male pseudohermaphroditism associated with an unstable form of 5α-reductase. J. Clin. Invest. **62** (1978) 685–691.
Odell, W. D. and R. S. Swerdloff, Abnormalities of gonadal function in man. Clin. Endocr. **8** (1978) 149–180.
Park, I. J., V. E. Aimakhu and H. W. Jones, An etiologic and pathogenetic classification of male hermaphroditism. Amer. J. Obstet. Gynecol. **123** (1975) 505–518.
Petersen, R. E., J. Imperato-McGinley, T. Gantier and E. Sturla, Male pseudohermaphroditism due to steroid 5α-reductase deficiency. Ann. J. Med. **62** (1977) 170–191.
Pinsky, L., M. Kaufmann, C. Straisfeld, B. Zilahi and C. St.-G. Hall, 5-reductase activity of genital and nongenital skin fibroblasts from patients with 5α-reductase deficiency, androgen insensitivity, or unknown forms of male pseudohermaphroditism. Amer. J. Med. Genet. **1** (1978) 407–416.
Prader, A., Male pseudohermaphroditism. Helv. Paediat. Acta Suppl. **34** (1974) 79–86.
Witkowski, R. und E. Ullrich, Hypogonadismus und Intersexualität — genetische Ursachen und zytogenetische Diagnostik. Z. Ges. Inn. Med. **34** (1979) 601–605.

Pseudohypoaldosteronismus, Pseudohypoadrenokortizismus

Bierich, J. R. and U. Schmidt, Tubular Na-K-ATPase deficiency, the cause of congenital salt losing syndrome. Eur. J. Pediat. **121** (1976) 81–87.
Donnell, G., N. Litmann and M. Roldau, Pseudohypoadrenolocorticism: renal sodium loss, hyponatremia and hyperkalemia due to a renal tubular insensitivity to mineralocorticoids. Amer. J. Dis. Child. **97** (1959) 813–818.
Hanukoglu, A., D. Fried and A. Gottlieb, Inheritance of pseudohypoaldosteronism. Lancet 1978/I 1359.
Lauras, B., J.-J. Ravussin, M. David, F. Freycon et M. Jeune, Pseudohypoaldosteronisme chez l'enfant. A propos de quatre

observations dont deux concernant des frères. Pédiatrie **33** (1978) 119–135.
LIMAL, J. M., R. RAPPOPORT, M. DECHAUS, C. RIFFAUD and C. MORIN, Familial pseudohypoaldosteronism. Lancet 1978/I 51.

Pseudomangelrachitis, Vitamin-D-abhängige Rachitis

FANCONI, A. and A. PRADER, Hereditäre Rachitisformen. Schweiz. Med. Wschr. **102** (1972) 1073–1078.
HAMILTON, R., J. HARRISON, D. FRASER, I. RADDLE, R. MORECKI and L. PAUNIER, The small intestine in vitamin D dependent rickets. Pediatrics **45** (1970) 364–373.
SCRIVER, C. R., Vitamin-D-dependency. Pediatrics **45** (1970) 361–363.
UHLIG, R., Familiäre Pseudovitamin-D-Mangelrachitis mit Alopecie als Folge von hochgradiger Endorganresistenz gegen 1,25-$(OH)_2$-Cholecalciferol. Therapierbarkeit einer weiteren Vitamin-D3-Stoffwechselstörung. Mschr. Kinderhk. **129** (1981) 420–422.

Pseudothalidomid-Syndrom, SC-Syndrom

DE LA CHAPELLE, A., P. MAROTEAUX, N. HAVU et G. GRAUROTH, Une rare dysplasie osseuse léthale de transmission récessive autosomique. Arch. Franç. Pédiat. **29** (1972) 759–770.
GROSSE, F. R., C. PANDEL and H.-R. WIEDEMANN, The Tetraphocomelia – cleft palate syndrome. Description of a new case. Humengenetik **28** (1975) 353–356.
HALL, B. D. and M. H. GREENBERG, Hypomelia hypotrichosis facial hemangioma syndrome (Pseudothalidomide SC syndrome, SC-Phocomelia syndrome). Amer. J. Dis. Child. **123** (1972) 602–604.
HERRMANN, J. and J. M. OPITZ, The SC phocomelia and ROBERTS syndrome: nosologic aspects. Europ. J. Pediat. **125** (1977) 117–134.
JUDGE, C., A sibship with the pseudothaliadomide syndrome and an association with Rh-incompatibility. Med. J. Aust. 1973/II, 280–281.
KUCHERA, K., S. K. BHARGAVA, R. BAMEZAI and P. BHUTANI, A familial tetraphocomelia syndrome involving limb deformities, cleft lip, cleft palate, and associated anomalies – a new syndrome. Hum. Genet. **33** (1976) 323–326.
LENZ, W., D. E. MARQUARDT and H. WEICKER, Pseudothalidomide syndrome. Birth Def., Orig. Art. Ser. **11** (1975) 97–107.
LOUIE, E. and J. GERMAN, ROBERTS' syndrome. II. Aberrant Y-chromosome behaviour. Clin. Genet. **19** (1981) 71–74.
WALDENMAIER, C., P. ALDENHOFF and T. KLEMM, The ROBERTS' syndrome. Hum. Genet. **40** (1978) 345–349.

Pseudoxanthoma elasticum, GRÖNBLAD-STRANDBERG-Syndrom

GORDON, S. G., M. OVERLAND and J. FOLEY, Evidence for increased protease activity secreted from cultured fibroblasts from patients

with pseudoxanthoma elasticum. Connect. Tissue. Res. **6** (1978) 61–68.
IQBAL, A., M. ALTER and S. H. LEE, Pseudoxanthoma elasticum: A review of neurological complications. Ann. Neurol. **4** (1978) 18–20.
LANGNESS, U., H. W. KREYSEL, H. J. THIEL, O. H. PAETZOLD und U. GNOYKE, Pathogenetische Fragen zum DARIER-GRÖNBLAD-STRANDBERG-Syndrom. Med. Klinik **69** (1974) 1229–1234.
LENZ, W., Medizinische Genetik. 1970.
MESSIS, C. P. and G. N. BUDZILOVICH, Pseudoxanthoma elasticum. Report of an autopsied case with cerebral involvement. Neurology **26** (1970) 703–709.
POPE, F. M., Autosomal pseudoxanthoma elasticum. J. Med. Genet. **11** (1974) 152–157.
POPE, F. M., Two types of autosomal recessive pseudoxanthoma elasticum. Arch. Dermatol. **110** (1974) 209–212.
POPE, F. M., Historical evidence for the genetic heterogeneity of pseudoxanthoma elasticum. Brit. J. Dermatol. **92** (1975) 493–509.
PRICK, J. J. G. and H. O. M. THIJSSEN, Radiodiagnostic signs in pseudoxanthoma elasticum generalisatum (dysgenesis elastofibrillaris mineralisans). Clin. Radiol. **28** (1977) 549–554.
WELLENBERGER, J., H. KIEFER, W. MEINHOF und K. G. WULLE, Gefäßveränderungen beim GRÖNBLAD-STRANDBERG-Syndrom. Z. Kreislauff. **61** (1972) 473–483.
WISE, D., Hereditary disorders of connective tissue. In: JADASSOHN, J., Handbuch. 1966.

Psoriasis, Schuppenflechte

BECKMANN, L., K. BERGDAHL, B. CEDERGREN and S. LINDÉN, Genetic markers in psoriasis. Correlations to age of onset. Continuity of symptoms and the risk of developing the disease. Acta Dermatovener. **57** (1977) 247–251.
BETTLEY, F. R., Note on psoriasis. Concordance in monozygous twins. Acta Dermato-Venerol. **49** (1969) 106–111.
FARBER, E. M., The genetics of psoriasis. Arch. Derm. **219** (1972) 1061–1064.
HOLZMANN, H., G. HOFFMANN, P. SCHWARZ u. Mitarb., Familienuntersuchungen zur Erfassung latenter Psoriatiker aufgrund von Veränderungen im Steroidstoffwechsel. Arch. Dermatol. Forsch. **252** (1975) 151–159.
KRULIG, L., E. M. FARBER, F. C. GRUMET and R. O. PAYNE, Histocompatibility (HLA) antigens in psoriasis. Arch. Derm. **111** (1975) 857–860.
LANDRY, M. and S. A. MULLER, Generalized pustular psoriasis. Arch. Derm. **105** (1972) 711–716.
LATTKE, O., H. J. HEITMANN, J. BERTRAMS und E. KUWERT, Genetische Faktoren bei der Psoriasis vulgaris. Histokompatibilität. Hautarzt **25** (1974) 39.
MONTAGNANI, A. e A. ROSSI, Considerazioni su alcuni alberi genealogici di famiglie psoriasiche. G. Ital. Derm. **110** (1969) 323–327.

NIERMANN, H., Erbliche Dispositionskrankheiten. In: JADASSOHN, J., Handbuch. 1966.
ROUX, H., P. MERCIER, D. MAESTRACCI, G. SERRATRICE, J. SANY, J. SEIGNALET and H. SERRE, Psoriatric arthritis and HLA antigens. J. Rheumatol. 4 (Suppl. 3) 64–65.
SÖNNICHSEN, N., K. KLUGE und E. MIEMIEC, Untersuchungen zur Klinik und Nosologie der Psoriasis arthropathica. Dtsch. Ges.-Wes. **26** (1971) 742–744.
STEVENSON, A. C. and B. C. C. DAVISON, Genetic counselling. London 1970.
THEIS, B., Gibt es charakteristische Hautveränderungen bei Psoriasis-Arthritis und Psoriasis-Spondylarthritis? Hautarzt **22** (1971) 63–68.
TUMARKIN, B. M., Die familiäre Psoriasis und die ätiologische Bedeutung genetischer Faktoren (russisch). Genetika **5** (1969) 144–154.
VOGEL, F. und H. DORN, Krankheiten der Haut und ihrer Anhangsgebilde. In: BECKER, P. E., Humangenetik, Bd. IV 1964
WATSON, W., H. M. CANN, E. M. FARBER and M. L. NALL, The genetics of psoriasis. Arch. Derm. **105** (1972) 192–207.

Ptosis, familiäre

ABERFELD, D. C., Hereditary ptosis. Birth Def. **7** (1971) 63–65.
FONTAINE, G., P. FRANÇOIS, P. RAZEMON et al., Une observation familiale de ptosis avec blepharophimosis et epicanthus inversus. J. Génét. Hum. **22** (1974) 233–241.
FRANÇOIS, J. en F. GOES, Diagnose von congenitale en verworven ptose. T. Geneesk. **25** (1969) 1152–1169.
HÖSLI und Mitarb., (1965), zit. nach FUHRMANN, W., Taschenbuch. 1965.
MCKUSICK, V. A., Mendelian inheritance in man. 5. Aufl. Baltimore 1978.
MCPHERSON, E., C. ROBERTSON, A. CAMMARANO and J. G. HALL, Dominantly inherited ptosis, strabismus and ectopic pupils. Clin. Genet. **10** (1976) 21–26.
SORSBY, A., Ophthalmic genetics. Butterworth, London. 2. Aufl. 1970.

Pubertas praecox

LENZ, W., Medizinische Genetik. 1970.
RAITI, S. and N. K. MAC LAREN, Clinical disorders of puberty. Publ. Roy. Coll. Phycns. Edinb. **45** (1974) 51–62.
VASQUEZ, S. B., C. I. FRIEDMAN, M. KIM and J. F. SOTOS, Endocrin studies in X-linked familial precocious puberty. Pediat. Res. **12** (1978) 518.

Pulmonalstenose, angeborene

CAMBELL, M., Causes of malformations of the heart. Brit. Med. J. 1965/II 895–904.

David, T. J., A family with congenital pulmonary valve stenosis. Humangenetik **21** (1974) 287–288.
Klinge, T. and H. Baekgaard Laursen, Familial pulmonary stenosis with underdeveloped or normal right ventricle. Brit. Heart. J. **37** (1975) 60–64.
Lamy, M., J. De Grouchy and O. Schweisguth, Genetic and nongenetic factors in the etiology of congenital heart disease. A study of 1188 cases. Am. J. Hum. Genet. **9** (1957) 17–41.
McCarron, W. E. and J. K. Perloff, Familial congenital valvular pulmonic stenosis. Amer. Heart. J. **88** (1974) 357–359.
Ruttenberg, H. D., Concerning the etiology of congenital cardiac disease. Amer. Heart. J. **84** (1972) 437–440.
Sanchez Cascos, Genetics of pulmonic stenosis. Acta Cardiol. **27** (1972) 316–330.
Stevenson, A. C. and B. C. C. Davison, Genetic counselling. London 1970.

Purin-Nucleosidphosphorylase-Mangel

Biggar, W. D., E. R. Giblett, R. L. Ozere and B. D. Grover, A new form of nucleosid phosphorylase deficiency in two brothers with defective T cell function. J. Pediat. **92** (1978) 354–357.
Clark, R. A., R. K. Root, H. R. Kimbell and C. H. Kirkpatrick, Defective neutrophil chemotaxis and cellular immunity in a child with recurrent infections. Ann. Intern. Med. **78** (1973) 515 to 519.
Fox, I. H., C. M. Anders, E. W. Gelfand and D. Biggar, Purine nucleoside phosphorylase deficiency: Altered kinetic properties of a mutant enzyme. Science **197** (1977) 1084–1086.
Giblett, E. R., A. J. Ammann, D. W. Wara, R. Sandman and L. K. Diamond, Nucleoside-phosphorylase deficiency in a child with severely defective T-cell immunity and normal B-cell immunity. Lancet 1975/I 1010–1013.
Osborne, W. R. A., S.-H. Chen, E. R. Giblett, W. D. Biggar, A. A. Ammann and C. R. Scott, Purine nucleoside phosphorylase deficiency. Evidence for molecular heterogeneity in two families with enzyme-deficient members. J. Clin. Invest. **60** (1977) 741–746.
Stoop, J. W., B. J. M. Zegers, G. F. M. Hendrickx, L. H. Siegenbeek van Heukelom, G. E. J. Staal and R. E. Ballieux, Purine nucleoside phosphorylase deficiency and cellular immunodeficiency. New Engl. J. Med. **296** (1977) 651–655.
Traeger, J., Déficits enzymatiques et déficit immunitaires lymphocytaires. Lyon Med. **234** (1975) 643–648.

Purpura, idiopathische, thrombozytopenische;
Thrombozytopenie, essentielle

Aranda, E. and S. Dorantes, Garcia's disease. Cyclic thrombocytopenic purpura in a child and abnormal platelet counts in his family. Scand. J. Haemat. **18** (1977) 39–46.

Ata, M., O. D. Fisher and C. A. Holman, Inherited thrombopenia. Lancet 1965/I 119–123.
Bigler, C., C. Gasser und E. Gugler, Familiäre Thrombozytopenie mit X-chromosomalem Erbgang. Schweiz. Med. Wschr. **109** (1979) 321–327.
Bithell, T. C., P. Didisheim, G. E. Cartwright and M. M. Wintrobe, Thrombocytopenia inherited as an autosomal dominant trait. Blood **25** (1965) 231–240.
Chiaro, J. J., A. Dharmakrongat and G. E. Bloom, X-linked thrombocytopenic purpura. I. Clinical and genetic studies of a kindred. Amer. J. Dis. Child. **123** (1972) 565–568.
Cohn, J., M. Hauge, V. Andersen, K. Henningsen, L. Staub-Nielsen, M. Thomsen and T. Iversen, Sex-linked hereditary thrombocytopenia with immunological defects. Hum. Hered. **25** (1975) 309–317.
Heck, J. und G. Gehrmann, Probleme des Evans-Syndroms: klinischer und nuklearmedizinischer Beitrag. Dtsch. Med. Wschr. **98** (1973) 1163–1166.
Law, I. P., Familial thrombocytopenia in seven members of three generations. Postgrad. Med. **63** (1978) 136–141.
McKusick, V. A., Mendelian inheritance in man. 5. Aufl. Baltimore 1978.
Myllylä, G., R. Pelkonen, E. Ikkal and J. Apajalahti, Hereditary thrombocytopenia. Report of three families. Scand. J. Haemat. **4** (1967) 441–452.
Norris, A. D. C., Idiopathic thrombocytopenic purpura in identical twins. Brit. J. Clin. Prac. **27** (1973) 95–97.
Stobbe, H. und H. Herrmann, Diagnostik- und Therapieschemata hämatologischer Erkrankungen. Akademie-Verl. Berlin 1971.
Stuart, M. J., R. H. Tromer, M. L. Miller and F. R. Davey, Chronic idiopathic thrombocytopenic purpura. A familial immunodeficiency syndrome? J. Amer. Med. Ass. **239** (1978) 939–942.

Purpura simplex

Fisher, B., G. H. Zuckerman and R. C. Douglass, Combined inheritance of purpura simplex and ptosis in four generations of one family. Blood **9** (1954) 1199–1204.
Jung, E. G., Genetik der hämorrhagischen Diathesen. In: Jadassohn, J., Handbuch 1966.
Lehmann, W., Morbus Davis (familiäre hereditäre Purpura simplex). Thromb. Diath. Haemorrh., Suppl. **60** (1968) 65–67.

Pyknodysostosis, MAROTEAUX-LAMY-Syndrom

Almeida, L. M. de, Contribution a l'étude génétique de la pycnodysostose. Ann. Génét. **15** (1972) 99–101.
Clark, A. L. R., Two cases of pycnodysostosis (the malady of Toulouse-Lautrec). Postgrad. Med. J. **45** (1969) 684–699.
Elmore, S. M., Pycnodysostosis. A review. J. Bone Joint Surg. **49** A (1967) 153–163.

GREEN, A. E. and N. L. ROWE, Pycnodysostosis: a rare disorder complicating extraction. Brit. J. Oral Surg. **13** (1976) 254–263.
LAMY, M. and P. MAROTEAUX, Pycnodysostosis. Proc. II. Congr. Hum. Genet. (1966) 455–456.
SHIRAISHI, S., Pyknodysostosis (dysostosis petrosans). Acta Orthop. Scand. **42** (1971) 227–243.
SRIVASTAVA, K. K., A. K. BHATTACHARYA, F. GALATIUS-JENSEN, L. A. TAMAELA, A. BORGSTEIN and K. KOZLOWSKI, Pycnodysostosis (report of four cases). Aust. Radiol. **22** (1978) 70–78.
WAZIRI, M., H. ZELLWEGER and J. SEIBERT, Parental consanguinity in pycnodysostosis. Lancet 1976/I, 257–258.

Pyle-Syndrom, Metaphysäre Dysplasie

GLADNEY, J. H. and P. G. MONTELEONE, Familial metaphyseal dysplasia. Lancet 1970/II 44–45.
GORLIN, R. J., J. SPRANGER and M. F. KOSZALKA, Genetic craniotubular bone dysplasias and hyperostosis. A critical analysis. Birth Def., Orig. Art. Ser. **4** (1969) 79–93.
RIMOIN, D. L., Familial metaphyseal dysplasia. Lancet 1970/II 309.
ROSS, M. W. and D. H. ALTMAN, Familial metaphyseal dysplasia. Review of the clinical and radiologic feature of PYLE's disease. Clin. Pediat. **6** (1967) 143–149.
VAANDRAGER, J. M., Cranio-tubular dysplasia. Brit. J. Plast. Surg. **30** (1977) 127–133.

Pylorusatresie

KORBER, J. S. and M. J. GLASSEN, Pyloric atresia associated with epidermolysis bullosa. J. Pediat. **10** (1977) 600–601.
OLSEN, L. and G. GROTTE, Congenital pyloric atresia: report of a familial occurrence. J. Pediat. Surg. **11** (1976) 181–184.
TAN, K. L. and J. J. MURUGASU, Congenital pyloric atresia in siblings. Arch. Surg. **106** (1973) 100–102.

Pylorusstenose, angeborene, hypertrophische

ADELSTEIN, P. and J. FREDERIK, Pyloric stenosis in the Oxford Record Linkage Study area. J. Med. Genet. **13** (1976) 439–448.
BILODEAU, R. G., Inheritance of hypertrophic pyloric stenosis. Amer. J. Roentgenol. **113** (1971) 241–245.
CARTER, C. O. and K. A. EVANS, Inheritance of pyloric stenosis. J. Med. Genet. **6** (1969) 233–254.
DODGE, J. A., Genetics of hypertrophic pyloric stenosis. Clin. Gastroenterol. **2** (1973) 523–538.
FUHRMANN, W. und F. VOGEL, Genetische Familienberatung. Springer-Verlag. Berlin, Heidelberg, New York. 1982, 3. Aufl.
HUGUENARD, J. R. and G. E. SHARPLES, Incidence of congenital pyloric stenosis within sibships. J. Pediat. **81** (1972) 45–49.

LENZ, W., Medizinische Genetik. 1970.
MEYER, B. P. and J. JOHNSONBAUGH, Pyloric stenosis in father and two sons. Pediatrics **48** (1971) 826–827.
SPITZ, L., Congenital hypertrophic pyloric stenosis in triplets. Arch. Dis. Childh. **49** (1974) 325.
STEVENSON, A. C. and B. C. C. DAVISON, Genetic counselling. London 1970.

Pyridoxin-abhängige Krämpfe

BEJSOVEC, M., Z. KULENDA and E. PONCA, Familial intrauterine convulsions in pyridoxine dependency. Arch. Dis. Childh. **42** (1967) 201–207.
SCRIVER, C. R., Vitamin B_6 deficiency and dependency in man. Am. J. Dis. Child. **113** (1967) 109–114.

Pyruvatdehydrogenase-Mangel; Pyruvatcarboxylase-Mangel

CEDERBAUM, S. D., J. P. BLASS, N. MINKOFF, W. J. BROWN, M. E. COTTON and S. H. HARRIS, Sensitivity to carbohydrate in a patient with familial intermittent lactic acidosis and pyruvate dehydrogenase deficiency. Pediat. Res. **10** (1976) 713–720.
HAWORTH, J. C., T. L. PERRY, J. P. BLASS, S. HANSEN and U. URQUHART, Lactic acidosis in three sibs due to defects in both pyruvate dehydrogenase and α-ketoglutarate dehydrogenase complexes. Pediatrics **58** (1976) 564–572.
ROBINSON, B. H. and G. SHERWOOD, Pyruvate dehydrogenase phosphatase deficiency: A cause of congenital chronic lactic acidosis in infancy. Pediat. Res. **9** (1975) 935–939.
SAUDUBRAY, J. M., C. MARSAC, C. CHARPENTIER, L. CATHELINEAU, M. BESSON LEAUD and J. P. LEROUX, Neonatal congenital lactic acidosis in two siblings. Acta Paediat. Scand. **65** (1976) 717–724.
WENDEL, U., H. PRZYREMBEL, K. BECKER et al., Pyruvatdehydrogenase-Mangel — letaler Verlauf im Säuglingsalter. Mschr. Kinderheilk. **126** (1978) 140–147.

Pyruvat-Kinase-Mangel-Syndrom

BENTEGEAT, J., P. VERGER, Ch. DE JOIGNY, M. BOISSEAU et F. ROULAND, Variations dans l'expression du déficit érythrocytaire en pyruvate-kinase. Nouv. Rev. Franç. Hém. **8** (1968) 856–863.
HARRIS, H., Principles of human biochemical genetics. Amsterdam, London 1971.
HELBIG, W., F. PESTER und G. JACOBASCH, Der Pyruvatkinasemangel in der DDR. Folia Haemat. **96** (1971) 68–72.
JACOBASCH, G., W. HELBIG, I. SYLLM-RAPOPORT, H. PESTER, K.-M. HEINE, Ch. BOESE, F. M. G. OTTO und H. J. BLAU, Biochemie und Klinik des Pyruvatkinasemangels roter Blutzellen. Dtsch. Ges.wesen **24** (1969) 1441–1450.

KAHN, A., J. MARIE, C. GALAND and P. BOIVIN, Molecular mechanism of erythrocyte pyruvate kinase deficiency. Humangenetik **29** (1975) 271–280.
KNAPP, A., Genetische Stoffwechselstörungen. 1970.

QUINCKE-Syndrom, Angioneurotisches Syndrom

BLAMONTIER, P., La maladie de QUINCKE héréditaire et familiale. Maladie génétique du complement. Rev. Franç. Allerg. **9** (1969) 109–113.
BOSLEY, A. R. J., Familial angio-oedema — a particular severe form. Postgrad. Med. J. **52** (1976) 723–724.
BRACKERTS, D., Hereditäres angioneurotisches Ödem: mögliche Heterogenität des Vererbungsmodus. Schweiz. Med. Wschr. **102** (1972) 1683–1687.
BRECY, H. and L. HARTMANN, Distinction between hereditary and acquired angioneurotic oedema according to the complement system. Biomed. Express. **23** (1975) 328–334.
BUCHHOLZ, W., U. WIEMERS, D. SCHOENE und W. KLEEMANN, Ein Beitrag zum hereditären angioneurotischen Ödem. Derm. Mschr. **161** (1975) 666–672.
CHADFIELD, H. W., Familial nonallergic angioneurotic oedema. Proc. Roy. Soc. Med. **62** (1969) 12–14.
DAVIS, P. J., F. B. DAVIS and P. CARACHE, Hereditary angioedema: modification of clinical manifestations with androgens. Birth Def., Orig. Art. Ser. **12** (1976) 283–287.
HÜBSCHMANN, K. und A. TACKE, Das hereditäre angioneurotische Ödem. Dtsch. Ges.wes. **25** (1970) 1729–1731.
LACHMANN, P. J., Hereditary angiooedema treated with ε-aminocaproic acid. Brit. J. Dermatol. **81** (1969) 763–765.
LENZ, W., Medizinische Genetik. 1970.
MICHEL, F. B., C. SEIGNALET, F. C. BERTHOUX, J. SEIGNALET et D. COSTER, Etude immunogénétique d'une famille attainte d'oedeme angioneurotique héréditaire. Rev. Franç. Mal. Respir. **6** (1978) 111–117.
SHEFFER, A. L., D. T. FEARON and K. F. AUSTEN, Methyltestosterone therapy in hereditary angioedema. Ann. Intern. Med. **86** (1977) 306–308.
STREUTI, R. und P. GROB, Untersuchungen einer großen Sippe mit hereditärem angioneurotischen Ödem. Schweiz. Med. Wschr. **105** (1975) 1382–1387.
WÜTHRISCH, B., Hereditary angio-oedema. Hautarzt **21** (1970) 418–421.

Radio-ulnare Synostose

HANSEN, O. H. and N. O. ANDERSEN, Congenital radio-ulnar synostosis. Report of 37 cases. Acta Orthop. Scand. **41** (1970) 225–230.
SPITZ, R. A., Familial radioulnar synostosis. J. Med. Genet. **15** (1978) 160–162.

WALTER, E., Die familiäre, kongenitale radio-ulnare Synostose. Röfo **129** (1978) 241–245.

Radius-Defekte

CARROLL, R. E. and D. S. LOUIS, Anomalies associated with radial dysplasia. J. Pediat. **84** (1974) 409–411.
GOLDBERG, M. J. and M. MEYN, The radial clubhand. Orthop. Chir. N. Amer. **7** (1976) 341–359.
LAMB, D. W., Radial club hand. A continuing study of sixty-eight patients with one hundred and seventeen club hands. J. Bone Joint Surg. **59** (1977) 1–13.
ROBERTS, A, J. WICKSTROM and D. MCKAY, Congenital absence of the radius. South Med. J. **73** (1980) 702–706.
TEMTAMY, S. A., Genetic factors in hand malformations. Zit. nach MCKUSICK, V. A., Mendelian inheritance in man. 5. Aufl. Baltimore 1978.

RAYNAUD-Syndrom, RAYNAUD-Phänomen

DER KALOUSTIAN, V. M. and A. K. KURBAN, Genetic disease of the skin. Springer-Verl. Berlin, Heidelberg, New York 1979, S. 249–250.
GREENWOOD, R. D., Familial RAYNAUD's disease. J. Kans. Med. Soc. **77** (1976) 404–406.

REESE-Syndrom, Retina-Dysplasie-Syndrom

IRWIG, M., Zur Problematik der Retinadysplasie, morphologische Identität des Retinadysplasie-Syndroms (REESE) mit dem D (13–15)-Trisomie-Syndrom (PÄTAU). Zbl. Allgem. Path. u. Path. Anat. **112** (1969) 462–504.
SARAUX, H., J. LAFOURCADE, J. LEJEUNE, P. DHERMY, J. CRUBEILLER et R. TURPIN, La trisomie 13 et son expression ophthalmologique. Arch. Ophth. **24** (1964) 581–602.

REFSUM-Syndrom, Heredopathia atactica polyneuritiformis

BENSON, P. F., Antenatal detection of genetic enzyme defects. Proc. Roy. Soc. Med. **64** (1971) 1137–1139.
BLASS, J. P., J. AVIGNON and D. STEINBERG, α-hydroxy-fatty acids in hereditary ataxia polyneuritis (REFSUM's disease). Biochim. Biophys. Acta **187** (1969) 36–41.
DRY, J., M.-P. DELPORTER et A. PRADALIER, La maladie de REFSUM. Sem. Hôp. Paris **52** (1976) 31–32.
DYKES, P. J., R. MARKS, M. G. DAVIES and D. J. REYNOLDS, Epidermal metabolism in heredopathia atactica polyneuritiformis (REFSUM's disease). Invest. Dermatol. **70** (1978) 126–129.
FUHRMANN, W., Taschenbuch. 1965.
GAUTIER, J.-C., Ph. LAUDAL, A. ROSA, F. GRAY et F. LHERMITTE,

Maladie de Refsum. Test de charge en phytol chez un descendant. Nouv. Presse Méd. 1973/II 2029–2032.
Jay, B., Genetic implications of oculocutaeons disorders. Proc. Roy. Soc. Med. **63** (1969) 7–9.
Karyofilis, A., G. Berneaud-Kötz und I. Jacobs, Heredopathia atactica polyneuritiformis. Fortschr. Neurol. Psychiat. **38** (1970) 321–330.
Lenz, W., Medizinische Genetik. 1970.
Refsum, S., Diagnose und Differentialdiagnose der Heredopathia atactica polyneuritiformis. Dtsch. Z. Nerv. **195** (1969) 257–262.
Thamler, R., W. Atzpodien, G. J. Kremer und G. Haferkamp, Refsum-Syndrom. Dtsch. Med. Wschr. **102** (1977) 1454–1457.

REITER-Syndrom, Morbus REITER

Csonka, G., Multiple cases in Reiter's syndrome. Brit. J. Vener. Dis. **45** (1969) 157–160.
Gelfond, S. G., Reiter disease in siblings. J. Amer. Med. Ass. **237** (1977) 960.
Good, A. E., Reiter's disease, ankylosing spondylitis and rheumatoid arthritis occurring within a single family. Arthrit. Rheumat. **14** (1971) 753–763.
Iljin, I. I. und Ju. N. Kowaljev, Reiter-Syndrom bei Halbbrüdern (russisch). Vestn. Dermatol. Venerol. 1977, 70–80.
Karagevrekis, C. et E. Martin, Le syndrome de Reiter-Fiessinger-Leroy. A propos de quelques cas autochtones. Schweiz. Rundschau Med. **61** (1972) 69–77.
Larsen, A., Reiter's syndrome — a report on four women. Acta Rheumat. **17** (1971) 295–303.
McCarthy, M. K., R. B. Gibbons, P. B. Jennings et al., Familial studies in HLA-B27 positive Reiter's syndrome. Mil. Med. **142** (1977) 674–677.
Woodrow, J. C., B. Treanor and N. Usher, The HL-A system in Reiter's syndrome. Tissue Antigens **4** (1974) 533–540.

Renal-retinale Degeneration, SENIOR-LOKEN-Syndrom

André, J.-L., G. Afflalo, A. Duprez, B. Kiffer et N. Neimann, Néphropathie tubulo-interstitielle chronique et dégénérescence tapéto-rétinienne. Syndrome de Senior? Sem. Hôp. Paris **51** (1975) 2995–3000.
Avasthi, P. S., D. G. Erickson and K. D. Gardner, Hereditary renal-retinal dysplasia and the medullary cystic disease nephronophthisis complex. Ann. Intern. Med. **84** (1976) 157–161.
Bennett, W. M., N. W. Simon, A. E. Krill, R. F. Weinstein and F. A. Carone, Cystic disease of the renal medulla associated with retinitis pigmentosa and iminoacid abnormalities. Clin. Nephrol. **4** (1975) 25–31.
Diekmann, L., C. Louis und E. Schulte-Kemna, Familiäre Nephropathie mit Retinitis pigmentosa und peripherer Dysostose. Helv. Paediat. Acta **32** (1977) 375–382.

FILLASTRE, J. P., J. GUENEL, P. RIBERI, P. MARX, J. A. WITHWORTH and J. M. KONTY, SENIOR-LOKEN syndrome (nephrophthisis and tapetoretinal degeneration): a study of 8 cases from 5 families. Clin. Nephrol. 5 (1976) 14–19.
PROESMANS, W., B. VAN DAMME and J. MACKEN, Nephrophthisis and tapetoretinal degeneration associated with liver fibrosis. Clin. Nephrol. 3 (1975) 160–164.

Retinaablösung, erbliche; erbliche Netzhautablösung (ohne Myopie)

GORLIN, R. J. and H. KNOBLOCH, Syndromes of genetic juvenile retinal detachment Zschr. Kinderhk. **113** (1972) 81–93.
WARBURG, M., Heterogeneity of congenital retinal non-attachment, falciform folds and retinal dysplasia. A guide to genetic counselling. Hum. Hered. **26** (1976) 137–148.

Retinadegeneration, Typ BIETTI, kristalline Retinadegeneration

BIETTI, G. B., Su alcune forme atipiche o rare di degenerazione retinica. Boll. Oculist. **16** (1937) 1159–1239.
FRANÇOIS, J. und J. J. DE LAEVY, BIETTI'sche Fundusatrophie. Klin. Mbl. Augenheilk. **170** (1977) 353–362.
WELCH, R. B., BIETTI's tapetoretinale degeneration with marginal corneal dystrophy. Crystalline retinopathy. Transl. Amer. Opthalmol. Soc. **75** (1978) 164–179.

Retinadegeneration Typ DOYNE; Retinadegeneration, wabenförmige

DEUTMAN, P. J. and L. M. A. A. JANSEN, Dominantly inherited drusen of BRUCH's membrane. Brit. J. Ophthal. **54** (1970) 373–382.
HSIEH, R. C., B. S. FINE and J. S. LYONS, Patterned dystrophies of the retinal pigment epithelium. Arch. Ophthalmol. **95** (1977) 429–435.
MCKUSICK, V. A., Mendelian inheritance in man. 5. Aufl., Baltimore 1978.
PEARCE, W. G., Genetic aspects of DOYNES honeycomb degeneration of the retina. Ann. Hum. Genet. **31** (1967) 173–188.
STREICHER, T. und K. KRCMÉRY, Das fluoreszenzangiographische Bild der hereditären Drusen. Klin. Mbl. Augenhk. **169** (1976) 22–30.

Retinadystrophie, Zapfen-Degeration

HITTNER, H. M., A. L. MURPHREE, C. A. GARCIA, J. JUSTICE jr. and D. BROWN CHOKSHI, Dominant cone-rod dystrophy. Doc. Ophthalmol. **39** (1975) 29–52.

Retinitis pigmentosa

BERSON, E. L., Retinitis pigmentosa and allied retinal diseases: electrophysiologic findings. Transl. Am. Acad. Ophthalmol. Otolaryngol. **81** (1976) 659–665.

BERSON, E. L. and B. GOLDSTEIN, Early receptor potential in dominantly inherited retinitis pigmentosa. Arch. Ophthal. **83** (1970) 412–420.

Dies., The early receptor potential in sex-linked retinitis pigmentosa. Invest. Ophthal. **9** (1970) 58–63.

BIRD, A. C., X-linked retinitis pigmentosa. Brit. J. Ophthal. **59** (1975) 177–199.

BIRD, A. C. and B. JAY, Retinitis pigmentosa. Brit. Med. J. 1975/I 150.

EHLERS, N. and N. BULOW, Clinical copper metabolism parameters in patients with retinitis pigmentosa and other tapeto-retinal degenerations. Brit. J. Ophthalmol. **61** (1977) 595–596.

ERNST, W., G. CLOVER and D. J. FAUKNER, X-linked retinitis pigmentosa: Reduced rod flicker sensitivity in heterozygons femals. Invest. Ophthalmol. Visual Sci. **20** (1980) 812–816.

GRÜTZNER, P., R. SANGER and B. E. SPIREY, Linkage studies in X-linked retinitis pigmentosa. Humangenetik **14** (1972) 155–158.

HANSEN, E., I. FROYSHOV-LARSEN and K. BERG, A familial syndrome of progressive cone dystrophy, degenerative liver disease, endocrine dysfunction and hearing defect. I. Ophthalmological findings. Acta Ophthal. **54** (1976) 129–144.

HITTNER, H. M., A. L. MURPHREE, C. A. GARCIA and J. JUSTICE jr., Dominant cone-rod dystrophy. Docum. Ophthalmol. **39** (1975) 29–52.

KLEIN, D., A. FRANCESCHETTI, I. HUSSELS, R. R. RACE and R. SANGER, X-linked retinitis pigmentosa and linkage studies with the blood-groups. Lancet 1967/I 974–975.

MCKUSICK, V. A., Mendelian inheritance in man. 5. Aufl., Baltimore 1978.

MERIN, S. and E. AUERBACH, Retinitis pigmentosa. Surv. Ophthalmol. **20** (1976) 303–346.

NOAH, V. B., Genetic counseling in retinitis pigmentosa. MCV Quarterly **8** (1972) 283–285.

NOBLE, K. G., R. E. CARR and I. M. SIEGEL, Pigment epithelial dystrophy. Amer. J. Ophthalmol. **83** (1977) 751–757.

SORSBY, A., Ophthalmic genetics. 2. Aufl., Butterworth. London 1970.

WARBURG, M. and S. E. SIMONSEN, Sexlinked recessive retinitis pigmentosa: A preliminary study of the carriers. Acta Ophthal. **46** (1968) 494–499.

Retinoblastom

CROSS, H. E., R. C. HANSEN, G. MORROW II and J. R. DAVIS, Retinoblastoma in a patient with 13q,Xp translocation. Amer. J. Ophthalmol. **84** (1977) 548–554.

ESSBACH, H., Paidopathologie. Leipzig 1961.

FIORE, C., Le conseil génétique dans le retinoblastoma. J. Génét. Hum. 24 (1976) 15—26.
FRANCK, U. and F. KUNG, Sporadic bilateral retinoblastoma and 13q chromosomal deletion. Med. Pediat. Oncol. 2 (1976) 379—385.
FUHRMANN, F. und W. VOGEL, Genetische Familienberatung. Springer-Verl. Berlin, Heidelberg, New York 1982, 3. Aufl.
HOWARD, R. O., W. R. BREG, D. M. ALBERT and R. L. LESSER, Retinoblastoma and chromosomal abnormality. Partial deletion of the long arm of chromosome 13. Arch. Ophthalmol. 92 (1974) 490—493.
JENSEN, R. D., Retinoblastoma, epidemiologic characteristics. New Engl. J. Med. 285 (1971) 307—311.
KHODADOUST, A. A., H. M. ROOZITALAB, R. E. SMITH and W. R. GREEN, Spontaneous regression of retinoblastoma. Surv. Ophthalmol. 21 (1977) 467—468.
KNUDSON, A. G., Mutation and cancer: Statistical study of retinoblastoma. Proc. Nat. Acad. Sci 58 (1971) 820—823.
KNUDSON, A. G. jr., A. T. MEADOWS, W. W. NICHOLS and R. HILL, Chromosomal deletion and retinoblastoma. New Engl. J. Med. 295 (1976) 1120—1123.
LENZ, W., Medizinische Genetik. 1970.
MATSUNAGA, E. and H. OGYN, Retinoblastoma in Japan: follow-up survey of sporadic cases. Jap. J. Ophthal. 20 (1976) 266—282.
NUSSBAUM, R. and J. PUCK, Recurrence risks for retinoblastoma: a model for autosomal dominant disorders with complex inheritance. J. Pediat. Ophthal. 13 (1976) 89—98.
O'GRADY, R. B., T. B. ROTHSTEIN and P. E. ROMANO, D-group deletion syndromes and retinoblastoma. J. Amer. Ophthalmol. 77 (1974) 40—45.
ORYE, E., M. J. DELBEKE and B. VANDENBECLE, Retinoblastoma and D-chromosome deletions. Lancet 1971/II 1376.
RICHTER, S., Über das Retinoblastom. Pädiatrie 15 (1976) 119 bis 122.
RISSANEN, P. M. and T. E. MUSTONEN, Radiation therapy in retinoblastoma. Strahlentherapie 143 (1972) 371—376.
SORSBY, A., Bilateral retinoblastoma: a dominantly inherited affection. Brit. Med. J. 1972/II 580—583.
SORSBY, A., Ophthalmic genetics. 2. Aufl. London 1970.
STEVENSON, A. C. and B. C. C. DAVISON, Genetic counselling. London 1970.
VOGEL, F., Lehrbuch der allgemeinen Humangenetik. Heidelberg 1961.
WALBAUM, R., P. FRANÇOIS, J. P. FARRIAUX et M. WOILLEZ, Un case de retinoblastome bilateral avec monosomie 13 partielle (q12—q14). Hum. Genet. 44 (1978) 219—226.
WEICHSELBAUM, R. R., J. NOVE and J. B. LITTLE, Skin fibroblasts from a D-deletion type retinoblastoma patient are abnormally X-ray sensitive. Nature 266 (1977) 726—727.
WILSON, M. Q., J. W. TOWNER and A. FUJIMOTO, Retinoblastoma and D-chromosome deletions. Amer. J. Hum. Genet. 25 (1973) 57—61.

Retinoschisis, juvenile

BURUS, R. P., E. W. LOURIEN and A. B. CIBIS, Juvenile sex-linked retinoschisis: clinical and genetic studies. **75** (1971) 1011 to 1021.
Editoral, The hereditary hyalo-retinopathies. Brit. J. Ophthal. **53** (1969) 136.
LISCH, K., Idiopathische hereditäre Retinoschisis. Klin. Mbl. Augenheilk. **153** (1968) 204—210.
MACVICAR, J. E. and H. R. WILBRANDT, Hereditary retinoschisis and early hemeralopia: a report of two cases. Arch. Ophthal. **83** (1970) 629—636.
ODLAND, M., Congenital retino-schisis. Acta Ophthalmol. **59** (1981) 649—658.
PROSPERI, L., Congenital hereditary sex-linked retinoschisis. J. Pediatr. Ophthalmol. Strabism. **15** (1978) 26—30.
REMKY, H. und P. HILDEBRANDT, Juvenile Retinoschisis. Klin. Mbl. Augenheilk. **159** (1971) 725—736.
SORSBY, A., Ophthalmic genetics. 2. Aufl. Butterworth, London 1970.
VAINIO-MATTILA, B. and A. W. ERIKSON, X-chromosomal recessive retinoschisis in the region of Pori. Acta Ophthal. **47** (1969) 1135 to 1148.

REYE-Syndrom

COREY, L., R. J. RUBIN, M. A. W. HATTWICK et al., A nationwide outbreak of REYE's syndrome. Its epidemiologic relation to influenca B. Amer. J. Med. **61** (1976) 615—625.
MÜLLER, P. und O. TÖNZ, REYE's Syndrom: Enzephalopathie und Fettdegeneration der inneren Organe. Helv. Paediat. Acta **26** (1971) 371—385.
RYAN, N. J., G. R. HOGEN, A. W. HAYES, P. D. UNGER and M. Y. SIRAJ, Aflatoxin B_1: Its role in the etiology of REYE's syndrome. Pediatrics **64** (1979) 71—75.
STOLL, C., R. BIETH, J. DREYFUS, E. FLORI, P. LUTZ et J.-M. LEVY, Une nouvelle famille avec mutation de géne de structure d'ornithine carbamyltransferase humaine. Arch. Franç. Pediat. **35** (1978) 572—578.

Rheumatismus verus, rheumatisches Fieber, akute Polyarthritis, Gelenkrheumatismus

BENEVOLENSKAJA, L. I. und V. A. MYAKOTKIN, Genetic aspects of rheumatism (russisch). Ter. Arch. **46** (1974) 26—30.
DIXON, A. St. J., Twins with rheumatic disease. J. Bristol. Med. Child. **84** (1969) 129—139.
HONEYMAN, M. S. and E. DAVIS, A genetic study of rheumatic fever clustering in families. Acta Genet. Med. **20** (1971) 189—198.
LORENZ, K., Rheumatisches Fieber im Kindesalter. Kooperativ-

studie sozialistischer Länder. Dtsch. Ges.-Wes. 26 (1971) 2282 bis 2285.
MIEHLKE, K., Zur Frühdiagnose entzündlich-rheumatischer Erkrankungen. Präv. Med. 4/5 (1970) 185–193.
PURI, R. K., K. K. KHANNA and I. NARAYANAN, Dermatoglyphic patterns in rheumatic fever. Indian Pediat. 13 (1976) 763–765.
SCHADE, H., Rheumatische Krankheiten. In: BECKER, P. E., Humangenetik. Bd. III/1 1964.
SIEVERS, J. and P. HALL, Incidence of acute rheumatic fever. Brit. Heart J. 33 (1971) 833–835.
SPAGMOTO, M. and A. TARANTA, Rheumatic fever in siblings. Similarity of its clinical manifestations. New Engl. J. Med. 278 (1968) 183–185.
TICHY, H., Die rheumatischen Krankheiten. Berlin 1962.

Rh_{null}-Krankheit

SEIDL, S., W. SPIELMANN und H. MARTIN, Two siblings with Rh_{null} disease. Vox. Sang. 23 (1972) 182.
Ders., Das Rh_{null}-Syndrom. Blut 33 (1977) 271–274.
WEISE, W., L. BALLOWITZ und W. MARTIN, Rh(null)-syndrom bei einem pakistanischen Zwillingspaar. Blut 43 (1981) 243–248.

RIEGER-Syndrom, Irido-dentale Dysplasie, AXENFELD-Syndrom

FITSCH, N. and M. KABACK, The AXENFELD syndrome and the RIEGER syndrome. J. Med. Genet. 15 (1978) 30–34.
SADEGHI-NEJAD, A. and B. SENIOR, Autosomal dominant transmission of isolated growth hormone deficiency in iris-dental dysplasia (RIEGERS's syndrome). J. Pediat. 85 (1974) 644–648.
WESLEY, R. K., J. D. BAKER and A. L. GOLNICK, RIEGER's syndrome (oligodontia and primary mesodermal dysgenesis of the iris): Clinical features and report of a isolated case. J. Pediat. Ophthal. Strab. 15 (1978) 67–70.

RILEY-DAY-Syndrom, Dysautonomie

AXELROD, F. B., N. BRANOM, M. BECKER, R. NACHTIGALL and J. DANCIS, Treatment of familial dysautonomia with Bethanecol (Urecholine). J. Pediat. 81 (1972) 573–578.
BRANT, P. W. and V. A. MCKUSICK, Familial dysautonomia. A report of genetic and clinical studies, with review of literature. Medicine 49 (1970) 343–374.
DUPRÉ, A., P. ROCCHIECIOLI et J. L. BONAFE, Dysautonomia familiale. Ann. Derm. Syph. 101 (1974) 529–536.
FAVALDI, I. e G. P. GRACIS, Disautonomia familiare syndrome di RILEY-DAY revista sintetica e critica con presentazione di un caso. Min. Oftalmol. 19 (1977) 91–112.
GITTOW, S. E., L. M. BERTAM and E. WILK, Excretion of cate-

cholamine metabolites by children with familial dysautonomia. Pediatrics **46** (1970) 513–522.
GROVER-JOHNSON, N. and J. PEARSON, Deficient vascular innervation in familial dysautonomia, an explanation for vasomotor instability. Neuropath. Appl. Neurobiol. **2/3** (1976) 217–224.
LEVINE, S. L., Familial dysautonomia: unusual presentation in an infant of non Jewish ancestry. J. Pediat. **90** (1977) 79–81.
MOSES, S. W., Y. ROTEM, N. JAGODA, N. TALMOR, F. EICHHORN and S. LEVIN, A clinical, genetic and biochemical study of familial Dysautonomia in Israel. Israel J. Med. Sci. **3** (1967) 358–371.
ROTEM, Y., Gene frequencies in Jews. Lancet 1970/II 315.
WOLFE, S. M. and R. I. HENKIN, Absence of taste in Type II familial dysautonomia: unresponsiveness to metacholine despite the presence of taste buds. J. Pediat. **77** (1970) 103–108.

ROBINOW-Syndrom, Fetal-face-Syndrom

GIEDION, A., G. F. BATTAGLIA, F. BELLINI and G. FANCONI, The radiological diagnosis of the fetal face (ROBINOW) syndrome (mesomelic dwarfism and small genitalia). Report of 3 cases. Helv. Paediat. Acta **30** (1975) 409–423.
WADLINGTON, W. B., V. L. TUCKER and R. N. SCHIMKE, Mesomelic dwarfism with hemivertebrae and small genitalia (the ROBINOW syndrome). Amer. J. Dis. Child. **126** (1973) 202–205.

Röteln-Embryopathie, GREGG-Syndrom

ANSARI, B. and M. K. MASON, Chromosomal abnormalities in congenital rubella. Pediatrics. **59** (1977) 13–15.
CEDERQUIST, L. L., L. A. ZERVOUDAKIS, L. C. EWOOL et al., Prenatal diagnosis of congenital rubella. Brit. Med. J. **1977/1** 615.
CORNEILLO, F. et Y. CASTEL, La rubeole congenitale. Ouest Med. **30** (1977) 1067–1070.
HOFMANN, H., Pränatale Virusinfektionen: Zytomegalie und Röteln. Diagnostik **9** (1976) 184–185.
WILKEN, H., Klinik der pränatalen Virusinfektionen. Zbl. Gynäk. **98** (1976) 1559–1564.

Rothaarigkeit, Rutilismus

RIFE, D. C., The inheritance of red hair. Acta Genet. Med. Gemell. **16** (1967) 342–349.
ŠALAMON, T., Vererbung von Haar- und Nagelkrankheiten. In: JADASSOHN, J., 1966.
SINGLETON, W. R. and B. ELLIS, Inheritance of red hair for six generations. J. Hered. **55** (1964) 261–266.

ROTHMUND-THOMSON-Syndrom, ROTHMUND-Syndrom, THOMSON-Syndrom

BLINSTRUB, R. S., R. LEHMAN and T. STEINBERG, Poikiloderma congenitale. Report of two cases. Arch. Derm. **89** (1966) 659–664.
KASSNER, E. G., Q. H. QAZI and J. O. HALLER, ROTHMUND-THOMSON-syndrome (poikiloderma congenitale) associated with mental retardation, growth disturbance and skeletal features. Skelet. Radiat. **3** (1977) 99–103.
KRAUS, B. S., M. A. GOTTLIEB and H. R. MELITON, The dentition in ROTHMUND's syndrome. J. Am. Dent. Ass. **81** (1970) 894–915.
KRISTENSEN, J. K., Poikiloderma congenitale: an early case of ROTHMUND-THOMSON's syndrome. Acta Derm. Venerol. **55** (1975) 316–318.
RODERMUND, O. E. und D. HANSMANN, Das ROTHMUND-Syndrom. Ein Beitrag zu den kongenitalen Poikilodermien. Z. Hautkr. **52** (1977) 129–141.
RODERMUND, O. E. und D. HANSMANN, Das THOMSON-Syndrom. Derm. Mschr. **163** (1977) 601–602.
WEARY, P. E., Y. TILTSEN, D. R. RICHARDSON, C. M. CARAVATI and B. T. WOOD, Hereditary sclerosing poikiloderma: report of two families with an unusual distinctive genodermatosis. Arch. Dermatol. **100** (1969) 413–422.
WERDER, E. A., G. MURSET, R. ILLIG and A. PRADER, Hypogonadism and parathyroid adenoma in congenital poikiloderma (ROTHMUND-THOMSON syndrome). Clin. Endocrinol. **4** (1974) 75–82.
WISE, D., Hereditary disorders of connective tissue. In: JADASSOHN, J., Handbuch. 1966.
WODNIANSKY, P., Über die Formen der congenitalen Poikilodermie. Arch. Klin. Exp. Derm. **205** (1957) 331–342.

ROTOR-Syndrom, idiopathische Hyperbilirubinämie Typ ROTOR, Hyperbilirubinämie Typ III

KNAPP, A., Genetische Stoffwechselstörungen. 1970.
MCKUSICK, V. A., Mendelian inheritance in man. 5. Aufl., Baltimore 1978.
MEURET, G. und K. BECK, ROTOR-Syndrom. Schweiz. Med. Wschr. **106** (1976) 115–118.
SHERLOCK, S., Genetic aspects of liver disease associated with jaundice. Progr. Med. Genet. **5** (1967) 102–115.
SHIMIZU, Y., H. NARUTO, S. IDA and M. KOHAKURA, Urinary coproporphyrin isomers in ROTOR's syndrome: A study in eight families. Hepatology **1/2** (1981) 173–178.
WOLKOFF, A. W., E. WOLPERT, F. N. PASCASIO and I. M. ARIAS ROTOR's syndrome. A distinct inheritable pathophysiologic entity. Amer. J. Med. **60** (1976) 173–179.

ROUSSY-LÉVY-Syndrom, areflektorische Dystasie

BECKER, P. E., Krankheiten mit hauptsächlicher Beteiligung des spinozerebellaren Systems. In: Humangenetik, Bd. V/1, 1966.

GRADELLO, H., Ch. LESIGANG, A. POLLAK und J. SZILVÁSSY, Hereditäre areflektorische Dystasie ROUSSY-LÉVY. Mschr. Kinderhk. **124** (1976) 162–166.
HARIGA, J. and J. MOUTSCHEN, On the inheritance of heredoataxias. Hum. Hered. **19** (1969) 457–472.
KRIEL, R. L., K. D. CLIFFER, J. BERRY, J. H. SUNG and C. S. BLAND, Investigation of a family with hypertrophic neuropathy resembling ROUSSY-LÉVY syndrome. Clinical, electrophysiologic, histologic and biochemical studies. Neurology **24** (1974) 801–890.
LAPRESLE, J. and P. SALISACKS, Onion bulbs in a nerve biopsy specimen from an original case of ROUSSY-LÉVY disease. Arch. Neurol. **29** (1973) 346–348.
LEPOW, G. M., H. M. KURITZ, D. R. GOMES and W. E. STAHL, Congenital clow foot deformity. A case presentation. J. Amer. Pediat. Assoc. **67** (1977) 349–352.
NEUNDORFER, B. und H. KUHN, ROUSSY-LÉVY-Syndrom. Nervenarzt **47** (1976) 153–156.
SZILVÁSSY, J. und A. POLLAK, Ergebnisse von Hautleistenuntersuchungen beim ROUSSY-LÉVY-Syndrom. Anthrop. Anz. **35** (1976) 248–253.
THURMON, T. F., ROUSSY-LÉVY hereditary areflexia dystasia. Birth Def., Orig. Art. Ser. **7** (1971) 248–253.
YUDELL, A., P. J. DYCK and E. H. LAMBERT, A kinship with the ROUSSY-LÉVY-syndrome. Arch. Neurol. **13** (1965) 432–440.

RUBINSTEIN-TAYBI-Syndrom

FALBE-HANSEN, I., A case of the RUBINSTEIN-TAYBI syndrome. Acta Ophth. **47** (1969) 33–35.
FILLIPI, G., RUBINSTEIN syndrome. Birth Defects, Orig. Art. Ser. **5** (1969) 211–212.
GOTTS, E. E. and W. P. LIEMOHN, Behavioural characteristics of three children with the broad thumb-hallux (RUBINSTEIN-TAYBI) syndrome. Biol. Psychiat. **12** (1977) 413–423.
GRÄVINGHOFF, J. u. M. TOST, Das RUBINSTEIN-TAYBI-Syndrom. Ein Beitrag zum Problem der Determinationsperiode. Mschr. Kinderheilk. **118** (1970) 479–484.
PFEIFFER, R. A., RUBINSTEIN-TAYBI-Syndrom bei wahrscheinlich eineiigen Zwillingen. Humangenetik **6** (1968) 84–87.
TAKEUCHI, M., RUBINSTEIN's syndrome in two siblings. Gunma. J. Med. Sci. **15** (1966) 17–22.

RUD-Syndrom

KOCH, G., Sonderformen des Schwachsinns. In: BECKER, P. E., Humangenetik, Bd. V/2 1967.
MALDONADO, R. R., L. TAMAYO and A. CARNEVALE, Neuroichthyosis with hypogonadism (RUD's syndrome). Int. J. Derm. **14** (1975) 347–352.

NISSLEY, P. S. and G. H. THOMAS, The RUD syndrome: Ichthyosis, hypogonadism, mental retardation. Birth Def., Orig. Art. Ser. **7** (1971) 246–247.
SCHNYDER, U. W. und W. KLUNKER, Erbliche Verhornungsstörungen. In: JADASSOHN, Handbuch. 1966.

Saccharose-Isomaltose-Intoleranz, Disaccharid-Intoleranz I

ANTONOWICZ, I., J. D. LLOYD-STILL, K. T. KHAW and H. SHWACHMAN, Congenital sucrase-isomaltase deficiency. Observations over a period of 6 years. Pediatrics **49** (1972) 847–853.
BEYREISS, K., U. WINKLER und H. THEILE, Zur Diagnose der hereditären Saccharose-Isomaltose-Malabsorption. Kipra **39** (1971) 345–346.
FREIBURGHAUS, A. U., R. DUBS, B. HADORN, H. GAZE, H. P. HAURI and R. GITZELMANN, The brush border membrane in hereditary sucrase-isomaltase deficiency: abnormal protein pattern and presence of immunoreactive enzyme. Eur. J. Clin. Invest. **7** (1977) 455–459.
LENZ, W., Medizinische Genetik. 1970.
LUECKING, Th. und M. BURDELSKI, Kongenitaler Saccharase-Isomaltase-Mangel: Beobachtungen über einen Zeitraum von 6 Jahren. Dtsch. Med. Wschr. **101** (1976) 897–900.
MEHNERT, H. und H. FÖRSTER, Stoffwechselkrankheiten. 1970.
NIESSEN, K. H., G. BRUEGMANN und K. SCHMIDT, Hereditärer Isomaltase-Saccharase-Mangel der Dünndarmschleimhaut als Ursache für ein Malabsorptionssyndrom. Klin. Pädiat. **187** (1975) 163–170.
PRADER, A., S. AURICCHION and G. MUERSET, Durchfall infolge Mangels an intestinaler Saccharaseaktivität (Saccharase-Intoleranz). Schweiz. Med. Wschr. **91** (1961) 461–465.
PRADER, A., S. AURICCHION und G. SEMENZA, Die hereditäre Saccharose- und Isomaltose-Malabsorption. Mschr. Kinderhk. **112** (1964) 177–179.

Schizophrenie (unter Mitarbeit von ZERBIN-RÜDIN-München)

ANGST, J. und Chr. SCHARFETTER, Der heutige Stand der Genetik endogener Psychosen. Arch. Genetik **45** (1972) 1–16.
Annotions, Genetics in schizophrenia. Lancet 1970/I 26.
BAN, T. A., Recent advances in the biology of schizophrenia. Springfield/III., Thomas 1973.
BOULTON, A. A., Biochemical research in schizophrenia. Nature **231** (1971) 22–28.
BUTORINA, N. E., Besonderheiten der Entwicklung von Kindern schizophrener Eltern (russisch). Ch. Neuropat. Psichiat. **75** (1975) 1506–1511.
BUTORINA, N. E., Pathologische Symptome bei Kindern schizo-

phrener Eltern (russisch). Ch. Nevropat. Psichiat. **76** (1976) 1530 bis 1535.
Elsasser, G., Die Nachkommen geisteskranker Elternpaare. Thieme, Stuttgart 1952.
Erlenmeyer-Kimling, L., Schizophrenia: a bag of dilemmas. Soc. Biol. **23** (1976) 123–134.
Fischer, M., Genetic and environmental factors in schizophrenia. A study of schizophrenic twins and their families. Acta Psychiat. Scand. 1973, Suppl. 238, 158 S.
Gottesman, I. I., J. Shields and L. L. Heston, Characteristics of the twin of schizophrenics as vallible indicator of schizoidia. Acta Genet. Med. Gemellol. **25** (1976) 225–236.
Heston, L. L., Psychiatric disorders in foster home reared children of schizophrenic mothers. Brit. J. Psychiat. **112** (1966) 819.
Heston, L. L., The genetics of schizophrenia and schizoid disease. Science **167** (1970) 249–256.
Heston, L. L., Schizophrenia: genetic factors. Hospital Practice 1977, 43–49.
Huber, G., G. Gross und R. Schnettler, Nosologie der Schizophrenie. Münch. Med. Wschr. **118** (1976) 1663–1668.
Huber, G. und E. Zerbin-Rüdin, Schizophrenie. Erträge der Forschung. Wiss. Buchges. Darmstadt 1979, 208.
James, W. H., Schizophrenia as a genetic morphism. Nature **225** (1970) 1153.
Kanig, K. und W. Oesterle, Biochemische Behandlungsmöglichkeiten von Psychosen. Med. Welt (1969) 1938–1945.
Karlssohn, J. L., A double dominant genetic mechanism for schizophrenia. Hereditas **65** (1970) 261–268.
Kely, S. S., Genetic aspects of schizophrenia. Psychiat. Ann. **6** (1976) 11–32.
Kely, S. S., D. Rosenthal, P. H. Wender and F. Schulsinger, Studies based on a total sample of adopted individuals and their relatives. Why they were necessary, what they demonstrated and failed to demonstrate. Schizophrenia Bull. **2** (1976) 413.
Kringlen, E., Twin study in schizophrenia. Proc. First Intern. Congr. Acad. Psychosom. Med. Palma de Mallorca 1966, 119–122.
Ders., An epidemiological-clinical twin study on schizophrenia. J. Psychiat. Res. **5** (1968) 49–63.
Lemke, R. und H. Rennert, Neurologie und Psychiatrie sowie Grundzüge der Kinderpsychiatrie. Leipzig, 1970.
Munro, A., Current views on schizophrenia. Practioner **205** (1970) 273–278.
Propping, P., Genetische Familienberatung bei Schizophrenie. Dtsch. Med. Wschr. **105** (1980) 273–276.
Reich, W., The schizophrenic spectrum: a genetic concept. J. Nerv. Ment. Dis. **162** (1976) 3–12.
Schachmatova Pavlowa, I. V., Evolutionsgenetische Aspekte der Schizophrenie (russisch). Westn. Akad. Med. Nauk. SSSR **24** (1969) 84–88.
Slater, E., Genetische Faktoren und Schizophrenie (russisch). Ibid. 75–79.

SLATER, E. and V. COWIE, The genetics of mental diseases. Oxford. Univ. Press, New York 1971.
STERN, C., Grundlagen der Humangenetik. Jena 1968.
VARTANYAN, M. E., E. D. BOGDANOVA und R. R. LINDEMANN, Biologische Beiträge zum Studium der Schizophrenie (russisch). Westn. Akad. Med. Nauk. SSSR **24** (1969) 79–84.
ZERBIN-RÜDIN, E., Endogene Psychosen. In: BECKER, P. E., Humangenetik. Bd. V/3 1967.
ZERBIN-RÜDIN, E., Genetische Aspekte der endogenen Psychosen. Fortschr. Neurol. Psychiat. **39** (1971) 459–494.

Schneidezähne, Fehlen der

GRAHNEN, H., Hypodontia in the permanent dentition. Odont. Rev. **7** (1965) Supp., 419–421.
LE BOT, P. et D. SALMON, Agénésie des incisives latérales supérieures. 4. Intern. Kongr. Humangenetik. Paris 1971. Abtr. 393.
SCHULZE, Ch., Anomalien, Mißbildungen und Krankheiten von Zähnen, Mund und Kiefer. In: BECKER, P, E., Humangenetik. Bd. II, 1964.

Schnürfurchenbildungen, Amputationen, intrauterine

BROOME, D. L., A. J. EBBIN, A. L. JUNG, L. R. FEINAUER and M. MADSEN, Aberrant tissue bands and craniofacial defects. Birth Def., Orig. Art. Ser. **13** (1976) 65–79.
GELLIS, S. S., Constrictive bands in the human. Birth. Def., Orig. Art. Ser. **13** (1977) 259–268.
ISACSOHN, M., Y. ABOULAFIA, B. HOROWITZ and N. BEN HUR, Congenital annular constriction due to amniotic bands. Acta Obstet. Gynec. Scand. **55** (1976) 179–182.
MATROIACOVO, P., E. SALVAGGIO e B. RICCI, Una rara forme di sindrome malformativa. Labiopalatoschisi associata a costrizioni o amputazioni da bande amniotiche. Min. Pediatr. **29** (1977) 253–256.
WARNER, R., Consecutive sisters born with opposite-sided congenital below-elbow amputation. Inter-Clin. Inf. Bull. **16** (1977) 1–6.

Schulterblatt-Hochstand, SPRENGELsche Deformität

CHUNG, S. M. K., Congenital and developmental defects of the shoulder. Orthop. Clin. N. Amer. **6** (1975) 381–392.
DEGENHARDT, K. H., Mißbildungen des Kopfes und der Wirbelsäule. In: BECKER, P. E., Humangenetik. Bd. II, 1964.
HALLEY, D. K. and E. J. EYRING, Congenital elevation of the scapula in a family. Clin. Orthop. **97** (1973) 31–33.
WALKER, N., Familiäres Vorkommen des Schulterblatthochstandes. Zschr. Orthop. Grenzgeb. **110** (1972) 203–211.
WILSON, M. G., V. G. MIKITY and N. W. SHINNO, Dominant inheritance of SPRENGEL's deformity. J. Pediat. **79** (1971) 818–821.

SCHWARTZ-JAMPEL-Syndrom, CATEL-HEMPEL-Syndrom, Myotonische Chondrodystrophie, ABERFELD-Syndrom, Spondylo-epi-metaphysäre Dysplasie mit Myotonie, Osteo-chondro-muskuläre-Dystrophie mit Myotonie, Chondrodystrophia myotonica

ABERFELD, D. C., T. NAMBA, M. V. VYE and D. GROB, Chondrodystrophic myotonia. Report of two cases. Myotonic dwarfism, diffuse bone disease, and unusual ocular and facial abnormalities. Arch. Neurol. **22** (1970) 455–462.

CADILHAC, J., P. BALDET and J. GREZE DUDAY, E.M.G. studies of two family cases of the SCHWARTZ and JAMPEL syndrome (osteo-chondro-muscular dystrophy with myotonia. Electromyography Clin. Neurophysiol. **15** (1975) 5–12.

CORDEIRO-FERREIRA, N., M. G. GOMES DA COSTA et D. AMPARO MARQUES, Syndrome de SCHWARTZ. Bord. Méd. **6** (1973) 1777 à 1786.

DESBOIS, J. C., J. M. GUYON, P. GRENET et A. HERRAULT, Chondrodystrophie myotonique ou syndrome de SCHWARTZ-JAMPEL syndrome. Etude d'un fratrie et revue de la litterature. Sem. Hôp. **53** (1977) 29–36.

KOZLOWSKI, K. and G. WISE, Spondylo-epi-metaphyseal dysplasias with myotonia. A radiographic study. Radiol. Diagn. **15** (1974) 817–824.

PAVONE, L., F. MOLLICA, A. GRASSO, A. CAO and F. GULLOTTA, SCHWARTZ-JAMPEL syndrome in two daughters of first cousins. J. Neurol. Neurosurg. Psychiat. **41** (1978) 161–169.

PFEIFFER, R. A., H. BAUER and C. PETERSEN, Das Syndrom von SCHWARTZ-JAMPEL (Myotonia chondrodystrophica). Helv. Paediat. Acta **32** (1977) 251–261.

SAADAT, M., H. MOKFI, H. VAKIL and M. ZIAI, SCHWARTZ syndrome: Myotonia with blepharophimosis and limitation of joints. J. Pediat. **81** (1972) 348–350.

VAN HUFFELEN, A. C., F. J. M. GABREELS, J. S. VAN LUYPEN-V. D. HORST, J. L. SLOOFF, A. M. STADHONDERS and J. J. KORTEN, Chondrodystrophic myotonia. A report of two Dutch patients. Neuropädiatrie **5** (1974) 71–90.

Schwerhörigkeit und Präaurikularfisteln

BAILLEUL, J. P., C. LIBERSA et M. LANDE, Surdité et fistules circulaires congénitales familiales. Pédiatrie **27** (1972) 739–747.

FITCH, N., J. LINDSAY and H. SROLOVITZ, The temporal bone in the preauricular pit, cervical fistula syndrome. Birth Def., Orig. Art. Ser. **12** (1976) 317–318.

HUNTER, A. G. W., Inheritance of branchial sinuses and preauricular fistulae. Teratology **9** (1974) 225–228.

McKUSICK, V. A., Mendelian inheritance in man. 5. Aufl., Baltimore 1978.

McLAURIN, J. W., H. W. KLOEPFER, J. K. LAGUATTE and T. A.

STALLCUP, Hereditary branchial anomalies and associated hearing impairment. Laryngoskope **76** (1966) 1277–1288.
NEVIN, N. C., Hereditary deafness associated with branchial fistulae and external malformation. J. Laryng. Otol. **91** (1977) 709–716.
WON, K. H., B. W. GAYLER and H. SHIMIZU, Genetic hearing loss with preauricular sinus and branchiogenic fistula. Arch. Otolaryngol. **103** (1977) 676–680.

Scimitar-Syndrom

LANDING, B. H., Syndrome of congenital heart disease with tracheobronchial anomalies. Amer. J. Roentgenol. **123** (1975) 679–686.
MENDE, S., H. C. KALLFELZ und B. KREUTZBERG, Scimitar-Syndrom. Pathologie, Klinik und Therapie. Klin. Pädiat. **185** (1973) 421–436.

Sclerosteose

BEIGHTON, P., J. DAVIDSON, L. DURR and H. HAMERSMA, Sclerosteosis — An autosomal recessive disorder. Clin. Genet. **11** (1977) 1–7.
SPRANGER, J. W., L. O. LANGER and H.-R. WIEDEMANN, Bone Dysplasias. Fischer-Verl. Jena 1974, S. 302–305.
SUGUIRA, Y. and T. YASUHARA, Sclerosteosis. J. Bone Jt. Surg. **57** A (1975) 273–276.

Sea-Blue-Histiozytose

GOLDE, D. W., E. L. SCHNEIDER, D. F. BAINTON, P. G. PENTCHEV, R. O. BRADY, C. J. EPSTEIN and M. J. CLINE, Pathogenesis of one variant of sea-blue histiocytosis. Lab. Invest. **33** (1975) 371 to 378.
HAMER, J. W., Ch. WINTERBOURN and W. F. WATTERS, Syndrome of the seablue histiocyte. N. Z. Med. J. **79** (1974) 912–914.
QUATTRIN, N., L. DE ROSA, S. QUATTRIN jr. and A. CECIO, Sea blue histiocytosis. A clinical cytologic and nosographic study of 23 cases. Klin. Wschr. **56** (1978) 17–30.
SWAIMAN, K. F., B. P. GARY and L. A. LOCKMAN, Sea-blue histiocyte and posterior column dysfunction: a familial disorder. Neurology **25** (1975) 1084–1087.

SEITELBERGER-Syndrom, neuro-axonale Dystrophie im Kindesalter; spastische amaurotische axonale Idiotie (Typ SEITELBERGER)

CROME, L. and S. D. V. WELLER, Infantile neuroaxonale dystrophy. Arch. Dis. Childh. **40** (1965) 503–507.
DORFMAN, L. J., T. A. PEDLEY, B. R. THARP and B. W. SCHEITHAUER, Juvenile neuroaxonal dystrophy: clinical, electrophysiolo-

gical and neuropathological features. Ann. Neurol. **3** (1978) 419 to 428.
HABERLAND, C., E. G. BRUNNGRABER and L. A. WITTING, Infantile neuroaxonale dystrophy. Neuropathological and biochemical study of a case. Arch. Neurol. **26** (1972) 391–402.
KOCH, G., Krankheiten mit vorwiegender Beteiligung des extrapyramidalen Systems. In: BECKER, P. E., Humangenetik. Bd. V/1 1966.
MEILIN, H., M. LARSON and Y. MIZUNO, An analysis of the ultrastructural findings in infantile neuroaxonal dystrophy (SEITELBERGER's disease). Acta Neuropath. **27** (1974) 201–213.
MRUZEK, M., J. STERBA und A. KALO SKOVA, Neuroaxonale Dystrophie: Beschreibung einer Spätform mit protrahiertem Verlauf. Zbl. Allg. Path. **119** (1975) 481–487.
RADERMECKER, J. et J. J. MARTIN, Dystrophie neuroaxonale et maladie de HALLERVORDEN-SPATZ infantile. Aspectes électrocliniques et anatomo-pathologiques, diagnostic différential. Bull. Acad. Roy. Med. **12** (1972) 459–502.
RIZZUTO, N., G. DALLA BARBARA, R. BONAN, V. REBESCHINI et L. AMADUCCI, La dystrophie neuro-axonale infantile de SEITELBERGER, Étude anatomique d'un fratrie. Acta Neurol. Belg. **69** (1969) 381–404.
SANDBANK, V., Infantile neuroaxonal dystrophy. Arch. Neurol. **12** (1965) 155–159.
SCHEITHAUER, B. W., L. S. FORNO, L. J. DORFMAN and C. A. KANE, Neuroaxonal dystrophy (SEITELBERGER's disease) with late onset, protracted course and myoclonic epilepsy. J. Neurol. Sci. **36** (1978) 247–258.

SHWACHMAN-Syndrom, Pankreas-Insuffizienz, exokrine; Lipomatose des Pankreas

BEYREISS, K., Exokrine Pankreasinsuffizienz, Neutropenie, metaphysäre Dysostose und Minderwuchs (SHWACHMAN-Syndrom) mit passagerer Störung des Kohlenhydratstoffwechsels. Z. Ges. Inn. Med. **29** (1974) 337–339.
DANKS, D. M., R. AASLAM, V. MAYNE, H. J. KAUFMANN and P. G. HOLTZAPPLE, Metaphyseal chondrodysplasia, neutropenia, and pancreatic insufficiency presenting with respiratory distress in the neonatal period. Arch. Dis. Childh. **51** (1976) 697–702.
HADORN, B., G. ZOPPI, D. H. SCHMERLING, A. PRADER, I. MCINTYRE and C. H. ANDERSON, Quantitative assessment of exocrine pancreatic function in infants and children. J. Pediat. **73** (1968) 39–50.
LÜCKING, Th. und R. GRÜTHNER, Exokrine Pankreasinsuffizienz, Neutropenie, metaphysäre Dysostose und Minderwuchs (SHWACHMAN-Syndrom). Dtsch. Med. Wschr. **97** (1972) 902–906.
PRINGLE, E. M., W. F. YOUNG and E. M. HAWORTH, Syndrome of pancreatic insufficiency, blood dyscrasia and metaphyseal dysostosis. Proc. Roy. Soc. Med. **61** (1968) 776–777.

SACREZ, R., F. KLEIN, B. HOFFMANN, J.-M. LEVY, J. GEISERT et R. KORN, Hypoplasie du pancréas exocrine. Fibrose myoendocardiaque associée chez l'un des deux frères observés. Ann. Pédiat. **45** (1969) 43–48.
SCHMERLING, D. H., A. PRADER, W. H. HITZIG, A. GIEDION, B. HADORN and M. KÜHNT, The syndrome of exocrine pancreatic insufficiency, neutropenia, metaphyseal dysostosis and dwarfism. Helv. Paediat. Acta **24** (1969) 547–575.
SCHUSSHEIM, A., S. JU CHOI and M. SILVERBERG, Exocrine pancreatic insufficiency with congenital anomalies. J. Pediat. **89** (1976) 782–784.

Sichelzell-Anämie, Hämoglobin-S-Krankheit, Drepanozyten-Anämie, HERRICK-Syndrom

HARRIS, H., The principles of human biochemical genetics. London, Amsterdam 1972.
KAU, Y. W., A. M. DOZY, B. O. ALTER, F. D. FRIGOLETTO and D. G. NATHAN, Detection of the sickle gene in the human fetus. New Engl. J. Med. **287** (1972) 1–4.
KAU, W. Y., M. S. GOLBUS and R. TRECARTIN, Prenatal diagnosis of sickle-cell anemia. New Engl. J. Med. **294** (1976) 1039–1040.
KAZAZIAN, H. H. jr., Antenatal detection of sickle cell anemia. New Engl. J. Med. **287** (1972) 41–42.
NANCE, W. E. and J. GROVE, Genetic determination of phenotypic variation in sickle cell trait. Science **177** (1972) 716–718.
PEARSON, H. A. and R. T. O'BRIEN, Sickle cell screening in newborns. Amer. J. Dis. Child. **130** (1976) 799.
SCOTT, R. B., Genetic counselling in sickle cell anemia and other hemoglobin disorders. Va. Med. Mon. **99** (1972) 512–517.
TRUBOWITZ, S., The management of sickle cell anemia. Med. Clin. N. Amer. **60** (1976) 933–944.
VOTANO, J. R., M. GORECKI and A. RIET, Sickle hemoglobin aggregation: a new class of inhibitors. Science **196** (1977) 1216 to 1912.

SILVER-Syndrom, SILVER-RUSSELL-Syndrom

ABRAMOWICZ, H. K. and H. M. NITOWSKY, Reproductive ability of an adult female with SILVER-RUSSELL syndrome. J. Med. Genet. **14** (1977) 134–136.
ANOUSSAKIS, Ch., Th. KARPATHIOS, N. ZERVOS et D. LIAKAKOS, Les nanismos congénitaux avex dysmophie. I. Le nanisme congénital avec dysmorphie cranio-faciale et asymétrie corporelle (type SILVER-RUSSELL). Pédiatrie **29** (1974) 249–259.
BEIGHTON, V., SILVER-RUSSELL dwarfism. Birth Def., Orig. Art. Ser. **5** (1969) 245–246.
CHAUVEL, P. J., C. M. MOORE and R. H. A. HASLAM, Trisomy 18 mosaicism with features of RUSSELL-SILVER syndrome. Develop. Med. Child Neurol. **17** (1975) 220–224.

Escobar, V., S. Gleiser and D. D. Weaver, Phenotypic and genetic analysis of the Silver-Russell syndrome. Clin. Genet. **13** (1978) 278–288.
Gareis, F. J., D. W. Smith and R. L. Summitt, The Russell-Silver syndrome without asymmetry. J. Pediat. **79** (1971) 775 to 781.
Haicken, B. N. and S. S. Najjar, Russell-Silver syndrome in siblings. J. Pediat. **79** (1971) 875–877.
Kass, M. A., R. O. Howard and J. P. Silverman, Russell-Silver dwarfism. Amer. Ophthal. **8** (1976) 1337–1339.
Kjellstrom, B., R. Korsgaard and S. Rafstedt, Unilateral cell growth retardation: an aetiological factor in the Silver-Russell syndrome? Med. Sci. Anat. Hum. Biol. **4** (1976) 173.
Lässker, G. und J. Reich. Das Russell-Syndrom – eine Form des infantilen Zwergwuchses. Arch. Kinderheilk. **178** (1979) 303 bis 315.
Marks, L. J. and P. S. Bergeson, The Silver-Russell syndrome. A case with sexual ambiguity and a review of the literature. Amer. J. Dis. Child. **131** (1977) 447–451.
O'Brien, J. E., A. Sadeghi-Nejad and M. Feingold, Growth hormone deficiency in a patient with Silver-Russell syndrome. J. Pediatr. **93** (1978) 152–153.
Qazi, Q. H., E. G. Kassner and C. Ganapathy, Crossed asymmetry in Russell-Silver syndrome. J. Med. Genet. **14** (1977) 74 to 75.
Schwingshackl, A., E. Ganner und I. Hammerer, Familiäres Russell-Silver-Syndrom. Pädiat. Pädol. **9** (1974) 130–137.
Szalay, G. C., D. W. Smith, F. J. Gareis and R. L. Summitt, Russell dwarf versus Silver syndrome. J. Pediat. **80** (1972) 1066–1069.
Tanner, J. M. and H. Legarraga and N. Cameron, The natural history of the Silver-Russell syndrome: a longitudinal study of thirty nine cases. Pediat. Res. **9** (1975) 611–623.
Vestermark, S., Silvers syndrome. Acta Paediat. Scand. **59** (1970) 435–439.

Sirenomelie, Symmelie, Sympodie

Chaurasia, B. D., Sympus dipus with hypoplastic bladder, kidney and ureter, report of a case. Congen. Anom. **16** (1976) 97–103.
Davies, J., E. Chazen and W. E. Nance, Symmelia in one of monozygotic twins. Teratology **4** (1971) 367–378.
Malkasian, G. D. jr., G. P. Saye and J. L. Titus, Sympus apus. Obstet. Gynec. **33** (1969) 715–720.
Sprague, C. A., P. W. Kohnen and G. M. Martin, Sirenomelia. Arch. Path. **90** (1970) 29–30.
Waller, H., M. Waller and H. Oles, Beitrag zur Ätiologie menschlicher sirenoider Fehlbildungen mit besonderer Berücksichtigung zytogenetischer Aspekte. Dtsch. Ges.-Wes. **25** (1970) 1994 bis 1997.

SJÖGREN-Syndrom

ALBEGGER, G. und G. P. TILZ, Zum SJÖGREN-Syndrom und seiner Behandlung. Z. Laryng. Rhinol. **51** (1972) 428–437.
GHOZLAN, R. B., B. AMOR et F. DELBARRE, Syndrome de SJÖGREN avec acidose tubulaire, aminoacidurie et hyperglobilinémie. Nouv. Presse Méd. **3** (1974) 1711–1713.
KOIVUKANGAS, T., S. SIMILÄ, E. HEIKKINEN, O. RÄSÄNEN and O. WASZ-HÖCKERT, SJÖGREN syndrome and achalasia of the cardia in two siblings. Pediatrics **51** (1973) 343–346.
LICHTENFELD, J. L., R. H. KIRSCHNER and P. H. WIERMIK, Familial SJÖGREN's syndrome with associated primary salivary gland lymphome. Amer. J. Med. **60** (1976) 286–292.
WALDRAM, R., H. KOPELMAN, D. TSANTOULAS and R. WILLIAMS, Chronic pancreatitis, sclerosing cholangitis, and sicca complex in two siblings. Lancet 1975/I, 550–552.

SJÖGREN-LARSSON-Syndrom

GUILLEMINAULT, C., J. P. HARPEY and J. LAFOURCADE, SJÖGREN-LARSSON syndrome: report of two cases in twins. Neurology **23** (1973) 367–373.
IONASESCU, V., L. STEGINK, S. MUELLER and M. WEINSTEIN, Aminoacid abnormality in SJÖGREN-LARSSON syndrom. Arch. Neurol. **28** (1973) 197–199.
JAGELL, S., K.-H. GUSTAVSON and G. HONGREN, SJÖGREN-LARSSON syndrome in Sweden. A clinical, genetic and epidemiological study. Clin. Genet. **19** (1981) 233–256.
KISSEL, P., J. M. ANDRÉ et M. ANDRÉ, Coexistence dans la même famille d'un syndrome de SJÖGREN-LARSSON et d'un syndrome de RUD. J. Génét. Hum. **21** (1973) 15–22.
LEUPOLD, D., Ichthyosis congenita, Katarakt, Schwachsinn, Ataxie, Osteosklerose und Abwehrdefekt, ein eigenständiges Syndrom? Mschr. Kinderhk. **127** (1979) 307–308.
LEVANYUK, V. F., E. F. LYACH, L. M. PRUGALINA und M. S. SIDOR, Drei Fälle von SJÖGREN-LARSSON-Syndrom in einer Familie (russisch). Pediatria **3** (1977) 82–84.
NEUMANN, H. W., Ein Fall von SJÖGREN-LARSSON-Syndrom mit idiopathischer Skoliose. Pädiat. Grenzgeb. **11** (1972) 283–288.
REICH, H., SJÖGREN-LARSSON-Syndrom. Med. Klin. **67** (1972) 909–912.
SCHNEIDER, U. W. und W. KLUNKER, Erbliche Verhornungsstörungen. In: JADASSOHN, J., Handbuch. 1966.
SYLVESTER, P. E., Pathological findings in SJÖGREN-LARSSON syndrome. J. Ment. Defic. Res. **13** (1969) 267–275.
THEILE, U., SJÖGREN-LARSSON syndrome. Oligophrenia-Ichthyosis-Di/Tetraplegia. Humangenetik **22** (1974) 91–118.

Sklerocornea

BLOCH, N., Les differentes types de sclérocornée, leurs modes d'hérédité et les malformations congénitales concomitantes. J. Genet. Hum. **14** (1965) 133–172.
GOLDSTEIN, J. E. and D. G. COGAN, Sclerocornea and associated congenital anomalies. Arch. Ophthal. **67** (1962) 761–771.

Sklerose, multiple

BEHREND, R. C., Multiple sclerosis in Europe. Europ. Neurol. **2** (1969) 129–145.
ELDRIDGE, R., H. MCFARLAND, J. SEVER et al., Familial multiple sclerosis: Clinical, histocompatibility and viral serological studies. Ann. Neurol. **3** (1978) 72–80.
FIELD, E. J., Multiple sclerosis: relation to scapic and slow virus infection; ageing and measles. Acta Neurol. Scand. **51** (1975) 285–298.
FIELD, E. J., Ätio-pathogenetische Aspekte der Multiplen Sklerose. Aktuelle Neurol. **3** (1976) 23–41.
FIELD, E. J., H. J. MEYER-RIENECKER, B. K. SHENTON, H. L. JENSSEN and H. KÖHLER, Anomalous lymphocyte-antigen reaction in relatives of multiple sclerosis patients. Neurology **216** (1977) 135–146.
GARDNER-THORPE, C. and J. B. FOSTER, Monozygous twins discordant for multiple sclerosis. Report of one pair and discussion of possible causes of multiple sclerosis. J. Neurol. Sci. **26** (1975) 361–375.
HALPERN, B., P. BAKOUCHE et C. M. LASFARQUES, Déstruction des cellules nerveuses cultivées in vitro par les lymphocytes de malades atteins de sclérose en plaques. A propos de la pathogenie de la sclérose en plaque. Presse Méd. **77** (1969) 2103–2106.
KOCH, G., Nervenkrankheiten vorwiegend exogener Natur oder noch ungeklärter Ätiologie. In: BECKER, P. E., Humangenetik. Bd. V/1 1966.
Ders., Erblichkeit der multiplen Sklerose. Med. Klinik **63** (1968) 1445.
LEIBOWITZ, U., E. KAHANA and M. ALTER, Multiple sclerosis in immigrants an native populations of Israel. Lancet 1969/II 1323 to 1325.
LISAK, R. P., Multiple sclerosis: immunologic aspects. Ann. Clin. Lab. Sci. **5** (1975) 324–329.
MARKOVA, E. D., N. S. GURSKAJA und O. M. NEVSKAJA, Familiäre Fälle von multipler Sklerose (russisch). Ch. Nevropatol. Psichiat. **77** (1977) 837–841.
MAUGH, T. H. II, Multiple sclerosis: genetic link, viruses suspected. Science **195** (1977) 667–669.
PRATT R. T. C., The genetics of neurological disorders. Oxford Univ. Press. London, New York, Toronto 1967.
SADOVNICK, A. D. and P. M. J. MACLEOD, The familial nature of multiple sclerosis: Empiric recurrence risks for first-, second-, and third-degree relatives of patients. Neurology **31** (1981) 1039–1041.

WILSTRÖM, J., Studies on the clustering of multiple sclerosis in Finland. II. Mikroepidemiology in one high-risk county with special reference to familial cases. Acta Neurol. Scand. **51** (1975) 173–183.

Skoliose, idiopathische

AKBARMIA, B. A. and J. H. MOC, Familial congenital scoliosis with unilateral unsegmented bar. Case report of two siblings. J. Bone Jt. Surg. **60**A (1978) 259–261.
BALLESTEROS, S., M. GROVE, C. CAMPUSANO, A. M. TEUBER y H. FIGUEROVA, Estudio genetico en una familia afectada de escoliosis idiopatica. Rev. Med. Chile **105** (1977) 224–226.
BEALS, R. K., Nosologic and genetic aspects of scoliosis. Clin. Orthop. **93** (1973) 23–32.
BÖHMER, D. und B. NOLTE, Biochemischer Beitrag zur Ätiologie der Skoliose. Z. Orthop. **110** (1972) 137–140.
COWELL, H. R., J. N. HALL and G. D. MACEWEN, Genetic aspects of idiopathic scoliosis. A NICHOLAS ANDRY award assay. Clin. Orthop. Relat. Res. 1972 121–131.
DUNN, B. H., M. W. HAKALA and M. E. MCGEE, Scoliosis screening. Pediatrics **61** (1978) 794–797.
PONSETI, I. V., V. PEDRINI, R. WYNNE-DAVIES and G. DUVAL-BEAUPERE, Pathogenesis of scoliosis. Clin. Orthop. Relat. Res. **120** (1976) 268–280.
RISEBOROUGH, E. J. and R. WYNNE-DAVIES, A genetic survey of idiopathic scoliosis in Boston, Massachusetts. J. Bone Jt. Surg. **55**A (1973) 974–982.
ROTHNER, A. D., H. KEIM and A. M. CHUTORIAN, Occult neuromuscular disease in 100 consecutive patients with scoliosis. J. Pediat. **86** (1975) 748–750.
VERCAUTERN, M. et J. ROGGE, Scoliose idiopathique de jumeaux univitellins. Acta Orthop. Belg. **38** (1972) 412–428.
WYNNE-DAVIS, R., Genetic aspects of idiopathic scoliosis. Dev. Med. Child Neurol. **15** (1973) 809–811.
WYNNE-DAVIES, R., Scoliosis, vertebral anomalies and spina bifida. Birth Def., Orig. Art. Ser. **13/3** A (1977) 75–83.

SMITH-LEMLI-OPITZ-Syndrom

BORBOLLA VACHER, L., E. YERO BERNAL, E. DUEÑAS GÓMEZ y A. MERCADO BENITEZ, Sindrome de SMITH-LEMLI-OPITZ. Presentacion de dos casos. Rev. Cub. Ped. **46** (1974) 53–66.
BUNDEY, S. and H. G. SMYTH, Three sisters with the SMITH-LEMLI-OPITZ syndrome. J. Ment. Defic. Res. **18** (1974) 51–61.
CRUVEILLER, J., S. MSIKA et J. LAFOURCADE, Nanisme de SMITH-LEMLI-OPITZ. A propos de quatre observations. Revue de la litterature. Sem. Hôp. Paris **53** (1977) 843–851.
DALLAIRE, L. and F. C. FRASER, The SMITH-LEMLI-OPITZ syndrome of retardation, urogenital and skeletal anomalies. Birth Defects, Orig. Art. Ser. **5** (1969) 180–182.

Fried, K. and W. I. Fraser, Smith-Lemli-Opitz syndrome in an adult. J. Ment. Defic. Res. **16** (1972) 30–34.
Gemme, E., E. Bonioli, G. Ruffa e P. Sbolgi, La sindrome di Smith-Lemli-Opitz. Descrizione di due casi e revisione della letteratura. Min. Pediat. **30** (1978) 805–810.
Hoefnagel, D., D. Wurster, J. Pomeroy and R. Benz, The Smith-Lemli-Opitz syndrome in an adult male. J. Ment. Def. Res. **13** (1969) 249–257.
Jeanty, P., D. Delbeke and L. Lemli, Smith-Lemli-Opitz syndrome without failure to thrive. Acta Paediat. Belg. **30** (1977) 175–178.
Johnson, V. P., Smith-Lemli-Opitz syndrome: review and report of two affected siblings. Z. Kinderhk. **119** (1975) 221–234.
Judge, C. G., J. E. Chakanovskis and G. R. Sutherland, The Smith-Lemli-Opitz syndrome. Med. J. Aust. 1971/II 145–147.
Pfeiffer, R. A. und H. Slavakoff, Gibt es ein Syndrom nach Ullrich und Feichtinger? Klin. Pädiat. **187** (1975) 176–180.
Sinclair, L., M. H. Winterborn and J. Brown, Smith-Lemli-Opitz syndrome. Proc. Roy. Soc. Med. **62** (1969) 907–909.

Spalthand, mit oder ohne Spaltfuß

Borbolla Vacher, L., G. Hernandez Amador, E. Larrea Masvidal y B. Vasquez Rios, Sindrome EEC. Presentación de un caso. Rev. Cub. Ped. **48** (1976) 185–195.
Egawa, T., Congenital claw-like fingers and toes: Case report of two siblings. Plast. Reconstr. Surg. **59** (1977) 569–574.
Emery, A. E. H., A problem for genetic counseling – split hand deformity. Clin. Genet. **12** (1977) 125–127.
Gehler, J. und R. Grosse, Fehlbildungs-Retardierungs-Syndrom mit Spalthänden und Spaltfüßen, Iriskolobom, Nierenagenesie und Ventrikelseptumdefekt. Klin. Pädiat. **184** (1972) 385–392.
Miura, T., Syndactyly and split hand. Hand **10** (1978) 99–105.
Ray, K., Another case of split foot mutation in two sibs. J. Hered. **61** (1970) 169–170.
Salmon, M. A. and M. A. Wakefield, The nasolacrimal ducts and split-hand/split-foot syndrome. Dev. Med. Child. Neurol. **19** (1977) 418–419.
Stevenson, A. C. and B. C. C. Davison, Genetic counselling. London 1970.
Svejcar, J., J. Kleinebrecht and K.-H. Degenhardt, Identical tetramelic monodactyly in two brothers. Clin. Genet. **9** (1976) 143–148.
Temtamy, S. A., Genetic factors in hand malformations. Baltimore 1966.
Verma, I. C., R. Joseph, S. Bhargava and S. Metha, Split hand and split-foot deformity inherited as an autosomal recessive trait. Clin. Genet. **9** (1976) 8–14.
Vogel, F., Verzögerte Mutation beim Menschen. Einige kritische Bemerkungen zu Ch. Auerbachs Arbeit (1956). Ann. Hum. Genet. **22** (1958) 132–137.

Spalt-Larynx, Larynx-Spalte

COHEN, S. R., Cleft larynx. A report of seven cases. Ann. Otol. 84 (1975) 747–756.
DELAHUNTY, J. E. and J. CHERRY, Congenital laryngeal cleft. Ann. Otol. 78 (1969) 96–206.
PHELAN, P. D., J. G. STOCKS, H. E. WILLIAMS and D. M. DANK, Familial occurrence of congenital laryngeal clefts. Arch. Dis. Childh. 48 (1973) 275–278.

Sphärozytose, MINKOWSKI-CHAUFFARD-GÄNSSLEN-Syndrom, familiärer hämolytischer Ikterus

GEHRMANN, G., Die Behandlung des konstitutionellen hämolytischen Ikterus (hereditäre Sphärozytose). Dtsch. Med. Wschr. **96** (1971) 1195–1196.
GOMPERTS, E. O., J. METZ and S. S. ZAIL, A red cell membran abnormality in hereditary spherocytosis. Brit. J. Haematol. **23** (1972) 363–370.
JENSSON, O., J. L. JONASSON and S. MAGNUSSON, Studies on hereditary spherocytosis in Iceland. Acta Med. Scand. **201** (1977) 187–195.
KNAPP, A., Genetische Stoffwechselstörungen. 1970.
MCKUSICK, V. A., Mendelian inheritance in man. 5. Aufl. Baltimore 1978.
METHA, B. C., P. D. BHATT, P. D. IYER and J. C. PATEL, Hereditary spherocytic anemia. Report of 54 cases. Indian J. Med. Sci. **30** (1976) 185–191.
PALEK, J., MIRCEVOVA, L. and V. BRABEC, 2,3-diphospho-glycerate metabolism in hereditary spherocytosis. Brit. J. Haemat. **17** (1969) 59–72.
WEED, R. I., Hereditary spherocytosis. A review. Arch. Intern. Med. **135** (1975) 1316–1323.
WILEY, J. S., Red cell survival in hereditary spherocytosis. J. Clin. Invest. **49** (1970) 666–672.
ZAIL, S. S., The erythrocyte membrane abnormality of hereditary spherocytosis. Brit. J. Haematol. **37** (1977) 305–310.

Spina bifida

Anon, Genetik risk of spina bifida. Postgrad. Med. **51** (1972) 23.
COFFEY, J., Spina bifida in Ireland. J. Irish Med. Ass. **63** (1970) 343–348.
FIELD, B. and C. KERR, Aetiology of anencephaly and spina bifida. Brit. Med. J. 1976/II 107.
HARRIS, R., R. F. JENNISON, A. J. BARSON, K. M. LAURRENCE, E. RUOSLATITI and M. SEPPÄLÄ, Comparison of amnion fluid and maternal serum alpha-fetoprotein levels in the early antenatal diagnosis of spina bifida and anencephaly. Lancet 1974/I 429 to 433.

HOROWITZ, I. and A. D. MCDONALD, Anencephaly and spina bifida in the province of Quebec. Canad. Med. Ass. J. **100** (1969) 748 to 755.
JAMES, N., K. M. LAURENCE and M. MILLER, Diet as a factor in aetiology of neural tube defects. Kinderchir. Grenzgeb. **31** (1980) 302 to 307.
LEMAREC, B. Enquête génétique sur 155 cas de spina bifida. Ouest Med. **30** (1977) 919–925.
NANCE, W. E., Anencephaly and spina bifida: A possible example of cytoplasmic inheritance in man. Nature **224** (1969) 373–375.
NØRGAARD-PEDERSEN, B., Screening for neural-tube defect by a haemagglutination test for serum-alpha-fetoprotein. Lancet 1975/II 877–878.
ROGATZ, J. und H. ZWICKER, Die Rhachischisis anterior. Zschr. Orthop. Grenzgeb. **107** (1970) 610–619.
STEVENSON, A. C. and B. C. C. DAVISON, Genetic counselling. London 1970.
TIMSON, J., The sex ratio in spina bifida. Genetica **40** (1969) 427 to 433.
TIMSON, J., A study of the first degree relatives of the parents of spina bifida children. Clin. Genet. **3** (1972) 99–102.
TÜNTE, W., Fortpflanzungsfähigkeit, Heiratshäufigkeit und Zahl und Beschaffenheit der Nachkommen bei Patienten mit Spina bifida aperta. Humangenetik **13** (1971) 43–48.

Spinalparalysen, spastische; Spastische Paraplegie; ERB-CHARCOT-Syndrom, v. STRÜMPELL-LORRAIN-Syndrom, ERB-CHARCOT-v. STRÜMPELL-Syndrom

BECKER, P. E., Krankheiten von Pyramidenbahn, Vorderhorn und bulbären motorischen Kernen. In: Humangenetik. Bd. V/1, 1966.
BEHAN, W. M. H. and M. MAIA, STRÜMPELL's familial spastic paraplegia: genetics and neuropathology. J. Neurol. **37** (1974) 8–20.
BONE, I., R. H. JOHNSON and M. A. FERGUSON-SMITH, Occurrence of familial spastic paraplegia in only one of monozygous twins. J. Neurol. Psychiat. **39** (1976) 1129–1133.
DANUDOOST, D. M., C. E. JACKSON and R. D. TEASDALL, The clinical variation of hereditary spastic paraplegia in four families. Henry Ford Hosp. Med. J. **25** (1977) 3–12.
HOLMES, G. L. and B. A. SHAYWITZ, STRÜMPELL's pure familial spastic paraplegia: case study and review of the literature. J. Neurol. Neurosurg. Psychiat. **40** (1977) 1002–1008.
MALIN, J. P., Differentialdiagnose der spastischen Spinalparalyse. Nervenarzt **47** (1976) 661–668.
MCKUSICK, V. A., Mendelian inheritance in man. **5.** Aufl. Baltimore 1978.
RAGGIO, J. F., T. F. THURMON and E. E. ANDERSON, X-linked hereditary spastic paraplegia. J. La. Med. Soc. **125** (1973) 4–6.
STIEFEL, J. W. and A. B. TODOROV, Recessive spastic paraplegia

with retinal degeneration. Birth Def., Orig. Art. Ser. **10** (1974) 343–344.
Zatz, M., C. Penha-Serrano and P. A. Otto, X-linked recessive type of pure spastic paraplegia in a large pedigree: absence of detectable linkage with Xg. J. Med. Genet. **13** (1976) 217–222.
Zubri, G. L., K. G. Urmansky, A. P. Savinov, M. N. Korotov, V. A. Baranow, R. A. Moshanova und A. E. Ponomarenko, Bohovoor, eine nosologische Einheit (russisch). Genetika **13** (1977) 1843–1845.

Spino-cerebellare Ataxie mit Ophthalmoplegie

Becker, P. E., Krankheiten mit hauptsächlicher Beteiligung des spino-zerebellaren Systems. In: Humangenetik, Bd. V/1. 1966.
Franceschetti, A., G. de Morsier und D. Klein, Über eine neue mit Ophthalmoplegia externa progressiva kombinierte infantile Form von zerebellarer Heredoataxie (P. Marie) bei vier Geschwistern. Arch. J. Klaus Stift. Vererbungsforsch. **20**/Suppl. (1945) 59–81.

Spondylitis ankylopoetica, v. BECHTEREW-v. STRÜMPELL-MARIE-Syndrom

Beardwell, A., Familial ankylosing vertebral hyperostosis with tylosis. Ann. Rheum. Dis. **28** (1969) 518–523.
Bennett, R., Familial spondylitis. Proc. Roy. Soc. Med. **64** (1971) 663–664.
Brewerton, D. A., F. D. Hart, A. Nicholis, M. Caffrey, D. C. O. James and R. D. Sturrock, Ankylosing spondylitis and HL-A 27. Lancet 1973/I 904–907.
Bywaters, E. G. L., Familial spondylitis. Proc. Roy. Soc. Med. **64** (1971) 663–664.
Cross, R. A., R. Rigby and R. L. Dawkins, The significance of HLA-W 27 in ankylosing spondylitis and Reiter's syndrome with three family studies. Aust. N. Z. J. Med. **5** (1975) 108–111.
Eastmond, C. J. and J. C. Woodrow, Discordance for ankylosing spondylitis in monozygotic twins. Ann. Rheum. Dis. **36** (1977) 360–364.
Emery, A. E. H. and J. S. Lawrence, Genetics of ankylosing spondylitis. J. Med. Genet. **4** (1967) 239–244.
Falace, P., R. J. Ruderman, F. E. Ward and M. Swift, Histocompatibility typing and the counseling of families with ankylosing spondylitis. Clin. Genet. **13** (1978) 380–383.
Koch, W. und G. Slumpe, Die Bedeutung des HL-A 27-Faktors für die Spondylitis ankylopoetica (Morbus Bechterew). Orthop. Prax. **12** (1976) 482–485.
Lenz, W., Medizinische Genetik. 1970.
Strosberg, J. M., F. H. Allen jr., J. J. Calabro and E. D. Harris jr., Ankylosing spondylitis in a large kindred: clinical and genetic studies. Tissue Antigens **5** (1975) 205–212.

Spongiöse Degeneration des Zentralnervensystems (VAN BOGAERT-BERTRAND), CANAVAN-Syndrom

ADACHI, M., L. SCHNECK, J. CARA and B. W. VOLK, Spongy degeneration of the central nervous system (VAN BOGAERT type, CANAVAN's disease): a review. Hum. Path. **4** (1973) 331–347.
ADORNATA, B. T., J. S. O'BRIEN, P. W. PAMPERT, T. F. ROE and H. B. NEUSTEIN, Cerebral spongy degeneration of infancy: a biochemical and ultrastructural study of affected twins. Neurology **22** (1972) 202–210.
BOLTHAUSER, E. and W. ISLER, Computerized axial tomography in spongy degeneration. Lancet 1976/I 1123.
HENN, R., H. GERKEN und H.-R. WIEDEMANN, Über die cerebrale Ödemkrankheit des frühen Kindesalters. Z. Kinderhk. **93** (1965) 277–292.
KALMÜKOWA, L. G., Probleme der Genokopie in der medizinischen Genetik (russisch). In: EFROIMSOW, W. P., Probleme der medizinischen Genetik. Moskau 1970.
KOLMANN, F. W. und E. VÖLZKE. Über die spongiösen Dystrophien des Nervensystems im frühen Kindesalter. I. Die diffuse Form – Typ CANAVAN. Z. Kinderhk. **97** (1966) 222–239.
MAHLOUDJI, M., K. DANESHBOD and M. KARJOO, Familial spongy degeneration of the brain. Arch. Neurol. **22** (1970) 294–298.
SCHMIDT, H., H.-D. ROTT, G. NEUHÄUSER und W. NEUMANN, Spongiöse Hirndystrophie im frühen Kindesalter (Typ CANAVAN-VAN BOGAERT-BERTRAND): Erkrankung von 3 Geschwistern einer nichtjüdischen Familie aus Oberfrancken. Klin. Pädiat. **190** (1978) 580–585.
TAKAI, Y. and G. B. SOLITARE, Infantile spongy degeneration of the central nervous system associated with glycogen storage and markedly fatty liver. J. Neurol. **35** (1972) 11–15.
VAN BOGAERT, L. and I. BERTRAND, Spongy degeneration of the brain in infancy. North Holland Publ. Comp., Amsterdam 1967.
VUIA, O., Congenital spongy degeneration of the brain (VAN BOGAERT-BERTRAND) associated with microcephaly and pontocerebellar atrophy, contribution to the pathology of glial dystrophy of intrauterin origin. Neuropädiatrie **8** (1977) 73–88.

STARGARDT-Syndrom, Makula-Degeneration, juvenile, familiäre

EICHLER, J. und U. HEINE, Kritische Bemerkungen zur Frage der Heredität juveniler Maculadegenerationen. Klin. Monatsbl. Augenheilk. **162** (1973) 818–821.
FRANÇOIS, J., Dégénérescens maculaires juveniles. Arch. Ophthal. **34** (1974) 497–512.
HADDEN, O. B. and J. D. M. GASS, Fundus flavimaculatus and STARGARDT's disease. Amer. J. Ophthal. **82** (1976) 527–539.
MERIN, S. and J. LANDAU, Abnormal findings in relatives of

patients with juvenile hereditary macula degeneration (STARGARDT's disease). Ophthalmologica **161** (1970) 1–10.
PEARCE, W. G., Hereditary macular dystrophy. A clinical and genetic study of two specific forms. Canad. J. Ophthal. **10** (1975) 319–329.

Steatocytoma multiplex

BERENDES, U., Zur Genetik multipler Hauttumoren. I. Multiple Lipomata und Steatocytoma multiplex. Arch. Dermat. Forsch. **242** (1972) 361–371.
HODES, M. E. and A. L. NORIS, Pachyonychia congenita and steatocytoma multiplex. Clin. Genet. **11** (1977) 359–364.
KORN-HEYDT, G. E., Erbliche Aplasien, Hyperplasien und Tumoren. In: JADASSOHN, J., Handbuch. 1966.
MCDONALD, R. M. and W. B. REED, Natal teeth and steatocytoma multiplex complicated by hidradenitis suppurativa. A new syndrome. Arch. Derm. **112** (1976) 1132–1134.
MOLDENHAUER, E. und R. SEIDEL, Ist die Sebozytomatose ein Symptom des JADASSOHN-LEWANDOWSKY-Syndroms? Derm. Mschr. **159** (1973) 540–543.
SCHNYDER, U. W., De la génétique des tumours cutanées. J. Génét. Hum. **21** (1973) 79–84.

STEIN-LEVENTHAL-Syndrom

BORGHI, A., M. MAILLO and G. GUSTI, STEIN-LEVENTHAL syndrome. The possible role of genetic factors in the polycystic ovary syndrome. Acta Genet. Med. **21** (1972) 79–92.
DÖRNER, G., Sexualhormonabhängige Gehirndifferenzierung und Sexualität. Fischer-Verl. Jena 1972.
MAYER, H. G. K., Das STEIN-LEVENTHAL-Syndrom. Wien. Med. Wschr. **124** (1974) 25–28.
MCDONOUGH, P. G., V. B. MAHESH and J. O. ELLEGOOD, Steroid, follicle stimulating hormone and luteinizing hormone profiles in identical twins with polycystic ovaries. Amer. J. Obstet. Gynec. **113** (1972) 1072–1077.
RODKINA, R. A., V. V. ZINKOWSKY, T. I. FOKEEWA und N. M. ASTAFIOWA, Medizinisch-genetische Untersuchung beim STEIN-LEVENTHAL-Syndrom (russisch). Akusch. Ginekol. 1977, 21–24.
VOKAER, R., L'énigmatique syndrome de STEIN-LEVENTHAL. Rev. Franç. Gynéc. **68** (1973) 221–229.
WILROY, R. S. jr., J. R. GIVENS, W. L. WISER et al., Hyperthecosis: an inheritable form of polycystic ovarian disease. Birth Def., Orig. Art. Ser. **11** (1975) 81–85.

Sterilität

GEDDA, L., La genetica della sterilita. Acta Genet. Med. **17** (1968) 543–576.
GRIEVE, J., T. SOMMERVILLE, G. H. SMITH and D. M. PIERCY,

To what extent is male infertility genetically determined? Proc. Roy. Soc. Med. **65** (1972) 300–302.
IMAIZUMI, I., Variability and heritability of human fertility. Ann. Hum. Genet. **33** (1970) 251–259.
LAURENT, C., Z. PAPATHANASSIOU, P. HAOUR et M. COGNAT, Facteurs génétique dans la stérilité masculine. Lyon Méd. **229** (1973) 883–887.
SULOMON, A. und W. GOOR, Diagnose und Therapie der männlichen Fertilitätsstörungen. Therap. Umschau **29** (1972) 266–269.
TRONNIER, H., Die Diagnostik von Fertilitätsstörungen des Mannes in der Praxis. Diagnostik **2** (1968) 40–45.
VASTERLING, H. W., Praktische Spermatologie. Stuttgart 1960.

Steroidsulfatase-Mangel der Plazenta

GANT, N. F., L. MILEWICH, M. E. CALVERT and P. S. MACDONALD, Steroidsulfatase activity in human fetal membranes. J. Clin. Endocrin. **45** (1977) 965–972.
SHAPIRO, L. J., L. COUSINS, A. L. FLUHARTY, R. L. STEVENS and H. KIHARA, Steroid sulfatase deficiency. Pediat. Res. **11** (1977) 894–897.
TABEI, F. and W. L. HEINRICHS, Diagnosis of placental sulfatase deficiency. Amer. J. Obstet. Gynec. **124** (1976) 409–414.

STILLING-TÜRK-DUANE-Syndrom, DUANE-Syndrom

ENGELSTEIN, M., Caz familial se sindrom de retractie a globui ocular. Oftalmologia **14** (1970) 55–60.
GOLDSTEIN, J. H. and D. B. SACKS, Bilateral DUANE's syndrome and congenital upper-limb anomalies. A familial occurrence. Arch. Neurol. **34** (1977) 174–179.
KIRKHAM, T. H., DUANE's syndrome and familial perceptive deafness. Brit. J. Ophthal. **53** (1969) 335–339.
KIRKHAM, T. H., Inheritance of DUANE's syndrome. Brit. J. Ophthal. **54** (1970) 323–329.
OKIHIRO, M. M., T. TASAKI, K. K. NAKANO and B. K. BENNETT, DUANE syndrome and congenital upper-limb anomalies: a familial occurrence. Arch. Neurol. **34** (1977) 174–179.

Stomatozytose

HARRISON, K. L., K. A. COLLINS and H. W. MC KENNEN, Hereditary elliptical stomatocytosis: a case report. Pathology 8 (1976) 307–311.
MENTZER, W. C., W. B. SMITH, J. GOLDSTONE and S.-B. SHOHET, Hereditary stomatocytosis: Membrane and metabolism studies. Blood **46** (1975) 659–669.

Strabismus

AUST, W., Früherkennung und Prophylaxe von Augenfehlern bei Kindern. Präv. Med. **4/5** (1970) 72–78.

BADALJAN, L. O., Wörterbuch der klinischen Genetik (russisch). Moskau 1971.
CROSS, H. F., The heritability of strabismus. Amer. Orthopt. J. **25** (1975) 11–17.
MASH, A. J. and B. E. SPIVEY, Genetic aspects of strabism. Doc. Ophthalmol. **34** (1973) 285–291.
MASH, A. J., J. P. HEGMANN and B. E. SPIREY, Genetic analysis of cover test measures and AC/A ratio in human populations with varying incidences of strabismus. Brit. J. Ophthalmol. **59** (1975) 380–384.
MILLER, M. and E. FOLK, Strabismus associated with craniofacial anomalies. Amer. Orthopt. J. **25** (1975) 27–37.
RICHTER, S., Zur Heredität des Strabismus concomitans. Humangenetik **3** (1967) 235–243.
Dies., Untersuchungen über die Heredität des Strabismus concomitans. Thieme-Verl. Leipzig 1971.
STEVENSON, A. C. and B. C. C. DAVISON, Genetic counselling. London 1970.

STURGE-WEBER-Syndrom

GILLY, R., C. LAPRAS, M. TAMMASI et al., Maladie de STURGE-WEBER-KRABBE. Reflexion a partie de 21 cas. Pédiatrie **32** (1977) 45–64.
KOCH, G., Phakomatosen. In: BECKER, P. E., Humangenetik. Bd. V/1, 1966.
LAGENSTEIN, I. und R. GRÜTTNER, STURGE-WEBER-Syndrom mit isolierter kortikaler Gefäßmißbildung. Klin. Pädiat. **190** (1978) 572–575.

Succinylcholin-Überempfindlichkeit
(Pseudo-) Cholinesterase-Mangel

DAS, P. K., C. KATTINIS, S. HAIDAS and J. LINDELL, Validity of a screening test for typing serum cholesterinesterase variants among Greek pupulation. Hum. Hered. **25** (1975) 429–441.
GIBLETT, E. R., Genetic markers in human blood. Blackwell, London 1969.
GOEDDE, H. W. and H. BAITSCH, Nomenclature of pseudocholinesterase polymorphism. Brit. Med. J. 1964/II 310.
GOEDDE, H. W., H. MUENSCH, H. G. BENKMANN und K. L. SCHOLLER, Succinyldicholin-Empfindlichkeit als Folge genetisch bedingter Serumcholinesterasevarianten. Prakt. Anästh. **11** (1976) 339–349.
HARRIS, H., The principles of human biochemical genetics. London 1971.
LEHMANN, H. and J. LINDELL, Human cholesterase (pseudocholinesterase): genetic variants and their recognition. Brit. J. Anaesth. **41** (1969) 235–244.
MOTULSKY, A. G., Pharmacogenetics. In: Progress in medical genetics. III, New York, London 1964.

PROKOP, O. und G. UHLENBRUCK, Die menschlichen Blut- und Serumgruppen, II. Aufl., Leipzig, 1966.
WHITTAKER, M., Genetic aspects of succinylcholine sensitivity. Anesthesiology **32** (1970) 143–150.

Symphalangie

BASCHEK, V., Stapesfixation und Symphalangie, ein autosomal dominant erbliches Krankheitsbild. Mschr. Ohrenheilk. **57** (1978) 299–304.
ELKINGTON, S. G. and R. G. HUNTSMAN, The TALBOT fingers. A study in symphalangism. Brit. Med. J. 1967/I 407–411.
GLÖDE, J. F. und H. H. SPRENGER, Symphalangismus, Strabismus und Mittelohrmißbildung. Humangenetik **22** (1979) 23–32.
GOLVIN, R. J., G. KIETZER and J. WOLFSON, Stapes fixation and proximal symphalangism. Z. Kinderhk. **108** (1970) 12–16.
KASSNER, E. G., I. KATZ and G. H. QAZI, Symphalangism with metacarpophalangeal fusion and elbow abnormalities. Pediat. Radiol. **4** (1976) 103–107.
LENZ, W. und I. REHMANN, Distale Symphalangie mit Humeroradialsynostose, Karpalsynostosen und Brachyphalangie der Daumen. Z. Orthop. **114** (1976) 202–221.
MCKUSICK, V. A., Symphalangism and deafness. Birth Def., Orig. Art. Ser. **7** (1971) 124–126.
ROSEGGER, H., H. WENDLER und W. NIKA, Erblicher Syndaktylismus. Beobachtungen an einem Neugeborenen und dessen Mutter. Wien. Med. Wschr. **88** (1976) 564–567.
STRASBURGER, A. K., M. R. HAWKINS, R. ELDRIDGE, R. L. HARGRAVE and V. A. MCKUSICK, Symphalangism. Genetic and clinical aspects. Bull. J. Hopkins Hosp. **117** (1965) 108–127.
VASE, P., S. PRYTZ and P. S. PEDERSEN, Congenital stapes fixation, symphalangism and syndactylia. Acta Oto-Laryng. **80** (1975) 394–398.
VENTRUTO, V., R. D. GIROLAMO, B. FESTA et al., Family study of inherited syndrome with multiple congenital deformities: Symphalangism, carpal and tarsal fusion, brachydactyly, craniosynostosis, strabismus, hip osteochondritis. J. Med. Genet. **13** (1976) 394–398.

Syndaktylie

BROWN, P. M., Syndactyly – a review and long term results. Hand. **9** (1977) 16–27.
LÖSCH, G. M., Syndaktylien. Thieme-Verl. Stuttgart 1970.
MCKUSICK, V. A., Mendelian inheritance in man. 5. Aufl. Baltimore 1978.
RAYENER, C. R., Inheritance of syndactyly. Brit. J. Plast. Surg. **25** (1972) 454–456.
RIDLER, M. A. C., R. LAXOVA, K. DEWHURST and P. SALDAÑA-GARCIA, A family with syndactyly type II (synpolydactyly). Clin. Genet. **12** (1977) 213–220.

RUBY, L. and M. J. GOLDBERG, Syndaktyly and polydaktyly. Orthop. Clin. North. Amer. 7 (1976) 361–374.
TEMTAMY, S. A., Genetic factors in hand malformations. Baltimore 1966.
WOOLF, C. M. and D. L. CONE, Problem of sex ratio in cases of type I syndactyly. J. Med. Genet. **14** (1977) 108–113.

Syndrom der partiellen Trisomie des Chromosoms 9

CENTERWALL, W. R., K. S. MILLER and L. M. REEVES, Familial „partial 9p“ trisomy: six cases and four carriers in three generations. J. Med. Genet. **13** (1976) 57–61.
CHYO, H., J. FURUYAMA, N. SUAHARA, Y. OBASHI, H. KIKKOWA and F. IKOMA, Possible intrachromosomal duplication in a case of trisomy 9p. Hum. Genet. **34** (1976) 217–221.
LURIE, J. W., G. J. LAZJUK, D. B. GUREVICH and S. S. USEOV, Genetics of the +9p syndrome. Hum. Genet. **33** (1976) 23–33.
RETHORÉ, M. O., L. LARGET-PIET, D. ABONYI, M. BOESWILLWALD, R. BERGER, S. CARPENTIER, J. CRUVEILLER, B. DUTRILLAUX, J. LAFOURCADE, M. PENNEAU et J. LEJEUNE, Sur quatre cas de trisomie pour le bras court du chromosome 9. Individualisation d'une nouvelle entité morbide. Ann. Génét. **13** (1970) 217–232.

Synostosen von Hand- oder/und Fußwurzelknochen

ALBRECHT, R., Beitrag zum Vorkommen der Synostosen an Hand- und Fußwurzelskelett. Z. Orthop. **105** (1969) 215–235.
PEDERSEN, J. C., J. P. FRYNS, G. CARPENTIER et al., Multiple synostosis syndrome. Eur. J. Pediat. **134** (1980) 273–275.
TEMTAMY, S. A., Genetic factors in hand malformations. Baltimore 1966.
WESIROW, G. und F. BIERMANN, Angeborene und erworbene Synostosen im Handwurzelbereich. Rad. Diagn. **18** (1977) 369–375.

Syringome, Hidradenome

Epitheliale Tumoren der Schweißdrüsen unklarer Ätiologie.
Ein Basisdefekt ist unbekannt.

Krankheitswert:

Erstmanifestation meistens nach dem Pubertätsalter. Multiple stecknadelkopfgroße, gelbbraune gutartige Tumoren der Haut vor allem in der Augenregion, am Hals, der Schlüsselbeingegend und Abdomen. Maligne Entartung sehr selten. Gynäkotropie. Lediglich kosmetische Beeinträchtigung.

Therapiemöglichkeiten:

In störenden Fällen chirurgische Entfernung.

Häufigkeit und Vorkommen:

Mehrere hundert, meist sporadische Fälle und eine große Sippe mit Merkmalsträgern in vier aufeinanderfolgenden Generationen beschrieben.

Genetik:

Beteiligung genetischer Faktoren im Sinne einer dominant vererbten, endokrin mitbedingten Disposition wird angenommen.

Familienberatung:

Familienberaterische Bedenken bestehen nicht.

Syringome, Hidradenome

BADALJAN, L. O., Wörterbuch der klinischen Genetik (russisch). Moskau 1971.
KORN-HEYDT, G. E., Erbliche Aplasien, Hyperplasien und Tumoren. In: JADASSOHN, J., Handbuch. 1966.
LERQUES, B. et S. VERDAGNER, Forme familiale d'hydradenomas éruptives avec localisation atypique. Bull. Soc. Franç. Derm. Syph. **70** (1969) 209–210.
REED, W. B., Genetische Aspekte in der Dermatologie. Hautarzt **21** (1970) 8–16.
YESUDIAN, P. and A. THAMBIAH, Familial syringoma. Dermatologica **150** (1975) 32–35.

Syringomyelie

CARACENI, T. and P. GIOVANNINI, Familial syringomyelia. A report of four cases. Arch. Psychiat. Nervenkr. **224** (1977) 331–340.
KOCH, G., Syringomyelie. In: BECKER, P. E., Humangenetik, Bd. V/1, 1966.
SCHISCHKINA, A. N., Genetische Charakteristik der Syringomyelie (russisch). Ch. Newropat. Psichiat. **69** (1969) 1509–1514.
SIROTKIN, V. M., I. PAZONI and P. I. GIMADEEV, Probable character of the heredity in familial syringomyelia (russisch). Ch. Nevropat. Psichiat. Korsakov. **73** (1973) 831–836.

Tangier-Syndrom, Analphalipoproteinämie

ASSMANN, G., O. SIMANTKE, H. E. SCHEAFER and E. SMOOTZ, Characterization of high density lipoproteins in patients heterozygous for tangier disease. J. Clin. Invest. **60** (1977) 1025–1035.
BALE, P. M., Pathology of Tangier disease. J. Clin. Path. **24** (1971) 609–611.
FREDRICKSON, D. S., R. I. LEVY and R. S. LEES, Fat transport in lipoproteins. An integrated approach to mechanisms and disorders. New. Engl. J. Med. **276** (1967) 94–102.
FUHRMANN, W., Taschenbuch. 1965.

HENDERSON, L. O. and P. N. HERBERT, Abnormal concentration and anomalous distribution apolipoprotein A-I in Tangier disease. Metab. Clin. Exp. **27** (1978) 165–174.
KNAPP, A., Genetische Stoffwechselstörungen. 1970.
KUMMER, H., J. LAISSUE, H. SPIESS, R. PFLUGSHAUPT und U. BUCHER, Familiäre Analphalipoproteinämie (Tangier-Krankheit). Schweiz. Med. Wschr. **98** (1968) 406–412.
LLOYD, J. K., Lipoprotein deficiency disorders. Bristol. Med. Child. J. **84** (1968) 164–173.
LUX, S. E., R. I. LEVY, A. M. GOTTO and D. S. FREDRICKSON, Studies on the defect in Tangier disease. Isolation and characterization of an abnormal high density lipoprotein. J. Clin. Invest. **51** (1972) 2505–2019.
YAO, J. K., P. N. HERBERT, D. S. FREDRICKSON et al., Biochemical studies in a patient with a Tangier-syndrome. J. Neuropathol. Exp. Neurol. **37** (1978) 138–154.

Taubheit; Schwerhörigkeit, zur Ertaubung führend (Tabelle)

ARIAS, S., Inherited congenital profound deafness in a genetic isolate. Birth Def., Orig. Art. Ser. **10** (1974) 230–243.
BOGARD, B. and E. LIEBER, Males with deafness, nasal bone abnormalities and hand contractures in three generations. Birth Def., Orig. Art. Ser. **13**/3 (1977) 226.
BULTSCHUKEJ, V. I., Untersuchungen über die Ursache der Taubheit (russisch). Westn. Otorinolaringol. **39** (1977) 13–15.
CANTWELL, R. J., Congenital sensori-neural deafness associated with onycho-osteo-dystrophy and mental retardation (D.O.O.R. syndrome). Humangenetik **26** (1975) 261–265.
FRENTZ, G., G. EVERBERG and H. C. WULF, Congenital perceptive hearing loss and atopic dermatitis. Acta Oto-Laryng. **82** (1976) 242–244.
PAPARELLA, M. M., D. G. HANSON, K. N. RAO and R. ULVESTAD, Genetic sensorineural deafness in adults. Trans. Amer. Otol. Soc. **63** (1975) 116–129.
SCRIBANU, N. and C. KENNEDY, Familial syndrome with dystonia, neural deafness and possible intellectual impairment: clinical course and pathological findings. Adv. Neurol. **14** (1976) 235–243.

Taubheit bzw. Taubstummheit, angeborene, rezessiv vererbte

ANDERSON, H. and E. WEDENBERG, Identification of normal hearing carriers of gene for deafness. Acta Oto-Laryng. **82** (1976) 245–248.
BRUNEAND, D., L. GAILLARD DE COLLOGNY, M. LAFAY et G. MALPUECH, Bilan d'une consultation d'enfants déficients auditifs au cours des trois dernies années. Aspects génétiques. J. Génét. Hum. **24** Sup. (1976) 199–206.
DAR, H. and S. T. WINTER, A genetic study of familial deafness. Israel J. Med. Sci. **5** (1969) 1219–1226.

FRASER, G. R., Profound childhood deafness. J. Med. Genet. **1** (1964) 118–151.
KONIGSMARK, B. W., Hereditary deafness in man. New Engl. J. Med. **281** (1969) 713–720.
MENGEL, M. C., B. W. KONIGSMARK and V. A. MCKUSICK, Two types of congenital recessive deafness. Eye, Ear, Nose, Throat, Monthly **48** (1969) 301–305.
MORTON, N. E., The mutational load due to detrimental genes in man. Am. J. Hum. Genet. **12** (1960) 348–364.
NANCE, W. E., Genetic counseling for the hearing impairement Audiol. **10** (1971) 222–233.
PROCTOR, C., Diagnosis, prevention and treatment of hereditary sensorineural hearing loss. Laryngoscope **87** (1977) 1–60.
STEVENSON, A. C. and B. C. C. DAVISON, Genetic counselling. London 1970.

Taubheit mit Störungen der Herzfunktion, Syndrom von JERVELL und LANGE-NIELSEN; ROMANO-WARD-Syndrom; QT-Syndrom, pseudohypokaliämisches

ATHANSION, D. J. und P. M. MÜLLER-SEYDLITZ, Weitere Beobachtungen zum JERVELL- und LANGE-NIELSEN-Syndrom. Münch. Med. Wschr. **114** (1972) 1961–1966.
DIEWITZ, M., U. MENNICKEN und H. A. DIEKMANS, Über ein familiäres Syndrom mit QT-Zeit-Verlängerung und synkopalen Anfällen. ROMANO-WARD-Syndrom. Med. Welt **23** (1972) 1377 bis 1378.
FRASER, G. R., P. FROGGATT and T. N. JAMES, Congenital deafness associated with electrocardiographic abnormalities, faiting attacks and sudden death. Quart. J. Med. **33** (1964) 361–385.
FRASER, G. R., P. FROGGATT and T. MURPHY, Genetical aspects of the cardioauditory syndrome of JERVELL and LANGE-NIELSEN (congenital deafness and electrocardiographic abnormalities). Ann. Hum. Genet. **28** (1964) 133–157.
FRIEDMANN, I., G. R. FRASER and P. FROGGATT, Pathology of the ear in the cardio-auditory syndrome of JERVELL and LANGE-NIELSEN (recessive deafness with electrocardiographic abnormalities). J. Laryng. **80** (1966) 451–470.
LÜBBERS, P., Das erbliche Syndrom der QT-Verlängerung mit synkopalen Anfällen. Zschr. Kreislauff. **61** (1972) 907–918.
RUSER, H. R., H. F. HECHT und I. RUSER, ROMANO-WARD-Syndrom. Dtsch. Ges.-Wes. **61** (1972) 907–918.
SÁNCHEZ CASCOS, A., L. SÁNCHEZ HARGNINDEY and P. DE RÁBAGO, Cardioauditory syndromes: Cardial and genetic study of 511 deafmute children. Brit. Heart J. **31** (1969) 26–33.
VACHERON, A., A. HEULIN, A. VANETTI et al., Le syndrome de JERVELL et LANGE-NIELSEN. 13 ans d'evolution de deux cas familiaux. Ann. Méd. Interne **128** (1977) 553–556.
WEINER, C., Synkopale Anfälle und plötzlicher Tod durch Kam-

merflimmern. Eine Variante des JERVELL- und LANGE-NIELSEN-Syndroms? Klin. Pädiat. **187** (1975) 448–460.

Taubheit, sensoneurinale, angeborene

FRASER, G. R., Sex-linked recessive congenital deafness and the excess of males in profound childhood deafness. Ann. Hum. Genet. **29** (1965) 171–196.
KONIGSMARK, B. W., Hereditary deafness in man. New Engl. J. Med. **281** (1963) 713–720.
McRAE, K. N., I. A. UCHIDA and M. LEWIS, Sex-linked congenital deafness. Amer. J. Hum. Genet. **21** (1969) 415–422.
PELLETIER, L. P. and R. B. TANGNAY, X-linked inheritance of sensorineural hearing loss expressed during adolescence. Amer. J. Hum. Genet. **27** (1975) 609–613.

Taubheit, sensoneurinale; progredienter Hörverlust

FARRAR, D. A. T., Dominant hereditary nerve deafness. J. Laryng. Otol. **92** (1978) 243–246.
KONIGSMARK, B. W., Hereditary deafness in man. New Engl. J. Med. **281** (1969) 713–720.
KONIGSMARK, B. W., S. SALMAN, H. HASKINS and M. MENGEL, Dominant midfrequency hearing loss. Ann. Otol. **79** (1970) 42–53.
NANCE, W. E., Genetic counselling for the hearing impairement. Audiol. **10** (1971) 222–223.
PARVING, A., N. J. JOHSEN and S. HOLM-JENSEN, Dominantly inherited lowfrequency hearing loss. Audiology **17** (1978) 165–172.
RAPOPORT, Y. and R. J. RUBEN, Dominant neurosensory hearing loss: genetic, audiometric and histopathologic correlations. Trans. Am. Acad. Ophthalmol. Otolaryngol. **78** (1974) 423–435.
STEVENSON, A. C. and B. C. C. DAVISON, Genetic counselling. London 1970.

Teratom

ASHRAFT, K. W. and T. M. HOLDER, Hereditary presacral teratoma. J. Pediat. Surg. **9** (1974) 692–697.
DAVIDSON, K. C., Hereditary presacral teratoma. J. Amer. Med. Ass. **237** (1977) 2286–2287.
HUNT, P. T., K. C. DAVIDSON, K. W. ASHRAFT and T. M. HOLDER, Radiography of hereditary presácral teratoma. Radiology **122** (1977) 187–191.

Testikuläre Feminisierung, Hairless women, MORRIS-Syndrom, MAXWELL-GOLDBERG-Syndrom

AMRHEIN, J. A., W. J. MEYER III., H. W. JONES jr. and C. J. MIGEON, Androgen insensitivity in man: evidence for genetic heterogeneity. Proc. Natl. Acad. Sci. **73** (1976) 891–894.

BARRETT, C., Testicular feminizing syndrome: report of an affected family. S. Afr. Obstet. Gynaecol. **10** (1972) 34–39.
BOCZKOWSKI, K., Badania klinicze i genetycze w zespole feminizujacyii jader. Ginek. Pol. **40** (1969) 549–557.
DARRAGH, A. and R. LAMBE, The feminizing tests syndrome — a review and four case reports. J. Ir. Med. Ass. **65** (1972) 249–257.
GARDÓ, S., Z. PAPP and A. ARVAY, Incomplete testicular feminization in „half-sisters". Acta Med. Auxol. **3** (1971) 1–7.
LENZ, W., Medizinische Genetik. 1970.
PINSKY, L., M. KAUFMAN, B. LAMBERT, G. FAUCHER and R. ROSENFELD, Male pseudohermaphroditism: diagnosis in cell culture. Can. Med. Ass. J. **116** (1977) 1274–1277.
PROKOWJEWA-BELGOWAKAJA, A. A., Grundlagen der Zytogenetik des Menschen. Akademie-Verl. Berlin 1973.
SCHINDLER, A. M. and J. CSANK-BRASSERT, Late discovery of a case of testicular feminization. J. Med. Genet. **15** (1978) 299–302.
STABILE, M., D. DICESARE, R. ANNIBALLO et al., Studio di una famiglia con feminilisazione testicolare. Quatro soggetti apparatienenti a 3 successive generazioni. Min. Pediatr. **30** (1978) 663 to 668.
STENCHEVER, M. A., A. B. P. NG, G. K. JONES and J. A. JERVIS, Testicular feminization syndrome. Chromosomal, histologic and genetic studies in a large kindred. Obstet. Gynec. **33** (1969) 649 to 657.
WEISE, W., K. ZERNAHLE, U. ROGGE und M. LINK, Beitrag zum Syndrom der testikulären Feminisierung. Zbl. Gynäk. **95** (1970) 353–355.
WINTERBORN, M. H., N. E. FRANCE and S. RAITI, Incomplete testicular feminization. Arch. Dis. Childh. **45** (1970) 811–812.
WITKOWSKI, R., V. STEINBICKER, B. WITTWER und G. DÖRNER. Testikuläre Feminisierung bei einem von zwei genetisch männlichen Zwillingen. Zschr. Inn. Med. **26** (1971) 749–751.

Tetra-X-Frauen; Penta-X-Frauen

BORBOLLA VACHER, L., B. VÁZQUEZ RIÓS, D. POZO LAUZAN y S. ALVAREZ MESA, Síndrome 49,XXXXX. Presentación de un caso. Rev. Cub. Ped. **47** (1975) 491–503.
DWAIN-BLACKSTON, R. and A. T. L. CHEN, A case of 48,XXXX female with normal intelligence. J. Med. Genet. **8** (1972) 230–232.
GARDNER, R. J. M., A. M. O. VEALE, V. E. SANDS and M. D. H. HOLDOWAY, XXXX-syndrome Case report, and a note on genetic counselling and fertility. Humangenetik **17** (1973) 323–330.
GIOVANNUCCI-UZIELLI, M. L., F. TORRICELLI and F. RAGAZZINI, 49,XXXXX syndrome. A case report. Acta Med. Auxol. **9** (1977) 24.
KOZLOWSKI, K., M. HANICKA and Z. GOSCINSKA, X-ray abnormalities in tetra X females. Austral. Radiol. **17** (1973) 189–195.
LARGET-PIET, L., J. RIVRON, P. BAILLIF, J. DUGAY, I. EMERIT, A. LARGET-PIET et J. BERTHELOT, Syndrome 49,XXXXX chez une fille de 5 ans. Ann. Génét. **15** (1972) 115–119.

MULCAHY, M. T. and J. B. STEVENS, Pentasomy of X-chromosome. Lancet 1975/II 1213–1214.
NIELSEN, J., A. HEMMA, F. CHRISTIANSEN and K. RASSMUSSEN, Women with tetra X (48,XXXX). Hereditas **85** (1977) 151–161.
TUMBA, A., J. P. FRYNS, J. TIMMERMAN et H. VAN DEN BERGHE, Le syndrome XXXX. A propos d'un nonveau cas observé de la naissance. Union Med. Can. **104** (1975) 1211–1214.
TUMBA, A., J. P. FRYNS, G. VAN OOTEGHEM et H. VAN DEN BERGHE. Le syndrome 49,XXXXX: á propos d'un nonvean cas. Union. Méd. Can. **106** (1977) 126–230.
WAGENBICHLER, P., E. GOLOB und J. SZILVASSY, Ein Fall von X-Tetrasomie (48,XXXX). Wien. Klin. Wschr. **85** (1973) 5–10.
WALBAUM, R., M. F. VANEVELDE-STAQUET, Ch. LEFEBRE, D. K. GNAMEY, B. DELATTRE et D. LECONTE, Syndrome 48,XXXX chez un nourisson, J. Génét. Hum. **21** (1973) 43–56.
WITKOWSKI, R. und R. ZABEL, Tetrasomie X – Ursache für primäre Amenorrhoe bei einer hochwüchsigen Frau. Dtsch. Ges.-wesen **29** (1974) 193–195.

Thalassämie-Syndrome

BANK, A. and P. A. MARKS, Genetic control of hemoglobin synthesis and the thalassemia syndromes. Med. Clin. North. Amer. **53** (1969) 875–886.
CLEGG, J. B. and D. J. WEATHERALL, Molecular basis of thalassaemia. Brit. Med. Bull. **32** (1976) 262–269.
DREYFUS, J.-C., D. LABIE, M. VILBERT and F. CONCONI, An attempt at demonstrating the existence of a nonsense mutation in β-thalassemia. Europ. J. Biochem. **27** (1972) 291–296.
GARKAWZEWA, P. F., Genealogische und biochemische Untersuchungen der Thalassämie in Mittelasien (russisch). Genetika **8** (1972) 337–367.
GOTTFRIED, E. L., Screening for thalassemia. Amer. J. Clin. Pathol. **65** (1976) 1031–1032.
HARRIS, H., The principles of human biochemical genetics. 1971. Different types of alpha-thalassaemia and significance of haemoglobin BARTS in neonates. Lancet 1970/II 78–80.
HICKS, E. J., W. P. LOH, R. HAMILTON and R. HORTON, Identification of sickle cell and haemoglobin traits in cord blood. Lancet 1977/II 818.
KAN, Y. W., M. S. GOLBUS, R. F. TRECARTIN, R. A. FILLY, C. VALENTI, M. FURBETTA and A. CAO, Prenatal diagnosis of β-thalassaemia and sickle cell anaemia. Experience with 24 cases. Lancet 1977/I 269–271.
KAN, Y. W., M. S. GOLBUS, P. KLEIN and A. M. DOZY, Successful application of prenatal diagnosis in a pregnancy at risk for homozygous β-thalassemia. New Engl. J. Med. **292** (1975) 1096–1099.
KAN, Y. W., A. M. DOZY, H. E. VARMUS, J. M. TAYLOR, J. P. HOLLAND, L. E. LIE-INGO, J. GAMESCEN and D. TODD, Deletion of α-globin genes in haemoglobin-H disease demonstrates multiple α-globin structural loci. Nature **255** (1975) 255–256.

Kan, Y. W., M. S. Golbus and A. M. Dozy, Prenatal diagnosis of α-thalassemia. Clinical applications of molecular hybridization. New Engl. J. Med. **295** (1976) 1165–1167.
Koenig, H. M., T. S. Vedvick, A. M. Dozy, M. S. Golbus and Y. W. Kan, Prenatal diagnosis of hemoglobin H disease. J. Pediat. **92** (1978) 278–281.
Kohne, E. und E. Kleihauer, Häufigkeit und Formen von anomalen Hämoglobinen und Thalassämie-Syndromen in der deutschen Bevölkerung. Klin. Wschr. **52** (1974) 1003–1010.
Lenz, W., Medizinische Genetik. 1970.
Matthews, R. N. and J. Malios, Thalassaemia: a preventive approach. Med. J. Aust. 1976/II 8–10.
Na-Nakorn, S., P. Wasi, M. Pornpatkul and S. N. Pootrakul, Further evidence for a genetic basis of haemoglobin H disease from newborn offsprings of patients. Nature **223** (1969) 59–60.
Orkin, S. H. and D. G. Nathan, The Thalassemias. New Engl. J. Med. **295** (1976) 710–714.
Ottolenghi, S., P. Comi and B. Gigliomi, δβ-thalassemia is due to a gene deletion. Cell **9** (1976) 71–80.
Pressley, L., D. R. Higgs, J. B. Clegg, R. P. Perrine, M. E. Pembrey and D. J. Weatherall, A new genetic basis for hemoglobin-H disease. New Engl. J. Med. **303** (1980) 1383–1388.
Silvestroni, E. and I. Bianco, Screening for microcytemia in Italy: analysis of data collected in the past 30 years. Amer. J. Hum. Genet. **27** (1975) 198–212.
Weatherall, D. J., The genetics of the thalassaemias. Brit. Med. Bull. **25** (1969) 24–29.

Thalidomid-Embryopathie, Contergan-Embryopathie

Lenz, W. und K. Knapp, Die Thalidomid-Embryopathie. Dtsch. Med. Wschr. **87** (1962) 1232–1242.
Wiedemann, H.-R., Zur Frage der derzeitigen Häufung von Gliedmaßen-Fehlbildungen. Med. Mschr. **15** (1961) 816–818.
Quibell, E. B., The thalidomide embryopathy. An analysis from the UK. Practitioner **225** (1981) 721–726.

THIEMANN-Syndrom, THIEMANNsche Erkrankung, Akrodysplasia epiphysaria

Cullen, J. C., Thiemann's disease. Osteochondrosis juvenilis of the basal epiphyses of the phalanges of the hand. Report of two cases. J. Bone Jt. Surg. **52** (1970) 532–534.
Hasegawa, T. und R. A. Pfeiffer, Die Thiemannsche Krankheit. Chir. Prax. **20** (1975/1976) 595–599.
Rubinstein, H. M., Thiemann's disease: a brief reminder. Arthr. Rheum. **18** (1975) 357–360.

Thoraxdystrophie-Polydaktylie-Syndrom MAJEWSKI und SALDINO-NOONAN

BELLONI, C. and G. BELUFF, Short rib-poly-dactyly syndrome, type VERMA-NAUMOFF, Fortschr. Roengenstr. **134** (1981) 431–435.
LOWRY, R. B. and N. WIGNALL, SALDINO-NOONAN short rib – polydactyly dwarfism syndrome. Pediatrics **56** (1975) 121–123.
MAJEWSKI, F., R. A. PFEIFFER, W. LENZ, R. MÜLLER, G. FEIL und R. SEILER, Polysyndaktylie, verkürzte Gliedmaßen und Genitalfehlbildungen: Kennzeichen eines selbständigen Syndroms? Z. Kinderheilk. **111** (1971) 118–138.
MOTEGI, T., M. KUSUNOKI, T. NISHI, T. HAMADA, N. SATO, T. IMAMURA and N. MOHRI, Short rib – polydactyly syndrome. MAJEWSKI type, in two male siblings. Hum. Genet. **49** (1979) 269–275.
NAUMOFF, P., L. W. YOUNG, J. MAZER and A. J. AMORTEGNI, Short rib – polydactyly syndrome type 3. Radiology **122** (1977) 443–447.
PIEPKORN, M., L. E. KARP, D. HICKOK, L. WIEGENSTEIN and J. G. HALL, A lethal neonatal dwarfing condition with short ribs, polydactyly, cranial synostosis, cleft palate, cardiovascular and urogenital anomalies and severe ossification defect. Teratology **16** (1977) 345–350.
RICHARDSON, M. M., A. L. BEAUDET, M. L. WAGNER, S. MALINI, H. S. ROSENBERG and J. A. LUCCI jr., Prenatal diagnosis of recurrence of SALDINO-NOONAN dwarfism. J. Pediat. **91** (1977) 467–471.
SALDINO, R. M. and C. D. NOONAN, Severe thoracic dystrophy with striking micromelia, abnormal osseous development, including the spine, and multiple visceral abnomalities. Amer. J. Roentgenol. **114** (1972) 257–260.
SOMMER, A., A. MULNE and L. CORDERO, The MAJEWSKI syndrome. Birth Def., Orig. Art. Ser. **13**/3B (1977) 257–258.
SPRANGER, J., B. GRIMM, M. WELLER, G. WEISSENBACHER, J. HERRMANN, E. GILBERT and R. KREPLER, Short-rib-polydactyly-(SRP) syndromes, types MAJEWSKI and SALDINO-NOONAN. Z. Kinderheilk. **116** (1974) 73–94.

Thrombasthenie, erbliche GLANZMANN-Syndrom

BAISSEAU, M.-R., R. LEMENN et J. BENTÉGEAT, Megacaryocytes et plaquettes dans les thrombopathies constitutionelles. Nouv. Rev. Hematol. **16** (1976) 427–436.
CACQUERAY-JOIGNY, C., M.-R. BAISSEAU et J. BENTÉGEANY, Essais de dépistage des hétérozygotes pour la thrombasthénie de GLANZMANN. Bord. Méd. **7** (1974) 415–419.
CAEN, J., GLANZMANN thrombasthenia. Clin. Heamatol. **1**/**2** (1972) 383–392.
DECHAVANNE, M., M. LAGARDE and P.-A. BRYON, Thrombocytopathia avec déficit en cyclo-oxygenase. Nouv. Rev. Franç. Hematol. **16** (1976) 421–426.

FARDUNTINOW, C. G. und R. M. IBRAGIMOW, Erbliche hämorrhagische Thrombozytasthenie (russisch). Sow. Med. 8 (1976) 74–77.
HERRMANN, F. H., M. MEYER and E. IHLE, Protein and glycoprotein abnormalities in an unusual subtype of GLANZMANN's thrombasthenia. Haemostasis 12 (1982) 337–344.
LEVY, J.-M., C. STOLL, A. GARDEA et P. BIGEL, Cliniques et génétiques dans la thrombasthenie de GLANZMANN. Nouv. Rev. Franç. Hematol. 16 (1976) 399–406.
PAPAYANNIS, A. G. and M. C. G. ISRAELS, GLANZMANNS disease and trait. Lancet 1970/II 44.
WALLER, H. D. und R. GROSS, Genetische Enzymdefekte als Ursache von Thrombozytopathien. Verh. Ges. Inn. Med. 70 (1964) 476–494.

Thrombopenie-Syndrom, kongenitales,
Thrombopenie-Radiusaplasie-Syndrom

ARMILAGE, J. O., J. C. HOAK, T. E. ELLIOTT and G. L. FRY, Syndrome of thrombocytopenia and absent radii: Qualitatively normal platelets with remission following splenectomy. Scand. J. Haematol. 20 (1978) 25–28.
CORBERAND, J., G. DUTAN, G. DELSOL et P. ROCHICCIOLI, Thrombopénie amégacaryocytaire congénitale avec aplasie radiale. Ann. Pédiat. 23 (1976) 73–78.
GROSS, H., C. GROH und G. WEIPPL, Kongenitale hypoplastische Thrombopenie mit Radiusaplasie. Ein Syndrom multipler Abartungen. Neue Öster. Z. Kinderheilk. 1 (1956) 573.
HAARMANN, M., Zur Klinik und Genetik des Syndroms der Radiusaplasie mit Thrombozytopenie. Inaug. Dis. Münster 1970.
HAARMANN, M., W. LENZ und D. PETERSEN, Radiusaplasie mit Thrombocytopenie. Ein genetisches Syndrom. Ergebn. Inn. Med. 37 (1975) 57–100.
JUIF, J.-G., C. STOLL et R. KORN, Thrombopénie hypoplastique congénitale avec aplasie de radius. Arch. Franç. Pédiat. 29 (1972) 145–150.
MASSON, A., G. CRONMÜLLER, P. ROUSSELOT, D. LUTZ, J. BERGER et E. SCHNEEGANS, La thrombopénie hypoplastique congénitale avec aplasie radiale. Sem. Hôp. 47 (1971) 777–779.
PFEIFFER, R. A., G. MAINTZ and C. HANEKE, Tetraphocomelia and neonatal amegakaryocytic thrombopenia. Humangenetik 17 (1973) 175–178.
VAN EYS, J., Sex linked thrombocytopenia. Birth Def., Orig. Art. Ser. 8 (1972) 145–150.
WITKOWSKI, R., E. IHLE und H. HALLE, Radiusaplasie – Thrombopenie-Syndrom bei der Frau. Zur Frage des genetischen und Geburtsrisikos. Dtsch. Ges.-Wesen 34 (1979) 1221–1224.

Thyroxinbindendes Globulin, Varianten

DUSSAULT, J. H., J. LETARTE, H. GNYDA and C. LABERGE, Serum thyroid hormone and TSH binding concentrations in newborn infants with congenital absence of thyroxine binding globulin. J. Pediat. 90 (1977) 264–265.

FIALKOW, P. J., E. R. GILBERT and B. MUSA, Increased serum thyroxin-binding capacity: Inheritance and linkage relationship. J. Clin. Endocrin. **30** (1970) 66–70.
KÖBBERLING, J., D. EMMRICH, J. HERRMANN, H. L. KRÜSKEMPER und A. VON ZUR MÜHLEN, Eine Familie mit genetisch bedingter Vermehrung des thyroxinbindenden Globulins. Dtsch. Med. Wschr. **97** (1972) 194–196.
REFETOFF, S., N. I. ROBIN and C. A. ALPER, Study of four new kindreds with inherited thyroxine binding globulin abnormalities. Possible mutations of a single gene locus. J. Clin. Invest. **51** (1972) 848–867.
RIVAS, M. L., A. D. MERRIT and L. OLIVER, Genetic variants of thyroxine binding globulin (TBG). Clin. Delineat. Birth Def. X. The endocrine system. 1971.

Tibia-Aplasie, Tibia-Hypoplasie

CLARK, M. W., Autosomal dominant inheritance of tibial meromelia: report of a kindred. J. Bone Joint Surg. **57**A (1975) 262–264.
JONES, D., J. BARNES and G. C. LLOYD-ROBERTS, Congenital aplasia and dysplasia of the tibia with intact fibula. Classification and management. J. Bone Jt. Surg., Ser. B **60** (1980) 31–39.
PFEIFFER, R. A. und M. ROESKAU, Agenesie der Tibia, Fibulaverdopplung und spiegelbildliche Polydaktylie (Diplopodie) bei Mutter und Kind. Z. Kinderhk. **111** (1971) 38–50.
RUSSELL, J. E., Tibial hemomelia: limb deficiency in siblings. Interclinic Inform. Bull. **14** (1975) 9–23.
YUNOWKSY, O., D. AYALA, A. VINCITORIO, H. VIALE, N. SAKATI and W. L. NYHAN, A syndrome of polydactyly-syndactyly and triphalangeal thumbs in three generations. Clin. Genet. **6** (1974) 51–59.

Tibia vara, BLOUNT-Syndrom, Osteochondrosis deformans tibiae

SIBERT, J. R. and P. T. BRAY, Probable dominant inheritance in BLOUNT's disease. Clin. Genet. **11** (1977) 394–396.

Torsions-Dystonie, Dystonia musculorum deformans, ZIEHEN-OPPENHEIM-Syndrom

BUNDEY, S., M. J. G. HARRISON and C. D. MARSDEN, A genetic study of torsion dystonia. J. Med. Genet. **12** (1975) 12–19.
GOUDEMAND, M. et H. PETIT, La dystonie de torsion: Les aspects cliniques, genetiques, therapeutiques (a propos de vingt observations). Lille Med. **21** (1976) 512–525.
HOEFNAGEL, D., F. H. ALLEN jr. and C. FALK, Hereditary dystonia musculorum deformans. Clin. Genet. **1** (1970) 258–262.
KOCH, G., Krankheiten mit vorwiegender Beteiligung des extrapyramidalen Systems. In: BECKER, P. E., Humangenetik, Bd. V/1 1966.

Markowa, E. D., Klinisch-genetische Besonderheiten der Torsions-Dystonie (russisch). In: Schmidt und E. D. Markowa, Probleme der klinischen Neurogenetik. Medizina Moskau 1973.
Stevenson, A. C. and B. C. C. Davison, Genetic counselling. London 1970.
Yanagisawa, N., A. Goto and H. Narabayashi, Familial dystonia musculorum deformans and tremor. J. Neurol. Sci. **16** (1972) 125–136.
Zeman, W., Pathology of the torsion dystonias (dystonia musculorum deformans). Neurology **20** (1970) 79–88.

Tortikollis, Schiefhals

Friedman, H. and J. Mendlewicz, Plasma dopamine-beta-hydroxylase activity in spasmodic torticollis, A sibship study. Neuropsychobiology **7** (1981) 238–242.
Gilbert, G. J., Familial spasmodic torticollis. Neurology **27** (1977) 11–13.
Lipson, E. H. and W. S. Robertson, Paroxysmal torticollis of infancy: familial occurrence. Amer. J. Dis. Child. **132** (1978) 422 to 429.
Steinbrück, K., Der muskuläre Schiefhals. Verh. 64. Tag. Dtsch. Ges. Orthop. Traumatol. Würzburg 1977.

Tränengangsdefekte

Jacobi, K. W., Dacryocystorhinostomie im Kindesalter. Klin. Mbl. Augenhk. **157** (1970) 689–692.
McKusick, V. A., Mendelian inheritance in man. 5. Aufl., Baltimore 1978.
Sorsby, A., Ophthalmic genetics. 2. Aufl., Butterworth, London 1970.

Transsexualismus; Transvestismus (unter Mitarbeit von SCHOTT-Berlin)

Sabalis, R. F., A. Frances, S. N. Appenzeller and W. R. Moseley, The three sisters: transsexual male siblings. Amer. J. Psychiat. **131** (1974) 907–909.
Saldanha, P. H. y L. C. Olazabal, Valor do estudo citogenetico no transsexualismo. Arg. Neuro-Psiquiat. **34** (1976) 251–257.
Videla, E. and N. Progoschin, Female trans-sexualist with abnormal karyotype. Lancet 1976/II 1081.

Tremor, essentieller, erblicher

Banghman, F. A., J. V. Higgins and J. D. Mann, Sex chromosome anomalies and essential tremor. Neurology **23** (1973) 623–625.
Herskovits, E. and W. Blackwood, Essential (familial hereditary) tremor: a case report. J. Neurol. Neurosurg. Psychiat. **32** (1969) 509–511.

Kehrer, H. E., Über hereditären essentiellen Tremor mit Hirnatrophie. Arch. Psychiat. Nervenkr. **207** (1965) 6–22.
Koch, G., Krankheiten mit vorwiegender Beteiligung des extrapyramidalen Systems. In: Becker, P. E., Humangenetik, Bd. V/1 1966.
Neuhäuser, G., R. F. Daly, N. C. Magnelli, R. I. Barreras, R. M. Donaldson jr. and J. M. Opitz, Essential tremor, nystagmus and duodenal ulceration. A „new" dominantly inherited condition. Clin. Genet. **9** (1976) 81–91.
Schachter, M., Contribution a l'étude des tremblements heredofamiliaux et de formes sporadiques („essentielles") de tremblements chez l'enfant et l'adolescent. Pédiatrie **30** (1975) 401–411.
Sutterland, J. M., V. E. Edwards and M. J. Eadie, Essential (hereditary or senile) tremor. Med. J. Aust. 1975/II 44–47.
Tyrer, P. J. and J. Kasriel, Genetic components of physiological tremor. J. Med. Genet. **12** (1975) 162–164.

Tricho-dento-ossäres Syndrom, ROBINSON-MILLER-WORTH-Syndrom, TDO-Syndrom

Melnick, M., E. D. Shields and A. H. El. Kafrawy, Tricho-dento-osseous syndrome: a scanning electron microscopic analysis. Clin. Genet. **12** (1977) 12–27.

Tricho-Rhino-Phalangie-Syndrom I, GIEDION-Syndrom

Camacho, F., M. Armijo, R. Navanjo et F. Dutanto, Le syndrome tricho-rhino-phalangéen (Giedion). Ann. Dermatol. Venerol. **105** (1978) 17–21.
Cruz, M. et J.-M. Frances, Le syndrome tricho-phalangien: Une forme nouvelle de dysostose périphérique. Arch. Franç. Péd. **27** (1970).
Felman, A. H. and J. L. Frias, The trichorhinophalangeal syndrome: study of 16 patients in one family. Amer. J. Roentgenol. **129** (1977) 631–638.
Frisch, H. und W. Vormittag, Tricho-Rhino-Phalangeales Syndrom mit autosomal dominantem Erbgang. Z. Kinderhk. **120** (1975) 141–150.
Fontaine, G., P. Maroteaux, J.-P. Farriaux, J. Richard et B. Roellens, Le syndrome tricho-rhino-phalangien. Arch. Franç. Péd. **27** (1970) 635–647.
Gellis, S. S., M. Feingold and F. C. Henry, Trichorhinophalangeal syndrome. Amer. J. Dis. Child. **124** (1972) 89–90.
Giedion, A., M. Burda, Z. Fruchter, R. J. Gorlin, M. M. Cohen and J. Wolfson, Tricho-rhino-phalangeal syndrome. Amer. J. Dis. Child. **118** (1969) 595–599.
Kozlowski, K., A. Blaim and E. Malolepszy, Tricho-Rhino-Phalangeal syndrome. Austr. Radiol. **16** (1972) 411–416.
Kozlowski, K. and G. Mowbray, Tricho-rhino-phalangeal syndrome with Perthes disease-like changes and coxa vara (report of a case). Aust. Radiol. **23** (1979) 170–172.

McCloud, D. J. and L. M. Solomon, The tricho-rhino-phalangeal syndrome. Brit. J. Dermatol. **96** (1977) 403–405.
Patzer, H., Periphere Dysostosen an den Fingern. Kipra. **32** (1964) 321–325.
Sugiura, Y., M. Shionoya, T. Inone and T. Tsuruta, Tricho-rhino-phalangeal syndrome: report on three unrelated families. Hum. Genet. **21** (1976) 13–22.
Theile, U., Tricho-Rhino-Phalangeal syndrome – a seldom constitutional disorder. Case report. Humangenetik **22** (1974) 267–269.
Giedion, A., M. Burdea, Z. Fruchter, T. Meloni and V. Trosc, Autosomal-dominant transmission of the tricho-rhino-phalangeal syndrome. Report of 4 unrelated families: review of 60 cases. Helv. Paediatr. Acta **28** (1973) 249–259.
Vogtländer, V. und F. Osswald, Tricho-rhino-phalangeal syndrome. Report of a family with 3 affected members. Dermatologica **156** (1978) 34–39.

Trigeminusneuralgie, Tic douloureux, FOTHERGILL-Syndrom, GILLES-DE la TOURETTE-Syndrom (GTS)

Baron, M., E. Shapiro, A. Shapiro and J. D. Rainer, Genetic analysis of Tourette syndrome suggesting major gene effect. Am. J. Hum. Genet. **33** (1981) 767–775.
Daly, R. F. and E. E. Sajor, Inherited tic douloureux. Neurology **23** (1973) 937–939.
Frost, N., J. Feigher and M. A. Schuckit, A family of Gilles de la Tourette syndrome. Dis. Nerv. Syst. **37** (1976) 537–538.
Golden, G. S., Familial occurrence of Tourette syndrome. Clin. Res. **26** (1978) 74.
Johnson, G. G., J. M. Pepple, H. S. Singe and J. W. Littlefield, HGPRT in the Gilles de la Tourette syndrome. New Engl. J. Med. **297** (1977) 339.
Koch, G., Krankheiten mit vorwiegender Beteiligung des extrapyramidalen Systems. In: Becker, P. E., Humangenetik, Bd. V/1 1966.
Murray, T. J., Tourette's syndrome. A treatable tic. Can. Med. Assoc. J. **118** (1978) 1407–1410.
Smirnow, V. A., Ätiologie und Pathogenese der Trigeminus-Neuralgie (russisch). Klin. Med. **50** (1972) 95–98.
Van Woert, M. H., L. C. Yip and M. E. Balis, Purine phosphoribosyltransferase in Gilles de la Tourette syndrome. New Engl. J. Med. **296** (1977) 210–212.
Wassman, E. R., R. Eldridge, S. Abuzzahab and L. Nee, Gilles de la Tourette syndrome: clinical and genetic studies in a Midwestern city. Neurology **28** (1978) 304–307.

Trigonozephalie

HUNTER, A. G. W., N. L. RUDD and H. J. HOFFMANN, Trigonocephaly and associated minor anomalies in mother and son. J. Med. Genet. **13** (1976) 77–79.
KOTTE, W., Trigonozephalie. Pädiat. Prax. **8** (1969) 489–492.
MCKUSICK, V. A. Mendelian inheritance in man. **5.** Aufl. Baltimore 1978.

Trimethadion-Syndrom

GERMAN, J., A. KOWAL and K. H. EHLERS, Trimethadione and human teratogenesis. Teratology **3** (1970) 349–354.
GOLDMAN, A. S. and J. Y. SUMNER, Fetal trimethadione syndrome. Teratology **17** (1978) 103–106.

Trimethylaminurie, Fischgeruch-Syndrom

LEE, C. W. G., J. S. YU, B. B. TURNER and K. E. MURRAY, Trimethylaminuria: fishy odors in children. New Engl. J. Med. **295** (1976) 937–938.

Triosephosphat-Isomerase-Mangel

FREYCON, F., B. LAURAS, F. BOVIER-LAPIERRE, Cl. DORCHE et R. GODDON, Anémie hémolytique congénitale par déficit en triosephosphatisomérase. Pédiatrie **30** (1975) 55–65.
PETERS, J., D. A. HOPKINSON and M. HARRIS, Genetic and nongenetic variation of triosephosphate isomerase isozymes in human tissues. Ann. Hum. Genet. **34** (1973) 297–312.
VALENTINE, W. N., Deficiencies associated with EMBDEN-MEYERHOF pathway and other metabolic pathways. Semin. Hematol. **8** (1971) 348–357.
VIVES CORRONS, J. L., H. RUBINSON SKALA, M. MATEO, J. ESTELLA, E. FELICE and J.-C. DREYFUS, Triosephosphat isomerase deficiency with hemolytic anemia and severe neuromuscular disease. Familial and biochemical studies of a case found in Spain. Hum. Genet. **42** (1978) 171–180.

Triploidie

AL SAADI, A., J. F. JULIAR, J. HARN, A. J. BROUGH, E. V. PERRIN and H. CHEN, Triploidy syndrome. A report on two liveborn (69,XXY) and one stillborn (69,XXX) infants. Clin. Genet. **9** (1976) 43–50.
CHAMBON, A., M. DAVID, C. LAURENT et H. PLAUCHU, La triploidie chez l'enfant. II. Bilan des donneés concernant le génotype et la pathogénie. Pédiatrie **30** (1975) 371–389.
FABER, G., R. WITKOWSKI, U. ZIEGER, K. WEBER und U. WRASSMANN, Die praenatale und postnatale Diagnostik der Triploidie beim Menschen. Arch. Gyn. **102** (1980) 239–241.

GOLBUS, M. S., R. BACHMAN, S. WILTSE and B. D. HALL, Tetraploidy in a liveborn infant. J. Med. Genet. **13** (1976) 329–332.
KUNZE, J., H. D. OLDIGS and M. TOLKSDORF, Identification of the triploid genome by the C-banding method. Europ. J. Pediat. **123** (1976) 111–114.
LEVY, J., P.-A. CHADEYRON et B. FONTY, Avortement spontané et triploidie. Rev. Franç. Gynéc. **67** (1972) 327–342.
MITTWOCH, U., Sex chromatin and the biological effects of triploidy. J. Med. Genet. **14** (1977) 151.
NIEBUHR, E., Triploidy in man. Humangenetik **21** (1974) 103 bis 125.
NIIKAWA, N. and T. KAJII, A triploid human abortus due to dispermy. Humangenetik **24** (1974) 261–264.
SCHINZEL, A., K. HAYASHI, W. SCHMID, B. KNECHT, G. TUSCHY and E. BOTTHAUSER, Triploidie als Ursache von Schwangerschaftsgestose im 2. Trimenon. Arch. Gyn. **218** (1975) 113–123.
SIMPSON, J. L., R. DISCHE, G. MORILLO-CUCCI and C. E. CONNOLLY, Triploidy (69,XXY) in a liveborn infant. Ann. Génét. **15** (1972) 103–106.
ZERGOLLERN, Lj., V. GOREČAN, A. DRAŽANČIĆ, I. DAMJANANOV and V. HITREC, Triploidy — a new syndrome in human medicine. Acta Med. Jugosl. **26** (1972) 93–105.

Triplo-X-Frauen, Polysomie des X-Chromosoms

BAIKIE, A. G., J. A. DARTNALL and J. N. LICHISS, XXY son of a possibly XX/XXX mother. Lancet 1972/I 697–698.
BARR, M. L., F. H. SERGOVICH, D. H. CARR and E. L. SHAVER, The triplo-X female: An appraisal based on a study of 12 cases and a review of the literature. Canad. Med. Ass. J. **101** (1969) 247–258.
DAVIDENKOWA, E. F., D. K. WERLINSKAJA und S. F. TYSJATCHNJUK, Häufigkeit von KLINEFELTER-Syndrom, X-Trisomie und SCHERESCHEWSKI-TURNER-Syndrom in der Bevölkerung in ausgewählten Gruppen (russisch). Sow. Genet. **8** (1974) 1190–1194.
LENZ, W., Medizinische Genetik. 1970.
MUELLER-HENBACH, E., K. L. GARVER and A. M. CIOCCO, Prenatal diagnosis of trisomy X: its implications for genetic counseling. Amer. J. Obstet. Gynec. **127** (1977) 211–212.
PROKOFJEWA-BELGOWSKAJA, A. A., Grundlagen der Zytogenetik des Menschen. Akademie-Verl. Berlin 1973.
ZIZKA, J., P. BALICEK and J. NIELSEN, XXYY son of a triple X mother. Humangenetik **26** (1975) 159–160.

Trisomie 8, Syndrom der

BERNSEN, A. H., K. RASMUSSEN and J. NIELSEN, Trisomy 8 syndrome. Acta Paediat. Scand. **66** (1977) 397–402.
JACOBSEN, P., M. MIKKELSEN and F. ROSLEFF, The trisomy 8 syndrome: report of two further cases. Ann. Génét. **17** (1974) 87–94.

Kosztolanyi, G., E. M. Buhler, P. Elmiger and G. R. Stalder, Trisomy 8 mosaicism. A case report and a proposed list of the clinical features. Eur. J. Pediat. **123** (1976) 293–300.
Rodewald, A., H. Zankl, H. Wischrath and B. Borkowsky-Fehr, Dermatoglyphic patterns in trisomy 8 syndrome. Clin. Genet. **12** (1977) 28–38.
Smith, L. E., B. F. Crandall, H. N. Bass and M. T. Gyepes, The radiographic features of trisomy 8 mosaicism. Clin. Res. **24** (1976) 172–176.

TROISIER-HANOT-CHAUFFARD-Syndrom,
Hämochromatose, primäre, idiopathische

Bannerman, R. M., Genetic defects of iron transport. Fed. Proc. **35** (1976) 2281–2285.
Bomford, A., A. L. W. F. Eddleston, R. Williams, J. R. Balchelor and L. A. Kennedy, Inheritance of idiopathic haemochromatosis. Lancet 1977/II 504.
Brown, M. S. and J. L. Goldstein, New directions in human biochemical genetics: understanding the manifestations of receptor deficiency states. Prog. Med. Genet. **1** (1976) 103–119.
Crosby, W. H., The treatment of hemochromatosis. J. Lousiana State Med. Soc. **122** (1970) 207–210.
Edwards, C. C., M. Carroll, P. Bray and G. E. Cartwright, Hereditary hemochromatosis. Prognosis in siblings and children. New Engl. J. Med. **297** (1977) 743.
Feller, E. R., A. Pont, J. R. Wands, E. A. Carter, G. Foster, I. A. Kourides and K. J. Isselbacher, Familial hemochromatosis. Physiologic studies in the precirrhotic stage of the disease. New Engl. J. Med. **294** (1977) 1422–1426.
Felts, J. H., J. R. Nelson, C. N. Herndon and C. L. Spurr, Hemochromatosis in two young sisters. Case studies and family survey. Ann. Intern. Med. **67** (1967) 117–123.
Gossens, J. P., Idiopathic haemochromatosis: juvenile and familial type: endocrine aspects. Neth. J. Med. **18** (1975) 161–169.
Laurendeau, T., J. E. Hill and G. E. Manning, Idiopathic neonatal hemochromatosis in siblings. An inborn error of metabolism. Arch. Path. **72** (1961) 410–423.
McKusick, V. A., Mendelian inheritance in man. 5. Aufl. Baltimore 1978.
Miller, A., A. Zimelman and M. J. Brauer, A family study of a patient with idiopathic hemochromatosis. Amer. J. Hematol. **2** (1977) 41–46.
Ross, C. E., W. A. Muir and A. B. P. Ng, Hemochromatosis. Pathophysiologic and genetic considerations. Amer. J. Clin. Path. **63** (1975) 179–191.
Rowe, J. W., J. R. Wands, E. Mezey et al., Familial hemochromatosis: characteristics of the precirrhotic stage in a large kindred. Medicine **56** (1977) 197–211.
Saddi, R. and J. Feingold, Idiopathic hemochromatosis: an autosomal recessive disease. Clin. Genet. **5** (1974) 234–241.

Scheinberg, I. H., The genetics of hemochromatosis. Arch. Pathol. **95** (1973) 240–244.
Simon, M., J.-L. Alexandre, M. Bourel, B. le Marec and C. Scordia, Heredity of idiopathic haemochromatosis: A study of 106 families. Clin. Genet. **11** (1977) 327–341.
Sinniah, R., Environmental and genetic factors in idiopathic hemochromatosis. Arch. Intern. Med. **124** (1969) 455–460.

Trypsinogenmangel-Syndrom

Frezal, J. and J. Rey, Genetics of disorders of intestinal digestion and absorption. Adv. Hum. Genet. **1** (1970) 275–336.
Haworth, J. C., B. Hadorn, B. Gourley, A. Prasad and V. Troesch, Intestinal enterokinase deficiency: occurrence in two sibs and age dependency of clinical expression. Arch. Dis. Childh. **50** (1975) 277–282.
Tarlow, M. J., B. Hadorn, M. W. Arthurton and J. K. Lloyd, Intestinal enterokinase deficiency. A newly-recognized disorder of protein digestion. Arch. Dis. Childh. **45** (1970) 651–655.
Townes, P. L., Trypsinogen deficiency and other proteolytic deficiency diseases. Birth Def., Orig. Art. Ser. **8** (1972) 95–101.

Tuberkulose

Comsbock, G. W., Tuberculosis in twins: a re-analysis of the Prophil survey. Amer. Rev. Respir. Dis. **117** (1978) 621–624.
Diehl, K., Die Erbdisposition bei der Tuberkulose. Internist **4** (1963) 400–406.
Minicucci, E., A. Lamberti e M. Brancaccio, La tubercolosi primaria fra fratelli. Arch. Monaldi Tisiol. Mal. Appar. Respir. **27** (1972) 44–50.
Niermann, H., Erbliche Dispositionskrankheiten der Haut. In: Jadassohn, J., Handbuch. 1966.
Stern, C., Grundlagen der Humangenetik. Jena 1968.
Verschuber, O. v., Genetik des Menschen. München, Berlin 1959.
Vogel, F., Lehrbuch der allgemeinen Humangenetik. Berlin, Göttingen und Heidelberg 1961.

Tuberöse Sklerose, BOURNEVILLE-Syndrom, Epiloia

Bundey, S., Genetic factors in neurological disease. Tuberous sclerosis. Proc. Roy. Soc. Med. **64** (1971) 185–187.
Bundey, S. and K. Evans, Tuberous sclerosis: a genetic study. J. Neurol. Psychiat. **32** (1969) 591–595.
Fitzpatrick, T. B., G. Szabo, Y. Hori, A. A. Simone, W. B. Reed and M. H. Greenberg, White leafe-shaped macules. Arch. Derm. **98** (1968) 1–6.
Fois, A., C. A. Pindinelli and R. Berardi, Early signs of tuberous sclerosis in infancy and childhood. Helv. Paediat. Acta **28** (1973) 313–321.

GABREELS, F. J. M. and B. G. A. TERHAAR, Tuberous sclerosis (BOURNEVILLE-PRINGLE disease). Bull. Coord. Com. Biochem. Onderc. Nzr. **9** (1976) 40–44.
HARRIS, J. O., B. L. WALTUCK and E. W. SWENSON, The pathophysiology of the lung in tuberous sclerosis. A case report and literature review. Amer. Rev. Resp. Dis. **100** (1969) 379–387.
JUNG, E. G., Die Hautveränderungen der tuberösen Hirnsklerose. Schweiz. Med. Wschr. **103** (1973) 516–521.
KOCH, G., Genetic aspects of the phakomatoses. In: VINKEN, P. J. and G. W. BRUYN, Handbook of clinical neurology. Amsterdam 1972.
KORN-HEYDT, G. E., Erbliche Aplasien, Hyperplasien und Tumoren. In: JADASSOHN, J., Handbuch. 1966.
LEE, B. C. P. and J. GAWLER, Tuberous sclerosis. Comparison of computed tomography and conventional neuroradiology. Radiology **127** (1978) 769–777.
PERNOD, J., R. E. EFFANTIN, J. FAYOLLE, M. DUMONT et J.-M. ROBERT, Sklérose tubéreuse de BOUNREVILLE – considérations génétiques à-propos d'un cas. Rev. Franç.-Gynécol. **70** (1975) 191–195.
PONSOT, G. et G. LYON, La sclérose tubereuse de BOURNEVILLE. Etude clinique et génétique de 59 observations chez l'enfant. Arch. Franç. Pédiat. **34** (1977) 9–22.
PROMROSE, D. A., Epiloia in twins: a problem in diagnosis and counselling. J. Ment. Defic. Res. **19** (1975) 195–203.
ROTT, H.-D., O. P. HORNSTEIN und A. FLEISCHER-PETERS, Zur genetischen Beratung bei Abortivformen der tuberösen Sklerose. Münch. Med. Wschr. **117** (1975) 1721–1722.
ROTT, H. D., W. HUK und E. MÜLLER, Zerebrale Verkalkungen ohne Krampfanfälle bei einem Patienten mit tuberöser Sklerose. Nervenarzt **53** (1982) 54–55.
TESKE, H.-J., R. HECKEMANN, H. J. MAYER, H. ODENWÄLDER und K. KRAUTZUN, Zum Stellenwert der Röntgendiagnostik bei der tuberösen Sklerose (Morbus BOURNEVILLE). Röfo **129** (1978) 769–777.
WILSON, J. and C. CARTER, Genetics of tuberose sclerosis. Lancet 1978/II 340.
ZORN, W. and M. BARTEL, Pulmonale Veränderungen bei einem Patienten mit PRINGLE-Syndrom. Röfo. **129** (1978) 769–777.

Tyrosinämie I

BÉLANGER, L., M. BÉLANGER et J. LAROCHELLE, Existence d'alpha-1-foétoproteine circulante chez 8 patients souffront de tyrosinémie héréditaire. Notes préliminaires. Union Méd. Can. **101** (1972) 877–878.
GENTZ, J., J. HEINRICH, B. LINDBLAD, S. LINDSTEDT and R. ZETTERSTRÖM, Enzymatic studies in a case of hereditary tyrosinemia with hepatoma. Acta Paediat. Scand. **58** (1969) 393–396.
GRENIOR, A. and C. LABERGE, A modified automated fluorometric

method for tyrosine determination in blood spotted on paper: a mass screening procedure for tyrosinemia. Clin. Genet. Acta **57** (1974) 71–75.
LINDBLAD, B., S. LINDSTEDT and G. STEEN, On the enzymatic defects in hereditary tyrosinemia. Proc. Natl. Acad. Sci. USA **74** (1977) 4641–4645.
LOUIS, W. J., D. D. PITT and H. DAVIES, Biochemical studies in a patient with „tyrosinosis". Aust. N. Z. J. Med. **4** (1974) 281–286.
McKUSICK, V. A., Mendelian inheritance in man. 5. Aufl., Baltimore 1978.
MEHNERT, H. und H. FÖRSTER, Stoffwechselkrankheiten. 1970.
NUTZNADEL, W., P. LUTZ und H. BICKEL, Tyrosinose. Primäre und sekundäre biochemische Veränderungen. Z. Kinderheilk. **113** (1972) 193–204.
SANJURJO, P., J. RODRIGUEZ SORIANO, A. VALLO, F. BILBAO y L. LOVIDÁN, Tirosinemia aguda hereditaria. A propósito de una observación. An. Esp. Pediatr. **9** (1976) 547–552.
TARRIAUX, J. P. et G. FONTAINE, Tyrosinose ou tyrosinémie? Nouv. Presse Méd. 1972/I 338.

Ulcus duodeni, Ulcus ventriculi

FERRANDO, C. J., E. NOGUES P., J. E. ALEGRE M., G. REIG. V. y A. GALAN B., Sobre el factor hereditario en la ulcera duodenal. Un ejemplo clinico: madre y sus tres hijas con ulcera duodenal postbulbar. Rev. Esp. Enferm. Asper. Dig. **52** (1978) 383–394.
FROLKIS, A. V. und E. P. SOMOVA, Genetische Faktoren beim Ulcus ventriculi (russisch). Ter. Arch. **49** (1977) 90–93.
PURI, P. and E. BOYD, Children with duodenal ulcers and their families. Arch. Dis. Childh. **50** (1975) 485–486.
ROTTER, J. I., Genetic aspects of the ulcer disease Campr. Ther. **7/8** (1981) 16–25.
ROTTER, J. I., J. M. GURSKY, I. M. SAMLOFF and D. L. RIMOIN, Peptic ulcer disease: polygenic disorder or genetic heterogeneity? Birth Def., Orig. Art. Ser. **13/3A** (1977) 155–156.
VISKUM, K., Ulcer disease. Dan. Med. Bull. **24** (1977) 213–235.

ULLRICH-FEICHTINGER-Syndrom,

Dyskranio-pygo-phalangie-Syndrom, Status degenerativus Typus Rostockiensis

HÖVELS, O. und F. MÜLLEREISERT, Der „Typus Rostockiensis" als charakteristisches Kombinationsbild multipler Mißbildungen (Polydaktylie, Hypospadie und Mikrognathie). Zschr. Kinderhk. **77** (1955) 454–457.
KUNZE, J., Das ULLRICH-FEICHTINGER-Syndrom. Arch. Kinderhk. **179** (1969) 182–186.
PFEIFFER, R. A. und H. SLAVAYKOFF, Gibt es ein Syndrom nach ULLRICH und FEICHTINGER? Klin. Pädiat. **187** (1975) 176–180.

ULLRICH-TURNER-Syndrom, Gonadendysgenesie-Syndrom, SCHERESCHEWSKIJ-TURNER-Syndrom

AGNIGHA, G., G. BUCHINGER and D. GEKLE, Nierenanomalien bei ULLRICH-TURNER-Syndrome. Klin. Pädiat. **188** (1976) 116–123.
BOCZKOWSKI, K., E. HERMAN and M. JEDRZEJEWSKI, The presence of TURNERS syndrome with 45,X karyotype in two generations. Amer. J. Obstet. Gynecol. **103** (1969) 597–599.
FORABOSCO, A., A. CARRATIN and M. ASSUMA, Male with 45,X karyotype. Clin. Genet. **12** (1977) 97–100.
GILBOA, Y. and T. ROSENBERG, Typical TURNER's syndrome with 45,XO karyotype and normal menstruation. Cytogenetic and histological findings. Helv. Paediat. Acta **30** (1975) 281–288.
HECHT, F. and J. P. MACFARLANE, Mosaicism in TURNER's syndrome reflects the lethality of XO. Lancet 1969/II 1197–1198.
KEATING, J. P., J. L. TERNBERG and R. PACKMAN, Association of CROHN disease and TURNER syndrome. J. Pediat. **92** (1978) 100 to 101.
LAJBOREK-CZYŹ, I., A 45,X woman with a 47,XY, G+ son. Clin. Genet. **9** (1976) 113–116.
MORNEX, R., J. ORGIAZZI, C. LAURANT, C. VALENCOGNE et J. F. MORNEX, Phénotype TURNERien avec menstruations spontanées, caryotype 45,X sur leucocytes et 45,X–47,XXX sur fibroblastes cutanées et ovariens. Ann. Endocrinol. **36** (1975) 357–358.
PARK, E., Radiological anthropometry of the hand in TURNERS syndrome. Amer. J. Phys. Anthrop. **46** (1977) 463–470.
PELZ, L. und R. KELLNER, XO/XY/XXY-Mosaik bei einem Knaben mit ULLRICH-TURNER-Syndrom. Z. Kinderheilk. **99** (1967) 167–174.
PFEIFFER, R. A., B. LAMBERTZ, F. K. FRIEDERISZICK, H. DISTEL, I. H. PAWLOWITZKI. R. NICOLE, K. G. OBER und J. RUCKES, Die nosologische Stellung des XO/XY-Mosaizismus. Arch. Gynäk. **206** (1968) 369–410.
PROKOFJEWA-BELGOWSKAJA, A. A., Grundlagen der Zytogenetik des Menschen. Akademie-Verl. Berlin 1973.
ROSENBLOOM, A. L. and J. L. FRIAS, Oxandrolone for growth promotion in Turner syndrome. Amer. J. Dis. Child. **125** (1973) 385 to 387.
SELLER, M. J., Amniotic fluid alpha-fetoprotein and TURNER's syndrome. Lancet 1977/I 955–956.
STEFFEN, H., U. HEINRICH und W. KATZER, Raumorientierungsstörung und Körperschemairritation bei TURNER-Syndrom-Patientinnen. Z. Kinder-Jugend-Psychiat. **6** (1978) 131–141.
THATCHER, N., A. D. STEPHENS and G. M. BESSER, TURNER's syndrome with coeliac disease, thin bones and abnormal liver function test. Postgrad. Med. J. **49** (1973) 738–740.
WEINREIB, I. J., R. M. FINEMAN and H. M. SPIRO, TURNERS syndrome and inflammatory bowel disease. New Engl. J. Med. **294** (1976) 1221–1222.

UNDRITZ-Anomalie der Leukozyten

BADALJAN, L. O., Wörterbuch der klinischen Genetik (russisch). Moskau 1971.
DAVIDSON, W. M., Inherited variations in leucocytes. Brit. Med. Bull. **17** (1961) 190–195.

Urticaria pigmentosa, Mastozytose, NETTLESHIP-Syndrom

BAZEX, A., A. DUPRÉ, B. CHRISTOL et H. ANDRIEU, Les mastocytoses familiales. Présentation de deux observations. Revue générale. Intérêt nosologique. Ann. Derm. Syph. **98** (1971) 242–260.
GAY, M. W., R. O. NOOJIN and W. H. FINLEY, Urticaria pigmentosa discordant in identical twins. Arch. Derm. **102** (1970) 29–33.
SCHONGUT, L., S. NAGYENYEDI et L. NAGY, Mastocytose généralisée chez les jumeux. Acta Paediat. Acad. Sci. Hung. **9** (1968) 361 à 373.
SELMANOWITZ, V. J. and N. ORENTREICH, Mastocytosis. A clinical genetic evaluation. J. Hered. **61** (1970) 91–103.
SELMANOWITZ, V. J., N. ORENTREICH, C. C. TIANGO and D. J. DEMIS, Uniovular twins discordant for cutaneous mastocytosis. Arch. Derm. **102** (1970) 34–41.
SHAW, J. M., Genetic aspects of Urticaria pigmentosa. Arch. Derm. **97** (1968) 137–138.
VIKSNINS, P. and A. BERLIN, Follicular atrophoderma and basal cell carcinomas. The Bazex syndrome. Arch. Dermatol. **113** (1977) 948–951.
WOLOWITSCH, L. E., Familiäre Urticaria pigmentosa (russisch). Vestn. Derm. Vener. **40** (1966) 75–78.

USHER-Syndrom

ENGLISH, J., USHER's syndrome. The personal, social and emotional implications. Amer. Ann. Deaf. **123** (1978) 359–422.
FORSIUS, H., A. ERIKKSON, A. NUNTILA, B. VAINIO-MUTTILA and U. KRAUSE, A genetic study of three rare retinal disorders. Dystrophia retinae dysacusticus syndrome, X-chromosomal retinoschisis and grouped pigments of the retina. Clin. Delineation of Birth Def. VIII. Eye. Baltimore 1971.
FRASER, G. R., Profound childhood deafness. J. Med. Genet. **1** (1964) 118–151.
HOLLAND, M. G., E. CAMBIE and W. KLOEPFER, An evaluation of genetic carriers of USHER's syndrome. Amer. J. Ophthalmol. **74** (1972) 940–947.
KLOEPFER, H. W., J. K. LAGUAITE and J. W. MCLAURIN, The hereditary syndrome of congenital deafness and retinitis pigmentosa. Laryngoscope **76** (1966) 850–862.
MCLEOD, A. C., F. E. MCCONNELL, A. SWEENEY, M. C. COOPER and W. E. NANCE, Clinical variation in USHER's syndrome. Arch. Otolaryng. **94** (1971) 321–334.

VERNON, M., USHER's syndrome — deafness and progressive blindness. Clinical cases, prevention, theory and literature survey. J. Chron. Dis. **22** (1969) 133—151.

Varicöser Symptomenkomplex, Varicen

BRONDEL, H. et M. GONDRAN, Facteurs prédisposants liés a l'hérédité et a la profession dans la maladie hémorroidaire. Arch. Franç. Mal. Appar. Dig. **65** (1976) 541—550.
HAUGE, M. and J. GUNDERSEN, Genetics of varicose veins of the lower extremities. Hum. Hered. **19** (1969) 573—580.
MATOUŠEK, V. and I. PŘEROVSKÝ. A contribution to the problem of the inheritance of primary varicose veins. Hum. Hered. **24** (1974) 225—235.
NIERMANN, H., Erbliche Dispositionskrankheiten. In: JADASSOHN, J., Handbuch. 1966.

VATER-Assoziation, VACTERL-Assoziation

AUCHTERLONIE, I. A. and M. P. WHITE, Recurrence of the VATER association within a sibship. Clin. Genet. **21** (1982) 122—124.
BAUMANN, W., I. GREINACHER, P. EMMRICH und J. W. SPRANGER, VATER oder VACTERL-Syndrom. Klin. Pädiat. **188** (1976) 328 bis 337.
CORCORAN, R. and G. D. ENTWISTLE, VACTERL congenital malformations and the male fetus. Lancet 1975/I 981—982.
DRANCE, S. M., Oral contraceptives and limb defects. Canad. Med. Ass. J. **112** (1975) 551.
FILIPI, G., The syndrome of polydactyly, imperforate anus and vertebral anomalies. Birth Def., Orig. Art. Ser. 8 (1972) 88—94.
GOLDTSCHMIDT, H. und H. GÖBEL, Familiäres Vorkommen anorektaler Mißbildungen mit Wirbelanomalien. Helv. Paediat. Acta **27** (1972) 361—370.
KAUFMAN, R. L., B. QUINTON and J. L. TERNBERG, Imperforate anus, vertebral anomalies and preaxial limb abnormalities. Birth Def., Orig. Art. Ser. 8 (1972) 85—87.
PÜSCHEL, E. und W. SCHOLZ, Seltenes, komplexes Mißbildungssyndrom bei einem eineiigen Zwillingspaar. Klin. Pädiat. **184** (1972) 295—300.
QUAN, L. and D. W. SMITH, The VATER-association: Vertebral defects, Anal atresia, T.-E. fistula with esophageal atresia, Radial and Renal dysplasia: A spectrum of associated defects. J. Pediat. **82** (1973) 104—107.
SAY, B. D., D. GREENBERG, R. HARRIS et al., The radial dysplasia/imperforate/anus/vertebral anomalities syndrome (the VATER association): Development aspects and eye findings. Acta Paediat. Scand. **66** (1977) 233—235.

Vesiko-ureteraler Reflux, familiärer

ATWELL, J. D., P. L. COOK, L. STRONG and I. HYDE, The interrelationsship between vesico-uretric reflux, trigonal abnormalities

and a bifid pelvicalyceal collecting system: a family study. Brit. J. Urol. **49** (1977) 97–107.
BISSADU, N. K. and J. F. REDAM, Hereditary nephritis associated with vesicouretral reflux and vaginal duplication. Urology **7** (1976) 409–411.
KÖLLERMANN, M. W., H. SCHARF, D. SCHWARKE und H. KLOSTERHALFERN, Familiärer vesico-ureteraler Reflux und familiäre Infektanfälligkeit. Mschr. Kinderhk. **123** (1975) 598–602.
LAVAL, K. U. und P. RAHTERT, Der vesiko-uretero-renale Reflux. Ein vererbbares Leiden? Urologe **15** (1976) 219–222.
MIDDLETON, G. W., S. S. HOWARDS and J. H. GILLENWATER, Sex-linked familiar reflux. J. Urol. **114** (1975) 36–39.
RAMSLEY, P. G., Vesicoureteral reflux and its familial distribution. Brit. Med. J. **1976/I** 151.
WEBER, H.-P., D. EMONS und G. KNÖPFLE, Familiärer vesikouretraler Reflux. Klin. Pädiat. **88** (1976) 109–115.

Vitiligo

BLECHEN, S. S., Disorders of melanin pigmentation. Brit. J. Hosp. Med. **13** (1975) 590–598.
LERNER, A. B., On the etiology of vitiligo and gray hair. Am. J. Med. **51** (1971) 141–145.
LERNER, A. and J. J. NORDLUND, Vitiligo. What is it? Is it important? J. Amer. Med. Ass. **239** (1978) 1183–1187.
MAYENBURG, V., H.-J. VOGT und G. ZIEGELMAYER, Vitiligo bei einem eineiigen Zwillingspaar. Hautarzt **27** (1976) 426–431.
METZKER, A., M. DAVID and E. J. FENERMAN, Vitiligo: a demographic survey. Harefuah **93** (1977) 139–141.
OLLENDORFF-CURTH, H., Mit Pigmentstörungen einhergehende Dermatosen. In: JADASSOHN, J., Handbuch. **1966**.
SEHGAL, V. N., A clinical evaluation of 202 cases of vitiligo. Cutis **14** (1974) 439–445.
VOGEL, F. und H. DORN, Krankheiten der Haut und ihrer Anhangsgebilde. In: BECKER, P. E., Humangenetik, Bd. IV **1964**.

Vogelkopf-Zwergwuchs, Nanozephalie, SECKEL-Syndrom

AMICI, G. e C. RICCIARDI, Sindrome di SECKEL: Contributo clinico. Min. Pediatr. **29** (1977) 2077–2086.
ANOUSSAKIS, Ch., D. LIAKAKOS, N. ZERVOS et Th. KARPATHIOS, Les nanismes congénitaux avec dysmorphie. II — Le nanismes congénital à tête d'oiseau (type VIRCHOW-SECKEL). Pédiatrie **27** (1974) 261–267.
BIXLER, D. and R. M. ANTLEY, Microcephalic dwarfism in sibs. Birth Def., Orig. Art. Ser. **10** (1974) 161–165.
FITCH, N., L. PINSKY and R. C. LACHANCE, A form of bird-headed dwarfism with features of premature senility. Am. J. Dis. Child. **126** (1970) 260–264.
FRYNS, J. P. and H. VAN DEN BERGHE, Familial bird headed dwarfism. Acta Paediat. Belg. **29** (1976) 121–122.

McKusick, V. A., M. Mahloudji, H. M. Abbott, R. Lindberg und O. Kepas, Seckel's bird-headed dwarfism. New Engl. J. Med. **277** (1967) 279–286.
Müller, W., H. Frisch, I. Gassner und J. Kofler, Seckel-Syndrom. Mschr. Kinderheilk. **126** (1978) 454–456.
Sauk, J. J., R. Litt, C. E. Espiritu and J. R. Delaney, Familial bird-headed dwarfism (Seckel's syndrome). J. Med. Genet. **10** (1973) 196–198.
Schoenenberg, H., Seckel-Syndrom. Klin. Pädiat. **188** (1976) 449–454.
Seckel, H. P. G., Bird-headed dwarfs. Studies in developmental anthropology including human proportions. Springfield 1960.

VOGT-Syndrom, Idiopathische doppelseitige Athetose, Status marmoratus

Koch, G., Krankheiten mit vorwiegender Beteiligung des extrapyramidalen Systems. In: Becker, P. E., Humangenetik, Bd. V/1 1966.

Vorhof-Septum-Defekt

Amarasingham, R. and H. A. Fleming, Congenital heart disease with arrhythmia in a family. Brit. Heart J. **29** (1967) 78–82.
Bizarro, R. O., J. A. Callahan, R. H. Feldt, L. T. Kurkland, H. Gordon and R. O. Brandenburg, Familial atrial septal defect with prolonged atrioventricular conduction. A syndrome showing the autosomal dominant pattern of inheritance. Circulation **41** (1970) 677–680.
Bjornstad, P. G., Secundum type atrial septal defect with prolonged PR interval and autosomal dominant mode of inheritance. Brit. Heart. J. **36** (1974) 1149–1154.
Campbell, M., Natural history of atrial septal defect. Brit. Heart. J. **32** ((1970) 820–826.
Emanual, R., K. O'Brien, J. Somerville et al., Association of secundum atrial septal defect with abnormalities of atrioventricular conduction of left axis deviation: genetic study of 10 families. Brit. Heart. J. **37** (1975) 1085–1092.
Fuhrmann, W. und F. Vogel, Genetische Familienberatung. Springer-Verl. Heidelberg, Berlin, New York 1982., **3.** Aufl.
Johannson, B. W. and J. Sievers, Inheritance of atrial septal defect. Lancet 1967/I 1224–1225.
Libshitz, H. I. and K. H. Barth, Familial incidence of atrial septal defect. A report of four siblings and review of the literature. Chest **65** (1974) 56–58.
Pease, W. E., A. Nordenberg and R. L. Ladda, Familial atrial septal defect with prolonged atrioventricular conduction. Circulation **53** (1976) 759–762.
Richter, T. J., W. J. Gallen and D. Z. Friedberg, Familial atrial septal defect in a single generation. Brit. Heart. J. **34** (1972) 198–200.

SANCHES CASCOS, A., Genetics of atrial septal defect. Arch. Dis. Childh. **47** (1972) 581–588.
SCHAEDE, A. und J. RAMACHER, Der Vorhofseptumdefekt vom Sekundum-Typ mit verlängertem AV-Intervall: Ein autosomal dominant vererbbarer Herzfehler. Dtsch. Med. Wschr. **102** (1977) 1552–1554.
SELBY, J. H., F. A. CRAWFORD, D. G. WATSON and P. H. LEHAN, Recent experience with familial occurrence of atrial septal defect. J. Miss. State Med. Assoc. **18** (1977) 167–169.
STEVENSON, A. C. and B. C. C. DAVISON, Genetic counselling. London 1970.
WEIKL, A., H.-D. ROTT und E. LANG, Autosomal dominant vererbter Vorhofseptumdefekt mit Reizleitungsstörungen und Mitralinsuffizienz. Z. Kardiol. **65** (1976) 606–615.

WAARDENBURG-KLEIN-Syndrom, KLEIN-WAARDENBURG-Syndrom

AMINI-ELIHOU, S., Une famille Suisse atteinte du syndrome de KLEIN-WAARDENBURG associée à une hyperkératose palmoplantaire et à une oligophrénie grave. J. Génét. Hum. **18** (1971) 307–363.
ARIAS, S., Genetic heterogeneity in the WAARDENBURG syndrome. Birth Def., Orig. Art. Ser. **7** (1971) 87–101.
ARIAS, S. and M. MOTA, Apparent non-penetrance for dystopia in WAARDENBURGS syndrome type I, with some hints on the diagnosis of dystrophia canthorum. J. Génét. Hum. **26** (1978) 103–131.
GIACONIA, J. P. and S. W. KLEIN, WAARDENBURG's syndrome with bilateral cleft lip. Amer. J. Dis. Child. **117** (1969) 344–348.
HAGEMAN, M. J., Audiometric findings in 34 patients with WAARDENBURGS syndrome. J. Laryngol. Otol. **91** (1977) 575–584.
HAGEMAN, M. J. and J. W. DELLEMAN, Heterogeneity in WAARDENBURG syndrome. Amer. J. Hum. Genet. **29** (1977) 468–485.
MCKUSICK, V. A., Mendelian inheritance in man. 5. Aufl., Baltimore 1978.
RAPP, Y., C. S. BARAF and S. BAXT, WAARDENBURG's syndrome. Arch. Dermatol. **100** (1969) 654–657.
RAPPOPORT, A. S., A coloured family showing features of WAARDENBURGS syndrome. S. Afr. Med. J. **44** (1970) 412–413.
SCHULZE, W. und H. GANZ, Hörstörungen beim WAARDENBURG-Syndrom. HNO **20** (1972) 203–207.
TIMOTHY, J. D., WAARDENBURG's syndrome in two siblings and their parents. Humangenetik **14** (1971) 81–82.

Warfarin-Syndrom, WARKANY-Syndrom

BARR, M. jr. and A. R. BURDI, Warfarin-associated embryopathy in a 17-week old abortus. Teratology **14** (1976) 129–134.
CARSON, M. and M. REID, Warfarin and fetal abnormality. Lancet 1976/I 1127.
HALL, J. G., Warfarin and fetal abnormality. Lancet 1976/I 1127.

WARKANY, J., A Warfarin embryopathy. Amer. J. Dis. Child. **129** (1975) 287—288.
WARKANY, J., Warfarin embryopathy. Teratology **14** (1976) 205—210.

WEILL-MARCHESANI-Syndrom, MARCHESANI-Syndrom, Sphärophakie-Brachymorphie-Syndrom, Dystrophia mesodermalis congenita hereditaria

GORLIN, R. J., P. R. L'HEUREUX and I. SHAPIRO, WEILL-MARCHESANI syndrome in two generations: genetic heterogeneity or pseudodominance? J. Pediat. Ophthal. **11** (1974) 139—144.
LARMANDE, A. et C. JÉZÉGABEL, Le syndrome de MARCHESANI (Étude critique et inquisitions récentes). Ann. Oculist. **204** (1971) 819—832.
MCGAVIC, I. C., WEILL-MARCHESANI syndrome. Brachymorphism and ectopia lentis. Amer. J. Ophthal. **62** (1966) 820—832.
MCKUSICK, V. A., Mendelian inheritance in man. 5. Aufl. Baltimore 1978.
RENNERT, O. M., The MARCHESANI syndrome: A brief review. Amer. J. Dis. Child. **117** (1969) 703—705.
WISE, D., Hereditary disorders in connective tissue. In: JADASSOHN, J., Handbuch. 1966.

WEISMANN-NETTER-Syndrom, Toxopachyosteose, diaphysäre

ALAVI, S. M. and T. E. KEATS, Toxopachyostéose diaphysaire tibiopéronière. WEISMANN-NETTER-syndrome. Amer. J. Roentgenol. Radium Ther. Nucl. Med. **118** (1973) 314—317.
BABEAU, P., J. TIRÉ, P. PRAS et J. J. SERES, Aspects radiocliniques de la toxo-pachyostéose diaphysaire tibio-péronière ou maladie de WEISMANN-NETTER et STUHL. A propos de deux nouvelles observations. J. Radiol. Electrol. Med. Nucl. **58** (1977) 605—608.
HOEFNAGEL, D., Malformation syndromes with mental deficiency. Birth Def., Orig. Art. Ser. **5** (1969) 11—14.

WERNER-Syndrom, Progeria adultorum

FUJIWARA, Y., T. HIGASHIKAWA and M. TATSUMI, A retarded rate of DNA replication and normal level DNA repair in WERNER's syndrome fibroblasts in culture. J. Cell. Physiol. **92** (1977) 365 to 374.
GIBBS, D. D., WERNER's syndrome („Progeria of the adult"). Proc. Roy. Soc. Med. **60** (1967) 135—136.
NORDENSON, I., Chromosome breaks in WERNER's syndrome and their prevention in vitro by radical-scavenging enzymes. Hereditas **87** (1977) 151—154.
STECKER, E. and H. A. GARDNER, WERNER's syndrome. Lancet 1970/II.
TAO, L. C., E. STRECKER and H. A. GARDNER, WERNER's syndrome

and acute myeloid leukemia. C. M. A. Journal **105** (1971) 952 to 954.
WISE, D., Hereditary disorders of connective tissue. In: JADASSOHN, J., Handbuch. 1966.

WIEDEMANN-Syndrom,
Exomphalos-Makroglossie-Gigantismus-Syndrom,
WIEDEMANN-BECKWITH-Syndrom

BEN-GALIM, E., E. GROSS-KIESELSTEIN and A. ABRAHAM, BECKWITH-WIEDEMANN syndrome in a mother and her son. Amer. J. Dis. Child. **131** (1977) 801–803.
BROOME, D. L. and M. G. WILSON, Comprehensive management of BECKWITH syndrome. Birth Def., Orig. Art. Ser. **13**/36 (1977) 226–227.
FORRESTER, R. M., WIEDEMANN-BECKWITH syndrome. Lancet 1973/II 47.
HOOFT, C., F. BOEDTS et K. VAN ACKER, Le syndrome de WIEDEMANN et BECKWITH (Omphalocéle-Macroglossie-Gigantisme). Ann. Pédiat. **45** (1969) 49–56.
IRVING, I. M., „E.M.G." syndrome (exomphalos, macroglossia, gigantism). Proc. Pediat. Surg. **1** (1970) 279–298.
KOSSEFF, A. L., J. HERRMANN and J. M. OPITZ, The WIEDEMANN-BECKWITH syndrome: Genetic considerations and diagnostic signs. Lancet 1972/I 844.
KOSSEFF, A. L., J. HERRMANN, E. F. GILBERT, Ch. VISESKUL, M. LUBINSKY and J. M. OPITZ, Studies of malformation syndromes of man. XXIX: The WIEDEMANN-BECKWITH syndrome. Clinical, genetic and pathogenetic studies of 12 cases. Europ. J. Pediat. **123** (1976) 139–224.
LUBINSKY, M., J. HERRMANN, A. L. KOSSEFF and J. M. OPITZ, Autosomal dominant sex-dependent transmission of the WIEDEMANN-BECKWITH syndrome. Lancet 1974/I 932.
PREVOT, J., D. OLIVE, J. BAUQUET and M. SCHMITT, A case of EMG (exomphalos, macroglossia and gigantism) syndrome with associated renal tumor. J. Pediat. Surg. **12** (1977) 583–585.
REUTER, G., Beitrag zum Exomphalos-Makroglossie-Gigantismus-Syndrom aus chirurgischer Sicht (EMG-Syndrom). Zbl. Chirurg. **99** (1974) 668–672.
SOMMER, A., E. A. CUTLER, B. L. COHEN, D. HARPER and C. BACKES, Familial occurrence of the WIEDEMANN-BECKWITH syndrome and persistent fontanel. Amer. J. Med. Genet. **1** (1977) 59–63.
WARKEN, E. und E. GÖBEL, Ein Fall von Exomphalos-Makroglossie-Gigantismus. Z. Kinderhk. **107** (1969) 238–245.
WIEDEMANN, H.-R., Complexe malformatif familial avec hernie ombilicale et macroglossie — un „syndrome nouveau?" J. Génét. Hum. **13** (1964) 232–233.
WÖCKEL, W., K. SCHEIBNER and A. LAGEMAN, A variant of the WIEDEMANN-BECKWITH syndrome. Eur. J. Pediat. **135** (1981) 319 to 324.

Ders., E. M. G. syndrome. Lancet 1973/II 626–627.
Ders., Exomphalos-Makroglossie-Gigantismus-Syndrom, BERARDINELLI-SEIP-Syndrom und SOTOS-Syndrom – eine vergleichende Betrachtung unter ausgewählten Aspekten. Z. Kinderheilk. **115** (1973) 193–207.

WILDERVANCK-Syndrom,
Cervico-oculo-acusticus-Syndrom

KIRKHAM, T. H., Cervico-oculo-acusticus syndrome with pseudopapilloedema. Arch. Dis. Childh. **44** (1969) 504–508.
MCLAY, K. and A. G. D. MARAN, Deafness and the KLIPPEL-FEIL syndrome. J. Laryng. **83** (1969) 175–184.

v. WILLEBRAND-JÜRGENS-Syndrom, Pseudohämophilie, hereditäre; Thrombopathie, konstitutionelle

BARBUI, T., F. BANDO, N. CIAVARELLA, G. MARIANI, A. CAPITANIO, P. M. MANNUCCI, F. PARENTI and Z. M. RUGGERI, Spectrum of VON WILLEBRAND's disease: a study of 100 cases. Brit. J. Haematol. **35** (1977) 101–112.
BLOOM, A. L. and I. R. PEAKE, Factor VIII and its inherited disorders. Brit. Med. Bull. **33** (1977) 219–224.
BOWIE, E. J. W. and C. A. OWEN, VON WILLEBRAND's disease. Med. Clin. North Am. **56** (1972) 275–284.
COOPER, H. A. and R. H. WAGNER, The defect in hemophilic and VON WILLEBRAND's disease plasmas studied by a recombination technique. J. Clin. Invest. **54** (1974) 1093–1099.
GREEN, D. and J. R. CHEDIAK, VON WILLEBRAND's disease: current concepts. Amer. J. Med. **62** (1977) 315–318.
HEILMEYER, L., G. WINCKELMANN und B. DEUTICKE, Grundriß der Pathophysiologie des Blutes. Fischer-Verl. Jena 1968.
KOWARZYK, H., Genetische Störungen des Blutgerinnungssystems. In: EFROIMSON, W. P., Probleme der medizinischen Genetik (russisch). Moskau 1970.
LENZ, W., Medizinische Genetik. 1970.
SCHOTT, G., Familienstudie über das WILLEBRAND-JÜRGENS-Syndrom Typ B. Z. Ges. Inn. Med. **26** (1971) 566–568.
SULTAN, Y., J. SIMEON and J. P. CAEN, Detection of heterozygotes in both parents of homozygous patients with VON WILLEBRAND's disease. J. Clin. Path. **28** (1975) 309–316.
VELTKAMP, J. J. and VAN TILBURG, Detection of heterozygotes for recessive VON WILLEBRAND's disease by the assay of antihemophilic-factor-like antigen. New Engl. J. Med. **287** (1973) 882–885.

WILMS-Tumor

ALLERTON, S. E., J. W. BEIERLE and D. R. POWARS, WILMS tumor: A birth defect? Birth Def., Orig. Art. Ser. **11** (1975) 323.
BOLANDE, R. P., Congenital and infantile neoplasia of the kidney. Lancet 1974/II 1497–1499.

BOND, J. V., Bilateral WILMS' tumour. Age at diagnosis, associated congenital anomalies, and possible pattern of inheritance. Lancet 1975/II 482—484.
BOND, J. V., WILMS tumour, hypospadias, and cryptorchidism in twins. Arch. Dis. Childh. **52** (1977) 243—245.
BROWN, W. T., S. R. PURANIK, D. H. ALTMAN and H. C. HARDIN jr., WILMS' tumor in three successive generations. Surgery **72** (1972) 756—761.
GUALANDRI, V., R. ROSSI e G. STEFANONI, Il tumore di WILMS: Un caso con familiarita. Minerva Chir. **27** (1972) 218—220.
KAUFMAN, R. L., T. J. VIETTI and C. I. WABNER, WILMS tumor in father and son. Birth Def., Orig. Art. Ser. **10** (1974) 191—193.
LENZ, W., Medizinische Genetik. 1970.
MAEDOWS, A. T., J. L. LICHTENFELD and C. E. KOOP, WILMS' tumor in three children of a woman with congenital hemihypertrophy. New Engl. J. Med. **291** (1974) 23—24.
McINTOSH, T. F., G. T. GINTWOOD, D. J. PARKER and I. M. STRACHAN, Aniridia and WILMS tumour (nephroblastoma). Brit. J. Ophthalmol. **52** (1968) 846—848.
NEIDHARDT, M., WILMS-Tumor und Aniridie — ein genetisch fixiertes Syndrom? Klin. Pädiatr. **184** (1972) 312—317.
RICCARDI, V. M., E. SUJANSKY, A. C. SMITH and U. FRANCKE, Chromosomal imbalance in the aniridia — WILMS' tumor association: 11p interstitial deletion. Pediatrics **61** (1978) 604—610.
WILLICH, E., WILMS-Tumoren. Päd. Prax. **11** (1972) 71—84.

WILSON-Syndrom; hepatozerebrale Degeneration; Linsenkern-Degeneration, familiäre, progressive; WESTPHAL-v. STRÜMPELL-Syndrom (bearbeitet von BIESOLD, Leipzig)

ARIMA, M. and I. SANO, Genetic studies of WILSONS disease in Japan. Birth Def., Orig. Art. Ser. **4** (1968) 54—59.
BACHMANN, H., J. LÖSSNER und D. BIESOLD, Untersuchungen zur WILSONschen Erkrankung in der DDR. Teil I: Genetik und Epidemiologie. Z. Ges. Inn. Med. **34** (1979) 744—748.
BEARN, A. G. and H. G. KUNKEL, WILSON's disease. Ergebn. Inn. Med. Kinderheilk. **7** (1956) 147.
BIESOLD, D. und B. KUNATH, Hepatozerebrale Degeneration „Morbus WILSON" 1. u. 2. Mitt. Dtsch. Ges.-Wes. **34** (1969) 1121 bis 1124, 1169—1173.
COX, D. W., F. C. FRASER and A. SASS KORFSAK, A genetic study of WILSONS disease: evidence for heterogeneity. Amer. J. Hum. Genet. **24** (1972) 646—666.
FEIST, D., H. WESCH und E. SCHMID-RUETER, Frühdiagnose des Morbus WILSON im Kindesalter. Mschr. Kinderhk. **126** (1978) 371—374.
LEVI, A. J., S. SCHERLOCK, P. J. SCHEUER and J. N. COMINGS, Presymptomatic WILSON's disease. Lancet 1967/II 575—579.
RILLEY, S. O., P. M. WEBBER, M. POLLYCOVE and L. SHIPLEY,

Detection of the carrier state of WILSON's disease. Neurology **20** (1970) 1133–1138.
SCOTT, J., J. L. GOLLAN, S. SAMOURIAN and S. SHERLOCK, WILSON's disease, presenting as chronic active hepatitis. Gastroenterology **74** (1978) 645–651.
SOLOMON, L., G. ABRAMS, M. DINNER and L. BERMAN, Neonatal abnormalities with D-penicillamine treatment during pregnancy. New Engl. J-Med. **296** (1976) 54–55.
THOMPSON, W. G., P. St. G. HYSLOP, R. BARR and A. SASS KORTSAK, WILSON's disease: a common liver disorder? Can. Med. Assoc. J. **117** (1977) 45–48.
TOAFF, R. and M. E. TOAFF, Hepatolenticular degeneration (WILSON's disease) and pregnancy. A review and report of a case. Obstet. Gynecol. Surv. **32** (1977) 497–507.
WILDBERGER, H., Zentralvestibuläre Funktionsstörungen bei der WILSONschen Krankheit. Schweiz. Med. Wschr. **100** (1970) 1457 bis 1458.

WILSON-MIKITY-Syndrom, chronisch interstitielle Pneumonie, diffuses Frühgeborenenemphysem

ALEXANDROW, G. und K. SCHREIER, WILSON-MIKITY-Syndrom mit Antikörpermangel-Syndrom. Mschr. Kinderheilk. **118** (1970) 429–431.
CORADELLO, H., E. MELZER und G. SIMBRUNER, WILSON-MIKITY-Syndrom bei Zwillingen. **11** (1976) 326–333.
SOLLIDAY, N. H., J. A. WILLIAMS et al., Familial chronic interstitial pneumonia. Amer. Rev. Resp. Dis. **108** (1973) 193–204.
WEINGÄRTNER, O., Das WILSON-MIKITY-Syndrom. Mschr. Kinderheilk. **116** (1968) 581–582.

WINCHESTER-Syndrom

COHEN, A. H., D. W. HOLLISTER and W. B. REED, The skin in the WINCHESTER syndrome: histologic and ultrastructural studies. Arch. Dermatol. **111** (1975) 230–236.
DER KALOUSTIAN, V. M. and A. K. KURBAN, Genetic diseases of the skin. Springer-Verl. Berlin, Heidelberg, New York 1979, S. 311–312.
HOLLISTER, D. W., D. I. RIMOIN, R. S. LACHMANN, A. H. COHEN and W. B. REED, The WINCHESTER syndrome: a nonlysosomal connective tissue disease. J. Pediat. **84** (1974) 701–709.
NABAI, H., A. H. MEHREGAN, A. MORTEZAI et al., WINCHESTER syndrome: Report of a case from Iran. J. Cutaneous Path. **4** (1977) 281–285.

WISKOTT-ALDRICH-Syndrom

BLAESE, R. M., J. J. OPPENHEIM, R. C. SEEGER and T. A. WALDMANN, Lymphocyte-macrophage interaction in antigen induced in vitro lymphocyte transformation in patients with the WISKOTT-

ALDRICH syndrome and other diseases with anergy. Cell Immunol. 4 (1972) 228–242.
BLAESE, R. M., W. STROBER, R. S. BROWN and T. H. A. WALDMANN, The WISKOTT-ALDRICH-syndrome. Lancet 1968/I 1056 to 1061.
BLAESE, R. M., W. STROBER, A. L. LEVY and T. A. WALDMANN, Hypercatabolism of IgG, IgA, IgM and albumin in the WISKOTT-ALDRICH syndrome. An unique disorder of serum protein metabolism. J. Clin. Invest. **50** (1971) 2331–2338.
COOPER, M. D., Functional deficiency of a B cell subline: Prime immunologic abnormality in the WISKOTT-ALDRICH syndrome? J. Invest. Derm. **67** (1976) 431–434.
JUNG, G. E., Genetik der hämorrhagischen Diathesen. In: JADASSOHN, J., Handbuch. 1966.
KAY, H. E. M., Genetics of immunity deficiency syndromes. J. Med. Genet. **7** (1970) 310–314.
LENZ, W., Medizinische Genetik. 1970.
LEVIN, A. S., L. E. SPITLER, D. P. STILES and H. H. FUDENBERG, WISKOTT-ALDRICH syndrome, a genetically determined cellular immunologic deficiency. Clinical and laboratory responses to therapy with transfer factor. Proc. Nat. Acad. Sci. **67** (1970) 821–828.
MACKIE, R. M., M. J. ALCORN, R. D. STEVENSON et al., WISKOTT-ALDRICH syndrome with partial response to transfer factor. Brit. J. Dermatol. **98** (1978) 567–571.
NEVIN, N. C., The WISKOTT-ALDRICH-syndrome. The detection of carriers. 4. Intern. Congr. Humangenetik. Paris 1971.
SELLERS, W. A. and M. A. SOUTH, WISKOTT-ALRDICH syndrome with 18 year survive. Treatment with transfer factor. Amer. J. Dis. Child. **129** (1975) 622–627.
SPITLER, L. E., A. S. LEVIN, et al. The WISKOTT-ALDRICH syndrome. Results of transfer factor therapy. J. Clin. Invest. **51** (1972) 3216–3224.
WOLFF, J. A., WISKOTT-ALDRICH syndrome. Clinical, immunologic and pathologic observations. J. Pediat. **70** (1967) 221–232.

WOLFF-PARKINSON-WHITE-Syndrom

FUHRMANN, W., Taschenbuch. 1965.
ISAEFF, D. M., J. H. GASTON and D. C. HARRISON, WOLFF-PARKINSON-WHITE-syndrome. J. Amer. Med. Ass. **222** (1972) 449 to 453.
MASSUMI, R. A., Familial WOLFF-PARKINSON-WHITE syndrome with cardio-myopathy. Amer. J. Med. **43** (1967) 951–955.
MØLLER, P., Familial short atrioventricular conduction time (P-R interval). Clin. Genet. **10** (1976) 89–92.
ROSENBERG, H. S., T. KLIMA, D. C. MCNAMARA and R. D. LEACHMAN, Atrioventricular communication in the WOLFF-PARKINSON-WHITE syndrome. Amer. J. Clin. Path. **56** (1971) 79–82.

Wollhaare, Kraushaar, Wooly hairs

BAUGHMAN, T. A., CHANDS: The curly hair — ankyloblepharon-nail dysplasia syndrome. Birth Def., Orig. Art. Ser. **8** (1971) 100—102.
HUTCHINSON, P. E. and E. S. WELLS, Wolly hair. Brit. J. Derm. **89**/Suppl. 9 (1973).
ŠALAMON, T., Vererbung von Haar- und Nagelkrankheiten. In: JADASSOHN, J., Handbuch. 1966.
ŠALAMON, T., Über eine Familie mit Kraushaarigkeit, Hypotrichose und anderen Anomalien. Hautarzt **14** (1963) 540—544.

WOLMAN-Syndrom

BEANDET, A. L., M. H. LIPSON, G. D. FERRY and B. L. NICHOLS, Acid lipase in cultured fibroblasts: cholesterol ester storage disease. J. Lab. Clin. Med. **84** (1974) 54—61.
BURKE, J. A. and W. SCHUBERT, Deficient activity of hepatic acid lipase in cholesterol storage disease. Science **176** (1972) 309 to 310.
KYRIAKIDES, E. C., N. FILIPPONE, B. PAUL, W. GRATTAN and J. A. BALINT, Lipids in WOLMANS disease. Pediatrics **46** (1970) 431—437.
KYRIAKIDES, E. C., B. PAUL and J. A. BALINT, Lipid accumulation and acid lipase deficiency in fibroblasts from a family with WOLMAN's disease, and their apparent correction in vitro. J. Lab. Clin. Med. **80** (1972) 810—816.
LAKE, B. D., Histochemical detection of the enzyme deficiency in blood films in WOLMAN's disease. J. Clin. Path. **24** (1971) 617 to 620.
MARSHALL, W. C., B. G. OCKENDEN, A. S. FOSBROOKE and J. N. CUMINGS, WOLMAN's disease. A rare lipidosis with adrenal calcification. Arch. Dis. Childh. **44** (1969) 331—340.
PATRICK, A. D. and B. D. LAKE, An acid lipase deficiency in WOLMAN's disease. Nature **222** (1969) 1067.
PATRICK, A. D., P. WILLCOX, R. STEPHENS and V. G. KENYON, Prenatal diagnosis of WOLMAN's disease. J. Med. Genet. **13** (1976) 49—51.
SLOAN, H. R. and D. S. FREDERICKSON, Enzyme deficiency in cholesterylester storage disease. J. Clin. Invest. **51** (1972) 1923 to 1925.

Xanthinurie

AUSCHER, C., C. DE PASQUIEN, A. DE GERY, A. WEISSENBACH and F. DELBARRE, Xanthinuria: study of a large kindred with familial urolithiasis and gout. Biomed. Express **27** (1977) 57—59.
CARTIER, P. et J.-L. PERIGNON, Xanthinurie. Nouv. Presse Méd. **7** (1978) 1381—1382.
CHALMERS, R. A., M. JOHNSON, C. PALLIS and R. W. E. WALTA, Xanthinuria with myopathy. With some observations on the

renal handling of oxypurines in the disease. Quart. J. Med. 38 (1969) 493–512.
FRAYHA, R. A., I. S. SALTI, G. I. ABU HAIDAR, U. ALKHALIDI and K. HEMADY, Hereditary xanthinuria and xanthine urolithiasis: An additional 3 cases. J. Urol. **109** (1973) 871–873.
FRAYHA, R. A., I. S. SALTI, A. ARMEONT et al., Hereditary xanthinuria. Report of three patients and short review of the literature. Nephron **19** (1977) 328–332.
KUTTER, D., R. HUMBEL und J. BISDORFF, Biochemische Untersuchungen bei einem typischen Fall von Xanthinurie. Dtsch. Med. Wschr. **95** (1970) 1269–1270.
MEHNERT, H. und H. FÖRSTER, Stoffwechselkrankheiten. 1970.
OLIVER, I., O. SPERLING, U. A. LEBERMAN, M. FRANK and A. DE VRIES, Deficiency of xanthine oxidase activity in colostrum of a xanthinuric female. Biochem. Med. **5** (1971) 297–284.

Xanthomatose, cerebro-tendinäre, Cholestanolose, cerebro-tendinäre

DE JONG, J. G. Y., C. M. VAN GENT and J. W. DELLEMAN, Cerebrotendinous cholestanolosis in relation to other cerebral xanthomatoses. Clin. Neurol. Neurosurg. **79** (1976) 253–272.
FARPOUR, H. and M. MAHLOUDJI, Familial cerebrotendinous xanthomatosis. Arch. Neurol. **32** (1975) 223–225.
SCHREINER, A., G. HOPEN and S. SKREDE, Cerebrotendinous xanthomatosis (Cholestanolosis). Investigations on two sisters and their family. Acta Neurol. Scand. **51** (1975) 405–416.
SETOJUCHI, T., G. SALEN, G. S. TINT and E. H. MOSBACH, A biochemical abnormality in cerebrotendinous xanthomatosis. Impairment of bile and biosynthesis associated with incomplete degradation of the cholesterol side chain. J. Clin. Invest. **53** (1974) 1393–1401.

Xeroderma pigmentosum; Xerodermoid, pigmentiertes

CLEAVER, J. E., Xeroderma pigmentosum: a human disease in which a initial stage of DNA repair is defective. Proc. Natl. Acad. Sci. **63** (1969) 428–435.
CROUZET, M. et J. BERNET, Les mécanismes de réparation de DNA: application au cas du Xéroderma pigmentosum. Bord. Méd. **9** (1976) 1913–1920.
EL-HEFNAWI, H., S. M. SMITH and L. S. PENROSE, Xeroderma pigmentosum — its inheritance and relationship to the ABO blood-group system. Ann. Hum. Genet. **28** (1965) 273–290.
JUNG, E. G., New form of molecular defect in xeroderma pigmentosum. Nature **228** (1970) 361–362.
Ders., E. G., Das pigmentierte Xerodermoid. Ein Defekt der Rekombinations-Erholung von UV-Schäden. Arch. Derm. Forsch. **241** (1971) 33–43.
Ders., Bedeutung und Heterogenität des Syndroms Xeroderma pigmentosum. Hautarzt **24** (1973) 175–179.

Kint, A., R. T'Kint and L. Schuddinck, 5-FU in the treatment of Xeroderma pigmentosum. Arch. Belg. Derm. Syph. **28** (1972) 263–265.
Kraemer, K. H., A. D. Andrews, S. F. Barrett and J. H. Robius, Colony-forming ability of ultraviolet-irradiated xeroderma pigmentosum fibroblasts from different DNA repair complementation groups. Biochim. Biophys. Acta **442** (1976) 147–153.
Kuhnlein, U., E. E. Penhoet and S. Linn, An altered apurinic DNA endonuclease activity in group A and group D xeroderma pigmentosum fibroblasts. Proc. Natl. Acad. Sci. **73** (1976) 1169 to 1173.
Lehmann, A. R., S. Kirk-Bell, C. F. Arlett, M. C. Paterson, P. H. M. Lohman, E. A. de Weerd-Kastelein and D. Bootsma, Xeroderma pigmentosum cells with normal levels of excision repair have a defect in DNA synthesis after UV-irridation. Proc. Natl. Acad. Sci. **72** (1975) 219–223.
Oruso, M., Étude génétique du xeroderma pigmentosum. Schweiz. Rundsch. Med. **49** (1971) 1644–1648.
Ramsey, C. A., T. M. Cottart, S. Blunt, S. A. Pawsey and F. Gianelli, Prenatal diagnosis of xeroderma pigmentosum. Report of the first successful case. Lancet. 1974/II 1109–1112.
Reed, W. B., B. Landing, G. Sugarman, J. E. Cleaver and J. Melnyk, Xeroderma pigmentosum. J. Amer. Med. Ass. **207** (1969) 2073–2079.
Regan, J. D., R. B. Swetlow, M. M. Kaback, R. R. Howell, E. Klein and G. Burgess, Xeroderma pigmentosum: A rapid sensitive method for prenatal diagnosis. Science **174** (1971) 147 to 159.
Schönwald, A. D. and E. Passarge, UV-light induced sister chromatid exchanges in xeroderma pigmentosum lymphocytes. Hum. Genet. **36** (1977) 213–218.
Shan, D. M., M. S. Shan and B. H. Shan, Xeroderma pigmentosum (with review of literature.) Indian J. Derm. Venerol. **35** (1969) 250–252.
Sutherland, B. M. and R. Oliver, Inheritance of photoreactivating enzyme deficiency in human cells. Photochem. Photobiol. **24** (1976) 449–452.
Velhuisen, G. and P. H. Pouwels, Transformation of xeroderma pigmentosum. Lancet 1970/II 529–530.
Zöllner, E. J., W. E. G. Müller, R. K. Zahn, G. Brehm und G. W. Korting, Möglichkeiten zur gezielten Diagnose durch Bestimmung der sauren Desoxyribonukleasen im Urin gesunder Kontrollpersonen und Xeroderma-pigmentosum-Patienten. Klin. Wschr. **49** (1971) 1290–1294.

Xeroderma pigmentosum Typ de SANCTIS und CACCHIONE, Xerodermische Idiotie

Christodorescu, D., M. Alexianu, C. Balaila et al., Xeroderma pigmentosum with mental deficiency and neurological disturb-

ances: De SANCTIS-CACCHIONE's disease. Rev. Roum. Med. Ser. Neurol. Psychiat. **16** (1978) 47–51.
CLEAVER, J. E., Xeroderma pigmentosum: progress and regress. J. Invest. Derm. **60** (1973) 374–380.
DER KALOUSTIAN, V. M., E. A. DE WEERD KASTETAIN et al., The genetic defect in the DE SANCTIS-CACCHIONE syndrome. J. Invest. Derm. **53** (1974) 392–396.
FRIEDMAN, A., Y. NAVEH and S. HAIM, Xerodermic idiocy or the DE SANCTIS-CACCHIONE syndrome. A description of an 8-year-old patient with xeroderma pigmentosum, mental retardation and dwarfism. Clin. Pediat. **12** (1973) 56–58.
HOKKANEN, E., M. IIVANAINEN und O. WALTIMO, Zu den neurologischen Manifestationen des Xeroderma pigmentosum. Dtsch. Z. Nervenheilk. **196** (1969) 206–216.
JUNG, E. G. and K. BANTLE, Xeroderma pigmentosum and pigmented xerodermoid. Birth Def., Orig. Art. Ser. **7** (1971) 125–128.
REED, W. B., B. LANDING, G. SUGARMAN, J. E. CLEAVER and J. MELNYK, Xeroderma pigmentosum. J. Amer. Med. Ass. **207** (1969) 2073–2079.
REED, W. B., G. I. SUGARMAN and R. A. MATHIS, DE SANCTIS-CACCHIONE syndrome: a case report with autopsy findings. Arch. Derm. **113** (19¨7) 1561–1563.

XX-Mann

BARTSCH-SANDHOFF, M., H. SCHADE, W. WIEGELMANN, H. G. SOLBACH und W. SCHULZ, Ein Beitrag zur Genese von XX-Männern. Humangenetik **21** (1974) 245–253.
DE LA CHAPELLE, A., The etiology of maleness in XX men. Hum. Genet. **58** (1981) 105–116.
FROMANTIN, M., D. GAUTIER, B. DIENOT, P. BOISSELIER et A. THABAUT, Le sujet masculin au caryotype XX: Varieté chromosomique du syndrome de KLINEFELTER? Lyon Méd. **230** (1973) 781–784.
KAISER, P., K. GERHARD-RATSCHOW, B. ZABEL and W. GEY, A new case of XX-male (XX/XXY mosaic). Hum. Genet. **39** (1977) 131–137.
KASDAN, R., H. R. NANKIN, P. TROEN, N. WALD and S. PANT, Paternal transmission of malness in XX human beings. New Engl. J. Med. **288** (1973) 539–545.
MCCAROLL, A. M. and H. R. MCCREANOR, The XX male: Two case reports. N. Z. Med. J. **86** (1977) 132–134.
PALUTKE, W. A., Y. CHEN and H. CHEN, Presence of brightly fluorescent material in testes of XX males. J. Med. Genet. **10** (1973) 170–174.
PESCIA, G. and M. JOTTERAND, Possible evidence of X-Y interchange in an XX male. Lancet 1977/I 550.
ROE, T. F. and D. S. ALFI, Ambiguous genitalia in XX male children: report of two infants. Pediatrics **40** (1977) 55–59.

ROMANI, F., A. TERQUEM et J. P. DADOUNÉ, Le testicule chez l'homme 46,XX. A propos d'une observation ultrastructurale. J. Gyn. Obstet. Biol. Repr. **6** (1977) 1049–1059.
SPERLING, K., R. KADEN, K.-E. GILLERT und W. WEISE, Ein Fall von XX/XY-Chimärismus mit normalem männlichen Habitus. Humangenetik **21** (1974) 237–244.
SPERLING, K., R. KADEN and W. HIRSCH, A casuistic contribution to the XX male problem. Humangenetik **17** (1973) 145–154.
TAKAYASU, H., K. KINOSHITA, K. ISURUG, Y. MATSUMOTO, Y. KOMINE and A. TONOMURA, Male hermaphrodite with 46,XX chromosome constitution. Acta Endocrin. **73** (1973) 396–406.
WOLF, U., Genetik der Geschlechtsdifferenzierung. Wien. klin. Wschr. **94** (1982) 303–306.

XXXY-Männer, XXXXY-Männer

GUANTI, G., G. DIBITONTO e F. MARITATO, Caracteristiche del fenotipo 49,XXXXY: descrizione di un caso. Acta Med. Auxol. **9** (1977) 145–146.
KOZLOWSKI, K. and G. B. SOUTTER, XXXXY-syndrome (spura-KLINEFELTER) showing features of spondyloepiphyseal dysplasia. Rad. Diagn. **19** (1978) 457–462.
LEVY, C. L., R. S. SPARKES and H. E. CARLOS, Chromosome banding studies in two patients with XXXXY syndrome. J. Med. Genet. **15** (1978) 301–305.
MOLSKA, I. and H. LECH, 49,XXXXY syndrome in an 1-year-old infant. Klin. Pädiat. **189** (1977) 477–481.
PFEIFER, R. A., H. H. WILKIN, F. MANZ and B. KRIENITZ, Die Chromosomenaberration 48,XXXY. Münch. Med. Wschr. **115** (1973) 594–598.
SCHMIDT, R., M. PAJEWSKI and M. ROSENBLATT, Epiphyseal dysplasia: A constant finding in the XXXY syndrome. J. Med. Genet. **15** (1978) 282–287.
SIMPSON, J. L., G. MORILLO-CUCCI, M. HORWITH, F. H. STIEFEL, F. FELDMANN and J. GERMAN, Abnormalities of human sex chromosomes. VI. Monozygotic twins with the component 48,XXXY. Humangenetik **21** (1974) 301–308.
TENBRINCK, M. S., J. H. BOYD and S. Y. BUCHIN, The chromosome 49,XXXXY syndrome. Report of a case in an adult. Arizona Med. **33** (1976) 546–550.
TERHEGGEN, H. G., R. A. PFEIFFER, H. HANG, M. HERTL, A. DIGGINS und W. SCHÜNKE, Das XXXXY-Syndrom. Bericht über 7 neue Fälle und Literaturübersicht. Z. Kinderheilk. **115** (1973) 209–233.
TUMBA, A., Le phénotype XXXXY: Étude analytique et synthétique à propos de 3 cas personnels et de 67 autres cas de la littératur. J. Génét. Hum. **20** (1972) 9–48.
TUMBA, A., L'influence de l'age parental sur la production de l'anomalie XXXXY. J. Génét. Hum. **22** (1974) 73–97.

VORMITTAG, W. und M. WENINGER, XXXY-KLINEFELTER-Syndrom. Humangenetik 15 (1972) 327–333.
ZIZKA, J., P. BALFCEK, V. JUTTNEROVA and V. SEMECKY, A boy with karyotype 49, XXXXY. Helv. Pediatr. Acta 33 (1978) 20–23.

Yellow-nail-Syndrom, Syndrom der gelben Fingernägel, Xanthonychie

AWERBUCH, M. S., The yellow nail syndrome, bronchiectasis and RAYNAUD's disease. A relationship. Med. J. Aust. 1976/II 829–830.
GRUPPER, Ch. et Y. EDELSON, Syndrome des Yellow-nails (Xanthonychie). Bull. Derm. Symph. 79 (1972) 605–606.
SAMMAN, P. D. and W. F. WHITE, The „Yellow nail" syndrome. Brit. J. Derm. 76 (1964) 153–157.
SCOTT, J., Cardiac infarction and Yellow nail syndrome. Proc. Roy. Soc. Med. 67 (1974) 323.

YY-Syndrom

BERNER, W., Das YY-Syndrom; ein forensisches Problem? Psychiat. Prax. 3 (1976) 71–75.
BRØGGER, A., T. URDAT, F. BRASCH LARSEN and N. J. LAVIK, No evidence for a correlation between behaviour and the size of the Y chromosome. Clin. Genet. 11 (1977) 349–358.
BURICH, N., R. BARR and P. R. L. C. LAM-PO-TANG, Two transsexuals with 47,XYY karyotype. Brit. J. Psychiatr. 133 (1978) 77–81.
GARREY, M. and B. KELLETT, Case studies of three XXYY children. Brit. J. Disorders Commun. 10 (1975) 17–30.
HIENZ, H. A., YY-syndrome forms. Lancet 1969/I 155–156.
HOFFMAN, B. E., Two new cases of XYY-chromosome complement, and a review of the literature. J. Can. Psychiatr. Assoc. 22 (1977) 447–455.
HUNTER, H. and G. QUAIFE, A 48,XYYY male. A somatic and psychiatric description. J. Med. Genet. 10 (1973) 80–82.
KELLERMAN, J., Behavioural treatment of a boy with 47,XYY karyotype. J. Nerv. Ment. Dis. 165 (1977) 67–71.
KOSENOW, W. und R. A. PFEIFFER, „YY-Syndrom". Mschr. Kinderhk. 115 (1967) 24–31.
LEHNIGK, D., R. WITKOWSKI und O. PROKOP, Ein weiterer Beitrag zum Problem XYY mit besonderer Berücksichtigung der Fertilität des Trägers. Der Fall W. Kriminalistik u. For. Wiss. 1972, 91–103.
MURKEN, J.-D., The XYY-syndrome and KLINEFELTER's syndrome. Thieme-Verl. Stuttgart 1973.
NIELSEN, J. and E. NORDLAND, Length of Y chromosome and activity in boys. Clin. Genet. 8 (1975) 291–296.
PFEIFFER, R. A., Der Phänotyp der Chromosomenaberration XYY. Dtsch. Med. Wschr. 91 (1966) 1355–1356.

RIEDLER, M. A. C., R. LAX, M. J. MITCHELL, A. SHAPIRO and P. SALDAÑA-GARCIA, An adult male with XYYY sex chromosomes. Clin. Genet. **4** (1973) 69–77.
SCHOEFLIN, G. S. and W. R. CENTERWALL, 48,XYYY: a new syndrome? J. Med. Genet. **9** (1972) 356–360.
SÖRENSEN, K. and J. NIELSEN, Reactive paranoid psychosis in a 47,XYY male. Acta Psychiat. Scand. **55** (1977) 233–236.
TETTENBORN, U., E. SCHWINGER und A. GROPP, Zur Hodenfunktion bei Männern mit XYY-Konstitution. Meiose und morphologische Befunde. Dtsch. Med. Wschr. **95** (1970) 158–161.
TIMOFEEW, N. N., L. A. PETROW, R. I. KULIKOW, Schizophrenie und schizophrenieartige Symptome beim 47,XYY syndrom (russisch). Ch. Newropat. Psichiat. Korsakow **76** (1976) 1839–1843.
VOVALKA, J., S. A. MEDNICK, J. SERGEANT and L. RASMUSSEN, Electroencephalograms of XYY and XXY men. Br. J. Psychiatr. **130** (1977) 43–47.
WAGENBICHLER, P., W. BERNER, J. GRÜNBERGER, W. SCHNEDL und W. SLUGA, Screening nach dem YY-Syndrom in einer großen Österreichischen Strafanstalt. Wien. Med. Wschr. **126** (1976) 637–639.

Zahnkaries (unter Mitarbeit von ZUHRT-Berlin)

GEDDA, L., G. BRENA and G. ODDI, The chondrogenetics of caries in primary dentition. Acta Genet. Med. Gemellol. **26** (1977) 17–20.
JACKSON, D. and C. G. FATRO, Distribution of symmetric and asymmetric patterns of caries attack in human permanent maxillary incisor teeth: genetic implications. Arch. Oral. Biol. **18** (1973) 189–195.
KLEES, L., Etude critique des theories pathogénétiques de la carie dentaire. Acta Stomatol. Belg. **69** (1972) 17–48.
MØLLER, I. J., Influence of microelements on the morphology of the teeth. J. Dent. Res. **46** (1967) 933–937.
PAYNTER, K. J. and R. M. GRAINGER, Relation of nutrition to the morphology and size of rat molar teeth. J. Canad. Dent. Ass. **22** (1956) 519–523.
ROWE, N. H., S. M. GARN, D. C. CLARK and K. E. GURIE, The effect of age, sex, race, and economic status on dental caries experience of the permanent dentition. Pediatrics **57** (1976) 457 to 461.

Zahnretention, multiple, erbliche, Pseudoanodontie

FUKS, A., A. ROSENMANN and A. CHOSACK, Pseudoanodontia, cranial deformity, blindness, alopecia and dwarfism: a new syndrome. J. Dent. Child **45** (1978) 51–53.
PÖNITZ, W., Ein Beitrag zur multiplen Zahnretention. Dtsch. Stomat. **23** (1973) 347–350.
SHOKEIR, M. H. K., Complete failure of eruption of all permanent teeth: an autosomal dominant disorder. Clin. Genet. **5** (1974) 322–326.

STOELINGA, P. J. W., H. A. DE KOOMEN and G. B. DAVIS, Multiple nonerupting teeth, maxillo-zygomatical hypoplasia and other congenital defects: An autosomal recessive disorder. Clin. Genet. **10** (1976) 222–225.

Zahnschmelzdefckte, Amelogenesis imperfecta

BERKMAN, M. D. and A. SINGER, Demonstration of the Lyon hypothesis in X-linked dominant hypoplastic amelogenesis. Birth Def., Orig. Art. Ser. **7** (1971) 204–209.
CASSESE, M., A. GRULLIERO, G. DI NAPOLI e V. VENTRUTO, Su un ceppo familiare di amelogenesi imperfetta del tipo ipoplastico ad ereditarieta X-linked dominante. Minerva Stomatol. **25** (1976) 89–94.
CHABORA, A. J., M. D. BERKMAN, S. L. HOROWITZ and H. I. NAHORN, Hereditary hypocalcified amelogenesis imperfecta. Pedigree analysis. Oral. Surg. Path. **33** (1972) 922–925.
LENZ, W., Medizinische Genetik. 1970.
LICHTENSTEIN, J. R., R. W. WARSON, R. J. JORGENSEN and V. A. MCKUSICK, The trichodénto-osseous (TDO) syndrome. Amer. J. Hum. Genet. **24** (1972) 569–582.
MCKUSICK, V. A., Mendelian inheritance in man. 5. Aufl. Baltimore 1978.
MOYNAHAN, E. J., Xte syndrome (xeroderma, talipes, enamel defect): A new heredo-familial syndrome: two cases, homozygous inheritance of a dominant gene. Proc. Roy. Soc. Med. **63** (1970) 447–449.
SHOKEIR, M. H. K., Hereditary enamel hypoplasia. Clin. Genet. **2** (1971) 387–491.
WINTER, G. B. and A. H. BROOK, Enamel hypoplasia and anomalies of the enamel. Dent. Clin. N. Amer. **19** (1975) 3–24.
WINTER, G. B., K. W. LEE and N. W. JOHNSON, Hereditary amelogenesis imperfecta. A rare autosomal dominant type. Brit. J. Dent. **127** (1969) 157–164.
WITKOP, C. J., Genetic disease of the oral cavity. In: TIEDKE, R. J., Oral pathology. New York 1965.
Ders., Partial expression of sexlinked recessive amelogenesis imperfecta in femals compatible with the Lyon hypothesis. Oral. Surg. **23** (1967) 174–182.
WITKOP, C. J., L. J. BREARLEY and W. C. GENTRY, Hypoplastic enamel, onycholysis, and hypohidrosis as an autosomal dominant trait. Oral. Surg. **39** (1975) 71–86.

Zahnunterzahl, Anodontie, Oligodontie, Hypodontie

BAUM, B. J. and M. M. COHEN, Studies in agenesis in the permanent dentition. Amer. J. Phys. Anthropol. **35** (1971) 125–128.
BUROW, M. J. and L. J. GREEN, Hypodontia in human twins and families. Amer. J. Orthodont. **60** (1971) 165–174.
ERPENSTEIN, H. und R. A. PFEIFFER, Geschlechtsgebunden-dominant erbliche Zahnunterzahl. Humangenetik **4** (1967) 280–293.

Hudson, C. D. and C. J. Witkop jr., Autosomal dominant hypodontia with nail dysgenesis. Report of twenty-nine cases in six families. Oral Surg., Oral Med., Oral Path. **39** (1975) 409–423.
Huskins, C. L., On the inheritance of an anomaly of human dentition. J. Hered. **21** (1930) 279–282.
Miller, N. S., Inheritance of a peculiar type of hypodontia. Acta Genet. Med. Gemellol. **24** (1975) 323–324.
Muller, T. P., I. N. Hill, A. C. Petersen and J. R. Blayney, A survey of congenitally missing permanent teeth. J. Amer. Dent. Ass. **81** (1970) 101–107.
Schulze, Chr., Anomalien, Mißbildungen und Krankheiten der Zähne, des Mundes und der Kiefer. In Becker, P. E., Humangenetik. Bd. II, 1964.
Suarez, B. K. and M. A. Spence, The genetics of hypodontia. J. Dent. Res. **53** (1974) 781–785.

ZINSSER-ENGMAN-COLE-Syndrom, Dyskeratosis congenita

Barriere, H., Dyskératose congénitale avec thrombopénie. Les relations avec l'anémie de Fanconi, Sem. Hôp. Paris. **46** (1970) 3083–3087.
Burgdorf, W., K. Kurvink and J. Cervenka, Sister chromatid exchange in dyskeratosis congenita lymphocytes. J. Med. Genet. **14** (1977) 256–257.
Ortega, J. A., V. L. Swanson, B. H. Landing and G. D. Hammond, Congenital dyskeratosis. Zinsser-Engman-Cole syndrome with thymic dysplasia and aplastic anemia. Amer. J. Dis. Child. **124** (1972) 701–704.
Sirinavin, C. and A. A. Trowbridge, Dyskeratosis congenita: clinical features and genetic aspects. Report of a family and review of the literature. J. Med. Genet. **62** (1975) 339–354.
Sorrow, J. M. and J. Hitch, Dyskeratosis congenita: First report of its occurrence in a female and review of the literature. Arch. Derm. **88** (1963) 340–347.
Wald, C. and H. Diner, Dyskeratosis congenita with associated periodontal disease. Oral. Surg. **37** (1974) 736–744.
Wise, D., Hereditary disorders of connective tissue. In: Jadassohn, J., Handbuch. 1966.

Zöliakie, HEUBNER-HERTER-Syndrom

David, T. J. and A. B. Ajdukiewicz, A family study of coeliac disease. J. Med. Genet. **12** (1975) 79–82.
Gardiner, A. J., K. J. Mutton and J. A. Walker Smith, A family study of coeliac disease. Aust. Paediat. J. **9** (1973) 18–24.
Grüttner, R. und Th. Lücking, Moderne Aspekte zur Pathogenese und Diagnose der Coeliakie. Jahrest. Ges. Pädiat. Dresden 1972.
Lord, C. and G. A. Mac Gregor, Coeliac disease in identical twin infants. Postgrad. Med. J. **57** (1981) 658–659.

Rossipal, E., Nachweis von präzipitierenden Antikörpern gegen wäßrige Mehlextrakte bei Cöliakie. Z. Kinderheilk. **110** (1971) 188.
Shmerling, D. H. und S. M. Zimmerli-Häring, Die floride Zöliakie. Untersuchungsergebnisse bei 88 Patienten zwischen 1963 und 1969. Helv. Paediat. Acta **26** (1971) 565–584.
Stokes, P. L., P. Asquith and W. T. Cooke, Genetics of coeliac disease. Clin. Gastroenterol. **2** (1973) 547–556.
Stokes, P. L., R. Ferguson, G. K. T. Holmes and W. T. Cooke, Familial aspects of coeliac disease. Quart. J. Med. **45** (1976) 567 to 582.

ZOLLINGER-ELLISON-Syndrom

Bernardes, P., A. Bonnefond, E. Martin et J. Bonfils, Syndrome de Zollinger-Ellison avec tumeur endocrine carcinoide insulaire de siege vésiculaire primitif. Arch. Franç. Mal. Appar. Dig. **61** (1972) 759–766.
Friesen, S. R., R. N. Schimke and A. G. E. Pearse, Genetic aspects of the Z-E-syndrome. Prospective studies in two kindreds; antral gastrin cell hyperplasia. Ann. Surg. **176** (1972) 370–383.
Jones, B. S., J. J. O'Hagan, D. N. Pheyr and E. Sheveile, A case of the Zollinger-Ellison syndrome associated with hyperplasia of salivary and Brunner's glands. Gut **11** (1970) 837–839.
Lamers, C. B., F. Stadil and J. H. Tongreen, Prevalence of endocrine abnormalities in patients with Zollinger-Ellison syndrome and in their families. Amer. J. Med. **64** (1978) 607–612.

Zwerchfellagenesie, Diaphragmaagenesie, unilaterale, Zwerchfelldefekte

Chatrath, R. R., Fate of hypoplastic lungs after repair of congenital diaphragmic hernia. Arch. Dis. Childh. **115** (1971) 633–646.
Daentl, D. L. and E. Passarge, Familial agenesis of the diaphragm. Birth Def., Orig. Art. Ser. **8** (1972) 24–26.
David, T. J., Diaphragmatic hernia in the South-West of England. J. Med. Genet. **13** (1976) 253–262.
Fitch, N., H. Srolovitz, Y. Robitaille and F. Guttman, Absent left hemidiaphragm, arhinencephaly and cardiac malformations. J. Med. Genet. **15** (1978) 399–401.
Grmoljez, P. E. and J. E. Lewis jr., Congenital diaphragmatic hernia. Bochdalek type. Amer. J. Surg. **132** (1976) 744–746.
Harberg, F. J., D. Meagher, S. Wetschler and F. Harris, Congenital anomalies of the diaphragm: Personal experience with thirty five consecutive cases. Amer. J. Surg. **132** (1976) 747–748.
Jensen, M. und H. C. Altrogge, Familiäre Diaphragmaagenesie. Mschr. Kinderheilk. **119** (1971) 609–610.
La Maree, B., H. Bracq, J.-N. Le Freche et J.-M. Babut, Le conseil génétique dans une forme familiale de hernie diaphragmatique. Ouest. Méd. **30** (1977) 367–370.
Lilly, J. R., M. Paul and S. B. Rosser, Anterior diaphragmic

hernia: familial presentation. Birth Def., Orig. Art. Ser. **10** (1974) 257–258.
Mc Credie, J. and I. S. Reid, Congenital diaphragmatic hernia associated with homolateral upper limb malformation: A study of possible pathogenesis in four cases. J. Pediat. **92** (1978) 762–765.
Passarge, E., H. Halsey and J. German, Unilateral agenesis of the diaphragm. Humangenetik **5** (1968) 226–230.
Ten Kate, L. P. and G. J. P. A. Anders, Unilateral agenesis of the diaphragm. Humangenetik **8** (1970) 366–367.
Thomas, M. P., L. M. Stern and L. L. Moris, Bilateral congenital diaphragmatic clefts in two siblings. J. Pediat. Surg. **11** (1976) 465–467.
Woolley, M. M., Congenital posterolateral diaphragmatic hernia. Surg. Clin. N. Amer. **56** (1976) 317–327.

Zwergwuchs, akromesomeler

Beighton, P., Autosomal recessive inheritance in the mesomelic dwarfism of Campailla and Martinelli. Clin. Genet. **5** (1974) 363–367.
Hunter, A. G. W. and M. W. Thompson, Acromesomelic dwarfism: description of a patient and comparison with previously reported cases. Hum. Genet. **34** (1976) 107–113.
Langer, L. O. jr., R. K. Beals, I. L. Solomon, P. A. Bard, E. M. Rissman, J. G. Rogers, J. P. Dorst, J. G. Hall, R. S. Sparkes and E. A. Franken jr., Acromesomelic dwarfism: manifestations in childhood. Am. J. Med. Genet. **1** (1977) 87–100.
Pfeiffer, R. A., Akromesomeler Zwergwuchs. Röfo **125** (1976) 171–173.

Zwergwuchs, diastrophischer, LAMY-MAROTEAUX-Syndrom

Gidlecki, Z., P. Delattre et P. Morell, Une nouvelle observation de nanism diastrophique. Lille Méd. **18** (1973) 1135–1139.
Hollister, D. W. and R. S. Lachman, Diastrophic dwarfism. Clin. Orthop. **114** (1976) 61–69.
Kozlowski, K. and A. Barylak, Diastrophic dwarfism. Aust. Radiol. **18** (1974) 398–406.
Kozlowski, K. i C. Szmigiel, Karlowatose wykrzywiajaca u niemowlecia (opis przypadku). Pol. Przegl. Radiol. Med. Nukl. **35** (1971) 1–8.
Langer, L. O. jr., Diastrophic dwarfism in early infancy. Amer. J. Roentgen. **93** (1965) 399–404.
Ludescher, E., Über einen Fall von diastrophischem Zwergwuchs. Wien. Klin. Waschr. **81** (1969) 716–719.
Marx, H., Der diastrophische Zwergwuchs. Mschr. Kinderheilk. **120** (1972) 51–55.
McKusick, V. A., Mendelian inheritance in man. 5. Aufl., Baltimore 1978.

REISMAN, L. E., L. A. DAVIS and L. N. COOK, Diastrophic dwarfism in identical twins. Acta Med. Auxol. **1** (1969) 186–191.
WALKER, B. A., S. I. SCOTT, J. G. HALL, J. L. MURDOCH and V. A. MCKUSICK, Diastrophic dwarfism. Medicine **51** (1972) 41–59.

Zwergwuchs, mesomeler, Typ LANGER

BLANCKAERT, D., P. LEPAN, R. SAUVAGE, R. WALBAUM, J. REMY, J.-P. FARRIAUX et G. FONTAINE, Le nanisme mesomelique de type LANGER. A propos d'une observation. Arch. Franç. Pédiatr. **35** (1978) 37–52.
ESPIRITU, C. E., H. CHEN and P. V. WOOLEY, jr., Probable homozygosity for the dyschondrosteosis genes. Birth Def., Orig. Art. Ser. **11** (1975) 127–132.
FRYNS, J. P., F. MULLER and H. VAN DEN BERGHE, A patient with LANGER type of mesomelic dwarfism. Acta Paediatr. Belg. **29** (1976) 193–196.
KEMPERDICK, H., F. JANSSEN und W. LENZ, Beitrag zum mesomelen Zwergwuchs. Röfo **123** (1975) 450–454.
LEROY, J. G., J. DE VOS and J. TIMMERMANNS, Dominant mesomelic dwarfism of the hypoplastic tibia, radius type. Clin. Genet. **7** (1975) 280–286.

Zwergwuchs, metatropischer

CROWLE, P., R. ASTLEY and J. INSLEY, A form of metatropic dwarfism in two brothers. Pediat. Radiol. **4** (1976) 172–174.
GEFFERTH, K., Beiträge zur Diagnostik des metatropischen Zwergwuchses. Z. Kinderhk. **103** (1968) 325–335.
JENKIN, P., M. B. SMITH and J. S. MCKINNELL, Metatrophic dwarfism. Brit. J. Radiol. **43** (1970) 561–565.
KNIEST, W., Zur Abgrenzung der Dysostosis anchondralis von der Chondrodystrophie. Z. Kinderheilk. **70** (1952) 633–640.
KOZLOWSKI, K., L. MORRIS, H. REINWEIN, P. SPRAGUE and L. A. TAMAELA, Metatropic dwarfism and its variants (report of six cases). Aust. Radiol. **20** (1976) 367–385.
KOZLOWSKI, K. und E. RUPPRECHT, Klinik und Röntgenbild der Osteochondrodysplasien und Mukopolysaccharidosen. Akademie-Verlag Berlin 1972.
LAROSE, J. H. and B. B. GAY, Metatrophic dwarfism. Amer. J. Roentgenol. **106** (1969) 156–161.
MAROTEAUX, P., J. W. SPRANGER und H.-R. WIEDEMANN, Der metatropische Zwergwuchs. Arch. Kinderhk. **173** (1966) 211–226.
WIEDEMANN, H.-R., H. DIBBERN und F. R. GROSSE, Syndrom des metatropischen Zwergwuchses. Med. Welt **28** (1977) 354–355.

Zwergwuchs, parastremmatischer

HORAN, F. and P. BEIGHTON, Parastremmatic dwarfism. J. Bone Joint Surg. **58** B (1976) 343–346.

LANGER, L. O., D. PETERSEN and J. W. SPRANGER, An unusual bone dysplasia: parastremmatic dwarfism. Amer. J. Roentgen. **110** (1970) 550–560.
RASK, M. R., Morquio-Brailsford osteochondrodystrophy and osteogenesis imperfecta. J. Bone Joint Surg. **45** A (1963) 561–570.

Zwergwuchs, thanatophorer

BOURET, J. P., P. MAROTEAUX et J. FEINGOLD, Etude génétique de nanisme thanatophore. Ann. Génét. **17** (1974) 181–188.
CHEMKE, J., G. GRAFF and M. LANCET, Familial thanatophoric dwarfism. Lancet 1971/I 1358.
CREMIN, B. J. and M. I. SHAFF, Ultrasonic diagnostic of thanatophoric dwarfism in utero. Radiology **124** (1977) 479–480.
GOARD, K. E. and K. KOZLOWSKI, Thanatophoric dwarfism II. Pediat. Radiol. **1** (1973) 8–11.
GRAFF, G., J. CHEMKE and M. LANCET, Familial recurring thanatophoric dwarfism. A case report. J. Obstst. Gynecol. **39** (1972) 515–520.
KOZLOWSKI, K., J. MASEL, L. MORRIS and D. KUNZE, Neonatal death dwarfism. Röfo **129** (1978) 626–633.
KOZLOWSKI, K., J. MASEL, L. MORRIS, J. RYAN, E. COLLINS, P. VAN VLIET and H. WOOLNOUGH, Neonatal death dwarfism. Aust. Radiol. **21** (1977) 164–183.
LANDER, I., H. A. ELLIS, T. ASHCROFT and A. BURRIDGE, Achondrogenesis type I. A familial subvariant? Arch. Dis. Childh. **51** (1976) 550–557.
LANGER, L. O. jun., J. W. SPRANGER, I. GREINACHER and R. C. HERDMAN, Thanatophoric dwarfism. A condition confused with achondroplasia in the neonate, with brief comments on achondrogenesis and homozygous achondroplasia. Radiology **92** (1969) 285–294.
LENZ, W., G. WEISSENBACHER und E. ZWEYMÜLLER, Thanatophorer Zwergwuchs. Zschr. Kinderheilk. **111** (1971) 162–174.
MAROTEAUX, P., M. LAMY et J.-M. ROBERT, Le nanisme thanatophore. Presse Méd. **75** (1967) 2519–2524.
PENA, S. D. J. and H. O. GOODMAN, The genetics of thanatophoric dwarfism. Pediatrics. **51** (1973) 104–109.
ROGOVITS, N., G. WEISSENBACHER und E. ZWEYMÜLLER, Homozygote Achondroplasie und thanatophorer Zwergwuchs — pränatal diagnostizierbare Skelettstörungen. Geburtsh. Frauenheilk. **32** (1972) 184–192.
TENHAEFF, D., K. BÜTTINGHAUS, M. MOAYER und R. CALLIES, Das chondrodystrophische Kind. Geburtsh. Frauenheilk. **32** (1972) 666–670.

Zwergwuchs-Syndrom, hypophysäres I, Ateleiotisches; isolierter Mangel an Wachstumshormon, Hypopituitarismus

GEMUND, J. J. VAN, C. W. THESINGH and G. F. P. HEREMANS, Peripheral subresponsiveness to human growth hormone in the

syndrome of familial prenatal normocephalic dwarfism with high to normal levels of serum-immuno-reactive hormone. Maandschr. Kindergeneeskd. **40** (1972) 369–379.
KUMAHARA, Y., Y. OKADA, K. MIYAI and H. IWATSUBO, Typical cases of isolated growth hormone deficiency with autosomal recessive inheritance. Acta Endocrin. **63** (1970) 618–624.
POSKITT, E. M. E. and P. H. W. RAYNER, Isolated growth hormone deficiency. Two families with autosomal dominant inheritance. Arch. Dis. Childh. **49** (1974) 55–59.
RIMOIN, D. L., T. J. MERIMEE and V. A. MCKUSICK, Growth-hormone deficiency in man. An isolated, recessively inherited defect. Science **152** (1966) 1635–1637.
RIMOIN, D. L. and N. SCHIMKE, Genetic disorders of the endocrine glands. F. Enke-Verl. Stuttgart 1972.
RIMOIN, D. L., Hereditary forms of growth hormone deficiency and resistance. Birth Def., Orig. Art. Ser. **12** (1976) 15–29.
RONA, R. J. and J. M. TANNER, Aetiology of idiopathic growth hormone deficiency in England and Wales. Arch. Dis. Childh. **52** (1977) 197–208.
TYSON, J. E. A., Isolated growth hormone deficiency, Typ II (sexual ateleiosis typ II). Clin. Delineation of Birth Def. X. Endocrine system. Baltimore 1971.

Zwergwuchs-Syndrom, hypophysäres II, Hypopituitarismus; LARON-Zwergwuchs

BALABOLKIN, M. I. und V. M. KAZACHENOK, Hämatologische und biochemische Besonderheiten bei hypophysären Zwergen (russisch). Sowj. Med. **36** (1971) 88–90.
BUTENANDT, O. und D. KNORR, Familiärer Hypopituitarismus. Mschr. Kinderheilk. **118** (1970) 470–473.
CLEMONS, R. D., G. COSTIN and M. D. KOGAT, LARON dwarfism: growth and immunoreactive insulin following treatment with human growth hormone. J. Pediat. **88** (1976) 427–433.
D'ECOLE, A. J., L. E. INDERWOOD and J. J. VAN WYK, Serum somatomedin C in hypopituitarism and in other disorders of growth. J. Pediat. **30** (1977) 375–381.
ELDERS, M. J., J. T. GARLAND, W. A. DAUGHADAY, D. A. FISHER, J. E. WHITNEY and E. R. HUGHES, LARON's dwarfism: studies on the nature of the defect. J. Pediat. **83** (1973) 253–263.
LARON, Z., A. PERTZELAN and S. MANNHEIMER, Genetic pituitary dwarfism with high serum concentration of growth hormone. A new inborn error of metabolism. Israel J. Med. Sci. 1966/2 152 to 155.
LARON, Z., The syndrome of familial dwarfism and high plasma immunoreactive human growth hormon. Birth Def., Orig. Art. Ser. **10** (1974) 231–238.
LARON, Z., Syndrome of familial dwarfism and high plasma immunoreactive growth hormone (IR-hGH). LARON type dwarfism. Paediatrician **6** (1977) 106–117.

PIERSON, M., D. MALAPRADE, G. FORTIER, F. BELLEVILLE, A. LASBENNES et L. WUILBEREQ, Le manism familial de type LARON, déficit génétique primaire en somatomedine. Arch. Franç. Pédiat. **35** (1978) 151–164.
RIMOIN, D. L. and N. SCHIMKE, Genetic disorders of the endocrine glands. F. Enke-Verl. Stuttgart 1972.
VAN DEN BRANDE, J. L., M. V. L. DU CAJU, H. K. A. VISSER, W. SCHOPMAN, W. H. L. HOCKENG and H. J. DEGENHART, Primary somatomedin deficiency. Case report. Arch. Dis. Childh. **49** (1974) 297–304.

Zwergwuchs-Syndrom, kamptomeles

BERNDT, K. J., R. SEILER and R. A. PFEIFFER, Das kampomele Syndrom. Mschr. Kinderheilk. **124** (1976) 93–95.
CREMIN, B. J., G. ORSMOND and P. BEIGHTON, Autosomal recessive inheritance in camptomelic dwarfism. Lancet 1973/I 488 to 489.
HOEFNAGEL, D., D. H. WURSTER-HILL and W. B. DUPREE, Campomelic dwarfism associated with XY gonadal dysgenesis and chromosomal anomalies. Clin. Genet. **13** (1978) 489–499.
HOVMOLLER, M. L., A. OSUNA, O. EKLOF, K. FREDGA, A. HJERPE, J. LINDSTEN, M. RITZEN, V. STANESCU and N. SVENNINGSEN, Camptomelic dwarfism. A genetically determined mesenchymal disorder combined with sex reversal. Hereditas **86** (1977) 51–61.
KHAJAVI, A., R. LACHMAN, D. L. RIMOIN et al., Heterogeneity in the campomelic syndromes. Long and short bone varieties. Radiology **120** (1976) 641–647.
LEE, F. A., H. ISAACS jun. and J. STRAUSS, The „campomelic“ syndrome: Short life span dwarfism with respiratory distress, hypotonia, peculiar facies and multiple skeletal cartilaginous deformities. Amer. J. Dis. Child. **124** (1972) 485–496.
LENZ, W., Campomelie. Klin. Pädiat. **193** (1981) 10–12.
THURMON, T. F., E. B. DEFRAITES and E. E. ANDERSON, Familial Camptomelic dwarfism. J. Pediatr. **83** (1973) 841–843.
WEINER, D. S., G. BENFIELD and H. ROBINSON, Camptomelic dwarfism. Report of a case and review of the salient features. Clin. Orthop. **116** (1976) 29–31.

Zwillingsgeburten, Mehrlingsgeburten

AKESSON, H. O., G. F. SMITH and B. R. TURYBORN, Twinning and associated stillbirth in Sweden 1871–1960. Hereditas **64** (1970) 193–198.
ELWOOD, J. M., Maternal and environmental factors affecting twin births in Canadian cities. Brit. J. Obstet. Gynecol. **85** (1978) 351–358.
ERIKSSON, A. W., Human twinning in and around the Aland Islands. Commentat. Biol. Soc. Sci. Fenn. **64** (1973) 1–159.

ERIKSSON, A. W., M. R. ESKOLA and J. O. FELLMAN, Retrospective studies on twinning rate in Scandinavia. Acta Genet. Med. Gemellol. **25** (1976) 29–35.
HARVEY, M. A.-S., R. M. C. HUNTLEY and D. W. SMITH, Familial monozygotic twinning. J. Pediat. **90** (1977) 246–248.
LEETZ, I., Multiple pregnancy as a high risk pregnancy. Medical statistical data from the German Democratic Republic. Acta Genet. Med. **22**/Suppl. (1973) 3–6.
LENZ, W., Medizinische Genetik. 1970.
LILIJIN, E. T., D. A. CHAKLIN, T. P. SHUTOVA und A. G. MOSKOVSKINA, Einige Besonderheiten einer Gruppe von Zwillingen aus der Moskauer Population (russisch). Genetika **8** (1972) 138 bis 143.
LILIJIN, E. T. und V. M. GINDILIS, Genetisch-statistische Analyse der Mehrlingsgeburten beim Menschen. I. Genetische Analyse der Neigung zu Mehrlingsgeburten (russisch). Genetika **12** (1976) 118–127.
NYLANDER, P. P. S., Twinning in Nigeria. Acta Genet. Med. Gemellol. **19** (1970) 457–464.
NYLANDER, P. P. S., Pituitary gonadotropins and multiple births in Nigeria. Acta Genet. Med. **22**/Suppl. (1973) 198–201.
POLLARD, G. N., Multiple births in Australia, 1944–1963. J. Biosoc. Sci. **1** (1969) 389–404.
PROPPING, P. und J. KRUEGER, Über die Häufigkeit von Zwillingsgeburten. Dtsch. Med. Wschr. **101** (1976) 506–512.
RHINE, S. A. and W. E. NANCE, A case for superfetation in man. Acta Genet. Med. Gemellol. **25** (1976) 66–69.
SUSAANE, C. and J. V. CORBISIER, Twin births in Belgium (1960 to 1961) – A statistical study. Acta Genet. Med. Gemellol. **18** (1969) 294–320.

Zystennieren, adulter Typ, dominant vererbter Typ

FUHRMANN, W., Taschenbuch 1965.
KAPLAN, B. S., I. RABIN, B. NOGRADY, and K. N. DRUMMOND, Autosomal dominant polycystic renal disease in children. J. Pediat. **90** (1977) 782–783.
KAYE, C. and P. R. LEWY, Congenital appearence of adult type (autosomal dominant) polycystic kidney disease. Report of a case. J. Pediat. **85** (1974) 807–810.
LENZ, W., Genetik. In: DENNIG, G., Lehrbuch der Inneren Medizin. 7. Aufl., Thieme-Verl. Stuttgart 1966.
SHOKEIR, M. H. K., Expression of „adult“ polycystic renal disease in the fetus and newborn. Clin. Genet. **14** (1978) 61–72.
STEVENSON, A. C. and B. C. C. DAVISON, Genetic counselling. London 1970.
SUHLER, A., Kyste solitaire du rein. Caractere héréditaire ou coincidence dans une même famille. J. Urol. Nephrol. **82** (1976) 524 à 526.
WOLF, B., A. T. ROSENFIELD, K. J. W. TAYLOR, N. ROSENFIELD,

S. GOTTLIEB and Y. E. HSIA, Presymptomatic diagnosis of adult onset polycystic kidney disease by ultrasonography. Clin. Genet. 14 (1978) 1–7.

Zystennieren, infantiler Typ

BLYTH, H. and B. G. OCKENDEN, Polycystic disease of kidney and liver presenting in childhood. J. Med. Genet. 8 (1971) 257 to 284.
CARTER, C. O., Genetics of polycystic disease of kidney. Clin. Delineation of Birth Def. Baltimore 1970.
GWINN, J. L. and F. A. LEE, Infantile polycystic kidney. Amer. J. Dis. Child. 117 (1969) 626–635.
MARTIN, Cl., J. M. CAZAURAN et H. LEGER, Polykystose rénale infantile et dysplasie pulmonaire. Etude de trois members d'une fratrie. Pédiatrie 32 (1977) 241–252.
McKUSICK, V. A., Mendelian inheritance in man. 5. Aufl. Baltimore 1978.
MIRANDA, D., R. A. SCHINELLA and F. J. FINEGOLD, Familial renal dysplasia. Arch. Path. 93 (1972) 483–491.
PROBST, P., Häufigkeit, Komplikationen und Prognose der Nierendysplasie. Z. Kinderheilk. 113 (1972) 215–236.
RITTER, R. and K. SAIFARIKAS, Hemihypertrophy in a boy with renal polycystic disease. Varied patterns of presentation of renal polycystic disease in his family. Pediat. Radiol. 5 (1976) 98–102.
ROYER, P., Maladies du rein chez le nouveau-né et le nourrisson. Päd. Fortbildungskurse 27 (1970) 55–65.
STEVENSON, A. C. and B. C. C. DAVISON, Genetic counselling. London 1970.
STOLL, C., D. WILLARD, P. BEAUVAIS, R. KORN, J. MESSER et D. LAEDLEIN-GREILSAMMER, Maladie polykystique du nouveau-né dans deux fratries différents. J. Génét. Hum. 24 (1976) 36–47.

Zystennieren, medulläre, Schwammniere

CHAMBERLIN, B. C., W. W. HAGGE and G. B. STICKLER, Juvenile nephronophthisis and medullary cystic disease. Mayo Clin. Proc. 52 (1977) 485–491.
COOPING, G. A., Medullary sponge kidneys. Its occurrence in a father and daughter. Canad. Med. Ass. J. 96 (1967) 608–611.
FRIEDMAN, E. A. and T. RATTAZI, Medullary cystic disease in monozygotic twins. N.Y. St. J. Med. 73 (1973) 785–790.
GARDNER, K. D. jr., Evolution of clinical signs in adult-onset cystic disease of the renal medulla. Ann. Intern. Med. 74 (1971) 47–54.
GIANGIACOMO, J., D. L. MONTELEONE and C. L. WITZLEBEN, Medullary cystic disease vs. nephronophthisis: a valid distinction? J. Amer. Med. Ass. 232 (1975) 629–637.
GISELSON, N., Renal medullary cystic disease or familial juvenile nephronophthisis. A renal tubular disease. Biochemical findings. Am. J. Med. 48 (1970) 179.

GOLDMAN, S. H., S. G. WALKER, T. C. MERIGAN jr., K. D. GARDNER and J. M. C. BULL, Hereditary occurrence of cystic disease of the renal medulla. New Engl. J. Med. **274** (1966) 984–992.

KLIGER, A. S. and R. L. SCHEER, Familiar disease of the renal medulla. A study of progeny in a family with medullary cystic disease. Amer. Intern. Med. **85** (1976) 190–194.

KUIPER, J. J., Medullary sponge kidney in three generations. N.Y. State J. Med. **7** (1971) 2665–2669.

ROYER, P., Maladies du rein chez le nouveau-né et le nourrisson. Päd. Fortbildungskurse **27** (1970) 55–65.

VAN COLLENBURG, J. J. M., M. W. THOMPSON and J. HUBER, Clinical, pathological and genetic aspects of a form of cystic disease of the renal medulla: familial juvenile nephronophthisis (FJN). Clin. Nephrol. **9** (1978) 55–62.

Zytomegalie-Virus-Fetopathie

STAGNO, S., D. W. REYNOLDS, E. S. HUANG et al., Congenital cytomegalovirus infection, occurrence in an immune population. New. Engl. J. Med. **296** (1977) 1254–1258.

WELLER, T. H., The cytomegaloviruses: Ubiquitous agents with protean clinical manifestations. New Engl. J. Med. **285** (1971) 267–274.

WILKEN, H., Klinik der pränatalen Virusinfektionen. Zbl. Gynäk. **98** (1976) 1559–1561.

Volle Bibliografie der Abkürzungen häufig zitierter Bücher

LENZ, W., Medizinische Genetik. 1970.	LENZ, W., Medizinische Genetik. Grundlagen, Ergebnisse und Probleme. 2. Aufl., Thieme-Verl. Stuttgart 1970.
MEHNERT, H. und H. FÖRSTER, Stoffwechselkrankheiten. 1970.	MEHNERT, H. und H. FÖRSTER, Stoffwechselkrankheiten. Biochemie und Klinik. Thieme-Verlag Stuttgart 1970.
KNAPP, A., Genetische Stoffwechselstörungen. 1970	KNAPP, A., Genetische Stoffwechselstörungen. VEB G.-Fischer-Verl. Jena 1970.
FUHRMANN, W., Taschenbuch. 1965	FUHRMANN, W., Taschenbuch der allgemeinen und klinischen Humangenetik. Wissensch. Verlagsgesellsch. Stuttgart 1965.
BECKER, P. E., Humangenetik	BECKER, P. E., Humangenetik, ein kurzes Handbuch in fünf Bänden. Thieme-Verl. Stuttgart.
JADASSOHN, J., Handbuch. 1966	JADASSOHN, J., Handbuch der Haut- und Geschlechtskrankheiten. Ergänzungswerk, Bd. VII. Herausg. GOTTRON, H. A. und U. W. SCHNYDER. Springer-Verl. Berlin, Heidelberg, New York 1966.

Zusammenfassende Literatur

Bergsma, D., Birth defects. Nat. Found., March of Dimes., New York 1973/1974.

Borgaonkar, D. S., Chromosomal variation in man. 3. Aufl. Allen R Liss, Inc. NY 1979.

Carter, C. O., Genetic counselling. Lancet 1969/I, 1303–1305.

Dubinin, N. P., Philosophische und soziologische Aspekte der Humangenetik. 1. Teil. Sowjetwissenschaft, Gesellschaftsw. Beitr. **9** (1971) 986–997.

Ders., Teil 2, Ibid. **10** (1971) 1080–1091.

Efroimson, W. P., Probleme der medizinischen Genetik. russisch. Medizina Moskau 1970.

Freie-Maia, N., Empirical risk in genetic counselling. Soc. Biol. **17** (1970) 207–212.

Fuhrmann, W. und F. Vogel, Genetische Familienberatung. Springer-Verl. Heidelberg, Berlin, New York 1982, 3. Aufl.

Gordon, H., Genetic counselling. Considerations for talking to parents and prospective parents. J. Amer. Med. Ass. **217** (1971) 1215–1225.

Jörgensen, G., Genetische Analyse von Krankheiten mit multifaktorieller (polygener) Basis. Landarzt **43** (1967) 852–860.

Koch, G., Genetische Beratung bei geistig Behinderten und ihren Angehörigen. Ärztl. Prax. **22** (1970) 4245–4248.

Koch, G., Ursachen menschlicher Mißbildungen. Die Ärztliche Fortbildung **18** (1970) 321–331.

Koch, G., Bibliographica genetica medica. Vol. 3. Genetische Beratung (genetic counseling) — pränatale Diagnostik (prenatal diagnosis). Palm u. Enke-Verl. Erlangen 1974.

Leiber, B. und G. Olbrich, Die klinischen Syndrome. 5. Aufl., Urban und Schwarzenbach, München, Berlin, Wien 1972.

Lenz, W., Medizinische Genetik. Grundlagen, Ergebnisse und Probleme. 2. Aufl., Thieme-Verl. Stuttgart 1970.

Lissejew, I. K. und A. J. Scharow, Philosophische, soziale und ethische Probleme der Humangenetik. Sowjetwissenschaft, Gesellschaftsw. Beitr. 1971/1 72–82.

McKusick, V. A., Humangenetik. Fischer-Verl. Jena 1968.

McKusick, V. A., Mendelian inheritance in man. Cataloges of autosomal dominant, autosomal recessive, and X-linked phenotypes. 5th Edit. Johns Hopkins Univ. Press, Baltimore, London 1978.

Passarge, E., Elemente der klinischen Genetik. G. Fischer Suttgart, New York 1979.
Pitt, D., The likelihood of congenital disease. Med. J. Aust. **56** (1969) 712–715.
Prokowjewa-Belgowskaja, A. A., Grundlagen der Zytogenetik des Menschen. Akademie-Verl. Berlin 1973.
Prokowjewa-Belgowskaja, A. A. und W. P. Efroimson, Vorlesungen über medizinische Genetik (russisch). Medizina, Moskau 1974.
Scheel, H., Zu einigen aktuellen Ergebnissen, Fragen und Problemen der modernen Genetik. Wiss. Ztschr. Päd. Hochschule Potsdam **17** (1973) 87–105.
Schmid, W. und G. Fanconi, Pränatale Physiologie und Pathologie. In: Fanconi, G. und A. Wallgren, Lehrbuch der Pädiatrie. 9. Aufl. Schwabe & Co. Basel, Stuttgart 1972.
Sperlich, D., Populationsgenetik. Fischer-Verl. Jena 1973.
Sperlich, D., Probleme der Eugenik vom Standpunkt der experimentellen Populationsgenetik. Wien. Med. Wschr. **119** (1969) 723–734.
Stevenson, A. C. and B. C. C. Davison, Genetic counselling. Heinemann-Verl. London 1970.
Vogel, F. and A. G. Motulsky, Human Genetics. Problems and Approaches. Springer-Verl. Bln, Heidelberg, NY. 1979.
Warkany, J., Congenital malformations. Notes and comments. Year Book Med. Publ., Chicago 1971.
WHO-Expert Committee on Human Genetics, Genetic counselling, Third Report. Wld. Hlth. Org. Techn. Rep. Ser. No. 146, Genf 1969.
Witkowski, R. und F. H. Herrmann, Einführung in die klinische Genetik. Akademie-Verl. Berlin, 3. Aufl. 1982.

Fachworterklärung

Anteposition, Antizipation: Von Erbkrankheiten teilweise beschriebenes Sinken des Erstmanifestationsalters bei Merkmalsträgern aufeinanderfolgender Generationen. Besteht wahrscheinlich nicht primär, sondern ergibt sich aus unvollständigen statistischen Erhebungen, schnellerer Diagnose bei familienanamnestisch suspekten Fällen oder auf Grund einer Selektion, indem bei schweren Schäden nur relativ leicht betroffene Merkmalsträger mit hohem Erstmanifestationsalter zur Fortpflanzung kommen, deren Kinder jedoch wieder ein durchschnittliches und damit „niedrigeres" Erstmanifestationsalter aufweisen.

Barr-Körper s. X-Chromatin

Dimerie: Gleichbedeutend mit Digenie. Erbgang oder Merkmal, die von zwei Loci bestimmt bzw. geprägt werden.

Diskordanz, diskordant: Verschiedenartigkeit hinsichtlich der Ausprägung eines Merkmals bei Zwillingen.

Durchbrenner: Individuen, die auf Grund ihres Genotypes einen letalen Defekt aufweisen müßten, der sich jedoch phänotypisch nicht manifestiert.

Erkrankungswahrscheinlichkeit: Auf Grund bevölkerungsstastischer und genetischer Daten empirisch ermittelte Wahrscheinlichkeit für eine Person zu erkranken.

Expressivität: Phänotypische Manifestationsstärke eines Gens. Quantitative und davon abhängig z. T. auch qualitative Unterschiede in der Ausprägung eines Merkmals können unterschiedliche genetische Ursachen haben: Einfluß anderer Loci bzw. des gesamten genetischen Milieus, Einfluß von Umweltfaktoren, bei X-chromosomalen Genen der Lyon-Effekt (s. d.), sekundär phänotypische Regulationsmechanismen u. a. Häufig liegt auch einer phänotypisch als variable Expressivität imponierenden Erscheinung multiple Allelie (s. d.) zugrunde. Diese Situation entspricht nicht mehr der eigentlichen Definition, die sich auf die Wirkungsstärke eines Gens bezieht, läßt sich jedoch nicht immer klar davon unterscheiden.

Frequenz: Maß für die Häufigkeit eines Merkmals bzw. eines Defektes in einer Population. Verhältnis der Anzahl der Merkmalsträger zu der Gesamtpersonenzahl (s. a. Inzidenz).

Genokopie s. Heterogenie

Hemizygote (Hemizygotie, hemizygot): Personen, die anstelle eines Paares homologer Gene nur ein Gen besitzen. Beim Menschen z. B. im Hinblick auf X-chromosomale Loci für normale Männer zutreffend, da auf dem Y-Chromosom keine denen des X-Chromosoms homologen Gene existieren.

Heterogenie: Phänotypisch gleiche Beeinflussung oder Ausprägung eines monogen bedingten Merkmals durch jeweils einen anderen Locus. Am leichtesten läßt sich H. oder Genokopie beim Menschen erkennen, wenn ein scheinbar gleicher Defekt unterschiedlich entweder autosomal oder X-chromosomal vererbt wird. Meistens werden dabei die betreffenden Loci an einer gemeinsamen Gen-Phän-Wirkungskette beteiligt sein.

Inzidenz: Maß für die Häufigkeit des Auftretens eines Merkmals oder eines Defektes in einer Population bezogen auf eine Zeiteinheit bzw. eine Altersklasse. Hier gebraucht als Anteil von Merkmalsträgern unter Neugeborenen, ausgedrückt in Verhältniszahlen. Da bei vielen genetischen Defekten nur eine geringe Lebenserwartung für Merkmalsträger besteht, gibt die Inzidenz oft einen besseren Einblick in das Vorkommen bestimmter Schäden bzw. Gene in der Bevölkerung als die Frequenz (s. d.), die alle Lebensalter erfaßt und dadurch bei letalen Krankheitsbildern wesentlich niedriger liegt.

Kodominanz, kodominant: Wirkung verschiedener dominanter Allele eines Locus, die sich nebeneinander und voneinander qualitativ unabhängig an der Ausbildung eines Merkmals beteiligen.

Konduktorin: Phänotypisch normale, gesunde Frau, die heterozygot für ein X-chromosomales Gen ist und über die ein entsprechender X-chromosomaler Defekt auf männliche Nachkommen vererbt wird.

Konkordanz, konkordant: Gleichartigkeit hinsichtlich der Ausprägung eines Merkmals bei Zwillingen, ausgedrückt in %. (Anzahl der konkordanten Zwillingspaare zur Gesamtzahl der untersuchten).

Konkordanzrate: Verhältnis der Konkordanzwerte zwischen eineiigen und zweieiigen Zwillingen.

Konsanguinitätsrate: Verhältnis von Verwandtenehen zur Gesamtzahl der in eine Untersuchung einbegriffenen Ehen (in %).

Letalität, letal: Eine Letalität liegt dann vor bzw. ein Defekt wirkt dann letal, wenn das Individuum vor Erreichen des fortpflanzungsfähigen Alters verstirbt. Der Inhalt des Begriffes unterscheidet sich im genetischen Sprachgebrauch damit von dem in der Medizin üblichen.

Lyon-Hypothese, Lyon-Effekt: Mutmaßlicher Dosiskompensationsmechanismus für die Wirkung X-chromosomaler Gene im weiblichen Geschlecht beim Menschen bzw. bei Säugetieren.

Die Frau besitzt im Unterschied zum Mann zwei X-Chromosomen und damit jeweils zwei homologe X-chromosomale Gene. Dabei läßt sich jedoch in den meisten Loci keine additive Genwirkung erkennen. Es findet also offensichtlich eine Dosiskompensation statt, die nach der Hypothese von M. LYON in einer Inaktivierung großer Teile eines von Zelle zu Zelle unterschiedlichen X-Chromosoms besteht. Dieses X-Chromosom erscheint als X-Chromatin (s. d.) an der Membran des Interphasekernes. Phänotypisch wird in den einzelnen Zellen unterschiedlich jeweils eines der beiden vorhandenen X-Chromosomen wirksam, wodurch für X-chromosomale Loci heterozygote Frauen in ihrer Merkmalsausbildung eine Zwischenstellung zwischen den Phänotypen hemizygoter Männer mit den entsprechenden X-chromosomalen Loci einnehmen, d. h. meistens eine gegenüber der beim Mann abgeschwächte Symptomatik zeigen.

Modifikatorgenwirkung: Wirkung von Genen auf die Manifestationsstärke und -art eines nicht allelen anderen Gens.

Monosomie, monosom: Es fehlt im Chromosomensatz ein Chromosom, für das dann nicht wie normalerweise Di-, sondern Monosomie besteht.

Monomerie, monomer: Gleichbedeutend mit Monogenie bzw. monogen. Erbgang oder Merkmal, die von einem einzigen Locus bestimmt bzw. geprägt werden.

Monosomie, partielle s. partielle Monosomie.

Mosaik; Mosaizismus: Zusammensetzung des Körpers aus genetisch unterschiedlichen Zellen. Mosaike entstehen durch somatische Gen- oder Chromosomenmutationen. Am besten bekannt sind Mosaike aus Zelltypen, die sich in ihrer sichtbaren Chromosomenstruktur voneinander unterscheiden. Phänotypisch manifestiert sich entweder nur einer der vorhandenen Genotypen, oder es kommt zur Ausprägung eines Zwischentyps bzw. zur sektorialen Ausbildung bestimmter Abartigkeiten. Über die Vererbung entscheidet der Genotyp der Gonaden.

Multiple Allelie: Existenz mehrerer Zustandsformen eines Gens. Ein Gen kodiert eine Polypeptidkette aus mehreren hundert Aminosäuren. Es kann potentiell in sehr unterschiedlicher Weise mutieren, wobei jeweils eine Aminosäure oder ein ganzer Abschnitt der Polypeptidkette betroffen ist. Bei jeder solcher Mutation entsteht ein Allel, das sich je nach Position und Art der Veränderung in seiner phänotypischen Wirkung von anderen Allelen bzw. vom Normalallel des gleichen Locus unterscheiden kann. Phänotypisch äußert sich multiple Allelie gewöhnlich in quantitativen und qualitativen Unterschieden bei der Ausprägung eines Merkmales. Es wird z. B. die Polypeptidkette eines Enzyms kodiert, die in Abhängigkeit von den einzelnen Allelen Abweichungen in ihrer Aminosäurezusammensetzung und damit eine Veränderung der Enzymaktivität aufweist. In der Praxis bestehen häufig

Schwierigkeiten bei der für die Erbprognose wichtigen Unterscheidung zwischen multipler Allelie, variabler Expressivität (s. d.) eines Gens und Heterogenie (s. d.). Als Hinweis für multiple Allelie kann eine interfamiliäre Variabilität bei intrafamiliärer Konstanz der Ausprägung des entsprechenden Merkmals dienen. Da die Anzahl der möglichen Mutationen in einem Locus außerordentlich groß ist, nimmt man an, daß praktisch jede Neumutation ein neuartiges Allel hervorbringt und jede Familie somit ihr eigenes Allel für einen bestimmten Defekt bzw. ihre „eigene Krankheit" besitzt. Das bedeutet andererseits für Personen mit genau dem gleichen Allel die Abstammung von einem gemeinsamen Vorfahren.

Partielle Monosomie; partielle Trisomie: Ein Teil eines Chromosoms fehlt oder ist zusätzlich im Karyotyp vorhanden. Für diesen Teil besteht partielle Monosomie oder partielle Trisomie.

Penetranz: Manifestationshäufigkeit oder Manifestationswahrscheinlichkeit eines Gens. Das Zahlenverhältnis zwischen Merkmalsträgern und merkmalsfreien Personen entspricht bei vielen monogen bedingten Eigenschaften nicht vollkommen dem aus den MENDELschen Gesetzen zu erwartenden Proportionen. Die Diskrepanz zwischen dem theoretisch postulierten und dem tatsächlichen Wert wird mit Penetranz umschrieben und in Prozentzahlen angegeben, wobei eine 100%ige oder vollständige Penetranz eine Übereinstimmung beider Größen bedeutet. Der Begriff wird vor allem für die autosomal dominante Vererbung angewendet. Unvollständige Penetranz kann unterschiedliche Ursachen haben: z. B. Frühletalität der Merkmalsträger, Einfluß der Umwelt oder anderer Loci auf die Manifestation des entsprechenden Gens. Mit wachsender Beteiligung der letztgenannten beiden Faktoren entspricht der dominante Vererbungsmodus mit stark herabgesetzter Penetranz kausal einer polygenen Vererbung. Der Begriff wurde vom Phänotyp her konzipiert. Je nach Grad der Genauigkeit, mit dem der Phänotyp erfaßt wird — in diesem Rahmen klinisch oder paraklinisch, Berücksichtigung von Mikro- und Teilsymptomen — werden sich die empirisch ermittelten Werte für die Penetranz ändern. Wichtig ist, daß bei unvollständiger Penetranz die aus dem Erbgang ursprünglich ermittelten Risikoziffern kleiner werden, daß jedoch dann auch bei dominanter Vererbung mit merkmalsfreien Überträgern zu rechnen ist.

Progression: Bei Erbkrankheiten teilweise beschriebene, von einer Generation zur anderen steigende Schwere der phänotypischen Merkmalsausprägung. Besteht offensichtlich nicht primär, sondern ergibt sich aus unvollständigen statistischen Erhebungen bzw. auf Grund einer Selektion, indem bei schweren Defekten nur die relativ am spätesten und damit auch am leichtesten betroffenen Merkmalsträger zur Fortpflanzung kommen, deren Kinder jedoch wieder mit durchschnittlicher Schwere erkranken. Siehe auch Anteposition.

Pseudodominanz: Scheinbare Dominanz eines rezessiv wirksamen Gens bzw. scheinbar dominante Vererbung eines rezessiv erblichen Merkmals. Beim Menschen festgestellte Pseudodominanz beruht meistens auf mehrfachen Heterozygotenpaarungen in Isolaten. In Inzuchtgebieten z. B. liegt teilweise die Heterozygotenfrequenz sehr hoch. Dadurch kann es zu wiederholten Ehen zwischen heterozygoten oder homozygoten Genträgern in einer Sippe und somit zum Auftreten homozygoter Merkmalsträger in mehreren Generationen kommen, was einen dominanten Erbgang vortäuscht.

Punktmutation: Genmutation, die in der Veränderung nur einer Base in der DNA besteht, kann den Austausch einer Aminosäure in der vom entsprechenden Locus kodierten Polypeptidkette bedingen.

Robertson-Translokation: Sondertyp einer Translokation bei akrozentrischen Chromosomen. Es findet Austausch zwischen Chromosomenarmen zweier Chromosomen durch Fusion im Zentromer statt. Von den zwei entstehenden Translokationschromosomen besitzt meistens nur das eine ein funktionsfähiges Zentromer, so daß es sich in der mitotischen Teilung wie ein normales Chromosom verhält, während das andere verlorengeht. Bei der Meiose kommt es zur Paarung mit den ursprünglichen homologen Chromosomenabschnitten und dadurch teilweise zu Fehlverteilungen des genetischen Materials auf die Gameten.

Sex-Chromatin s. X-Chromatin

Translokation: Strukturelle Chromosomenaberration, die in der Lageveränderung eines Chromosomenabschnittes im gleichen Chromosom, in der Verlagerung auf ein anderes Chromosom oder im Stückaustausch zwischen zwei Chromosomen besteht.

Translokation, balancierte: Translokation ohne Stückverlust innerhalb des Chromosomensatzes und meistens ohne phänotypische Auswirkung.

Translokation, unbalancierte: Translokation mit Stückverlust oder -zuwachs innerhalb des Chromosomensatzes. Entsteht gewöhnlich zunächst als balancierte Translokation, wobei später während einer Reduktionsteilung zwei an der Translokation beteiligte Chromosomen auf verschiedene Tochterzellen verteilt werden.

Trisomie: Der Chromosomensatz enthält neben den beim Menschen normalen 46 Chromosomen ein zusätzliches 47. Chromosom, das den Chromosomen eines der 23 Paare homolog ist. Für das entsprechende Chromosom besteht dann eine Trisomie.

X-Chromatin; Barr-Körper, Sexchromatin: Mit Kernfärbemitteln speziell anfärbbarer Chromatin-Körper an der Kernmembran. Morphologisches Äquivalent eines auf Grund des Lyon-Effektes (s. d.) inaktivierten X-Chromosoms. Die Anzahl dieser Partikel liegt um eins niedriger als die der vorhandenen X-Chromosomen. Somit bildet die Zelle des Mannes nie X-Chromatin, wohl aber die der Frau. Deshalb kann an Hand des X-Chromatins auf das Geschlecht der Zelle bzw. des Trägers geschlossen werden („Sex-Chromatin"). Das gilt jedoch nur für normale Karyotypen, denn auch Männer mit mehreren X-Chromosomen (z. B. 47,XXY) weisen X-Chromatin auf.

Y-Chromatin: Mit Fluoreszenzfarbstoffen anfärbbares Körperchen im Inneren des Interphasezellkernes beim Mann. Entspricht dem großen Teil des langen Armes eines Y-Chromosoms. Kann zusammen mit dem X-Chromatin (s. d.) zur Geschlechtsdiagnostik verwendet werden.

PERMUTIERTES SYMPTOMENREGISTER

Hinweise zur Benutzung des Symptomenregisters

Entsprechend dem Verwendungszweck des Registers als erstes diagnostisches Hilfsmittel in der klinischen bzw. paraklinischen Praxis haben wir die Symptome nach zwei Gesichtspunkten ausgewählt:
Sie sollen 1. bei der ersten Untersuchung sofort feststellbar und 2. für das Syndrom bzw. die spezielle Mißbildungskombination typisch sein, d. h. in mindestens 50% der Fälle vorkommen. Die Diagnose ergibt sich somit nicht aus einem spezifischen Merkmal, sondern aus der Kombination bestimmter Symptome. Der Vorteil des vorliegenden zweidimensionalen gegenüber dem einfachen Registerprinzip liegt darin, daß dem Benutzer das Durchsehen aller in Frage kommenden Syndrome an Hand eines Ausgangsmerkmals erspart bleibt und er zunächst an weitere Symptome herangeführt wird. Bei der notwendigen Beschränkung auf eine begrenzte Anzahl von möglichen Symptomen haben wir solchen den Vorrang gegeben, die selten bei anderen Syndromen und bei Normalpersonen vorkommen. So haben wir z. B. die Vierfingerfurche weggelassen, die zwar für das Down-Syndrom noch vielfach als pathognomonisch gilt, hier jedoch nur in etwa 65% der Fälle auftritt, während sie auch bei vielen anderen Mißbildungssyndromen wie auch bei ca. 3% der Normalpersonen zu finden ist.
Aus computer- und drucktechnischen Gründen mußte der Wortumfang begrenzt werden, so daß z. T. nicht genau definierte Überbegriffe zur Anwendung kamen. So beinhaltet z. B. der Begriff „Rachitis" auch rachitische Erscheinungen im weiteren Sinne oder „Hörverlust" unterschiedliche Typen der Schwerhörigkeit und Ertaubung. In diesem Sinne nicht scharf gegeneinander abgegrenzt sind auch Begriffe aufzufassen, wie Zwergwuchs und Minderwuchs oder Sehverlust und Amaurose. Zwar ist der Unterschied zwischen Zwergwuchs und Minderwuchs an Hand der Körperlänge in Beziehung zum Lebensalter genau definiert, in der Praxis ergeben sich jedoch Überschneidungen, indem durch individuelle und längsschnittmäßige Unterschiede innerhalb eines Syndroms entweder nur ein Zwergwuchs oder bereits die Kriterien eines Minderwuchses erreicht werden. Außerdem kann wohl der untersuchende Arzt zwischen solchen Begriffen, wie auch zwischen Begriffspaaren wie Taubheit und Hörverlust in den wenigsten Fällen sofort unterscheiden. Deshalb haben wir auch auf die Angabe der genauen Definition und auf quantitative Analysen der Begriffe verzichtet

unter der Annahme, daß der Benutzer im Zweifelsfalle unter beiden Möglichkeiten sucht.
Das Problem der Auswahl einer Bezeichnung unter mehreren möglichen Synonyma versuchten wir so zu lösen, indem wir jeweils das gebräuchlichste auswählten, ohne Rücksicht auf seine etymologische Herkunft aus der lateinischen bzw. griechischen oder deutschen Fachsprache.
Da eine ätiologische Differenzierung eines Merkmalskomplexes in genetisch oder exogen bedingt eine Diagnose schon voraussetzt, bei Benutzung des Registers also meistens noch nicht getroffen worden ist, haben wir auch eine Anzahl angeborener nicht genetisch bedingter Syndrome, wie z. B. das fetale Alkohol-Syndrom, mit aufgenommen.
Wichtig für die Diagnostik erscheint uns das Lebensalter, in dem die Symptomatik auftritt bzw. zu erwarten ist. Deshalb haben wir das Lebensjahrzehnt, in dem die Krankheit frühestens klinisch erkennbar wird, in Form von Zahlen der Syndrom-Bezeichnung links an den Rand vorangestellt. Weitere Symbole an dieser Stelle bedeuten:

!	angeboren
0	im ersten Lebensjahr manifest.

Andere Symbole und Abkürzungen:

♀	vorwiegend im weiblichen Geschlecht vorkommend
♂	vorwiegend im männlichen Geschlecht vorkommend
†	ausschließlich Totgeburten oder lebensunfähige Neugeborene
CFD	craniofaciale Dysmorphie
HSM	Hepatosplenomegalie
LKGS	Lippen-Kiefer-Gaumen-Segel-Spalte
*	Symptomenkombination, die unter dem entsprechenden Stichwort erwähnt ist.

Bei der Konzipierung und Erarbeitung des Registers haben uns mit Anregungen und Verbesserungen in dankenswerter Weise die Herren Dr. G. Thymnik, Ch. Hartmann und Professor Dr. Dr. G. Grimm geholfen.

Abdomen, aufgetriebenes Dolichocolon Mißgedeihen Konstipation
! **Hirschsprung-Krankheit**

Abdominalmuskelaplasie Hydroureter Hydronephrose
! ♂ **Bauchdeckenaplasie-Syndrom**

Abdominalschmerz Diarrhoe Anämie Leistungsabfall
2 **Colitis ulcerosa**

Abdominalschmerz Diarrhoe Anämie Fieber
2 **Crohn-Syndrom**

Abdominalschmerz Neuropathien, Barbiturat-, Sulfonamidunverträglichkeit
1 **Koproporphyrie, erbliche**

Abdominalschmerz, paroxysmaler Fieberschübe Arthralgien
1 **Mittelmeerfieber**

Abdominalschmerz, paroxysmaler Ikterus
1 **Dubin-Johnson-Syndrom**

Abduzenslähmung Paresen, Hirnnerven Dysphagie Dysarthrie Dyspnoe
1 **Bulbärparalyse, progressive, infantile**

Abgeschlagenheit Saccharidintoleranz Polydipsie Polyurie
1 **Diabetes mellitus**

Abgeschlagenheit Sehverlust BSG, beschl. Hörverlust Hämorrhagien
4 **Makroglobulinämie Waldenström**

Abszesse Fieber Furunkel Infektionen, eitrige
0 **Agranulozytose, infantile, erbliche**

Abszesse, rezidiv. Infektionen Staphylococcenanfälligkeit Dermatitis
0 **Hiob-Syndrom**

Achylie Diarrhoe Anämie Oberbauchbeschwerden Haarwachstumsstörungen
2 **Perniziöse Anämie**

Achylie Hypohidrose Xerodermie Arteriitis Schleimhauttrockenheit
0 **Sjögren-Syndrom**

Addisonismus Candidiasis Gonadendysgenesie Anämie Hypothyreose
1 **Endokrinopathie, juvenile, familiäre**

Addison-Symptomatik Hyperpigmentierung Spastizität
1 **Adreno-Leukodystrophie**

Addison-Symptomatik Tetanien Mißgedeihen Candidiasis
0 **Hypoparathyreoidismus, primärer**

Adduktionsunfähigkeit Strabismus Augenbewegungsstörung, unilaterale
! **Stilling-Türk-Duane-Syndrom**

Adenocarcinome Meläna Polypose, Colon
2 **Polyposis intestinalis**

Adenoma sebaceum Tumoren, multiple Sehverlust Spastizität Anfälle
1 **Tuberöse Sklerose**

Adenomatose Hyperinsulinismus Hyperparathyreoidismus Lipome
2 **Adenomatose, endokrine, hereditäre**

Aderhautsklerose Sehverlust
2 **Chorioidea-Sklerose**

Adipositas Taubheit Sehverlust Retinitis pigmentosa Diabetes mellitus
0 **Usher-Syndrom***

Adipositas Arteriosklerose Koliken Xanthome HSM Diabetes mellitus
3 **Hyperlipoproteinämie Typ V**

Adipositas Diabetes mellitus HSM Xanthome Arteriosklerose Coronarschäden
3 **Hyperlipoproteinämie Typ IV**

Adipositas Gynäkomastie Hypogonadismus Amenorrhoe Hochwuchs
1 **Eunuchoidismus, familiärer**

Adipositas Hirsutismus Virilismus Hyperostosis frontalis interna
2 ♀ **Morgagni-Syndrom**

Adipositas Hypogenitalismus Polydaktylie Oligophrenie Retardation
! **Laurence-Moon-Biedl-Bardet-Syndrom**

Adipositas Hypogenitalismus Fotosensibilität Sehverlust Hörverlust Diabetes mellitus
1 **Alström-Syndrom**

Adipositas Oligophrenie Hypogonadismus Hypoglykämie Muskelhypotonie Mißgedeihen
! **Prader-Willi-Syndrom**

Adipositas Hepatomegalie Minderwuchs Erbrechen
1 **Glykogenose Typ VI**

Adipositas Hypertonie, intrakranielle Kopfschmerz Visusverlust Paralysen Optikusatrophie
2 **Hypertonie, intrakranielle, benigne**

Adontie LKGS Hypodontie Sattelnase Infantilismus Minderwuchs
! **Lippen-Kiefer-Gaumen-Spalte mit Unterlippenfisteln***

Adynamie Ödeme Kopfschmerz Erbrechen Mißgedeihen Polyurie
0 **Bartter-Syndrom**

Akanthosis nigricans CFD Strabismus Hautfurchung, Kopf
1 **Cutis verticis gyrata**

Akanthosis nigricans Nageldystrophie Zahnanomalien Minderwuchs Hautfurchung, Kopf CFD
1 **Cutis verticis gyrata***

Akanthozytose Retinitis Sehverlust Ataxie Steatorrhoe Tremor
0 **Abetalipoproteinämie**

Akinese Muskelrigor Tremor Amimie Anfälle Paresen
5 **Parkinson-Syndrom**

Akinesen Muskelatrophien Ataxie Gangstörungen Dysarthrie
3 **Cerebellare Ataxie, Typ Menzel**

Akromegalie Leukom Hautfurchung, Kopf
1 **Cutis verticis gyrata***

Akromegalie Makrozephalie Geburtsgewicht, hohes Akzeleration
! **Cerebraler Gigantismus**

Akromegalie, Kinn Hyperostosen Hörverlust Sehverlust
2 **Hyperostosis corticalis generalisata**

Akromikrie Hautatrophie, Akren Erythem, Gesicht
1 **Akrogerie**

Akroosteolysen Arthrochalasis Osteolysen Zahnanomalien Frakturen
1 **Akroosteolyse, neurogene**

Akrozephalie Syndaktylien Polysyndaktylien Oligophrenie CFD
! **Akrozephalosyndaktylie**

Akzeleration Akromegalie Makrozephalie Geburtsgewicht, hohes
! **Cerebraler Gigantismus**

Akzeleration Respirationsinsuffizienz Hypotonie CFD Protrusio, bulbi Hypertrichose
! **Marshall-Smith-Syndrom**

Alacrimie Zungenpapillen, fehlende Analgesie Speichelfluß Areflexie
1 **Riley-Day-Syndrom**

Albinismus Taubheit Nystagmus Augenbrauenhypoplasie
! **Tietz-Syndrom**

Albinismus, partieller Blepharophimose CFD Taubheit Minderwuchs
! **Waardenburg-Klein-Syndrom**

Albinismus, partieller Infektionen Hyperhidrose HSM Tränenhyposekretion
! **Chediak-Higashi-Syndrom**

Albinismus totalis Diathesen, hämorrhagische
! **Albinismus totalis***

Allergien Urticaria Trichorrhexis Pruritus Hypotrichose Ichthyose
1 **Netherton-Syndrom**

Alopezie Kachexie Vergreisung Gerodermie Arteriosklerose Zwergwuchs
0 **Hutchinson-Gilford-Syndrom**

Alopezie Hyperkeratosen, follikuläre Palmoplantarkeratose
0 **Keratosis follicularis spinulosa decalvans cum ophiasi**

Alopezie Exantheme Zahnanomalien Pigmentierungsanomalien Blasen
0 ♀ **Bloch-Sulzberger-Syndrom**

Alopezie Kraushaar Zahnanomalien
0 **Wollhaare***

Alopezie Nageldystrophie Diarrhoe Hauteruptionen, Akren
0 **Akrodermatitis enteropathica**

Altern, vorzeitiges Hyperkeratosen Hautatrophie Ulcera Sehverlust Canities praematura
3 **Werner-Syndrom**

Amaurose Nystagmus Pupillotonie Keratoconus Strabismus
0 **Amaurosis congenita, Typ Leber I und II**

Amaurose Bulbusatrophie Hörverlust Oligophrenie Pseudogliom
! ♂ **Norrie-Syndrom**

Amaurose Krämpfe Hurler-Symptomatik HSM Idiotie Niereninsuffizienz
0 **Gangliosidose, generalisierte Typ I**

Amaurose Krämpfe Idiotie Niereninsuffizienz Ataxie
0 **Gangliosidose, generalisierte Typ II**

Amaurose Strabismus Nystagmus Optikusatrophie
! ♂ **Leber-Syndrom**

Amaurose Hörverlust Skelettdysplasien, metaphysäre Hyperostose/Schädel
0 **Dysplasie, kranio-metaphysäre**

Amenorrhoe Anosmie Hypogenitalismus Hypogonadismus Eunuchoidismus
1 **Kallmann-Syndrom**

Amenorrhoe Oligomenorrhoe Hirsutismus Sterilität Hypogenitalismus
2 ♀ **Stein-Leventhal-Syndrom**

Amenorrhoe Sekundärbehaarung, rarifiziert Genitalhypoplasie Leistenhernien
! „♀“ **Testikuläre Feminisierung**

Amenorrhoe Uterus bipartitus Vaginalaplasie Sterilität Genitalhypoplasie
! ♀ **Mayer-v. Rokitansky-Küster-Syndrom**

Amenorrhoe Hochwuchs Adipositas Gynäkomastie Hypogonadismus
1 **Eunuchoidismus, familiärer**

Amenorrhoe, primäre Infantilismus Eunuchoidismus Osteoporose
! „♀“ **Gonadendysgenesie, reine**

Amenorrhoe Haaransatz, tiefer Minderwuchs Ödeme, Füsse Pterygium colli
! ♀ **Ullrich-Turner-Syndrom**

Amimie Anfälle Paresen Akinese Muskelrigor Tremor
5 **Parkinson-Syndrom**

Amimie Paresen Sehverlust Hörverlust Hemiatrophia faciei
! **Moebius-Syndrom**

Amimie Dysphagie Muskelschwäche, faziale Ptosis Augenbewegungsstörungen
2 **Myopathie, okuläre**

Amyotrophie Anfälle Demenz Dysphagie Muskelstarre Dysarthrie
3 **Creutzfeldt-Jakob-Syndrom**

Analatresie Retardation Anfälle Kontrakturen CFD Herzfehler Makrozephalie
! **FG-Syndrom**

Analatresie Kolobom, Iris Mikrophthalmie
! **Katzenaugen-Syndrom**

Analatresie Polydaktylie
! **Polydaktylie***

Analatresie Triphalangie, Daumen Taubheit
! **Triphalangie des Daumens***

Analatresie Nierenagenesie Beckendysplasie Sympodie
! † **Sirenomelie**

Analgesie Arthropathie Atrophien Skoliose Parästhesien Muskelatrophie
3 **Syringomyelie**

Analgesie Speichelfluß Areflexie Alacrimie Zungenpapillen, fehlende
1 **Riley-Day-Syndrom**

Analgesie Selbstmutilation
! **Analgie, angeborene**

Analgesie Selbstmutilation Ulcera
1 **Neuropathie, sensorische, progressive**

Analhautfalte Zwergwuchs Kyphoskoliose Metatropie Platyspondylie
! **Zwergwuchs, metatropischer**

Anämie Dyspepsie Mißgedeihen Malabsorption Ödeme
0 **Trypsinogenmangel-Syndrom**

Anämie Fieber Abdominalschmerz Diarrhoe
2 **Crohn-Syndrom**

Anämie Hypothyreose Addisonismus Candidiasis Gonadendysgenesie
1 **Endokrinopathie, juvenile, familiäre**

Anämie Infektionen Kräfteverfall Frakturen Schleimhautblutungen
2 **Plasmozytom**

Anämie Leistungsabfall Abdominalschmerz Diarrhoe
2 **Colitis ulcerosa**

Anämie Nierensuffizienz, progrediente Urämie Polydipsie Polyurie
1 **Nephrophthise Fanconi**

Anämie Oberbauchbeschwerden Haarwachstumsstörungen Achylie Diarrhoe
2 **Perniziöse Anämie**

Anämie Oligophrenie Retardation Muskelschwäche Krämpfe Erbrechen
0 **Hyperlysinämie**

Anämie Rachitis Malabsorption Mißgedeihen Diarrhoe Ödeme
0 **Zöliakie**

Anämie Tumoren, Lymphdrüsen, Skelett, Magen, Darm
5 **Kaposi-Syndrom**

Anämie, chronische Splenomegalie Ikterus Hämochromatose
1 **Anämie, hämolytische, mit mehrkernigen Erythroblasten**

Anämie Splenomegalie Körpergeruch/Fisch Infekte
0 **Trimethylaminurie**

Anämie, chronische Hämochromatose HSM
0 ♂ **Anämie hypochrome, sideroachrestische**

Anämie, chronische, nichtsphärozytäre, hämolytische, leichte
1 **Adenosin-Triphosphatase-Mangel**

Anämie, hämolytische Ikterus Minderwuchs Infektionen CFD Extremitätenmißbildungen
! **Sphärozytose**

Anämie, hämolytische
1 **Glukose-Phosphat-Isomerase-Mangel**

Anämie, hämolytische Ikterus Rh-Rezeptoren, fehlende
1 **Rh-null-Krankheit**

Anämie, hämolytische Spastizität
0 **Triosephosphat-Isomerase-Mangel**

Anämie, hämolytische Lymphknotenschwellung HSM Embolien Retinopathie
1 **Sichelzellanämie**

Anämie, hämolytische Methämoglobinämie Panzytopenie
0 **Glutathionreduktase-Mangel**

Anämie, hämolytische Splenomegalie Oligophrenie Verhaltensstörungen
1 ♂ **Phosphoglyzeratkinase-Mangel**

Anämie, hämolytische, progrediente Nephrolithiasis Splenomegalie
1 **Pyruvatkinase-Mangel**

Anämie, hämolytische Ikterus Oberbauchbeschwerden Bohnenunverträglichkeit
1 ♂ **Glukose-6-Phosphat-Dehydrogenase-Mangel**

Anämie, hämolytische Polyzythämie Sulfonamidunverträglichkeit
1 **Hämoglobin Zürich**

Anämie, hämolytische Polyzythämie
1 **Hämoglobine, abnormale**

Anämie, hämolytische Ikterus CFD Elliptozytose Ulcus cruris
1 **Dresbach-Syndrom**

Anämie, hypochrome Hämosiderose Infektionen
1 **Atransferrinämie**

Anämie, hypochrome Infekte
1 **Purin-Nucleosidphosphorylase-Mangel**

Anämie, hypochrome Minderwuchs Retardation Infektionen
0 **Orotazidurie**

Anämie, makrozytäre Pigmentierungsanomalien Minderwuchs Daumendysplasie
! **Fanconi-Anämie**

Anämie, normochrome Triphalangie, Daumen
! **Triphalangie des Daumens***

Anämie, normozytäre Hypogonadismus Hypertelorismus Retardation
1 **Diamond-Blackfan-Syndrom**

Anämie, hämolytische, chronische
! **Thalassämie-Syndrome**

Anästhesie-Zwischenfälle Halothansensibilität Hyperpyrexie
0 **Hyperpyrexie-Syndrom**

Anästhesie-Zwischenfälle Succinylcholin-Unverträglichkeit, pharmakogenetische
! **Succinylcholin-Überempfindlichkeit**

Anfälle
1 **Myoklonusepilepsie Typ Hartung**

Anfälle Adenoma sebaceum Tumoren, multiple Sehverlust Spastizität
1 **Tuberöse Sklerose**

Anfälle Hörverlust Hurler-Symptomatik Retardation Muskelschwäche
1 **Mukolipidose I**

Anfälle Ataxie Dysarthrie Tremor Gangstörungen Myoklonien
1 **Hunt-Syndrom**

Anfälle Ataxie Hydrozephalus Nystagmus Sehverlust Spasmen
0 **Hydrozephalus infolge Arnold-Chiarischer Mißbildung**

Anfälle Ataxie Minderwuchs Retardation
1 **Pyruvatdehydrogenase-Mangel**

Anfälle Ataxien Muskelatrophie
3 **Akanthozytose, adulte**

Anfälle Demenz Retardation Ataxie Tetraplegie Sehverlust
0 **Gangliosidose, generalisierte Typ II**

Anfälle Demenz Choreoathetose Klumpfuß Sehverlust Dysarthrie
! **Hallervorden-Spatz-Syndrom**

Anfälle Demenz Dysphagie Muskelstarre Dysarthrie Amyotrophie
3 **Creutzfeldt-Jakob-Syndrom**

Anfälle Demenz Marasmus
1 **Myoklonusepilepsie, progressive**

Anfälle Demenz Hyperkinesen Paresen Rigor Tremor
2 **Fahr-Syndrom**

Anfälle Demenz Paresen Kopfschmerz Dysphasie
1 **Moyamoya**

Anfälle Enthirnungsstarre Apathie Tetraplegie Sprachverlust Hörverlust
1 **Scholz-Syndrom**

Anfälle Erbrechen Retardation Oligophrenie Lethargie Ataxie
0 **Hyperammonämie-Syndrom**

Anfälle Erbrechen Retardation Oligophrenie Mikrozephalie
0 **Citrullinurie-Syndrom**

Anfälle Fieberschübe Mißgedeihen Diplegie
0 **Hyperargininämie**

Anfälle Hemiparesen Oligophrenie Glaukom Nävus flammeus, unilateral
! **Sturge-Weber-Syndrom**

Anfälle HSM Skelettdysplasien Frakturen Demenz
1 **Gaucher-Syndrom**

Anfälle Hyperkinesen Sehverlust Makrozephalie Retardation Hörverlust
0 **Spongiöse Degeneration des Zentralnervensystems**

Anfälle Ikterus Katarakt
0 **Galaktosämie-Syndrom I**

Anfälle Infektionen Tremor Sehverlust Paresen Ataxien Hörverlust
1 **Enzephalopathie, nekrotisierende**

Anfälle Kontrakturen CFD Herzfehler Makrozephalie Analatresie Retardation
! **FG-Syndrom**

Anfälle Mikrozephalus CFD Ausfallserscheinungen, neurologische, multiple Idiotie
! **Lissencephalie***

Anfälle Minderwuchs Retardation Gingivahyperplasie Hurler-Symptomatik HSM
! **I-Zellen-Krankheit**

Anfälle Mißgedeihen Dyspnose Zyanose Muskelhypotonie Kardiomegalie
0 **Glykogenose Typ II**

Anfälle Muskeldystonie Dezerebration Dyspnoe Uringeruch Minderwuchs
0 **Ahornsirup-Syndrom**

Anfälle Nävi Ausfallserscheinungen, neurologische Mikrozephalie
! **Melanose, neurokutane**

Anfälle Oligophrenie Eunuchoidismus Hypogonadismus Ichthyose
0 **Rud-Syndrom**

Anfälle Oligophrenie Tremor Heißhunger Coma
0 **Hypoglykämie**

Anfälle Paresen Akinese Muskelrigor Tremor Amimie
5 **Parkinson-Syndrom**

Anfälle Tetraplegie Reflexanomalien Mikrozephalie
0 **Mikrozephalie***

Anfälle Retardation Enthirnungsstarre Spastizität Hyperkinesen
1 **Alpers-Syndrom**

Anfälle Retardation Megaloblastenanämie Athetose
0 **Folatstoffwechselstörungen**

Anfälle Retardation Myoklonien Oligophrenie
0 **Carnosinurie**

Anfälle Retardation CFD Petechien Glaukom Muskelhypotonie HSM
! **Cerebro-Hepato-Renales Syndrom (Zellweger)**

Anfälle Retardation Thrombosen Oligophrenie Hochwuchs Linsenektopie
0 **Homozystinurie**

Anfälle Sehverlust Idiotie Ataxie Demenz
2 **Ceroid-Lipofuszinose**

Anfälle Strabismus Oligophrenie Hypogenitalismus Eunuchoidismus
! ♀ **Tetra-X-Frauen**

Anfälle Tetraplegie, spastische Oligophrenie Mikrozephalie
! ♂ **Paine-Syndrom**

Anfälle Zahnanomalien Retardation Heiserkeit Keratosen Schleimhautveränderungen
0 **Lipoidproteinose**

Anfälle CFD Zwergwuchs Retardation Tetraplegie
! **Coffin-Syndrom**

Anfälle Atrophie, Gesichtshälfte Neuralgien Haarausfall
3 **Hemiatrophia faciei**

Anfälle, epileptoide Hyperakusis Übererregbarkeit VB6-Ansprechbarkeit
! **Pyridoxin-abhängige Krämpfe**

Angina pectoris Herzschwäche Linksherzhypertrophie Herztod
1 **Kardiomyopathie, familiäre, idiopathische**

Angina pectoris Purpura Pseudoxanthome Hautatrophie Sehverlust
1 **Pseudoxanthoma elasticum**

Angiome Hepatomegalie Teleangiektasien Epistaxis
1 **Osler-Syndrom**

Angiome, Retina Kopfschmerz Zysten, Pankreas Hämangioblastome
! **v. Hippel-Lindau-Syndrom**

Anhidrose Selbstmutilationen Fieberschübe Retardation
1 **Neuropathie, sensorische, mit Anhidrose**

Anhidrose Hypotrichose Nageldystrophie Hypodontie
! ♂ **Ektodermale Dysplasie, anhidrotische**

Anhidrose Miosis Enophthalmus Ptosis Heterochromie, Iris
0 **Horner-Syndrom**

Aniridie Ataxie
! **Aniridie***

Ankyloblepharon Syndaktylie Genitaldysplasien LKGS Kniepterygium
! **Lippen-Kiefer-Gaumen-Spalte mit Unterlippenfisteln***

Ankylosen Muskelhypoplasien Bewegungseinschränkung Kontrakturen Klumpfüße
! **Arthrogryposis multiplex congenita**

Anorexie Minderwuchs Nephropathie Hypoglykämie Erbrechen
0 **Hypermethioninämie**

Anosmie Hypogenitalismus Hypogonadismus Eunuchoidismus Amenorrhoe
1 **Kallmann-Syndrom**

Antriebsarmut Dysarthrie Persönlichkeitsverfall
5 **Pick-Syndrom**

Aortenstenose, supravalvuläre Mikrodontie Stimme, tiefe CFD Retardation
! **Aortenstenose, supravalvuläre, isolierte***

Apathie Tetraplegie Sprachverlust Hörverlust Anfälle Enthirnungsstarre
1 **Scholz-Syndrom**

Aphasie Verblödung Gedächtnisstörungen Enthirnungsstarre
5 **Alzheimer-Syndrom**

Aphthen Erytheme Hämorrhagien Thrombophlebitiden Irido-Zyklitis
3 **Behçet-Syndrom**

Apnoe Zyanose Sehverlust Idiotie Mikrozephalie
! **Gangliosidose, generalisierte Typ I**

Apoplexien Herzfunktionsstörungen Rötung, Haut, Schleimhaut Polyzythämie
1 **Polycythaemia rubra vera**

Arcus senilis Coronarschäden, frühe Xanthome, Haut, Gefäße
1 **Hyperlipoproteinämie Typ II**

Arcus senilis Xanthome Coronarschäden
3 **Hyperlipoproteinämie Typ III**

Arcus senilis Sklerocornea Hornhauttrübung Hyperopie Visusminderung
! **Cornea plana**

Areflexie Alacrimie Zungenpapillen, fehlende Analgesie Speichelfluß
1 **Riley-Day-Syndrom**

Arteriitis Schleimhauttrockenheit Achylie Hypohidrose Xerodermie
0 **Sjögren-Syndrom**

Arteriosklerose Coronarschäden Adipositas Diabetes mellitus HSM Xanthome
3 **Hyperlipoproteinämie Typ IV**

Arteriosklerose Hautmarmorierung Katarakt Zahnanomalien Daumendysplasie
1 **Rothmund-Thomson-Syndrom**

Arteriosklerose Koliken Xanthome HSM Diabetes mellitus Adipositas
3 **Hyperlipoproteinämie Typ V**

Arteriosklerose Zwergwuchs Alopezie Kachexie Vergreisung Gerodermie
0 **Hutchinson-Gilford-Syndrom**

Arthralgien Abdominalschmerz, paroxysmaler Fieberschübe
1 **Mittelmeerfieber**

Arthralgien Arthrosis deformans
3 **Chondrocalcinosis**

Arthritis Hautschuppung, herdförmige, parakeratotische
1 **Psoriasis**

Arthritis Hautschuppung, pustulöse Erythrodermie
1 **Psoriasis**

Arthritis Urinverfärbung Ochronose Osteoporose Nierensteine
3 **Alkaptonurie**

Arthritis, polytope Schmerzattacken Gelenkdeformationen Nierensteine
3 **Gicht**

Arthrochalasis Skleren, blaue Knochenbrüchigkeit Frakturen, multiple
! † **Osteogenesis imperfecta congenita**

Arthrochalasis Spinnenfingrigkeit Retrognathie
! **Achard-Syndrom**

Arthrochalasis Brachydaktylie Zwergwuchs Lendenlordose
! **Hypochondrodysplasie**

Arthrochalasis Luxationen Hautläsionen Cutis laxa Hämatome
! **Ehlers-Danlos-Syndrom**

Arthrochalasis Herzfehler Trigonozephalie Minderwuchs
! **C-Syndrom**

! rthrochalasis Makrozephalie Skrotumanomalie Minderwuchs CFD
1 **Aarskog-Syndrom**

Arthrochalasis Osteolysen Zahnanomalien Frakturen Akroosteolyse
Akroosteolyse, neurogene

Arthrochalasis Skleren, blaue Knochenbrüchigkeit Frakturen, multiple
0 **Osteogenesis imperfecta tarda**

Arthrochalasis Luxationen Zwerchfellhernien Dislokationen
! **Gelenkeschlaffheit***

Arthrogryposis Mikrozephalie CFD Mikrophthalmie Klumpfuß Kamptodaktylie
! **Cerebro-okulo-faziales Syndrom**

Arthropathie Atrophien Skoliose Parästhesien Muskelatrophie Analgesie
3 **Syringomyelie**

Arthrosen Gelenkschwellungen, Finger, schmerzhafte
2 **Polyarthritis, primär-chronische**

Arthrosen Hurler-Symptomatik Minderwuchs Skoliose Kurzhals
1 **Mukolipidose III**

Arthrosen Hyperostosen, Schädel Dyspnoe Sehverlust Hörverlust Paresen
0 **Pyle-Syndrom**

Arthrosen Augenfehler Minderwuchs Ganganomalien Platyspondylie
! **Dysplasia spondylo-epiphysaria congenita**

Arthrosen Gehbehinderung Exophthalmus CFD Skelettdysplasien, multiple
0 **Melnick-Needles-Syndrom**

Arthrosen Kamptodaktylie Minderwuchs Wirbelanomalien
! **Dyggve-Syndrom**

Arthrosen Minderwuchs Coxa vara Rachitis Ganganomalien
1 **Metaphysäre Chondrodysplasie Typ Schmid**

Arthrosen Retardation Rachitis Minderwuchs
0 **Metaphysäre Chondrodysplasie Typ Jansen**

Arthrosen Zwergwuchs Haardystrophie Glockenthorax Nageldystrophie
1 **Knorpel-Haar-Hypoplasie**

Arthrosen, schmerzhafte Gaumenspalte Retinoschisis Sehverlust Hörverlust
1 **Stickler-Syndrom**

Arthrosen, Finger, Zehen Fingerunbeweglichkeit, epiphysäre
2 **Thiemann-Syndrom**

Arthrosen, leichte, Extremitäten Minderwuchs
1 **Metaphysäre Chondrodysplasie Typ Vaandrager-Pena**

Arthrosen Rachitis Minderwuchs
1 **Metaphysäre Chondrodysplasie Typ Jansen**

Arthrosis deformans Arthralgie
3 **Chondrocalcinosis**

Aspermie Behaarungstyp, weiblich Hypogonadismus Sterilität
2 ♂ **XX-Männer**

Asphyxie Minderwuchs Pulmonalstenose Cariesneigung Zyanose
! **Fallot-Syndrom**

Aspyxien Zyanose
! **Choanalatresie**

Asthma Respirationsstörungen
0 **Bronchiektasien, angeborene**

Asthma Lungenemphysem Lebercirrhose Bronchitis, chronische
3 **Alpha-Antitrypsin-Mangel**

Asymmetrie CFD Skoliose Pubertas praecox Retardation Zwergwuchs
! **Silver-Syndrom**

Asymmetrie LKGS Strabismus Hypertelorismus Hypospadie Retardation CFD
! **BBB-Syndrom**

Ataxie Sehverlust Myoklonien Enthirnungsstarre Spasmen Demenz
1 **Ceroid-Lipofuszinose**

Ataxie Taubheit Sehverlust Retinitis pigmentosa
0 **Usher-Syndrom***

Ataxie Anfälle Hörverlust Hurler-Symptomatik Retardation Muskelschwäche
1 **Mukolipidose I**

Ataxie Athetose Spastizität Retardation Tremor Nystagmus Dysarthrie
0 1 **Pelizaeus-Merzbacher-Syndrom**

Ataxie Blasenschwäche Demenz Achromatopsie Nystagmus Sehverlust
1 **Behr-Syndrom**

Ataxie Dysarthrie Teleangiektasien Infektionen Retardation Choreoathetose
0 **Louis-Bar-Syndrom**

Ataxie Dysarthrie Tremor Gangstörungen Myoklonien Anfälle
1 **Hunt-Syndrom**

Ataxie Gangstörungen Dysarthrie Akinesen Muskelatrophien
3 **Cerebellare Ataxie, Typ Menzel**

Ataxie Gangstörungen Dysarthrie Parästhesien Reflexanomalien
3 **Cerebellare Ataxie, Typ Holmes**

Ataxie Gangstörungen Harninkontinenz
5 **Cerebellare Ataxie, Typ Déjérine-Thomas**

Ataxie Hohlfuß Demenz Kyphoskoliose Ophthalmoplegie
1 **Spino-cerebellare Ataxie mit Ophthalmoplegie**

Ataxie Hydrozephalus Nystagmus Sehverlust Spasmen Anfälle
0 **Hydrozephalus infolge Arnold-Chiarischer Mißbildung**

Ataxie Hypogonadismus Hörverlust
1 **Herrmann-Aguilar-Sacks-Syndrom**

Ataxie Katarakt Minderwuchs Oligophrenie Kyphoskoliose
! **Marinescu-Sjögren-Syndrom**

Ataxie Krämpfe Ausfallserscheinungen, neurologische Retardation
! **Corpus-callosum-Agenesie**

Ataxie Krämpfe Oligophrenie Trichorrhexis Hepatomegalie
0 **Argininbersteinsäure-Syndrom**

Ataxie Tremor Ptosis Ophthalmoplegie Visusverlust Hörverlust
1 **Kearns-Sayre-Syndrom**

Ataxie Nierenfunktionsstörungen Sehverlust
1 **Renal-retinale Degeneration**

Ataxie Paresen Xanthelasmata Retardation
1 **Xanthomatose, cerebro-tendinäre**

Ataxie Mikrozephalie CFD Retardation Hypotonie Euphorie
! **Happy-Puppet-Syndrom**

Ataxie Splenomegalie Purpura Infekte Diathese/hämorrhagische
2 **Sea-blue-Histiozytose**

Ataxie Minderwuchs Anfälle Retardation
1 **Pyruvatdehydrogenase-Mangel**

Ataxie Hypotonie Spastizität Azidose Retardation Choreoathetose
0 **Glutarazidurie**

Ataxie Minderwuchs Retardation Trichorrhexis Hypothermie Infektionen
0 ♂ **Menkes-Syndrom**

Ataxie Muskelhypotonie Krämpfe Retardation Sprachverfall Dezerebration
1 **Greenfield-Syndrom**

Ataxie Myopie Neuropathie, periphere Caries Sehverlust Hörverlust
1 **Flynn-Aird-Syndrom**

Ataxie Nystagmus Fontanelle, große Tetraplegie Hydrozephalus
! **Hydrozephalus bei Atresie des Foramen Magendie**

Ataxie Nystagmus Hohlfuß Reflexanomalien Kyphoskoliose Demenz
0 **Friedreich-Syndrom**

Ataxie Nystagmus Oligophrenie Muskelhypotonie Fotosensibilität
1 **Hartnup-Syndrom**

Ataxie Oligophrenie Retardation Hyperkinesen Muskeldystonie
0 **Kleinhirn-Hypoplasie**

Ataxie Reflexanomalien Muskelatrophie Hohlfuß Skoliose
1 **Roussy-Levy-Syndrom**

Ataxie Retardation Sehverlust Hemeralopie Retinitis pigmentosa
1 **Retinitis pigmentosa*** 2

Ataxie Steatorrhoe Tremor Akanthozytose Retinitis Sehverlust
1 2 **Abetalipoproteinämie**

Ataxie Tetraplegie Sehverlust Anfälle Demenz Retardation
0 **Gangliosidose, generalisierte Typ II**

Ataxie Tremor Nävi Muskelschwäche, aufsteigende Myotonien
1 **Muskelatrophie, neurale, Typ Déjérine-Sottas**
Ataxie Tremor
6 **Kleinhirnrindenatrophie, späte**
Ataxie Anfälle Erbrechen Retardation Oligophrenie Lethargie
0 **Hyperammonämie-Syndrom**
Ataxie Aniridie
! **Aniridie***
Ataxie Demenz Anfälle Sehverlust Idiotie
2 **Ceroid-Lipofuszinose**
Ataxie Spastizität Dysarthrie Demenz Gehbeschwerden
1 5 **Ataxie, spastische**
Ataxien Hörverlust Anfälle Infektionen Tremor Sehverlust Paresen
1 **Enzephalopathie, nekrotisierende**
Ataxien Ichthyose Muskelatrophie Hemeralopie Hörverlust Parästhesien Paresen
2 **Refsum-Syndrom**
Ataxien Muskelatrophie Anfälle
3 **Akanthozytose, adulte**
Atherome Lipome Osteome Meläna Fibrome Odontome Polypose, Colon
3 **Polyposis intestinalis III**
Athetose Retardation Cutis, laxa Greisengesicht Dystrophie Hornhauttrübung
0 **De-Barsy-Syndrom**
Athetose Dysarthrie Quadriplegie Diplegie Spastizität Spitzfuß
0 **Little-Syndrom**
Athetose Skoliose Lordose Zwangsbewegungen Muskeldystonie Krämpfe
1 **Torsions-Dystonie**
Athetose Spastizität Retardation Tremor Nystagmus Dysarthrie Ataxie
0 1 **Pelizaeus-Merzbacher-Syndrom**
Athetose Anfälle Retardation Megaloblastenanämie
0 **Folatstoffwechselstörungen**
Atrophien Ösophagusstenose Augenläsionen Hyperhidrose Blasen
0 **Epidermolysis bullosa**
Atrophien Skoliose Parästhesien Muskelatrophie Analgesie Arthropathien
3 **Syringomyelie**
Atrophie, Gesichtshälfte Neuralgien Haarausfall Anfälle
3 **Hemiatrophia faciei**
Augenbewegungsstörungen Taubheit Wirbeldysplasien Hemiatrophie
! ♀ **Wildervanck-Syndrom**
Augenbewegungsstörungen Ptose Pupillotonie Miosis Strabismus
0 **Ophthalmoplegie***

Augenbewegungsstörungen Amimie Schluckbeschwerden Muskelschwäche, faziale
2 **Myopathie, okuläre**

Augenbewegungsstörungen Myopie Reflexanomalien Retinadegeneration
1 **Ophthalmoplegie***

Augenbewegungsstörungen Hörverlust Lentigines Hypertelorismus
! **Lentigines***

Augenbewegungsstörung, unilateral Adduktionsunfähigkeit Strabismus
! **Stilling-Türk-Duane-Syndrom**

Augenbrauenhypoplasie Albinismus Taubheit Nystagmus
! **Tietz-Syndrom**

Augenfehler Minderwuchs Ganganomalien Platyspondylie Arthrosen
! **Dysplasia spondylo-epiphysaria congenita**

Augenläsionen Hyperhidrose Blasen Atrophien Ösophagusstenose
0 **Epidermolysis bullosa**

Augenmißbildungen Oligophrenie Minderwuchs CFD Retardation Muskelhypotonie
Deletions-Syndrome des Chromosoms Nr. 18

Augenmißbildungen Hyperpigmentierung Dysplasie, ektodermale Fettgewebshernien
! ♀ **Goltz-Gorlin-Syndrom**

Augen, rote Dyskeratose, Mundschleimhaut Konjunktivitis, chronische
1 **Dyskeratosis intraepitheliasis benigna hereditaria**

Ausfallserscheinungen, neurologische Retardation Ataxie Krämpfe
! **Corpus-callosum-Agenesie**

Ausfallserscheinungen, neurologische, multiple Idiotie Anfälle Mikrozephalie CFD
! **Lissencephalie***

Ausfallserscheinungen, neurologische Mikrozephalie Anfälle Nävi
! **Melanose, neurokutane**

Autismus Sprachentwicklungsstörungen Dysarthrie Hörverlust Myopie
! **Eldridge-Berlin-Mc Kusick-Syndrom**

Azidose Retardation Erbrechen Mißgedeihen Lethargie Dyspnoe
0 **Methylmalonazidurie**

Azidose Choreoathetose Ataxie Hypotonie Spastizität Retardation
0 **Glutarazidurie**

Azidose Muskelschwäche Hepatomegalie
1 **Carnitin-Mangel-Myopathie**

Barbiturat-, Sulfonamidunverträglichkeit Abdominalschmerz Neuropathie
1 **Koproporphyrie, erbliche**

Basaliome Papeln, Haut Ichthyosis
1 **Epidermodysplasia verruciformis**
Basalzellepitheliome Kieferzysten Rippenanomalien Palmoplantarkeratose
2 **Basalzellnaevus-Syndrom**
Basalzelltumoren, Haut Cylindrome Epitheliome
2 **Epithelioma adenoides cysticum**
Beckendysplasie Sympodie Analatresie Nierenagenesie
! † **Sirenomelie**
Beckendysplasie Zwergwuchs Retardation Tibia-, Fibulaverbiegung
! **Weismann-Netter-Syndrom**
Behaarungstyp, weiblich Hypogonadismus Sterilität Aspermie
2 ♂ **XX-Mann**
Beugekontrakturen, Finger Kamptodaktylie
3 **Dupuytren-Syndrom**
Beugekontrakturen, Interphalangealgelenke
1 **Kamptodaktylie**
Bewegungen, unwillkürliche Parästhesien
2 **Akromelalgie, erbliche**
Bewegungsarmut Muskelschwäche, aufsteigende Dyspnoe
0 **Muskelatrophie, infantile, progressive, spinale**
Bewegungseinschränkung Wirbeldysplasien Kurzhals Thoraxdysplasie
! **Klippel-Feil-Syndrom**
Bewegungseinschränkung Kyphose Minderwuchs Platyspondylie
1 ♂ **Dysplasia spondylo-epiphysaria tarda**
Bewegungseinschränkung, Hand Handabknickung
! **Madelungsche Deformität**
Bewegungseinschränkung Makrozephalie Supraorbitalwülste Flexionskontrakturen
! **Dysplasie, fronto-metaphysäre**
Bewegungseinschränkung CFD Hörverlust Sehverlust Zwergwuchs Rhizomelie Skelettanomalien
0 **Kniest-Syndrom**
Bewegungseinschränkung Gelenke Kyphoskoliose Gehunfähigkeit Zwergwuchs
! **Zwergwuchs, parastrematischer**
Bewegungseinschränkung, Hand
! **Radio-ulnare Synostose**
Bewegungseinschränkung, Hüftgelenk Coxa plana Hüfthinken
1 **Calve-Legg-Perthes-Syndrom**
Bewegungseinschränkung, Hüftgelenk Minderwuchs Coxa vara Kyphoskoliose
1 **Spondylo-metaphysäre Dysplasie (Kozlowski)**
Bewegungseinschränkung, schmerzhafte, unilaterale Osteosklerose, streifige
2 **Leri-Syndrom, Melorheostosis**

Bewegungseinschränkung Brachyphalangie CFD Oligophrenie Minderwuchs
0 **Leri-Syndrom, Pleonosteosis**

Bewegungseinschränkung Kontrakturen Klumpfuß Ankylosen Muskelhypotonie
! **Arthrogryposis multiplex congenita**

Bewegungseinschränkungen Chondrome Knochendysplasien Gangstörungen
! **Knochenchondromatose**

Bindegewebsverkalkung
1 **Lipoidocalcinosis progrediens**

Blasen Alopezie Exantheme Zahnanomalien Pigmentierungsanomalien
0 ♀ **Bloch-Sulzberger-Syndrom**

Blasen Atrophien Ösophagusstenose Augenläsionen Hyperhidrose
0 **Epidermolysis bullosa**

Blasen Dyskeratosen Ichthyosis Erythrodermie
0 **Erythrodermia congenitalis ichthyosiformis bullosa (Brocq)**

Blasen Pigmentierungsanomalien
1 **Pemphigus chronicus benignus familiaris**

Blasen, Hände, Füße
1 **Epidermolysis bullosa**

Blasen, Haut Schleimhaut Nageldysplasie Hyperhidrose Prurigo
1 **Epidermolysis bullosa**

Blasen, induzierte, Haut Hyperpigmentierung
0 **Epidermolysis bullosa**

Blasen, lichtinduzierte Hyperpigmentierung Leberfibrose Urin, roter
4 **Porphyria cutanea tarda**

Blasen, lichtinduzierte Ulcerationen Erythrodontie HSM Urin, roter
0 **Porphyria erythropoetica congenita (Günther)**

Blasen, lichtinduzierte, pharmakogenetische Hautläsionen Koliken Erbrechen
2 **Porphyria variegata**

Blasenschwäche Demenz Achromatopsie Nystagmus Sehverlust Ataxie
1 **Behr-Syndrom**

Blausehschwäche Sehverlust, frühkindlicher Nystagmus Skotome
0 **Optikusatrophie**

Blepharochalasis Oberlippenödem, rezidivierendes Struma Lidschwellung
1 **Ascher-Syndrom**

Blepharophimose CFD Taubheit Minderwuchs Albinismus partialis
! **Waardenburg-Klein-Syndrom**

Blepharophimose Mikrostomie Mikrozephalie CFD Retardation Gaumenspalte
! **Alkohol-Syndrom, fetales**

Blutungen, intestinale, occulte Hämangiome, multiple
! **Blue-Rubber-Bleb-Nävus-Syndrom**

Bohnenunverträglichkeit Anämie, hämolytische Ikterus
1 ♂ **Glukose-6-Phosphat-Dehydrogenase-Mangel**

Brachydaktylie Claviculaaplasie Fontanelle, persistierende Zahnanomalien
! **Dysplasia cleidocranialis**

Brachydaktylie Minderwuchs Schwerhörigkeit Mitralinsuffizienz Synostosen
! **Forney-Robinson-Pascoe-Syndrom**

Brachydaktylie Minderwuchs Retardation CFD Zahnanomalien Hörverlust Thoraxdystrophie
! ♂ **Oto-Palato-Digitales Syndrom**

Brachydaktylie Nageldysplasie Syndaktylien
! **Brachydaktylie***

Brachdyktylie Hypertonie
! **Brachydaktylie***

Brachydaktylie Skelettdysplasien, multiple Kolobom, Makula
! **Kolobom der Makula, Chorioidea und Retina***

Brachydaktylie Zwergwuchs Lendenlordose Arthrochalasis
! **Hypochondroplasie**

Brachydaktylie CFD Oligophrenie Minderwuchs Bewegungseinschränkung
0 **Leri-Syndrom, Pleonosteosis**

Brachydaktylie Wirbelanomalien Zwergwuchs Mikromelie Dyspnoe
! † **Zwergwuchs, thanatophorer**

Brachydaktylie Minderwuchs Zahnanomalien CFD Fontanelle, persistierende Frakturen
! **Pyknodysostosis**

Brachydysphalangie, epiphysäre Minderwuchs Nase, birnenförmige Hypotrichose
1 **Tricho-Rhino-Phalangie-Syndrom**

Brachymelie Polydaktylie Thoraxdystrophie LKGS Lungenhypoplasie Zwergwuchs
! † **Thoraxdystrophie-Polydaktylie-Syndrom**

Brachymelie Phokomelie
! **Thalidomid-Embryopathie**

Brachymetcarpie Hypospadie Großzehe, kurze Uterus, duplex
! **Hand-Fuß-Uterus-Syndrom**

Brachymetcarpie Brachymetatarsie Minderwuchs Oligophrenie
! **Brachydaktylie***

Brachymetacarpie-4 Oligophrenie Minderwuchs
1 **Osteodystrophia hereditaria Albright**

Brachymetacarpie-4 Minderwuchs Katarakt Zahnschmelzhypoplasie Tetanie
1 **Osteodystrophia hereditaria Albright**

Brachymetatarsie Minderwuchs Oligophrenie Brachymetacarpie
! **Brachydaktylie***

Brachytelephalangie Patellaluxationen Subluxationen Luxationen CFD
! **Larsen-Syndrom**

Brachytelephalangie Oligophrenie CFD Minderwuchs Mikrozephalie Spastizität
! **Warfarin-Syndrom**

Brachytelephalangie Nageldystrophie Mikrozephalie Pterygium colli Minderwuchs Retardation CFD
! **Hydantoin-Syndrom**

Brachyzephalie Makroglossie Lidspalte, mongoloide Oligophrenie
! **Down-Syndrom**

Bronchiektasien Dextrokardie Infektionen Polyposis nasi Situs inversus
! **Kartagener-Syndrom**

Bronchitis Mißgedeihen Malabsorption Ödeme Emphysem Mekoniumileus
0 **Mukoviszidose**

Bronchitis, chronische Asthma Lungenemphysem Lebercirrhose
3 **Alpha-Antitrypsin-Mangel**

BSG, beschleunigt Hörverlust Hämorrhagien Abgeschlagenheit Sehverlust
4 **Makroglobulinämie Waldenström**

Bulbärparalyse Muskelflimmern Muskeldystrophie, Schultergürtel
5 **Lateralsklerose, amyotrophische**

Bulbusatrophie Hörverlust Oligophrenie Pseudogliom Amaurose
! ♂ **Norrie-Syndrom**

Bulldoggengesicht Zahnanomalien Myopie Hörverlust Hypotrichose CFD
! **Marshall-Syndrom**

Bulldoggengesicht Glockenthorax Zwergwuchs CFD Mikromelie Kyphose
! **Parrot-Syndrom**

Cafe-au-lait-Flecken Neurofibrome Fibrome Neurinome
1 **Neurofibromatose v. Recklinghausen**

Candidiasis Addison-Symptomatik Tetanien Mißgedeihen
0 **Hypoparathyreoidismus, primärer**

Candidiasis CFD Mißgedeihen Diarrhoen Tetanien Infektionen
! **Di George-Syndrom**

Candidiasis Gonadendysgenesie Anämie Hypothyreose Addisonismus
1 **Endokrinopathie, juvenile, familiäre**

Candidiasis Infektionen, schwere, rezidivierende Lymphknoten-aplasie
! **Agammaglobulinämie, Typ Schweiz**
Canities praematura Zahnunterzahl Hyperhidrose
1 **Böök-Syndrom**
Canities praematura Hyperkeratosen Hautatrophie Ulcera Sehver-lust Altern, vorzeitiges
3 **Werner-Syndrom**
Caries Sehverlust Hörverlust Ataxie Myopie Neuropathie, periphere
1 **Flynn-Aird-Syndrom**
Caries Oligophrenie Minderwuchs CFD Retardation Muskelhypo-tonie
! **Deletions-Syndrome des Chromosoms Nr. 18**
Cariesneigung Zyanose Asphyxie Minderwuchs Pulmonalstenose
! **Fallot-Syndrom**
CFD Retardation Gaumenspalte Blepharophimose Mikrostomie Mikrozephalie
! **Alkohol-Syndrom, fetales**
CFD Mikrostomie Cutis laxa Hornhauttrübung Muskelschwäche Minderwuchs Retardation
! **De Barsi-Syndrom**
CFD Retardation Epiphysendeformation, Phalangen, Zwergwuchs
1 **Dysostosen, periphere**
CFD Meningozele Zystennieren Polydaktylie Kryptophthalmus LKGS
! † **Meckel-Syndrom**
CFD Nierenhypoplasie Genitalhypoplasie Schwerhörigkeit
! **Winter-Kohn-Mellman-Wagner-Syndrom**
CFD Pterygium colli Minderwuchs Cubitus valgus Hypogonadismus Herzfehler
Noonan-Syndrom
CFD Taubheit Minderwuchs Albinismus partialis Blepharophimose
Waardenburg-Klein-Syndrom
CFD Akanthosis nigricans Nageldystrophie Zahnanomalien Minder-wuchs Hautfurchung, Kopf
1 **Cutis verticis gyrata***
CFD Akrozephalie Syndaktylien Polysyndaktylien Oligophrenie
! **Akrozephalosyndaktylie**
CFD Arthrochalasis Makrozephalus Skrotumanomalie Minderwuchs
! **Aarskog-Syndrom**
CFD Ausfallserscheinungen, neurologische, multiple Idiotie Anfälle Mikrozephalie
! **Lissencephalie***
CFD Retrognathie Zwergwuchs Mikromelie Ulnaverkürzung
! **Zwergwuchs, mesomeler Typ Langer**
CFD Protrusio bulbi Hypertrichose Akzeleration Hypotonie Respirationsinsuffizienz
! **Marshall-Smith-Syndrom**

CFD Nageldystrophie Hypertelorismus Ptosis Scrotum bifidum Endphalangen/Hypoplasie
! **Hydantoin-Syndrom**

CFD Asymmetrie LKGS Strabismus Hypertelorismus Hypospadie Retardation
! **BBB-Syndrom**

CFD Brachytelephalangie Patellaluxationen Subluxationen Luxationen
! **Larsen-Syndrom**

CFD Bulldoggengesicht Zahnanomalien Myopie Hörverlust Hypotrichose
! **Marshall-Syndrom**

CFD Daumenansatz, proximaler Minderwuchs Mikrozephalie Retardation Synophrys
! **Cornelia-de-Lange-Syndrom**

CFD Elliptozytose Ulcus cruris Anämie, hämolytische Ikterus
1 **Dresbach-Syndrom**

CFD Eunuchoidismus Hochwuchs Oligophrenie Hypogonadismus Sterilität
! ♂ **XXXY-Männer**

CFD Extremitätenmißbildungen Anämie, hämolytische Ikterus Minderwuchs Infektionen
! **Sphärozytose**

CFD Brachytelephalangie Nageldystrophie Mikrozephalie Pterygium colli Retardation Minderwuchs
! **Hydantoin-Syndrom**

CFD Fontanelle, persistierende Frakturen Brachyphalangie Minderwuchs Zahnanomalien
! **Pyknodysostosis**

CFD Fotosensibilität Oligophrenie Sehverlust Hörverlust Retardation Zwergwuchs
! **Cockayne-Syndrom**

CFD Frenulahypertrophie Zahnanomalie Polydaktylie Zungenlappung Hörverlust
! **Mohr-Syndrom**

CFD Hirsutismus Hypergenitalismus HSM Retardation Minderwuchs
! **Leprechaunismus**

CFD Hydrozephalus externus Extremitätenmißbildungen
! **Holtermüller-Wiedemann-Syndrom**

CFD Hypertelorismus Retardation Schreien, katzenartiges Minderwuchs
! **Cri-du-chat-Syndrom**

CFD Kamptodaktylie Skoliose Spitzfuß Mikrostomie Hypertelorismus
! **Freeman-Sheldon-Syndrom**

CFD Krämpfe Trigonozephalie Mikrozephalie Hypotelorismus Retardation
! **Holoprosenzephalie***

CFD Kurzhals Stimme, hohe Myopie Myotonie Gehbeschwerden Minderwuchs
! **Schwartz-Jampel-Syndrom**

CFD Skelettdysplasien Radiushypoplasie Daumena, -hypoplasie Bewegungseinschränkung/Ellenbogen
! **Nager-Syndrom**

CFD Minderwuchs Mikrozephalie Spastizität Brachytelephalangie Oligophrenie
! **Warfarin-Syndrom**

CFD Prognathie Retardation Füße, kurze Hände, kurze Minderwuchs
! **Akrodysostose**

CFD Hörverlust Sehverlust Zwergwuchs Skelettanomalien Rhizomelie Bewegungseinschränkung
0 **Kniest-Syndrom**

CFD Hornhauttrübung Retardation Sehverlust
! **Mukolipidose IV**

CFD Wirbelanomalien Kyphose Patellahypoplasie Kontrakturen Retardation Sandalenlücke Interdigitalfurche/Zehen Unterlippe, breite
! **Trisomie 8**

CFD LKGS Zyklopie Mikrozephalie Retardation Hypotelorismus Krämpfe
! **Holoprosenzephalie***

CFD Mikromelie Kyphose Bulldoggengesicht Glockenthorax Zwergwuchs
! **Parrot-Syndrom**

CFD Mikrophthalmie Meningozele Holoprosenzephalie
! † **Triploidie**

CFD Mikrozephalie Vogelgesicht Peromelie Retrognathie Minderwuchs
! **Hanhart-Syndrom II**

CFD Mikrozephalie Hypospadie Minderwuchs Retardation Muskelhypotonie
! **Deletions-Syndrom des kurzen Armes eines Chromosoms Nr. 4**

CFD Mißgedeihen Diarrhoen Tetanien Infektionen Candidiasis
! **Di George-Syndrom**

CFD Mikrostomie Herzfehler Muskelhypertonie Tintenlöscherfüße
! **Edwards-Syndrom**

CFD Oligophrenie Minderwuchs Bewegungseinschränkung Brachyphalangie
! **Leri-Syndrom, Pleonosteosis**

CFD Oligophrenie Hypogonadismus Zwergwuchs Vogelkopf Mikrozephalie
! **Vogelkopf-Zwergwuchs**
CFD Oligophrenie Minderwuchs Retardation Zahnanomalien Daumen, breite
! **Rubinstein-Taybi-Syndrom**
CFD Petechien Glaukom Muskelhypotonie HSM Anfälle Retardation
! **Cerebro-Hepato-Renales Syndrom (Zellweger)**
CFD Retardation Ekzeme Polydaktylie Minderwuchs Mikrognathie
! **Dubowitz-Syndrom**
CFD Retardation Muskelhypotonie Augenmißbildungen Oligophrenie Minderwuchs
! **Deletions-Syndrome des Chromosoms Nr. 18**
CFD Retardation Muskelhypotonie Caries Oligophrenie Minderwuchs
! **Deletions-Syndrome des Chromosoms Nr. 18**
CFD Retardation Aortenstenose, supravalvuläre Mikrodontie Stimme, tiefe
! **Aortenstenose, supravalvuläre, isolierte***
CFD Retardation Oligophrenie Schwerhörigkeit Minderwuchs Hypogonadismus
! **Mengel-Kongismark-Berlin-Mc-Kusick-Syndrom**
CFD Mikrozephalie Mikrostomie Dystrophie Minderwuchs Herzfehler
! **Alkohol-Syndrom, embryofetales**
CFD Herzfehler Makrozephalie Analatresie Retardation Anfälle Kontrakturen
! **FG-Syndrom**
CFD Synophrys Skelettanomalien Makrodontie Retardation
! **KBG-Syndrom**
CFD Polysyndaktylie Hypertelorismus
! **Greig-Syndrom**
CFD Mikrophthalmie Kamptodyktylie Klumpfuß Arthrogryposis Mikrozephalie
! **Cerebro-okulo-faziales Syndrom**
CFD Sehverlust Turmschädel Exophthalmus Papageienschnabelnase
! **Crouzon-Syndrom**
CFD Schulterblatthochstand Oligophrenie Minderwuchs Schwerhörigkeit
! **Fara-Chlupackova-Hrivnakova-Syndrom**
CFD Skelettdysplasien, multiple Arthrosen Gehbehinderung Exophthalmus
0 **Melnick-Needles-Syndrom**
CFD Skoliose Pubertas praecox Retardation Zwergwuchs Asymmetrie
! **Silver-Syndrom**

CFD Stimme, hohe Zwergwuchs Muskelhypotonie Kardiomyopathie Oligophrenie
! **Mulibrey-Zwergwuchs**

CFD Strabismus Hautfurchung, Kopf Akanthosis nigricans
1 **Cutis verticis gyrata***

CFD Syndaktylie Oligophrenie Retardation Minderwuchs Ptosis Hypogenitalismus
! **Smith-Lemli-Opitz-Syndrom**

CFD Taubheit Kolobom, Unterlid Gehörgangsatresie Makrostomie
! **Franceschetti-Syndrom**

CFD Taubheit Mikrophthalmus Gaumenspalte Hexadaktylie Genitalanomalien
! **Ullrich-Feichtiger-Syndrom**

CFD Ulcera Osteolysen, Füße Sensibilitätsstörungen Osteoporose
1 **Akroosteolyse, neurogene**

CFD Verknöcherungsstörungen, Achsenskelett Kurzhals Mikromelie Zwergwuchs
! † **Achondrogenesis**

CFD Wirbelmißbildungen Nierena-, Dysgenesie Lungenhypoplasie
! † **Dysplasia renofacialis**

CFD Zahnanomalien Hypotrichose Zungenlappung Frenulahypertrophie Syndaktylie
! ♀ **Oro-Fazio-Digitales Syndrom**

CFD Zahnanomalien Hörverlust Thoraxdysplasie Brachydaktylie Minderwuchs Retardation
! ♂ **Oto-Palato-Digitales Syndrom**

CFD Zwergwuchs Mikrogenie Vogelgesicht Mikrophthalmie Katarakt
! **Hallermann-Streiff-Syndrom**

CFD Zwergwuchs Retardation Anfälle Tetraplegie
! **Coffin-Syndrom**

CFD Zyanose Skelettanomalien, multiple Dyspnoe Zwergwuchs Tibia, eckige
! † **Zwergwuchs-Syndrom, kamptomeles**

CFD, mongoloide Scheitelbeinöffnungen Ptosis
! **Foramina parietalia permagna***

CFD Retardation Hypotonie Euphorie Ataxie Mikrozephalie
! **Happy-Puppet-Syndrom**

CFD Makrozephalie Hypogenitalismus Skoliose Minderwuchs, mesomeler
! **Robinow-Syndrom**

CFD Hypertelorismus Minderwuchs Enophthalmus Nageldysplasie Nase, plumpe Retardation
! **Syndrom der partiellen Trisomie 9**

Cholangitis Cholelithias
3 **Gallenblasen-Agenesie**

Cholangitis Hypergammaglobulinämie Hepatomegalie Hypertonie, portale
1 **Leberfibrose, angeborene**

Cholelithias Cholangitis
3 **Gallenblasen-Agenesie**

Cholestase Mikrozephalie Makrozephalie Meningitis HSM Retardation Purpura
! **Zytomegalie-Virus-Fetopathie**

Chondrome Gangstörungen Pigmentierungsanomalien Hämangiome
0 **Knochenchondromatose***

Chondrome Knochendysplasien Gangstörungen Bewegungseinschränkungen
0 **Knochenchondromatose***

Choreoathetose Ataxie Dysarthrie Teleangiektasien Infektionen
0 **Louis-Bar-Syndrom**

Choreoathetose Dysarthrie Hyperkinesen
! **Vogt-Syndrom**

Choreoathetose Gicht Spastizität Oligophrenie Retardation Selbstmutilation
0 ♂ **Lesch-Nyhan-Syndrom**

Choreoathetose Ataxie Hypotonie Spastizität Azidose Retardation
0 **Glutarazidurie**

Choreoathetose Klumpfuß Sehverlust Dysarthrie Anfälle Demenz
! **Hallervorden-Spatz-Syndrom**

Claviculaaplasie Fontanelle, persistierende Zahnanomalien Minderwuchs Brachydaktylie
! **Dysplasia cleidocranialis**

Claviculadysplasie Extremitätenmißbildungen Mikrophthalmie Herzfehler Nierenaplasie
! **Lenz-Syndrom**

Coma Anfälle Oligophrenie Tremor Heißhunger
0 **Hypoglykämie, essentielle**

Coma hepaticum Hepatitis Hypertonie, portale
! **Hepatitis, neonatorum, familiäre**

Coma Infektionen Körpergeruch, Isovaleriansäure Retardation Erbrechen
0 **Isovalerianazidämie**

Cor pulmonale Lungeninsuffizienz Dyspnoe Zyanose Trommelschlegelfinger
3 **Lungenfibrose, familiäre, polyzystische**

Corneaepithelödem Hemeralopie Sehverlust
1 **Atrophia gyrata chorioideae et retinae Fuchs**

Cornealring Tremor Kontrakturen Ikterus Lebercirrhose
1 **Wilson-Syndrom**

Coronarschäden Arcus senilis Xanthome
3 **Hyperlipoproteinämie Typ III**

Coronarschäden, frühe Xanthome, Haut, Gefäße Arcus senilis
1 **Hyperlipoproteinämie Typ II**

Coronarschäden Adipositas Diabetes mellitus HSM Xanthome Arteriosklerose
3 **Hyperlipoproteinämie Typ IV**

Coxa plana Hüfthinken Bewegungseinschränkung, Hüftgelenk
1 **Calve-Legg-Perthes-Syndrom**

Coxa vara Rachitis Ganganomalien Arthrosen Minderwuchs
0 **Metaphysäre Chondrodysplasie Typ Schmid**

Coxa vara Kyphoskoliose Bewegungseinschränkung, Hüftgelenk Minderwuchs
1 **Spondylo-metaphysäre Dysplasie (Kozlowski)**

Coxarthrose Hüfthinken Hüftschmerz
2 **Epiphysiolysis capitis femoris**

Cubitus valgus Hypogonadismus Herzfehler CFD Pterygium colli Minderwuchs
! **Noonan-Syndrom**

Cutis laxa Lungeninsuffizienz
! **Cutis laxa**

Cutis laxa Hämatome Arthrochalasis Luxationen Hautläsionen
! **Ehlers-Danlos-Syndrom**

Cutis laxa Keratokonus Otosklerose Spondylolisthesis Skleren, blaue
0 **Faltenhaut-Syndrom**

Cutis laxa Hornhauttrübung Muskelschwäche Minderwuchs Retardation CFD Mikrostomie
! **De Barsi-Syndrom**

Cutis laxa Greisengesicht Hornhauttrübung Dystrophie Athetose Retardation
0 **De Barsy-Syndrom**

Cutis laxa Symphalangie Greisengesicht Hypostose Retardation
! **Lenz-Majewski-Syndrom**

Cylindrome Epitheliome Basalzelltumoren, Haut
2 **Epithelioma adenoides cysticum**

Daumen, breite CFD Oligophrenie Minderwuchs Retardation Zahnanomalien
! **Rubinstein-Taybi-Syndrom**

Daumena-, Dysplasie Arrhythmie Schultergürteldysplasie Herzfehler
! **Holt-Oram-Syndrom**

Daumenanomalien Klumphand Ventrikelseptumdefekt Radiusdysplasie
! **Radius-Defekte***

Daumenansatz, proximaler Minderwuchs Mikrozephalie Retardation Synophrys CFD
! **Cornelia-de-Lange-Syndrom**

Daumendysplasie Anämie, makrozytäre Pigmentierungsanomalien Minderwuchs
! **Fanconi-Anämie**

Daumendysplasie Arteriosklerose Hautmarmorierung Katarakt Zahnanomalien
1 **Rothmund-Thomson-Syndrom**

Daumenendphalangen, gespalten Oxyzephalie Polydaktylie
! **Polydaktylie***

Daumenhypoplasie Paraplegie Retardation Fontanelle, große Hydrozephalus
! ♂ **Hydrozephalus infolge einer Aquäduktstenose**

Demenz Gehbeschwerden Ataxie Spastizität Dysarthrie
1 5 **Ataxie, spastische**

Demenz Minderwuchs Platyspondylie Knochenbrüchigkeit Hautatrophie Nageldystrophie
1 **Dysosteosclerose**

Demenz Paresen Kopfschmerz Dysphasie Anfälle
1 **Moyamoya**

Demenz Achromatopsie Nystagmus Sehverlust Ataxie Blasenschwäche
1 **Behr-Syndrom**

Demenz Ataxie Nystagmus Hohlfuß Reflexanomalien Kyphoskoliose
1 **Friedreich-Syndrom**

Demenz Retardation Ataxie Tetraplegie Sehverlust Anfälle
0 **Gangliosidose, generalisierte Typ II**

Demenz Anfälle HSM Skelettdysplasien Frakturen
0 **Gaucher-Syndrom**

Demenz Anfälle Sehverlust Idiotie Ataxie
2 **Ceroid-Lipofuszinose**

Demenz Ataxie Sehverlust Myoklonien Enthirnungsstarre Spasmen
0 **Ceroid-Lipofuszinose**

Demenz Choreoathetose Klumpfuß Sehverlust Dysarthrie Anfälle
! **Hallervorden-Spatz-Syndrom**

Demenz Dysphagie Muskelstarre Dysarthrie Amyotrophie Anfälle
3 **Creutzfeldt-Jakob-Syndrom**

Demenz Infektionen Viszeromegalie Hypertrichose Retardation
1 **Mukopolysaccharidose Typ III**

Demenz Kyphoskoliose Ophthalmoplegie Ataxie Hohlfuß
1 **Spino-cerebellare Ataxie mit Ophthalmoplegie**

Demenz Marasmus Anfälle
1 **Myoklonusepilepsie, progressive**

Demenz Hyperkinesen Gangstörung Dysarthrie Psychosen
4 **Huntington-Syndrom**

Demenz Hyperkinesen Paresen Rigor Tremor Anfälle
2 **Fahr-Syndrom**

Demenz Krämpfe Hyperakusis Somnolenz Sehverlust
1 **Ceroid-Lipofuszinose**

Dentindefekt Zahnverfall Zahnschmelzdefekt
1 **Capdepont-Syndrom**

Dentition, verzögerte Milchzähne/Persistieren Zahndurchbruch, ausbleibender
1 **Zahnretention, multiple, erbliche**

Depressionen Fettwülste, multiple, schmerzhafte Pruritus
4 **Dercum-Syndrom**

Dermatitis Abszesse, rezidivierende Infektionen Staphylococcen-anfälligkeit
0 **Hiob-Syndrom**

Dermatitis Ptosis Splenomegalie
0 **Prolidase-Mangel**

Dermatitis, atopische Schwerhörigkeit
! **Konigsmark-Hollander-Berlin-Syndrom**

Dermatitis, seborrhoische Diarrhoe Infektionen Dystrophie
0 **Leiner-Syndrom**

Dermatose, papulöse Nageldystrophie Prurigo
1 **Keratosis follicularis Darier**

Dermoide, epibulbäre Präaurikularanhänge Gesichtshemihypoplasie Wirbelanomalien
! **Okulo-Aurikulo-Vertebrale Dysplasie**

Dextrokardie Infektionen Polyposis nasi Situs inversus Bronchiektasien
! **Kartagener-Syndrom**

Dezerebration Ataxie Muskelhypotonie Krämpfe Retardation Sprachverlust
1 **Greenfield-Syndrom**

Dezerebration Dyspnoe Uringeruch Mißgedeihen Anfälle Muskel-dystrophie
0 **Ahornsirup-Syndrom**

Diabetes mellitus Myxödem Hyperpigmentierung
0 **Nebenniereninsuffizienz***

Diabetes mellitus Adipositas Taubheit Sehverlust Retinitis pigmen-tosa
0 **Usher-Syndrom***

Diabetes mellitus Adipositas Arteriosklerose Koliken Xanthome HSM
3 **Hyperlipoproteinämie Typ III**

Diabetes mellitus Adipositas Hypogenitalismus Fotosensibilität Sehverlust Hörverlust
1 **Alström-Syndrom**

Diabetes mellitus HSM Xanthome Arteriosklerose Conorarschäden Adipositas
3 **Hyperlipoproteinämie Typ IV**

Diabetes mellitus Nephropathie Myoklonusepilepsie, lichtinduzierte Hörverlust
1 **Taubheit***

Diabetes mellitus Optikusatrophie Sehverlust Hörstörungen
0 **Barjon-Lestradet-Labange-Syndrom**

Diabetes mellitus Zerebralsklerose, kindliche Hyperpigmentierung
0 **Nebenniereninsuffizienz, angeborene***

Diarrhoe Hyperazidität Ulcera, gastro-intestinale Hyperparathyreoidismus
2 **Zollinger-Ellison-Syndrom**

Diarrhoe Anämie Fieber Abdominalschmerz
2 **Crohn-Syndrom**

Diarrhoe Anämie Leistungsabfall Abdominalschmerz
2 **Colitis ulcerosa**

Diarrhoe Anämie Oberbauchbeschwerden Haarwachstumsstörungen Achylie
2 **Perniziöse Anämie**

Diarrhoe Erbrechen Mißgedeihen HSM Xanthome Dystrophie
0 **Wolman-Syndrom**

Diarrhoe Erbrechen Mißgedeihen Milchunverträglichkeit
0 **Laktose-Intoleranz**

Diarrhoe Fieber Mißgedeihen Dyspepsie
0 **Glukose-Galaktose-Malabasorption**

Diarrhoe Hauteruptionen, Akren Alopezie Nageldystrophie
0 **Akrodermatitis enteropathica**

Diarrhoe Hypertonie Hydramnion
0 **Alkalose, angeborene, mit Diarrhoe**

Diarrhoe Infektionen Dystrophie Dermatitis, seborrhoische
0 **Leiner-Syndrom**

Diarrhoe Mißgedeihen Infektionen Neutropenie Minderwuchs Steatorrhoe
0 **Shwachman-Syndrom**

Diarrhoe Mißgedeihen Saccharoseunverträglichkeit
0 **Saccharose-Isomaltase-Intoleranz**

Diarrhoe Mißgedeihen Infektionen Hüftdysplasie Minderwuchs Steatorrhoe
0 **Shwachman-Syndrom, Burke-Syndrom**

Diarrhoe Ödeme Anämie Rachitis Malabsorption Mißgedeihen
0 **Zöliakie**

Diarrhoe Tetanien Infektionen Candidiasis CFD Mißgedeihen
! **Di-George-Syndrom**

Diathesen, hämorrhagische Epistaxis Schleimhautblutungen Menorrhagien
! **Afibrinogenämie**

Diathesen, hämorrhagische Radiusdysplasie Klumphand Thrombopenie
0 **Thrombopenie-Syndrom, kongenitales**

Diathesen, hämorrhagische Thrombopathie Hämorrhagien
1 **Bernard-Soulier-Syndrom**

Diathesen, hämorrhagische Thrombozytopenie Phokomelie
! **Thrombopenie-Syndrom, kongenitales**

Diathesen, hämorrhagische Albinismus totalis
! **Albinismus totalis***

Diathesen, hämorrhagische, posttraumatische Petechien Epistaxis
0 **Thrombasthenie, erbliche**

Diathese, hämorrhagische Epistaxis Hämarthrosen Hämorrhagien, Haut, Schleimhaut
0 ♂ **Hämophilie**

Diathese, hämorrhagische Hämorrhagien
2 **Antithrombin-Defekt**

Diathese, hämorrhagische, leichte Epistaxis
1 **May-Hegglin-Anomalie**

Diathese, hämorrhagische Epistaxis Schleimhautblutungen Menorrhagien
1 ♀ **Purpura simplex**

Diathese, hämorrhagische Ataxie Splenomegalie Purpura Infekte
2 **Sea-blue-Histiozytose**

Diathese, hämorrhagische Petechien Epistaxis Menorrhagien Splenomegalie
1 **Purpura, idiopathische, thrombozytopenische**

Diathese, hämorrhagische, leichte, posttraumatische
1 **Faktor-XI-Mangel**

Diplegie Spastizität Spitzfuß Athetose Dysarthrie Quadriplegie
0 **Little-Syndrom**

Diplegie Anfälle Fieberschübe Mißgedeihen
0 **Hyperargininämie**

Diplegie Muskelatrophie Dysarthrie Sehverlust Oligophrenie Ichthyose
0 **Sjögren-Larsson-Syndrom**

Diplegie Retinitis pigmentosa Sehverlust Schwerhörigkeit
! **Taubheit***

Dislokationen Arthrochalasis Luxationen Zwerchfellhernien
! **Gelenkeschlaffheit***

Distichiasis Lymphödem
! **Distichiasis***

Distichiasis Mikroblepharie Lagophthalmus Platyonychie
! **Distichiasis*, Tost-Syndrom**

Dolichocolon Mißgedeihen Konstipation Abdomen, aufgetriebenes
! **Hirschsprung-Krankheit**

Dunkeladaptation, verzögerte Visusminderung Hemeralopie
! **Oguchi-Syndrom**

Dysarthrie Hörverlust Myopie Autismus Sprachentwicklungsstörungen
! **Eldridge-Berlin-Mc Kusick-Syndrom**

Dysarthrie Hyperkinesen Choreoathetose
1 **Vogt-Syndrom**

Dysarthrie Akinesen Muskelatrophien Ataxie Gangstörungen
3 **Cerebellare Ataxie, Typ Menzel**

Dysarthrie Amyotrophie Anfälle Demenz Dysphagie Muskelstarre
3 **Creutzfeldt-Jakob-Syndrom**

Dysarthrie Anfälle Demenz Choreoathetose Klumpfuß Sehverlust
1 **Hallervorden-Spatz-Syndrom**

Dysarthrie Ataxie Athetose Spastizität Retardation Tremor Nystagmus
0 1 **Pelizaeus-Merzbacher-Syndrom**

Dysarthrie Dyspnoe Abduzenslähmung Paresen, Hirnnerven Dysphagie
1 **Bulbärparalyse, progressive, infantile**

Dysarthrie Muskelatrophie, absteigende Ptosis Katarakt Myotonie
2 **Dystrophia myotonica**

Dysarthrie Parästhesien Reflexanomalien Ataxie Gangstörungen
3 **Cerebellare Ataxie, Typ Déjérine-Thomas**

Dysarthrie Demenz Gehbeschwerden Ataxie Spastizität
1 5 **Ataxie, spastische**

Dysarthrie Persönlichkeitsverfall Antriebsarmut
5 **Pick-Syndrom**

Dysarthrie Psychosen Demenz Hyperkinesen Gangstörung
4 **Huntington-Syndrom**

Dysarthrie Quadriplegie Diplegie Spastizität Spitzfuß Athetose
0 **Little-Syndrom**

Dysarthrie Sehverlust Oligophrenie Ichthyosis Diplegie Muskelatrophie
0 **Sjögren-Larsson-Syndrom**

Dysarthrie Teleangiektasien Infektionen Retardation Choreoathetose
! **Louis-Bar-Syndrom**

Dysarthrie Tremor Gangstörungen Myoklonien Anfälle Ataxie
1 **Hunt-Syndrom**

Dyskeratosen Ichthyosis Erythrodermie Blasen, Haut
0 **Erythrodermia congenitalis ichthyosiformis bullosa (Brocq)**

Dyskeratosen, Haut, Schleimhaut Nageldystrophie
2 **Porokeratosis Mibelli**

Dyskeratose, Mundschleimhaut Konjunktivitis, chronische Augen, rote
2 **Dyskeratosis intraepithelialis benigna hereditaria**

Dysmenorrhoe Oligomenorrhoe Fertilitätsminderung Psychosen
2 ♀ **Triplo-X-Frauen**

Dyspepsie Mißgedeihen Malabsorption Ödeme Anämie
0 **Trypsinogenmangel-Syndrom**

Dyspepsie Migräne Hypothermie Ikterus Xanthelasmen Nävi
1 **Gilbert-Lereboullet-Syndrom**

Dyspepsie Diarrhoe Fieber Mißgedeihen
0 **Glukose-Galaktose-Malabsorption**

Dyspepsie HSM Mißgedeihen Niereninsuffizienz Hypertonie, pulmonale
! **Fibroangiomatose, angeborene, biliäre**

Dysphagie Muskelschwäche, aufsteigende
3 **Muskelatrophie, skapuloperoneale, spinale**

Dysphagie Dysarthrie Dyspnoe Abduzenslähmung Paresen, Hirnnerven
1 **Bulbärparalyse, progressive infantile**

Dysphagie Muskelstarre Dysarthrie Amyotrophie Anfälle Demenz
3 **Creutzfeldt-Jakob-Syndrom**

Dysphagie Amimie Muskelschwäche, faziale Ptosis Bewegungsstörung, Augen
3 **Myopathie, okuläre**

Dysphagie Erbrechen
2 **Achalasie**

Dysphalangie Symphalangie Hörverlust Synostose
! **Symphalangie***

Dysphasie Anfälle Demenz Paresen Kopfschmerz
1 **Moyamoya**

Dysplasie, ektodermale Fettgewebshernien Augenmißbildungen Hyperpigmentierung
! ♀ **Goltz-Gorlin-Syndrom**

Dyspnoe Erbrechen Exsiccose Mißgedeihen Lethargie Retardation
0 **Methylmalonazidurie**

Dyspnoe Abduzenslähmung Paresen, Hirnnerven Dysphagie Dysarthrie
1 **Bulbärparalyse, progressive, infantile**

Dyspnoe Azidose Retardation Erbrechen Mißgedeihen Lethargie
0 **Methylmalonazidurie**

Dyspnoe Bewegungsarmut Muskelschwäche, aufsteigende
0 **Muskelatrophie, infantile, progressive, spinale**

Dyspnoe Brachyphalangie Wirbelanomalien Zwergwuchs Mikromelie
! † **Zwergwuchs, thanatophorer**

Dyspnoe Erbrechen Granulome, multiple Gelenkeschwellungen Heiserkeit
! **Farber-Syndrom**

Dyspnoe Infektionen Extremitätendysplasie Kontrakturen Katarakte
! **Conradi-Hünermann-Syndrom**
Dyspnoe Knochendestruktion Lymphknotenschwellung Purpura Fieber
1 **Abt-Letterer-Siwe-Syndrom**
Dyspnoe Lungenödem
1 **Bluthochdruck, pulmonaler**
Dyspnoe Lymphadenitiden Hypertonie, pulmonale HSM Infektionen
0 ♂ **Granulomatose, letale, des Kindesalters**
Dyspnoe Mißbildungen, kardiovaskuläre, intestinale Mißgedeihen Zyanose Infektionen
! **Ivemark-Syndrom**
Dyspnoe Sehverlust Hörverlust Paresen Arthrosen Hyperostosen, Schädel
0 **Pyle-Syndrom**
Dyspnoe Uringeruch Mißgedeihen Anfälle Muskeldystonie Dezerebration
0 **Ahornsirup-Syndrom**
Dyspnoe Zwergwuchs Tibia, eckige CFD Zyanose Skelettanomalien, multiple
! † **Zwergwuchs-Syndrom, kamptomeles**
Dyspnoe Zyanose Lungeninsuffizienz
0 **Wilson-Mikity-Syndrom**
Dyspnoe Zyanose Muskelhypotonie Kardiomegalie Anfälle Mißgedeihen
0 **Glykogenose Typ II**
Dyspnoe Zyanose Nierendysplasie Zwergwuchs Infektionen Thoraxdysplasie
! **Jeune-Syndrom**
Dyspnoe Zyanose Trommelschlegelfinger Cor pulmonale Lungeninsuffizienz
3 **Lungenfibrose, familiäre, polyzystische**
Dyspnoe Linksherzhypertrophie Ödeme Kardiomegalie
0 **Endokardfibroelastose**
Dyspnoe Tachykardien Zyanose
0 **Ebstein-Syndrom**
Dyspnoe Tumoren Fibrome, Haut, Muskel
! **Fibromatose, kongenitale, generalisierte**
Dyspnoe Zyanose Hypertonie, pulmonale Trommelschlegelfinger Infektionen
1 **Lungenfibrose, familiäre, diffuse**
Dystrophie Dermatitis, seborrhoische Diarrhoe Infektionen
0 **Leiner-Syndrom**
Dystrophie Diarrhoe Erbrechen Mißgedeihen HSM Xanthome
0 **Wolman-Syndrom**

Dystrophie Erbrechen Fieber Polyurie Exsiccose Rachitis
0 **Azidose, renale, tubuläre I**
Dystrophie Athetose Retardation Cutis laxa Greisengesicht Hornhauttrübung
0 **De-Barsy-Syndrom**
Dystrophie Minderwuchs Herzfehler CFD Mikrozephalie Mikrostomie
! **Alkohol-Syndrom, embryofetales**
Dystrophie, osteochondrale, Extremitäten Hornhauttrübung Xanthome
1 **François-Syndrom**
EKG-Anomalien, Arhythmie Tachykardien Herzrhythmusstörungen
2 **Wolff-Parkinson-White-Syndrom**
EKG-Anomalien, QT-Intervallverlängerung Herzanfälle Herztod, plötzlicher
! **Taubheit mit Störungen der Herzfunktion***
EKG-Anomalien, Arhythmie Schultergürteldysplasie Daumena-, Dysplasie Herzrhythmusstörungen
! **Holt-Oram-Syndrom**
EKG-Anomalien, QT-Intervallverlängerung Herzanfälle Herztod, plötzlicher Taubheit
! **Taubheit mit Störungen der Herzfunktion**
Ektrodaktylie Nageldystrophie Schwerhörigkeit Strabismus Taubheit
! **Anonychie***
Ektropien Hyperhidrose Hautverdickung Hyperostosen, Extremitäten
2 **Pachydermoperiostosis**
Ekzeme Krämpfe Oligophrenie Hypopigmentierung Retardation
0 **Fölling-Syndrom**
Ekzeme Ichthyose Infekte Pilzinfektionen
1 **Neutrophilen-Funktionsstörung**
Ekzeme Polydaktylie Minderwuchs Mikrognathie CFD Retardation
1 **Dubowitz-Syndrom**
Ekzem, atopisches Infektionen Thrombopenie Petechien Meläna Epistaxis
1 ♂ **Wiskott-Aldrich-Syndrom**
Ellenbogengelenk/Unbeweglichkeit
! **Humero-radiale Synostose**
Elliptozytose Ulcus cruris Anämie, hämolytische Ikterus CFD
1 **Dresbach-Syndrom**
Embolien Thrombophilie Thrombophlebitis
2 **Antithrombin-Defekte**
Embolien Retinopathie Anämie, hämolytische Lymphknotenschwellung
1 **Sichelzellanämie**

Embolien Wundheilung, schlechte Hämorrhagien Thrombophlebitis
0 **Fibrinogen-Varianten**

Emphysem Mekoniumileus Bronchitis Mißgedeihen Malabsorption
0 **Mukoviszidose**

Emphysem Lebercirrhose Bronchitis, chronische Asthma
3 **Alpha-Antitrypsinmangel**

Endokarditis Erythema annulare Fieber Gelenkerötung Rheumaschmerz
2 **Rheumatismus verus**

Endphalangen/Hypoplasie CFD Nageldystrophie Hypertelorismus Ptosis Scrotum bifidum
! **Hydantoin-Syndrom**

Enophthalmus Nageldysplasie Nase, plumpe Retardation CFD Hypertelorimus Minderwuchs
! **Syndrom der partiellen Trisomie 9**

Enophthalmus Ptosis Heterochromie, Iris Anhidrose Miosis
0 **Horner-Syndrom**

Enthirnungsstarre Apathie Tetraplegie Sprachverlust Hörverlust
1 **Scholz-Syndrom**

Enthirnungsstarre Aphasie Verblödung Gedächtnisstörungen
5 **Alzheimer-Syndrom**

Enthirnungsstarre Herzfehler Idiotie Sehverlust
0 **GM_2-Gangliosidose**

Enthirnungsstarre Idiotie Spastizität Sehverlust Myoklonie
0 **GM_2-Gangliosidose**

Enthirnungsstarre Retardation Hörverlust Spastizität Krämpfe Sehverlust
0 **Krabbe-Syndrom**

Enthirnungsstarre Spasmen Demenz Ataxie Sehverlust Myoklonie
0 **Ceroid-Lipofuszinose**

Enthirnungsstarre Spastizität Hyperkinesen Anfälle Retardation
1 **Alpers-Syndrom**

Epiphysen, stippled Thoraxdysplasie Hörverlust Struma
! **Refetoff-de Wind-de-Groot-Syndrom**

Epiphysendeformation, Phalangen
1 **Dysostosen, periphere**

Epiphysendeformation, Phalangen Zwergwuchs CFD Retardation
1 **Dysostosen, periphere***

Epistaxis Diathese, hämorrhagische, leichte
1 **May-Hegglin-Anomalie**

Epistaxis Hämorrhagien, leichte, posttraumatische
1 **Faktor-XI-Mangel**

Epistaxis Angiome Hepatomegalie Teleangiektasien
1 **Osler-Syndrom**

Epistaxis Diathesen, hämorrhagische, posttraumatische Petechien
0 **Thrombasthenie, erbliche**

Epistaxis Ekzem, atopisches Infektionen Thrombopenie Petechien Meläna
1 ♂ **Wiskott-Aldrich-Syndrom**

Epistaxis Hämarthrosen Hämorrhagien, Haut, Schleimhaut Diathese, hämorrhagische
0 ♂ **Hämophilie**

Epistaxis Hämarthrosen Menorrhagien Hämorrhagien, posttraumatische
1 **Faktor-X-Mangel**

Epistaxis Hepatomegalie Muskelhypotonie Infektionen Hypoglykämie
0 **Glykogenose Typ I**

Epistaxis Hypoglykämie Infektionen Hepatomegalie Muskelhypotonie
1 **Glykogenose Typ III**

Epistaxis Menorrhagien Hämarthrosen Hämorrhagien, posttraumatische
1 **Hypoprothrombinämie**

Epistaxis Menorrhagien Splenomegalie Diathese, hämorrhagische Petechien
1 **Purpura, idiopathische, thrombozytopenische**

Epistaxis Menorrhagien Teleangiektasien Hämatome Hämorrhagien
1 **v. Willebrand-Jürgens-Syndrom**

Epistaxis Menorrhagien Hämorrhagien, posttraumatische Hämarthrosen
1 **Faktor-V-Mangel**

Epistaxis Schleimhautblutungen Menorrhagien Purpura Diathesen, hämorrhagische
1 ♀ **Purpura simplex**

Epistaxis Schleimhautblutungen Meläna Diathesen, hämorrhagische
! **Afibrinogenämie**

Epitheliome Basalzelltumoren, Haut Cylindrome
2 **Epithelioma adenoides cysticum**

Epitheliome, multiple, selbstheilende, Gesicht, Extremitäten
2 **Epitheliomatose Ferguson-Smith**

Erbrechen Hyperpigmentierung Hypoglykämie Hypotonie Mißgedeihen
0 ♂ **Nebenniereninsuffizienz**

Erbrechen Anorexie Minderwuchs Nephropathie Hypoglykämie
0 **Hypermethioninämie**

Erbrechen Dysphagie
2 **Achalasie**

Erbrechen Infektionen Mißgedeihen Muskelhypotonie
0 **β-Methylkrotonylglyzinurie**

Erbrechen Meteorismus Hydramnion
! **Darmatresien**
Erbrechen Hyperpigmentierung Salzverlust Hypotonie Mißgedeihen
0 **Nebenniereninsuffizienz, angeborene**
Erbrechen Kopfschmerz Sehverlust
3 **Glaukom, primäres**
Erbrechen Adipositas Hepatomegalie Minderwuchs
1 **Glykogenose Typ VI**
Erbrechen Anämie Oligophrenie Retardation Muskelschwäche Krämpfe
0 **Hyperlysinämie**
Erbrechen Blasen, lichtinduzierte, pharmakogenetische Hautläsionen Koliken
2 **Porphyria variegata**
Erbrechen Coma Infektionen Körpergeruch, Isovaleriansäure Retardation
0 **Isovalerianazidämie**
Erbrechen Exsiccose Mißgedeihen Lethargie Retardation Dyspnoe
0 **Methylmalonazidurie**
Erbrechen Fieber Mißgedeihen Salzverlust
0 **Hypoaldosteronismus**
Erbrechen Fieber Polyurie Exsiccose Rachitis Dystrophie
0 **Azidose, renale, tubuläre I**
Erbrechen Granulome, multiple Gelenkeschwellung Heiserkeit Dyspnoe
! **Farber-Syndrom**
Erbrechen HSM Retardation Mißgedeihen Hypoglykämien Katarakt
! **Galaktosämie-Syndrom II**
Erbrechen Lipämie Koliken Fieber Xanthome HSM Pankreatitis
2 **Hyperlipoproteinämie Typ I**
Erbrechen Mikrozephalie Mißgedeihen Lethargie Krämpfe Oligophrenie
0 **Hyperglyzinämie**
Erbrechen Mißgedeihen HSM Xanthome Dystrophie Diarrhoe
0 **Wolman-Syndrom**
Erbrechen Mißgedeihen Krämpfe Fieber Oligophrenie Hypoglykämie
0 **Fruktose-Intoleranz**
Erbrechen Mißgedeihen Lethargie Dyspnoe Azidose Retardation
0 **Methylmalonazidurie**
Erbrechen Mißgedeihen Milchunverträglichkeit Diarrhoe
0 **Laktose-Intoleranz**
Erbrechen Mißgedeihen Polyurie Adynamie Ödeme Kopfschmerz
0 **Bartter-Syndrom**

Erbrechen Mißgedeihen Retardation Fieber Polydipsie Polyurie
0 **Diabetes insipidus renalis**

Erbrechen Muskelhypotonie Retardation, Sehverlust Oligophrenie
0 **Hypervalinämie**

Erbrechen Nephrocalcinose Niereninsuffizienz Urämie Polyurie Polydipsie
0 **Oxalose-Syndrom**

Erbrechen Paresen Reizbarkeit Unruhe Parästhesien Konstipation Koliken
3 **Porphyria acuta intermittens**

Erbrechen Polydipsie Polyurie Fieber
1 **De Toni-Debre-Fanconi-Syndrom**

Erbrechen Polyurie Minderwuchs Rachitis Nephritis Mißgedeihen
1 2 **Abderhalden-Fanconi-Syndrom**

Erbrechen Retardation Oligophrenie Lethargie Ataxie Anfälle
0 **Hyperammonämie-Syndrom**

Erbrechen Retardation Oligophrenie Mikrozephalie Anfälle
0 **Citrullinurie-Syndrom**

Erbrechen, pylorisches Mißgedeihen Pseudoobstipation Exsiccose
1 **Pylorusstenose, angeborene**

Ermüdbarkeit, schnelle Ödeme, Bein
3 **Analbuminämie**

Erythem, lichtinduziertes Hauterscheinungen, lichtinduzierte Fotosensibilität
1 **Protoporphyrie, erythropoetische**

Erythema annulare Fieber Gelenkerötung Rheumaschmerz Endokarditis
2 **Rheumatismus verus**

Erytheme Hyperkeratosen Prurigo
0 **Erythrokeratodermia figurata variabilis**

Erytheme Hämorrhagien Thrombophlebitiden Irido-Zyklitis Aphthen
3 **Behçet-Syndrom**

Erytheme Hyperpigmentierung Ulcera Nephritis UV-Empfindlichkeit
1 **Xeroderma pigmentosum**

Erytheme Kopfschmerz Urticaria, kälteinduzierte Fieber Gelenkeschwellung
0 **Kälte-Urticaria, familiäre**

Erythem, Gesicht Akromikrie Hautatrophie, Akren
1 **Akrogerie**

Erythem, Handflächen, Fußsohlen
! **Erythema palmare et plantare**

Erythrodermie Blasen Dyskeratosen Ichthyosis
0 **Erythrodermia congenitalis ichthyosiformis bullosa (Brocq)**

Erythrodermie Arthritis Hautschuppung, pustulöse
1 **Psoriasis**

Erythrodermie Palmoplantarkeratosen Kollodiumbaby Hyperkeratosen
! **Ichthyosis congenita**

Erythrodontie HSM Urin, roter Blasen, lichtinduzierte Ulcerationen
0 **Porphyria erythropoetica congenita (Günther)**

Eunuchoidismus Amenorrhoe Anosmie Hypogenitalismus Hypogonadismus
1 **Kallmann-Syndrom**

Eunuchoidismus Anfälle Strabismus Oligophrenie Hypogenitalismus
! ♀ **Tetra-X-Frauen**

Eunuchoidismus Gynäkomastie Hochwuchs Oligophrenie Hypogonadismus
1 ♂ **Klinefelter-Syndrom**

Eunuchoidismus Hypogonadismus Ichthyosis Anfälle Oligophrenie
0 **Rud-Syndrom**

Eunuchoidismus Osteoporose Amenorrhoe, primäre Infantilismus
! „♀" **Gonadendysgenesie, reine**

Eunuchoidismus Hochwuchs Oligophrenie Hypogonadismus Sterilität CFD
! ♂ **XXXY-Männer**

Euphorie Ataxie Mikrozephalie CFD Retardation Hypotonie
! **Happy-Puppet-Syndrom**

Exantheme Urethritis Konjunktivitis Fieber Schleimhautentzündung
2 **Reiter-Syndrom**

Exantheme Zahnanomalien Pigmentierungsanomalien Blasen Alopezie
0 ♀ **Bloch-Sulzberger-Syndrom**

Exantheme, juckende Infiltrate Tumoren, multiple, schwammige
3 **Mycosis fungoides**

Exomphalos Makroglossie Makrosomie Splanchnomegalie Hypoglykämie
! **Wiedemann-Syndrom**

Exophthalmus CFD Skelettdysplasien, multiple Arthrosen Gehbehinderung
0 **Melnick-Needles-Syndrom**

Exophthalmus Papageienschnabelnase CFD Sehverlust Turmschädel
! **Crouzon-Syndrom**

Exophthalmus Tremor Tachykardie Übererregbarkeit Struma
5 **v. Basedow-Syndrom**

Exostosen Minderwuchs Polydaktylie, postaxiale Nageldysplasie Zahnanomalien
! **Ellis-van-Creveld-Syndrom**

Exsiccose Mißgedeihen Lethargie Retardation Dyspnoe Erbrechen
0 **Methylmalonazidurie**
Exsiccose Rachitis Dystrophie Erbrechen Fieber Polyurie
0 **Azidose, renale, tubuläre I**
Exsiccose Retardation Polydipsie Polyurie Fieber
5 **Diabetes insipidus renalis**
Exsiccose Erbrechen, pylorisches Mißgedeihen Pseudoobstipation
! **Pylorusstenose, angeborene**
Extremitäten, fehlen, Hände, fehlen Füße, fehlen
! **Peromelie**
Extremitätendysplasie Kontrakturen Katarakt Dyspnoe Infektionen
! **Conradi-Hünermann-Syndrom**
Extremitätenhypoplasie Rumpf-, Schädelskelett, normal
! **Achondrogenesis**
Extremitätenlähmung Muskellähmung, paroxysmale
0 **Periodische Paralyse, hyperkaliämische**
Extremitätenmißbildungen CFD Hydrozephalus externus
! **Holtermüller-Wiedemann-Syndrom**
Extremitätenmißbildungen Mikrophthalmie Herzfehler Nierenaplasie Claviculadysplasie
! **Lenz-Syndrom**
Extremitätenmißbildungen Anämie, hämolytische Ikterus Minderwuchs Infektionen
! **Sphärozytose**
Extremitätenmißbildungen, multiple Ulnadysplasie Fibuladysplasie Gelenkdysplasie
! **Nievergelt-Syndrom**
Extremitätenmißbildungen, multiple Zwergwuchs Klumpfuß Gelenkdysplasien
! **Nievergelt-Syndrom**
Extremitätenmißbildungen, multiple Zwergwuchs Mandibulahypoplasie Gelenkdysplasien
! **Nievergelt-Syndrom**
Extremitätenverkrümmung Hyperostose, Schädel Frakturen Minderwuchs
1 **Hyperostosis corticalis deformans juvenilis**
Extremitätenverkrümmung Mikromelie Zwergwuchs Gaumenspalte
! **Kniest-Syndrom**
Extremitätenverkrümmung Hyperostosen Sehverlust Rheumaschmerz
5 **Paget-Syndrom**
Farbenblindheit, totale Nystagmus Tagblindheit
! **Farbenblindheit, totale**
Farbenblindheit, totale Nystagmus Sehverlust Ataxie Blasenschwäche Demenz
1 **Behr-Syndrom**

Farbenblindheit Gesichtsfeldausfälle Sehverlust Fotophobie
1 **Retinadystrophie**

Farbsehdefekte Sehverlust Oligophrenie Skotome
1 **Stargardt-Syndrom**

Farbsehschwäche Sehverlust
4 **Makula-Degeneration, senile**

Farbsehschwäche Pigmentierungsanomalien Sehverlust Skotome
! **Makula-Degeneration, familiäre**

Fazialisparese Oberlippenschwellung Lingua plicata Gesichtsschwellung
2 **Melkersson-Rosenthal-Syndrom**

Fertilitätsminderung Psychosen Dysmenorrhoe Oligomenorrhoe
2 ♀ **Triplo-X-Frauen**

Fettgewebshernien Augenmißbildungen Hyperpigmentierung Dysplasie, ektodermale
! ♀ **Goltz-Gorlin-Syndrom**

Fettgewebshypertrophie, Hals, Extremitäten, Stamm
3 **Lipomatose, multiple, symmetrische**

Fettwülste, multiple, schmerzhafte Pruritus Depressionen
4 **Dercum-Syndrom**

Fibroadenome/Brust, Thyreoidea Polypose Tremor Hauterscheinungen, lichenoide
2 **Cowden-Syndrom**

Fibrome Knochenbrüchigkeit Kyphose Knochenschmerz Osteopoikilose
1 **Buschke-Ollendorf-Syndrom**

Fibrome Neurinome Cafe-au-lait-Flecken Neurofibrome
Neurofibromatose v. Recklinghausen

Fibrome Odontome Polypose, Colon Atherome Lipome Osteome Meläna
3 **Polyposis intestinalis III**

Fibrome, Haut, Muskeln Dyspnoe Tumoren
! **Fibromatose, kongenitale, generalisierte**

Fibuladysplasie Gelenkdysplasie Extremitätenmißbildungen, multiple Ulnadysplasie
! **Nievergelt-Syndrom**

Fieber Abdominalschmerz Diarrhoe Anämie
2 **Crohn-Syndrom**

Fieber Schleimhautentzündung Exantheme Urethritis Konjunktivitis
2 **Reiter-Syndrom**

Fieber Erbrechen Polydipsie Polyurie
3 **De Toni-Debre-Fanconi-Syndrom**

Fieber Exsiccose Retardation Polydipsie Polyurie
0 **Diabetes insipidus renalis**

Fieber Furunkel Infektionen, eitrige Abszesse
0 **Agranulozytose, infantile, erbliche**

Fieber Gelenkerötung Rheumaschmerz Endokarditis Erythema annulare
2 **Rheumatismus verus**
Fieber Gelenkeschwellung Erytheme Kopfschmerz Urticaria, kälteinduzierte
0 **Kälte-Urticaria, familiäre**
Fieber HSM Dyspnoe Knochendestruktion Lymphknotenschwellung Purpura
1 **Abt-Letterer-Siwe-Syndrom**
Fieber Infektionen Mißgedeihen Windelfärbung, blaue Nephritis
0 **Blue-Diaper-Syndrom**
Fieber Mißgedeihen Dyspepsie Diarrhoe
0 **Glukose-Galaktose-Malabsorption**
Fieber Mißgedeihen Salzverlust Erbrechen
0 **Hypoaldosteronismus**
Fieber Oligophrenie Hypoglykämien Erbrechen Mißgedeihen Krämpfe
0 **Fruktose-Intoleranz**
Fieber Polyurie Exsiccose Rachitis Dystrophie Erbrechen
0 **Azidose, renale, tubuläre I**
Fieber Xanthome HSM Pankreatitis Erbrechen Lipämie Koliken
2 **Hyperlipoproteinämie Typ I**
Fieber Polydipsie Polyurie Erbrechen Mißgedeihen Retardation
0 **Diabetes insipidus renalis**
Fieberschübe Mißgedeihen Diplegie Anfälle
0 **Hyperargininämie**
Fieberschübe Arthralgien Abdominalschmerz, paroxysmaler
1 **Mittelmeerfieber**
Fieberschübe Retardation Anhidrose Selbstmutilationen
2 **Neuropathie, erbliche, radikuläre**
Fieberschübe, zyklische Infektionen Gingivitiden
1 **Neutropenie, chronische, familiäre, gutartige**
Fingerknöchelpolster Leukonychie Taubheit
0 **Schwann-Syndrom**
Fingerknöchelpolster Leukonychie Taubheit
0 **Fingerknöchelpolster***
Fingernägel, gelbe Ödeme Pleuraexsudate Nageldystrophie
2 **Yellow-Nail-Syndrom**
Fingerunbeweglichkeit, epiphysäre Arthrosen, Finger, Zehen
2 **Thiemann-Syndrom**
Flexionskontrakturen Bewegungseinschränkung Makrozephalie Supraorbitalwülste
! **Dysplasie, fronto-metaphysäre**
Floppy baby Ganganomalien Muskelschwäche Muskelermüdbarkeit Ptosis Skoliose
0 **Myopathie, zentronukleäre**

Fontanelle, große Hydrozephalus Daumenhypoplasie Paraplegie Retardation
! ♂ **Hydrozephalus infolge einer Aquäduktstenose**
Fontanelle, große Tetraplegie Hydrozephalus Ataxie Nystagmus
! **Hydrozephalus bei Atresie des Foramen Magendie**
Fontanelle, persistierende Frakturen Brachyphalangie Minderwuchs Zahnanomalien
! **Pyknodysostosis**
Fontanelle, persistierende Zahnanomalien Minderwuchs Brachydaktylie Claviculaaplasie
! **Dysplasia cleidocranialis**
Fontanelle, weite Skleren, blaue Infektionen Knochenbrüchigkeit
! † **Osteogenesis imperfecta congenita**
Fotophobie Hauterscheinungen, herpetiforme Keratosen Palmoplantarkeratose
1 **Keratosis palmoplantaris circumscripta**
Fotophobie Farbenblindheit Gesichtsfeldausfälle Sehverlust
1 **Retinadystrophie**
Fotosensibilität Lichterythem Hauterscheinungen, lichtinduzierte
1 **Protoporphyrie, erythropoetische**
Fotosensibilität Ataxie Nystagmus Oligophrenie Muskelhypotonie
1 **Hartnup-Syndrom**
Fotosensibilität Minderwuchs Teleangiektasien Vogelgesicht
! **Bloom-Syndrom**
Fotosensibilität Oligophrenie Sehverlust Hörverlust Retardation Zwergwuchs
1 **Cockayne-Syndrom**
Fotosensibilität Sehverlust Hörverlust Diabetes mellitus Adipositas Hypogenitalismus
1 **Alström-Syndrom**
Frakturen Akroosteolysen Arthrochalasis Osteolysen Zahnanomalien
1 **Akroosteolyse, neurogene**
Frakturen Demenz Anfälle HSM Skelettdysplasie
0 **Gaucher-Syndrom**
Frakturen Osteofibrose Pigmentierungsanomalien Pubertas praecox
1 **Albright-Syndrom**
Frakturen Brachyphalangie Minderwuchs Zahnanomalien CFD Fontanelle, persistierende
! **Pyknodysostosis**
Frakturen Hörverlust Otosklerose Osteogenesis imperfecta
! **van der Hoeve-Syndrom**
Frakturen Minderwuchs Extremitätenverkrümmung Hyperostose, Schädel
1 **Hyperostosis corticalis deformans juvenilis**
Frakturen Schleimhautblutungen Anämie Infektionen Kräfteverfall
2 **Plasmozytom**

Frakturen Rachitis Zahnverlust
1 **Hypophosphatasie**

Frakturen Zahnverlust
2 **Hypophosphatasie**

Frakturen Sehverlust Osteomyelitis Osteosklerose
1 **Albers-Schönberg-Syndrom**

Frakturen, multiple Arthrochalasis Skleren, blaue Knochenbrüchigkeit
0 **Osteogenesis imperfecta tarda**

Frenulahypertrophie Syndaktylie CFD Zahnanomalien Hypotrichose Zungenlappung
! ♀ **Oro-Fazio-Digitales Syndrom**

Frenulahypertrophie Zahnanomalien Polydaktylie Zungenlappung Hörverlust
! **Mohr-Syndrom**

Furunkel Infektionen, eitrige Abszesse Fieber
0 **Agranulozytose, infantile, erbliche**

Füße, fehlen Extremitäten, fehlen Hände, fehlen
! **Peromelie**

Füße, fehlen Hände, fehlen
! **Acheiropodie**

Füße, kurze Hände, kurze Minderwuchs CFD Prognathie Retardation
! **Akrodysostose**

Gallensteine Nierensteine Muskelschwäche Nephritis
2 **Xanthinurie**

Ganganomalien Arthrosen Minderwuchs Coxa vara Rachitis
0 **Metaphysäre Chondrodysplasie Typ Schmid**

Ganganomalien Platyspondylie Arthrosen Augenfehler Minderwuchs
! **Dysplasia spondylo-epiphysaria congenita**

Ganganomalien Platyspondylie Skoliose Zwergwuchs Lordose
1 **Dysplasia spondylo-epiphysaria, pseudoachondroplastische**

Ganganomalien Lordose Skoliose Sehverlust Muskelschwäche Hyperostose
1 **Engelmann-Syndrom**

Gangstörung Dysarthrie Psychosen Demenz Hyperkinesen
4 **Huntington-Syndrom**

Gangstörungen Bewegungseinschränkung Chondrome Knochendysplasie
! **Knochenchondromatose**

Gangstörungen Dysarthrie Akinesen Muskelatrophien Ataxie
3 **Cerebellare Ataxie**

Gangstörungen Muskelschwäche Muskelermüdbarkeit Ptosis Skoliose Floppy baby
0 **Myopathie, zentronukleäre**

Gangstörungen Dysarthrie Parästhesien Reflexanomalien Ataxie
3 **Cerebellare Ataxie**

Gangstörungen Harninkontinenz Ataxie
5 **Cerebellare Ataxie**

Gangstörungen Knochendysplasien Chondrome
! **Knochenchondromatose**

Gangstörungen Pigmentierungsanomalien Hämangiome Chondrome
! **Knochenchondromatose***

Gangstörungen Myoklonien Anfälle Ataxie Dysarthrie Tremor
1 **Hunt-Syndrom**

Gaumenspalte Glossoptosis Mikrogenie Retromikrognathie
! **Pierre-Robin-Syndrom**

Gaumenspalte Kontrakturen Zwergwuchs Mikromelie Klumpfüße Skoliose
! **Zwergwuchs, diastrophischer**

Gaumenspalte Sehverlust Katarakt Glaukom Skotome Myopie
1 **Hyaloideo-retinale Degeneration***

Gaumenspalte Hexadaktylie Genitalanomalien CFD Taubheit Mikrophthalmie
! **Ullrich-Feichtiger-Syndrom**

Gaumenspalte Blepharophimose Mikrostomie Mikrozephalie CFD Retardation
! **Alkohol-Syndrom, fetales**

Gaumenspalte Extremitätenverkrümmung Mikromelie Zwergwuchs
! **Kniest-Syndrom**

Gaumenspalte Retinoschisis Sehverlust Hörverlust Arthrosen, schmerzhafte
1 **Stickler-Syndrom**

Geburtsgewicht, hohes Akzeleration Akromegalie Makrozephalie
0 **Cerebraler Gigantismus**

Gedächtnisstörungen Enthirnungsstarre Aphasie Verblödung
5 **Alzheimer-Syndrom**

Gefäßschäden Hochwuchs Spinnenfingrigkeit Myopie Linsenektopie
1 **Marfan-Syndrom**

Gehbehinderung Exophthalmus CFD Skelettdysplasien, multiple Arthrosen
0 **Melnick-Needles-Syndrom**

Gehbeschwerden Muskelschwäche, allgemeine Muskelhypotonie
! **Muskelhypoplasie, kongenitale, universelle**

Gehbeschwerden Muskelschwäche, Auge Muskelermüdbarkeit Spastizität
3 **Myasthenien**

Gehbeschwerden Myoklonien Kontrakturen Muskelschwäche, distale
1 **Muskelatrophie, juvenile spinale**

Gehbeschwerden Spastizität Kontrakturen Hohlfuß Reflex-anomalien
1 **Spinalparalysen, spastische**
Gehbeschwerden Muskelschwäche Muskelhypotonie
! **Central Core Disease**
Gehbeschwerden Muskelpseudohypertrophie, Waden Muskel-schwäche, proximale Lordose
3 ♂ **Muskeldystrophie, gutartige, Typ Becker**
Gehbeschwerden Muskelschwäche, progrediente Muskelpseudo-hypertrophie Kontrakturen
1 ♂ **Muskeldystrophie, infantile, progressive, Typ Duchenne**
Gehbeschwerden Minderwuchs CFD Kurzhals Stimme, hohe Myopie Myotonie
! **Schwartz-Jampel-Syndrom**
Gehörgangsatrophie Makrostomie CFD Taubheit Kolobom, Unterlid
! **Franceschetti-Syndrom**
Gehunfähigkeit Zwergwuchs Bewegungseinschränkung/Gelenke Kyphoskoliose
! **Zwergwuchs, parastrematischer**
Gehunfähigkeit Muskelschwäche
1 **Muskeldystrophie, Glieder-Gürtel-Typ**
Gelenkdeformationen Nierensteine Arthritis, polytope Schmerz-attacken
3 **Gicht**
Gelenkdysplasien Extremitätenmißbildungen, multiple Zwerg-wuchs Klumpfuß
! **Nievergelt-Syndrom**
Gelenkdysplasien Extremitätenmißbildungen, multiple Ulna-dysplasien Fibuladysplasien
! **Nievergelt-Syndrom**
Gelenkdysplasien Extremitätenmißbildungen, multiple Zwerg-wuchs Mandibula-Hypoplasie
! **Nievergelt-Syndrom**
Gelenkerötung Rheumaschmerz Endokarditis Erythema annulare
2 **Rheumatismus verus**
Gelenkeschwellung Heiserkeit Dyspnoe Erbrechen Granulome, multiple
! **Farber-Syndrom**
Gelenkeschwellung Erytheme Kopfschmerz Urticaria, kälte-induzierte
0 **Kälte-Urticaria, familiäre**
Gelenkeschwellungen, schmerzhafte, Finger Arthrosen
2 **Polyarthritis, primär-chronische**
Genitalanomalien CFD Taubheit Mikrophthalmus Gaumenspalte Hexadaktylie
! **Ullrich-Feichtiger-Syndrom**

Genitaldysplasie Polydaktylie Mikromelie
! **Mohr-Syndrom**

Genitaldysplasien LKGS Kniepterygium Ankyloblepharon Syndaktylie
! **Lippen-Kiefer-Gaumen-Spalte mit Unterlippenfisteln***

Genitale, intersexuelles Kryptorchismus Intersexualität Sterilität
! **Pseudohermaphroditismus masculinus**

Genitale, intersexuelles Intersexualität Sterilität
! **Gonadendysgenesie, gemischte**

Genitale, intersexuelles Gonaden, ambisexuelle Intersexualität
! **Hermaphroditismus, echter**

Genitalhypoplasie Schwerhörigkeit CFD Nierenhypoplasie
! **Winter-Kohn-Mellman-Wagner-Syndrom**

Genitalhypoplasie Leistenhernien Amenorrhoe Sekundärbehaarung, rarifizierte
! „♀" **Testikuläre Feminisierung**

Genitalhypoplasie Amenorrhoe Uterus bipartitus Vaginalaplasie Sterilität
! ♀ **Mayer-v. Rokitansky-Küster-Syndrom**

Genitalmißbildungen Minderwuchs Hörverlust Herzfehler Lentigines Hypertelorismus
! **Lentigines***

Gerodermie Arteriosklerose Zwergwuchs Alopezie Kachexie Vergreisung
0 **Hutchinson-Gilford-Syndrom**

Gesicht/Asymmetrie Herzfehler
! **Kardio-Faziales Syndrom**

Gesichtsfeldausfälle Sehverlust Fotophobie Farbenblindheit
1 **Retinadystrophie**

Gesichtsfeldeinengung Hemeralopie
2 **Chorioidea-Dystrophie**

Gesichtsfeldeinengung Katarakte Hemeralopie Sehverlust
1 **Retinitis pigmentosa**

Gesichtsfeldeinengung Katarakt Hemeralopie Sehverlust
1 **Hyaloideo-tapetoretinale Degeneration**

Gesichtshautschwellung Hypertrichose Zahnfleischverdickung
1 **Fibromatose des Zahnfleisches**

Gesichtshemihypoplasie Wirbelanomalien Dermoide, epibulbäre Präaurikularanhänge
! **Okulo-Aurikulo-Vertebrale Dysplasie**

Gesichtsspalte, mediane Spaltnase Hypertelorismus Mikrophthalmie
! **Frontonasale Dysplasie**

Gicht Spastizität Oligophrenie Retardation Selbstmutilation Choreoathetose
0 ♂ **Lesch-Nyhan-Syndrom**

Gingivahyperplasie Hurler-Symptomatik HSM Anfälle Minderwuchs Retardation
0 **I-Zellen-Krankheit**
Gingivahyperplasie Hornhautdystrophie Zahnunterzahl
0 **Zahnunterzahl***
Gingivahyperplasie Gesichtshautschwellung Hypertrichose Zahnanomalien
1 **Fibromatose des Zahnfleisches**
Gingivahyperplasie Hurler-Symptomatik Retardation HSM Katarakt
0 **Mannosidose**
Gingivitiden Fieberschübe, zyklische Infektionen
1 **Neutropenie, zyklische**
Gingivitiden Periodontopathien Infektionen, rezidivierende
1 **Neutropenie, chronische, familiäre, gutartige**
Glaskörperdegeneration Sehverlust Hemeralopie Retinadegeneration
1 **Hyaloideo-retinale Degeneration**
Glaukom Mikrophthalmie
! **Mikrophthalmie***
Glaukom Nävus flammeus, unilateraler Anfälle Hemiparese Oligophrenie
! **Sturge-Weber-Syndrom**
Glaukom Skotome Myopie Gaumenspalte Sehverlust Katarakt
! **Hyaloideo-retinale Degeneration***
Glaukom Sehverlust Skotome Myopie Katarakt Retinoschisis
1 **Hyaloideo-retinale Degeneration**
Glaukom Muskelhypotonie HSM Anfälle Retardation CFD Petechien
! **Cerebro-Hepato-Renales Syndrom (Zellweger)**
Glaukom Zahnanomalien Mikrodontie Irisdysplasie Kolobom
! **Rieger-Syndrom**
Glockenthorax Zwergwuchs CFD Mikromelie Kyphose Bulldoggengesicht
! **Parrot-Syndrom**
Glockenthorax Nageldystrophie Arthrosen Zwergwuchs Haardystrophie
1 **Knorpel-Haar-Hypoplasie**
Glossoptosis Mikrogenie Retromikrognathie Gaumenspalte
! **Pierre-Robin-Syndrom**
Glossoptosis Rippendysplasie Skoliose Respirationsinsuffizienz Retardation Mikrozephalie
! **Cerebro-costo-mandibuläres Syndrom**
Gonaden, ambisexuelle Intersex Genitale, intersexuelles
Hermaphroditismus, echter
Gonadendysgenesie Anämie Hypothyreose Addisonismus Candidiasis
1 **Endokrinopathie, juvenile, familiäre**

Granulome, multiple Lymphdrüsenschwellung Hautsarkoidose Lupus pernio
2 **Morbus Boeck**

Granulome, multiple Gelenkeschwellung Heiserkeit Dyspnoe Erbrechen
! **Farber-Syndrom**

Granulozytenhyposegmentation
! **Pelger-Huet-Anomalie**

Greisengesicht Hypostose Retardation Cutis laxa Symphalangie
! **Lenz-Majewski-Syndrom**

Greisengesicht Hornhauttrübung Dystrophie Retardation Athetose Cutis laxa
0 **De-Barsy-Syndrom**

Großzehe, kurze Uterus, duplex Brachymetacarpie Hypospadie
! **Hand-Fuß-Uterus-Syndrom**

Gynäkomastie Hochwuchs Oligophrenie Hypogonadismus Eunuchoidismus
1 ♂ **Klinefelter-Syndrom**

Gynäkomastie Hypogonadismus Amenorrhoe Hochwuchs Adipositas
1 **Eunuchoidismus, familiärer**

Haaransatz, tiefer Minderwuchs Ödeme, Füße Pterygium colli Amenorrhoe
! ♀ **Ullrich-Turner-Syndrom**

Haarausfall Anfälle Atrophie, Gesichtshälfte Neuralgien
3 **Hemiatrophia faciei**

Haarausfall Glatze
2 **Alopecia praematura**

Haarausfall Hypotrichose Haarlosigkeit
! **Hypotrichosis congenita**

Haarausfall Nageldystrophie
1 **Alopecia areata***

Haardystrophie Glockenthorax Nageldystrophie Arthrosen Zwergwuchs
1 **Knorpel-Haar-Hypoplasie**

Haarlosigkeit Haarausfall Hypotrichose
! **Hypotrichosis congenita**

Haarwachstumsstörung Achylie Diarrhoe Anämie Oberbauchbeschwerden
2 **Perniziöse Anämie**

Haarwachstumsstörung Minderwuchs Retardation Infertilität
1 **Bids-Syndrom**

Halluzinationen Muskelhypotonie, kataplektische Schlafanfälle
2 **Narkolepsie**

Halothansensibilität Hyperpyrexie Anästhesiezwischenfälle
! **Hyperpyrexie-Syndrom, malignes**

Halsfisteln Hörverlust Präaurikularfisteln
! **Schwerhörigkeit und Präaurikularfisteln***
Halsfisteln Schwerhörigkeit Präaurikularfisteln
! **Schwerhörigkeit und Präaurikularfisteln***
Halsfisteln Zystennieren Nierenmißbildungen Schwerhörigkeit
! **Branchio-oto-renale Dysplasie**
Hämangioblastome Retinaangiome Kopfschmerz Zysten, Pankreas
! **v. Hippel-Lindau-Syndrom**
Hämangiome Chondrome Gangstörungen Pigmentierungsanomalien
! **Knochenchondromatose**
Hämangiome, multiple Blutungen, intestinale, occulte
0 **Blue-Ruber-Bleb-Nävus-Syndrom**
Hämangiome, unilaterale Hemihypertrophie, Bein Varicosis
! **Klippel-Trenaunay-Syndrom**
Hämarthrosen Epistaxis Menorrhagien Hämorrhagien, posttraumatische
1 **Faktor-V-Mangel**
Hämarthrosen Hämorrhagien, Haut, Schleimhaut Diathese, hämorrhagische Epistaxis
0 ♂ **Hämophilie**
Hämarthrosen Menorrhagien Hämorrhagien, posttraumatische Epistaxis
1 **Faktor-X-Mangel**
Hämarthrosen Menorrhagien Nabelschnurblutungen Hämorrhagien
0 **Faktor-VII-Mangel**
Hämarthrosen Hämorrhagien, posttraumatische Epistaxis Menorrhagien
1 **Hypoprothrombinämie**
Hämarthrosen Nabelschnurblutungen Hämorrhagien
0 **Faktor-XIII-Mangel**
Hämatome Hämorrhagien Epistaxis Menorrhagien Teleangiektasien
! **v. Willebrand-Jürgens-Syndrom**
Hämatome Arthrochalasis Luxationen Hautläsionen Cutis laxa
! **Ehlers-Danlos-Syndrom**
Hämaturie Hypertonie Niereninfektionen Niereninsuffizienz Nierenkoliken
0 **Zystennieren, infantiler Typ**
Hämaturie Hypertonie Niereninfektionen Niereninsuffizienz, progrediente
1 **Zystennieren, medulläre**
Hämaturie Niereninsuffizienz Niereninfektionen Hypertonie Hämorrhagien
4 **Zystennieren, adulter Typ**
Hämochromatose Anämie, chronische Splenomegalie Ikterus
1 **Anämie, hämolytische, mit mehrkernigen Erythroblasten**

Hämochromatose HSM Anämie, chronische
0 ♂ **Anämie, hypochrome, sideroachrestische**
Hämorrhagien Hämaturie Niereninsuffizienz Niereninfektionen Hypertonie
4 **Zystennieren, adulter Typ**
Hämorrhagien Abgeschlagenheit Sehverlust BSG, beschleunigt Hörverlust
4 **Makroglobulinämie Waldenström**
Hämorrhagien Diathesen, hämorrhagische Thrombopathie
1 **Bernard-Soulier-Syndrom**
Hämorrhagien Diathese, hämorrhagische
2 **Antithrombin-Defekte**
Hämorrhagien Epistaxis Menorrhagien Teleangiektasien Hämatome
0 **v. Willebrand-Jürgens-Syndrom**
Hämorrhagien Hämarthrosen Menorrhagien Nabelschnurblutungen
1 **Faktor-VII-Mangel**
Hämorrhagien Hämarthrosen Nabelschnurblutungen
0 **Faktor-XIII-Mangel**
Hämorrhagien Kopfschmerz Urticaria Pruritus Hyperpigmentierung
1 2 **Urticaria pigmentosa**
Hämorrhagien Thrombophlebitiden Embolien Wundheilung, schlechte
0 **Fibrinogen-Varianten**
Hämorrhagien, Haut, Schleimhaut Diathese, hämorrhagische Epistaxis Hämarthrosen
0 ♂ **Hämophilie**
Hämorrhagien, intrakranielle Zystennieren
2 **Aneurysma, intrakranielles***
Hämorrhagien, leichte, posttraumatische Epistaxis
1 **Faktor-XI-Mangel**
Hämorrhagien, leichte, posttraumatische
1 **Faktor-XII-Mangel**
Hämorrhagien, posttraumatische Epistaxis Hämarthrosen Menorrhagien
1 **Faktor-X-Mangel**
Hämorrhagien, posttraumatische Epistaxis Menorrhagien Hämarthrosen
1 **Hypoprothrombinämie**
Hämorrhagien, posttraumatische Hämarthrosen Epistaxis Menorrhagien
1 **Faktor-V-Mangel**
Hämorrhagien Thrombophlebitiden Irido-Zyklitis Aphthen Erytheme
3 **Behçet-Syndrom**
Hämorrhagien Nekrosen Urticaria/kälteinduziert Purpura
1 **Cryoglobulinämie**

Hämosiderose Infektionen, Anämie, hypochrome
1 **Atransferrinämie**

Handabknickung Bewegungseinschränkung, Hand
0 **Madelungsche Deformität**

Hände, fehlen Füße, fehlen Extremitäten, fehlen
! **Peromelie**

Hände, fehlen Füße fehlen
! **Acheiropodie**

Hände, kurze Minderwuchs CFD Prognathie Retardation Füße, kurze
! **Akrodysostose**

Harninkontinenz Ataxie Gangstörungen
5 **Cerebellare Ataxie**

Hautatrophie Sehverlust Angina pectoris Purpura Pseudoxanthom
1 **Pseudoxanthoma elasticum**

Hautatrophie Ulcera Sehverlust Altern, vorzeitiges Hyperkeratose Canities praematura
1 **Werner-Syndrom**

Hautatrophie, Akren Erythem, Gesicht Akromikrie
1 **Akrogerie**

Hautatrophie Nageldystrophie Demenz Minderwuchs Platyspondylie Knochenbrüchigkeit
1 **Dysosteosclerose**

Hautblasen Blasen Pigmentierungsanomalien
1 **Pemphigus chronicus benignus familiaris**

Hauterscheinungen, lichtinduzierte Fotosensibilität Lichterythem
1 **Protoporphyrie, erythropoetische**

Hauterscheinungen, herpetiforme Keratosen Palmoplantarkeratose Fotosensibilität
1 **Keratosis palmoplantaris circumscripta**

Hauterscheinungen/lichenoide Fibroadenome/Brust, Thyreoidea Polypose Tremor
2 **Cowden-Syndrom**

Hauteruptionen, Akren Alopezie Nageldystrophie Diarrhoe
0 **Akrodermatitis enteropathica**

Hautfurchung, Kopf CFD Akanthosis nigricans Nageldystrophie Zahnanomalien Minderwuchs
1 **Cutis verticis gyrata***

Hautfurchung, Kopf Akanthosis nigricans CFD Strabismus
1 **Cutis verticis gyrata***

Hautfurchung, Kopf Akromegalie Leukom
1 **Cutis verticis gyrata***

Hautfurchung, Kopf Oligophrenie
1 **Cutis verticis gyrata***

Hautfurchung, Kopf, Schilddrüsenaplasie Oligophrenie
1 **Cutis verticis gyrata***

Hautknötchen, juckende, Extremitäten,
2 **Lichen amyloidosus**

Hautläsionen Cutis laxa Hämatome Arthrochalasis Luxationen
! **Ehlers-Danlos-Syndrom**

Hautläsionen Koliken Erbrechen Blasen, lichtinduzierte, pharmakogenetische
2 **Porphyria variegata**

Hautmarmorierung Katarakt Zahnanomalien Daumendysplasie Arteriosklerose
1 **Rothmund-Thomson-Syndrom**

Hautsarkoidose Lupus pernio Granulome, multiple Lymphdrüsenschwellung
2 **Morbus Boeck**

Hautschuppung, herdförmige, parakeratotische
1 **Psoriasis**

Hautschuppung, herdförmige, parakeratotische Arthritis
1 **Psoriasis**

Hautschuppung, pustulöse Erythrodermie Arthritis
1 **Psoriasis**

Hauttumoren, knötchenförmige, reizempfindliche
1 **Leiomyomata der Haut**

Hauttumoren, kleine, multiple
2 **Syringome**

Hautverdickung Hyperostosen, Extremitäten Ektropien Hyperhidrose
2 **Pachydermoperiostosis**

Heiserkeit Dyspnoe Erbrechen Granulome, multiple Gelenkeschwellung
! **Farber-Syndrom**

Heiserkeit Keratosen Schleimhautveränderungen Anfälle Zahnanomalien Retardation
0 **Lipoidproteinose**

Heißhunger Coma Anfälle Oligophrenie Tremor
0 **Hypoglykämie**

Hemeralopie Dunkeladaptation, verzögerte Visusminderung
! **Oguchi-Syndrom**

Hemeralopie Glaskörperdegeneration Sehverlust Retinadegeneration
1 **Hyaloideo-retinale Degeneration**

Hemeralopie Hörverlust Parästhesien Paresen Ataxien Ichthyose Muskelatrophie
2 **Refsum-Syndrom**

Hemeralopie Netz- und Aderhautsklerose Sehverlust
0 ♂ **Chorioideremie**

Hemeralopie Retinitis pigmentosa Ataxie Retardation Sehverlust
1 **Retinitis pigmentosa***

Hemeralopie Sehverlust Gesichtsfeldeinengung Katarakte
1 **Retinitis pigmentosa**

Hemeralopie Myopie Strabismus
1 **Hemeralopie, familiäre**

Hemeralopie Sehverlust Corneaepithelödem
1 **Atrophia gyrata chorioideae et retinae Fuchs**

Hemeralopie Gesichtsfeldeinengung
2 **Chorioidea-Dystrophie**

Hemeralopie Sehverlust Gesichtsfeldeinengung Katarakt
1 **Hyaloideo-tapetoretinale Degeneration**

Hemiatrophia faciei Amimie Paresen Sehverlust Hörverlust
! **Fazialisparese, angeborene**

Hemiatrophie Augenbewegungsstörung Taubheit Wirbeldysplasie
! ♀ **Wildervanck-Syndrom**

Hemihypertrophia faciei Riesenwuchs, unilateraler, Gesicht Strabismus
! **Hemihypertrophie**

Hemihypertrophie Nephroblastome
0 **Wilms-Tumor**

Hemihypertrophie, Bein Varicosis Hämangiome, unilaterale
! **Klippel-Trenaunay-Syndrom**

Hemiparese Oligophrenie Glaukom Nävus flammeus, unilateraler Anfälle
! **Sturge-Weber-Syndrom**

Hepatitis Hypertonie, portale Coma hepaticum
! **Hepatitis neonatorum, familiäre**

Hepatomegalie Ikterus prolongatus
! † **Gallengangsatresie, extrahepatische**

Hepatomegalie Azidose Muskelschwäche
1 **Carnitin-Mangel-Myopathie**

Hepatomegalie Teleangiektasien Epistaxis Angiome
1 **Osler-Syndrom**

Hepatomegalie Hypertonie, portale Cholangitis Hypergammaglobulinämie
1 **Leberfibrose, angeborene**

Hepatomegalie Minderwuchs Erbrechen Adipositas
0 **Glykogenose Typ VI**

Hepatomegalie Muskelhypotonie Minderwuchs Epistaxis Hypoglykämie Infektionen
1 **Glykogenose Typ III**

Hepatomegalie Muskelhypotonie Infektionen Hypoglykämie Epistaxis
1 **Glykogenose Typ I**

Hepatomegalie Muskelschwäche, geringe
1 **Glykogenose Typ IX**

Hepatomegalie Ataxie Krämpfe Oligophrenie Trichorrhexis
0 **Argininbernsteinsäure-Syndrom**

Hernien Minderwuchs Hörverlust Kontrakturen Hornhautdystrophie HSM Kyphose
1 **Mukopolysaccharidose Typ VI**

Hernien Hörverlust Minderwuchs Retardation Wasserspeiergesicht HSM
1 ♂ **Mukopolysaccharidose Typ II**

Hernien Kontrakturen HSM Hornhautdystrophie Prognathie Hörverlust
0 **Mukopolysaccharidose Typ V**

Herzanfälle Herztod, plötzlicher QT-Intervallverlängerungen
! **Taubheit mit Störungen der Herzfunktion***

Herzanfälle Herztod, plötzlicher Taubheit QT-Intervallverlängerung
! **Taubheit mit Störungen der Herzfunktion**

Herzfehler Daumena-, Dysplasie Arrythmie Schultergürteldysplasie
! **Holt-Oram-Syndrom**

Herzfehler Idiotie Sehverlust Enthirnungsstarre
0 **GM_2-Gangliosidose**

Herzfehler Muskelhypertonie Tintenlöscherfüße CFD Mikrostomie
! **Edwards-Syndrom**

Herzfehler Nierenaplasie Claviculadysplasie Extremitätenmißbildungen Mikrophthalmie
! **Lenz-Syndrom**

Herzfehler Lentiginosis, zentrofaziale Hypertelorismus Taubheit
! **Lentigines***

Herzfehler CFD Pterygium colli Minderwuchs Cubitus valgus Hypogonadismus
! **Noonan-Syndrom**

Herzfehler Lentigines Hypertelorismus Genitalmißbildungen Minderwuchs Hörverlust
! **Lentigines***

Herzfehler Trigonozephalie Minderwuchs Arthrochalasis
! **C-Syndrom**

Herzfehler Gesicht/Asymmetrie
! **Kardio-Faziales-Syndrom**

Herzfehler Makrozephalie Analatresie Retardation Anfälle CFD Kontrakturen
! **FG-Syndrom**

Herzfehler CFD Mikrozephalie Mikrostomie Dystrophie Minderwuchs
! **Alkohol-Syndrom, embryofetales**

Herzfunktionsstörungen Rötung, Haut, Schleimhaut Polyzythämie Apoplexien
1 **Polycythaemia rubra vera**

Herzrhythmusstörungen EKG-Anomalien Tachykardie
2 **Wolff-Parkinson-White-Syndrom**
Herzschwäche Linksherzhypertrophie Herztod Angina pectoris
1 **Kardiomyopathie, familiäre, idiopathische**
Herztod Angina pectoris Herzschwäche Linksherzhypertrophie
1 **Kardiomyopathie, familiäre, idiopathische**
Herztod, plötzlicher QT-Intervallverlängerung Herzanfälle
! **Taubheit mit Störungen der Herzfunktion***
Herztod, plötzlicher Taubheit QT-Intervallverlängerung Herzanfälle
! **Taubheit mit Störungen der Herzfunktion**
Herzversagen Krämpfe Muskelschmerz Muskelschwäche
1 **Glykogenose Typ V**
Heterochromie Anhidrose Miosis Enophthalmus Ptosis
0 **Horner-Syndrom**
Hexadaktylie Genitalanomalien CFD Taubheit Mikrophthalmus Gaumenspalte
! **Ullrich-Feichtiger-Syndrom**
Hexadaktylie Retardation LKGS Kolobom Mikrophthalmie Taubheit
! **Pätau-Syndrom**
Hirsutismus Hypergenitalismus HSM Retardation Minderwuchs
! **Leprechaunismus**
Hirsutismus Sterilität Hypogenitalismus Amenorrhoe Oligomenorrhoe
2 ♀ **Stein-Leventhal-Syndrom**
Hirsutismus Virilismus Hyperostosis frontalis interna Adipositas
2 ♀ **Morgagni-Syndrom**
Hochwuchs Linsenektopie Anfälle Retardation Thrombosen Oligophrenie
0 **Homozystinurie**
Hochwuchs Oligophrenie Hypogonadismus Eunuchoidismus Gynäkomastie
1 ♂ **Klinefelter-Syndrom**
Hochwuchs Lipodystrophie Muskelhypertrophie Hypertrichose HSM
0 **Lipodystrophie, generalisierte**
Hochwuchs Oligophrenie Hypogonadismus Sterilität CFD Eunuchoidismus
! ♂ **XXXY-Männer**
Hochwuchs Adipositas Gynäkomastie Hypogonadismus Amenorrhoe
1 **Eunuchoidismus, familiärer**
Hochwuchs Spinnenfingrigkeit Myopie Linsenektopie Gefäßschäden
1 **Marfan-Syndrom**
Hochwuchs Hypogonadismus Intelligenzminderung Verhaltensstörung
2 ♂ **YY-Syndrom**

Hoden, fehlende
! **Anorchie**

Hohlfuß Demenz Kyphoskoliose Ophthalmoplegie Ataxie
1 **Spino-cerebellare Ataxie mit Ophthalmoplegie**

Hohlfuß Reflexanomalien Kyphoskoliose Demenz Ataxie Nystagmus
1 **Friedriech-Syndrom**

Hohlfuß Reflexanomalien Gehbeschwerden Spastizität Kontrakturen
1 **Spinalparalysen, spastische**

Hohlfuß Skoliose Ataxie Reflexanomalien Muskelatrophie
1 **Roussy-Levy-Syndrom**

Holoprosenzephalie CFD Mikrophthalmie Meningozele
! † **Triploidie**

Hornhautdystrophie HSM Hörverlust Minderwuchs Wasserspeiergesicht Kyphose
0 **Mukopolysaccharidose Typ I**

Hornhautdystrophie HSM Kyphose Hernien Minderwuchs Hörverlust Kontrakturen
1 **Mukopolysaccharidose Typ VI**

Hornhautdystrophie Kyphoskoliose Zahnanomalien Wirbelanomalien Zwergwuchs
1 **Mukopolysaccharidose Typ IV**

Hornhautdystrophie Prognathie Hörverlust Hernien Kontrakturen HSM
0 **Mukopolysaccharidose Typ V**

Hornhautdystrophie Zahnunterzahl Gingivahyperplasie
0 **Zahnunterzahl***

Hornhauttrübung Muskelschwäche Minderwuchs Retardation CFD Mikrostomie Cutis laxa
! **De Barsi-Syndrom**

Hornhauttrübung Xanthome Dystrophie, osteochondrale, Extremitäten
1 **François-Syndrom**

Hornhauttrübung Retardation Sehverlust CFD
! **Mukolipidose IV**

Hornhauttrübung Dystrophie Athetose Retardation Cutis, laxa Greisengesicht
0 **De-Barsy-Syndrom**

Hornhauttrübung Hyperopie Visusminderung Arcus/senilis Sklerocornea
! **Cornea plana**

Hörstörung Diabetes mellitus Optikusatrophie Sehverlust
1 **Barjon-Lestradet-Labange-Syndrom**

Hörverlust Anfälle Hyperkinesen Sehverlust Makrozephalie
0 **Spongiöse Degeneration des Zentralnervensystems**

Hörverlust Hämorrhagien Abgeschlagenheit Sehverlust BSG, beschleunigt
4 **Makroglobulinämie Waldenström**
Hörverlust Minderwuchs Wasserspeiergesicht Kyphose Hornhautdystrophie
0 **Mukopolysaccharidose Typ I**
Hörverlust Retinopathie Muskelatrophie Sehverlust Retardation Oligophrenie
! **Taubheit***
Hörverlust Anfälle Enthirnungsstarre Apathie Tetraplegie Sprachverlust
1 **Scholz-Syndrom**
Hörverlust Anfälle Infektionen Tremor Sehverlust Paresen Ataxie
1 **Enzephalopathie, nekrotisierende**
Hörverlust Diabetes mellitus Adipositas Hypogenitalismus Fotosensitivität Sehverlust
1 **Alström-Syndrom**
Hörverlust Hernien Kontrakturen HSM Hornhautdystrophie Prognathie
0 **Mukopolysaccharidose Typ V**
Hörverlust Herzfehler Lentigines Hypertelorismus Genitalmißbildungen Minderwuchs
! **Lentigines***
Hörverlust Hypotrichose CFD Bulldoggengesicht Zahnanomalien Myopie
! **Marshall-Syndrom**
Hörverlust Kontrakturen Hornhautdystrophie HSM Kyphose Hernien Minderwuchs
1 **Mukopolysaccharidose Typ VI**
Hörverlust Lentigines Hypertelorismus Augenbewegungsstörungen
! **Lentigines***
Hörverlust Minderwuchs Retardation Wasserspeiergesicht HSM Hernien
1 ♂ **Mukopolysaccharidose Typ II**
Hörverlust Muskelatrophie Ulcera, Unterschenkel Sensibilitätsverlust
2 **Neuropathie, erbliche, radikuläre**
Hörverlust Oligophrenie Pseudogliom Amaurose Bulbusatrophie
! ♂ **Norrie-Syndrom**
Hörverlust Parästhesien Paresen Ataxien Ichthyose Muskelatrophien Hemeralopie
2 **Refsum-Syndrom**
Hörverlust Paresen Arthrosen Hyperostosen, Schädel Dyspnoe Sehverlust
0 **Pyle-Syndrom**
Hörverlust Retardation Zwergwuchs CFD Fotosensibilität Oligophrenie Sehverlust
1 **Cockayne-Syndrom**

Hörverlust Sehverlust HSM Pigmentierung, gelbe Kachexie Oligophrenie
0 1 2 **Niemann-Pick-Syndrom**
Hörverlust Arthrosen, schmerzhafte Gaumenspalte Retinoschisis Sehverlust
1 **Stickler-Syndrom**
Hörverlust Spastizität Reflexanomalien Retardation Sehverlust
1 **Seitelberger-Syndrom**
Hörverlust Talgdrüsenhypoplasie Palmoplantarkeratose Hypohidrose Nageldysplasie
1 **Helweg-Larsen-Syndrom**
Hörverlust Thoraxdysplasie Brachydaktylie Minderwuchs Retardation CFD Zahnanomalien
! ♂ **Oto-Palato-Digitales Syndrom**
Hörverlust Osteosklerose Sehverlust Knochenbrüchigkeit HSM Makrozephalie
! **Albers-Schönberg-Syndrom**
Hörverlust Spastizität Krämpfe Sehverlust Enthirnungsstarre Retardation
0 **Krabbe-Syndrom**
Hörverlust
3 **Otosklerose**
Hörverlust Ataxie Myopie Neuropathie, periphere Karies Sehverlust
0 **Flynn-Aird-Syndrom**
Hörverlust Nageldystrophie Zahnanomalien
1 **Robin-Miller-Bensimon-Syndrom**
Hörverlust Pili torti
0 **Pili torti***
Hörverlust Sehverlust Zwergwuchs Skelettanomalien Rhizomelie Bewegungseinschränkung CFD
0 **Kniest-Syndrom**
Hörverlust Ataxie Tremor Ptosis Ophthalmoplegie Visusverlust
1 **Kearns-Sayre-Syndrom**
Hörverlust Skelettdysplasien, metaphysäre Hyperostose/Schädel Amaurose
0 **Dysplasie, kranio-metaphysäre**
Hörverlust Ataxie Hypogonadismus
1 **Herrmann-Aguilar-Sacks-Syndrom**
Hörverlust CFD Frenulahypertrophie Zahnanomalien Polydaktylie Zungenlappung
! **Mohr-Syndrom**
Hörverlust Diabetes mellitus Nephropathie Myoklonusepilepsie, lichtinduzierte
3 **Taubheit***
Hörverlust Hemiatrophia faciei Amimie Paresen Sehverlust
! **Fazialisparese, angeborene**

Hörverlust Infektionen Nierenfunktionsstörungen Retardation Krämpfe
0 **Hyperprolinämie**

Hörverlust Myopie Autismus Sprachentwicklungsstörung Dysarthrie
! **Eldridge-Berlin-Mc Kusick-Syndrom**

Hörverlust Nephritis Urämie Urticaria recidivans
2 **Muckle-Wells-Syndrom**

Hörverlust Niereninsuffizienz Sehverlust Urämie
2 ♂ **Alport-Syndrom**

Hörverlust Otosklerose Osteogenesis imperfecta Frakturen
! **van der Hoeve-Syndrom**

Hörverlust Präaurikularfisteln Halsfisteln
! **Schwerhörigkeit und Präaurikularfisteln***

Hörverlust Sehverlust Akromegalie, Kinn Hyperostosen
2 **Hyperostosis corticalis generalisata**

Hörverlust Struma Epiphysen, stippled Thoraxdysplasie
! **Refetoff-de Wind-de Groot-Syndrom**

Hörverlust Synostosen Dysphalangie Symphalangie
! **Symphalangie***

HSM Idiotie Niereninsuffizienz Amaurose Krämpfe Hurler-Symptomatik
0 **Gangliosidose, generalisierte Typ I**

HSM Anfälle Minderwuchs Retardation Gingivahyperplasie Hurler-Symptomatik
! **I-Zellen-Krankheit**

HSM Anfälle Retardation CFD Petechien Glaukom Muskelhypotonie
! **Cerebro-Hepato-Renales Syndrom (Zellweger)**

HSM Diabetes mellitus Adipositas Arteriosklerose Koliken Xanthome
3 **Hyperlipoproteinämie Typ V**

HSM Dyspnoe Knochendestruktion Lymphknotenschwellung Purpura Fieber
1 **Abt-Letterer-Siwe-Syndrom**

HSM Purpura Cholestase Mikrozephalie Makrozephalie Meningitis Retardation
! **Zytomegalie-Virus-Fetopathie**

HSM Katarakt Gingivahyperplasie Hurler-Symptomatik Retardation
0 **Mannosidose**

HSM Embolien Retinopathien Anämie, hämolytische Lymphknotenschwellung
1 **Sichelzell-Anämie**

HSM Hernien Hörverlust Minderwuchs Retardation Wasserspeiergesicht
1 ♂ **Mukopolysaccharidose Typ II**

HSM Hochwuchs Lipodystrophie Muskelhypertrophie Hypertrichose
0 **Lipodystrophie, generalisierte**

HSM Hornhautdystrophie Prognathie Hörverlust Hernien Kontrakturen
0 **Mukopolysaccharidose Typ V**

HSM Hörverlust Minderwuchs Wasserspeiergesicht Kyphose Hornhautdystrophie
0 **Mukopolysaccharidose Typ I**

HSM Infektionen Dyspnoe Lymphadenitiden Hypertonie, pulmonale
0 ♂ **Granulomatose, letale, des Kindesalters**

HSM Kyphose Hernien Minderwuchs Hörverlust Kontrakturen Hornhautdystrophie
1 **Mukopolysaccharidose Typ VI**

HSM Lebercirrhose Minderwuchs Ikterus Osteoporose
0 **Glykogenose Typ IV**

HSM Leberinsuffizienz Mißgedeihen Rachitis Nierenfunktionsstörungen
0 **Tyrosinämie**

HSM Makrozephalie Hörverlust Osteosklerose Sehverlust Knochenbrüchigkeit
! **Albers-Schönberg-Syndrom**

HSM Mißgedeihen Niereninsuffizienz Hypertonie, portale Dyspepsie
! **Fibroangiomatose, angeborene, biliäre**

HSM Pankreatitis Erbrechen Lipämie Koliken Fieber Xanthome
2 **Hyperlipoproteinämie Typ I**

HSM Pigmentierung, gelbe Kachexie Oligophrenie Hörverlust Sehverlust
0 1 2 **Niemann-Pick-Syndrom**

HSM Retardation Minderwuchs CFD Hirsutismus Hypergenitalismus
! **Leprechaunismus**

HSM Retardation Mißgedeihen Hypoglykämien Katarakt Ikterus Erbrechen
! **Galaktosämie-Syndrom II**

HSM Skelettdysplasien Frakturen Demenz Anfälle
1 **Gaucher-Syndrom**

HSM Tränenhyposekretion Albinismus, partieller Infektionen Hyperhidrose
0 **Chediak-Higashi-Syndrom**

HSM Urin, roter Blasen, lichtinduzierte Ulcerationen Erythrodontie
0 **Porphyria erythropoetica congenita (Günther)**

HSM Xanthome Arteriosklerose Coronarschäden Adipositas Diabetes mellitus
3 **Hyperlipoproteinämie Typ IV**

HSM Xanthome Dystrophie Diarrhoe Erbrechen Mißgedeihen
0 **Wolman-Syndrom**

HSM Anämie, chronische Hämochromatose
0 ♂ **Anämie, hypochrome, sideroachrestische**

Hüftdysplasie Minderwuchs Steatorrhoe Diarrhoe Mißgedeihen Infektionen
0 **Shwachman-Syndrom, Burke-Syndrom**

Hüfthinken Bewegungseinschränkung, Hüftgelenk Coxa plana
1 **Calve-Legg-Perthes-Syndrom**

Hüfthinken Hüftschmerz Coxarthrose
2 **Epiphysiolysis capitis femoris**

Hüftschmerz Coxarthrose Hüfthinken
2 **Epiphysiolysis capitis femoris**

Hurler-Symptomatik Retardation HSM Katarakt Gingivahyperplasie
0 **Mannosidose**

Hurler-Symptomatik HSM Idiotie Nierensinsuffizienz Amaurose Krämpfe
0 **Gangliosidose, generalisierte Typ I**

Hurler-Symptomatik HSM Anfälle Minderwuchs Retardation Gingivahyperplasie
! **I-Zellen-Krankheit**

Hurler-Symptomatik Hyperhidrose Retardation Tetraplegie Tremor
1 **Fukosidose**

Hurler-Symptomatik Minderwuchs Skoliose Kurzhals Arthrosen
1 **Mukolipidose III**

Hurler-Symptomatik Retardation Muskelschwäche Ataxie Anfälle
1 **Mukolipidose I**

Hydramnion Diarrhoe Hypertonie
0 **Alkalose, angeborene, mit Diarrhoe**

Hydramnion Erbrechen Meteorismus
! **Darmatresien**

Hydroureter Hydronephrose Abdominalmuskelaplasie
0 ♂ **Bauchdeckenaplasie-Syndrom**

Hydrozephalus Ataxie Nystagmus Fontanelle, große Tetraplegie
! **Hydrozephalus bei Atresie des Foramen Magendie**

Hydrozephalus Daumenhypoplasie Paraplegie Retardation Fontanelle, große
! ♂ **Hydrozephalus infolge einer Aquäduktstenose**

Hydrozephalus Nystagmus Sehverlust Spasmen Anfälle Ataxie
0 **Hydrozephalus infolge Arnold-Chiarischer Mißbildung**

Hydrozephalus externus Extremitätenmißbildungen CFD
0 **Holtermüller-Wiedemann-Syndrom**

Hyperakusis Somnolenz Sehverlust Demenz Krämpfe
1 **Ceroid-Lipofuszinose**

Hyperakusis Übererregbarkeit VB6-Ansprechbarkeit Anfälle, epileptische
! **Pyridoxin-abhängige Krämpfe**

Hyperazidität Ulcera, gastro-intestinale Hyperparathyreoidose Diarrhoe
2 **Zollinger-Ellison-Syndrom**

Hypergammaglobulinämie Hepatomegalie Hypertonie, portale Cholangitis
1 **Leberfibrose, angeborene**

Hypergenitalismus HSM Retardation Minderwuchs CFD Hirsutismus
! **Leprechaunismus**

Hyperhidrose Canities praematura Zahnunterzahl
1 **Böök-Syndrom**

Hyperhidrose Blasen Atrophien Ösophagusstenose Augenläsionen
0 **Epidermolysis bullosa**

Hyperhidrose Hautverdickung Hyperostosen, Extremitäten Ektropien
2 **Pachydermoperiostosis**

Hyperhidrose Palmoplantarkeratose, verrucöse, papulöse
2 **Akrokeratoelastoidosis**

Hyperhidrose Palmoplantarkeratose, übergreifende
1 **Greither-Syndrom**

Hyperhidrose HSM Tränenhyposekretion Albinismus, partieller Infektionen
0 **Chediak-Higashi-Syndrom**

Hyperhidrose Prurigo Blasen, Haut, Schleimhaut Nageldysplasie
1 **Epidermolysis bullosa**

Hyperhidrose Retardation Tetraplegie Tremor Hurler-Symptomatik
1 **Fukosidose**

Hyperhidrose Zahnanomalien Paradontose Palmoplantarkeratose
1 **Keratosis palmoplantaris mit Periodontopathie**

Hyperinsulinismus Hyperparathyreoidismus Lipome Adenomatose
2 **Polyadenomatose, endokrine, hereditäre**

Hyperkeratosen Hautatrophie Ulcera Sehverlust Altern, vorzeitiges Canities praematura
3 **Werner-Syndrom**

Hyperkeratosen Purpura Poikilodermie Tränenträufeln Nageldystrophie
1 ♂ **Zinsser-Engman-Cole-Syndrom**

Hyperkeratosen Erythrodermie Palmoplantarkeratosen Kollodiumbaby
! **Ichthyosis congenita**

Hyperkeratosen Pachyonychie Zahnanomalien Hypotrichose
! **Ektodermale Dysplasie, hidrotische**

Hyperkeratosen Prurigo Erytheme
0 **Erythrokeratodermia figurata variabilis**
Hyperkeratosen Xerodermie
! **Ichthyosis vulgaris**
Hyperkeratosen Hyperpigmentation
1 **Acanthosis nigricans, benigne**
Hyperkeratosen, follikuläre Palmoplantarkeratose Alopezie
0 **Keratosis follicularis spinulosa decalvans cum ophiasi**
Hyperkinesen Choreoathetose Dysarthrie
1 **Vogt-Syndrom**
Hyperkinesen Gangstörung Dysarthrie Psychosen Demenz
4 **Huntington-Syndrom**
Hyperkinesen Muskeldystonie Ataxie Oligophrenie Retardation
0 **Kleinhirn-Hypoplasie**
Hyperkinesen Paresen Rigor Tremor Anfälle Demenz
2 **Fahr-Syndrom**
Hyperkinesen Sehverlust Makrozephalie Hörverlust Anfälle
0 **Spongiöse Degeneration des Zentralnervensystems**
Hyperkinesen Anfälle Retardation Enthirnungsstarre Spastizität
1 **Alpers-Syndrom**
Hyperopie Visusminderung Arcus senilis Sklerocornea Hornhauttrübung
! **Cornea plana**
Hyperostose/Schädel Amaurose Hörverlust Skelettdysplasien metaphysäre
0 **Dysplasie, kranio-metaphysäre**
Hyperostosen, Schädel Frakturen Minderwuchs Extremitätenverkrümmung
1 **Hyperostosis corticalis deformans juvenilis**
Hyperostosen, Schädel Dyspnoe Sehverlust Hörverlust Paresen Arthrosen
0 **Pyle-Syndrom**
Hyperostosen Hörverlust Sehverlust Akromegalie, Kinn
2 **Hyperostosis corticalis generalisata**
Hyperostosen, Extremitäten Ektropien Hyperhidrose Hautverdickung
2 **Pachydermoperiostosis**
Hyperostosen Sehverlust Rheumaschmerz Extremitätenverkrümmung
5 **Paget-Syndrom**
Hyperostosen, diaphysäre Ganganomalien Lordose Skoliose Sehverlust Muskelschwäche
1 **Engelmann-Syndrom**
Hyperostosen Tibia/Krümmung Weichteilschwellung
0 **Hyperostosis corticalis infantilis**
Hyperostosis frontalis interna Adipositas Hirsutismus Virilismus
2 ♀ **Morgagni-Syndrom**

Hyperparathyreoidismus Diarrhoe Hyperazidität Ulcera, gastrointestinale
2 **Zollinger-Ellison-Syndrom**

Hyperparathyreoidismus Lipome Adenomatose Hyperinsulinismus
2 **Polyadenomatose, endokrine, hereditäre**

Hyperpigmentierung Hyperkeratosen
1 **Acanthosis nigricans, benigne**

Hyperpigmentierung Addison-Syndrom Spastizität
1 **Adreno-Leukodystrophie**

Hyperpigmentierung Blasen, induzierte, Haut
0 **Epidermolysis bullosa**

Hyperpigmentierung Nävi
! **Melanosis universalis**

Hyperpigmentierung Diabetes mellitus Myxödem
0 **Nebenniereninsuffizienz***

Hyperpigmentierung Diabetes mellitus Zerebralsklerose, kindliche
0 **Nebenniereninsuffizienz, angeborene***

Hyperpigmentierung Hypoglykämie Hypotonie Mißgedeihen Erbrechen
0 ♂ **Nebenniereninsuffizienz**

Hyperpigmentierung Leberfibrose Urin, roter Blasen, lichtinduzierte
4 **Porphyria cutanea tarda**

Hyperpigmentierung Salzverlust Hypotonie Mißgedeihen Erbrechen
0 **Nebenniereninsuffizienz, angeborene**

Hyperpigmentierung Hämorrhagien Kopfschmerz Urticaria
1 2 **Urticaria pigmentosa**

Hyperpigmentierung Ulcera Nephritis UV-Empfindlichkeit Erytheme
1 **Xeroderma pigmentosum**

Hyperpigmentierung Dysplasie, ektodermale Fettgewebshernien Augenmißbildungen
! ♀ **Goltz-Gorlin-Syndrom**

Hyperpyrexie Anästhesie-Zwischenfälle Halothansensibilität
0 **Hyperpyrexie-Syndrom**

Hypertelorismus Augenbewegungsstörungen Hörverlust Lentigines
! **Lentigines***

Hypertelorismus Genitalmißbildungen Minderwuchs Hörverlust Herzfehler Lentigines
! **Lentigines***

Hypertelorismus Oligophrenie Kryptorchismus LKGS Hypospadie
! ♂ **Hypospadie***

Hypertelorismus Retardation Anämie, normozytäre Hypogonadismus
1 **Diamond-Blackfan-Syndrom**

Hypertelorismus Retardation Schreien, katzenartiges Minderwuchs CFD
! **Cri-du-chat-Syndrom**
Hypertelorismus Taubheit Herzfehler Lentiginosis, zentrofaziale
! **Lentigines***
Hypertelorismus CFD Kamptodaktylie Skoliose Spitzfuß Mikrostomie
! **Freeman-Sheldon-Syndrom**
Hypertelorismus Hypospadie Retardation CFD Asymmetrie LKGS Strabismus
! **BBB-Syndrom**
Hypertelorismus Mikrophthalmie Gesichtsspalte, mediane Spaltnase
! **Frontonasale Dysplasie**
Hypertelorismus Polysyndaktylie CFD
! **Greig-Syndrom**
Hypertelorismus Ptosis Scrotum bifidum Endphalangen/Hypoplasie CFD Nageldystrophie
! **Hydantoin-Syndrom**
Hypertelorismus Minderwuchs Enophthalmus Nageldysplasie Nase, plumpe Retardation CFD
! **Syndrom der partiellen Trisomie 9**
Hypertonie, intrakranielle Kopfschmerz Visusverlust Paralysen Optikusatrophie Adipositas
2 **Hypertonie, intrakranielle, benigne**
Hypertonie, portale Coma hepaticum Hepatitis
! **Hepatitis neonatorum, familiäre**
Hypertonie, pulmonale Trommelschlegelfinger Infektionen Dyspnoe Zyanose
1 **Lungenfibrose, familiäre, diffuse**
Hypertonie Brachydaktylie
! **Brachydaktylie***
Hyptertonie Ikterus Pruritus Rachitis Mißgedeihen Malabsorption
1 **Gallengang-Aplasie, intrahepatische**
Hypertonie Hämorrhagien Hämaturie Niereninsuffizienz Niereninfektionen
4 **Zystennieren, adulter Typ**
Hypertonie Hydramnion Diarrhoe
0 **Alkalose, angeborene, mit Diarrhoe**
Hypertonie Niereninfektionen Niereninsuffizienz Nierenkoliken Hämaturie
0 **Zystennieren, infantiler Typ**
Hypertonie Niereninfektionen Niereninsuffizienz progrediente Hämaturie
1 **Zystennieren, medulläre**
Hypertonie Parästhesien, Akren Sehverlust Teleangiektasien Nephritis
1 ♂ **Fabry-Syndrom**

Hypertonie, paroxysmale Tachykardie Kopfschmerz
3 **Phäochromozytom**

Hypertonie, portale Cholangitis Hypergammaglobulinämie Hepatomegalie
1 **Leberfibrose, angeborene**

Hypertonie, portale Dyspepsie HSM Mißgedeihen Niereninsuffizienz
! **Fibroangiomatose, angeborene, biliäre**

Hypertonie, pulmonale HSM Infektionen Dyspnoe Lymphadenitiden
0 ♂ **Granulomatose, letale, des Kindesalters**

Hypertrichose Retardation Demenz Infektionen Viszeromegalie
1 **Mukopolysaccharidose Typ III**

Hypertrichose HSM Hochwuchs Lipodystrophie Muskelhypertrophie
0 **Lipodystrophie, generalisierte**

Hypertrichose Schnürfurchen Nageldystrophie Palmoplantarkeratose
0 **Mal de Meleda**

Hypertrichose Zahnanomalien
! **Hypertrichosis universalis**

Hypertrichose Zahnfleischverdickung Gesichtshautschwellung
1 **Fibromatose des Zahnfleisches**

Hypertrichose, Nase Papeln, Nase Prurigo, Nase
1 **Granulosis rubra nasi**

Hypertrichose Akzeleration Respirationsinsuffizienz CFD Hypotonie Protrusio, bulbi
0 **Marshall-Smith-Syndrom**

Hypodontie Anhidrose Hypotrichose Nageldystrophie
! ♂ **Ektodermale Dysplasie, anhidrotische**

Hypodontie Sattelnase Infantilismus Minderwuchs Adontie LKGS
! **Lippen-Kiefer-Gaumen-Spalte mit Unterlippenfisteln***

Hypogenitalismus Amenorrhoe Oligomenorrhoe Hirsutismus Sterilität
2 ♀ **Stein-Leventhal-Syndrom**

Hypogenitalismus CFD Syndaktylie Oligophrenie Retardation Minderwuchs Ptosis
! **Smith-Lemli-Opitz-Syndrom**

Hypogenitalismus Eunuchoidismus Anfälle Strabismus Oligophrenie
! ♀ **Tetra-X-Frauen**

Hypogenitalismus Polydaktylie Oligophrenie Retardation Adipositas
! **Laurence-Moon-Biedl-Bardet-Syndrom**

Hypogenitalismus Hypogonadismus Eunuchoidismus Amenorrhoe Anosmie
1 **Kallmann-Syndrom**

Hypogenitalismus Fotosensibilität Sehverlust Hörverlust Diabetes mellitus Adipositas
1 **Alström-Syndrom**

Hypogenitalismus Skoliose Minderwuchs, mesomeler CFD Makrozephalie
! **Robinow-Syndrom**

Hypoglykämie Erbrechen Anorexie Minderwuchs Nephropathie
0 **Hypermethioninämie**

Hypoglykämie Exomphalos Makroglossie Makrosomie Splanchnomegalie
! **Wiedemann-Syndrom**

Hypoglykämie Epistaxis Hepatomegalie Muskelhypotonie Infektionen
1 **Glykogenose Typ I**

Hypoglykämie Hypotonie Mißgedeihen Erbrechen Hyperpigmentierung
0 ♂ **Nebenniereninsuffizienz**

Hypoglykämie Immundefekte Infektionen Hypothermie
0 **Adenosin-Desaminase-Mangel**

Hypoglykämie Infektionen Hepatomegalie Muskelhypotonie Minderwuchs Epistaxis
1 **Glykogenose Typ III**

Hypoglykämie Erbrechen Mißgedeihen Krämpfe Fieber Oligophrenie
0 **Fruktose-Intoleranz**

Hypoglykämie Katarakt Ikterus Erbrechen HSM Retardation Mißgedeihen
! **Galaktosämie-Syndrom II**

Hypoglykämie Muskelhypotonie Mißgedeihen Adipositas Oligophrenie Hypogonadismus
! **Prader-Willi-Syndrom**

Hypogonadismus Pubertas praecox Salzverlust Intersex Pseudohermaphroditismus
! **Adrenogenitale Syndrome**

Hypogonadismus Hörverlust Ataxie
1 **Herrmann-Aguilar-Sacks-Syndrom**

Hypogonadismus Ichthyosis Anfälle Oligophrenie Eunuchoidismus
0 **Rud-Syndrom**

Hypogonadismus Amenorrhoe Hochwuchs Adipositas Gynäkomastie
1 **Eunuchoidismus**

Hypogonadismus Eunuchoidismus Gynäkomastie Hochwuchs Oligophrenie
1 ♂ **Klinefelter-Syndrom**

Hypogonadismus Hypertelorismus Retardation Anämie, normozytäre
1 **Diamond-Blackfan-Syndrom**

Hypogonadismus Hypothyreose Infantilismus Mikrodontie Minderwuchs
1 **Panhypopituitarismus**

Hypogonadismus Intelligenzminderung Verhaltensstörungen Hochwuchs
2 ♂ **YY-Syndrom**

Hypogonadismus Sterilität Aspermie Behaarungstyp, weiblich
2 ♂ **XX-Mann**

Hypogonadismus Mikrotie CFD Retardation Oligophrenie Schwerhörigkeit Minderwuchs
! **Mengel-Konigsmark-Berlin-Mc Kusick-Syndrom**

Hypogonadismus Zwergwuchs Vogelkopf Mikrozephalie CFD Oligophrenie
! **Vogelkopf-Zwergwuchs**

Hypogonadismus Eunuchoidismus Amenorrhoe Anosmie Hypogenitalismus
1 **Kallmann-Syndrom**

Hypogonadismus Herzfehler CFD Pterygium colli Minderwuchs Cubitus valgus
! **Noonan-Syndrom**

Hypogonadismus Hypoglykämie Muskelhypotonie Mißgedeihen Adipositas Oligophrenie
! **Prader-Willi-Syndrom**

Hypogonadismus Sterilität CFD Eunuchoidismus Hochwuchs Oligophrenie
! ♂ **XXXY-Männer**

Hypohidrose Nageldysplasie Hörverlust Talgdrüsenhypoplasie Palmoplantarkeratose
1 **Helweg-Larsen-Syndrom**

Hypohidrose Pigmentierungsanomalien Palmoplantarkeratose Zahnverfärbung
1 **Naegeli-Syndrom**

Hypohidrose Xerodermie Arteriitis Schleimhauttrockenheit Achylie
2 **Sjögren-Syndrom**

Hypopigmentierung Retardation Ekzeme Krämpfe Oligophrenie
! **Fölling-Syndrom**

Hypospadie Hypertelorismus Oligophrenie Kryptorchismus LKGS
! ♂ **Hypospadie***

Hypospadie Minderwuchs Retardation Muskelhypotonie CFD Mikrozephalie
! **Deletions-Syndrom des kurzen Armes eines Chromosoms Nr. 4**

Hypospadie Retardation CFD Asymmetrie LKGS Strabismus Hypertelorismus
! **BBB-Syndrom**

Hypospadie Großzehe, kurze Uterus duplex Brachymetacarpie
! **Hand-Fuß-Uterus-Syndrom**
Hypostose Retardation Cutis, laxa Symphalangie Greisengesicht
! **Lenz-Majewski-Syndrom**
Hypotelorismus Krämpfe CFD LKGS Zyklopie Mikrozephalie Retardation
! **Holoprosenzephalie***
Hypothermie Hypoglykämie Immundefekte Infektionen
0 **Adenosin-Desaminase-Mangel**
Hypothermie Infektionen Ataxie Minderwuchs Retardation Trichorrhexis
0 ♂ **Menkes-Syndrom**
Hypothermie Ikterus Xanthelasmen Nävi Dyspepsie Migräne
1 **Gilbert-Lereboullet-Syndrom**
Hypothyreose Addisonismus Candidiasis Gonadendysgenesie Anämie
1 **Endokrinopathie, juvenile, familiäre**
Hypothyreose Infantilismus Mikrodontie Minderwuchs Hypogonadismus
1 **Panhypopituitarismus**
Hypothyreose, leichte
1 ♂ **Thyroxinbindendes Globulin, Varianten**
Hypotonie Mißgedeihen Erbrechen Hyperpigmentierung Hypoglykämie
0 ♂ **Nebenniereninsuffizienz**
Hypotonie Mißgedeihen Erbrechen Hyperpigmentierung Salzverlust
0 **Nebenniereninsuffizienz, angeborene**
Hypotonie CFD Protrusio bulbi Hypertrichose Akzeleration Respirationsinsuffizienz
! **Marshall-Smith-Syndrom**
Hypotonie Euphorie Ataxie Mikrozephalie CFD Retardation
! **Happy-Puppet-Syndrom**
Hypotrichose CFD Bulldoggengesicht Zahnanomalien Myopie Hörverlust
! **Marshall-Syndrom**
Hypotrichose Haarlosigkeit Haarausfall
0 **Hypotrichosis congenita**
Hypotrichose Ichthyose Allergien Urticaria Trichorrhexis Pruritus
1 **Netherton-Syndrom**
Hypotrichose Brachydysphalangie, epiphysäre Minderwuchs Nase, birnenförmige
1 **Tricho-Rhino-Phalangie-Syndrom**
Hypotrichose Hyperkeratosen Pachyonychie Zahnanomalien
! **Ektodermale Dysplasie, hidrotische**
Hypotrichose Kamptodaktylie Mikrophthalmie Zahnschmelzdysplasie
! **Okulo-Dento-Digitales Syndrom**

Hypotrichose Nageldystrophie Hypodontie Anhidrose
! ♂ **Ektodermale Dysplasie, anhidrotische**

Hypotrichose Pigmentierungsanomalien Palmoplantarkeratose Pachyonychie
! **Jadassohn-Lewandowsky-Syndrom**

Hypotrichose Zahnschmelzdefekt LKGS Spalthand Spaltfuß
! **Lippen-Kiefer-Gaumenspalte mit Spalthand und -fuß**

Hypotrichose Zungenlappung Frenulahypertrophie Syndaktylie CFD Zahnanomalien
! ♀ **Oro-Fazio-Digitales Syndrom**

Ichthyosis Allergien Urticaria Trichorrhexis Pruritus Hypotrichose
1 **Netherton-Syndrom**

Ichthyosis Muskelatrophie Hemeralopie Hörverlust Parästhesien Paresen
2 **Refsum-Syndrom**

Ichthyosis Anfälle Oligophrenie Eunuchoidismus Hypogonadismus
0 **Rud-Syndrom**

Ichthyosis Basaliome Papeln, Haut
1 **Epidermodysplasia verruciformis**

Ichthyosis Diplegie Muskelatrophie Dysarthrie Sehverlust Oligophrenie
0 **Sjögren-Larsson-Syndrom**

Ichthyosis Erythrodermie Blasen Dyskeratose
0 **Erythrodermia congenitalis ichthyosiformis bullosa (Brocq)**

Ichthyosis Infektionen/Pilze Ekzeme
1 **Neutrophilen-Funktionsstörungen**

Idiotie Anfälle Mikrozephalus CFD Ausfallserscheinungen, neurologische, multiple
! **Lissencephalie***

Idiotie Ataxie Demenz Anfälle Sehverlust
2 **Ceroid-Lipofuszinose**

Idiotie Niereninsuffizienz Amaurose Krämpfe Ataxie
0 **Gangliosidose, generalisierte Typ II**

Idiotie Niereninsuffizienz Amaurose Krämpfe Hurler-Symptomatik HSM
0 **Gangliosidose, generalisierte Typ I**

Idiotie Spastizität Sehverlust Myoklonien Enthirnungsstarre
0 **GM_2-Gangliosidose**

Idiotie Mikrozephalie Apnoe Zyanose Sehverlust
! **Gangliosidose, generalisierte, Typ I**

Idiotie Sehverlust Enthirnungsstarre Herzfehler
! **Gangliosidose, generalisierte, Typ I**

Ikterus
1 **Rotor-Syndrom**

Ikterus Abdominalschmerz, paroxysmaler
1 **Dubin-Johnson-Syndrom**

Ikterus CFD Elliptozytose Ulcus cruris Anämie, hämolytische
1 **Dresbach-Syndrom**

Ikterus Erbrechen HSM Retardation Mißgedeihen Hypoglykämien Katarakt
! **Galaktosämie-Syndrom II**

Ikterus Hämochromatose Anämie, chronische Splenomegalie
0 ♂ **Anämie, hypochrome, sideroachrestische**

Ikterus Minderwuchs Infektionen CFD Extremitätenmißbildungen Anämie, hämolytische
! **Sphärozytose**

Ikterus Oberbauchbeschwerden Bohnenunverträglichkeit Anämie, hämolytische
1 ♂ **Glukose-6-Phosphat-Dehydrogenase-Mangel**

Ikterus Osteoporose HSM Lebercirrhose Minderwuchs
0 **Glykogenose Typ IV**

Ikterus Pruritus Rachitis Mißgedeihen Malabsorption Hypertonie
1 **Gallengang-Aplasie, intrahepatische**

Ikterus Rh-Rezeptoren, Fehlen Anämie, hämolytische
1 **Rh-null-Krankheit**

Ikterus Xanthelasmen Nävi Dyspepsie Migräne Hypothermie
1 **Gilbert-Lereboullet-Syndrom**

Ikterus Katarakt Anfälle
0 **Galaktosämie-Syndrom I**

Ikterus Lebercirrhose Tremor Kontrakturen Cornealring
1 **Wilson-Syndrom**

Ikterus, persistierender Kernikterus Zahnschmelzhypoplasie
0 **Crigler-Najjar-Syndrom**

Ikterus, prolongatus Hepatomegalie
! † **Gallengangatresie, extrahepatische**

Ileus Meläna Pigmentierungsanomalien, Nase Polypose, gastrointestinale
1 **Polyposis intestinalis II**

Ileus, Säugling Recto-Vaginal-Fistal
! **Anus imperforatus**

Immundefekte Infektionen Malabsorption Isoantikörpermangel
0 **Dysgammaglobulinämie**

Immundefekte Infektionen Hypothermie Hypoglykämie
0 **Adenosin-Desaminase-Mangel**

Infantilismus Eunuchoidismus Osteoporose Amenorrhoe, primäre
! „♀" **Gonadendysgenesie, reine**

Infantilismus Mikrodontie Minderwuchs Hypogonadismus Hypothyreose
1 **Panhypopituitarismus**

Infantilismus Minderwuchs Adontie LKGS Hypodontie Sattelnase
! **Lippen-Kiefer-Gaumen-Spalte mit Unterlippenfisteln***

Infektionen Thrombopenie Petechien Meläna Epistaxis Ekzem, atopisches
1 ♂ **Wiscott-Aldrich-Syndrom**

Infektionen Dyspnoe Zyanose Hypertonie, pulmonale Trommelschlegelfinger
1 **Lungenfibrose, familiäre, diffuse**

Infektionen Polyposis nasi Situs inversus Bronchiektasien Dextrokardie
! **Kartagener-Syndrom**

Infektionen Anämie, hypochrome Hämosiderose
1 **Atransferrinämie**

Infektionen Knochenbrüchigkeit Fontanelle, weite Skleren, blaue
! † **Osteogenesis imperfecta congenita**

Infektionen Retardation Wasserspeiergesicht Platyspondylie
1 **Aspartylglukosaminurie**

Infektionen Anämie, hypochrome Minderwuchs Retardation
0 **Orotazidurie**

Infektionen Candidiasis CFD Mißgedeihen Diarrhoe Tetanie
! **Di George-Syndrom**

Infektionen CFD Extremitätenmißbildungen Anämie, hämolytische Ikterus Minderwuchs
! **Sphärozytose**

Infektionen Dyspnoe Lymphadenitiden Hypertonie, pulmonale HSM
0 ♂ **Granulomatose, letale, des Kindesalters**

Infektionen Dyspnoe Mißbildungen, kardiovaskuläre, intestinale Mißgedeihen Zyanose
! **Ivemark-Syndrom**

Infektionen Dystrophie Dermatitis, seborrhoische Diarrhoe
0 **Leiner-Syndrom**

Infektionen Gingivitiden Fieberschübe, zyklische
1 **Neutropenie, zyklische**

Infektionen Hüftdysplasie Minderwuchs Steatorrhoe Mißgedeihen
0 **Shwachman-Syndrom, Burke-Syndrom**

Infektionen Hyperhidrose HSM Tränenhyposekretion Albinismus, partieller
0 **Chediak-Higashi-Syndrom**

Infektionen Anämie, hypochrome
1 **Purin-Nucleosidphosphorylase-Mangel**

Infektionen Anämie Splenomegalie Körpergeruch/Fisch
0 **Trimethylaminurie**

Infektionen Pyodermien Pilzinfektionen Ekzeme Ichthyose
1 **Neutrophilen-Funktionsstörung**

Infektionen Diathese/hämorrhagische Ataxie Splenomegalie Purpura
2 **Sea-blue-Histiozytose**
Infektionen Hypothermie Hypoglykämie Immundefekte
0 **Adenosin-Desaminase-Mangel**
Infektionen Körpergeruch, Isovaleriansäure Retardation Erbrechen Coma
0 **Isovalerianazidämie**
Infektionen Kräfteverfall Frakturen Schleimhautblutungen Anämie
2 **Plasmozytom**
Infektionen Malabsorption Isoantikörpermangel Immundefekte
0 **Dysgammaglobulinämie**
Infektionen Minderwuchs Mißgedeihen Ödeme Niereninsuffizienz
0 **Nephrotisches Syndrom, familiäres**
Infektionen Mißgedeihen Windelfärbung, blaue Nephritis Fieber
0 **Blue-Diaper-Syndrom**
Infektionen Neutropenie Minderwuchs Steatorrhoe Diarrhoe Mißgedeihen
0 **Shwachman-Syndrom**
Infektionen Nierenfunktionsstörungen Retardation Krämpfe Hörverlust
0 **Hyperprolinämie**
Infektionen Retardation Choreoathetose Ataxie Dysarthrie Teleangiektasien
0 **Louis-Bar-Syndrom**
Infektionen Staphylococcenanfälligkeit Dermatitis Abszesse, rezidivierende
0 **Hiob-Syndrom**
Infektionen Thrombopenie Petechien Meläna Epistaxis Ekzem, atopisches
1 ♂ **Wiskott-Aldrich-Syndrom**
Infektionen Tremor Sehverlust Paresen Ataxien Hörverlust Anfälle
1 **Enzephalopathie, nekrotisierende**
Infektionen Viszeromegalie Hypertrichose Retardation Demenz
1 **Mukopolysaccharidose Typ III**
Infektionen Extremitätendysplasie Kontrakturen Katarakte Dyspnoe
1 **Conradi-Hünermann-Syndrom**
Infektionen Hypoglykämie Epistaxis Hepatomegalie Muskelhypotonie
1 **Glykogenose Typ I**
Infektionen Polyneuropathie Paresen Nephropathie, chronische
3 **Amyloidosen**
Infektionen, eitrige Abszesse Fieber Furunkel
0 **Agranulozytose, infantile, erbliche**

Infektionen, rezidivierende, Luftwege, Ohren, Haut
1 **Hypogammaglobulinämie**
Infektionen Mißgedeihen Muskelhypotonie Erbrechen
0 **β-Methylkrotonylglyzinurie**
Infektionen, rezidivierende Gingivitiden Periodontopathien
Neutropenie, chronische, familiäre, gutartige
Infektionen, schwere, rezidivierende Lymphknotenaplasie Candidiasis
! **Agammaglobulinämie Typ Schweiz**
Infektionen, schwere, rezidivierende Septikämie Lymphknotenaplasie
0 ♂ **Agammaglobulinämie Typ Bruton**
Infektionen/Pilze Ekzeme Ichthyose
1 **Neutrophilen-Funktionsstörungen**
Infektionen, schwerste, kombinierte
! **Immuninsuffizienz, schwere, kombinierte**
Infektionen/Viren Mononukleose Lymphomatose
1 **Lymphoproliferatives Syndrom**
Infektionen Ataxie Minderwuchs Retardation Trichorrhexis Hypothermie
0 ♂ **Menkes-Syndrom**
Infektionen Thoraxdysplasie Dyspnoe Zyanose Nierendysplasie Zwergwuchs
! **Jeune-Syndrom**
Infektionen Hepatomegalie Muskelhypotonie Minderwuchs Epistaxis Hypoglykämie
1 **Glykogenose Typ III**
Infertilität Haarwachstumsstörung Minderwuchs Retardation
1 **Bids-Syndrom**
Infiltrate Tumoren, multiple, schwammige Exantheme, juckende
3 **Mycosis fungoides**
Intelligenzminderung Verhaltensstörungen Hochwuchs Hypogonadismus
2 ♂ **YY-Syndrom**
Interdigitalfurche/Zehen Unterlippe, breite Wirbelanomalien Kyphose Patellahypoplasie Kontrakturen CFD Retardation Sandalenlücke
! **Trisomie 8**
Intersexualität Genitale, intersexuelles Gonaden, ambisexuelle
! **Hermaphroditismus, echter**
Intersexualität Sterilität Genitale, intersexuelles Kryptorchismus
! **Pseudohermaphroditismus masculinus**
Intersexualität Pseudohermaphroditismus Hypogonadismus Pubertas praecox Salzverlust
! **Adrenogenitale Syndrome**
Intersexualität Sterilität Genitale, intersexuelles
! **Gonadendysgenesie, gemischte**

Irido-Zyklitis Aphthen Erytheme Hämorrhagien Thrombophlebitiden
3 **Behçet-Syndrom**
Irisdysplasie Kolobom Glaukom Zahnanomalien Mikrodontie
! **Rieger-Syndrom**
Isoantikörpermangel Immundefekt Infektionen Malabsorption
0 **Dysgammaglobulinämie**
Kachexie Oligophrenie Hörverlust Sehverlust HSM Pigmentierung, gelbe
0 1 2 **Niemann-Pick-Syndrom**
Kachexie Vergreisung Gerodermie Arteriosklerose Zwergwuchs Alopezie
0 **Hutchinson-Gilford-Syndrom**
Kamptodaktylie Klumpfuß Arthrogryposis Mikrozephalie CFD Mikrophthalmie
! **Cerebro-Okulo-Faziales Syndrom**
Kamptodaktylie Mikrophthalmie Zahnschmelzdysplasie Hypotrichose
! **Okulo-Dento-Digitales Syndrom**
Kamptodaktylie Minderwuchs Wirbelanomalien Arthrosen
! **Dyggve-Syndrom**
Kamptodaktylie Muskelhypoplasie Skelettdysplasie, multiple
0 **Kamptodaktylie***
Kamptodaktylie Skoliose Spitzfuß Mikrostomie Hypertelorismus
! **Freeman-Sheldon-Syndrom**
Kamptodaktylie Spinnenfingrigkeit Kardiomyopathie
1 **Kardiomyopathie***
Kamptodaktylie Syndaktylie Vagina septa Urininkontinenz Polydaktylie
! **Kamptodaktylie***
Kamptodaktylie Beugekontrakturen, Finger
3 **Dupuytren-Syndrom**
Kardiomegalie Anfälle Mißgedeihen Dyspnoe Zyanose Muskelhyptonie
0 **Glykogenosis Typ II**
Kardiomegalie Dyspnoe Linksherzhypertrophie Ödeme
0 **Endokardfibroelastose**
Kardiomyopathie Kamptodaktylie Spinnenfingrigkeit
1 **Kardiomyopathie***
Kardiomyopathie Oligophrenie CFD Stimme, hohe Zwergwuchs Muskelhypotonie
! **Mulibrey-Zwergwuchs**
Katarakt Anfälle Ikterus
0 **Galaktosämie-Syndrom I**
Katarakt CFD Zwergwuchs Mikrogenie Vogelgesicht Mikrophthalmie
! **Hallermann-Streiff-Syndrom**

Katarakt Dyspnoe Infektionen Extremitätendysplasie Kontrakturen
! **Conradi-Hünermann-Syndrom**
Katarakt Gingivahyperplasie Hurler-Symptomatik HSM Retardation
0 **Mannosidose**
Katarakt Glaukom Skotome Myopie Gaumenspalte Sehverlust
1 **Hyaloideo-retinale Degeneration***
Katarakt Hemeralopie Sehverlust Gesichtsfeldeinengung
1 **Hyaloideo-tapetoretinale Degeneration**
Katarakt Ikterus Erbrechen HSM Retardation Mißgedeihen Hypoglykämie
! **Galaktosämie-Syndrom II**
Katarakt Mikrokornea Mikrophthalmus Sehverlust
! **Katarakt***
Katarakt Mikrophthalmie Mikrocornea
! **Mikrophthalmie**
Katarakt Minderwuchs Muskelhypotonie Oligophrenie Retardation Kryptorchismus
! ♂ **Lowe-Syndrom**
Katarakt Minderwuchs Oligophrenie Kyphoskoliose Ataxie
! **Marinescu-Sjögren-Syndrom**
Katarakt Myotonien Dysarthrie Muskelatrophie, absteigende Ptosis
2 **Dystrophia myotonica**
Katarakt Retinoschisis Glaukom Sehverlust Skotome Myopie
1 **Hyaloideo-retinale Degeneration**
Katarakt Sehverlust Oligophrenie Mikrophthalmie Nystagmus Strabismus
! **Katarakt***
Katarakt Zahnanomalien Daumendysplasie Arteriosklerose Hautmarmorierung
1 **Rothmund-Thomson-Syndrom**
Katarakt Zahnschmelzhypoplasie Tetanie Brachymetacarpie-4 Minderwuchs
1 **Osteodystrophia hereditaria Albright**
Katarakt Hemeralopie Sehverlust Gesichtsfeldeinengung
1 **Retinitis pigmentosa**
Keratokonus Strabismus Blindheit Nystagmus Pupillotonie
0 **Amaurosis congenita, Typ Leber I und II**
Keratokonus Otosklerose Spondylolisthesis Skleren, blaue Cutis laxa
0 **Faltenhaut-Syndrom**
Keratopachydermie Schnürfurchen, Finger Schwerhörigkeit
1 **Nockemann-Syndrom**
Keratosen Palmoplantarkeratose Fotophobie Hauterscheinungen, herpetiforme
1 **Keratosis palmoplantaris circumscripta**

Keratosen Schleimhautveränderungen Anfälle Zahnanomalien Retardation Heiserkeit
0 **Lipoidproteinose**

Keratosen, Neger Spontanamputation, Kleinzehe
1 **Ainhum-Syndrom**

Keratosis follicularis Spindelhaare Nageldystrophie Zahnanomalien
1 **Monilethrix**

Kernikterus Zahnschmelzhypoplasie Ikterus, persistierender
0 **Crigler-Najjar-Syndrom**

Kiefergelenk, Bewegungseinschwänkung Zahnanomalien Kieferschwellung, schmerzhafte
1 **Kieferdysplasie, fibroostotische**

Kieferknochenauftreibung Zahnstellungsanomalien
1 **Cherubismus**

Kieferschwellung, schmerzhafte Kiefergelenk, Bewegungseinschränkung
1 **Kieferdysplasie, fibroostotische**

Kieferzysten Rippenanomalien Palmoplantarkeratose Basalzellepitheliome
2 **Basalzellnaevus-Syndrom**

Klumpfuß Ankylosen Muskelhypoplasie Bewegungseinschränkung Kontrakturen
! **Arthrogryposis multiplex congenita**

Klumpfuß Arthrogryposis Mikrozephalie CFD Mikrophthalmie Kamptodaktylie
! **Cerebro-okulo-faziales Syndrom**

Klumpfuß Steißbeinagenesie Kreuzbeinagenesie Urininkontinenz
! **Kaudale Dysplasie**

Klumpfuß Gelenkdysplasien Extremitätenmißbildungen, multiple Zwergwuchs
! **Nievergelt-Syndrom**

Klumpfuß Sehverlust Dysarthrie Anfälle Demenz Choreoathetose
! **Hallervorden-Spatz-Syndrom**

Klumpfuß Skoliose Gaumenspalte Kontrakturen Zwergwuchs Mikromelie
! **Zwergwuchs, diastrophischer**

Klumphand Thrombopenie Diathesen, hämorrhagische Radiusaplasie
! **Thrombopenie-Syndrom, kongenitales**

Klumphand Ventrikelseptumdefekt Radiusdysplasien Daumenanomalien
! **Radius-Defekte***

Kniepterygium Ankyloblepharon Syndaktylie Genitaldysplasie LKGS
! **Lippen-Kiefer-Gaumen-Spalte mit Unterlippenfisteln***

Knochenatrophie Knochenzysten Muskelhypotonie Knochenschmerz
1 **Hyperparathyreoidismus**
Knochenbrüchigkeit Fontanelle, weite Skleren, blaue Infektionen
! † **Osteogenesis imperfecta congenita**
Knochenbrüchigkeit Sehverlust Osteomyelitis Osteosklerose
1 **Albers-Schönberg-Syndrom**
Knochenbrüchigkeit Frakturen, multiple Arthrochalasis Skleren, blaue
0 **Osteogenesis imperfecta tarda**
Knochenbrüchigkeit HSM Makrozephalie Hörverlust Osteosklerose Sehverlust
! **Albers-Schönberg-Syndrom**
Knochenbrüchigkeit Osteofibrose Pigmentierungsanomalien Pubertas praecox
1 **Albright-Syndrom**
Knochenbrüchigkeit Kyphose Knochenschmerz Osteopoikilose Fibrome
1 **Buschke-Ollendorf-Syndrom**
Knochenbrüchigkeit Hautatrophie Nageldystrophie Demenz Minderwuchs Platyspondylie
1 **Dysosteosclerose**
Knochendeformationen Knochentumoren Minderwuchs
1 **Exostosen, multiple cartilaginäre**
Knochendestruktion Lymphknotenschwellung Purpura Fieber HSM Dyspnoe
1 **Abt-Letterer-Siwe-Syndrom**
Knochendysplasien Gangstörungen Bewegungseinschränkungen Chondrome
0 **Knochenchondromatose**
Knochendysplasien Chondrome Gangstörungen
! **Knochenchondromatose**
Knochenschmerz Knochenzysten Knochenatrophie Muskelhypotonie
2 **Hyperparathyreoidismus**
Knochenschmerz Osteopoikilose Fibrome Knochenbrüchigkeit Kyphose
1 **Buschke-Ollendorf-Syndrom**
Knochentumoren Minderwuchs Knochendeformationen
1 **Exostosen, multiple cartilaginäre**
Koliken, rezidivierende Pankreasinsuffizienz
1 **Pankreatitis, erbliche**
Koliken Erbrechen Blasen, lichtinduzierte, pharmakogenetische Hautläsionen
2 **Porphyria variegata**
Koliken Erbrechen Paresen Reizbarkeit Unruhe Parästhesien
3 **Porphyria acuta intermittens**

Koliken Fieber Xanthome HSM Pankreatitis Erbrechen Lipämie
2 **Hyperlipoproteinämie Typ I**

Koliken Xanthome HSM Diabetes mellitus Adipositas Arteriosklerose
3 **Hyperlipoproteinämie Typ V**

Kollodiumbaby Hyperkeratosen Erythrodermie Palmoplantarkeratose
! **Ichthyosis congenita**

Kolobom Mikrophthalmie Taubheit Hexadaktylie Retardation LKGS
! **Pätau-Syndrom**

Kolobom Wirbelanomalien Mikrophthalmie, unilateral Kyphoskoliose
! **Okulo-Aurikulo-Vertebrale Dysplasie**

Kolobom, Iris Mikrophthalmie Analatresie
! **Katzenaugen-Syndrom**

Kolobom, Linse, Makula Linsendislokation
! **Kolobom der Makula, Chorioidea und Retina**

Kolobom, Makula Brachydaktylie Skelettdysplasien, multiple
! **Kolobom der Makula, Chorioidea und Retina***

Kolobom, Unterlid Gehörgangsatresie Makrostomie CFD Taubheit
! **Franceschetti-Syndrom**

Kolobom Glaukom Zahnanomalien Mikrodontie Irisdysplasie
! **Rieger-Syndrom**

Kolobom Retinopathie Wirbelanomalien Spasmen Myoklonien Retardation
! **Aicardi-Syndrom**

Konjunktivitis Fieber Schleimhautentzündung Exantheme Urethritis
2 **Reiter-Syndrom**

Konjunktivitis, chronische Augen, rote Dyskeratose, Mundschleimhaut
1 **Dyskeratosis intraepithelialis hereditaria**

Konstipation Abdomen, aufgetriebenes Dolichocolon Mißgedeihen
! **Hirschsprung-Krankheit**

Konstipation Koliken Erbrechen Paresen Reizbarkeit Unruhen Parästhesien
3 **Porphyria acuta intermittens**

Kontrakturen Zwergwuchs Mikromelie Klumpfüße Skoliose Gaumenspalte
! **Zwergwuchs, diastrophischer**

Kontrakturen HSM Hornhautdystrophie Prognathie Hörverlust Hernien
0 **Mukopolysaccharidose Typ V**

Kontrakturen Cornealring, Lebercirrhose Tremor Ikterus
1 **Wilson-Syndrom**

Kontrakturen Muskelschwäche, distale Gehbeschwerden Muskelzuckungen
1 **Muskelatrophie, juvenile, spinale**

Kontrakturen Gehbeschwerden Muskelschwäche, progrediente Muskelpseudohypertrophie
1 ♂ **Muskeldystrophie, infantile, progressive, Typ Duchenne**

Kontrakturen Hohlfuß Reflexanomalien Gehbeschwerden Spastizität
1 **Spinalparalysen, spastische**

Kontrakturen Hornhautdystrophie HSM Kyphose Hernien Minderwuchs Hörverlust
1 **Mukopolysaccharidose Typ VI**

Kontrakturen Katarakt Dyspnoe Infektionen Extremitätendysplasie
! **Conradi-Hünermann-Syndrom**

Kontrakturen Klumpfuß Ankylosen Muskelhypoplasie Bewegungseinschränkung
! **Arthrogryposis multiplex congenita**

Kontrakturen Kyphoskoliose Osteogenesis imperfecta Spinnenfingrigkeit
! **Beals-Hecht-Syndrom**

Kontrakturen Myotonie, induzierte Muskelhypertrophie, diffuse
1 **Myotonia congenita**

Kontrakturen Retardation Zehengang Muskelschwäche
1 **Muskeldystrophie, gutartige, Typ Dreifuss-Emery**

Kontrakturen CFD Herzfehler Makrozephalie Analatresie Anfälle Retardation
! **FG-Syndrom**

Kontrakturen Retardation Sandalenlücke Interdigitalfurche/Zehen Unterlippe, breite Wirbelanomalien Kyphose Patellahypoplasie CFD
! **Trisomie 8**

Kopfschmerz Hypertonie, paroxysmale Tachykardie
3 **Phäochromozytom**

Kopfschmerz Erbrechen Mißgedeihen Polyurie Adynamie Ödeme
0 **Bartter-Syndrom**

Kopfschmerz Urticaria Pruritus Hyperpigmentierung Hämorrhagien
1 2 **Urticaria pigmentosa**

Kopfschmerz Urticaria, kälteinduzierte Fieber Gelenkeschwellungen
0 **Kälte-Urticaria**

Kopfschmerz Dysphasie Anfälle Demenz Paresen
1 **Moyamoya**

Kopfschmerz Visusverlust Paralysen Optikusatrophie Adipositas Hypertonie, intrakranielle
2 **Hypertonie, intrakranielle, benigne**

Kopfschmerz Sehverlust Erbrechen
3 **Glaukom, primäres adultes**

Kopfschmerz Zysten, Pankreas Hämangioblastome Retinaangiome
! **v. Hippel-Lindau-Syndrom**

Körpergeruch/Fisch Infekte Anämie Splenomegalie
0 **Trimethylaminurie**

Körpergeruch/Isovaleriansäure Retardation Erbrechen Coma Infektionen
0 **Isovalerianazidämie**

Kräfteverfall Frakturen Schleimhautblutungen Anämie Infektionen
2 **Plasmozytom**

Krämpfe Muskelhypotonie Muskelermüdbarkeit Muskelschmerz
1 **Glykogenose Typ VII**

Krämpfe Athetose Skoliose Lordose Zwangsbewegungen Muskeldystonie
1 **Torsions-Dystonie**

Krämpfe Ausfallserscheinungen, neurologische Retardation Ataxie
0 **Corpus-callosum-Agenesie**

Krämpfe CFD LKGS Zyklopie Mikrozephalie Retardation Hypotelorismus
0 **Holoprosenzephalie***

Krämpfe Erbrechen Anämie Oligophrenie Retardation Muskelschwäche
0 **Hyperlysinämie**

Krämpfe Fieber Oligophrenie Hypoglykämien Erbrechen Mißgedeihen
0 **Fruktose-Intoleranz**

Krämpfe Hörverlust Infektionen Nierenfunktionsstörungen Retardation
0 **Hyperprolinämie**

Krämpfe Hurler-Symptomatik HSM Idiotie Niereninsuffzienz Amaurose
0 **Gangliosidose, generalisierte Typ I**

Krämpfe Hyperakusis Somnolenz Sehverlust Demenz
1 **Ceroid-Lipofuszinose**

Krämpfe Oligophrenie Erbrechen Mikrozephalie Mißgedeihen Lethargie
0 **Hyperglyzinämie**

Krämpfe Oligophrenie Hypopigmentierung Retardation Ekzem
0 **Fölling-Syndrom**

Krämpfe Oligophrenie Trichorrhexis Hepatomegalie Ataxie
0 **Argininbernsteinsäure-Syndrom**

Krämpfe Sehverlust Enthirnungsstarre Retardation Hörverlust Spastizität
0 **Krabbe-Syndrom**

Krämpfe Trigonozephalie Mikrozephalie Hypotelorismus Retardation
! **Holoprosenzephalie***

Krämpfe Urämie Nierenfunktionsstörungen Rachitis
! **Hypophosphatasie**

Krämpfe Idiotie Niereninsuffizienz Amaurose Ataxie
! **Gangliosidose, generalisierte Typ II**

Krämpfe Muskelschmerz Muskelschwäche Herzversagen
1 **Glykogenose Typ V**

Kräuselhaar Nageldystrophie Taurodontie Zahnschmelzdefekt
1 **Tricho-dento-ossäres Syndrom**

Kraushaar Zahnanomalien Alopezie
0 **Wollhaare***

Kretinismus Struma Retardation Oligophrenie Myxödem
1 **Hypothyreose**

Kretinismus Retardation Oligophrenie, Myxödem
0 **Athyreose**

Kreuzbeinagenesie Urininkontinenz Klumpfuß Steißbeinagenesie
! **Kaudale Dysplasie**

Kryptophthalmus LKGS CFD Meningozele Zystennieren Polydaktylie
! † **Meckel-Syndrom**

Kryptorchismus LKGS Hypospadie Hypertelorismus Oligophrenie
! ♂ **Hypospadie***

Kryptorchismus Intersexualität Sterilität Genitale, intersexuelles
! **Pseudohermaphroditismus masculinus**

Kryptorchismus Katarakt Minderwuchs Muskelhypotonie Oligophrenie
! ♂ **Lowe-Syndrom**

Kurzhals Arthrosen Hurler-Symptomatik Minderwuchs Skoliose
1 **Mukolipidose I**

Kurzhals Mikromelie Zwergwuchs CFD Verknöcherungsstörungen, Achsenskelett
! † **Achondrogenesis**

Kurzhals Stimme, hohe Myopie Myotonie Gehbeschwerden Minderwuchs CFD
! **Schwartz-Jampel-Syndrom**

Kurzhals Thoraxdysplasie Bewegungseinschränkung Wirbeldysplasien
! **Klippel-Feil-Syndrom**

Kyphose Bulldoggengesicht Glockenthorax Zwergwuchs CFD Mikromelie
! **Parrot-Syndrom**

Kyphose Hernien Minderwuchs Hörverlust Kontrakturen Hornhautdystrophie
1 **Mukopolysaccharidose Typ VI**

Kyphose Hornhautdystrophie HSM Hörverlust Minderwuchs Wasserspeiergesicht
0 **Mukopolysaccharidose Typ I**

Kyphose Knochenschmerz Osteopoikilose Fibrome Knochenbrüchigkeit
1 **Buschke-Ollendorf-Syndrom**

Kyphose, Brustwirbelsäule Wirbelsäulenversteifung Neuralgien
3 **Spondylitis ankylopoetica**

Kyphose Patellahypoplasie Kontrakturen Retardation Sandalenlücke Interdigitalfurche/Zehen Unterlippe, breite Wirbelanomalien CFD
! **Trisomie 8**

Kyphose Minderwuchs Platyspondylie Bewegungseinschränkungen
1 ♂ **Dysplasia spondylo-epiphysaria tarda**

Kyphoskoliose Ataxie Katarakt Minderwuchs Oligophrenie
! **Marinescu-Sjögren-Syndrom**

Kyphoskoliose Ophthalmoplegie Ataxie Hohlfuß Demenz
1 **Spino-cerebellare Ataxie mit Ophthalmoplegie**

Kyphoskoliose Bewegungseinschränkung, Hüftgelenk Minderwuchs Coxa vara
1 **Spondylo-metaphysäre Dysplasie (Kozlowski)**

Kyphoskoliose Demenz Ataxie Nystagmus Hohlfuß Reflexanomalien
1 **Friedreich-Syndrom**

Kyphoskoliose Kolobome Wirbelanomalien Mikrophthalmie, unilaterale
! **Okulo-Auriculo-Vertebrale Dysplasie**

Kyphoskoliose Metatropie Platyspondylie Analhautfalte Zwergwuchs
! **Zwergwuchs, metatropischer**

Kyphoskoliose Osteogenesis imperfecta Spinnenfingrigkeit Kontrakturen
! **Beals-Hecht-Syndrom**

Kyphoskoliose Zahnanomalien Wirbelanomalien Zwergwuchs Hornhautdystrophie
1 **Mukopolysaccharidose Typ IV**

Kyphoskoliose Gehunfähigkeit Zwergwuchs Bewegungseinschränkung/Gelenke
! **Zwergwuchs, parastrematischer**

Kyphoskoliose Minderwuchs Rippenanomalien Skoliose Respirationsinsuffizienz
! **Dysostose, spondylocostale**

Lagophthalmus Platyonychie Distichiasis Mikroblepharie
! **Distichiasis*, Tost-Syndrom**

Lebercirrhose Tremor Cornealring, Kontrakturen Ikterus
1 **Wilson-Syndrom**

Lebercirrhose Minderwuchs Ikterus Osteoporose HSM
0 **Glykogenose Typ IV**

Lebercirrhose Bronchitis, chronische Asthma Lungenemphysem
3 **Alpha-Antitrypsin-Mangel**

Leberfibrose Urin, roter Blasen, lichtinduzierte Hyperpigmentierung
4 **Porphyria cutanea tarda**

Leberinsuffizienz Mißgedeihen Rachitis Nierenfunktionsstörungen
0 **Tyrosinämie**

Leistenhernien Amenorrhoe Sekundärbehaarung, rarifizierte Genitalhypoplasie
! „♀" **Testikuläre Feminisierung**

Leistungsabfall Abdominalschmerz Diarrhoe Anämie
Colitis ulcerosa

Lentigines Hypertelorismus Augenbewegungsstörungen Hörverlust
! **Lentigines***

Lentigines Hypertelorismus Genitalmißbildung Minderwuchs Hörverlust Herzfehler
! **Lentigines***

Lentiginosis, zentrofaziale Hypertelorismus Taubheit Herzfehler
! **Lentigines***

Lethargie Ataxie Anfälle Erbrechen Retardation Oligophrenie
0 **Hyperammonämie-Syndrom**

Lethargie Dyspnoe Azidose Retardation Erbrechen Mißgedeihen
0 **Methylmalonazidurie**

Lethargie Krämpfe Oligophrenie Erbrechen Mikrozephalie Mißgedeihen
0 **Hyperglyzinämie**

Lethargie Retardation Dyspnoe Erbrechen Exsiccose Mißgedeihen
0 **Methylmalonazidurie**

Leukom Hautfurchung, Kopf Akromegalie
1 **Cutis verticis gyrata***

Leukonychie Taubheit Fingerknöchelpolster
0 **Schwann-Syndrom**

Leukonychie Taubheit Fingerknöchelpolster
0 **Fingerknöchelpolster***

Leukozyten-Hypersegmentierung
0 **Undritz-Anomalie der Leukozyten**

Lidschwellung, Blepharochalasis Oberlippenödem, rezidivierendes Struma
1 **Ascher-Syndrom**

Lidspalte, mongoloide Oligophrenie Brachyzephalie Makroglossie
! **Down-Syndrom**

Lingua plicata Gesichtsschwellung Fazialisparese Oberlippenschwellung
2 **Melkersson-Rosenthal-Syndrom**

Linksherzhypertrophie Herztod Angina pectoris Herzschwäche
1 **Kardiomyopathie**
Linksherzhypertrophie Ödeme Kardiomegalie Dyspnoe
0 **Endokardfibroelastose**
Linsendislokation Kolobom, Linse, Makula
! **Kolobom der Makula, Chorioidea und Retina**
Linsenektopie Myopie Sphärophakie
! **Weill-Marchesani-Syndrom**
Linsenektopie Anfälle Retardation Thrombosen Oligophrenie Hochwuchs
0 **Homozystinurie**
Linsenektopie Myopie Mikrophthalmie
! **Mikrophthalmie**
Linsenektopie Gefäßschäden Hochwuchs Spinnenfingrigkeit Myopie
1 **Marfan-Syndrom**
Lipämie Koliken Fieber Xanthome HSM Pankreatitis Erbrechen
2 **Hyperlipoproteinämie Typ I**
Lipidzysten, Haut
1 **Steatocytoma multiplex**
Lipodystrophie Muskelhypertrophie Hypertrichose HSM Hochwuchs
0 **Lipodystrophie, generalisierte**
Lipome Adenomatose Hyperinsulinismus Hyperparathyreoidismus
2 **Adenomatose, endokrine, hereditäre**
Lipome Osteome Meläna Fibrome Odontome Polypose, Colon Atherome
3 **Polyposis intestinalis III**
LKGS CFD Meningozele Zystennieren Polydaktylie Kryptophthalmus
! † **Meckel-Syndrom**
LKGS Hypodontie Sattelnase Infantilismus Minderwuchs Adontie
! **Lippen-Kiefer-Gaumen-Spalte mit Unterlippenfisteln***
LKGS Hypospadie Hypertelorismus Oligophrenie Kryptorchismus
! ♂ **Hypospadie***
LKGS Kniepterygium Ankyloblepharon Syndaktylie Genitaldysplasie
! **Lippen-Kiefer-Gaumen-Spalte mit Unterlippenfisteln***
LKGS Kolobom Mikrophthalmie Taubheit Hexadaktylie Retardation
! **Pätau-Syndrom**
LKGS Lungenhypoplasie Zwergwuchs Brachymelie Polydaktylie Thoraxdystrophie
! † **Thoraxdystrophie-Polydaktylie-Syndrom**
LKGS Spalthand Spaltfuß Hypotrichose Zahnschmelzdefekt
! **Lippen-Kiefer-Gaumen-Spalte mit Spalthand und -fuß**

LKGS Syndaktylie
! **Lippen-Kiefer-Gaumen-Spalte mit Syndaktylie**
LKGS Unterlippenfisteln
! **Lippen-Kiefer-Gaumen-Spalte mit Unterlippenfisteln**
LKGS Strabismus Hypertelorismus Hypospadie Retardation CFD Asymmetrie
! **BBB-Syndrom**
LKGS Zyklopie Mikrozephalie Retardation Hypotelorismus Krämpfe CFD
! **Holoprosenzephalie***
Lordose Zwangsbewegungen Muskeldystonie Krämpfe Athetose Skoliose
1 **Torsions-Dystonie**
Lordose Ganganomalien Platyspondylie Skoliose Zwergwuchs
1 **Dysplasia spondylo-epiphysaria, pseudoachondroplastische**
Lordose Gehbeschwerden Muskelpseudohypertrophie, Waden Muskelschwäche proximale
3 ♂ **Muskeldystrophie, gutartige, Typ Becker**
Lordose Skoliose Sehverlust Muskelschwäche Hyperostosen, diaphysäre
1 **Engelmann-Syndrom**
Lordose Wirbelanomalien Minderwuchs Madelungsche Deformität Mikromelie, distale
1 **Leri-Weill-Syndrom**
Lordose Arthrochalasis Brachydaktylie Zwergwuchs
! **Hypochondroplasie**
Lungenhypoplasie CFD Wirbelmißbildungen Nierena-, Dysgenesie
! † **Dysplasia renofacialis**
Lungenhypoplasie Zwergwuchs Brachymelie Polydaktylie Thoraxdystrophie LKGS
! † **Thoraxdystrophie-Polydaktylie-Syndrom**
Lungeninsuffizienz Dyspnoe Zyanose
0 **Wilson-Mikity-Syndrom**
Lungeninsuffizienz Cutis laxa
0 **Cutis laxa**
Lungeninsuffizienz Dyspnoe Zyanose Trommelschlegelfinger Cor pulmonale
3 **Lungenfibrose, familiäre polyzystische**
Lungenödem Dyspnoe
1 **Bluthochdruck, pulmonaler**
Lupus pernio Granulome, multiple Lymphdrüsenschwellung Hautsarkoidose
2 **Morbus Boeck**
Luxationen CFD Brachytelephalangie Patellaluxation Subluxationen
! **Larsen-Syndrom**

Luxationen Hautläsionen Cutis laxa Hämatome Arthrochalasis
! **Ehlers-Danlos-Syndrom**

Luxationen Zwerchfellhernien Dislokationen Arthrochalasis
! **Gelenkeschlaffheit***

Lymphadenitiden Hypertonie, pulmonale HSM Infektionen Dyspnoe
0 ♂ **Granulomatose, letale, des Kindesalters**

Lymphangitiden Minderwuchs Retardation Ödeme, Unterschenkel
0 **Lymphödem, erbliches**

Lymphknotenaplasie Candidiasis Infektionen, schwere, rezidivierende
! **Agammaglobulinämie, Typ Schweiz**

Lymphknotenaplasie Infektionen, schwere, rezidivierende Septikämie
0 ♂ **Agammaglobulinämie, Typ Bruton**

Lymphknotenschwellung Hautsarkoidose Lupus pernio Granulome, multiple
2 **Morbus Boeck**

Lymphknotenschwellung HSM Embolien Retinopathie Anämie, hämolytische
1 **Sichelzell-Anämie**

Lymphknotenschwellung Purpura Fieber HSM Dyspnoe Knochendestruktion
1 **Abt-Letterer-Siwe-Syndrom**

Lymphödeme Distichiasis
! **Distichiasis***

Lymphomatose Infekte/Viren Mononukleose
1 **Lymphoproliferatives Syndrom**

Madelungsche Deformität Mikromelie, distale Lordose Wirbelanomalien Minderwuchs
! **Leri-Weill-Syndrom**

Makrodontie Retardation CFD Synophrys Skelettanomalien
! **KBG-Syndrom**

Makrogenitosomie Oligophrenie Makrotestes
1 **Makrotestes***

Makroglossie Lidspalte, mongoloide Oligophrenie Brachyzephalie
! **Down-Syndrom**

Makroglossie Makrosomie Splanchnomegalie Hypoglykämie Exomphalos
! **Wiedemann-Syndrom**

Makrophakie Sehverlust Zahnanomalien Retinadegeneration Mikrophthalmie
! **Mikrophthalmie***

Makrosomie Splanchnomegalie Hypoglykämie Exomphalos Makroglossie
! **Wiedemann-Syndrom**

Makrostomie CFD Taubheit Kolobom, Unterlid Gehörgangsastresie
! **Franceschetti-Syndrom**
Makrotestes Makrogenitosomie Oligophrenie
1 **Makrotestes***
Makrozephalie Supraorbitalwülste Flexionskontrakturen Bewegungseinschränkung
! **Dysplasie, fronto-metaphysäre**
Makrozephalie Analatresie Retardation Anfälle Kontrakturen CFD Herzfehler
! **FG-Syndrom**
Makrozephalie Meningitis Retardation HSM Purpura Cholestase Mikrozephalie
! **Zytomegalie-Virus-Fetopathie**
Makrozephalie Hypogenitalismus Skoliose Minderwuchs, mesomeler CFD
! **Robinow-Syndrom**
Makrozephalie Geburtsgewicht, hohes Akzeleration Akromegalie
0 **Cerebraler Gigantismus**
Makrozephalie Sehverlust Hörverlust Anfälle Hyperkinesen Retardation
0 **Spongiöse Degeneration des Zentralnervensystems**
Makrozephalie Skrotumanomalie Minderwuchs CFD Arthrochalasis
! **Aarskog-Syndrom**
Makrozephalie Hörverlust Osteosklerose Sehverlust Knochenbrüchigkeit
! **Albers-Schönberg-Syndrom**
Makuladegeneration Sehverlust
2 ♂ **Retinoschisis, erbliche**
Malabsorption Mißgedeihen Diarrhoe Ödeme Anämie Rachitis
0 **Zöliakie**
Malabsorption Hypertonie Ikterus Pruritus Rachitis Mißgedeihen
1 **Gallengang-Aplasie, intrahepatische**
Malabsorption Isoantikörpermangel Immundefekte Infektionen
0 **Dysgammaglobulinämie**
Malabsorption Nageldystrophie Pigmentierungsanomalien Polyposis
1 **Cronkhite-Canada-Syndrom**
Malabsorption Ödeme Anämie Dyspepsie Mißgedeihen
0 **Trypsinogenmangel-Syndrom**
Malabsorption Ödeme Emphysem Mekoniumileus Bronchitis Mißgedeihen
0 **Mukoviszidose**
Mandibula-Hypoplasie Gelenkdysplasie Extremitätenmißbildungen, multiple Zwergwuchs
! **Nievergelt-Syndrom**
Marasmus Anfälle Demenz
1 **Myoklonusepilepsie, progressive**

Megaloblastenanämie Athetose Anfälle Retardation
0 **Folatstoffwechselstörungen**

Mekoniumileus Bronchitis Mißgedeihen Malabsorption Ödeme Emphysem
0 **Mukoviszidose**

Meläna Diathesen, hämorrhagische Epistaxis Schleimhautblutungen
! **Afibrinogenämie**

Meläna Epistaxis Ekzem, atopisches Infektionen Thrombopenie Petechien
1 ♂ **Wiskott-Aldrich-Syndrom**

Meläna Fibrome Odontome Polypose, Colon Atherome Lipome Osteome
3 **Polyposis intestinalis III**

Meläna Pigmentierungsanomalien Nase, Polypose, gastrointestinale Ileus
1 **Polyposis intestinalis II**

Meläna Polypose, Colon Adenocarcinome
2 **Polyposis intestinalis I**

Meningitis Retardation HSM Purpura Cholestase Mikrozephalie Makrozephalie
! **Zytomegalie-Virus-Fetopathie**

Meningozele Holoprosenzephalie CFD Mikrophthalmie
! † **Triploidie**

Meningozele Zystennieren Polydaktylie Kryptophthalmie LKGS CFD
! † **Meckel-Syndrom**

Menorrhagien Hämarthrosen Hämorrhagien, posttraumatische Epistaxis
1 **Hypoprothrombinämie**

Menorrhagien Hämorrhagien, posttraumatische Epistaxis Hämarthrosen
1 **Faktor-X-Mangel**

Menorrhagien Nabelschnurblutungen Hämorrhagien Hämarthrosen
0 **Faktor-VII-Mangel**

Menorrhagien Purpura Diathese, hämorrhagische Epistaxis Schleimhautblutungen
1 ♀ **Purpura simplex**

Menorrhagien Splenomegalie Diathese, hämorrhagische Petechien Epistaxis
1 **Purpura, idiopathische**

Menorrhagien Teleangiektasien Hämatome Hämorrhagien Epistaxis
1 **v. Willebrand-Jürgens-Syndrom**

Menorrhagien Hämorrhagien, posttraumatische Hämarthrosen Epistaxis
1 **Faktor-V-Mangel**

Metacarpalia/Fusion Radiusverkürzung Syndaktylie, totale Synostosen
! **Cenani-Syndrom**

Metatropie Platyspondylie Analhautfalte Zwergwuchs Kyphoskoliose
! **Zwergwuchs, metatropischer**

Meteorismus Hydramnion Erbrechen
! **Darmatresien**

Methämoglobinämie Zyanose
! **Methämoglobinämie**

Methämoglobinämie Panzytopenie Anämie, hämolytische
0 **Glutathionreduktase-Mangel**

Migräne Hypothermie Ikterus Xanthelasmen Nävi Dyspepsie
1 **Gilbert-Lereboullet-Syndrom**

Mikroblepharie Lagophthalmus Platyonychie Distichiasis
! **Distichiasis*, Tost-Syndrom**

Mikrodaktylie Verknöcherungen, schmerzhafte, Muskeln Zwangshaltung
1 **Fibrodysplasia ossificans progressiva**

Mikrodontie Minderwuchs Hypogonadismus Hypothyreose Infantilismus
1 **Panhypopituitarismus**

Mikrodontie Stimme, tiefe CFD Retardation Aortenstenose, supravalvuläre
! **Aortenstenose, supravalvuläre, isolierte***

Mikrodontie Kolobom Glaukom Zahnanomalien Irisdysplasie
! **Rieger-Syndrom**

Mikrogenie Retromikrognathie Gaumenspalte Glossoptosis
! **Pierre-Robin-Syndrom**

Mikrogenie Vogelgesicht Mikrophthalmie Katarakt CFD Zwergwuchs
! **Hallermann-Streiff-Syndrom**

Mikrognathie CFD Retardation Ekzeme Polydaktylie Minderwuchs
! **Dubowitz-Syndrom**

Mikrokornea Katarakt Mikrophthalmie
! **Mikrophthalmie**

Mikrokornea Mikrophthalmus Sehverlust Katarakt
! **Katarakt***

Mikromelie Dyspnoe Brachyphalangie Wirbelanomalien Zwergwuchs
! † **Zwergwuchs, tanatophorer**

Mikromelie Ulnaverkürzung CFD Retrognathie Zwergwuchs
! **Zwergwuchs, mesomeler Typ Langer**

Mikromelie Genitaldysplasie Polydaktylie
! **Mohr-Syndrom**

Mikromelie Klumpfüße Skoliose Gaumenspalte Kontrakturen Zwergwuchs
Zwergwuchs, diastrophischer

Mikromelie Kyphose Bulldoggengesicht Glockenthorax Zwergwuchs
! **Parrot-Syndrom**

Mikromelie Phokomelie Skelettdysplasien, multiple
! **Pseudothalidomid-Syndrom**

Mikromelie Zwergwuchs CFD Verknöcherungsstörungen, Achsenskelett Kurzhals
! † **Achondrogenesis**

Mikromelie, distale Lordose Wirbelanomalien Minderwuchs Madelungsche Deformität
1 **Leri-Weill-Syndrom**

Mikromelie Zwergwuchs Gaumenspalte Extremitätenverkrümmung
! **Kniest-Syndrom**

Mikrophthalmie Analatresie Kolobom, Iris
! **Katzenaugen-Syndrom**

Mikrophthalmie Makrophakie Sehverlust Zahnanomalien Retinadegeneration
! **Mikrophthalmie***

Mikrophthalmie Mikrokornea Katarakt
! **Mikrophthalmie**

Mikrophthalmie Linsenektopie Myopie
! **Mikrophthalmie**

Mikrophthalmie Herzfehler Nierenaplasie Claviculadysplasie Extremitätenmißbildungen
! **Lenz-Syndrom**

Mikrophthalmie Glaukom
! **Mikrophthalmie**

Mikrophthalmie Katarakt CFD Zwergwuchs Mikrogenie Vogelgesicht
! **Hallermann-Streiff-Syndrom**

Mikrophthalmie Meningozele Holoprosenzephalie CFD
! † **Triploidie**

Mikrophthalmie Taubheit Hexadaktylie Retardation LKGS Kolobom
! **Pätau-Syndrom**

Mikrophthalmie Zahnanomalien Retardation Skelettdysplasien, multiple
! **Mikrophthalmie***

Mikrophthalmie Zahnschmelzdysplasie Hypotrichose Kamptodaktylie
! **Okulo-Dento-Digitales Syndrom**

Mikrophthalmie Gesichtsspalte, mediane Spaltnase Hypertelorismus
! **Frontonasale Dysplasie**

Mikrophthalmie Kamptodaktylie Klumpfuß Arthrogryposis CFD Mikrozephalie
! **Cerebro-okulo-faziales Syndrom**

Mikrophthalmie, unilaterale Kyphoskoliose Kolobome Wirbelanomalien
! **Okulo-Auriculo-Vertebrale Dysplasie**

Mikrophthalmie Gaumenspalte Hexadaktylie Genitalanomalien CFD Taubheit
! **Ullrich-Feichtiger-Syndrom**

Mikrophthalmie Sehverlust Katarakt Mikrokornea
! **Katarakt***

Mikrophthalmie Nystagmus Strabismus Katarakt Sehverlust Oligophrenie
! **Katarakt***

Mikrostomie Dystrophie Minderwuchs Herzfehler CFD Mikrozephalie
! **Alkohol-Syndrom, embryofetales**

Mikrostomie Hypertelorismus CFD Kamptodaktylie Skoliose Spitzfüße
! **Freeman-Sheldon-Syndrom**

Mikrostomie CFD Cutis laxa Hornhauttrübung Muskelschwäche Minderwuchs Retardation
! **De Barsi-Syndrom**

Mikrostomie Herzfehler Muskelhypertonie Tintenlöscherfüße CFD
! **Edwards-Syndrom**

Mikrotie CFD Retardation Oligophrenie Schwerhörigkeit Minderwuchs Hypogonadismus
! **Mengel-Konigsmark-Berlin-Mc Kusick-Syndrom**

Mikrozephalie Anfälle Tetraplegie, spastische Oligophrenie
! ♂ **Paine-Syndrom**

Mikrozephalie Apnoe Zyanose Sehverlust Idiotie
! **Gangliosidose, generalisierte, Typ I**

Mikrozephalie Epilepsie Tetraplegie Reflexanomalien
! **Mikrozephalie***

Mikrozephalie Hypertelorismus Retardation CFD Krämpfe Trigonozephalie
! **Holoprosenzephalie***

Mikrozephalie Anfälle Erbrechen Retardation Oligophrenie
0 **Citrullinurie-Syndrom**

Mikrozephalie Anfälle Nävi Ausfallserscheinungen, neurologische
! **Melanose, neurokutane**

Mikrozephalie Mißgedeihen Lethargie Krämpfe Oligophrenie Erbrechen
0 **Hyperglyzinämie**

Mikrozephalie Vogelgesicht Peromelie Retrognathie Minderwuchs CFD
! **Hanhart-Syndrom II**

Mikrozephalie Pterygium colli Minderwuchs Retardation CFD Brachytelephalangie Nageldystrophie
! **Hydantoin-Syndrom**

Mikrozephalie Makrozephalie Meningitis Retardation HSM Purpura Cholestase
! **Zytomegalie-Virus-Fetopathie**

Mikrozephalie CFD Mikrophthalmie Kamptodaktylie Klumpfuß Arthrogryposis
! **Cerebro-okulo-faziales Syndrom**

Mikrozephalie Mikrostomie Dystrophie Minderwuchs Herzfehler CFD
! **Alkohol-Syndrom, embryofetales**

Mikrozephalie Spastizität Brachytelephalangie Oligophrenie CFD Minderwuchs
! **Warfarin-Syndrom**

Mikrozephalie Glossoptosis Rippendysplasie Skoliose Respirationsinsuffizienz Retardation
! **Cerebro-costo-mandibuläres Syndrom**

Mikrozephalie CFD RetardationHypotonie Euphorie Ataxie
! **Happy-Puppet-Syndrom**

Mikrozephalie CFD Retardation Gaumenspalte Blepharophimose Mikrostomie
! **Alkohol-Syndrom, fetales**

Mikrozephalie CFD Ausfallserscheinungen, neurologische, multiple Idiotie Anfälle
Lissencephalie*

Mikrozephalie CFD Oligophrenie Hypogonadismus Zwergwuchs Vogelkopf
! **Vogelkopf-Zwergwuchs**

Mikrozephalie Hypospadie Minderwuchs Retardation Muskelhypotonie
! **Deletions-Syndrom des kurzen Armes eines Chromosoms Nr. 4**

Mikrozephalie Retardation Hypotelorismus Krämpfe CFD LKGS Zyklopie
! **Holoprosenzephalie***

Mikrozephalie Retardation Synophrys CFD Daumenansatz, proximaler Minderwuchs
! **Cornelia-de-Lange-Syndrom**

Milchunverträglichkeit Diarrhoe Erbrechen Mißgedeihen
0 **Laktose-Intoleranz**

Milchzähne/Persistieren Zahndurchbbruch, ausbleibender Dentition, verzögerte
1 **Zahnretention, multiple, erbliche**

Minderwuchs Steatorrhoe Diarrhoe Mißgedeihen Infektionen Neutropenie
0 **Shwachman-Syndrom**

Minderwuchs Hautfurchung, Kopf CFD Akanthosis nigricans Nageldystrophie Zahnanomalien
1 **Cutis verticis gyrata***
Minderwuchs Pubertas praecox Wachstumsbeschleunigung
1 ♂ **Pubertas präcox**
Minderwuchs Steatorrhoe Diarrhoe Mißgedeihen Infektionen Hüftdysplasie
0 **Shwachman-Syndrom, Burke-Syndrom**
Minderwuchs Bewegungseinschränkung Brachyphalangie CFD Oligophrenie
0 **Leri-Syndrom, Plenosteosis**
Minderwuchs Brachyzephalie Claviculaaplasie Fontanelle, persistierende
! **Dysplasia cleidocranialis**
Minderwuchs CFD Hypertelorismus Retardation Schreien, katzenartiges
! **Cri-du-chat-Syndrom**
Minderwuchs CFD Kurzhals Stimme, hohe Myopie Myotonie Gehbeschwerden
! **Schwartz-Jampel-Syndrom**
Minderwuchs CFD Prognathie Retardation Füße, kurze Hände, kurze
! **Akrodysostose**
Minderwuchs Mikrozephalie Spastizität Brachytelephalangie Oligophrenie CFD
! **Warfarin-Syndrom**
Minderwuchs Arthrochalasis Herzfehler Trigonozephalie
! **C-Syndrom**
Minderwuchs Retardation Infertilität Haarwachstumsstörung
1 **Bids-Syndrom**
Minderwuchs Arthrosen Rachitis
1 **Metaphysäre Chondrodysplasie, Typ Jansen**
Minderwuchs Herzfehler CFD Mikrozephalie Mikrostomie Dystrophie
! **Alkohol-Syndrom, embryofetales**
Minderwuchs Platyspondylie Knochenbrüchigkeit Hautatrophie Nageldystrophie Demenz
1 **Dysosteosclerose**
Minderwuchs Enophthalmus Nageldysplasie Nase, plumpe Retardation CFD Hypertelorismus
! **Syndrom der partiellen Trisomie 9**
Minderwuchs CFD Mikrozephalie Vogelgesicht Peromelie Retrognathie
! **Hanhart-Syndrom II**
Minderwuchs Retardation CFD Mikrostomie Cutis laxa Hornhauttrübung Muskelschwäche
! **De Barsi-Syndrom**

Minderwuchs Coxa vara Kyphoskoliose Bewegungseinschränkung, Hüftgelenk
1 **Spondylo-metaphysäre Dysplasie (Kozlowski)**

Minderwuchs Cubitus valgus Hypogonadismus Herzfehler CFD Pterygium colli
! **Noonan-Syndrom**

Minderwuchs Daumendysplasie Anämie, makrozytäre Pigmentierunganomalien
! **Fanconi-Anämie**

Minderwuchs Epistaxis Hypoglykämie Infektionen Hepatomegalie Muskelhypotonie
1 **Glykogenose Typ III**

Minderwuchs Extremitätenverkrümmung Hyperostosen, Schädel Frakturen
1 **Hyperostosis corticalis deformans juvenilis**

Minderwuchs Ganganomalien Platyspondylie Arthrosen Augenfehler
! **Dysplasia spondylo-epiphysaria congenita**

Minderwuchs Hörverlust Herzfehler Lentigines Hypertelorismus Genitalmißbildung
! **Lentigines***

Minderwuchs Hörverlust Kontrakturen Hornhautdystrophie HSM Kyphose Hernien
1 **Mukopolysaccharidose Typ VI**

Minderwuchs Hypogonadismus Hypothyreose Infantilismus Mikrodontie
1 **Panhypopituitarismus**

Minderwuchs Hypogonadismus Mikrotie CFD Retardation Oligophrenie Schwerhörigkeit
! **Mengel-Konigsmark-Berlin-Mc Kusick-Syndrom**

Minderwuchs Infektionen CFD Extremitätenmißbildungen Anämie, hämolytische Ikterus
! **Sphärozytose**

Minderwuchs Albinismus, partieller Blepharophimose CFD Taubheit
Waardenburg-Klein-Syndrom

Minderwuchs Madelungsche Deformität Mikromelie, distale Lordose Wirbelanomalien
1 **Leri-Weill-Syndrom**

Minderwuchs Nephropathie Hypoglykämie Erbrechen Anorexie
0 **Hypermethioninämie**

Minderwuchs Retardation Ataxie Anfälle
1 **Pyruvatdehydrogenase-Mangel**

Minderwuchs Rippenanomalien Respirationsinsuffizienz Skoliose Kyphoskoliose
! **Dysostose, spondylocostale**

Minderwuchs Mikrozephalie Retardation Synophrys CFD Daumenansatz, proximaler
! **Cornelia-de-Lange-Syndrom**
Minderwuchs Muskelhypotonie Oligophrenie Retardation Kryptorchismus Katarakt
! ♂ **Lowe-Syndrom**
Minderwuchs Nase, birnenförmige Hypotrichose Brachydysphalangie, epiphysäre
1 **Tricho-Rhino-Phalangie-Syndrom**
Minderwuchs Ödeme, Füße Pterygium colli Amenorrhoe Haaransatz, tiefer
! ♀ **Ullrich-Turner-Syndrom**
Minderwuchs Oligophrenie Brachymetacarpie Brachymetatarsie
! **Brachydaktylie***
Minderwuchs Platyspondylie Bewegungseinschränkung Kyphose
1 ♂ **Dysplasia spondylo-epiphysaria tarda**
Minderwuchs Polydaktylie, postaxiale Nageldysplasie Zahnanomalien Exostosen
! **Ellis-van-Creveld-Syndrom**
Minderwuchs Ptosis Hypogenitalismus CFD Syndaktylie Oligophrenie Retardation
! **Smith-Lemli-Opitz-Syndrom**
Minderwuchs Pulmonalstenose Cariesneigung Zyanose Asphyxie
! **Fallot-Syndrom**
Minderwuchs Rachitis Nephritis Mißgedeihen Erbrechen Polyurie
1 2 **Abderhalden-Fanconi-Syndrom**
Minderwuchs Retardation Wasserspeiergesicht HSM Hernien Hörverlust
1 ♂ **Mukopolysaccharidose Typ II**
Minderwuchs Retardation Muskelhypotonie CFD Mikrozephalie Hypospadie
! **Deletions-Syndrom des kurzen Armes eines Chromosoms Nr. 4**
Minderwuchs Retardation Zahnanomalien Daumen, breite CFD Oligophrenie
! **Rubinstein-Taybi-Syndrom**
Minderwuchs Retardation CFD Zahnanomalien Hörverlust Thoraxdysplasie Brachydaktylie
! ♂ **Oto-Palato-Digitales-Syndrom**
Minderwuchs Retardation Gingivahyperplasie Hurler-Symptomatik HSM Anfälle
! **I-Zellen-Krankheit**
Minderwuchs Schwerhörigkeit Mitralinsuffizienz Synostosen Brachydaktylie
! **Forney-Robinson-Pascoe-Syndrom**
Minderwuchs Retardation CFD Brachytelephalangie Nageldystrophie Mikrozephalie Pterygium colli
! **Hydantoin-Syndrom**

Minderwuchs Skoliose Kurzhals Arthrosen Hurler-Symptomatik
1 **Mukolipidose III**
Minderwuchs Teleangiektasien Vogelgesicht Fotosensibilität
! **Bloom-Syndrom**
Minderwuchs Wasserspeiergesicht Kyphose Hornhautdystrophie HSM Hörverlust
0 **Mukopolysaccharidose Typ I**
Minderwuchs Zahnanomalien CFD Fontanelle, persistierende Frakturen Brachyphalangie
! **Pyknodysostosis**
Minderwuchs Zahnschmelzdefekte Tetanie Muskelhypotonie Osteomalazie
0 **Pseudomangelrachitis**
Minderwuchs Hautfurchung, Kopf CFD Akanthosis nigricans Nageldystrophie Zahnanomalien
1 **Cutis verticis gyrata***
Minderwuchs CFD Arthrochalasis Makrozephalie Skrotumanomalie
! **Aarskog-Syndrom**
Minderwuchs Mikrognathie CFD Retardation Ekzeme Polydaktylie
1 **Dubowitz-Syndrom**
Minderwuchs Retardation Infektionen Anämie, hypochrome
0 **Orotazidurie**
Minderwuchs Schwerhörigkeit CFD Schulterblatthochstand Oligophrenie
Fara-Chlupackova-Hrivnakova-Syndrom
Minderwuchs Wirbelanomalien Arthrosen Kamptodaktylie
! **Dyggve-Melchior-Clausen-Syndrom**
Minderwuchs Adontie LKGS Hypodontie Sattelnase Infantilismus
! **Lippen-Kiefer-Gaumen-Spalte mit Unterlippenfisteln***
Minderwuchs Arthrosen Retardation Rachitis
1 **Metaphysäre Chondrodysplasie Typ Jansen**
Minderwuchs Arthrosen, leichte Extremitäten
1 **Metaphysäre Chondrodysplasie Typ Vaandrager-Pena**
Minderwuchs Brachymetacarpie-4 Oligophrenie
1 **Osteodystrophia hereditaria Albright**
Minderwuchs CFD Hirsutismus Hypergenitalismus HSM Retardation
! **Leprechaunismus**
Minderwuchs CFD Retardation Muskelhypotonie Augenmißbildungen Oligophrenie
! **Deletions-Syndrome des Chromosoms Nr. 18**
Minderwuchs CFD Retardation Muskelhypotonie Caries Oligophrenie
! **Deletions-Syndrome des Chromosoms Nr. 18**
Minderwuchs Coxa vara Rachitis Ganganomalien Arthrosen
0 **Metaphysäre Chondrodysplasie Typ Schmid**

Minderwuchs Erbrechen Adipositas Hepatomegalie
1 **Glykogenose Typ VI**

Minderwuchs Ikterus Osteoporose HSM Lebercirrhose
0 **Glykogenose Typ IV**

Minderwuchs Katarakt Zahnschmelzhypoplasie Tetanie Brachymetacarpie-4
1 **Osteodystrophia hereditaria Albright**

Minderwuchs Knochendeformationen Knochentumoren
1 **Exostosen, multiple cartilaginäre**

Minderwuchs Mißgedeihen Ödeme Niereninsuffizienz Infektionen
0 **Nephrotisches Syndrom, familiäres**

Minderwuchs Oligophrenie Kyphoskoliose Ataxie Katarakt
! **Marinescu-Sjögren-Syndrom**

Minderwuchs Oligophrenie Sprachretardation
1 **Histidinämie-Syndrom**

Minderwuchs Retardation Trichorrhexis Hypothermie Infektionen Ataxie
0 ♂ **Menkes-Syndrom**

Minderwuchs Retardation Ödeme, Unterschenkel Lymphangitiden
0 **Lymphödem, erbliches**

Minderwuchs Nierensteine Nierenkoliken
1 **Cystinurie**

Minderwuchs Rachitis Osteomalazie
1 ♂ **Hypophosphatämie**

Miosis Pupillotonie
! **Mikrokorie**

Miosis Enophthalmus Ptosis Heterochromie Anhidrose
0 **Horner-Syndrom**

Miosis Strabismus Augenbewegungsstörung Ptose Pupillotonie
1 **Ophthalmoplegie**

Mißbildungen, kardiovaskuläre, intestinale Mißgedeihen Zyanose Infektionen Dyspnoe
! **Ivemark-Syndrom**

Mißgedeihen Malabsorption Ödeme Emphysem Mekoniumileus Bronchitis
0 **Mukoviszidose**

Mißgedeihen Ödeme Niereninsuffizienz Infektionen Minderwuchs
0 **Nephrotisches Syndrom, familiäres**

Mißgedeihen Adipositas Oligophrenie Hypogonadismus Hypoglykämie Muskelhypotonie
! **Prader-Willi-Syndrom**

Mißgedeihen Muskelhypotonie Erbrechen Infektionen
0 **β-Methylkrotonylglyzinurie**

Mißgedeihen Candidiasis Addison-Symptomatik Tetanie
0 **Hypoparathyreoidismus, primärer**

Mißgedeihen Diarrhoe Ödeme Anämie Rachitis Malabsorption
0 **Zöliakie**
Mißgedeihen Diarrhoe Tetanien Infektionen Candidiasis CFD
! **Di George-Syndrom**
Mißgedeihen Diplegie Anfälle Fieberschübe
0 **Hyperargininämie**
Mißgedeihen Dyspepsie Diarrhoe Fieber
0 **Glukose-Galaktose-Malabsorption**
Mißgedeihen HSM Xanthome Dystrophie Diarrhoe Erbrechen
0 **Wolman-Syndrom**
Mißgedeihen Hypoglykämien Katarakt Ikterus Erbrechen HSM Retardation
! **Galaktosämie-Syndrom II**
Mißgedeihen Infektionen Neutropenie Minderwuchs Steatorrhoe
0 **Shwachman-Syndrom**
Mißgedeihen Konstipation Abdomen, aufgetriebenes Dolichocolon
0 **Hirschsprung-Krankheit**
Mißgedeihen Krämpfe Fieber Oligophrenie Hypoglykämien Erbrechen
0 **Fruktose-Intoleranz**
Mißgedeihen Lethargie Dyspnoe Azidose Retardation Erbrechen
0 **Methylmalonazidurie**
Mißgedeihen Lethargie Krämpfe Oligophrenie Erbrechen Mikrozephalie
0 **Hyperglyzinämie**
Mißgedeihen Lethargie Retardation Dyspnoe Erbrechen Exsiccose
0 **Methylmalonazidurie**
Mißgedeihen Malabsorption Hypertonie Ikterus Pruritus Rachitis
1 **Gallengang-Aplasie, intrahepatische**
Mißgedeihen Malabsorption Ödeme Anämie Dyspepsie
0 **Trypsinogenmangel-Syndrom**
Mißgedeihen Milchunverträglichkeit Diarrhoe Erbrechen
0 **Laktose-Intoleranz**
Mißgedeihen Niereninsuffizienz Hypertonie, portale Dyspepsie
0 **Fibroangiomatose, angeborene, biliäre**
Mißgedeihen Pseudoobstipation Exsiccose Erbrechen, pylorisches
! **Pylorusstenose, angeborene**
Mißgedeihen Rachitis Nierenfunktionsstörungen HSM Leberinsuffizienz
0 **Tyrosinämie**
Mißgedeihen Retardation Fieber Polydipsie Polyurie Erbrechen
0 **Diabetes insipidus renalis**
Mißgedeihen Saccharoseunverträglichkeit Diarrhoe
0 **Saccharose-Isomaltose-Intoleranz**
Mißgedeihen Windelfärbung, blaue Nephiritis Fieber Infektionen
0 **Blue-Diaper-Syndrom**

Mißgedeihen Salzverlust Erbrechen Fieber
0 **Hypoaldosteronismus**

Mißgedeihen Tetanie
0 **Hypoparathyreoidismus, primärer**

Mißgedeihen Anfälle Muskeldystonie Dezerebration Dyspnoe Uringeruch
0 **Ahornsirup-Syndrom**

Mißgedeihen Dyspnoe Zyanose Muskelhypotonie Kardiomegalie Anfälle
0 **Glykogenose Typ II**

Mißgedeihen Erbrechen Hyperpigmentierung Hypoglykämie Hypotonie
0 ♂ **Nebenniereninsuffizienz**

Mißgedeihen Erbrechen Hyperpigmentierung Salzverlust Hypotonie
0 **Nebenniereninsuffizienz, angeborene**

Mißgedeihen Infektionen Hüftdysplasie Minderwuchs Steatorrhoe Diarrhoe
0 **Shwachman-Syndrom, Burke-Syndrom**

Mißgedeihen Zyanose Infektionen Dyspnoe Mißbildungen, kardiovaskuläre, intestinale
! **Ivemark-Syndrom**

Mißgedeihen Erbrechen Polyurie Minderwuchs Rachitis Nephritis
1 2 **Abderhalden-Fanconi-Syndrom**

Mitralinsuffizienz Synostosen Brachydaktylie Minderwuchs Schwerhörigkeit
! **Forney-Robinson-Pascoe-Syndrom**

Mononukleose Lymphomatose Infekte/Viren
1 **Lymphoproliferatives Syndrom**

M.-pectoralis-Aplasie Schulterdysplasie, unilaterale Symbrachyphalangie
1 **Poland-Syndrom**

Muskelatrophie Ulcera, Unterschenkel Sensibilitätsverlust Hörverlust
2 **Neuropathie, erbliche, radikuläre**

Muskelatrophie Dysarthrie Sehverlust Oligophrenie Ichthyosis Diplegie
0 **Sjögren-Larsson-Syndrom**

Muskelatrophie Hemeralopie Hörverlust Parästhesien Paresen Ataxien Ichthyosis
2 **Refsum-Syndrom**

Muskelatrophie Sehverlust Retardation Oligophrenie Hörverlust Retinopathie
! **Taubheit***

Muskelatrophie Analgesie Arthropathie Atrophien Skoliose Parästhesien
2 **Syringomyelie**

Muskelatrophie Anfälle Ataxien
3 **Akanthozytose, adulte**
Muskelatrophie Hohlfuß Skoliose Ataxie Reflexanomalien
1 **Roussy-Levy-Syndrom**
Muskelatrophien Ataxie Gangstörungen Dysarthrie Akinesen
3 **Cerebellare Ataxie Typ Menzel**
Muskelatrophien, leichte, Extremitäten Paräthesien Paresen, Extremitäten
2 **Polyneuropathie, rezidivierende, familiäre**
Muskelatrophie, absteigende Ptosis Katarakt Myotonien Dysarthrie
2 **Dystrophia myotonica**
Muskelatrophie, periphere
3 **Myopathia distalis tarda hereditaria**
Muskeldystonie Dezerebration Dyspnoe Uringeruch Mißgedeihen Anfälle
0 **Ahornsirup-Syndrom**
Muskeldystonie Krämpfe Athetose Skoliose Lordose Zwangsbewegungen
1 **Torsions-Dystonie**
Muskeldystonie Ataxie Oligophrenie Retardation Hyperkinese
0 **Kleinhirn-Hypoplasie**
Muskeldystrophie Taubheit Sehverlust Retinitis pigmentosa
0 **Usher-Syndrom***
Muskeldystrophie, Schultergürtel Bulbärparalyse Muskelflimmern
5 **Lateralsklerose, amyotrophische**
Muskelermüdbarkeit Muskelschmerz Krämpfe Muskelhypotonie
1 **Glykogenose Typ VII**
Muskelermüdbarkeit Ptosis Skoliose Floppy baby Ganganomalien Muskelschwäche
0 **Myopathie, zentronukleäre**
Muskelermüdbarkeit Spastizität Gehbeschwerden Muskelschwäche
3 **Myastenien**
Muskelflimmern Muskeldystrophie, Schultergürtel Bulbärparalyse
5 **Lateralsklerose, amyotrophische**
Muskelhypertonie Tintenlöscherfüße CFD Mikrostomie Herzfehler
! **Edwards-Syndrom**
Muskelhypertrophie Hypertrichose HSM Hochwuchs Lipodystrophie
0 **Lipodystrophie, generalisierte**
Muskelhypertrophie, diffuse Kontrakturen Myotonie, induzierte
1 **Myotonia congenita**
Muskelhypoplasie Skelettdysplasie, multiple Kamptodaktylie
! **Kamptodaktylie***
Muskelhypoplasie Bewegungseinschränkungen Kontrakturen Klumpfüße Ankylosen
! **Arthrogryposis multiplex congenita**

Muskelhypotonie Oligophrenie Retardation Kryptorchismus Katarakt Minderwuchs

! ♂ **Lowe-Syndrom**

Muskelhypotonie Erbrechen Infektionen Mißgedeihen

0 **β-Methylkrotonylglyzinurie**

Muskelhypotonie Schiefhals Ptosis

1 **Multicore-Myopathie**

Muskelhypotonie Spastizität Azidose Choreoathetose Ataxie Retardation

0 **Glutarazidurie**

Muskelhypotonie Fotosensibilität Ataxie Nystagmus Oligophrenie

1 **Hartnup-Syndrom**

Muskelhypotonie Kardiomyopathie Oligophrenie CFD Stimme, hohe Zwergwuchs

! **Mulibrey-Zwergwuchs**

Muskelhypotonie Knochenschmerz Knochenatrophie Knochenzysten

2 **Hyperparathyreoidismus**

Muskelhypotonie Minderwuchs Epistaxis Hypoglykämie Infektionen Hepatomegalie

1 **Glykogenose Typ III**

Muskelhypotonie Mißgedeihen Adipositas Oligophrenie Hypogonadismus Hypoglykämien

! **Prader-Willi-Syndrom**

Muskelhypotonie Osteomalazie Rachitis Minderwuchs Zahnschmelzdefekte

0 **Pseudomangel-Rachitis**

Muskelhypotonie Infektionen Hypoglykämie Epistaxis Hepatomegalie

1 **Glykogenose Typ I**

Muskelhypotonie Krämpfe Retardation Sprachverfall Dezerebration Ataxie

1 **Greenfield-Syndrom**

Muskelhypotonie Muskelschwäche, generelle, stationäre

! **Nemaline Myopathie**

Muskelhypotonie Augenmißbildungen Oligophrenie Minderwuchs CFD Retardation

! **Deletions-Syndrome des Chromosoms Nr. 18**

Muskelhypotonie Caries Oligophrenie Minderwuchs CFD Retardation

! **Deletions-Syndrome des Chromosoms Nr. 18**

Muskelhypotonie CFD Mikrozephalie Hypospadie Minderwuchs Retardation

! **Deletions-Syndrom des kurzen Armes eines Chromosoms Nr. 4**

Muskelhypotonie Gehbeschwerden Muskelschwäche, allgemeine

! **Muskelhypoplasie, kongenitale, universelle, Typ Krabbe**

Muskelhypotonie Gehbeschwerden Muskelschwäche
! **Central Core Disease**

Muskelhypotonie HSM Anfälle Retardation CFD Petechien Glaukom
! **Cerebro-Hepato-Renales Syndrom (Zellweger)**

Muskelhypotonie Muskelermüdbarkeit Muskelschmerz Krämpfe
1 **Glykogenose Typ VII**

Muskelhypotonie Retardation Sehverlust Oligophrenie Erbrechen
0 **Hypervalinämie**

Muskelhypotonie Kardiomegalie Anfälle Mißgedeihen Dyspnoe Zyanose
0 **Glykogenose Typ II**

Muskelhypotonie, kataplektische Schlafanfälle Halluzinationen
2 **Narkolepsie**

Muskelkrämpfe Myoglobinurie Respirationsstörungen Muskelschmerz
1 **Carnitin-Palmityltransferase-Mangel**

Muskellähmung, schwere, periodische
2 **Periodische Paralyse, hypokaliämische**

Muskellähmungen, schwere, langzeitige
1 **Periodische Paralyse, normokaliämische**

Muskellähmung, paroxysmale Extremitätenlähmungen
0 **Periodische Paralyse, hyperkaliämische**

Muskelpseudohypertrophie Kontrakturen Gehbeschwerden Muskelschwäche, progrediente
1 ♂ **Muskeldystrophie, infantile progressive, Typ Duchenne**

Muskelpseudohypertrophie, Waden Muskelschwäche, proximale Lordose Gehbeschwerden
3 ♂ **Muskeldystrophie, gutartige, Typ Becker**

Muskelrigor Tremor Amimie Anfälle Paresen Akinesen
5 **Parkinson-Syndrom**

Muskelrigor Tremor Anfälle Demenz Hyperkinesen Paresen
2 **Fahr-Syndrom**

Muskelrigor Muskelschmerz Muskelschwäche
3 **Glykogenose Typ III**

Muskelschmerz Muskelschwäche Muskelsteifheit
3 **Glykogenose Typ VIII**

Muskelschmerz Krämpfe Muskelhypotonie Muskelermüdbarkeit
1 **Glykogenose Typ VII**

Muskelschmerz Muskelschwäche Herzversagen Krämpfe
1 **Glykogenose Typ V**

Muskelschmerz Muskelkrämpfe Myoglobinurie Respirationsstörungen
1 **Carnitin-Palmityltransferase-Mangel**

Muskelschwäche Krämpfe Erbrechen Anämie Oligophrenie Retardation
0 **Hyperlysinämie**

Muskelschwäche Ataxie Anfälle Hörverlust Hurler-Symptomatik Retardation
1 **Mukolipidose I**

Muskelschwäche Herzversagen Krämpfe Muskelschmerz
1 **Glykogenose Typ V**

Muskelschwäche Muskelhypotonie Gehbeschwerden
! **Central Core Disease**

Muskelschwäche Muskelsteifheit Muskelschmerz
3 **Glykogenose Typ VIII**

Muskelschwäche Nephritis Gallensteine Nierensteine
2 **Xanthinurie**

Muskelschwäche Pupillotonie Reflexanomalien Parästhesien
1 **Adie-Syndrom**

Muskelschwäche Kontrakturen Retardation Zehengang
1 **Muskeldystrophie, gutartige Typ Dreifuss-Emery**

Muskelschwäche Respirationsinsuffizienz
1 **Myopathie, mitochondriale**

Muskelschwäche Gehunfähigkeit
1 **Muskeldystrophie, Glieder-Gürtel-Typ**

Muskelschwäche Muskelermüdbarkeit Ptosis Skoliose Floppy baby Ganganomalien
0 **Myopathie, zentronukleäre**

Muskelschwäche Hepatomegalie Azidose
1 **Carnitin-Mangel-Myopathie**

Muskelschwäche, absteigende, langsam-progrediente
2 **Muskeldystrophie, Schultergürtel-Typ**

Muskelschwäche, allgemeine Muskelhypotonie Gehbeschwerden
! **Muskelhypoplasie, kongenitale, universelle, Typ Krabbe**

Muskelschwäche, aufsteigende Dysphagie
3 **Muskelatrophie, skapuloperonäale, spinale**

Muskelschwäche, aufsteigende Dyspnoe Bewegungsarmut
0 **Muskelatrophie, infantile, progressive, spinale**

Muskelschwäche, aufsteigende Parästhesien Myoklonien Storchenbeine
1 **Muskelatrophie, neurale, Charcot-Marie-Tooth**

Muskelschwäche Minderwuchs Retardation CFD Mikrostomie Cutis laxa Hornhauttrübung
! **De Barsi-Syndrom**

Muskelschwäche, aufsteigende Myoklonien Ataxie Tremor Nävi
1 **Muskelatrophie, neurale, Typ Déjérine-Sottas**

Muskelschwäche, Auge Muskelermüdbarkeit Spastizität Gehbeschwerden
3 **Myastenien**

Muskelschwäche, distale Gehbeschwerden Muskelzuckungen Kontrakturen
1 **Muskelatrophie, juvenile spinale**

Muskelschwäche, generelle, stationäre Muskelhypotonie
! **Nemaline Myopathie**

Muskelschwäche, geringe Hepatomegalie
1 **Glykogenose Typ IX**

Muskelschwäche, paroxysmale Muskelstarre, kälteinduzierte
0 **Paramyotonia congenita**

Muskelschwäche, progrediente Muskelpseudohypertrophie Kontrakturen Gehbeschwerden
1 ♂ **Muskeldystrophie, infantile progressive, Typ Duchenne**

Muskelschwäche, proximale Lordose Gehbeschwerden Muskelpseudohypertrophie, Waden
3 ♂ **Muskeldystrophie, gutartige, Typ Becker**

Muskelschwäche Hyperostosen, diaphysäre Ganganomalien Lordose Skoliose
1 **Engelmann-Syndrom**

Muskelschwäche, faziale Ptosis Bewegungsstörung, Augen Amimie Dysphagie
2 **Myopathie, okuläre**

Muskelstarre Dysarthrie Amyotrophie Anfälle Demenz Dysphagie
3 **Creutzfeldt-Jakob-Syndrom**

Muskelstarre, kälteinduzierte Muskelschwäche, paroxysmale
0 **Paramyotonia congenita**

Myoglobinurie Respirationsstörungen Muskelschmerz Muskelkrämpfe
1 **Carnitin-Palmityltransferase-Mangel**

Myoklonien Ataxie Tremor Nävi Muskelschwäche, aufsteigende
1 **Muskelatrophie, neurale, Typ Déjérine-Sottas**

Myoklonien Kontrakturen Muskelschwäche, distale Gehbeschwerden
1 **Muskelatrophie, juvenile spinale**

Myoklonien Storchenbeine Muskelschwäche, aufsteigende Parästhesien
1 **Muskelatrophie, neurale, Charcot-Marie-Tooth**

Myoklonien, unregelmäßige Tics
2 **Myoklonien, erbliche essentielle**

Myoklonien Anfälle Ataxie Dysarthrie Tremor Gangstörungen
1 **Hunt-Syndrom**

Myoklonien Enthirnungsstarre Idiotie Spastizität Sehverlust
0 **GM_2-Gangliosidose**

Myoklonien Enthirnungsstarre Spasmen Demenz Ataxie Sehverlust
1 **Ceroid-Lipofuszinose**

Myoklonien Oligophrenie Anfälle Retardation
0 **Carnosinurie**

Myoklonien Sehverlust
1 **Myoklonus-Syndrom mit kirschrotem Fleck der Makula**

Myoklonien Oligophrenie
0 **Carnosinurie**

Myoklonien Kolobom Retinopathie Retardation Wirbelanomalien Spasmen
! **Aicardi-Syndrom**

Myoklonusepilepsie, lichtinduzierte Hörverlust Diabetes mellitus Nephropathie
3 **Taubheit***

Myopie Hörverlust Hypotrichose CFD Bulldoggengesicht Zahnanomalien
! **Marshall-Syndrom**

Myopie Autismus Sprachentwicklungsstörungen Dysarthrie Hörverlust
! **Eldridge-Berlin-Mc Kusick-Syndrom**

Myopie Linsenektopie Gefäßschäden Hochwuchs Spinnenfingrigkeit
1 **Marfan-Syndrom**

Myopie Gaumenspalte Sehverlust Katarakt Glaukom Skotome
1 **Hyaloideo-retinale Degeneration***

Myopie Katarakt Retinoschisis Glaukom Sehverlust Skotome
1 **Hyaloideo-retinale Degeneration**

Myopie Mikrophthalmie Linsenektopie
! **Mikrophthalmie**

Myopie Myotonie Gehbeschwerden Minderwuchs CFD Kurzhals Stimme, hohe
! **Schwartz-Jampel-Syndrom**

Myopie Neuropathie, periphere Caries Sehverlust Hörverlust Ataxie
1 **Flynn-Aird-Syndrom**

Myopie Strabismus Retardation Pigmentierungsanomalien, streifenförmige Zahnanomalien
1 **Incontinentia pigmenti achromians Ito**

Myopie Zahnanomalien Retardation Strabismus Pigmentanomalien
1 **Incontinentia pigmenti achromians Ito**

Myopie Reflexanomalien Retinadegeneration Augenbewegungsstörungen
1 **Ophthalmoplegie**

Myopie Sphärophakie Linsenektopie
! **Weill-Marchesani-Syndrom**

Myopie Strabismus Hemeralopie
1 **Hemeralopie, familiäre**

Myotonie Gehbeschwerden Minderwuchs CFD Kurzhals Stimme, hohe Myopie
! **Schwartz-Jampel-Syndrom**

Myotonien Dysarthrie Muskelatrophie, absteigende Ptosis Katarakt
2 **Dystrophia myotonica**

Myotonie, induzierte Muskelhypertrophie, diffuse Kontrakturen
1 **Myotonia congenita**

Myxödem Hyperpigmentierung Diabetes mellitus
0 **Nebenniereninsuffizienz***

Myxödem Struma, schmerzhaft
5 ♀ **Hashimoto-Syndrom**

Myxödem Struma Retardation Oligophrenie Kretinismus
0 **Hypothyreose**

Myxödem Kretinismus Retardation Oligophrenie
0 **Athyreose**

Nabelschnurblutungen Hämorrhagien Hämarthrosen
0 **Faktor-XIII-Mangel**

Nabelschnurblutungen Hämorrhagien Hämarthrosen Menorrhagien
0 **Faktor-VII-Mangel**

Nageldysplasie Hyperhidrose Prurigo Blasen, Haut, Schleimhaut
1 **Epidermolysis bullosa**

Nageldysplasie Zahnanomalien Exostosen Minderwuchs Polydaktylie, postaxiale
! **Ellis-van-Creveld-Syndrom**

Nageldysplasie Hörverlust Talgdrüsenhypoplasie Palmoplantarkeratosen Hypohidrose
1 **Helweg-Larsen-Syndrom**

Nageldysplasie Radiusluxation Nephropathien Patellahypoplasie
! **Nagel-Patella-Syndrom**

Nageldysplasie Nase, plumpe Retardation CFD Hypertelorimus Minderwuchs Enophthalmus
! **Syndrom der partiellen Trismie 9**

Nageldysstrophie Arthrosen Zwergwuchs Haardystrophie Glockenthorax
1 **Knorpel-Haar-Hypoplasie**

Nageldystrophie Hyperkeratosen Purpura Poikilodermie Tränenträufeln
1 ♂ **Zinsser-Engman-Cole-Syndrom**

Nageldystrophie Zahnanomalien Keratosis follicularis Spindelhaare
1 **Monilethrix**

Nageldystrophie Mikrozephalie Pterygium colli Minderwuchs Retardation CFD Brachytelephalangie
! **Hydantoin-Syndrom**

pageldystrophie Hypertelorismus Ptosis Scrotum bifidum End-
!halangen/Hypoplasie CFD
Hydantoin-Syndrom

Nageldystrophie Demenz Minderwuchs Platyspondylie Knochenbrüchigkeit Hautatrophie
1 **Dysosteosclerose**

Nageldystrophie Ulcerationen Parästhesien/Hände, Zehen
2 **Raynaud-Syndrom**

Nageldystrophie Taurodontie Zahnschmelzdefekt Kräuselhaar
1 **Tricho-dento-ossäres Syndrom**

Nageldystrophie Schwerhörigkeit Strabismus Taubheit Ektrodaktylie
! **Anonychie***

Nageldystrophie Zahnanomalien Minderwuchs Hautfurchung, Kopf CFD Akanthosis nigricans
! **Cutis verticis gyrata***

Nageldystrophie Dyskeratosen, Haut, Schleimhaut
2 **Porokeratosis Mibelli**

Nageldystrophie Palmoplantarkeratose Hypertrichose Schnürfurchen
0 **Mal de Meleda**

Nageldystrophie Fingernägel, gelbe Ödeme Pleuraexsudate
2 **Yellow-Nail-Syndrom**

Nageldystrophie Hypodontie Anhidrose Hypotrichose
! ♂ **Ektodermale Dysplasie, anhidrotische**

Nageldystrophie Palmoplantarkeratose Papeln, follikuläre
2 **Pityriasis rubra pilaris**

Nageldystrophie Pigmentierungsanomalien Polyposis, intestinale Malabsorption
1 **Cronkhite-Canada-Syndrom**

Nageldystrophie Prurigo Dermatose, papulöse
1 **Keratosis follicularis Darier**

Nageldystrophie Zahnanomalien Hörverlust
0 **Robin-Miller-Bensimon-Syndrom**

Nageldystrophie Diarrhoe Hauteruptionen, Akren Alopezie
0 **Akrodermatitis enteropathica**

Nageldystrophie Haarausfall
1 **Alopecia areata***

Nagelhyperplasie Palmoplantarkeratose, schmerzhafte
0 **Keratitis palmoplantaris diffusa circumscripta**

Nahrungsaufnahme, erschwerte Stimmabnormitäten Zyanose Stridor
0 **Spalt-Larynx**

Nase, birnenförmige Hypotrichose Brachydysphalangie, epiphysäre Minderwuchs
1 **Tricho-Rhino-Phalangie-Syndrom**

Nase, plumpe Retardation CFD Hypertelorismus Minderwuchs Enophthalmus Nageldysplasie
! **Syndrom der partiellen Trisomie 9**

Nävi Muskelschwäche, aufsteigende Myoklonien Ataxie Tremor
1 **Muskelatrophie, neurale, Déjérine-Sottas**

Nävi Ausfallserscheinungen, neurologische Mikrozephalus Anfälle
! **Melanose, neurokutane**

Nävi Dyspepsie Migräne Hypothermie Ikterus Xanthelasmen
1 **Gilbert-Lereboullet-Syndrom**

Nävi Hyperpigmentierung
! **Melanosis universalis**

Nävi Pubertas praecox Osteopoikilose
1 **Osteopoikilose**

Nävus flammeus, unilateraler Anfälle Hemiparese Oligophrenie Glaukom
! **Sturge-Weber-Syndrom**

Nekrosen Urticaria/kälteinduzierte Purpura Hämorrhagien
1 **Cryoglobulinämie**

Nephritis Gallensteine Nierensteine Muskelschwäche
2 **Xanthinurie**

Nephritis UV-Empfindlichkeit Erytheme Hyperpigmentierung Ulcera
1 **Xeroderma pigmentosum**

Nephritis Hypertonie Parästhesien, Akren Sehverlust Teleangiektasien
1 ♂ **Fabry-Syndrom**

Nephritis Mißgedeihen Erbrechen Polyurie Minderwuchs Rachitis
1 2 **Abderhalden-Fanconi-Syndrom**

Nephritis Urämie Urticaria, rezidivierende Hörverlust
2 **Muckle-Wells-Syndrom**

Nephritis Fieber Infektionen Mißgedeihen Windelfärbung, blaue
0 **Blue-Diaper-Syndrom**

Nephroblastome Hemihypertrophie
0 **Wilms-Tumor**

Nephrocalcinose Niereninsuffizienz Urämie Polyurie Polydipsie Erbrechen
0 **Oxalose-Syndrom**

Nephropathien Patellahypoplasie Nageldysplasie Radiusluxation
! **Nagel-Patella-Syndrom**

Nephropathie, chronische Infektionen Polyneuropathie Paresen
3 **Amyloidosen**

Nephropathie Myoklonusepilepsie, lichtinduzierte Hörverlust Diabetes mellitus
3 **Taubheit***

Nephropathie Erbrechen Anorexie Minderwuchs Hypoglykämie
0 **Hypermethioninämie**

Netz- und Aderhautsklerose Sehverlust Hemeralopie
0 ♂ **Chorioideremie**

Neuralgien Kyphose, Brustwirbelsäule Wirbelsäulenversteifung
3 **Spondylitis ankylopoetica**

Neuralgien Haarausfall Anfälle Atrophie, Gesichtshälfte
3 **Hemiatrophia faciei**

Neurinome Café-au-lait-Flecken Neurofibrome Fibrome
1 **Neurofibramatose v. Recklinghausen**

Neurofibromatose, N.opticus-Bereich
1 **Neurofibromatose v. Recklinghausen***

Neurofibrome Fibrome Neurinome Café-au-lait-Flecke
1 **Neurofibromatose v. Recklinghausen**

Neuropathie Paresen Nephropathie, chronische Infektionen
3 **Amyloidosen**

Neuropathien Barbiturat-, Sulfonamidunverträglichkeit Abdominalschmerz
1 **Koproporphyrie, erbliche**

Neuropathie, periphere Caries Sehverlust Hörverlust Ataxie Myopie
! **Flynn-Aird-Syndrom**

Neutropenie Minderwuchs Steatorrhoe Diarrhoe Mißgedeihen Infektionen
0 **Shwachman-Syndrom**

Nierenagenesie Beckendysplasie Sympodie Analatresie
! † **Sirenomelie**

Nierena-, Dysgenesie Lungenhypoplasie CFD Wirbelmißbildungen
! † **Dysplasia renofacialis**

Nierenaplasie Claviculadysplasie Extremitätenmißbildungen Mikrophthalmie Herzfehler
! **Lenz-Syndrom**

Nierendysplasie Zwergwuchs Infektionen Thoraxdysplasie Dyspnoe Zyanose
! **Jeune-Syndrom**

Nierenfunktionsstörungen HSM Leberinsuffizienz Mißgedeihen Rachitis
0 **Tyrosinämie**

Nierenfunktionsstörungen Rachitis Krämpfe Urämie
! **Hypophosphatasie**

Nierenfunktionsstörungen Sehverlust Ataxie
1 **Renal-retinale Degeneration**

Nierenfunktionsstörungen Retardation Krämpfe Hörverlust Infektionen
0 **Hyperprolinämie**

Nierenhypoplasie Genitalhypoplasie Schwerhörigkeit CFD
! **Winter-Kohn-Mellman-Wagner-Syndrom**

Niereninfektionen Niereninsuffizienz Nierenkoliken Hämaturie Hypertonie
0 **Zystennieren, infantiler Typ**

Niereninfektionen Niereninsuffizienz, progrediente Hämaturie Hypertonie
1 **Zystennieren, medulläre**

Niereninfektionen Hypertonie Hämorrhagien Hämaturie Niereninsuffizienz
4 **Zystennieren, adulter Typ**

Niereninsuffizienz Amaurose Krämpfe Idiotie Ataxie
0 **Gangliosidose, generalisierte Typ II**

Niereninsuffizienz Hypertonie, portale Dyspepsie HSM Mißgedeihen
0 **Fibroangiomatose, angeborene, biliäre**

Niereninsuffizienz Infektionen Minderwuchs Mißgedeihen Ödeme
0 **Nephrotisches Syndrom**

Niereninsuffizienz, progrediente
2 **Balkan-Nephropathie**

Niereninsuffizienz Sehverlust Urämie Hörverlust
2 ♂ **Alport-Syndrom**

Niereninsuffizienz Urämie Polyurie Polydipsie Erbrechen Nephrocalcinose
0 **Oxalose-Syndrom**

Niereninsuffizienz, progrediente Urämie Polydipsie Polyurie Anämie
1 **Nephrophthise Fanconi**

Niereninsuffizienz Amaurose Krämpfe Hurler-Symptomatik HSM Idiotie
0 **Gangliosidose, generalisierte Typ I**

Niereninsuffizienz Niereninfektionen Hypertonie Hämorrhagien Hämaturie
4 **Zystennieren, adulter Typ**

Niereninsuffizienz Nierenkoliken Hämaturie Hypertonie Niereninfektionen
0 **Zystennieren, infantiler Typ**

Niereninsuffizienz, progrediente Hämaturie Hypertonie Niereninfektionen
1 **Zystennieren, medulläre**

Nierenkoliken Hämaturie Hypertonie Niereninfektionen Niereninsuffizienz
0 **Zystennieren, infantiler Typ**

Nierenkoliken Minderwuchs Nierensteine
1 **Cystinurie**

Nierenmißbildungen Schwerhörigkeit Halsfisteln Zystennieren
! **Branchio-oto-renale Dysplasie**

Nierensteine Arthritis Urinverfärbung Ochronose Osteoporose
3 **Alkaptonurie**

Nierensteine Arthritis, polytope Schmerzattacken Gelenkdeformationen
3 **Gicht**

Nierensteine Muskelschwäche Nephritis Gallensteine
2 **Xanthinurie**

Nierensteine Splenomegalie Anämie, hämolytische, progrediente
1 **Pyruvatkinase-Mangel-Syndrom**

Nierensteine Nierenkoliken Minderwuchs
1 **Cystinurie**

Nierensteine rezidivierende
1 **Hyperoxalurie**

Nystagmus Tagblindheit Farbenblindheit, totale
! **Farbenblindheit, totale**

Nystagmus Augenbrauenhypoplasie Albinismus Taubheit
! **Tietz-Syndrom**

Nystagmus Dysarthrie Ataxie Athetose Spastizität Retardation
0 1 **Pelizaeus-Merzbacher-Syndrom**

Nystagmus Fontanelle, große Tetraplegie Hydrozephalus Ataxie
! **Hydrozephalus bei Atresie des Foramen Magendie**

Nystagmus Hohlfuß Reflexanomalien Kyphoskoliose Demenz Ataxie
1 **Friedreich-Syndrom**

Nystagmus Oligophrenie Muskelhypotonie Fotosensibilität Ataxie
1 **Hartnup-Syndrom**

Nystagmus Pupillotonie Keratoconus Strabismus Blindheit
0 **Amaurosisis congenita, Typ Leber I und II**

Nystagmus Sehverlust Spasmen Anfälle Ataxie Hydrozephalus
0 **Hydrozephalus infolge Arnold-Chirarischer Mißbildung**

Nystagmus Sehverlust Ataxie Blasenschwäche Demenz Achromatopsie
1 **Behr-Syndrom**

Nystagmus Skotome Blausehschwäche Sehverlust, frühkindlicher
0 **Optikusatrophie***

Nystagmus Strabismus Katarakt Sehverlust Oligophrenie Mikrophthalmie
! **Katarakt***

Nystagmus Optikusatrophie Amaurose Strabismus
! ♂ **Leber-Syndrom**

Oberbauchbeschwerden Haarwachstumsstörungen Achylie Diarrhoe Anämie
2 **Perniziöse-Anämie**

Oberbauchbeschwerden Bohnenunverträglichkeit Anämie, hämolytische Ikterus
1 ♂ **Glukose-6-Phosphat-Dehydrogenase-Mangel**

Oberlippenödem, rezidivierendes Struma Lidschwellung Blepharochalasis
1 **Ascher-Syndrom**

Oberlippenschwellung Lingua plicata Gesichtsschwellung Fazialisparese
2 **Melkersson-Rosenthal-Syndrom**

Obstruktion, intestinale
! **Jejunum-Atresie**

Ochronose Osteoporose Nierensteine Arthritis Urinverfärbung
3 **Alkaptonurie**

Ödeme Anämie Dyspepsie Mißgedeihen Malabsorption
0 **Trypsinogenmangel-Syndrom**

Ödeme Anämie Rachitis Malabsorption Mißgedeihen Diarrhoe
0 **Zöliakie**

Ödeme Emphysem Mekoniumileus Bronchitis Mißgedeihen Malabsorption
0 **Mukoviszidose**

Ödeme Kardiomegalie Dyspnoe Linkshypertrophie
0 **Endokardfibroelastose**

Ödeme Kopfschmerz Erbrechen Mißgedeihen Polyurie Adynamie
0 **Bartter-Syndrom**

Ödeme Niereninsuffizienz Infektionen Minderwuchs Mißgedeihen
0 **Nephrotisches Syndrom**

Ödeme Pleuraexsudate Nageldystrophie Fingernägel, gelbe
2 **Yellow-Nail-Syndrom**

Ödeme, Beine Ermüdbarkeit, schnelle
3 **Analbuminämie**

Ödeme, Füße Pterygium colli Amenorrhoe Haaransatz, tiefer Minderwuchs
! ♀ **Ullrich-Turner-Syndrom**

Ödeme, Gesicht Fazialisparese Oberlippenschwellung Lingua plicata
2 **Melkersson-Rosenthal-Syndrom**

Ödeme, rezidivierende, Atemwege, Gesicht, Genitale, Extremitäten
1 **Quincke-Syndrom**

Ödeme, Unterschenkel Lymphangitiden Minderwuchs Retardation
0 **Lymphödem, erbliches**

Odontome Polypose, Colon Atherome Lipome Osteome Meläna Fibrome
3 **Polyposis intestinalis III**

Ohrläppchenhyperplasie Schwerhörigkeit
! **Escher-Hirt-Syndrom**

Oligomenorrhoe Fertilitätsminderung Psychosen Dysmenorrhoe
2 ♀ **Triplo-X-Frauen**

Oligomenorrhoe Hirsutismus Sterilität Hypogenitalismus Amenorrhoe
2 ♀ **Stein-Leventhal-Syndrom**

Oligophrenie Brachymetacarpie Brachymetatarsie Minderwuchs
! **Brachydaktylie***

Oligophrenie Ichthyosis Diplegie Muskelatrophie Dysarthrie Sehverlust
0 **Sjögren-Larsson-Syndrom**
Oligophrenie Mikrozephalie Anfälle Tetraplegie, spastische
! ♂ **Paine-Syndrom**
Oligophrenie Minderwuchs Bewegungseinschränkung Brachyphalangie CFD
0 **Leri-Syndrom, Pleonosteosis**
Oligophrenie Minderwuchs Brachymetacarpie-4
1 **Osteodystrophia hereditaria Albright**
Oligophrenie Skotome Farbsehdefekte Sehverlust
1 **Stargardt-Syndrom**
Oligophrenie Anfälle Retardation Myoklonien
0 **Carnosinurie**
Oligophrenie CFD Minderwuchs Mikrozephalie Spastizität Brachytelephalangie
! **Warfarin-Syndrom**
Oligophrenie Myoklonien
0 **Carnosinurie**
Oligophrenie Makrotestes Makrogenitosomie
! **Makrotestes**
Oligophrenie Myxödem Kretinismus Retardation
0 **Athyreose**
Oligophrenie Brachyzephalie Makroglossie Lidspalte, mongoloide
! **Down-Syndrom**
Oligophrenie Erbrechen Mikrozephalie Mißgedeihen Lethargie Krämpfe
0 **Hyperglyzinämie**
Oligophrenie Eunuchoidismus Hypogonadismus Ichthyosis Anfälle
0 **Rud-Syndrom**
Oligophrenie Glaukom Nävus flammeus, unilateraler Anfälle Hemiparesen
! **Sturge-Weber-Syndrom**
Oligophrenie Hochwuchs Linsenektopie Anfälle Retardation Thrombosen
0 **Homozystinurie**
Oligophrenie Hypogenitalismus Eunuchoidismus Anfälle Strabismus
! ♂ **Tetra-X-Frauen**
Oligophrenie Hypogonadismus Zwergwuchs Vogelkopf Mikrozephalie CFD
! **Vogelkopf-Zwergwuchs**
Oligophrenie Hypogonadismus Sterilität CFD Eunuchoidismus Hochwuchs
1 ♂ **XXXY-Männer**
Oligophrenie Hypopigmentierung Retardation Ekzeme Krämpfe
0 **Fölling-Syndrom**

Oligophrenie Kryptorchismus LKGS Hypospadie Hypertelorismus
! ♂ **Hypospadie***

Oligophrenie Kyphoskoliose Ataxie Katarakt Minderwuchs
! **Marinescu-Sjögren-Syndrom**

Oligophrenie Mikrophthalmie Nystagmus Strabismus Katarakt Sehverlust
! **Katarakt***

Oligophrenie Mikrozephalie Anfälle Erbrechen Retardation
0 **Citrullinurie-Syndrom**

Oligophrenie Minderwuchs Retardation Zahnanomalien Daumen, breite CFD
! **Rubinstein-Taybi-Syndrom**

Oligophrenie Minderwuchs Schwerhörigkeit CFD Schulterblatthochstand
! **Fara-Chlupackova-Hrivnakova-Syndrom**

Oligophrenie Pseudogliom Amaurose Bulbusatrophie Hörverlust
! ♂ Norrie-Syndrom

Oligophrenie Retardation Hyperkinesen Muskeldystonie Ataxie
0 **Kleinhirn-Hypoplasie**

Oligophrenie Retardation Minderwuchs Ptosis Hypogenitalismus CFD Syndaktylie
! **Smith-Lemli-Opitz-Syndrom**

Oligophrenie Retardation Selbstmutilation Choreoathetose Gicht
0 ♂ **Lesch-Nyhan-Syndrom**

Oligophrenie Retardation Kryptorchismus Katarakt Minderwuchs Muskelhypotonie
! ♂ **Lowe-Syndrom**

Oligophrenie Retardation Muskelschwäche Krämpfe Erbrechen Anämie
0 **Hyperlysinämie**

Oligophrenie Retardation Adipositas Hypogenitalismus Polydaktylie
! **Laurence-Moon-Biedl-Bardet-Syndrom**

Oligophrenie Sehverlust Hörverlust Retardation Zwergwuchs CFD Fotosensibilität
1 **Cockayne-Syndrom**

Oligophrenie Thrombopenie Retardation
0 **Cystathioninurie**

Oligophrenie Trichorrhexis Hepatomegalie Ataxie Krämpfe
0 **Argininbernsteinsäure-Syndrom**

Oligophrenie Verhaltensstörungen Anämie, hämolytische Splenomegalie
1 ♂ **Phosphoglyzeratkinase-Mangel**

Oligophrenie CFD Akrozephalie Syndaktylien Polysyndaktylie
! **Akrozephalosyndaktylie**

Oligophrenie Erbrechen Muskelhypotonie Retardation Sehverlust
0 **Hypervalinämie**

Oligophrenie Hautfurchung, Kopf
1 **Cutis verticis gyrata***

Oligophrenie Hautfurchung, Kopf Schilddrüsenaplasie
1 **Cutis verticis gyrata***

Oligophrenie Hypoglykämien Erbrechen Mißgedeihen Krämpfe
0 **Fruktose-Intoleranz**

Oligophrenie Kretinismus Struma Retardation Myxödem
1 **Hypothyreose**

Oligophrenie Minderwuchs CFD Retardation Muskelhypotonie
! **Deletions-Syndrome des Chromosoms Nr. 18**

Oligophrenie Sprachretardation Minderwuchs
1 **Histidinämie-Syndrom**

Oligophrenie Tremor Heißhunger Coma Anfälle
0 **Hypoglykämie**

Oligophrenie CFD Stimme, hohe Zwergwuchs Muskelhypotonie Kardiomyopathie
! **Mulibrey-Zwergwuchs**

Oligophrenie Hörverlust Retinopathie Muskelatrophie Sehverlust Retardation
! **Taubheit***

Oligophrenie Hörverlust Sehverlust HSM Pigmentierung, gelbe Kachexie
0 1 2 **Niemann-Pick-Syndrom**

Oligophrenie Hypogonadismus Hypoglykämie Muskelhypotonie Mißgedeihen Adipositas
! **Prader-Willi-Syndrom**

Oligophrenie Lethargie Ataxie Anfälle Erbrechen Retardation
0 **Hyperammonämie-Syndrom**

Oligophrenie Muskelhypotonie Fotosensibilität Ataxie Nystagmus
1 **Hartnup-Syndrom**

Oligophrenie Schwerhörigkeit Minderwuchs Hypogonadismus Mikrotie CFD
! **Mengel-Konigsmark-Berlin-Mc Kusick-Syndrom**

Oligophrenie Hypogonadismus Eunuchoidismus Gynäkomastie Hochwuchs
1 ♂ **Klinefelter-Syndrom**

Oligophrenie Minderwuchs CFD Retardation Muskelhypotonie Augenmißbildungen
! **Deletions-Syndrome des Chromosoms Nr. 18**

Ophthalmoplegie Ataxie Hohlfuß Demenz Kyphoskoliose
1 **Spino-cerebellare Ataxie mit Ophthalmoplegie**

Ophthalmoplegie Retinitis pigmentosa Reizleitungsstörung, Herz
2 **Kearns-Sayre-Syndrom**

Ophthalmoplegie Visusverlust Hörverlust Ataxie Tremor Ptosis
1 **Kearns-Sayre-Syndrom**

Optikusatrophie Adipositas Hyptertonie, intrakranielle Kopfschmerz Visusverlust Paralysen
2 **Hypertonie, intrakranielle, benigne**

Optikusatrophie Sehverlust Hörstörung Diabetes mellitus
1 **Barjon-Lestradet-Labange-Syndrom**

Optikusatrophie Amaurose Strabismus Nystagmus
! ♂ **Leber-Syndrom**

Ösophaguskarzinom Palmoplantarkeratose
1 **Keratosis palmaris et plantaris mit Ösophaguskarzinom**

Ösophagusstenose Augenläsionen Hyperhidrose Blasen Atrophie, Haut
0 **Epidermolysis bullosa**

Osteofibrose Pigmentierungsanomalien Pubertas praecox Knochenbrüchigkeit
1 **Albright-Syndrom**

Osteogenesis imperfecta Frakturen Hörverlust Otosklerose
1 **van der Hoeve-Syndrom**

Osteogenesis imperfecta Spinnenfingrigkeit Kontrakturen Kyphoskoliose
! **Beals-Hecht-Syndrom**

Osteolysen Zahnanomalien Frakturen Akroosteolysen Arthrochalasis
1 **Akroosteolyse, neurogene**

Osteolysen Ulcera Sequestrierung, Finger, Zehen Sensibilitätsstörungen
1 **Akroosteolyse, neurogene**

Osteomalazie Minderwuchs Rachitis
1 ♂ **Hypophosphatämie**

Osteomalazie Rachitis Minderwuchs Zahnschmelzdefekte Tetanie Muskelhypotonie
0 **Pseudomangelrachitis**

Osteome Meläna Fibrome Odontome Polypose, Colon Atherome Lipome
3 **Polyposis intestinalis III**

Osteomyelitis Osteosklerose Knochenbrüchigkeit Sehverlust
1 **Albers-Schönberg-Syndrom**

Oesteopoikilose Nävi Pubertas praecox
1 **Osteopoikilose**

Osteopoikilose Fibrome Knochenbrüchigkeit Kyphose Knochenschmerz
1 **Buschke-Ollendorff-Syndrom**

Osteoporose CFD Ulcera Osteolysen, Füße Sensibilitätsstörungen
1 **Akroosteolyse, neurogene**

Osteoporose Nierensteine Arthritis Urinverfärbung Ochronose
3 **Alkaptonurie**

Osteoporose Amenorrhoe, primäre Infantilismus Eunuchoidismus
! „♀" **Gonadendysgenesie, reine**

Osteoporose HSM Lebercirrhose Minderwuchs Ikterus
0 **Glykogenose Typ IV**

Ostesoklerose Knochenbrüchigkeit Sehverlust Osteomyelitis
1 **Albers-Schönberg-Syndrom**

Osteosklerose Sehverlust Knochenbrüchigkeit HSM Makrozephalie Hörverlust
! **Albers-Schönberg-Syndrom**

Osteosklerose, streifige Bewegungseinschränkung, schmerzhafte unilaterale
2 **Leri-Syndrom, Melorheostosis**

Otosklerose Osteogenesis imperfecta Frakturen Hörverlust
1 **van-der-Hoeve-Syndrom**

Otosklerose Spondylolisthesis Skleren, blaue Cutis laxa Keratokonus
0 **Faltenhaut-Syndrom**

Oxyzephalie Polydaktylie Daumenendphalangen, gespaltene
! **Polydaktylie***

Pachyonychie Hypotrichose Pigmentierungsanomalien Palmoplantarkeratose
! **Jadassohn-Lewandowsky-Syndrom**

Pachyonychie Zahnanomalien Hypotrichose Hyperkeratosen
! ♂ **Ektodermale Dysplasie, anhidrotische**

Palmoplantarkeratose Basalzellepitheliome Kieferzysten Rippenanomalien
2 **Basalzellnaevus-Syndrom**

Palmoplantarkeratose Hypohidrose Nageldysplasie Hörverlust Talgdrüsenhypoplasie
1 **Helweg-Larsen-Syndrom**

Palmoplantakeratose Zahnverfärbung Hypohidrose Pigmentierungsanomalien
1 **Naegeli-Syndrom**

Palmoplantarkeratose Papeln, follikuläre Nageldystrophie
2 **Pityriasis rubra pilaris**

Palmoplantarkeratose Alopezie Hyperkeratosen, follikuläre
0 **Keratosis follicularis spinulosa decalvans cum ophiasi**

Palmoplantarkeratose Fotophobie Hauterscheinungen, herpetiforme Keratosen
1 **Keratosis palmoplantaris circumscripta**

Palmoplantarkeratose Hyperhidrose Zahnanomalien Paradontose
1 **Keratosis palmoplantaris mit Periodontopathie**

Palmoplantarkeratose Hypertrichose Schnürfurchen Nageldystrophie
0 **Mal de Meleda**

Palmoplantarkeratose Ösophaguskarzinom
1 **Keratosis palmaris et plantaris mit Ösophaguskarzinom**

Palmoplantarkeratose Pachyonychie Hypotrichose Pigmentierungsanomalien
! **Jadassohn-Lewandowsky-Syndrom**

Palmoplantarkeratose, verrucöse, papulöse Hyperhidrose
2 **Akrokeratoelastoidosis**

Palmoplantarkeratose, papulöse
2 **Keratosis palmoplantaris papulosa**

Palmoplantarkeratose, schmerzhafte Nagelhyperplasie
0 **Keratosis palmoplantaris diffusa circumscripta**

Palmoplantarkeratose, übergreifende Hyperhidrose
1 **Greither-Syndrom**

Palmoplantarkeratose Kollodiumbaby Hyperkeratosen Erythrodermie
! **Ichthyosis congenita**

Pankreasinsuffizienz Abdominalkoliken, rezidivierende
1 **Pankreatitis, erbliche**

Pankreatitis Erbrechen Lipämie Koliken Fieber Xanthome HSM
2 **Hyperlipoproteinämie Typ I**

Panzytopenie Anämie, hämolytische Methämoglobinämie
0 **Glutathionreduktase-Mangel**

Papageienschnabelnase CFD Sehverlust Turmschädel Exopththalmus
! **Crouzon-Syndrom**

Papeln, follikuläre Nageldystrophie Palmoplantarkeratose
2 **Pityriasis rubra pilaris**

Papeln, follikuläre, Extremitäten
2 **Kyrle-Syndrom**

Papeln, Haut Ichthyosis Basaliome
1 **Epidermodysplasia verruciformis**

Papeln, Haut, Gesicht
2 **Dermatosis papulosa nigra**

Papeln, hyperkeratotische, Extremitäten
1 **Akrokeratosis verruciformis (Hopf)**

Papeln, keratotische, Extremitäten
4 **Hyperkeratosis lenticularis perstans**

Papeln, Nase Prurigo, Nase Hypertrichose, Nase
1 **Granulosis rubra nasi**

Paradontose Palmoplantarkeratose Hyperhidrose Zahnanomalien
1 **Keratosis palmoplantaris mit Periodontopathie**

Paralysen Optikusatrophie Adipositas Hypertonie, intrakranielle Kopfschmerz Visusverlust
2 **Hypertonie, intrakranielle, benigne**

Paraplegie Retardation Fontanelle, große Hydrozephalus Daumenhypoplasie
! ♂ **Hydrozephalus infolge einer Aquäduktstenose**

Parästhesien Muskelatrophie Analgesie Arthropathie Atrophien
3 **Syringomyelie**

Parästhesien Bewegungen, unwillkürliche
2 **Akromelalgie**

Parästhesien Konstipation Koliken Erbrechen Paresen Reizbarkeit
3 **Porphyria acuta intermittens**

Parästhesien Muskelschwäche Pupillotonie Reflexanomalien
1 **Adie-Syndrom**

Parästhesien/Hände, Zehen Nageldystrophie Ulcerationen
2 **Raynaud-Syndrom**

Parästhesien Myoklonien Storchenbeine Muskelschwäche, aufsteigende
1 **Muskelatrophie, neurale, Charcot-Marie-Tooth**

Parästhesien Paresen, Extremitäten Muskelatrophien, leichte Extremitäten
2 **Polyneuropathie, rezidivierende, familiäre**

Parästhesien Reflexanomalien Ataxie Gangstörungen Dysarthrie
3 **Cerebellare Ataxie, Typ Holmes**

Parästhesien Tonsillenhypertrophie, orange Splenomegalie
1 **Tangier-Syndrom**

Parästhesien, Akren Sehverlust Teleangiektasien Nephritis Hypertonie
1 ♂ **Fabry-Syndrom**

Parästhesien Paresen Ataxien Ichthyose Muskelatrophie Hemeralopie Hörverlust
2 **Refsum-Syndrom**

Paresen Akinese Muskelrigor Tremor Amimie Anfälle
5 **Parkinson-Syndrom**

Paresen Arthrosen Hyperostosen, Schädel Dyspnoe Sehverlust Hörverlust
0 **Pyle-Syndrom**

Paresen Ataxien Hörverlust Anfälle Infektionen Tremor Sehverlust
1 **Enzephalopathie, nekrotisierende**

Paresen Xanthelasmata Retardation Ataxie
1 **Xanthomatose, cerebro-tendinäre**

Paresen Kopfschmerz Dysphasie Anfälle Demenz
1 **Moyamoya**

Paresen Ataxien Ichthyose Muskelatrophie Hemeralopie Hörverlust Parästhesien
2 **Refsum-Syndrom**

Paresen Nephropathie, chronische Infektionen Polyneuropathien
3 **Amyloidosen**

Paresen Reizbarkeit Unruhe Parästhesien Konstipation Koliken Erbrechen
3 **Porphyria acuta intermittens**
Paresen Rigor Tremor Anfälle Demenz Hyperkinesen
2 **Fahr-Syndrom**
Paresen Sehverlust Hörverlust Hemiatrophia faciei Amimie
! **Fazialisparese, angeborene**
Paresen, Extremitäten Muskelatrophien, leichte, Extremitäten Parästhesien
2 **Polyneuropathie, rezidivierende, familiäre**
Paresen, Hirnnerven Dysphagie Dysarthrie Dyspnoe Abduzenslähmung
1 **Bulbärparalyse, progressive, infantile**
Patellahypoplasie Nageldysplasien Radiusluxationen Nephropathien
! **Nagel-Patella-Syndrom**
Patellahypoplasie Kontrakturen Retardation Sandalenlücke CFD Interdigitalfurche/Zehen Unterlippe, breite Wirbelanomalien Kyphose
! **Trisomie 8**
Patellaluxationen
1 **Gelenke-Schlaffheit***
Patellaluxationen Subluxationen Luxationen CFD Brachytelephalangie
! **Larsen-Syndrom**
Penisabknickung
4 **De la Peyronie-Syndrom**
Periodontopathien Infektionen, rezidivierende Gingivitiden
1 **Neutropenie, chronische, familiäre, gutartige**
Peromelie Retrognathie Minderwuchs CFD Mikrozephalie Vogelgesicht
! **Hanhart-Syndrom II**
Peromelie Syndaktylie Zunge/Hypoplasie Syngnathie Zahnanomalien
! **Aglossie-Adaktylie-Syndrom**
Persönlichkeitsverfall Antriebsarmut Dysarthrie
5 **Pick-Syndrom**
Petechien Epistaxis Menorrhagien Splenomegalie Diathese, hämorrhagische
1 **Purpura idiopathische, thrombozytopenische**
Petechien Epistaxis Diathesen, hämorrhagische, posttraumatische
0 **Thrombasthenie, erbliche**
Petechien Glaukom Muskelhypotonie HSM Anfälle Retardation CFD
! **Cerebro-Hepato-Renales Syndrom (Zellweger)**
Petechien Meläna Epistaxis Ekzem, atopisches Infektionen Thrombopenie
1 ♂ **Wiskott-Aldrich-Syndrom**

Phokomelie Brachymelie
! **Thalidomid-Embryopathie**
Phokomelie Diathesen, hämorrhagische Thrombozytopenie
0 **Thrombopenie-Syndrom, kongenitales**
Phokomelie Skelettdysplasien, multiple Mikromelie
! **Pseudothalidomid-Syndrom**
Pigmentierung, gelbe Kachexie Oligophrenie Hörverlust Sehverlust HSM
0 1 2 **Niemann-Pick-Syndrom**
Pigmentierungsanomalien Hautblasen
1 **Pemphigus chronicus benignus familiaris**
Pigmentierungsanomalien Myopie Zahnanomalien Retardation Strabismus
1 **Incontinentia pigmenti achromians Ito**
Pigmentierungsanomalien Sehverlust Skotome Farbsehschwäche
! **Makuladegeneration, familiäre**
Pigmentierungsanomalien, streifenförmige Zahnanomalien Myopie Strabismus Retardation
1 **Incontinentia pigmenti achromians Ito**
Pigmentierungsanomalien, fleckförmige
2 **Vitiligo**
Pigmentierungsanomalien, Nase, Polypose, gastrointestinale Ileus Meläna
1 **Polyposis intestinalis II**
Pigmentierungsanomalien Palmoplantarkeratose Zahnverfärbung Hypohydrose
1 **Naegeli-Syndrom**
Pigmentierungsanomalien Palmoplantarkeratose Pachyonychie Hypotrichose
! **Jadassohn-Lewandowsky-Syndrom**
Pigmentierungsanomalien Blasen Alopezie Exantheme Zahnanomalien
0 ♀ **Bloch-Sulzberger-Syndrom**
Pigmentierungsanomalien Hämangiome Chondrome Gangstörungen Knochendysplasien
! **Knochenchondromatose**
Pigmentierungsanomalien Minderwuchs Daumendysplasie Anämie, makrozytäre
! **Fanconi-Anämie**
Pigmentierungsanomalien Pubertas praecox Knochenbrüchigkeit Osteofibrose
1 **Albright-Syndrom**
Pigmentierungsanomalien Polyposis intestinalis Malabsorption Nageldystrophie
1 **Cronkhite-Canada-Syndrom**
Pigmentmangel, Auge Sehschärfe, vermindert Sehverlust
! ♂ **Albinismus, partieller**

Pili torti Hörverlust
0 **Pili torti***

Pili torti Schwerhörigkeit
0 **Björnstad-Syndrom**

Pilzinfektionen Infektionen Ekzeme Ichthyosis
1 **Neutrophilen-Funktionsstörung**

Platyonychie Distichiasis Mikroblepharie Lagophthalmus
! **Distichiasis***

Platyspondylie Analhautfalte Zwergwuchs Kyphoskoliose Metatropie
! **Zwergwuchs, metatropischer**

Platyspondylie Arthrosen Augenfehler Minderwuchs Ganganomalien
! **Dysplasia spondylo-epiphysaria congenita**

Platyspondylie Bewegungseinschränkung Kyphose Minderwuchs
1 ♂ **Dysplasia spondylo-epiphysaria tarda**

Platyspondylie Infektionen Retardation Wasserspeiergesicht
0 **Aspartylglukosaminurie**

Platyspondylie Supinationseinschränkung Zwergwuchs
! **Zwergwuchs, akromesomeler**

Platyspondylie Knochenbrüchigkeit Hautatrophie Nageldystrophie Demenz Minderwuchs
1 **Dysosteosclerose**

Platyspondylie Skoliose Zwergwuchs Lordose Ganganomalien
1 **Dysplasia spondylo-epiphysaria, pseudoachondroplastische**

Pleuraexsudate Nageldystrophie Fingernägel, gelbe Ödeme
2 **Yellow-Nail-Syndrom**

Poikilodermie Tränenträufeln Nageldystrophie Hyperkeratosen Purpura
1 ♂ **Zinsser-Engman-Cole-Syndrom**

Polydaktylie Kamptodaktylie Syndaktylie Vagina septa Urininkontinenz
! **Kamptodaktylie***

Polydaktylie Zungenlappung Hörverlust CFD Frenulahypertrophie Zahnanomalie
! **Mohr-System**

Polydaktylie Anus imperforatus
! **Polydaktylie***

Polydaktylie Daumenendphalangen, gespalten Oxyzephalie
! **Polydaktylie***

Polydaktylie Kryptophthalmie LKGS CFD Meningozele Zystennieren
! † **Meckel-Syndrom**

Polydaktylie Mikromelie Genitaldysplasie
! **Mohr-Syndrom**

Polydaktylie Genitalanomalien CFD Taubheit Mikrophthalmus Gaumenspalte
! **Ullrich-Feichtiger-Syndrom**

Polydaktylie Retardation LKGS Kolobom Mikrophthalmie Taubheit
! **Pätau-Syndrom**

Polydaktylie Minderwuchs Mikrognathie CFD Retardation Ekzem
1 **Dubowitz-Syndrom**

Polydaktylie Syndaktylie Unterschenkel/Verkrümmung
! **Tibia-Aplasie**

Polydaktylie Oligophrenie Retardation Adipositas Hypogenitalismus
! **Laurence-Moon-Biedl-Bardet-Syndrom**

Polydaktylie Thoraxdystrophie LKGS Lungenhypoplasie Zwergwuchs Brachymelie
! † **Thoraxdystrophie-Polydaktylie-Syndrom**

Polydaktylie, postaxiale Nageldysplasie Zahnanomalien Exostosen Minderwuchs
! **Ellis-van-Creveld-Syndrom**

Polydipsie Erbrechen Nephrocalcinose Niereninsuffizienz Urämie Polyurie
0 **Oxalose-Syndrom**

Polydipsie Polyurie Fieber Erbrechen
1 3 **De-Toni-Debre-Fanconi-Syndrom**

Polydipsie Polyurie Abgeschlagenheit Saccharidintoleranz
1 **Diabetes mellitus**

Polydipsie Polyurie Anämie Niereninsuffizienz, progrediente Urämie
1 **Nephrophthise Fanconi**

Polydipsie Polyurie Erbrechen Mißgedeihen Retardation Fieber
0 **Diabetes insipidus renalis**

Polydipsie Polyurie Fieber Exsiccose Retardation
0 **Diabetes insipidus renalis**

Polylymphadenomatose Pruritus
3 **Lymphogranulomatose**

Polypose, Colon Adenocarcinome Meläna
2 **Polyposis intestinalis I**

Polypose, Colon Atherome Lipome Osteome Meläna Fibrome Odontome
3 **Polyposis intestinalis III**

Polypose, Nase, gastrointestinale Ileus Meläna Pigmentierungsanomalien
1 **Polyposis intestinalis II**

Polypose Tremor Hauterscheinungen, lichenoide Fibroadenome/Brust, Thyreoidea
2 **Cowden-Syndrom**

Polyposis nasi Situs inversus Bronchiektasien Dextrokardie Infektionen
! **Kartagener-Syndrom**

Polyposis intestinalis Malabsorption Nageldystrophie Pigmentierungsanomalien
1 **Cronkhite-Canada-Syndrom**

Polysyndaktylien Oligophrenie CFD Akrozephalie Syndaktylie
! **Akrozephalosyndaktylie**

Polysyndaktylie Hypertelorismus CFD
! **Greig-Syndrom**

Polyurie Fieber Erbrechen Polydipsie
1 3 **De-Toni-Debre-Fanconi-Syndrom**

Polyurie Abgeschlagenheit Saccharidintoleranz Polydipsie
1 **Diabetes mellitus**

Polyurie Adynamie Ödeme Kopfschmerz Erbrechen Mißgedeihen
0 **Bartter-Syndrom**

Polyurie Anämie Niereninsuffizienz, progrediente Urämie Polydipsie
1 **Nephrophthise Fanconi**

Polyurie Erbrechen Mißgedeihen Retardation Fieber Polydipsie
0 **Diabetes insipidus renalis**

Polyurie Exsiccose Rachitis Dystrophie Erbrechen Fieber
1 **Azidose, renale, tubuläre II**

Polyurie Fieber Exsiccose Retardation Polydipsie
0 **Diabetes insipidus renalis**

Polyurie Minderwuchs Rachitis Nephritis Mißgedeihen Erbrechen
1 2 **Abderhalden-Fanconi-Syndrom**

Polyurie Polydipsie Erbrechen Nephrocalcinose Niereninsuffizienz Urämie
0 **Oxalose-Syndrom**

Polyzythämie Rötung, Haut, Schleimhaut
0 **Polycythaemia benigna**

Polyzythämie Apoplexien Herzfunktionsstörungen Rötung, Haut, Schleimhaut
1 **Polycythaemia rubra vera**

Polyzythämie Sulfonamidunverträglichkeit Anämie, hämolytische
1 **Hämoglobin, Zürich**

Polyzythämie Anämie, hämolytische
1 **Hämoglobine, abnormale**

Präaurikularanhänge Gesichtshemihypoplasie Wirbelanomalien Dermoide, epibulbäre
! **Okulo-Aurikulo-Vertebrale Dysplasie**

Präaurikularfisteln Halsfisteln Hörverlust
1 **Schwerhörigkeit und Präaurikularfisteln***

Präaurikularfisteln Halsfisteln Schwerhörigkeit
1 **Schwerhörigkeit und Präaurikularfisteln***

Prognathie Hörverlust Hernien Kontrakturen HSM Hornhautdystrophie
0 **Mukopolysaccharidose Typ V**

Prognathie Retardation Füße, kurze Hände, kurze Minderwuchs CFD
! **Akrodysostose**

Protrusio bulbi Hypertrichose Akzeleration Hypotonie CFD Respirationsinsuffizienz
! **Marshall-Smith-Syndrom**

Prurigo Blasen, Haut, Schleimhaut Nageldysplasie Hyperhidrose
1 **Epidermolysis bullosa**

Prurigo Dermatose, papulöse Nageldystrophie
0 **Keratosis follicularis Darier**

Prurigo Erytheme Hyperkeratosen
0 **Erythrokeratodermia figurata variabilis**

Prurigo, Nase Hypertrichose, Nase Papeln, Nase
1 **Granulosis rubra nasi**

Pruritus Polylymphadenomatose
3 **Lymphogranulomatose**

Pruritus Depressionen Fettwülste, multiple, schmerzhafte
4 **Dercum-Syndrom**

Pruritus Hypotrichose Ichthyose Allergien Urticaria Trichorrhexis
1 **Netherton-Syndrom**

Pruritus Rachitis Mißgedeihen Malabsorption Hypertonie Ikterus
1 **Gallengang-Aplasie, intrahepatische**

Pruritus Überpigmentierung Hämorrhagien Kopfschmerz Urticaria
1 2 **Urticaria pigmentosa**

Pseudogliom Amaurose Bulbusatrophie Hörverlust Oligophrenie
! ♂ **Norrie-Syndrom**

Pseudohermaphroditismus Hypogonadismus Pubertas praecox Salzverlust Intersex
! **Adrenogenitale Syndrome**

Pseudoobstipation Exsiccose Erbrechen, pylorisches Mißgedeihen
! **Pylorusstenose, angeborene**

Pseudoxanthome Hautatrophie Sehverlust Angina pectoris Purpura
1 **Pseudoxanthoma elasticum**

Psychosen Dysmenorrhoe Oligomenorrhoe Fertilitätsminderung
2 ♀ **Triplo-X-Frauen**

Psychosen Demenz Hyperkinesen Gangstörungen Dysarthrie
4 **Huntington-Syndrom**

Pterygium colli Amenorrhoe Haaransatz, tiefer Minderwuchs Ödeme, Füße
! ♀ **Ullrich-Turner-Syndrom**

Pterygium colli Minderwuchs Cubitus valgus Hypogonadismus CFD
! **Noonan-Syndrom**

Pterygium colli Minderwuchs Retardation CFD Brachytelephalangie Nageldystrophie Mikrozephalie
! **Hydantoin-Syndrom**

Ptosis Pupillotonie Miosis Strabismus Augenbewegungsstörungen
1 **Ophthalmoplegie**

Ptosis Bewegungsstörung, Augen Amimie Dysphagie Muskelschwäche, faziale
2 **Myopathie, okuläre**

Ptosis CFD, mongoloide Scheitelbeinöffnungen
! **Foramina parietalia permagna***

Ptosis Heterochromie Anhidrose Miosis Enophthalmus
0 **Horner-Syndrom**

Ptosis Hypogenitalismus CFD Syndaktylie Oligophrenie Retardation Minderwuchs
! **Smith-Lemli-Opitz-Syndrom**

Ptosis Katarakt Myotonien Dysarthrie Muskelatrophie, absteigende
2 **Dystrophia myotonica**

Ptosis Skoliose Floppy baby Ganganomalien Muskelschwäche Muskelermüdbarkeit
0 **Myopathie, zentronukleäre**

Ptosis Splenomegalie Dermatitis
0 **Prolidase-Mangel**

Ptosis Muskelhypotonie Schiefhals
1 **Multicore-Myopathie**

Ptosis Ophthalmoplegie Visusverlust Hörverlust Ataxie Tremor
1 **Kearns-Sayre-Syndrom**

Ptosis Scrotum bifidum Endphalangon/Hypoplasie CFD Nageldystrophie Hypertelorismus
! **Hydantoin-Syndrom**

Pubertas praecox Osteopoikilose Nävi
1 **Osteopoikilose**

Pubertas praecox Knochenbrüchigkeit Osteofibrose Pigmentierungsanomalien
1 **Albright-Syndrom**

Pubertas praecox Retardation Zwergwuchs Asymmetrie CFD Skoliose
! **Silver-Syndrom**

Pubertas praecox Wachstumsbeschleunigung Minderwuchs
1 ♂ **Pubertas präcox**

Pubertas praecox Salzverlust Intersex Pseudohermaphroditismus Hypogonadismus
! **Adrenogenitale Syndrome**

Pubertas tarda Zwergwuchs
0 **Zwergwuchs-Syndrom, hypophysäres**

Pulmonalstenose Cariesneigung Zyanose Asphyxie Minderwuchs
! **Fallot-Syndrom**

Pupillotonie Keratoconus Strabismus Blindheit Nystagmus
0 **Amaurosis congenita, Typ Leber I und II**

Pupillotonie Miosis
! **Mikrokorie**

Pupillotonie Miosis Strabismus Augenbewegungsstörung Ptosis
1 **Ophthalmoplegie**

Pupillotonie Reflexanomalien Parästhesien Muskelschwäche
1 **Adie-Syndrom**

Purpura Diathese, hämorrhagische Epistaxis Schleimhautblutungen Menorrhagien
1 ♀ **Purpura simplex**

Purpura Fieber HSM Dyspnoe Knochendestruktion Lymphknotenschwellung
1 **Abt-Letterer-Siwe-Syndrom**

Purpura Poikilodermie Tränenträufeln Nageldystrophie Hyperkeratosen
1 ♂ **Zinsser-Engman-Cole-Syndrom**

Purpura Pseudoxanthome Hautatrophie Sehverlust Angina pectoris
1 **Pseudoxanthoma elasticum**

Purpura Cholestase Mikrozephalie Makrozephalie Meningitis Retardation HSM
! **Zytomegalie-Virus-Fetopathie**

Purpura Hämorrhagien Nekrosen Urticaria/kälteinduzierte
1 **Cryoglobulinämie**

Purpura Infekte Diathese/hämorrhagische Splenomegalie Ataxie
2 **Sea-blue-Histiozytose**

Pyodermien Pilzinfektionen Ekzeme Ichthyose Infektanfälligkeit
1 **Neutrophilen-Funktionsstörung**

Quadriplegie Diplegie Spastizität Spitzfuß Athetose Dysarthrie
0 **Little-Syndrom**

Rachitis Malabsorption Mißgedeihen Diarrhoe Ödeme Anämie
0 **Zöliakie**

Rachitis Dystrophie Erbrechen Fieber Polyurie Exsiccose
0 **Azidose, renale, tubuläre I**

Rachitis Ganganomalien Arthrosen Minderwuchs Coxa vara
0 **Metaphysäre Chondrodysplasie Typ Schmid**

Rachitis Krämpfe Urämie Nierenfunktionsstörungen
! **Hypophosphatasie**

Rachitis Minderwuchs Arthrosen
1 **Metaphysäre Chondrodysplasie Typ Jansen**

Rachitis Minderwuchs Zahnschmelzdefekte Tetanie Muskelhypotonie Osteomalazie
0 **Pseudomangelrachitis**

Rachitis Minderwuchs Arthrosen Retardation
1 **Metaphysäre Chondrodysplasie Typ Jansen**

Rachitis Mißgedeihen Malabsorption Hypertonie Ikterus Pruritus
1 **Gallengang-Aplasie, intrahepatische**

Rachitis Nephritis Mißgedeihen Erbrechen Polyurie Minderwuchs
1 2 **Abderhalden-Fanconi-Syndrom**

Rachitis Nierenfunktionsstörungen HSM Leberinsuffizienz Mißgedeihen
0 **Tyrosinämie**

Rachitis Osteomalazie Minderwuchs
1 ♂ **Hypophosphatämie**

Rachitis Zahnverlust Frakturen
1 **Hypophosphatasie**

Radiusaplasie Klumphand Thrombopenie Diathesen, hämorrhagische
! **Thrombopenie-Syndrom, kongenitales**

Radiusdysplasie Klumphand Thrombopenie Diathesen, hämorrhagische
! **Thrombopenie-Syndrom, kongenitales**

Radiusdysplasien Daumenanomalien Klumphand Ventrikelseptumdefekt
! **Radius-Defekte***

Radiushypoplasie Bewegungseinschränkung/Ellenbogen CFD Skelettdysplasien Daumena, -hypoplasie
! **Nager-Syndrom**

Radiushypoplasie Daumena, -hypoplasie Bewegungseinschränkung/ Ellenbogen CFD Skelettdysplasien
! **Nager-Syndrom**

Radiusluxation Nephropathien Patellahypoplasie Nageldysplasie
! **Nagel-Patella-Syndrom**

Radiusverkürzung Syndaktylie, totale Synostosen Metacarpalia/ Fusion
! **Cenani-Syndrom**

Recto-Vaginal-Fistel Ileus, Säugling
! **Anus imperforatus**

Rectusdiastase Zahnanomalien Zwergwuchs Wulstlippen Sternumdeformität
! **MMM-Syndrom**

Reflexanomalien Mikrozephalie Epilepsie Tetraplegie
! **Mikrozephalie***

Reflexanomalien Muskelatrophie Hohlfuß Skoliose Ataxie
1 **Roussy-Levy-Syndrom**

Reflexanomalien Parästhesien Muskelschwäche Pupillotonie
1 **Adie-Syndrom**

Reflexanomalien Ataxie Gangstörungen Dysarthrie Parästhesien
3 **Cerebellare Ataxie, Typ Holmes**

Reflexanomalien Gehbeschwerden Spastizität Kontrakturen Hohlfuß
1 **Spinalparalyse, spastische**

Reflexanomalien Retinadegeneration Augenbewegungsstörungen Myopie
1 **Ophthalmoplegie**

Reflexanomalien Spastizität Retardation Sehverlust Hörverlust
1 **Seitelberger-Syndrom**

Reizbarkeit Unruhe Parästhesien Konstipation Koliken Erbrechen
3 **Porphyria acuta intermittens**

Reizleitungsstörung, Herz Ophthalmoplegie Retinitis pigmentosa
2 **Kearns-Sayre-Syndrom**

Respirationsinsuffizienz Retardation Mikrozephalie Skoliose Glossoptosis Rippendysplasie
! **Cerebro-costo-mandibuläres Syndrom**

Respirationsinsuffizienz Skoliose Kyphoskoliose Minderwuchs Rippenanomalien
! **Dysostose, spondylocostale**

Respirationsinsuffizienz Muskelschwäche
1 **Myopathie, mitochondriale**

Respirationsinsuffizienz Hypotonie CFD Protrusio bulbi Hypertrichose Akzeleration
! **Marshall-Smith-Syndrom**

Respirationsstörungen Asthma
0 **Bronchiektasien, angeborene**

Respirationsstörungen Muskelschmerz Muskelkrämpfe Myoglobinurie
1 **Carnitin-Palmityltransferase-Mangel**

Retardation Ekzeme Polydaktylie Minderwuchs Mikrognathie CFD
1 **Dubowitz-Syndrom**

Retardation Krämpfe Hörverlust Infektionen Nierenfunktionsstörungen
1 **Hyperprolinämie-Syndrom**

Retardation Oligophrenie Lethargie Ataxie Anfälle Erbrechen
0 **Hyperammonämie-Syndrom**

Retardation Tibia-, Fibulaverbiegung Beckendysplasie Zwergwuchs
! **Weismann-Netter-Syndrom**

Retardation Trichorrhexis Hypothermie Infektionen Ataxie Minderwuchs
0 ♂ **Menkes-Syndrom**

Retardation Anämie, normozytäre Hypogonadismus Hypertelorismus
1 **Diamond-Blackfan-Syndrom**

Retardation Epiphysendeformation, Phalangen Zwergwuchs CFD
1 **Dysostosen, periphäre**

Retardation Erbrechen Mißgedeihen Lethargie Dyspnoe Azidose
0 **Methylmalonazidurie**

Retardation Ödeme, Unterschenkel Lymphangitiden Minderwuchs
0 **Lymphödem, erbliches**

Retardation Rachitis Minderwuchs Arthrosen
1 **Metaphysäre Chondrodysplasie Typ Jansen**
Retardation Gaumenspalte Blepharophimose Mikrostomie CFD Mikrozephalie
! **Alkohol-Syndrom, fetales**
Retardation Pigmentierungsanomalien, streifenförmige Zahnanomalien Myopie Strabismus
1 **Incontinentia pigmenti achromians Ito**
Retardation Wasserspeiergesicht HSM Hernien Hörverlust Minderwuchs
1 ♂ **Mukopolysaccharidose Typ II**
Retardation Zwergwuchs Asymmetrie CFD Skoliose Pubertas praecox
! **Silver-Syndrom**
Retardation Anfälle Tetraplegie CFD Zwergwuchs
! **Coffin-Syndrom**
Retardation Anhidrose Selbstmutilationen Fieberschübe
1 **Neuropathie, sensorische, mit Anhidrosis**
Retardation Ataxie Tetraplegie Sehverlust Anfälle Demenz
0 **Gangliosidose, generalisierte Typ II**
Retardation Enthirnungsstarre Spastizität Hyperkinesen Anfälle
1 **Alpers-Syndrom**
Retardation Fieber Polydipsie Polyurie Erbrechen Mißgedeihen
0 **Diabetes insipidus renalis**
Retardation Hyperkinesen Muskeldystonie Ataxie Oligophrenie
0 **Kleinhirn-Hypoplasie**
Retardation Infektionen Anämie, hypochrome Minderwuchs
0 **Orotazidurie**
Retardation Muskelhypotonie Augenmißbildungen Oligophrenie Minderwuchs
! **Deletions-Syndrome des Chromosoms Nr. 18**
Retardation Muskelhypotonie Caries Oligophrenie Minderwuchs
! **Deletions-Syndrome des Chromosoms Nr. 18**
Retardation Muskelhypotonie CFD Mikrozephalie Hypospadie Minderwuchs
! **Deletions-Syndrom des kurzen Armes eines Chromosoms Nr. 4**
Retardation Muskelschwäche Ataxie Anfälle Hörverlust Hurler-Symptomatik
1 **Mukolipidose I**
Retardation Oligophrenie Mikrozephalie Anfälle Erbrechen
0 **Citrullinurie-Syndrom**
Retardation CFD Brachytelephalangie Nageldystrophie Mikrozephalie Pterygium colli Minderwuchs
! **Hydantoin-Syndrom**
Retardation Oligophrenie Kretinismus Struma, Myxödem
1 **Hypothyreose**

Retardation Schreien, katzenartiges Minderwuchs CFD Hypertelorismus
! **Cri-du-chat-Syndrom**
Retardation Sehverlust Hemeralopie Retinitis pigmentosa Ataxie
1 **Retinitis pigmentosa***
Retardation Skelettdysplasien, multiple Mikrophthalmie Zahnanomalien
! **Mikrophthalmie***
Retardation Tetraplegie Tremor Hurler-Symptomatik Hyperhidrose
1 **Fukosidose**
Retardation Wasserspeiergesicht Platyspondylie Infektionen
1 **Aspartylglukosaminurie**
Retardation Zahnanomalien Daumen, breite CFD Oligophrenie Minderwuchs
! **Rubinstein-Taybi-Syndrom**
Retardation Ataxie Krämpfe Ausfallserscheinungen, neurologische
0 **Corpus-callosum-Agenesie**
Retardation Infertilität Haarwachstumsstörung Minderwuchs
1 **Bids-Syndrom**
Retardation Zehengang Muskelschwäche Kontrakturen
1 **Muskeldystrophie, gutartige Typ Dreifuß-EMERY**
Retardation HSM Purpura Cholestase Mikrozephalie Meningitis Makrozephalie
! **Zytomegalie-Virus-Fetopathie**
Retardation Sehverlust CFD Hornhauttrübung
! **Mukolipidose IV**
Retardation Oligophrenie Myxödem Kretinismus
0 **Athyreose**
Retardation Füße, kurze Hände, kurze Minderwuchs CFD Prognathie
! **Akrodysostose**
Retardation Cutis, laxa Symphalangie Greisengesicht Hypostose
! **Lenz-Majewski-Syndrom**
Retardation Hypotonie Euphorie Ataxie Mikrozephalie CFD
! **Happy-Puppet-Syndrom**
Retardation CFD Skelettanomalien Makrodontie Synophrys
! **KBG-Syndrom**
Retardation Ekzeme Krämpfe Oligophrenie Hypopigmentierung
0 **Fölling-Syndrom**
Retardation Minderwuchs CFD Hirsutismus Hypergenitalismus
! **Leprechaunismus**
Retardation Myoklonien Oligophrenie Anfälle
0 **Carnosinurie**
Retardation Oligophrenie Thrombopenie
0 **Cystathioninurie**

Retardation Polydipsie Polyurie Fieber Exsiccose
0 **Diabetes insipidus renalis**

Retardation Sehverlust Hörverlust Spastizität Reflexanomalien
1 **Seitelberger-Syndrom**

Retardation LKGS Kolobom Mikrophthalmie Taubheit Hexadaktylie
! **Pätau-Syndrom**

Retardation Hypotelorismus Krämpfe CFD LKGS Zyklopie Mikrozephalie
! **Holoprosenzephalie***

Retardation CFD Mikrostomie Cutis laxa Hornhauttrübung Muskelschwäche Minderwuchs
! **De Barsi-Syndrom**

Retardation Synophrys CFD Daumenansatz, proximaler Minderwuchs Mikrozephalus
! **Cornelia-de Lange-Syndrom**

Retardation CFD Krämpfe Trigonozephalie Mikrozephalie Hypotelorismus
! **Holoprosenzephalie***

Retardation Heiserkeit Keratosen Schleimhautveränderungen Anfälle Zahnanomalien
0 **Lipoidproteinose**

Retardation Minderwuchs Ptosis Hypogenitalismus CFD Syndaktylie Oligophrenie
! **Smith-Lemli-Opitz-Syndrom**

Retardation Selbstmutilation Choreoathetose Gicht Spastizität Oligophrenie
0 ♂ **Lesch-Nyhan-Syndrom**

Retardation Tremor Nystagmus Dysarthrie Ataxie Athetose Spastizität
0 1 **Pelizaeus-Merzbacher-Syndrom**

Retardation Aortenstenose, supravuläre Mikrodontie Stimme, tiefe CFD
! **Aortenstenose, supravalvuläre, isolierte***

Retardation CFD Petechien Glaukom Muskelhypotonie HSM Anfälle
! **Cerebro-Hepato-Renales Syndrom (Zellweger)**

Retardation CFD Asymmetrie LKGS Strabismus Hypospadie Hypertelorismus
! **BBB-Syndrom**

Retardation HSM Katarakt Gingivahyperplasie Hurler-Symptomatik
0 **Mannosidose**

Retardation Cutis, laxa Greisengesicht Hornhauttrübung Dystrophie Athetose
0 **De-Barsy-Syndrom**

Retardation Kolobom Retinopathie Wirbelanomalien Spasmen Myoklonien
! **Aicardi-Syndrom**

Retardation Strabismus Pigmentanomalien Myopie Zahnanomalien
1 **Incontinentia pigmenti achromians Ito**

Retardation CFD Zahnanomalien Hörverlust Thoraxdysplasie Brachydaktylie Minderwuchs
! ♂ **Oto-Palato-Digitales Syndrom**

Retardation Choreoathetose Ataxie Dysarthrie Teleangiektasie Infektionen
0 **Louis-Bar-Syndrom**

Retardation Demenz Infektionen Viszeromegalie Hypertrichose
1 **Mukopolysaccharidose Typ III**

Retardation Fontanelle, große Hydrozephalus Daumenhypoplasie Paraplegie
! ♂ **Hydrozephalus infolge einer Aquäduktstenose**

Retardation Hörverlust Spastizität Krämpfe Sehverlust Enthirnungsstarre
0 **Krabbe-Syndrom**

Retardation Kryptorchismus Katarakt Minderwuchs Muskelhypotonie Oligophrenie
! ♂ **Lowe-Syndrom**

Retardation Muskelschwäche Krämpfe Erbrechen Anämie Oligophrenie
0 **Hyperlysinämie**

Retardation Oligophrenie Hörverlust Retinopathie Muskelatrophie Sehverlust
! **Taubheit***

Retardation Oligophrenie Schwerhörigkeit Minderwuchs Hypogonadismus Mikrotie
! **Mengel-Konigsmark-Berlin-Mc Kusick-Syndrom**

Retardation Sehverlust Oligophrenie Erbrechen Muskelhypotonie
0 **Hypervalinämie**

Retardation Adiposits Hypogenitalismus Polydaktylie Oligophrenie
! **Laurence-Moon-Biedl-Bardet-Syndrom**

Retardation Erbrechen Coma Infektionen Körpergeruch, Isovaleriansäure
0 **Isovalerianazidämie**

Retardation Gingivahyperplasie Hurler-Symptomatik HSM Anfälle Minderwuchs
! **I-Zellen-Krankheit**

Retardation Mißgedeihen Hypoglykämien Katarakt Ikterus Erbrechen
! **Galaktosämie-Syndrom II**

Retardation Sprachverfall Dezebration Ataxie Muskelhypotonie Krämpfe
1 **Greenfield-Syndrom**

Retardation Thrombosen Oligophrenie Hochwuchs Linsenektopie Anfälle
0 **Homozystinurie**

Retardation Taubheit
0 **Iminoglyzinurie**

Retardation Mikrozephalie Glossoptosis Rippendysplasie Skoliose Respirationsinsuffizienz
! **Cerebro-costo-mandibuläres Syndrom**

Retardation Ataxie Paresen Xanthelasmata
1 **Xanthomatose, cerebro-tendinäre**

Retardation Anfälle Kontrakturen CFD Herzfehler Makrozephalie Analatresie
! **FG-Syndrom**

Retardation Ataxie Hypotonie Spastizität Azidose Choreoathetose
0 **Glutarazidurie**

Retardation Minderwuchs Anfälle Ataxie
1 **Pyruvatdehydrogenase-Mangel**

Retardation Zwergwuchs CFD Fotosensibilität Oligophrenie Sehverlust Hörverlust
! **Cockayne-Syndrom**

Retardation Megaloblastenanämie Athetose Anfälle
0 **Folatstoffwechselstörungen**

Retardation Sandalenlücke Interdigitalfurche/Zehen Unterlippe, breite Wirbelanomalien Kyphose Patellahypoplasie Kontrakturen CFD
! **Trisomie 8**

Retardation CFD Hypertelorismus Minderwuchs Enophthalmus Nageldysplasie Nase, plumpe
! **Syndrom der partiellen Trismie 9**

Retinaangiome Kopfschmerz Zysten, Pankreas Hämangioblastom
! **v.-Hippel-Lindau-Syndrom**

Retinadegeneration Augenbewegungsstörungen Myopie Reflexanomalien
1 **Ophthalmoplegie**

Retinadegeneration Hemeralopie Glaskörperdegeneration Sehverlust
1 **Hyaloideo-retinale Degeneration**

Retinadegeneration Mikrophthalmie Makrophakie Sehverlust Zahnanomalien
! **Mikrophthalmie***

Retinitis Sehverlust Ataxie Steatorrhoe Tremor Akanthozytose
0 **Abetalipoproteinämie**

Retinitis pigmentosa Reizleitungsstörung, Herz Ophthalmoplegie
2 **Kearns-Sayre-Syndrom**

Retinitis pigmentosa Sehverlust Taubheit
0 **Usher-Syndrom**

Retinitis pigmentosa Ataxie Taubheit Sehverlust
0 **Usher-Syndrom***
Retinitis pigmentosa Ataxie Retardation Sehverlust Hemeralopie
1 **Retinitis pigmentosa***
Retinitis pigmentosa Muskeldystrophie Taubheit Sehverlust
0 **Usher-Syndrom***
Retinitis pigmentosa Sehverlust Schwerhörigkeit Diplegie
! **Taubheit***
Retinitis pigmentosa Diabetes mellitus Adipositas Taubheit Sehverlust
0 **Usher-Syndrom***
Retinopathie Muskelatrophie Sehverlust Retardation Oligophrenie Hörverlust
! **Taubheit***
Retinopathie Anämie, hämolytische Lymphknotenschwellung HSM Embolien
1 **Sichelzell-Anämie**
Retinopathie Wirbelanomalien Spasmen Myoklonien Retardation Kolobom
! **Aicardi-Syndrom**
Retinoschisis Glaukom Sehverlust Skotome Myopie Katarakt
1 **Hyaloideo-retinale Degeneration**
Retinoschisis Sehverlust Hörverlust Arthrosen, schmerzhafte Gaumenspalte
1 **Stickler-Syndrom**
Retrognathie Arthrochalasis Spinnenfingrigkeit
! **Achard-Syndrom**
Retrognathie Zwergwuchs Ulnaverkürzung Mikromelie CFD
! **Zwergwuchs, mesomeler Typ Langer**
Retrognathie Minderwuchs CFD Mikrozephalie Vogelgesicht Peromelie
! **Hanhart-Syndrom II**
Retromikrognathie Gaumenspalte Glossoptosis Mikrogenie
! **Pierre-Robin-Syndrom**
Rheumaschmerz Endokarditis Erythema annulare Fieber Gelenkeschmerz
2 **Rheumatismus verus**
Rheumaschmerz Extremitätenverkrümmung Hyperostosen Sehverlust
5 **Paget-Syndrom**
Rh-Rezeptoren, Fehlen Anämie, hämolytische Ikterus
1 **Rh-null-Krankheit**
Rhizomelie Skelettanomalien Bewegungseinschränkung CFD Hörverlust Sehverlust Zwergwuchs
0 **Kniest-Syndrom**
Riesenwuchs, unilateral
! **Hemihypertrophie**

Riesenwuchs, unilateraler, Gesicht Strabismus Hemihypertrophia faciei
! **Hemihypertrophie***

Rippenanomalien Palmoplantarkeratosen Basalzellepitheliome Kieferzysten
2 **Basalzellnaevus-Syndrom**

Rippenanomalien Respirationsinsuffizienz Skoliose Minderwuchs Kyphoskoliose
! **Dysostose, spondylocostale**

Rippendysplasie Skoliose Respirationsinsuffizienz Retardation Mikrozephalie Glossoptosis
! **Cerebro-costo-mandibuläres Syndrom**

Rötung, Haut, Schleimhaut Polyzythämie
0 **Polycythaemia benigna**

Rötung, Haut, Schleimhaut Polyzythämie Apoplexien Herzfunktionsstörungen
1 **Polycythaemia rubra vera**

Rumpf-, Schädelskelett, normal Extremitätenhypoplasie
! **Achondrogenesis**

Saccharidintoleranz Polydipsie Polyurie Abgeschlagenheit
1 **Diabetes mellitus**

Saccharoseunverträglichkeit Diarrhoe Mißgedeihen
0 **Saccharose-Isomaltose-Intoleranz**

Salzverlust Erbrechen Fieber Mißgedeihen
0 **Hypoaldosteronismus**

Salzverlust Hypotonie Mißgedeihen Erbrechen Hyperpigmentierung
0 **Nebenniereninsuffizienz, angeborene**

Salzverlust Intersex Pseudohermaphroditismus Hypogonadismus Pubertas praecox
! **Adrenogenitale Syndrome**

Sandalenlücke Interdigitalfurche/Zehen Unterlippe, breite Wirbelanomalien Kyphose Patellahypoplasie Kontrakturen CFD Retardation
! **Trisomie 8**

Sattelnase Infantilismus Minderwuchs Adontie LKGS Hypodontie
! **Lippen-Kiefer-Gaumen-Spalte mit Unterlippenfisteln***

Scheitelbeinöffnungen
! **Foramina parietalia permagna**

Scheitelbeinöffnungen Ptosis CFD, mongoloide
! **Foramina parietalia permagna***

Schiefhals Ptosis Muskelhypotonie
1 **Multicore-Myopathie**

Schiefhals Wirbelanomalien Schulterblatthochstand Kyphoskoliose
! **Schulterblatt-Hochstand**

Schilddrüsenaplasie Oligophrenie Hautfurchung, Kopf
1 **Cutis verticis gyrata***

Schlafanfälle Halluzinationen Muskelhypotonie, kataplektische
2 **Narkolepsie**

Schleimhautblutungen Anämie Infektionen Kräfteverfall Frakturen
2 **Plasmozytom**

Schleimhautblutungen Meläna Diathesen, hämorrhagische Epistaxis
! **Afibrinogenämie**

Schleimhautblutungen Menorrhagien Purpura Diathese, hämorrhagische
1 ♀ **Purpura simplex**

Schleimhautentzündungen Exantheme Urethritis Konjunktivitis Fieber
2 **Reiter-Syndrom**

Schleimhauttrockenheit Achylie Hypohidrose Xerodermie Arteriitis
0 **Sjögren-Syndrom**

Schleimhautveränderungen Anfälle Zahnanomalien Retardation Heiserkeit Keratosen
0 **Lipoidproteinose**

Schmerzattacken Gelenkdeformationen Nierensteine Arthritis, polytope
3 **Gicht**

Schnürfurchen Nageldystrophie Palmoplantarkeratose Hypertrichose
0 **Mal de Meleda**

Schnürfurchen, Finger Schwerhörigkeit Keratopachydermie
1 **Nockemann-Syndrom**

Schreien, katzenartiges Minderwuchs CFD Hypertelorismus Retardation
! **Cri-du-chat-Syndrom**

Schulterblattanomalien Oligophrenie Minderwuchs CFD Schwerhörigkeit
! **Fara-Chlupackova-Hrivnakova-Syndrom**

Schulterblatthochstand Kyphoskoliose Schiefhals Wirbelanomalien
! **Schulterblatt-Hochstand**

Schulterdysplasie, unilaterale Symbrachyphalangie M.-pectoralis-Aplasie
! **Poland-Syndrom**

Schultergürteldysplasie Herzfehler Daumena-, Dysplasie Arrythmie
! **Holt-Oram-Syndrom**

Schwerhörigkeit Keratopachydermie Schnürfurchen, Finger
1 **Nockemann-Syndrom**

Schwerhörigkeit Halsfisteln Zystennieren Nierenmißbildungen
! **Branchio-oto-renale Dysplasie**

Schwerhörigkeit Pili torti
0 **Björnstad-Syndrom**

Schwerhörigkeit Struma
1 **Pendred-Syndrom**

Schwerhörigkeit CFD Nierenhypoplasie Genitalhypoplasie
! **Winter-Kohn-Mellman-Wagner-Syndrom**

Schwerhörigkeit CFD Schulterblatthochstand Oligophrenie Minderwuchs
! **Fara-Chlupackova-Hrivnakova-Syndrom**

Schwerhörigkeit Dermatitis, atopische
! **Konigsmark-Hollander-Berlin-Syndrom**

Schwerhörigkeit Diplegie Retinitis pigmentosa Sehverlust
! **Taubheit***

Schwerhörigkeit Minderwuchs Hypogonadismus Mikrotie CFD Retardation Oligophrenie
! **Mengel-Konigsmark-Berlin-Mc Kusick-Syndrom**

Schwerhörigkeit Ohrläppchenhyperplasie
! **Escher-Hirt-Syndrom**

Schwerhörigkeit Präaurikularfisteln Halsfisten
1 **Schwerhörigkeit und Präaurikularfisteln**

Schwerhörigkeit Strabismus Taubheit Ektrodaktylie Nageldystrophie
! **Anonychie***

Schwerhörigkeit Mitralinsuffizienz Synostosen Brachydaktylie Minderwuchs
! **Forney-Robinson-Pascoe-Syndrom**

Scrotum, bifidum Endphalangen/Hypoplasie CFD Nageldystrophie Hypertelorismus Ptosis
! **Hydantoin-Syndrom**

Sehschärfe, vermindert Sehverlust Pigmentmangel, Auge
! ♂ **Albinismus, partieller**

Sehverlust Hörverlust Paresen Arthrosen Hyperostosen, Schädel Dyspnoe
0 **Pyle-Syndrom**

Sehverlust HSM Pigmentierung, gelbe Kachexie Oligophrenie Hörverlust
0 1 2 **Niemann-Pick-Syndrom**

Sehverlust Altern, vorzeitiges Hyperkeratosen Hautatrophie Ulcera
3 **Werner-Syndrom**

Sehverlust Dysarthrie Anfälle Demenz Choreoathetose Klumpfuß
1 **Hallervorden-Spatz-Syndrom**

Sehverlust Enthirnungsstarre Retardation Hörverlust Spastizität Krämpfe
0 **Krabbe-Syndrom**

Sehverlust Hörverlust Anfälle Hyperkinesen Makrozephalie
0 **Spongiöse Degeneration des Zentralnervensystems**

Sehverlust Hörverlust Diabetes mellitus Adipositas Hypogenitalismus Fotosensibilität
1 **Alström-Syndrom**

Sehverlust Paralysen Optikusatrophie Adipositas Hypertonie, intrakranielle Kopfschmerz
2 **Hypertonie, intrakranielle, benigne**

Sehverlust Ataxie Nierenfunktionsstörungen
1 **Renal-retinale Degeneration**

Sehverlust/Myoklonien
1 **Myoklonus-Syndrom mit kirschrotem Fleck der Makula**

Sehverlust CFD Hornhauttrübung Retardation
! **Mukolipidose IV**

Sehverlust Hörverlust Retardation Zwergwuchs CFD Fotosensibilität Oligophrenie
1 **Cockayne-Syndrom**

Sehverlust Hörverlust Spastizität Reflexanomalien Retardation
1 **Seitelberger-Syndrom**

Sehverlust Katarakt Glaukom Gaumenspalte Skotome Myopie
1 **Hyaloideo-retinale Degeneration***

Sehverlust Knochenbrüchigkeit HSM Makrozephalie Hörverlust Osteosklerose
1 **Albers-Schönberg-Syndrom**

Sehverlust Makrozephalie Hörverlust Anfälle Hyperkinesen Retardation
0 **Spongiöse Degeneration des Zentralnervensystems**

Sehverlust Muskelschwäche Hyperostosen, diaphysäre Ganganomalien Lordose
1 **Engelmann-Syndrom**

Sehverlust Oligophrenie Ichthyosis Diplegie Muskelatrophie Dysarthrie
0 **Sjögren-Larsson-Syndrom**

Sehverlust Osteomyelitis Osteosklerose Knochenbrüchigkeit
1 **Albers-Schönberg-Syndrom**

Sehverlust Retardation Oligophrenie Hörverlust Retinopathie Muskelatrophie
! **Taubheit***

Sehverlust Rheumaschmerz Extremitätenverkrümmung Hyperostosen
5 **Paget-Syndrom**

Sehverlust Spastizität Anfälle Adenoma sebaceum Tumoren, multiple
1 **Tuberöse Sklerose**

Sehverlust Zahnanomalien Retinadegeneration Mikrophthalmie Makrophakie
! **Mikrophthalmie***

Sehverlust Ataxie Steatorrhoe Tremor Akanthozytose Retinitis
0 **Abetalipoproteinämie**

Sehverlust Paresen Ataxien Hörverlust Anfälle Infektionen Tremor
1 **Enzephalopathie, nekrotisierende**

Sehverlust Teleangiektasien Nephritis Hypertonie Parästhesien
1 ♂ **Fabry-Syndrom**

Sehverlust BSG, beschleunigt Hörverlust Hämorrhagien Abgeschlagenheit
4 **Makroglobulinämie Waldenström**

Sehverlust Hörverlust Ataxie Myopie Neuropathie, periphere Caries
1 **Flynn-Aird-Syndrom**

Sehverlust, frühkindlicher Nystagmus Skotome Blausehschwäche
0 **Optikusatrophie**

Sehverlust Zwergwuchs Rhizomelie Skelettanomalien CFD Hörverlust Bewegungseinschränkung
0 **Kniest-Syndrom**

Sehverlust Fotophobie Farbenblindheit Gesichtsfeldausfälle
1 **Retinadystrophie**

Sehverlust Hörverlust Ataxie Tremor Ptosis Ophthalmoplegie
1 **Kearns-Sayre-Syndrom**

Sehverlust Ataxie Blasenschwäche Demenz Achromatopsie Nystagmus
1 **Behr-Syndrom**

Sehverlust Hemeralopie Retinitis pigmentosa Ataxie Retardation
1 **Retinitis pigmentosa***

Sehverlust Katarakt Mikrokornea Mikrophthalmus
! **Katarakt***

Sehverlust Schwerhörigkeit Diplegie Retinitis pigmentosa
! **Taubheit***

Sehverlust Spasmen Anfälle Ataxie Hydrozephalus Nystagmus
0 **Hydrozephalus infolge Arnold-Chiarischer Mißbildungen**

Sehverlust Aderhautsklerose
2 **Chorioidea-Sklerose**

Sehverlust Anfälle Demenz Retardation Ataxie Tetraplegie
0 **Gangliosidose, generalisierte Typ II**

Sehverlust Angina pectoris Purpura Pseudoxanthome Hautatrophie
1 **Pseudoxanthoma elasticum**

Sehverlust Corneaepithelödem Hemeralopie
1 **Atrophia gyrata chorioideae et retinae Fuchs**

Sehverlust Hörverlust Arthrosen, schmerzhafte Gaumenspalte Retinoschisis
1 **Stickler-Syndrom**

Sehverlust Demenz Krämpfe Hyperakusis Somnolenz
1 **Ceroid-Lipofuszinose**

Sehverlust Enthirnungsstarre Herzfehler Idiotie
0 **GM_2-Gangliosidose**

Sehverlust Erbrechen Kopfschmerz
3 **Glaukom, primäres, adultes**

Sehverlust Farbsehschwäche
4 **Makuladegeneration, senile**

Sehverlust Gesichtsfeldeinengung Katarakte Hemeralopie
1 **Retinitis pigmentosa**

Sehverlust Gesichtsfeldeinengung Katarakt Hemeralopie
1 **Hyaloideo-tapetoretinale Degeneration**

Sehverlust Hemeralopie Netz- und Aderhautsklerose
0 ♂ **Chorioideremie**

Sehverlust Hörstörung Diabetes mellitus Optikusatrophie
1 **Barjon-Lestradet-Labange-Syndrom**

Sehverlust Hörverlust Hemiatrophia faciei Amimie Paresen
! **Fazialisparese, angeborene**

Sehverlust Idiotie Ataxie Demenz Anfälle
2 **Ceroid-Lipofuszinose**

Sehverlust Idiotie Mikrozephalie Apnoe Zyanose
! **Gangliosidose, generalisierte, Typ I**

Sehverlust Makuladegeneration
2 ♂ **Retinoschisis, erbliche**

Sehverlust Myoklonien Enthirnungsstarre Idiotie Spastizität
0 **Ceroid-Lipofuszinose**

Sehverlust Myoklonien Enthirnungsstarre Spasmen Demenz Ataxie
1 **GM_2-Gangliosidose**

Sehverlust Oligophrenie Skotome Farbsehdefekte
1 **Stargardt-Syndrom**

Sehverlust Oligophrenie Mikrophthalmie Nystagmus Strabismus Katarakt
! **Katarakt***

Sehverlust Oligophrenie Erbrechen Muskelhypotonie Retardation
0 **Hypervalinämie**

Sehverlust Retinadegeneration Hemeralopie Glaskörperdegeneration
1 **Hyaloideo-retinale Degeneration**

Sehverlust Retinitis pigmentosa Ataxie Taubheit
0 **Usher-Syndrom**

Sehverlust Retinitis pigmentosa Muskeldystrophie Taubheit
0 **Usher-Syndrom***

Sehverlust Retinitis pigmentosa Diabetes mellitus Adipositas Taubheit
0 **Usher-Syndrom***

Sehverlust Skotome Farbsehschwäche Pigmentierunganomalien
! **Makuladegeneration, familiäre**

Sehverlust Taubheit Retinitis pigmentosa
0 **Usher-Syndrom**
Sehverlust Urämie Hörverlust Niereninsuffizienz
2 ♂ **Alport-Syndrom**
Sehverlust Akromegalie, Kinn Hyperostosen Hörverlust
2 **Hyperostosis corticalis generalisata**
Sehverlust Pigmentmangel, Auge Sehschärfe, verminderte
! ♂ **Albinismus partieller**
Sehverlust Skotome Myopie Katarakt Retinoschisis Glaukom
1 **Hyaloideo-retinale Degeneration**
Sehverlust Turmschädel Exophthalmus Papageienschnabelnase
! **Crouzon-Syndrom**
Sehverlust, frühkindlicher Nystagmus Hörverlust Diabetes mellitus
0 **Optikusatrophie***
Sekundärbehaarung, rarifizierte Genitalhypoplasie Leistenhernien Amenorrhoe
! „♀" **Testikuläre Feminisierung**
Selbstmutilation Choreoathetose Gicht Spastizität Oligophrenie
0 ♂ **Lesch-Nyhan-Syndrom**
Selbstmutilation Schmerzunempfindlichkeit
! **Analgie angeborene**
Selbstmutilation Ulcera Analgesie
1 **Neuropathie, sensorische, progressive**
Selbstmutilationen Fieberschübe Retardation Anhidrose
1 **Neuropathie, sensorische mit Anhidrosis**
Sensibilitätsstörungen Osteolysen Ulcera Sequestrierung, Finger, Zehen
1 **Akroosteolyse, neurogene**
Sensibilitätsstörungen Osteoporose CFD Ulcera Osteolysen, Füße
1 **Akroosteolyse, neurogene**
Sensibilitätsverlust Hörverlust Muskelatrophie Ulcera, Unterschenkel
2 **Neuropathie, erbliche, radikuläre**
Septikämie Lymphknotenaplasie Infektionen, schwere, rezidivierende
0 ♂ **Agammaglobulinämie Typ Bruton**
Situs inversus Bronchiektasien Dextrokardie Infektion Polyposis nasi
! **Kartagener-Syndrom**
Skelettanomalien, multiple Dyspnoe Zwergwuchs Tibia, eckige CFD Zyanose
! † **Zwergwuchs-Syndrom, kamptomeles**
Skelettanomalien Bewegungseinschränkung Sehverlust CFD Hörverlust Zwergwuchs Rhizomelie
0 **Kniest-Syndrom**
Skelettanomalien Makrodontie Retardation CFD Synophrys
! **KBG-Syndrom**

Skelettdysplasien, metaphysäre Hyperostose/Schädel Amaurose Hörverlust
0 **Dysplasie kranio-metaphysäre**

Skelettdysplasien Radiushypoplasie Daumena, -Hypoplasie CFD Bewegungseinschränkung/Ellenbogen
! **Nager-Syndrom**

Skelettdysplasien Spontanfrakturen Demenz Anfälle HSM
! **Gaucher-Syndrom**

Skelettdysplasien, multiple Kamptodaktylie Muskelhypoplasie
1 **Kamptodaktylie***

Skelettdysplasien, multiple Kolobom, Makula Brachydaktylie
! **Kolobom der Makula, Chorioidea und Retina***

Skelettdysplasien, multiple Mikromelie Phokomelie
! **Pseudothalidomid-Syndrom**

Skelettdysplasien, multiple Arthrosen Gehbehinderung Exophthalmus CFD
0 **Melnick-Needles-Syndrom**

Skelettdysplasien, multiple Mikrophthalmie Zahnanomalien Retardation
! **Mikrophthalmie***

Skleren, blaue Cutis laxa Keratokonus Otosklerose Spondylolisthesis
0 **Faltenhaut-Syndrom**

Skleren, blaue Infektionen Knochenbrüchigkeit Fontanelle, weite
! † **Osteogenesis imperfecta congenita**

Skleren, blaue Knochenbrüchigkeit Frakturen, multiple Arthrochalasis
0 **Osteogenesis imperfecta tarda**

Sklerocornea Hornhauttrübung Hyperopie Visusminderung Arcus/senilis
! **Cornea plana**

Skoliose Ataxie Reflexanomalien Muskelatrophie Hohlfuß
1 **Roussy-Levy-Syndrom**

Skoliose Gaumenspalte Kontrakturen Zwergwuchs Mikromelie Klumpfuß
! **Zwergwuchs, diastrophischer**

Skoliose Respirationsinsuffizienz Retardation Mikrozephalie Glossoptosis Rippendysplasie
! **Cerebro-costo-mandibuläres Syndrom**

Skoliose Kyphoskoliose Minderwuchs Rippenanomalien Respirationsinsuffizienz
! **Dysostose, spondylocostale**

Skoliose Kurzhals Arthrosen Hurler-Symptomatik Minderwuchs
1 **Mukolipidose III**

Skoliose Lordose Zwangsbewegungen Muskeldystonie Krämpfe Athetose
1 **Torsions-Dystonie**

Skoliose Parästhesien Muskelatrophie Analgesie Arthropathie
3 **Syringomyelie**

Skoliose Pubertas praecox Retardation Zwergwuchs Asymmetrie CFD
1 **Silver-Syndrom**

Skoliose Sehverlust Muskelschwäche Hyperostosen, diaphysäre Ganganomalien
1 **Engelmann-Syndrom**

Skoliose Spitzfuß Mikrostomie Hypertelorismus CFD Kamptodaktylie
! **Freeman-Sheldon-Syndrom**

Skoliose Zwergwuchs Lordose Ganganomalien Platyspondylie
1 **Dysplasia spondylo-epiphysaria, pseudoachondroplastische**

Skoliose Floppy baby Ganganomalien Muskelschwäche Muskelermüdbarkeit Ptosis
0 **Myopathie, zentronukleare**

Skoliose Minderwuchs, mesomeler CFD Makrozephalie Hypogenitalismus
! **Robinow-Syndrom**

Skotome Blausehschwäche Sehverlust, frühkindlicher Nystagmus
2 **Optikusatrophie**

Skotome Farbsehdefekte Sehverlust Oligophrenie
1 **Stargardt-Syndrom**

Skotome Farbsehschwäche Pigmentierungsanomalien Sehverlust
1 **Makuladegeneration, familiäre**

Skotome Myopie Gaumenspalte Sehverlust Katarakt Glaukom
1 **Hyaloideo-retinale Degeneration***

Skotome Myopie Katarakt Retinoschisis Glaukom Sehverlust
1 **Hyaloideo-retinale Degeneration**

Skrotumanomalie Minderwuchs CFD Arthrochalasis Makrozephalus
! **Aarskog-Syndrom**

Somnolenz Sehverlust Demenz Krämpfe Hyperakusis
1 **Ceroid-Lipofuszinose**

Spaltfuß Hypotrichose Zahnschmelzdefekt LKGS Spalthand
! **Lippen-Kiefer-Gaumen-Spalte mit Spalthand und -fuß**

Spalthand Spaltfuß Hypotrichose Zahnschmelzdefekt LKGS
! **Lippen-Kiefer-Gaumen-Spalte mit Spalthand und -fuß**

Spaltnase Hypertelorismus Mikrophthalmie Gesichtsspalte, mediane
! **Frontonasale Dysplasie**

Spasmen Anfälle Ataxie Hydrozephalus Nystagmus Sehverlust
0 **Hydrozephalus infolge Arnold-Chiarischer Mißbildung**

Spasmen Demenz Ataxie Sehverlust Myoklonien Enthirnungsstarre
1 **Ceroid-Lipofuszinose**

Spasmen Myoklonien Retardation Kolobom Retinopathie Wirbelanomalien
! **Aicardi-Syndrom**

Spastizität Dysarthrie Demenz Gehbeschwerden Ataxie
1 5 **Ataxie, spastische**

Spastizität Anfälle Adenoma sebaceum Tumoren, multiple Sehverlust
1 **Tuberöse Sklerose**

Spastizität Gehbeschwerden Muskelschwäche, Auge Muskelermüdbarkeit
3 **Myasthenien**

Spastizität Hyperkinesen Anfälle Retardation Enthirnungsstarre
1 **Alpers-Syndrom**

Spastizität Kontrakturen Hohlfuß Reflexanomalien Gehbeschwerden
1 **Spinalparalysen, spastische**

Spastizität Krämpfe Sehverlust Enthirnungsstarre Retardation Hörverlust
0 **Krabbe-Syndrom**

Spastizität Oligophrenie Retardation Selbstmutilation Choreoathetose
0 ♂ **Lesch-Nyhan-Syndrom**

Spastizität Addison-Symptomatik Hyperpigmentierung
1 **Adreno-Leukodystrophie**

Spastizität Anämie, hämolytische
0 **Triosephosphat-Isomerase-Mangel**

Spastizität Azidose Choreoathetose Retardation Ataxie Hypotonie
0 **Glutarazidurie**

Spastizität Brachytelephalangie Oligophrenie CFD Minderwuchs Mikrozephalie
! **Warfarin-Syndrom**

Spastizität Reflexanomalien Retardation Sehverlust Hörverlust
1 **Seitelberger-Syndrom**

Spastizität Retardation Tremor Nystagmus Dysarthrie Ataxie Athetosen
0 1 **Pelizaeus-Merzbacher-Syndrom**

Spastizität Sehverlust Myoklonien Enthirnungsstarre Idiotie
0 **GM_2-Gangliosidose**

Speichelfluß Areflexie Alacrimie Zungenpapillen, fehlende Analgie
1 **Riley-Day-Syndrom**

Sphärophakie Linsenektopie Myopie
! **Weill-Marchesani-Syndrom**

Spindelhaare Nageldystrophie Zahnanomalien Keratosis follicularis
1 **Monilethrix**

Spinnenfingrigkeit Kardiomyopathie Kamptodaktylie
1 **Kardiomyopathie***

Spinnenfingrigkeit Kontrakturen Kyphoskoliose Osteogenesis imperfecta
! **Beals-Hecht-Syndrom**
Spinnenfingrigkeit Myopie Linsenektopie Gefäßschäden Hochwuchs
1 **Marfan-Syndrom**
Spinnenfingrigkeit Retrognathie Gelenkeschlaffheit
! **Achard-Syndrom**
Spitzfuß Athetose Dysarthrie Quadriplegie Diplegie Spastizität
0 **Little-Syndrom**
Spitzfuß Mikrostomie Hypertelorismus CFD Kamptodaktylie Skoliose
! **Freeman-Sheldon-Syndrom**
Splenomegalie Körpergeruch/Fisch Infekte Anämie
0 **Trimethylaminurie**
Splenomegalie Purpura Infekte Diathese/hämorrhagische Ataxie
2 **Sea-blue-Histiozytose**
Splenomegalie Dermatitis Ptosis
0 **Prolidase-Mangel**
Splenomegalie Anämie, hämolytische, progrediente Nephrolithiasis
1 **Pyruvat-Kinase-Mangel-Syndrom**
Splenomegalie Diathese, hämorrhagische Petechien Epistaxis Menorrhagien
1 **Purpura, idiopathische, thrombozytopenische**
Splenomegalie Ikterus Hämochromatose Anämie, chronische
1 **Anämie, hämolytische, mit mehrkernigen Erythroblasten**
Splenomegalie Oligophrenie Verhaltensstörungen Anämie, hämolytische
1 ♂ **Phosphoglyzeratkinase-Mangel**
Splenomegalie Parästhesien Tonsillenhypertrophie, orange
1 **Tangier-Syndrom**
Spondylolisthesis Skleren, blaue Cutis laxa Keratokonus Otosklerose
0 **Faltenhaut-Syndrom**
Spontanamputation, Kleinzehe Keratose, Neger
1 **Ainhum-Syndrom**
Sprachentwicklungsstörungen Dysarthrie Hörverlust Myopie Autismus
! **Eldridge-Berlin-Mc Kusick-Syndrom**
Sprachretardation Minderwuchs Oligophrenie
1 **Histidinämie-Syndrom**
Sprachverfall Dezerebration Ataxie Muskelhypotonie Krämpfe Retardation
1 **Greenfield-Syndrom**
Sprachverlust Hörverlust Anfälle Enthirnungsstarre Apathie Tetraplegie
1 **Scholz-Syndrom**

Staphylococcenanfälligkeit Dermatitis Abszesse, rezidivierende Infektionen
0 **Hiob-Syndrom**

Steatorrhoe Diarrhoe Mißgedeihen Infektionen Hüftdysplasie Minderwuchs
0 **Shwachman-Syndrom, Burke-Syndrom**

Steatorrhoe Diarrhoe Mißgedeihen Infektionen Neutropenie Minderwuchs
0 **Shwachman-Syndrom**

Steatorrhoe Tremor Akanthozytose Retinitis Sehverlust Ataxie
0 **Abetalipoproteinämie**

Steißbeinagenesie Kreuzbeinagenesie Urininkontinenz Klumpfuß
! **Kaudale Dysplasie**

Sterilität Aspermie Behaarungstyp, weiblich Hypogonadismus
2 ♂ **XX-Mann**

Sterilität CFD Eunuchoidismus Hochwuchs Oligophrenie Hypogonadismus
! ♂ **XXXY-Mann**

Sterilität Genitale, intersexuelles Intersexualität
! **Gonadendysgenesie, gemischte**

Sterilität Genitale, intersexuelles Kryptorchismus Intersexualität
! **Pseudoheramphroditismus masculinus**

Sterilität Genitalhypoplasie Amenorrhoe Uterus bipartitus Vaginalaplasie
! ♀ **Mayer-v.-Rokitansky-Küster-Syndrom**

Sterilität Hypogenitalismus Amenorrhoe Oligomenorrhoe Hirsutismus
2 ♀ **Stein-Leventhal-Syndrom**

Sternumdeformität Rectusdiastase Zahnanomalien Zwergwuchs Wulstlippen
! **MMM-Syndrom**

Stimmabnormitäten Zyanose Stridor Nahrungsaufnahme, erschwerte
0 **Spalt-Larynx**

Stimme, hohe Myopie Myotonie Gehbeschwerden Minderwuchs CFD Kurzhals
! **Schwartz-Jampel-Syndrom**

Stimme, hohe Zwergwuchs Muskelhypotonie Kardiomyopathie Oligophrenie
! **Mulibrey-Zwergwuchs**

Stimme, tiefe CFD Retardation Aortenstenose, supravalvuläre Mikrodontie
! **Aortenstenose, supravalvuläre***

Storchenbeine Muskelschwäche, aufsteigende Parästhesien Muskelzuckungen
1 **Muskelatrophie, neurale, Charcot-Marie-Tooth**

Strabismus Augenbewegungsstörung Ptose Pupillotonie Miosis
1 **Ophthalmoplegie**
Strabismus Augenbewegungsstörung, unilaterale Abduktionsunfähigkeit
! **Stilling-Türk-Duane-Syndrom**
Strabismus Blindheit Nystagmus Pupillotonie Keratoconus
0 **Amaurosis congenita, Typ Leber I und II**
Strabismus Hautfurchung, Kopf Akanthosis nigricans CFD
1 **Cutis verticis gyrata***
Strabismus Hemeralopie Myopie
1 **Hemeralopie, familiäre**
Strabismus Hemihypertrophia faciei Riesenwuchs, unilateraler, Gesicht
! **Hemihypertrophie**
Strabismus Katarakt Sehverlust Oligophrenie Mikrophthalmie Nystagmus
! **Katarakt**
Strabismus Oligophrenie Hypogenitalismus Eunuchoidismus Anfälle
! ♀ **Tetra-X-Frauen**
Strabismus Nystagmus Optikusatrophie Amaurose
! ♂ **Leber-Syndrom**
Strabismus Hypertelorismus Hypospadie Retardation CFD Asymmetrie LKGS
! **BBB-Syndrom**
Strabismus Pigmentanomalien Myopie Zahnanomalien Retardation
1 **Incontinentia pigmenti achromians Ito**
Strabismus Retardation Pigmentierungsanomalien, streifenförmige Zahnanomalien Myopie
1 **Incontinentia pigmenti achromians Ito**
Strabismus Taubheit Ektrodaktylie Nageldystrophie Schwerhörigkeit
! **Anonychie, angeborene***
Stridor Nahrungsaufnahme, erschwerte Stimmabnormitäten Zyanose
0 **Spalt-Larynx**
Struma Epiphysen, stippled Thoraxdysplasie Hörverlust
Refetoff-de-Wind-de-Groot-Syndrom
Struma Exophthalmus Tremor Tachykardie Übererregbarkeit
5 **v.-Basedow-Syndrom**
Struma Lidschwellung Blepharochalasis Oberlippenödem, rezidivierendes
1 **Ascher-Syndrom**
Struma Retardation Oligophrenie Kretinismus
0 **Hypothyreose**
Struma Schwerhörigkeit
1 **Pendred-Syndrom**

Struma, schmerzhafte Myxödem
5 ♀ **Hashimoto-Syndrom**

Subluxationen Luxationen CFD Brachytelephalangie Patellaluxation
! **Larsen-Syndrom**

Succinylcholin-Unverträglichkeit, pharmakogenetische Anästhesie-Zwischenfälle
! **Succinylcholin-Überempfindlichkeit**

Sulfonamidunverträglichkeit Anämie, hämolytische Polyzythämie
1 **Hämoglobin Zürich**

Supinationseinschränkung Zwergwuchs Platyspondylie
! **Zwergwuchs, akromesomeler**

Supraorbitalwülste Flexionskontrakturen Bewegungseinschränkung Makrozephalie
! **Dysplasie, fronto-metaphysäre**

Symphalangie Greisengesicht Hypostose Retardation Cutis laxa
! **Lenz-Majewski-Syndrom**

Symphalangie Hörverlust Synostosen Dysphalangie
! **Symphalangie***

Sympodie Analatresie Nierenagenesie Beckendysplasie
! † **Sirenomelie**

Syndaktylie CFD Zahnanomalien Hypotrichose Zungenlappung Frenulahyperplasie
! ♀ **Oro-Fazio-Digitales-Syndrom**

Syndaktylie Oligophrenie Retardation Minderwuchs Ptosis Hypogenitalismus CFD
! **Smith-Lemli-Opitz-Syndrom**

Syndaktylie Brachydaktylie Nageldysplasie
! **Brachydaktylie***

Syndaktylie Genitaldysplasie LKGS Kniepterygium Ankyloblepharon
! **Lippen-Kiefer-Gaumen-Spalte mit Unterlippenfisteln***

Syndaktylie Zahnanomalien Zunge/Hypoplasie Syngnathie Peromelie
! **Aglossie-Adaktylie-Syndrom**

Syndaktylie Unterschenkel/Verkrümmung Polydaktylie
! **Tibia-Aplasie**

Syndaktylie, totale Synostosen Metacarpalia/Fusion Radiusverkürzung
! **Cenani-Syndrom**

Syndaktylie LKGS
! **Lippen-Kiefer-Gaumen-Spalte mit Syndaktylie**

Syndaktylie Vagina septa Urininkontinenz Polydaktylie Kamptodaktylie
! **Kamptodaktylie***

Syndaktylien Polysyndaktylien Oligophrenie CFD Akrozephalie
! **Akrozephalosyndaktylie**

Syngnathie Zahnanomalien Peromelie Syndaktylie Zunge/Hypoplasie
! **Aglossie-Adaktylie-Syndrom**

Synophrys CFD Daumenansatz, proximaler Minderwuchs Mikrozephalie Retardation
! **Cornelia-de-Lange-Syndrom**

Synophrys Skelettanomalien Makrodontie Retardation CFD
! **KBG-Syndrom**

Synostosen Metacarpalia/Fusion Radiusverkürzung Syndaktylie, totale
! **Cenani-Syndrom**

Synostosen Brachydaktylie Minderwuchs Schwerhörigkeit Mitralinsuffizienz
! **Forney-Robinson-Pascoe-Syndrom**

Synostosen Dysphalangie Symphalangie Hörverlust
! **Symphalangie***

Tachykardie Kopfschmerz Hypertonie, paroxysmale
3 **Phäochromozytom**

Tachykardie Übererregbarkeit Struma Exophthalmus Tremor
5 **v. Basedow-Syndrom**

Tachykardie Zyanosen Dyspnoe
0 **Ebstein-Syndrom**

Tachykardien Herzrhythmusstörungen EKG-Anomalien
2 **Wolff-Parkinson-White-Syndrom**

Tagblindheit Farbenblindheit, totale Nystagmus
! **Farbenblindheit, totale**

Talgdrüsenhypoplasie Palmoplantarkeratose Hypohidrose Nageldysplasie
1 **Helweg-Larsen-Syndrom**

Taubheit Anus imperforatus Triphalangie, Daumen
! **Triphalangie des Daumens***

Taubheit Kolobom, Unterlid Gehörgangsatresie Makrostomie CFD
! **Franceschetti-Syndrom**

Taubheit Ektrodaktylie Nageldystrophie Schwerhörigkeit Strabismus
! **Anonychie***

Taubheit Fingerknöchelpolster Leukonychie
0 **Schwann-Syndrom**

Taubheit Fingerknöchelpolster Leukonychie
0 **Fingerknöchel-Polster***

Taubheit Herzfehler Lentiginosis, zentrofaziale Hypertelorismus
! **Lentigines***

Taubheit Hexadaktylie Retardation LKGS Kolobom Mikrophthalmie
! **Pätau-Syndrom**

Taubheit Mikrophthalmus Gaumenspalte Hexadaktylie Genitalanomalien
! **Ullrich-Feichtiger-Syndrom**
Taubheit Retardation
0 **Iminoglyzinurie**
Taubheit Minderwuchs Albinismus, partieller Blepharophimose CFD
! **Waardenburg-Klein-Syndrom**
Taubheit Nystagmus Augenbrauenhypoplasie Albinismus
! **Tietz-Syndrom**
Taubheit QT-Intervallverlängerung Herzanfälle Herztod, plötzlicher
! **Taubheit mit Störungen der Herzfunktion**
Taubheit Retinitis pigmentosa Sehverlust
0 **Usher-Syndrom**
Taubheit Sehverlust Retinitis pigmentosa Ataxie
0 **Usher-Syndrom***
Taubheit Sehverlust Retinitis pigmentosa Muskeldystrophie
0 **Usher-Syndrom***
Taubheit Sehverlust Retinitis pigmentosa Diabetes mellitus Adipositas
0 **Usher-Syndrom**
Taubheit Tibia-Aplasie
! **Taubheit***
Taubheit Wirbeldysplasien Hemiatrophie Augenbewegungsstörungen
! ♀ **Wildervanck-Syndrom**
Taurodontie Zahnschmelzdefekt Kräuselhaar Nageldystrophie
1 **Tricho-dento-ossäres Syndrom**
Teleangiektasien Epistaxis Angiome Hepatomegalie
1 **Osler-Syndrom**
Teleangiektasien Hämatome Hämorrhagien Epistaxis Menorrhagien
1 **v.-Willebrand-Jürgens-Syndrom**
Teleangiektasien Infektionen Retardation Choreoathetose Ataxie Dysarthrie
0 **Louis-Bar-Syndrom**
Teleangiektasien Nephritis Hypertonie Parästhesien, Akren Sehverlust
1 ♂ **Fabry-Syndrom**
Teleangiektasien Vogelgesicht Fotosensibilität Minderwuchs
! **Bloom-Syndrom**
Tetanie Brachymetacarpie-4 Minderwuchs Katarakt Zahnschmelzhypoplasie
1 **Osteodystrophia hereditaria Albright**
Tetanie Muskelhypotonie Osteomalazie Rachitis Minderwuchs Zahnschmelzdefekte
0 **Pseudomangelrachitis**

Tetanien Infektionen Candidiasis CFD Mißgedeihen Diarrhoen
! **Di George-Syndrom**
Tetanien Mißgedeihen
0 **Hypoparathyreoidismus, primärer**
Tetanien Mißgedeihen Candidiasis Addison-Symptomatik
0 **Hypoparathyreoidismus, primärer**
Tetanien, schwere
0 **Hypomagnesämie**
Tetraplegie CFD Zwergwuchs Retardation Anfälle
! **Coffin-Syndrom**
Tetraplegie Hydrozephalus Ataxie Nystagmus Fontanelle, große
! **Hydrozephalus bei Atresie des Foramen Magendie**
Tetraplegie Reflexanomalien Mikrozephalie Epilepsie
! **Mikrozephalie***
Tetraplegie, spastische Oligophrenie Mikrozephalie Anfälle
! ♂ **Paine-Syndrom**
Tetraplegie Sehverlust Anfälle Demenz Retardation Ataxie
0 **Gangliosidose, generalisierte Typ II**
Tetraplegie Sprachverlust Hörverlust Anfälle Enthirnungsstarre
1 **Scholz-Syndrom**
Tetraplegie Tremor Hurler-Symptomatik Hyperhidrose Retardation
1 **Fukosidose**
Thoraxdysplasie Bewegungseinschränkungen Wirbeldysplasien Kurzhals
! **Klippel-Feil-Syndrom**
Thoraxdysplasie Hörverlust Struma Epiphysen, stippled
! **Refetoff-de-Wind-de-Groot-Syndrom**
Thoraxdysplasie Dyspnoe Zyanose Nierendysplasie Zwergwuchs Infektionen
! **Jeune-Syndrom**
Thoraxdysplasie Brachydaktylie Minderwuchs Retardation CFD Zahnanomalien Hörverlust
! ♂ **Oto-Palato-Digitales-Syndrom**
Thoraxdystrophie LKGS Lungenhypoplasie Zwergwuchs Brachymelie Polydaktylie
! † **Thoraxdystrophie-Polydaktylie-Syndrom**
Thrombopathie Hämorrhagien Diathesen, hämorrhagische
1 **Bernard-Soulier-Syndrom**
Thrombopenie Diathesen, hämorrhagische Radiusaplasie Klumphand
0 **Thrombopenie-Syndrom, kongenitales**
Thrombopenie Retardation Oligophrenie
0 **Cystathioninurie**
Thrombopenie Petechien Meläna Epistaxis Ekzem, atopisches Infektionen
1 ♂ **Wiskott-Aldrich-Syndrom**

Thrombophilie Thrombophlebitis Embolien
2 **Antithrombin-Defekte**

Thrombophlebitiden Irido-Zyklitis Aphthen Erytheme Hämorrhagien
3 **Behçet-Syndrom**

Thrombophlebitis Embolien Thrombophilie
2 **Antithrombin-Defekte**

Thrombophlebitiden Embolien Wundheilung, schlechte Hämorrhagien
0 **Fibrinogen-Varianten**

Thrombosen Oligophrenie Hochwuchs Linsenektopie Anfälle Retardation
0 **Homozystinurie**

Thrombozytopenie Phokomelie Diathesen, hämorrhagische
0 **Thrombopenie-Syndrom, kongenitales**

Tibia-Aplasie Taubheit
! **Taubheit***

Tibia, eckige CFD Zyanose Skelettanomalien, multiple Dyspnoe Zwergwuchs
! † **Zwergwuchs-Syndrom, kamptomeles**

Tibia/Krümmung Weichteilschwellung Hyperostosen
0 **Hyperostosis corticalis infantilis**

Tics Muskelzuckungen, unregelmäßige
2 **Myoklonien**

Tintenlöscherfüße CFD Mikrostomie Herzfehler Muskelhypertonie
! **Edwards-Syndrom**

Tonsillenhypertrophie, orange Splenomegalie Parästhesien
1 **Tangier-Syndrom**

Tränenhyposekretion Albinismus, partieller Infektionen Hyperhidrose
0 **Chediak-Higashi-Syndrom**

Tränenträufeln Nageldystrophie Hyperkeratosen Purpura Poikilodermie
1 ♂ **Zinsser-Engman-Cole-Syndrom**

Tremor Hurler-Symptomatik Hyperhidrose Retardation Tetraplegie
1 **Fukosidose**

Tremor Akanthozytose Retinitis Sehverlust Ataxie Steatorrhoe
0 **Abetalipoproteinämie**

Tremor Amimie Anfälle Paresen Akinese Muskelrigor
5 **Parkinson-Syndrom**

Tremor Anfälle Demenz Hyperkinesen Paresen Rigor
2 **Fahr-Syndrom**

Tremor Gangstörungen Myoklonien Anfälle Ataxie Dysarthrie
1 **Hunt-Syndrom**

Tremor Heißhunger Coma Anfälle Oligophrenie
0 **Hypoglykämie**

Tremor Nävi Muskelschwäche, aufsteigende Myoklonien Ataxie
1 **Muskelatrophie, neurale, Dejerine-Sottas**

Tremor Nystagmus Dysarthrie Ataxie Athetose Spastizität Retardation
0 1 **Pelizaeus-Merzbacher-Syndrom**

Tremor Sehverlust Paresen Ataxien Hörverlust Anfälle Infektionen
1 **Enzephalopathie, nekrotisierende**

Tremor Hauterscheinungen, lichenoid › Fibroadenome/Brust, Thyreoidea Polypose
2 **Cowden-Syndrom**

Tremor Ptosis Ophthalmoplegie Visusverlust Hörverlust Ataxie
1 **Kearns-Sayre-Syndrom**

Tremor Cornealring Kontrakturen Ikterus Lebercirrhose
1 **Wilson-Syndrom**

Tremor Tachykardie Übereregbarkeit Struma Exophthalmus
5 **v.-Basedow-Syndrom**

Tremor Ataxie
6 **Kleinhirnrindenatrophie, späte**

Trichorrhexis Hepatomegalie Ataxie Krämpfe Oligophrenie
0 **Argininbernsteinsäure-Syndrom**

Trichorrhexis Hypothermie Infektionen Ataxie Minderwuchs Retardation
0 ♂ **Menkes-Syndrom**

Trichorrhexis Pruritus Hypotrichose Ichthyose Allergien Urticaria
1 **Netherton-Syndrom**

Trigonozephalie Mikrozephalie Hypotelorismus Retardation CFD Krämpfe
0 **Holoprosenzephalie***

Trigonozephalie Minderwuchs Arthrochalasis
! **C-Syndrom**

Triphalangie, Daumen Taubheit Anus imperforatus Anämie, normochrome
! **Triphalangie des Daumens***

Trommelschlegelfinger Cor pulmonale Lungeninsuffizienz Dyspnoe Zyanose
1 **Lungenfibrose, familiäre, polyzystische**

Trommelschlegelfinger Infektionen Dyspnoe Zyanose Hypertonie
3 **Lungenfibrose, familiäre, diffuse**

Tumoren Fibrome, Haut, Muskeln Dyspnoe
! **Fibromatose, kongenitale, generalisierte**

Tumoren, Lymphdrüsen, Skelett, Magen, Darm Anämie
5 **Kaposi-Syndrom**

Tumoren, multiple, kavernöse
1 **Glomustumoren**
Tumoren, multiple Sehverlust Spastizität Anfälle Adenoma sebaceum
1 **Tuberöse Sklerose**
Tumoren, multiple, schwammige Exantheme, juckende Infiltrate
3 **Mycosis fungoides**
Turmschädel Exophthalmus Papageienschnabelnase CFD Sehverlust
1 **Crouzon-Syndrom**
Überregbarkeit Struma Exophthalmus Tremor Tachykardie
5 **v.-Basedow-Syndrom**
Überregbarkeit VB6-Ansprechbarkeit Anfälle, epileptoide Hyperakusis
! **Pyridoxin-abhängige Krämpfe**
Ulcera Nephritis UV-Empfindlichkeit Erytheme Hyperpigmentierung
1 **Xeroderma pigmentosum**
Ulcera Selbstmutilation Analgesie
1 **Neuropathie, sensorische, progressive**
Ulcerationen Parästhesien/Hände, Zehen Nageldystrophie
2 **Raynaud-Syndrom**
Ulcerationen Erythrodontie HSM Urin, roter Blasen, lichtinduzierte
0 **Porphyria erythropoetica congenita (Günther)**
Ulcerationen, Mund-, Nasenschleimhaut
1 **Akatalasie**
Ulcera Osteolysen, Füße Sensibilitätsstörungen Osteoporose CFD
1 **Akroosteolyse, neurogene**
Ulcera Sequestrierung, Finger, Zehen Sensibilitätsstörungen Osteolyse
1 **Akroosteolyse, neurogene**
Ulcera Sehverlust Altern, vorzeitiges Hyperkeratosen Hautatrophie Canities praematura
3 **Werner-Syndrom**
Ulcera, gastro-intestinale Hyperparathyreoidismus Diarrhoe Hyperazidität
2 **Zollinger-Ellison-Syndrom**
Ulcera, Unterschenkel Sensibilitätsverlust Hörverlust Muskelatrophie
2 **Neuropathie, erbliche, radikuläre**
Ulcus cruris Anämie, hämolytische Ikterus CFD Elliptozytose
1 **Dresbach-Syndrom**
Ulnadysplasien Fibuladysplasien Gelenkdysplasien Extremitätenmißbildungen, multiple
! **Nievergelt-Syndrom**
Ulnaverkürzung CFD Retrognathie Zwergwuchs Mikromelie
! **Zwergwuchs, mesomeler, Typ Langer**

Unterlippe, breite CFD Wirbelanomalien Kyphose Patellahypoplasie Kontrakturen Retardation Sandalenlücke Interdigitalfurche/ Zehen

! **Trisomie 8**

Unruhe Parästhesien Konstipation Koliken Erbrechen Paresen Reizbarkeit

3 **Porphyria acuta intermittens**

Unterlippenfisteln LKGS

! **Lippen-Kiefer-Gaumen-Spalte mit Unterlippenfisteln**

Unterschenkel/Verkrümmung Polydaktylie Syndaktylie

! **Tibia-Aplasie**

Urämie Polydipsie Polyurie Anämie Niereninsuffizienz, progrediente

1 **Nephrophthise Fanconi**

Urämie Polyurie Polydipsie Erbrechen Nephrocalcinose Niereninsuffizienz

0 **Oxalose-Syndrom**

Urämie Urticaria, rezi livierende Hörverlust Nephritis

2 **Muckle-Wells-Syndrom**

Urämie Nierenfunktionsstörungen Rachitis Krämpfe

! **Hypophosphatasie**

Urämie Hörverlust Niereninsuffizienz Sehverlust

2 ♂ **Alport-Syndrom**

Urethritis Konjunktivitis Fieber Schleimhautentzündung Exantheme

2 **Reiter-Syndrom**

Uringeruch Mißgedeihen Anfälle Muskeldystonie Dezerebration Dyspnoe

0 **Ahornsirup-Syndrom**

Urininkontinenz Klumpfuß Steißbeinagenesie Kreuzbeinagenesie

! **Kaudale Dysplasie**

Urininkontinenz Polydaktylie Kamptodaktylie Syndaktylie Vagina septa

1 **Kamptodaktylie***

Urin, roter Blasen, lichtinduzierte Hyperpigmentierung Leberfibrose

4 **Porphyria cutanea tarda**

Urin, roter Blasen, lichtinduzierte Ulcerationen Erythrodontie

0 **Porphyria erythropoetica congenita (Günther)**

Urinverfärbung Ochronose Osteoporose Nierensteine Arthritis

3 **Alkaptonurie**

Urticaria Pruritus Überpigmentierung Hämorrhagien Kopfschmerz

1 2 **Urticaria pigmentosa**

Urticaria Trichorrhexis Pruritus Hypotrichose Ichthyose Allergien

1 **Netherton-Syndrom**

Urticaria, kälteinduzierte Fieber Gelenkschwellung Erytheme Kopfschmerz
0 **Kälte-Urticaria**

Urticaria/kälteinduziert Purpura Hämorrhagien Nekrosen
1 **Cryoglobulinämie**

Urticaria, rezidivierende Hörverlust Nephritis Urämie
2 **Muckle-Wells-Syndrom**

Uterus bipartitus Vaginalaplasie Sterilität Genitalhypoplasie Amenorrhoe
! ♀ **Mayer-v.-Rokitansky-Küster-Syndrom**

Uterus duplex Brachymetacarpie Hypospadie Großzehe, kurze
! **Hand-Fuß-Uterus-Syndrom**

UV-Empfindlichkeit Erytheme Hyperpigmentierung Ulcera Nephritis
1 **Xeroderma pigmentosum**

Vaginalaplasie Sterilität Genitalhypoplasie Amenorrhoe Uterus bipartitus
! ♀ **Mayer-.v-Rokitansky-Küster-Syndrom**

Vagina septa Urininkontinenz Polydaktylie Kamptodaktylie Syndaktylie
! **Kamptodaktylie***

Varicosis Hämangiome, unilaterale Hemihypertrophie, Bein
! **Klippel-Trenaunay-Syndrom**

VB6-Ansprechbarkeit Anfälle, epileptoide Hyperakusis Überregbarkeit
! **Pyridoxin-abhängige Krämpfe**

Ventrikelseptumdefekt Radiusdysplasien Daumenanomalien Klumphand
! **Radius-Dysplasie***

Verblödung Gedächtnisstörungen Enthirnungsstarre Aphasie
5 **Alzheimer-Syndrom**

Vergreisung Gerodermie Arteriosklerose Zwergwuchs Alopezie Kachexie
0 **Hutchinson-Gilford-Syndrom**

Verhaltensstörungen Anämie, hämolytische Splenomegalie Oligophrenie
1 ♂ **Phosphoglyzeratkinase-Mangel**

Verhaltensstörungen Hochwuchs Hypogonadismus Intelligenzminderung
2 ♂ **YY-Syndrom**

Verknöcherungen, schmerzhafte, Muskeln Zwangshaltungen Mikrodaktylie
1 **Fibrodysplasia ossificans progressiva**

Verknöcherungsstörungen, Achsenskelett Kurzhals Mikromelie Zwergwuchs
! † **Achondrogenesis**

Virilismus Hyperostosis frontalis interna Adipositas Hirsutismus
2 ♀ **Morgagni-Syndrom**
Visusminderung Hemeralopie Dunkeladaptation, verzögerte
! **Oguchi-Syndrom**
Visusminderung Arcus senilis Sklerocornea Hornhauttrübung Hyperopie
! **Corena plana**
Visusminderung
2 **Fundus flavimaculatus**
Viszeromegalie Hypertrichose Retardation Demenz Infektionen
1 **Mukopolysaccharidose Typ III**
Viszeromegalie Hypoglykämie Exomphalos Makroglossie Makrosomie
! **Wiedemann-Syndrom**
Vogelgesicht Fotosensibilität Minderwuchs Teleangiektasien
! **Bloom-Syndrom**
Vogelgesicht Mikrophthalmie Katarakt CFD Zwergwuchs Mikrogenie
! **Hallermann-Streiff-Syndrom**
Vogelgesicht Peromelie Retrognathie Minderwuchs CFD Mikrozephalie
! **Hanhart-Syndrom II**
Vogelkopf Mikrozephalie CFD Oligophrenie Hypogonadismus Zwergwuchs
! **Vogelkopf-Zwergwuchs**
Wachstumsbeschleunigung Minderwuchs Pubertas praecox
1 ♂ **Pubertas präcox**
Wasserspeiergesicht HSM Hernien Hörverlust Minderwuchs Retardation
1 ♂ **Mukopolysaccharidose Typ II**
Wasserspeiergesicht Kyphose Hornhautdystrophie HSM Hörverlust Minderwuchs
0 **Mukopolysaccharidose Typ I**
Wasserspeiergesicht Platyspondylie Infektionen Retardation
1 **Aspartylglukosaminurie**
Weichteilschwellung Hyperostosen Tibia/Krümmung
0 **Hyperostosis corticalis infantilis**
Windelfärbung, blaue Nephritis Fieber Infektionen Mißgedeihen
0 **Blue-Diaper-Syndrom**
Wirbelanomalien Arthrosen Kamptodaktylie Minderwuchs
Dyggve-Melchior-Clausen-Syndrom
Wirbelanomalien Spasmen Myoklonien Retardation Kolobom Retinopathie
Aicardi-Syndrom
Wirbelanomalien Mikrophthalmie, unilaterale Kyphoskoliose Kolobome
! **Okulo-Aurikulo-Vertebrale Dysplasie**

Wirbelanomalien Schulterblatthochstand Kyphoskoliose Schiefhals
! **Schulterblatt-Hochstand**
Wirbelanomalien Zwergwuchs Hornhautdystrophie Kyphoskoliose Zahnanomalien
1 **Mukopolysaccharidose Typ IV**
Wirbelanomalien Zwergwuchs Mikromelie Dyspnoe Brachyphalangie
! † **Zwergwuchs, thanatophorer**
Wirbelanomalien Dermoide, epibulbäre Präaurikularanhänge Gesichtshemihypoplasie
! **Okulo-Aurikulo-Vertebrale Dysplasie**
Wirbelanomalien Minderwuchs Madelungsche Deformität Mikromelie, distale Lordose
Leri-Weill-Syndrom
Wirbeldysplasien Hemiatrophie Augenbewegungsstörung Taubheit
! ♀ **Wildervanck-Syndrom**
Wirbeldysplasien Kurzhals Thoraxdysplasie Bewegungseinschränkungen
! **Klippel-Feil-Syndrom**
Wirbelfusionen
! **Klippel-Feil-Syndrom**
Wirbelmißbildungen Nierena-, Dysgenesie Lungenhypoplasie CFD
! † **Dysplasia renofacialis**
Wirbelsäulenversteifung Neuralgien Kyphose, Brustwirbelsäule
3 **Spondylitis ankylopoetica**
Wulstlippen Sternumdeformität Rectusdiastase Zwergwuchs Zahnanomalien
! **MMM-Syndrom**
Wundheilung, schlechte Hämorrhagien Thrombophlebitiden Embolie
0 **Fibrinogen-Varianten**
Xanthelasmen Nävi Dyspepsie Migräne Hypothermie Ikterus
1 **Gilbert-Lereboullet-Syndrom**
Xanthelasmen Retardation Ataxie Paresen
1 **Xanthomatose, cerebro-tendinäre**
Xanthome Arteriosklerose Coronarschäden Adipositas Diabetes mellitus
3 **Hyperlipoproteinämie Typ IV**
Xanthome Coronarschäden Arcus senilis
3 **Hyperlipoproteinämie Typ III**
Xanthome Dystrophie Diarrhoe Erbrechen Mißgedeihen HSM
0 **Wolman-Syndrom**
Xanthome Dystrophie, osteochondrale,'Extremitäten Corneatrübung
1 **François-Syndrom**
Xanthome HSM Diabetes mellitus Adipositas Arteriosklerose Koliken
3 **Hyperlipoproteinämie Typ V**

Xanthome HSM Pankreatitis Erbrechen Lipämie Koliken Fieber
2 **Hyperlipoproteinämie Typ I**

Xanthome, Haut, Gefäße Arcus senilis Coronarschäden, frühe
1 **Hyperlipoproteinämie Typ II**

Xerodermie Arteriitis Schleimhauttrockenheit Achylie Hypohidrose
0 **Sjögren-Syndrom**

Xerodermie Hyperkeratosen
0 **Ichthyosis vulgaris**

Zahnanomalien Alopezie Kraushaar
0 **Wollhaare***

Zahnanomalien Frakturen Akroosteolysen Arthrochalasis Osteosklerose
1 **Akroosteolyse, neurogene**

Zahnanomalien Hörverlust Nageldystrophie
0 **Robin-Miller-Bensimon-Syndrom**

Zahnanomalien Hypertrichose
! **Hypertrichosis universalis**

Zahnanomalien Hypotrichose Hyperkeratosen Pachyonychie
! **Ektodermale Dysplasie, hidrotische**

Zahnanomalien Retardation Skelettdysplasien, multiple Mikrophthalmie
! **Mikrophthalmie***

Zahnanomalien CFD Fontanelle, persistierende Frakturen Brachyphalangie Minderwuchs
! **Pyknodysostosis**

Zahnanomalien Myopie Strabismus Retardation Pigmentierungsanomalien, streifenförmige
1 **Incontinentia pigmenti achromians Ito**

Zahnanomalien Daumendysplasie Arteriosklerose Hautmarmorierung Katarakt
1 **Rothmund-Thomson-Syndrom**

Zahnanomalien Daumen, breite CFD Oligophrenie Minderwuchs Retardation
! **Rubinstein-Taybi-Syndrom**

Zahnanomalien Exostosen Minderwuchs Polydaktylie, postaxiale Nageldysplasie
! **Ellis-van-Creveld-Syndrom**

Zahnanomalien Hörverlust Thoraxdysplasie Brachydaktylie Minderwuchs Retardation
! ♂ **Oto-Palato-Digitales-Syndrom**

Zahnanomalien Hypotrichose Zungenlappung Frenulahypertrophie Syndaktylie
! ♀ **Oro-Fazio-Digitales Syndrom**

Zahnanomalien Keratosis follicularis Spindelhaare Nageldystrophie
1 **Monilethrix**

Zahnanomalien Mikrodontie Irisdysplasie Kolobom Glaukom
! **Rieger-Syndrom**

Zahnanomalien Zwergwuchs Wulstlippen Sternumdeformität Rectusdiastase
! **MMM-Syndrom**
Zahnanomalien Peromelie Syndaktylie Zunge/Hypoplasie Syngnathie
! **Aglossie-Adaktylie-Syndrom**
Zahnanomalien Retardation Strabismus Pigmentanomalien Myopie
1 **Incontinentia pigmenti achromians Ito**
Zahnanomalien Kieferschwellung, schmerzhafte
1 **Kieferdysplasie, fibroostotische**
Zahnanomalien Minderwuchs Brachyzephalie Claviculaaplasic Fontanelle, persistierende
! **Dysplasia cleidocranialis**
Zahnanomalien Minderwuchs Hautfurchung, Kopf CFD Akanthosis nigricans Nageldystrophie
! **Cutis verticis gyrata***
Zahnanomalien Myopie Hörverlust Hypotrichose CFD Bulldoggengesicht
! **Marshall-Syndrom**
Zahnanomalien Paradontose Palmoplantarkeratose Hyperhidrose
1 **Keratosis palmoplantaris mit Periodontopathie**
Zahnanomalien Pigmentierungsanomalien Blasen Alopezie Exantheme
0 ♀ **Bloch-Sulzberger-Syndrom**
Zahnanomalien Polydaktylie Zungenlappung Hörverlust CFD Frenulahyperplasie
! **Mohr-Syndrom**
Zahnanomalien Retardation Heiserkeit Keratosen Schleimhautveränderung Anfälle
0 **Lipoidproteinose**
Zahnanomalien Retinadegeneration Mikrophthalmie Makrophakie Sehverlust
! **Mikrophthalmie***
Zahnanomalien Wirbelanomalien Zwergwuchs Hornhautdystrophie Kyphoskoliose
1 **Mukopolysaccharidose Typ IV**
Zahndurchbruch, ausbleibender Dentition, verzögerte Milchzähne/Persistieren
1 **Zahnretention, multiple, erbliche**
Zahnhypoplasie Zahnverfall
0 **Dentinhypoplasie**
Zahnschmelzdefekt LKGS Spalthand Spaltfuß Hypotrichose
! **Lippen-Kiefer-Gaumen-Spalte mit Spalthand und -fuß**
Zahnschmelzdefekt Dentindefekt Zahnverfall
1 **Capdepont-Syndrom**
Zahnschmelzdefekt Kräuselhaar Nageldystrophie Taurodontie
1 **Tricho-dento-ossäres Syndrom**

Zahnschmelzdefekte Tetanie Muskelhypotonie Osteomalazie Rachitis
0 **Pseudomangelrachitis**

Zahnschmelzdysplasie Hypotrichose Kamptodaktylie Mikrophthalmie
! **Okulo-Dento-Digitales-Syndrom**

Zahnschmelzhypoplasie Ikterus, persistierender Kernikterus
0 **Crigler-Najjar-Syndrom**

Zahnschmelzhypoplasie Tetanie Brachymetacarpie-4 Minderwuchs Katarakt
1 **Osteodystrophia hereditaria Albright**

Zahnstellungsanomalien Kieferknochenauftreibung
1 **Cherubismus**

Zahnunterzahl Gingiva-Hyperplasie Hornhautdystrophie
0 **Zahnunterzahl***

Zahnunterzahl Hyperhidrose Canities praematura
1 **Böök-Syndrom**

Zahnverfall Zahnhypoplasie
0 **Dentinhypoplasie**

Zahnverfall Zahnschmelzdefekt Dentindefekt
1 **Capdepont-Syndrom**

Zahnverfärbung Hypohidrose Pigmentierungsanomalien Palmoplantarkeratose
1 **Naegeli-Syndrom**

Zahnverlust Frakturen
2 **Hypophosphatasie**

Zahnverlust Frakturen Rachitis
1 **Hypophosphatasie**

Zahnverlust, frühzeitiger
1 **Zahnschmelzdefekt**

Zehengang Muskelschwäche Kontrakturen Retardation
1 **Muskeldystrophie, gutartige Typ Dreifuß-Emery**

Zerebralsklerose, kindliche Hyperpigmentierung Diabetes mellitus
0 **Nebenniereninsuffizienz, angeborene**

Zunge/Hypoplasie Syngnathie Zahnanomalien Peromelie Syndaktylie
! **Aglossie-Adaktylie-Syndrom**

Zungenlappung Frenulahypertrophie Syndaktylie CFD Zahnanomalien Hypotrichose
! ♀ **Oro-Fazio-Digitales Syndrom**

Zungenlappung Hörverlust CFD Frenulahypertrophie Zahnanomalien Polydaktylie
! **Mohr-Syndrom**

Zungenpapillen, fehlende Analgesie Speichelfluß Areflexie Alacrimie
1 **Riley-Day-Syndrom**

Zwangsbewegungen Muskeldystonie Krämpfe Athetose Skoliose Lordose
1 **Torsions-Dystonie**

Zwangshaltungen Mikrodaktylie Verknöcherungen, schmerzhafte, Muskeln, Sehnen
1 **Fibrodysplasia ossificans progressiva**

Zwerchfellhernien Dislokationen Arthrochalasis Luxationen
! **Gelenkeschlaffheit***

Zwergwuchs Tibia, eckige CFD Zyanose Skelettanomalien, multiple Dyspnoe
! † **Zwergwuchs-Syndrom, kamptomeles**

Zwergwuchs Brachymelie Polydaktylie Thoraxdystrophie LKGS Lungenhypoplasie
! † **Thoraxdystrophie-Polydaktylie-Syndrom**

Zwergwuchs CFD Fotosensibilität Oligophrenie Sehverlust Hörverlust Retardation
1 **Cockayne-Syndrom**

Zwergwuchs CFD Verknöcherungsstörungen, Achsenskelett Kurzhals Mikromelie
! † **Achondrogenesis**

Zwergwuchs Haardystrophie Glockenthorax Nageldystrophie Arthrosen
1 **Knorpel-Haar-Hypoplasie**

Zwergwuchs Hornhautdystrophie Kyphoskoliose Zahnanomalien Wirbelanomalien
1 **Mukopolysaccharidose Typ IV**

Zwergwuchs Infektionen Thoraxdysplasie Dyspnoe Zyanose Nierendysplasie
! **Jeune-Syndrom**

Zwergwuchs Klumpfuß Gelenkdysplasien Extremitätenmißbildungen, multiple
! **Nivergelt-Syndrom**

Zwergwuchs Kyphoskoliose Metatropie Platyspondylie Analhautfalte
! **Zwergwuchs, metatropischer**

Zwergwuchs Mandibula-Hypoplasie Gelenkdysplasie Extremitätenmißbildungen, multiple
! **Nievergelt-Syndrom**

Zwergwuchs Mikrogenie Vogelgesicht Mikrophthalmie Katarakt CFD
! **Hallermann-Streiff-Syndrom**

Zwergwuchs Muskelhypotonie Kardiomyopathie Oligophrenie CFD Stimme, hohe
! **Mulibrey-Zwergwuchs**

Zwergwuchs Alopezie Kachexie Vergreisung Gerodermie Arteriosklerose
0 **Hutchinson-Gilford-Syndrom**

Zwergwuchs CFD Retardation Anfälle Tetraplegie
0 **Coffin-Syndrom**
Zwergwuchs Lendenlordose Arthrochalasis Brachydaktylie
! **Hypochondroplasie**
Zwergwuchs Mikromelie Dyspnoe Brachyphalangie Wirbelanomalien
! † **Zwergwuchs, tanatophorer**
Zwergwuchs Asymmetrie CFD Skoliose Pubertas praecox Retardation
! **Silver-Syndrom**
Zwergwuchs CFD Retardation Epiphysendeformation, Phalangen
1 **Dysostosen, periphere**
Zwergwuchs CFD Mikromelie Kyphose Bulldoggengesicht Glockenthorax
! **Parrot-Syndrom**
Zwergwuchs Bewegungseinschränkung/Gelenke Kyphoskoliose Gehunfähigkeit
! **Zwergwuchs, parastrematischer**
Zwergwuchs Platyspondylie Supinationseinschränkung
! **Zwergwuchs, akromesomeler**
Zwergwuchs Rhizomelie Skelettanomalien CFD Hörverlust Sehverlust Bewegungseinschränkung
0 **Kniest-Syndrom**
Zwergwuchs Wulstlippen Sternumdeformität Rectusdiastase Zahnanomalien
! **MMM-Syndrom**
Zwergwuchs Mikromelie Ulnaverkürzung CFD Retrognathie
! **Zwergwuchs, mesomeler, Typ Langer**
Zwergwuchs Lordose Ganganomalien Platyspondylie Skoliose
1 **Dysplasia spondylo-epiphysaria, pseudoachondroplastische**
Zwergwuchs Mikromelie Klumpfüße Skoliose Gaumenspalte Kontrakturen
! **Zwergwuchs, diastrophischer**
Zwergwuchs Pubertas tarda
0 **Zwergwuchs-Syndrom, hypophysäres**
Zwergwuchs Retardation Tibia-, Fibulaverbiegung Beckendysplasie
! **Weismann-Netter-Syndrom**
Zwergwuchs Gaumenspalte Extremitätenverkrümmung Mikromelie
! **Kniest-Syndrom**
Zwergwuchs Vogelkopf Mikrozephalie CFD Oligophrenie Hypogonadismus
! **Vogelkopf-Zwergwuchs**
Zyanose Asphyxie Minderwuchs Pulmonalstenose Cariesneigung Trommelschlegelfinger
! **Fallot-Syndrom**
Zyanose Asphyxie
! **Choanalatresie**

Zyanose Dyspnoe Tachykardie
0 **Ebstein-Syndrom**

Zyanose Hypertonie, pulmonale Trommelschlegelfinger Infektionen Dyspnoe
1 **Lungenfibrose, familiäre, diffuse**

Zyanose Infektionen Dyspnoe Mißbildungen, kardiovaskuläre, intestinale
! **Ivemark-Syndrom**

Zyanose Lungeninsuffizienz Dyspnoe
0 **Wilson-Mikity-Syndrom**

Zyanose Methämoglobinämie
! **Methämoglobinämie-Syndrom**

Zyanose Muskelhypotonie Kardiomegalie Anfälle Mißgedeihen Dyspnoe
0 **Glykogenose Typ II**

Zyanose Nierendysplasie Zwergwuchs Infektionen Thoraxdysplasie Dyspnoe
! **Jeune-Syndrom**

Zyanose Sehverlust Idiotie Mikrozephalie Apnoe
1 **Ceroid-Lipofuszinose**

Zyanose Skelettanomalien, multiple Dyspnoe Zwergwuchs Tibia, eckige CFD
! † **Zwergwuchs-Syndrom, kamptomeles**

Zyanose Stridor Nahrungsaufnahme, erschwerte Stimmabnormitäten
0 **Spalt-Larynx**

Zyanose Trommelschlegelfinger Cor pulmonale Lungeninsuffizienz Dyspnoe
3 **Lungenfibrose, familiäre, polyzystische**

Zyklopie Mikrozephalie Retardation Hypotelorismus Krämpfe CFD LKGS
0 **Holoprosenzephalie***

Zystennieren Hämorrhagien, intrakranielle
2 **Aneurysma, intrakranielles**

Zystennieren Polydaktylie Kryptophthalmus LKGS CFD Meningozele
! † **Meckel-Syndrom**

Zystennieren Nierenmißbildungen Schwerhörigkeit Halsfisteln
! **Branchio-oto-renale Dysplasie**

Zysten, Pankreas Hämangioblastome Retinaangiome Kopfschmerz
! **v.-Hippel-Lindau-Syndrom**

Kolibri 360 GmbH
Ferdinand-Jühlke-Straße 7
99095 Erfurt, Deutschland
produktsicherheit@kolibri360.de